成人膝关节置换术

The Adult Knee:
Knee Arthroplasty

主　编

（美）哈利·E. 鲁巴什（Harry E.Rubash）

（美）罗伯特·L. 巴拉克（Robert L.Barrack）

（美）艾伦·G. 罗森博格（Aaron G.Rosenberg）

（美）哈尼·S. 贝德尔（Hany S.Bedair）

（美）詹姆斯·I. 赫德尔斯顿三世（James I.Huddleston Ⅲ）

（美）布雷特·R. 莱文（Brett R.Levine）

主　审

王　岩　王坤正　曲铁兵

主　译

马建兵　张维杰

（第 2 版）
Second Edition

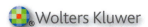

北方联合出版传媒（集团）股份有限公司
辽宁科学技术出版社

This is a translation of The Adult Knee: Knee Arthroplasty, second edition
Author: Harry E. Rubash
ISBN: 9781975114688
Published by arrangement with Wolters Kluwer Health Inc., USA.
© Wolters Kluwer Health, Inc. 2020

图书在版编目（CIP）数据

成人膝关节置换术：第2版 /（美）哈利·E.鲁巴什
（Harry E. Rubash）等主编；马建兵，张维杰主译. —
沈阳：辽宁科学技术出版社，2024.7
ISBN 978-7-5591-3388-5

Ⅰ. ①成… Ⅱ. ①哈… ②马… ③张… Ⅲ. ①人工关
节—膝关节—移植术（医学）Ⅳ. ①R687.4

中国国家版本馆CIP数据核字（2024）第022521号

出版发行：辽宁科学技术出版社
　　　　　（地址：沈阳市和平区十一纬路25号　邮编：110003）
印　刷　者：辽宁新华印务有限公司
经　销　者：各地新华书店
幅面尺寸：210mm×285mm
印　　张：53
插　　页：4
字　　数：1200千字
出版时间：2024年7月第1版
印刷时间：2024年7月第1次印刷
责任编辑：吴兰兰
封面设计：顾　娜
版式设计：袁　舒
责任校对：闻　洋

书　　号：ISBN 978-7-5591-3388-5
定　　价：698.00元

联系电话：024-23284363
邮购热线：024-23284502
E-mail:2145249267@qq.com

致谢

感谢陕西省创新能力支撑计划——"三秦学者""骨关节病智能精准阶梯治疗创新团队"项目、陕西省科学技术厅"陕西省科技创新团队计划"（2023-CX-TD-73）、西安市英才计划——"领军创新人才"项目对本书翻译和校对工作的大力支持。马建兵教授负责论著整体翻译的协调与组织工作；张维杰博士在负责整体论著翻译的组织与协调工作的同时，还负责翻译团队的沟通与细节质量控制，翻译稿的初稿整理、一校、二校、排版、排版后的终末校对工作，以及终末出版的全流程管理；蔡宏教授、柴伟教授、冯尔宥教授、郭林教授、李慧武教授、钱文伟教授、时志斌教授、孙立教授、谢杰教授、张国强教授、张晓岗教授组织各自优秀学术团队全程参与本书的翻译及校对工作。谨对本论著做出杰出贡献的专家学者们致以崇高的敬意！

说明：本书篇幅宏大，专业性极强，翻译、校对及编辑诸多环节难免有疏漏之处，竭诚欢迎广大骨科同人批评指正，以便再版更新，共筑经典。

感谢我的儿子 Adam 和 Tody，

你们是我的灵感和喜悦之源，

你们正在成长，我为你们感到自豪。

——R.L.B.

感谢我的妻子 Kari，感谢她的爱、支持与我们之间多年的情谊；

感谢我的孩子 Kylie 和 AJ，是你们每天激励着我前进，给予我灵感与力量；

感谢我的父母 Nate 和 Noreen，感谢那持久的爱与支持；

怀念我的祖母 Dorothy，虽已离开但永难忘却。

——B.R.L.

感谢 Heather 和我的 3 个孩子 Riley、Sage 和 Sam，允我时间投入这重要的项目中。

——J.I.H.

感谢我的老师和导师，他们教会了我手术技能。

感谢我的住院医师和同事，让我成为他们职业生涯的一部分。

感谢我的患者，他们以最大的信任将健康这最宝贵的财富委托予我，这让我受宠若惊。

最重要的是我的妻子 Naglaa，以及我女儿 Emelle 和 Layla，她们给我的生活带来了无限的快乐。

最后，感谢所有为本书第 2 版做出贡献的人，他们让本书成为行业经典，让我有幸成为这杰出团队的一员。

——H.B.

感谢我挚爱的妻子 Kimberly，感谢 40 多年的爱、情谊、支持和幸福！

——H.E.R.

审译者名单

主　审

王　岩（中国人民解放军总医院）　　　　　王坤正（西安交通大学第二附属医院）

曲铁兵（北京博爱医院）

主　译

马建兵（西安交通大学附属红会医院）　　　张维杰（西安交通大学附属红会医院）

副主译（按姓氏拼音排序）

蔡　宏（北京大学第三医院）　　　　　　　柴　伟（中国人民解放军总医院）

冯尔宥（厦门大学附属福州第二医院）　　　郭　林［陆军军医大学第一附属医院（重庆西南医院）］

李慧武（上海交通大学医学院附属第九人民医院）　钱文伟（北京协和医院）

时志斌（西安交通大学第二附属医院）　　　孙　立（贵州省人民医院）

谢　杰（浙江大学医学院附属第一医院）　　张国强（中国人民解放军总医院）

张晓岗（新疆医科大学第一附属医院）

译　者（按姓氏拼音排序）

蔡　宏（北京大学第三医院）　　　　　　　柴　伟（中国人民解放军总医院）

常永云（上海交通大学医学院附属第九人民医院）　陈庆煌（厦门大学附属福州第二医院）

陈群群（广州中医药大学第三附属医院）　　陈　曦（四川大学华西医院）

陈奕忠（厦门大学附属福州第二医院）　　　冯尔宥（厦门大学附属福州第二医院）

傅德杰［陆军军医大学第一附属医院（重庆西南医院）］　耿　磊（中国人民解放军总医院）

郭　林［陆军军医大学第一附属医院（重庆西南医院）］　贺　强（西安市第五医院）

纪保超（新疆医科大学第一附属医院）　　　冀全博（中国人民解放军总医院）

孔柯瑜（上海交通大学医学院附属第九人民医院）　孔祥朋（中国人民解放军总医院第四医学中心）

雷　凯［陆军军医大学第一附属医院（重庆西南医院）］　李　博（贵州省人民医院）

李　辉（浙江大学医学院附属第一医院）　　李慧武（上海交通大学医学院附属第九人民医院）

李锐颖（西安交通大学第二附属医院）　　　李森磊（贵州省人民医院）

李珊妮（北京协和医院）　　　　　　　　　李松林（北京协和医院）

李亦丞（新疆医科大学第一附属医院）

马建兵（西安交通大学附属红会医院）

努尔艾力江·玉山（新疆医科大学第一附属医院）

钱文伟（北京协和医院）

卿　忠（西安交通大学附属红会医院）

沈凯魏（厦门大学附属福州第二医院）

孙　立（贵州省人民医院）

谭洪波（联勤保障部队第九二〇医院）

王胜群（吉林大学中日联谊医院）

王志远（西安交通大学附属红会医院）

吴　东（中国人民解放军总医院）

肖　琳（西安交通大学附属红会医院）

谢　杰（浙江大学医学院附属第一医院）

熊　然［陆军军医大学第一附属医院（重庆西南医院）］

鄢志辉（贵州省人民医院）

杨　滨（北京大学第三医院）

杨鹏飞（陆军军医大学第一附属医院（重庆西南医院）］

杨宇特（浙江大学医学院附属第一医院）

于振国（北京大学第三医院）

张国强（中国人民解放军总医院）

张　亮（西安交通大学附属红会医院）

张晓岗（新疆医科大学第一附属医院）

赵光辉（西安交通大学附属红会医院）

郑清源（中国人民解放军总医院）

朱诗白（北京同仁医院）

刘力铭［陆军军医大学第一附属医院（重庆西南医院）］

倪　明（中国人民解放军总医院）

潘文杰（西安交通大学附属红会医院）

乔　桦（上海交通大学医学院附属第九人民医院）

任　鹏（中国人民解放军总医院）

时志斌（西安交通大学第二附属医院）

孙相祥（西安交通大学附属红会医院）

王建朋（西安交通大学附属红会医院）

王　曦（西安交通大学附属红会医院）

吾湖孜·吾拉木（新疆医科大学第一附属医院）

项　毅（联勤保障部队第九八五医院）

肖　垚（厦门大学附属福州第二医院）

辛　星（北京大学第三医院）

徐　超（西安交通大学附属红会医院）

杨　滨（北京大学国际医院）

杨敏之（解放军医学院）

杨先腾（贵州省人民医院）

姚舒馨（西安交通大学附属红会医院）

翟赞京（上海交通大学医学院附属第九人民医院）

张经纬（上海交通大学医学院附属第九人民医院）

张维杰（西安交通大学附属红会医院）

张永苋（厦门大学附属福州第二医院）

赵　然（北京大学第三医院）

支力强（西安交通大学附属红会医院）

邹　晨（新疆医科大学第一附属医院）

主审简介

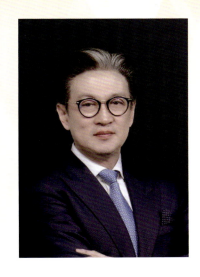

王岩

主任医师，教授。

中国人民解放军总医院第四医学中心骨科医学部学术委员会主任，专业技术一级，专业技术少将。

荣获国家科技进步一等奖2项、军队科技进步一等奖2项，荣获总后勤部"军队科技创新群体"奖，被授予总政治部第一批"军队科技领军人才"，荣获总后勤部科技银星、金星，被中共中央、国务院和中央军委授予全国"抗震救灾模范"荣誉称号，荣立一等功2次、二等功1次，荣获何梁何利基金"科学与技术进步奖"，被团中央、中国科学院、中国工程院及全国青联授予"第六届中国青年科学家奖"，获新世纪百千万人才工程国家级人选，荣获中国科协"十佳全国优秀科技工作者"荣誉称号。

曾担任全军骨科专业委员会主任委员、中华医学会骨科学分会主任委员、中国医师协会骨科医师分会会长，现担任国家毕业后医学继续教育骨科专业委员会主任委员。曾担任 *Journal of Arthroplasty* 副主编，现任 *Arthroplasty* 杂志主编，*Hip Society*，*International Orthopaedic Tranma Association* 杂志副主编。

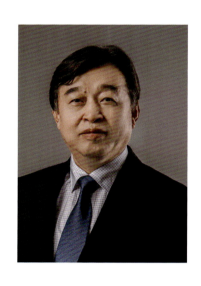

王坤正

二级教授，一级主任医师，博士研究生导师。

西安交通大学医学部关节外科中心主任，西安交通大学第二附属医院骨科中心名誉主任，中国西部创新港精准医疗研究院骨与生物材料研究所所长。

现任中华医学会骨科学分会候任主任委员兼关节外科学组组长、中国医师协会骨科医师分会副会长兼关节外科专家工作委员会主任委员、中国医师协会骨科医师分会会员发展专家工作委员会主任委员、陕西省医学会关节外科学会主任委员、陕西省医学会骨科学分会历任主任委员、陕西省骨与关节学会会长。

担任《JBJS中文版》副主编、《JOA中文版》副主编、《中华骨科杂志》副主编、《中华关节外科杂志（电子版）》副主编、《中华解剖与临床杂志》副主编。入选国家人事部"百千万人才工程"第一、二层，教育部"骨干教师"，1992年起享受国务院特殊津贴。主编、参编大型骨科学专著20余部。曾获卫生部科技进步三等奖2项，陕西省科技进步二等奖4项、三等奖6项，卫生部"强生"医学奖二等奖1项。主持和参与研究国家"十一五"科技攻关项目子课题、国家"十五"科技攻关项目、国家863计划、教育部985课题、卫生部临床学科重点项目以及国家自然科学基金等各层次科研项目，累计获得研究经费逾千万元。

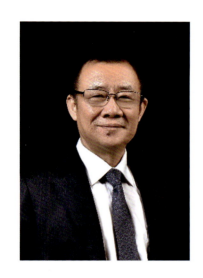

曲铁兵

主任医师，教授。

中国康复研究中心北京博爱医院关节病诊疗中心主任。

现任中华医学会骨科学分会常务委员，中国医师协会骨科医师分会常务委员，中华医学会骨科学分会关节外科学组副组长，中国医师协会骨科医师分会关节学组副组长，中国医师协会骨科医师分会关节残疾重建与康复学组组长，中国康复医学会骨与关节康复专业委员会副主任委员，中国康复医学会骨与关节康复专业委员会关节重建与康复学组组长，中华医学会骨科学分会北京骨科分会常务委员，中国医疗保健国际交流促进会关节疾病防治分会副主任委员，中国研究型医院学会关节外科学专业委员会副主任委员，中国医师协会住院医师规范化培训骨科专业委员会委员兼总干事；担任《中华关节外科杂志》顾问，《中华解剖与临床杂志》常务编委，《临床骨科杂志》常务编委，《中华骨与关节外科杂志》顾问，《中华外科杂志》通讯编委，《中华骨科杂志》编委，《中国矫形外科杂志》编委，《实用骨科杂志》编委，《中华老年骨科与康复电子杂志》编委。

主译简介

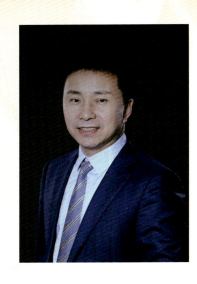

马建兵

医学博士，主任医师，博士生导师。

西安交通大学附属红会医院关节病医院膝关节病区行政主任，院党委委员，关节病医院党支部书记。

现任中华医学会骨科分会青年委员会副主任委员兼关节学组组长，中国医师协会骨科医师分会青年委员会副主任委员，中国医师协会骨科医师分会数字骨科组副组长，中国骨科菁英会总干事兼关节菁英会副主席，亚洲人工关节协会（ASIA）中国部主席，陕西省康复医学会骨关节病专业委员会主任委员，中国膝关节外科工作委员会（CKS）委员，中国医师协会骨科医师分会第五届委员会骨关节炎学组委员，中国医师协会骨科医师分会青年委员会髋关节学组委员。担任 *Arthroplasty* 杂志助理主编，《JBJS 中文版》编委，*Annals of Joint* 副主编，《中华骨科杂志》通讯编委，《实用骨科杂志》编委等。曾获得"陕西省先进工作者""西安市十大杰出青年""西安市青年五四奖章"和"人民健康卫士""西安市高层次人才""西安市职业技能带头人"等荣誉。主持及主要参与国家级、省市级科研项目共计20余项，由其领衔的治疗创新团队曾入选陕西省"三秦学者"创新团队"创全国一流团队"计划，获得陕西省科学技术厅科技创新团队项目支撑，被中共西安市委组织部评为"西安市英才计划—领军创新人才"，荣获省市级科技进步二等奖1项、三等奖2项。主编及参编专著5部。

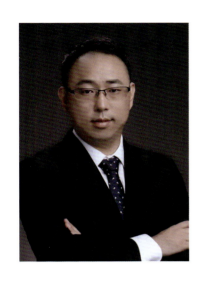

张维杰

医学博士，西安交通大学附属红会医院关节病医院膝关节病区主治医师。

现任国际仿生工程协会委员、吴阶平医学基金会骨科青年医师联盟 (UYO) 委员、SICOT 中国部数字骨科学会陕西省分会委员，陕西骨科 3D 打印技术创新联盟理事，陕西省骨与关节学会医工结合与临床研究分会委员，陕西省中西医结合学会第一届围术期专业委员会委员，陕西省医学会骨科学分会会员，"三秦学者"骨关节病智能精准阶梯治疗创新团队核心成员，2023 年陕西省科技创新团队核心成员。师从王坤正教授、3D 打印长江学者李涤尘教授，专注于医工融合，在 3D 打印辅助骨软骨体内修复方面进行了诸多探索。临床上专注于 3D 打印辅助人工髋膝关节的初次置换及定制翻修术。曾赴中国台湾花莲医院、亚利桑那大学骨关节炎中心研修骨关节炎与膝关节置换。主持完成国家自然科学基金青年项目 1 项，参与国家自然科学基金国家重点实验室项目及面上项目 3 项，主持陕西省重点研发项目 1 项。

序言

《成人膝关节置换术》第 1 版面世已超 15 年之久。在此期间，编者们已完成《成人髋关节置换术》的两次更新，因此我们决心推出《成人膝关节置换术》第 2 版。

我们持续见证成人膝关节疾病治疗在技术、诊断和科学方面的改变。因此，我们准备了新的关于成人膝关节的全面、均衡、插图精美的参考书；这个领域显然是全球诸多骨科医生临床实践的主题。在编写本书时，我们再次选择不纳入骨折和儿科，并省略了与膝关节运动损伤治疗相关的主题，虽然这方面资源很多。

因此，我们竭尽所能提供成人膝关节最深度的覆盖，因其与膝关节病理学以及手术和非手术治疗息息相关。虽然本质上追求全面，但我们着重于对当今骨科医生实践至关重要的技术和实践信息。

《成人膝关节置换术》是骨科手术医生、关节置换和住院医师以及医学生、研究人员或任何对成人膝关节手术感兴趣的人的完整来源。本书共一卷，10 个部分。第一部分包括对全膝关节置换术历史、重要里程碑的精彩而全面的介绍。第二部分涵盖手术解剖学、膝关节疼痛、关节炎、力线、运动学以及全膝关节置换术中最重要的材料。

第三至第五部分涵盖临床科学、髌股疾病以及全膝关节置换术的替代治疗。本书中最大的部分，即第六部分，涵盖了初次全膝关节置换术的最全面主题，包括关于护理和门诊手术的新讨论。在全面回顾了全膝关节置换术的并发症和全膝关节翻修术的重要主题之后，我们以感染性全膝关节置换术的管理为主要教学部分。

一本书的广度和深度往往是由为其创作做出贡献的作者来决定的。我们很高兴也很荣幸地再次汇集了当今全膝关节置换领域的领袖专家，并感谢他们的贡献和持久的友谊。这些国际作者们代表了该领域的最优秀的领袖、临床医生科学家和基础科学家，他们都致力于为成人膝关节疾病治疗提供最好的研究和临床评价，来改善患者的生活质量。

本书的资深作者们招募了一批膝关节置换领域的杰出后起之秀作为编辑，要求他们将这一经典的传统延续到将来。我们希望本书是全面的、信息丰富的，可以成为读者的首选图书。

H.B.

R.B.

J.H.

B.R.L.

A.R.

H.R.

编者名单

Matthew P. Abdel, MD
Professor of Orthopedic Surgery
Mayo Clinic College of Medicine
Consultant
Department of Orthopedic Surgery
Mayo Clinic
Rochester, Minnesota

Vinay K. Aggarwal, MD
Assistant Professor
Department of Orthopaedic Surgery
NYU Langone Medical Center
New York, New York

Vignesh K. Alamanda, MD
Fellow in Adult Reconstruction
Hospital for Special Surgery
New York, New York

Hassan Alosh, MD
Beaumont Orthopedic Institute
Royal Oak, Michigan

Hiba K. Anis, MD
Clinical Research Fellow
Department of Orthopaedic Surgery
Cleveland Clinic Foundation
Cleveland, Ohio

David W. Anderson, MD, MS
Adult Reconstruction
Department of Orthopedic Surgery
Kansas City Joint Replacement at Menorah Medical
    Center
Overland Park, Kansas

Jean-Noël A. Argenson, MD, PhD
Professor and Chairman of Orthopedic Surgery
Director Institute for Locomotion
Aix-Marseille
University
Marseille, France

David C. Ayers, MD
Professor and Chair
Department of Orthopedics and Rehabilitation
University of Massachusetts Medical School
Worcester, Massachusetts

David Backstein, MD, MEd, FRCSC
Associate Professor, Surgery
Head, Division of Orthopaedics
Granovsky Gluskin Chair in Complex Hip & Knee
    Reconstruction
Sinai Health System
University of Toronto
Toronto, Ontario, Canada

Matthew D. Beal, MD
Vice-Chair
for Education
Department of Orthopaedic Surgery
Associate Professor of Orthopaedic Surgery
Residency Program Director

Department of Orthopaedic Surgery
Northwestern University
Chicago, Illinois

Hany S. Bedair, MD
Medical Director, Kaplan Joint Center
Newton-Wellesley
Hospital
Newton, Massachusetts
Department of Orthopaedic Surgery
Massachusetts General Hospital
Harvard Medical School
Boston, Massachusetts

Nicholas A. Bedard, MD
Assistant Professor
Department of Orthopedics & Rehabilitation
University of Iowa
Iowa City, Iowa

Alex Beletsky, BS
Medical Student
University of California
San Diego School of Medicine
San Diego, California

Keith R. Berend, MD
President and CEO White Fence Surgical Suites
Senior Partner JIS Orthopedics
New Albany, Ohio

Richard A. Berger, MD
Assistant Professor
Department of Orthopaedics
Rush University Medical Center
Chicago, Illinois

Daniel J. Berry, MD
L.Z. Gund Professor of Orthopedic Surgery
Department of Orthopedic Surgery
Mayo Clinic
Rochester, Minnesota

**James R. Berstock, MBChB, MRCS, FRCS (T&O) ,
    MD, PGCert Med Ed**
Department of Orthopaedics
University of British Columbia
Vancouver, British Columbia, Canada

Kevin Bigart, MD
Fellow
Department of Orthopaedic Surgery
Midwest Orthopaedics at Rush
Chicago, Illinois
Parkview Orthopaedic Group
Palos Heights, Illinois

Sourabh Boruah, PhD
Research Fellow
Orthopaedic Surgery
Massachusetts General Hospital
Boston, Massachusetts

Matthew L. Brown, MD
Department of Orthopaedic Surgery
St. Lukes University Health Network
Bethlehem, Pennsylvania

Robert H. Brophy, MD
Professor
Department of Orthopaedic Surgery
Washington University School of Medicine
St. Louis, Missouri

James A. Browne, MD
Alfred R. Shands Associate Professor of Orthopaedic
    Surgery
Department of Orthopaedic Surgery
University of Virginia
Charlottesville, Virginia

Alissa J. Burge, MD
Director of Fellowship Research
Assistant Attending Radiologist
Department of Radiology and Imaging
Hospital for Special Surgery
New York, New York
Assistant Professor of Radiology
Weill Medical College of Cornell University
New York, New York
Assistant Scientist
Magnetic Resonance Imaging Research
Hospital for Special Surgery
New York, New York

Joost A. Burger, MD
Research Fellow
Department of Orthopedic Surgery, Sports Medicine, and
    Shoulder Service
Hospital for Special Surgery
New York, New York

Andrew D. Carbone, MD
Department of Orthopedic Surgery
Mount Sinai Health System
New York, New York

Charles S. Carrier, MD
Harvard Combined Orthopaedic Residency Program
Boston, Massachusetts

Laura K. Certain, MD, PhD
Assistant Professor
Division of Infectious Diseases
University of Utah
Salt Lake City, Utah

Antonia F. Chen, MD, MBA
Associate Professor
Department of Orthopaedic Surgery
Harvard University
Brigham and Women's Hospital
Boston, Massachusetts

Zlatan Cizmic, MD
Orthopaedic Resident
Wayne State University
Detroit, Michigan

Brian J. Cole, MD, MBA
Professor and Associate Chairman
Department of Orthopaedic Surgery
Rush University Medical Center
Chicago, Illinois

Clifford W. Colwell Jr, MD
Medical Director
Shiley Center for Orthopaedic Research and Education at
    Scripps Clinic
La Jolla, California

P. Maxwell Courtney, MD
Assistant Professor of Orthopaedic Surgery
Rothman Institute at Thomas Jefferson University
Philadelphia, Pennsylvania

David A. Crawford, MD
Orthopedic Surgeon
JIS Orthopedics
New Albany, Ohio

William M. Cregar, MD
Resident Physician
Department of Orthopaedic Surgery
Rush University Medical Center
Chicago, Illinois

Lawrence S. Crossett, MD
Associate Clinical Professor
Department of Orthopaedic Surgery
University of Pittsburgh Medical Center
Pittsburgh, Pennsylvania

Fred D. Cushner, MD
Assistant Clinical Professor
Department of Orthopedics
Hospital for Special Surgery
New York, New York

Ivan De Martino, MD
Attending
Orthopaedic and Traumatology Division
Fondazione Universitaria Policlinico Universitario Agostino
    Gemelli IRCCS
Catholic University of the Sacred Heart
Rome, Italy

Douglas A. Dennis, MD
Orthopaedic Surgeon
Colorado Joint Replacement
Centura Health Physician Group
Denver, Colorado

Matthew E. Deren, MD
Assistant Professor
Department of Orthopedics and Rehabilitation
University of Massachusetts Medical School
Worcester, Massachusetts

Matthew J. Dietz, MD
Associate Professor
Department of Orthopaedics
West Virginia University School of Medicine
Morgantown, West Virginia

Malcolm E. Dombrowski, MD
Resident
Department of Orthopaedic Surgery
University of Pittsburgh Medical Center
Pittsburgh, Pennsylvania

Joseph O. Ehiorobo, MD
Clinical Research Fellow
Department of Orthopaedic Surgery
Northwell Health
New York, New York

Shane C. Eizember, MD
Resident
Harvard Combined Orthopaedic Residency Program
Harvard Medical School
Boston, Massachusetts

Jacob M. Elkins, MD, PhD
Assistant Professor
Department of Orthopedics
Department of Biomedical Engineering
University of Iowa
Iowa City, Iowa

C. Anderson Engh Jr, MD
Orthopaedic Surgeon
Anderson Orthopaedic Clinic
Alexandria, Virginia

Mary Kate Erdman, MD
Resident Physician
Department of Orthopaedic Surgery
Keck School of Medicine of the University of Southern
    California
Los Angeles, California

John G. Esposito, MD, MSc, FRCS (C)
Instructor in Orthopaedic Surgery
Department of Orthopaedic Surgery
Massachusetts General Hospital
Harvard Medical School
Boston, Massachusetts

Patricia D. Franklin, MD, MPH, MBA
Professor
Co-Director, Measurement and Outcomes Hub
Department of Medical Social Sciences
Northwestern University Feinberg School of Medicine
Chicago, Illinois

Kevin B. Fricka, MD
Orthopaedic Surgeon
Anderson Orthopaedic Clinic
Alexandria, Virginia

James E. Feng, MD, MS
Orthopaedic Resident
Beaumont Health
Royal Oak, Michigan

David W. Fitz, MD
Adult Reconstruction Fellow
Massachusetts General Hospital
Department of Orthopaedic Surgery
Harvard Medical School
Boston, Massachusetts

Timothy E. Foster, MD
Associate Professor
Department of Orthopaedic Surgery
Tufts University School of Medicine
Boston, Massachusetts
Nicholas B. Frisch, MD, MBA
Orthopaedic Surgeon
Department of Orthopaedic Surgery
Ascension Providence Rochester Hospital
Rochester, Michigan

Jiri Gallo, MD, PhD
Professor and Chair
Department of Orthopaedics
Faculty of Medicine and Dentistry, Palacky University,
    University Hospital
Olomouc, Czech Republic

Donald S. Garbuz, MD, MHSc, FRCS
Professor and Head
Division of Lower Limb Reconstruction
Department of Orthopaedics
University of British Columbia
Vancouver, British Columbia, Canada

Kevin L. Garvin, MD
Professor and Chair
Department of Orthopaedic Surgery and Rehabilitation
University of Nebraska Medical Center
Omaha, Nebraska

J. Joseph Gholson, MD
Fellow Physician
Department of Orthopaedics
Instructor in Orthopaedic Surgery
Rush University Medical Center
Chicago, Illinois

Nicholas J. Giori, MD, PhD
Professor
Department of Orthopedic Surgery
Stanford University
Chief of Orthopaedic Surgery
Palo Alto Veteran Affairs Health Care System
Palo Alto, California

**Stuart B. Goodman, MD, PhD, FRCSC, FACS, FBSE,
    FICORS**
Robert L. and Mary Ellenburg Professor of Surgery,
Professor, Department of Orthopaedic Surgery and
(by courtesy) Bioengineering
Stanford University Medical Center Outpatient Center
Redwood City, California

Allan E. Gross, MD, FRCSC, O.Ont
Professor of Surgery
Faculty of Medicine
University of Toronto Orthopaedic Surgeon
Mount Sinai Hospital
Bernard I. Ghert Family Foundation
Chair Lower Extremity Reconstruction
Granovsky Gluskin Division of Orthopaedics
Mount Sinai Hospital
Toronto, Ontario, Canada

Anthony P. Gualtieri, MD
Resident Physician
Department of Orthopedic Surgery
NYU Langone Orthopedic Hospital
New York, New York

Kenneth Gustke, MD
Florida Orthopaedic Institute
Clinical Professor of Orthopaedic Surgery
University of South Florida College of Medicine
Tampa, Florida

Nadim James Hallab, PhD
Department of Orthopedic Surgery
Rush University
Chicago, Illinois

John L. Hamilton, MD, PhD
Post-doctorate Researcher
Department of Orthopaedics
Rush University Medical Center
Chicago, Illinois

Arlen D. Hanssen, MD
Emeritus Professor of Orthopedic Surgery
Department of Orthopedic Surgery

Mayo Clinic
Rochester, Minnesota

Ryan E. Harold, MD
Resident Physician
Department of Orthopaedic Surgery
Northwestern University
Chicago, Illinois

Nathanael Heckmann, MD
Assistant Professor
Department of Orthopaedic Surgery
Adult Reconstruction Division
Keck Medicine of the University of Southern California
Los Angeles, California

Kelly J. Hendricks, MD
Adult Reconstruction
Department of Orthopedic Surgery
Kansas City Joint Replacement at Menorah Medical Center
Overland Park, Kansas

James I. Huddleston III, MD
Associate Professor
Department of Orthopaedic Surgery
Stanford University
Palo Alto, California

Kevin Hug, MD
Clinical Instructor
Department of Orthopaedic Surgery
Stanford University
Stanford, California

Shazaan F. Hushmendy, MD
Assistant Clinical Professor
Central Orthopedic Group
Plainview, New York

Ugonna N. Ihekweazu, MD
Adult Reconstruction & Joint Replacement Surgery
Fondren Orthopedic Group/Texas Orthopedic Hospital
Houston, Texas

Paul M. Inclan, MD
Orthopedic Surgery Resident
Department of Orthopedic Surgery
Washington University
St. Louis, Missouri

Richard Iorio, MD
Richard D. Scott, MD Distinguished Chair in Orthopaedic Surgery
Chief of Adult Reconstruction and Total Joint Replacement
Vice Chairman of Clinical Effectiveness
Brigham and Women's Hospital
Boston, Massachusetts

Joshua J. Jacobs, MD
William A. Hark, MD, Susanne G. Swift Professor & Chair
Department of Orthopaedic Surgery
Rush University Medical Center
Chicago, Illinois

Toufic R. Jildeh, MD
Resident Physician
Department of Orthopaedic Surgery
Henry Ford Health System
Detroit, Michigan

Joseph A. Karam, MD
Assistant Professor
Department of Orthopaedic Surgery

The University of Illinois at Chicago
Chicago, Illinois

Michael A. Kelly, MD
Chairman, Department of Orthopaedic Surgery and Physical Medicine/ Rehabilitation, Hackensack University Medical Center
Clinical Professor, Hackensack-Meridian Health School of Medicine at Seton Hall University
Hackensack University Medical Center
Hackensack, New Jersey

Mick P. Kelly, MD
Resident
Department of Orthopedic Surgery
Rush University Medical Center
Chicago, Illinois

Milad Khasian, MS
Doctoral Candidate
Department of Mechanical, Aerospace, and Biomedical Engineering
The University of Tennessee
Knoxville, Tennessee

Yair D. Kissin, MD, FAAOS
Vice Chairman
Department of Orthopaedics and Sports Medicine
Hackensack University Medical Center
Assistant Clinical Professor
Rutgers University and Hackensack-Meridian Health School of Medicine at Seton Hall University
Hackensack, New Jersey

Lindsay T. Kleeman-Forsthuber, MD
Orthopaedic Surgeon
Colorado Joint Replacement
Denver, Colorado

Michael A. Kolosky, DO
Medical Director
Musculoskeletal Department
North Shore Physicians Group | Partners Healthcare
Beverly, Massachusetts

Richard D. Komistek, PhD
Fred M. Roddy Professor
Department of Mechanical, Aerospace, and Biomedical Engineering
The University of Tennessee
Knoxville, Tennessee

Paul F. Lachiewicz, MD
Consulting Professor
Department of Orthopaedic Surgery
Duke University Medical Center
Attending Surgeon
Durham Veterans Affairs Medical
Durham, North Carolina

Michael T. LaCour, PhD
Research Assistant Professor
Department of Mechanical, Aerospace, and Biomedical Engineering
The University of Tennessee
Knoxville, Tennessee

Brent A. Lanting, MD, FRCSC, MSc
Associate Professor
Department of Surgery
The University of Western Ontario
London, Ontario, Canada

Darin J. Larson, MD
Orthopaedic Surgery Resident
Department of Orthopaedic Surgery and Rehabilitation
University of Nebraska Medical Center
Omaha, Nebraska

Cameron K. Ledford, MD
Adult Reconstruction
Department of Orthopedic Surgery
Kansas City Joint Replacement at Menorah Medical
    Center
Overland Park, Kansas

Brett R. Levine, MD, MS
Associate Professor
Rush University Medical Center
Department of Orthopaedics
Chicago, Illinois
Service Line Director
Elmhurst Memorial Hospital
Elmhurst, Illinois

Guoan Li, PhD
Associate Professor
Harvard Medical School
Director
Orthopaedic Bioengineering Research Center
Newton-Wellesley Hospital
Newton, Massachusetts

Jay R. Lieberman, MD
Professor and Chairman
Department of Orthopaedic Surgery
Keck School of Medicine University of Southern
    California
Los Angeles, California

Adolph V. Lombardi Jr, MD, FACS
President
Joint Implant Surgeons, Inc.
New Albany, Ohio
Clinical Assistant Professor
Department of Orthopaedics
The Ohio State University Wexner Medical Center
Columbus, Ohio

Jess H. Lonner, MD
Attending Orthopaedic Surgeon
Rothman Orthopaedic Institute
Professor of Orthopaedic Surgery
Sidney Kimmel Medical College of Thomas Jefferson
    University
Philadelphia, Pennsylvania
Steven J. MacDonald, MD, FRCSC
Professor
Department of Surgery
The University of Western Ontario
London, Ontario, Canada
Noah T. Mallory, Pre-medical Year-4
Research Intern
Joint Implant Surgeons, Inc.
New Albany, Ohio

Niv Marom, MD
Clinical Fellow
Sports Medicine Institute
Hospital for Special Surgery
New York, New York

Bassam A. Masri, MD, FRCSC
Professor and Head
Department of Orthopaedics
University of British Columbia
Vancouver, British Columbia, Canada

Matthew J. Matava, MD
Professor and Chief of Sports Medicine
Department of Orthopedic Surgery
Washington University
St. Louis, Missouri

John B. Meding, MD
The Center for Hip and Knee Surgery
St. Francis Hospital
Mooresville, Indiana

Christopher M. Melnic, MD
Clinical Instructor
Massachusetts General Hospital / Newton-Wellesley
    Hospital
Department of Orthopaedic Surgery
Harvard Medical School
Boston, Massachusetts

R. Michael Meneghini, MD
Professor
Department of Orthopaedic Surgery
Indiana University School of Medicine
Indianapolis, Indiana

Tom Minas, MD, MS
Professor of Orthopedics
Emeritus Harvard Medical School Director
Cartilage Repair Center
The Paley Orthopedic and Spine Institute
St. Mary's Hospital
West Palm Beach, Florida

Robert M. Molloy, MD
Vice Chairman
Director of Adult Reconstruction
Department of Orthopaedic Surgery
Cleveland Clinic Foundation
Cleveland, Ohio

Michael A. Mont, MD
Chief of Joint Reconstruction
Vice President of Strategic Initiatives
Department of Orthopaedic Surgery
Northwell Health
New York, New York

Jessica Morton, MD
Resident
Department of Orthopedic Surgery
NYU Langone Orthopedic Hospital
NYU Langone Health
New York, New York

Brett Mulawka, MD
Adult Reconstruction Fellow
Massachusetts General Hospital
Department of Orthopaedic Surgery
Harvard Medical School
Boston, Massachusetts

Orhun Muratoglu, PhD
Professor, Orthopaedic Surgery
Harvard Medical School
Alan Gerry Scholar
Director
Harris Orthopaedics Laboratory
Director
Technology Implementation Research Center
Massachusetts General Hospital
Boston, Massachusetts

Trevor G. Murray, MD
Staff Orthopaedic Surgeon
Department of Orthopaedic Surgery
Cleveland Clinic Foundation
Cleveland, Ohio

Denis Nam, MD, MSc
Associate Professor
Department of Orthopaedic Surgery
Rush University Medical Center
Chicago, Illinois

Neal B. Naveen, BS
Research Fellow
Department of Orthopaedic Surgery
Rush University Medical Center
Chicago, Illinois

Arbi Nazarian, MD
Clinical Instructor
Orthopedic Surgery
University California San Francisco, Fresno
Fresno, California

Sandra B. Nelson, MD
Associate Physician
Massachusetts General Hospital
Assistant Professor
Harvard Medical School
Division of Infectious Diseases
Massachusetts General Hospital
Boston, Massachusetts

Stephen J. Nelson, MD
Connecticut Orthopaedics
Hamden, Connecticut

Richard Nicolay, MD
Resident Physician
Department of Orthopaedic Surgery
Northwestern University
Chicago, Illinois

Takahiro Ogura, MD
Sports Medicine and Joint Center
Funabashi Orthopaedic Hospital
Chiba, Japan

Jason H. Oh, MD
Assistant Professor
Department of Orthopaedic Surgery
Zucker School of Medicine at Hofstra University
Lenox Hill Hospital, Northwell Orthopaedic Institute
New York, New York

Kelechi R. Okoroha, MD
Assistant Professor
Department of Orthopaedic Surgery
Henry Ford Health System
Detroit, Michigan

Matthieu Ollivier, MD, PhD
Associate Professor
Institute of Movement
Marseille, France

Michael J. O'Malley, MD
Assistant Professor
Department of Orthopaedic Surgery
University of Pittsburgh
Pittsburgh, Pennsylvania

Ebru Oral, PhD
Associate Professor
Harris Orthopaedic Laboratory
Massachusetts General Hospital
Department of Orthopaedic Surgery
Harvard Medical School
Boston, Massachusetts

Mark Oyer, MD
Resident Physician
Department of Orthopaedic Surgery
Northwestern University
Chicago, Illinois

Jorge A. Padilla, MD
Division of Adult Reconstructive Surgery
Department of Orthopaedic Surgery
NYU Langone Health NYU
Langone Orthopedic Hospital
New York, New York

Wayne G. Paprosky, MD
Professor
Department of Orthopaedic Surgery
Rush University Medical Center
Chicago, Illinois

Nancy L. Parks, MS
Biomedical Engineer
Anderson Orthopaedic Research Institute
Alexandria, Virginia

Ronak M. Patel, MD
Resident
Department of Orthopaedic Surgery
Washington University School of Medicine
St. Louis, Missouri

Andrew D. Pearle, MD
Chief of Sports Medicine and Associate Attending Orthopedic Surgeon
Department of Orthopedic Surgery, Sports Medicine, and Shoulder Service
Hospital for Special Surgery
New York, New York

Christopher E. Pelt, MD, FAAOS
Associate Professor, Orthopaedic Surgery
Chief Value Officer, Inpatient Orthopaedics
Medical Director of Orthopaedic & Trauma Unit
Adult Reconstruction Division
University of Utah Department of Orthopaedics
Salt Lake City, Utah

Kevin I. Perry, MD
Assistant Professor
Department of Orthopedic Surgery
Mayo Clinic
Rochester, Minnesota

Hollis G. Potter, MD
Chairman
Attending Radiologist
Department of Radiology and Imaging
Hospital for Special Surgery
Professor of Radiology
Weill Medical College of Cornell University
The Coleman Chair
Magnetic Resonance Imaging Research
Hospital for Special Surgery
New York, New York

Robin A. Pourzal, PhD
Assistant Professor
Department of Orthopedic Surgery
Rush University Medical Center
Chicago, Illinois

Shannon Powers, DO
Primary Care Sports Medicine Fellow
Rush University Medical Center
Chicago, Illinois

Mark D. Price, MD, PhD
Assistant Professor
Department of Orthopedic Surgery
Harvard Medical School
Boston, Massachusetts

Fernando J. Quevedo Gonzalez, PhD
Instructor
Department of Biomechancis
Hospital for Special Surgery
New York, New York

Zhitao Rao, MD
Associate Professor
Department of Orthopaedic Surgery
Tongji Hospital of Tongji University School of Medicine
Shanghai, China

Kevin A. Raskin, MD
The Orthopaedic Oncology Service
Department of Orthopaedic Surgery
Massachusetts General Hospital
Assistant Professor of Orthopaedic Surgery Harvard
    Medical School
Program Director
Fellowship in Orthopaedic Oncology
Boston, Massachusetts

Scott A. Rodeo, MD
Professor of Orthopaedic Surgery
Sports Medicine Institute
Hospital for Special Surgery
Weill Cornell Medical College
New York, New York

Pakdee Rojanasopondist, BA
Clinical Research Coordinator
Harris Orthopaedics Laboratory
Massachusetts General Hospital
Boston, Massachusetts

Aaron G. Rosenberg, MD
Professor
Department of Orthopedic Surgery
Rush Medical College
Chicago, Illinois

Harry E. Rubash, MD, FAOA
Chief Emeritus
Orthopaedic Surgery
Massachusetts General Hospital
Edith M. Ashley Distinguished Professor
Harvard Medical School
Boston, Massachusetts

Hayeem Rudy, BA
Clinical Research Fellow
Department of Orthopedic Surgery
NYU Langone Health
New York, New York

Karim G. Sabeh, MD
Clinical Fellow in Adult Reconstruction
Division of Orthopaedic Surgery
Massachusetts General Hospital
Harvard Medical School
Boston, Massachusetts

Alex J. Sadauskas, MD
Research Fellow
Department of Orthopaedics
Rush University Medical Center
Chicago, Illinois

Axel Schmidt, MD
Hopital Sainte marguerite APHM
Marseille, France

Blake J. Schultz, MD
Resident
Department of Orthopaedic Surgery
Stanford University
Palo Alto, California

Ran Schwarzkopf, MD, MSc
Associate Professor
Department of Orthoapedic Surgery
NYU Langone Orthopaedic Hospital
NYU Langone Health
New York, New York

Eric S. Schwenk, MD
Associate Professor
Department of Anesthesiology
Sidney Kimmel Medical College at Thomas Jefferson
    University
Philadelphia, Pennsylvania

Giles R. Scuderi, MD, FACS
Associate Professor
Department of Orthopaedic Surgery
Zucker School of Medicine at Hofstra/Northwell
Hempstead, New York

Peter K. Sculco, MD
Assistant Attending Orthopedic Surgeon
Department of Orthopaedic Surgery
The Stavros Niarchos Foundation Complex Joint
    Reconstruction Center
Hospital for Special Surgery
New York, New York

Thomas P. Sculco, MD
Surgeon in Chief Emeritus
Hospital for Special Surgery
New York, New York

Robert A. Sershon, MD
Orthopaedic Surgeon
Anderson Orthopaedic Clinic
Alexandria, Virginia

Roshan P. Shah, MD, JD
Assistant Professor of Orthopaedic Surgery
Columbia University Medical Center
New York, New York

Humza S. Shaikh, MD
Surgical Resident
Department of Orthopaedic Surgery
University of Pittsburgh Medical Center
Pittsburgh, Pennsylvania

Raj K. Sinha, MD, PhD
President
STAR Orthpaedics
Palm Desert, California

James Slover, MD, MS
Professor
Department of Orthopedic Surgery
NYU Langone Health
New York, New York

Nipun Sodhi, MD
Resident
Department of Orthopaedic Surgery
Northwell Health
New York, New York

Taylor M. Southworth, BS
Research Fellow
Department of Orthopaedic Surgery
Rush University Medical Center
Chicago, Illinois

Bryan D. Springer, MD
OrthoCarolina Hip and Knee Center
Fellowship Director
Professor, Department of Orthopedic Surgery
Atrium Musculoskeletal Institute
Charlotte, North Carolina

James B. Stiehl, MD, MBA
Founder
Stiehl Tech, LLC
Salem, Illinois

Vanni Strigelli, MD
Orthopedic Surgeon
Department of Surgery
Valdisieve Hospital
Florence, Italy

Patrick K. Strotman, MD
Department of Orthopaedic Surgery
University of Virginia
Charlottesville, Virginia

Dale Rick Sumner, PhD
The Mary Lou Bell McGrew Presidential Professor for
　Medical Research and Chair
Department of Cell and Molecular Medicine
Rush University
Chicago, Illinois

E. Grant Sutter, MD, MS
Adult Reconstruction Surgeon
Department of Orthopaedic Surgery
Northwestern Medicine Regional Medical Group
Warrenville, Illinois

Stephanie Swensen, MD
Clinical Fellow
Sports Medicine Institute
Hospital for Special Surgery
New York, New York

Tracy M. Tauro, BS, BA
Research Fellow
Department of Orthopaedic Surgery
Rush University Medical Center
Chicago, Illinois

Shankar Thiagarajah, MB ChB, FRCS (Tr&Orth) , PhD
Consultant Trauma and Orthopaedic Surgeon
Doncaster and Bassetlaw Teaching Hospitals
University of Sheffield
Yorkshire, United Kingdom

Robert W. Tracey, MD, CDR MC USN
Adult Reconstruction Surgeon
Department of Orthopedic Surgery
Walter Reed National Military Medical Center
Bethesda, Maryland

Kenneth L. Urish, MD, PhD
Associate Professor
Magee Bone and Joint Center
Department of Orthopaedic Surgery
University of Pittsburgh
Pittsburgh, Pennsylvania

Andrew O. Usoro, MD
Resident Physician
Department of Orthopedic Surgery
Harvard Medical School
Boston, Massachusetts

Venus Vakhshori, MD
Resident Physician
Department of Orthopaedic Surgery
Keck School of Medicine of the University of Southern
　California
Los Angeles, California

Douglas VanderBrook, MD
Adult Reconstruction Fellow
Lenox Hill Hospital/ Northwell
New York, New York

Kartik M. Varadarajan, PhD
Assistant Professor
Orthopaedic Surgery
Massachusetts General Hospital
Boston, Massachusetts

Jonathan M. Vigdorchik, MD
Assistant Professor of Orthopedic Surgery
Adult Reconstruction and Joint Replacement
Hospital for Special Surgery
New York, New York

Tyler J. Vovos, MD
Department of Orthopaedic Surgery
Duke University Medical Center
Durham, North Carolina

Christopher S. Wahal, MD
Assistant Professor
Department of Anesthesiology
Sidney Kimmel Medical College at Thomas Jefferson
　University
Philadelphia, Pennsylvania

Carl B. Wallis, MD
Orthopaedic Institute of Henderson
Henderson, Nevada

Lucian C. Warth, MD
Assistant Professor
Department of Orthopaedic Surgery
Indiana University School of Medicine
Indianapolis, Indiana

Ray C. Wasielewski, MD, MS
Medical Director
Bone and Joint Center
Grant Medical Center
OhioHealth Columbus Ohio
Adjunct Professor of Materials
Aerospace, Biomedical and Materials Engineering
University of Tennessee
Knoxville, Tennessee

Richard A. Wawrose, MD
Resident
Department of Orthopaedic Surgery
University of Pittsburgh Medical Center
Pittsburgh, Pennsylvania

Kathleen Weber, MD, MS
Assistant Professor
Department of Orthopedic Surgery
Rush University Medical Center
Chicago, Illinois

Geoffrey Westrich, MD
Professor of Clinical Orthopedic Surgery
Adult Reconstruction and Joint Replacement Service
Hospital for Special Surgery/Cornell University
New York, New York

Leo A. Whiteside, MD
Director
Missouri Bone and Joint Center
Director
Missouri Bone and Joint Research Foundation
St. Louis, Missouri

Markus A. Wimmer, PhD
Professor
Department of Orthopedic Surgery

Rush University Medical Center
Chicago, Illinois

Timothy M. Wright, PhD
F. M. Kirby Chair
Department of Biomechanics
Hospital for Special Surgery
New York, New York

Adam B. Yanke, MD, PhD
Assistant Professor
Department of Orthopaedic Surgery
Rush University Medical Center
Chicago, Illinois

Caleb M. Yeung, MD
Resident
Harvard Combined Orthopaedic Residency Program
Harvard Medical School
Boston, Massachusetts

Qidong Zhang, MD
Associate Professor
Department of Orthopaedic Surgery
China-Japan Friendship Hospital
Peking Union Medical College
Beijing, China

Jason P. Zlotnicki, MD
Chief Resident
Department of Orthopaedic Surgery
University of Pittsburgh
Pittsburgh, Pennsylvania

目录

历史回顾

AARON G. ROSENBERG,
BRETT R. LEVINE

第一部分

第 1 章

全膝关节置换的里程碑

Matthew L. Brown, MD | Clifford W. Colwell Jr, MD

随着麻醉技术、材料学和消毒技术的进步，外科医生开始尝试对关节疾病进行手术治疗，最初进行的关节手术大多是关节结核、关节炎或关节畸形的清创或切除等。Anthony White 于 1821 年在伦敦威斯敏斯特医院（Westminster Hospital）进行了第一例膝关节清理成形术。1861 年，Ferguson 进行了第一次膝关节切除术，以治疗原发性骨关节炎。这些切除成形术后早期可达到缓解疼痛的作用，但过多的骨切除引起的关节不稳或由于骨切除不足而导致的关节纤维化／关节融合往往导致不良的后果。外科医生尝试用其他技术来解决关节切除成形术的缺点，如假体植入和关节间置换成形术。

Themistocles Gluck 教授是一位 19 世纪 80 年代在柏林工作的具有创新精神的外科医生，他最早提出使用髓内固定治疗骨折和大段骨缺损，包括关节破坏导致的骨缺损。Gluck 还从理论和实践上提出：同种异体组织移植以重建缺损的组织，使用钢板和螺钉固定骨折，将多种化合物混合作为骨水泥包括铜汞合金、熟石膏、浮石和其他材料，并与各种假体材料包括蚕丝、猫爪、铝、木材、玻璃和象牙等，以重建人体缺损的组织。他最初的膝关节置换假体采用髓内固定方式，胫骨和股骨部件由象牙制作而成，通过铰链连接在一起（图 1-1）。Gluck 计划将假体压配到骨干中段，并使用镀镍螺钉或象牙钉加强固定。1890 年 5 月 20 日，Gluck 医生为一位 17 岁的膝关节结核患者实施了象牙铰链式膝关节假体植入术。据报道，Gluck 的膝关节置换手术在短期随访中是成功的，但因为患者是关节结核，最终因继发的

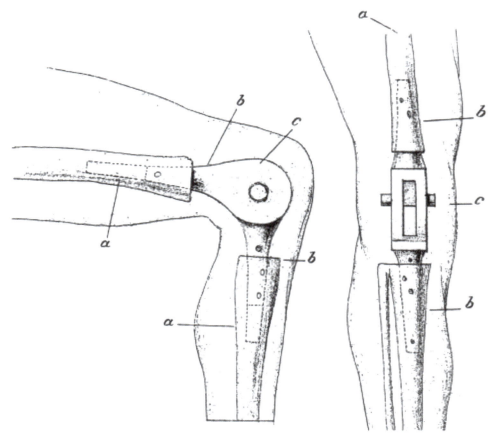

图 1-1 Themistocles Gluck 的象牙铰链式膝关节置换示意图

慢性感染而失败。虽然 Gluck 医生的许多想法成为现代膝关节置换术的基础，但他的理论在那个时代很少被关注，直到 20 世纪中期，Judet、Walldius 和其他人重新设计并最终实现了铰链式膝关节假体的成功植入。

关节间置成形术

Verneuil 被认为是最早开展膝关节间置成形术的医生，他于 1863 年将一块关节囊瓣间置放到股骨和胫骨之间。这种最初的关节间置成形术的临床结果不明确。其他人继续探索使用各种材料进行关节间置成形术，包括阔筋膜、肌肉、铬处理的猪膀胱、蚕丝、马来乳胶、镁、黄金、银、橡胶、胶膜、聚酰胺纤维及其他材料。20 世纪初在芝加哥的拉什医学院和西北医学院工作的 John D. Murphy 医生，进行了邻近局部组织、带蒂筋膜和脂肪瓣间置治疗关节僵硬的试验，并报告了动物模型试验中的组织学表现，以及在人类的多种关节中进行这种关节间置术的结果。孟菲斯市的 Willis C.Campbell 医生也是关节间置成形术的支持者，他发表了关于关节间置成形术的适应证、手术技术、术后管理和临床结果的相关报道（图 1-2）。Campbell 报道，12 例关节间置成

形术患者中大多数患者取得了预期的临床结果，关节伸直正常且达到了 50° ~ 90° 的屈曲活动范围。得克萨斯州休斯敦的 Duncan C. McKeever 医生，在 20 世纪 40 年代进行了使用胶膜进行关节间置成形术的尝试，但结果不佳。波士顿布里格姆医院的 John G.Kuhns 和他的同事报道了他们使用各种合成材料进行关节间置成形术的结果，他们最初尝试使用有韧性的抗氧化金属板进行间置成形术，结果失败了，最终他们选择了聚酰胺纤维间置体。据他们报道，采用聚酰胺纤维行关节间置成形术的患者中，58 例患者获得满意的结果，12 例患者获得不满意的结果，并发症包括关节活动度小于 60°、疼痛、再僵硬、感染、关节炎加重等。虽然关节间置成形术，特别是采用局部自体组织作为间置物的手术在短期随访中提供了令人鼓舞的结果，但是最终间置物降解后会导致疼痛复发和关节不稳，况且这种关节间置成形术并不能有效地矫正关节畸形。

半膝关节置换术

由于使用软组织作为间置物的关节间置成形术的临床结果不能令人满意，外科医生们从 Smith-Petersen 的

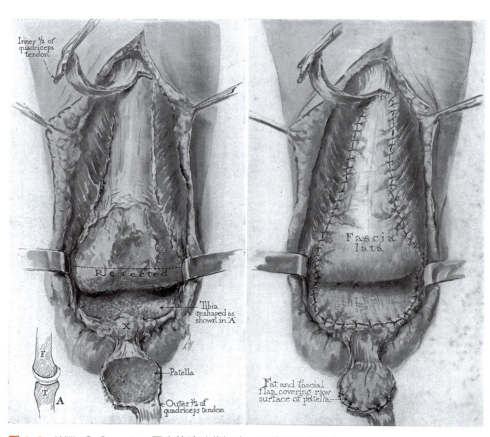

图 1-2 Willis C. Campbell 医生的膝关节切除、关节间置成形术

钴铬钼合金髋关节置换术中获得灵感，开始设计用于半膝关节置换的假体。Campbell 和他的同事 Harold B. Boyd 设计了一种用于股骨远端表面置换的钴铬钼合金假体。手术前借助 X 线检查测量估计假体大小，然后再为每位患者单独制作假体。假体覆盖并钩住股骨内外髁，并用 1 个钴铬钼螺钉固定到股骨远端。Boyd 在 1938 年植入了第一个钴镍钼股骨远端半膝关节假体，而 Campbell 在 1940 年发表了 2 例患者采用该技术治疗的初步结果。这两例初始的股骨远端半膝关节置换术患者的结果是令人失望的，因为术后膝关节活动度不佳。Boyd、Campbell 和 Smith–Petersen 的工作最终促成了麻省总医院膝关节股骨假体的发展，该假体包括一个插入股骨髓腔的长柄用于增加固定的稳定性，这种假体被称为 MGH 假体（图 1-3）。

　　Charles C. Townley 在密歇根州休伦港的私人诊所度过了他职业生涯的大部分时间，他在 1951 年发明了一种用于半膝关节置换的胫骨假体。Townley 的不锈钢胫骨假体是非对称设计以匹配内侧和外侧胫骨平台，区分左右侧，有 3 种型号，采用螺钉从前方固定在胫骨上。他报道的最早采用这种胫骨假体的 39 例患者中，19 例随访至少 2 年（2~9 年），14 例（74%）取得满意的临床结果（"具有够用的活动度且无疼痛或轻度疼痛"）。

　　McKeever 对软组织间置成形术的结果并不满意，于是开发了一种金属假体用于内外侧胫骨平台的单独置换（图 1-4），并于 1952 年 4 月首次应用于临床植入。据报道，采用 McKeever 假体进行单间室半膝关节置换

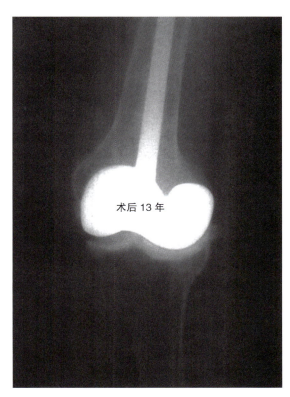

图 1-3　麻省总医院假体（MGH）的 X 线片，这是一种有柄的股骨侧半膝关节置换术

的患者中，约 70% 的患者中长期随访取得了良好的临床结果。

　　McKeever 还开发了一种髌骨假体，并于 1955 年报道了临床结果。这种髌骨假体由钴镍钼合金制成，带有两个"齿"固定髌骨并用一枚螺钉贯穿固定。McKeever

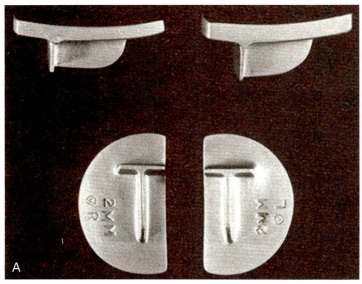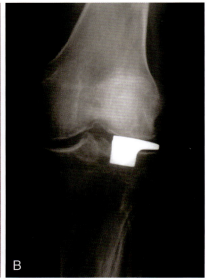

图 1-4　McKeever 胫骨平台假体的实体照片（A）及临床应用的 X 线片（B）

报道了这种髌骨假体的临床应用结果，40 例患者中 4 例因感染而导致失败，但没有出现内固定的机械失败，作者没有说明这些病例的随访时间。Harrington 报道了 McKeever 髌骨假体在 28 例患者中至少 4 年（4~16 年）的临床随访结果，5 年随访期内 17 例获得了良好的结果。

铰链式膝关节假体

20 世纪 40—50 年代，当美国的外科医生在发展使用金属假体的半膝关节置换术时，欧洲的外科医生正在重新考虑约 70 年前 Themistocles Gluck 提出的铰链式膝关节置换的概念。Judet 和他的同事们于 1947 年报道开展了铰链式膝关节置换术，Magnoni 随后在 1949 年也发表了自己的铰链式膝关节置换术。20 世纪 50 年代，铰链式膝关节假体的概念由瑞典斯德哥尔摩卡罗林斯卡学院的 Borje Walldius 博士和他的同事进一步改进和发展。Walldius 最初开发的铰链式膝关节假体采用一种名为 Bonoplex 的丙烯材料制作而成，股骨假体和胫骨假体之间使用不锈钢部件连接。植入 Walldius 铰链式膝关节假体时，需要垂直于骨长轴切除股骨和胫骨关节部分，切除厚度为 38mm，假体采用髓内固定，并有 2 枚螺钉辅助固定，无须使用骨水泥。Walldius 报道，26 例患者行 36 个膝关节置换均取得了预期的成功：75% 的患者疼痛明显缓解，平均活动度 84°，4 例行膝关节融合，2 例截肢。Walldius 报道最初的 51 例患者 64 个膝关节的 8 年随访结果：74% 的患者临床结果为"很好"或"好"。Walldius 继续改进假体设计，将假体材料由丙烯改为钴镍钼合金以解决假体断裂的问题，并将假体关节厚度缩短到 28mm，以及缩短髓内杆的长度（图 1-5）。

Walldius 铰链式膝关节假体有几个引人注意的优势，其高度的自我稳定性使其能够矫正膝关节的严重畸形，而不用保留膝关节软组织结构如交叉韧带、侧副韧带，这简化了手术技术，并且容易获得良好的下肢力线。主要缺点是假体尺寸过大和限制性过高。假体的尺寸要求安装时切除大量骨质，这限制了后期的翻修选择。由于大量残留的异物以及宿主组织和假体之间的无效腔较多，假体周围感染是一个突出的问题。高度的限制性导致过大的应力传递到假体 - 骨界面，引起骨破坏并最终导致假体松动。Shiers 和 Young 等也设计并植入了铰链式膝关节假体，然而，这些假体并没有得到广泛的使用。

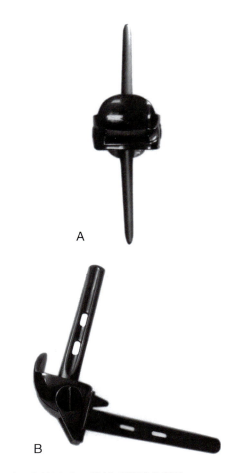

图 1-5 A、B.Walldius 铰链式膝关节假体

20 世纪 60 年代末和 70 年代初，巴黎的一组外科医生设计了 Guepar 铰链式膝关节假体。该假体的设计遵循 6 个原则：①最小化假体宽度（避免刺激浅层软组织）和高度（保留骨量）；②由于两个假体相接触，避免屈曲受限；③股骨屈曲时胫骨"滚动"（译者注：原文为胫骨后滚，一般观点认为，股骨后滚更为恰当）；④保留髌骨的活动；⑤限制伸直时假体之间的接触；⑥通过与假体和股骨干的外翻角恢复膝关节的正常轴线。假体装有后铰链，以实现胫骨和硅胶衬垫的滚动，从而缓冲假体之间的冲击力。Guepar 假体的临床应用取得不错的结果。特种外科医院（HSS）的 Insall 和其同事，比较了他们在 4 种不同假体〔一种单髁假体，两种全膝关节表面假体（Duocondylar 和 Geometric 假体）以及 Guepar 假体〕设计中的经验结果，指出这些假体均具有不同程度的缺陷和不稳定性。使用 Guepar 假体的病例术前畸形最重、功能最差，但术后功能最佳，且总体并发症发生率最低，但作者也指出 Guepar 假体的感染率最高，也是最难翻修的假体。

为了解决之前铰链式膝关节假体的缺陷，1973 年，密歇根大学的 Larry Matthews 和他的同事们设计并报道了球心型膝关节假体。先前的铰链式膝关节假体仅允许在矢状位的活动，没有冠状位（内外翻）、轴位（内外旋）的运动，这种设计虽然提供了良好的稳定性，但增加了骨 - 植入物界面的应力，导致骨吸收和假体松动。另一个问题是在屈伸活动终末期金属对金属界面虽然可以增强稳定，但更容易导致松动和磨损碎屑的产生。由于认识到聚乙烯假体仍然存在磨损的问题，于是考虑使用模块化设计。球心型膝关节假体包括股骨假体和带柄的胫骨假体，采用骨水泥固定；胫骨假体中间带有一个金属球，它位于股骨假体的髁间窝中线的后方，内外侧胫骨平台各带有两块聚乙烯垫片，以允许股骨髁在其上滑动。股骨假体包括可变半径的股骨髁，在假体相对运动极限时可起到逐渐减速的作用，股骨髁间窝则用来容纳胫骨假体的球状体（图 1-6）。作者报告了这种假体的长期结果，在平均 8 年的随访中，感染率为 5%，松动率为 11%，再手术率为 15%，X 线假体周围透亮线的发生率为 32%。

膝关节表面假体

20 世纪 60 年代，聚甲基丙烯酸甲酯（PMMA）骨水泥和高密度聚乙烯被 John Charnley 成功用到髋关节置换中，外科医生们在膝关节假体设计时也开始考虑使用。1968 年，曾担任 John Charnley 助理的加拿大人 Frank Gunston，在英格兰兰开夏郡（Lancashire）的赖特顿医院（Wrightington Hospital）首次开展了骨水泥膝关节置换术，这种膝关节假体没有使用铰链。该假体由两个独立的髁状不锈钢重建两个股骨髁，与通过插入固定在胫骨近端的高分子量聚乙烯胫骨假体形成关节（图 1-7）。所有假体都使用 PMMA 骨水泥进行固定。该假体可实现在矢状位上的摇摆和滑行运动，以及在轴向平面上最大 20° 的旋转运动。采用骨水泥固定和允许轴向旋转都是为了分散骨 - 植入物界面的应力。据报道，在 22 个膝关节（20 例患者）上使用这种假体的最初经验是成功的，可以缓解疼痛和恢复活动。Gunston 的这种多中心膝关节置换手术在 Mayo 诊所大量开展，450 例患者中有 35 例并发症，包括 9 例感染、7 例脱位、6 例骨折、6 例静脉血栓栓塞、4 例皮肤坏死和 4 例假体松

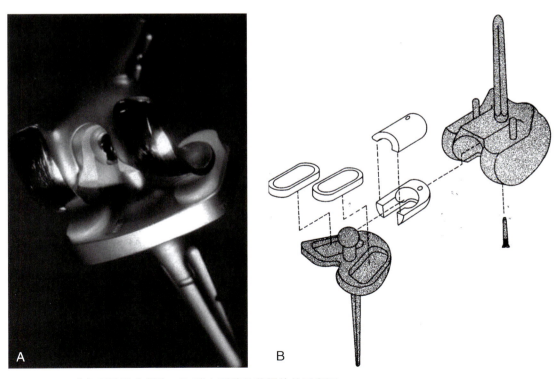

图 1-6　A. 球心型膝关节假体。B. 球心型膝关节假体的示意图

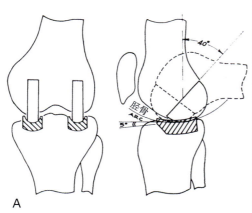
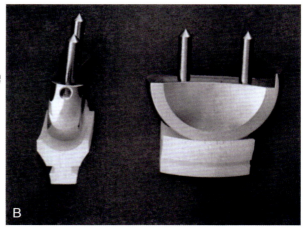

图 1-7 Frank Gunston 发明的多中心膝关节置换术，被认为是第一种使用骨水泥的膝关节表面置换。A. 假体示意图。B. 胫骨假体和股骨假体的照片。这套假体被设计成同时重建膝关节的内外侧间室，而不适用于膝关节单髁置换术

动。10 年的随访结果显示其失败率为 34%。

在 20 世纪 70 年代，外科医生和工程师试图改进全膝关节置换术的设计时，出现了两种不同的设计理念。解剖学派强调保留膝关节周围的软组织结构，并围绕这些软组织设计假体。功能学派则试图设计假体以替代软组织结构的功能，以便简化手术技术。

解剖学派

冈山大学医学院的 Kodama Toshio 和 Yamamoto Sumiki 教授设计了一种称为 Mark I 的假体并于 1970 年首次植入。股骨假体由 COP 合金（铬、镍、钴、钼、磷）制成，为改良的 Sbarbaro 股骨髁假体，前方有凸缘以适配髌骨滑动。为了保留交叉韧带，胫骨假体很小。Mark I 假体不使用骨水泥固定，随后的改进增强了 Mark I 假体股骨和胫骨之间的稳定，以防止胫骨后滑，以及在保留后交叉韧带时的屈曲限制。Mark I 假体被植入了 43 个膝关节。1974 年，Yamamoto 访问了 Freeman，随后改进假体并称为 Mark II，依然保留了非骨水泥设计，恢复了股骨和胫骨间的低限制性以允许屈曲时的旋转运动，但在伸直时旋转活动是受限制的。

加州大学欧文分校（UCI）的 Theodore Waugh 博士和同事一起开发了 UCI 全膝关节置换术，并在 1973 年报告了早期结果。该假体的钴铬股骨假体由一块薄金属连接两个 J 形滑块组成，用来模拟人体膝关节的即时旋转中心。高密度聚乙烯胫骨假体呈马蹄形，以便于保留交叉韧带。使用该假体的 103 个膝关节的中期结果显示大多数患者（78%）症状改善，但有 17.4% 的患者出现机械相关并发症。

Townley 对自己之前的胫骨半膝关节置换术的结果不完全满意，且认为铰链式膝关节置换术是失败的，因此开发了 Townley 解剖型全膝关节假体并在 1974 年进行了报道（图 1-8）。该系统的股骨假体前方的"滑车"不再是单纯用于连接两个股骨髁，而是为了与髌骨相关节。为了保留交叉韧带，全聚乙烯胫骨假体中后部是被切除的，并具有符合股骨髁外形的中凹的关节表面，其下表面为波纹状，便于与 PMMA 交联。

Seedhom 及其同事遵循解剖学派的理念开发了 Leeds 假体。股骨假体试图恢复其天然的解剖结构，采

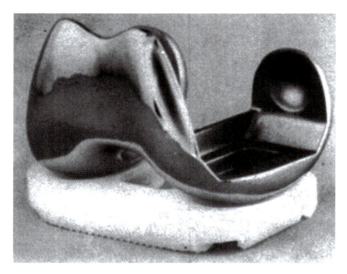

图 1-8 Townley 的解剖型全膝关节假体。与其他早期的解剖型假体类似，采用保留交叉韧带的设计，胫骨假体带有凹面以匹配股骨髁。股骨假体前方部分第一次被设计了与髌骨提供关节面的滑车，而不是仅仅用于连接两个股骨髁

用了不对称设计，内髁采用 J 形曲线，外髁设计为具有相对均匀半径的弧形。该假体设计了 3 种不同大小的型号。聚乙烯胫骨假体的内外侧平台假体通过前方相连接；内外侧胫骨假体为中凹的圆盘状设计以增加活动度。Leeds 假体的临床结果从未被报道过。

双髁膝关节假体由纽约 HSS 开发，主要是由外科医生 Chitranjan Ranawat 和工程师 Peter Walker 开发的，这种假体最早于 1971 年 12 月首次植入。钴铬合金股骨假体的髁尽量接近正常髁的解剖外形，两个髁前方相互连接，每个髁背部有一个钉突以使用 PMMA 加强固定。股骨假体有两种型号，胫骨侧则是通过两个独立的聚乙烯假体重建内外侧平台，聚乙烯胫骨假体下方带有榫翼以加强骨水泥固定时与骨的结合。胫骨关节面的几何形状设计对矢状位运动没有限制，但有一个朝向髁间窝的凸起以提供冠状和轴向平面的稳定性。在假体植入过程中，胫骨假体被固定在一个夹具上以保持与股骨假体的对线。

Ranawat 描述了这种双髁膝关节假体的禁忌证，包括矢状位不稳、冠状位半脱位、过伸大于 10°、屈曲挛缩大于 25°。最初的结果是可以接受的，但 3 年的随访期内因不稳定和胫骨假体松动而翻修的患者达到 5.5%。随后对双髁假体进行了改良，形成双髌骨假体，其中包括股骨前滑车翼、髌骨表面置换和具有更好契合度与大固定钉的单片聚乙烯胫骨假体。虽然最初对双髌骨假体很满意，但 Ranawat 最终选择了在 HSS 医院与双髌骨假体同时发展的全髁假体。

1974 年，Ranawat 和 Walker 前往波士顿，向 MGH 的 Bill Harris、Bill Jones、Clement Sledge、Richard Scott 等介绍了双髌骨假体和全髁假体，MGH 有使用双髁假体的经验，他们对双髁假体近 20% 患者出现髌股关节残留症状并不满意。波士顿的团队由于其在 McKeever 人工关节置换术方面的丰富经验和总体良好效果，更倾向于保留后交叉韧带（PCL），因此支持双髌骨假体，并于 1974 年首次在波士顿植入。双髌骨假体在波士顿短期随访的初步结果是良好的，翻修率为 2.8%，其中一半为髌骨问题（疼痛、轨迹不良、骨折），1/3 为无菌性胫骨假体松动。在接下来的 7 年里，双髌骨假体在波士顿进行了改进，并被命名为 RBBH 膝关节假体，改良包括滑车加深和外翻、延长后髁、胫骨一体式假体增加中央柄以改善固定（不久之后他们采用有金属背衬的整体胫骨假体），以及改善聚乙烯胫骨假体在冠状位的曲率以使

股骨在屈曲时可以后滚。

Clement Sledge 和 Frederick Ewald 等在 Robert Brent Brigham 医院工作的外科医生，与离开 HSS 医院后到 Howmedica 工作的工程师 Peter Walker，共同开发了 Kinematic 膝关节系统，这个系统基于 RBBH 膝关节进行改进，Ewald 于 1978 年首次植入了该假体。该膝关节假体在 10 年的随访中生存率为 96%，总体结果良好，但存在髌骨假体松动的问题。通过修改膝关节假体的几何形状增加关节面接触面积，Kinematic 膝关节发展为 Kinemax 膝关节假体。Kinemax 膝关节假体的中期随访结果是良好的，5 年随访假体生存率为 99%，9 年为 97%。在波士顿工作的其他外科医生，包括 Richard Scott 和此前曾在 Kinematic 团队工作过的 Thomas Thornhill 与强生公司合作，开发出保留交叉韧带的髁压配型（PFC）全膝系统。目前，大多数保留交叉韧带的全膝关节假体设计都源自波士顿的这些膝关节假体系统。

功能学派

在 20 世纪 60 年代末和 70 年代初，有 3 个不同的团队同时又独立地遵循功能替代原则在研发全膝关节系统：伦敦帝国学院医院的 Freeman 和 Swanson（ICLH 假体），纽约特种外科医院的 Insall，Ranawat 和 Walker（全髁假体）以及由来自 Mayo 诊所、哈佛大学、约翰·霍普金斯大学、加州大学洛杉矶分校和得克萨斯州医院的美国外科医生组成的联盟（几何全膝关节假体）。

1966 年 2 月至 1970 年 4 月，伦敦帝国学院医院的外科医生 Michael Freeman 和工程师 SAV Swanson 发明了 Freeman-Swanson（ICLH）膝关节假体，并进行了首次手术植入。Freeman 之前曾使用 MGH 型股骨假体与 Macintosh 型聚乙烯胫骨假体结合进行膝关节置换。但结果不令人满意，其原因包括技术上的部件对准困难、内髁撞击导致活动受限，以及需要依赖交叉韧带提供稳定性，但很多患者的交叉韧带并不能提供足够的稳定。Freeman 提出了他关于膝关节假体设计的原则：①尽量少的骨切除，便于后期翻修；②通过加强股骨假体和胫骨假体之间的约束，提供一种渐进的机制来限制过伸，在较大的骨表面上使用骨水泥固定来减少骨－假体界面的应力，以及选择一个低摩擦的承重面，将假体松动的风险降至最低；③尽量减少磨屑，尽可能使磨屑无害；④尽量减少或消除在假体机械功能上对交叉韧

带的依赖；⑤使股骨假体与髌骨形成良好的关节面或髌骨表面重建。Freeman 和 Swanson 决定采用圆珠滚盘的设计概念。他们还首次开发了专用器械，以协助植入假体。作者报告了使用 Freeman-Swanson（ICLH）假体进行的最初 69 例膝关节置换术的短期效果良好。Freeman 和 Sculco 报告说，ICLH（Freeman-Swanson）假体可成功用于治疗严重畸形的膝关节（外翻＞ 25°、内翻＞ 20° 或屈曲挛缩＞ 30°），而这样的病例以前需要使用铰链式膝关节假体。长期随访发现该膝关节假体的问题包括胫骨假体下陷、聚乙烯过度磨损、髌股关节的构形不佳，难以达到良好的力线和稳定性。

几何形全膝关节假体最早于 1971 年被应用于临床。假体是由外科医生联盟与制造假体的 Howmedica 共同设计的。外科医生联盟的成员包括 Mayo 诊所的 Mark B.Coventry、洛杉矶加州大学的 Gerald A.M. Finerman、约翰·霍普金斯大学的 Lee H. Riley、哈佛大学的 Roderick H. Turner 和得克萨斯州医院的 Jackson E. Upshaw。股骨假体由钴铬钼合金制作，具有对称性的、单半径的髁，两个髁之间由连接杆连接。股骨内外髁有固定耳突，前部和后部也有凹陷，可以增强骨水泥固定。胫骨假体由高密度聚乙烯制成，具有两个凹形的胫骨平台通过前方的横桥相连，以保留交叉韧带并最大限度地减少骨切除。胫骨关节的几何形状是凹形的，设计者打算通过这

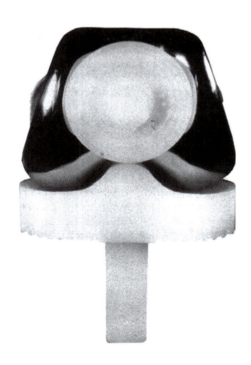

图 1-9 全髁膝关节假体

种设计实现"限制胫骨和股骨在矢状位和冠状位的移动，但允许胫骨相对股骨有一定程度的旋转"。设计者特别评论说"几何形全膝关节假体适用于内翻或外翻畸形伴有骨缺损的患者"。

在 20 世纪 70 年代早期，纽约 HSS 的一个团队，包括外科医生 John Insall 和 Chitranjan Ranawat 以及工程师 Peter Walker，开发出了全髁膝关节假体。这是对以前的纽约 HSS 设计的双髁假体和双髌骨假体进行改进的成果。有趣的是，John Insall 和 Michael Freeman 曾在剑桥大学一起学习过，他们一生都保持着亲密的私人关系，并专业地讨论膝关节假体的设计概念。HSS 小组报告了他们在 1976 年植入全髁膝关节假体的初步临床经验（图 1-9）。基于之前在纽约 HSS 进行全膝关节置换术的经验，包括铰链和表面置换设计，该团队确定了他们希望用新假体解决的 3 个主要问题：①当不进行髌骨置换时，髌股关节仍然是疼痛的来源，且之前的经验表明髌骨切除术是不可接受的；②胫骨假体固定效果不佳，常出现 X 线透亮线和假体松动；③先前假体植入的精确性不高，尤其是畸形明显时；④他们认为铰链式膝关节假体设计不能解决问题，而铰链式膝关节假体的缺点是众所周知的。全髁膝关节假体的钴铬合金股骨假体，其具有所谓的"J 形曲线"，旨在提供伸展顺应性，同时允许屈曲时的旋转和前后平移。股骨假体还设计有前凸缘，以与髌骨假体或圆弧形的髌骨假体形成关节。全聚乙烯胫骨假体的特征是大型龙骨，龙骨可以紧贴胫骨的后侧皮质，从而增强固定效果。胫骨假体的平台被设计成杯形以适配股骨髁，且中部带有一个隆突对应股骨假体的"髁间窝"，从而增强稳定性。设计者认为胫骨假体平台的杯形及中部的隆突可以提供稳定性以替代交叉韧带，所以全髁膝关节假体植入时需要切除交叉韧带。切除交叉韧带可以更好地矫正畸形，手术可以更好地显露胫骨和股骨，从而方便使用新的器械精确地植入假体，Insall 认为这对于假体的功能和寿命是至关重要的。他们所提出的技术包括使用垫片检查屈曲间隙是否相等，以及通过韧带松解来达到膝关节的平衡。胫骨假体的位置要求与胫骨机械轴在冠状位和矢状位上成 90°，99% 的病例在冠状位上这一角度在 5° 以内，而在矢状位上则为 92%。股骨假体的位置要求是在正位 X 线片上 5° 外翻，在侧位片上与股骨干成 90°，82% 的病例在正位 X 线片上假体外翻误差在 5° 以内，而在侧位 X 线片上则为 73%。作者在 3~5 年的随访中报告了令人

鼓舞的结果，220 个膝关节中有 198 个表现很好或良好，超出了先前报告的其他假体。

1978 年，Insall 和一起在纽约 HSS 工作的工程师 Albert Burstein，推出了一种改良的全髁膝关节假体，他称之为后稳定型全髁膝关节假体，后来被称为 Insall–Burstein 后稳定型假体（IBPS）。

IBPS 是为了解决全髁膝关节假体的两个问题：① 屈曲时的松弛和后脱位；② 活动受限（平均活动度 90°）爬楼梯困难。IBPS 保留了全髁膝关节假体的许多特征，但胫骨假体中部的隆突改成了斜向后上方的更长的柱状结构，在股骨假体上设计有凸轮机构。当胫骨假体中间柱与股骨凸轮接合时，胫骨被向前推，造成股骨向后回滚。胫骨假体的中间柱的设计初衷不是用来提供内外翻稳定的。胫骨假体是全聚乙烯的。IBPS 在 1978—1979 年间共植入了 118 个膝关节，其 2~4 年的随访结果显示，在膝关节功能和活动度方面均超过了使用全髁膝关节假体的病例，并且在 X 线片上未发现透亮线。在 9~12 年的长期随访中，IBPS 组与全髁膝关节假体组相比，也表现出更好的功能结果和相近的生存率。实验室研究表明，金属背板的胫骨假体可以更好地优化胫骨假体间的载荷传递，于是 1980 年 11 月植入了第一个金属背板的一体化胫骨假体。

随着假体设计的不断完善，功能学派和解剖学派的概念也相互融合；然而，围绕是否保留后交叉韧带（PCL）而发展成两种独立的技术。支持保留后交叉韧带（CR）设计的人认为保留 PCL 可以更好地保留本体感受器，从而达到更正常的步态。不保留后交叉韧带（PS）设计的支持者认为，牺牲 PCL 可以增加膝关节的活动范围并具有更好的股骨后滚，在技术上更容易获得一个稳定的膝关节。一项 Cochrane Meta 分析发现，在活动度方面，CR 和 PS 假体没有显著差异。随着植入物设计的不断发展，现在大多数公司都提供多种聚乙烯垫片与胫骨基座配合，外科医生可以在关节置换术中进行微调。最近公布的数据表明，这个历史上的争论依然是一个悬而未决的问题，因为保留后交叉韧带并使用合适的衬垫，与切除后交叉韧带并使用 CR 股骨假体再加上合适的聚乙烯衬垫均获得同样良好的结果。

非骨水泥固定

在 20 世纪 70 年代末，约翰·霍普金斯大学的外科医生 David Hungerford 开发了一种假体和手术技术，利用骨整合进行固定。David Hungerford 观察到表面置换假体的失败率相对较高，并认为骨水泥界面无法长期承受膝关节的高应力，而生物固定，作为一个"活的实体"，将能够对生理压力做出反应。他还指出，骨水泥的放热聚合反应阻断了邻近的松质骨的血供（血液供应），这导致骨水泥界面被一层纤维组织分开，而与所用骨水泥的质量和技术无关。非骨水泥固定还可以消除残留的骨水泥碎片导致关节内磨损的可能，并具有保留骨量以便于后期翻修的理论优势。

多孔涂层解剖型膝关节（PCA）假体所有 3 个假体表面均具有多孔烧结铬钴涂层，平均孔径为 425μm，孔隙率为 35%，无须使用骨水泥进行固定（图 1–10）。股骨假体为非对称设计，内、外髁曲率半径不同，为便于胫骨屈曲外旋，后外髁的曲率半径为 7mm，股骨后内髁为 8.5mm。股骨假体的髁在冠状平面上较为平坦，以增加与胫骨的接触面积。股骨假体内、外髁均有多孔涂层。胫骨假体也是非对称设计，可使用骨水泥或非骨水泥固定。非骨水泥基座具有与股骨假体类似的多孔铬钴涂层，内侧和外侧各有一个后倾 30° 的固定钉，并使用一个金属螺钉从前方进行加强固定。聚乙烯衬垫内外侧并不对称，且两者在冠状平面上都相对平坦，以增加表面接触面积。髌骨假体具有解剖型的内外侧关节面，具有金属背板用于非骨水泥固定。PCA 假体虽然是非骨水泥设计，但必要时也可以使用骨水泥固定。David Hungerford 建议在手术中如果发现任何假体不稳定（如可移动或摇摆）则进行骨水泥固定，精确的截骨对植入物的初始稳定性至关重要，是良好骨长入的前提，否则假体与骨之间的残留间隙将被纤维生长填充。精确截骨的重要性促使作者开发了通用的全膝关节植入系统，该系统依靠长的髓外定位杆来定位截骨器。该技术试图重建正常的冠状平面力线，作者将其描述为 3° 外翻，这

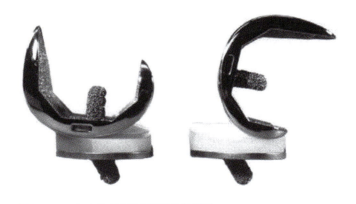

图 1–10 多孔涂层解剖型膝关节假体

是通过在胫骨进行 3° 内翻截骨和股骨远端 9° 外翻截骨来实现的。

Hungerford 和同事报告了 63 个膝关节（56 例患者）使用 PCA 假体的早期结果，46 个膝关节（41 例患者）获得随访（4~25 个月，平均 12 个月）。X 线片上股骨假体和髌骨假体周围均未发现透亮线，但偶尔在胫骨假体的 15 区和 19 区（内侧和外侧）可以看到透亮线。作者最初选择性地使用非骨水泥固定，但获得早期的使用经验之后，他们报告在他们的机构中超过 90% 的全膝关节置换术（TKA）患者使用非骨水泥固定。长期随访数据显示 PCA 假体的失败率很高。一项研究显示，作者没有常规做髌骨表面置换，在 6 年的随访中假体生存率只有 77%，且所有的失败都归因于胫骨假体。除了胫骨固定的问题外，长期的随访发现了 PCA 假体的聚乙烯垫片存在设计和制造上的问题。不符合几何学原理的设计使聚乙烯衬垫承载过大的接触应力，并且对聚乙烯进行了热处理，导致其表面容易磨损剥离。具有金属背板的髌骨假体同样存在无菌性松动和磨损的相关问题。

最近的一些系统综述和 Meta 分析已经报道了在中长期随访中，非骨水泥和骨水泥 TKA 假体的生存率相当。

最近的非骨水泥全膝关节置换尝试使用了高孔隙率的多孔金属设计，力求更接近人类骨小梁，并改善假体表面的骨长入。然而，尽管假体生存率数据令人鼓舞，但并没有高质量的数据表明非骨水泥 TKA 比骨水泥 TKA 的预后更好。在撰写本书时（2019 年），TKA 的非骨水泥固定似乎很有前途，但与仍然是金标准的骨水泥 TKA 相比，还没有显示出任何明确的优势。

活动衬垫

20 世纪 70 年代末，在英国牛津纳菲尔德矫形中心的外科医生 John Goodfellow 和工程师 John O'Connor 的工作下，膝关节置换术的活动衬垫开始出现。Goodfellow 和 O'Connor 描述了假体表面几何的竞争问题。符合标准的几何形状（圆对圆）提供了机械稳定性，增加了假体表面接触面积，以减少接触应力，但这样做的代价是改变膝关节运动学，并将力传递到骨–植入物界面，这可能增加松动的风险。胫骨股骨几何形状不整齐（圆对平板）没有施加运动学上的冲突，并试图将传递到骨–植入物界面上的力最小化，但关节稳定性较差，关节接触面积小，从而导致高压和磨损。他们创新的解决方案是使用可移动的"衬垫"，这种衬垫与股骨髁高度形合，

可以沿着胫骨自由移动。该设计包括一个所谓的"半月板关节面"，由聚乙烯制作，插入安放在股骨假体和胫骨假体之间，该聚乙烯假体能够沿胫骨基座在矢状位（前/后）进行平移。

Buechel 是新泽西州医学和牙科大学（UMDNJ）的一名外科医生，他和工程师 M.J. Pappas 开发了 New Jersey 低接触应力（Low-Contact-Stress，LCS）膝关节置换系统，将活动衬垫的原理应用于 TKA（图 1-11）。该系统包含多种假体，有不同的假体适用于单间室置换、保留前后交叉韧带、保留后交叉韧带及切除后交叉韧带的 TKA。该系统的可旋转平台假体适用于不保留后交叉韧带时的 TKA。该旋转平台假体包含了与关节几何形状一致的聚乙烯衬垫，该衬垫带有一个柄可以插入胫骨基座中，该聚乙烯衬垫可在胫骨基座上进行轴向运动（旋转），但不能进行矢状位和冠状位的移动。该设计旨在通过关节界面的几何学设计提供较低的接触应力，并通过聚乙烯–胫骨基座界面的轴向移动性将对骨–植入物界面的应力降至最低。这种轴向活动还具有额外的优势，允许术中装配假体时存在一定程度的错位，并允许外科医生自由旋转胫骨基座以实现最大的胫骨覆盖率。LCS 系统可使用骨水泥或非骨水泥固定。该系统独特的设计导致其术后可能出现旋转平台的脱位，作者报道在多中心临床研究中其发生率为 1.2%。

膝关节置换术中的活动衬垫的设计优势包括减小骨–植入物界面的应力，减少聚乙烯衬垫股骨侧的磨损，以及更好的运动学性能。但活动衬垫的设计也导致了其特有的问题，其中最严重的是衬垫脱位。系统评价显示固定平台和活动平台 TKA 的临床结果之间没有任何差异。

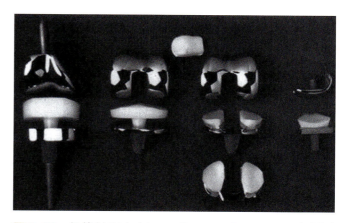

图 1-11 低接触应力（Low-Contact-Stress，LCS）活动平台膝关节假体系统

TKA 的替代材料

尽管 TKA 有显著的进步，但仍存在失败。无菌性松动仍然是 TKA 失败的一个重要机制。鉴于此，外科医生和制造商已经在寻求开发替代的界面材料来解决这一问题。陶瓷对聚乙烯界面已显示出显著的低磨损率。除了解决磨损相关的问题，这些新的 TKA 系统也包括无金属或无镍的假体，这对有金属过敏的患者有优势，据报道有 10%~20% 的患者有金属过敏。TKA 中与陶瓷材料相关的问题包括高脆性增加了断裂的风险，以及增加了骨水泥 – 植入物界面脱黏的风险。最近一项系统分析纳入了 14 项研究，包括 1438 例 TKA（1245 例患者），结果显示假体 5 年生存率为 98%，20 年生存率为 95%。所有 14 项研究均使用陶瓷股骨假体（氧化铝、氧化锆、氧化锆 / 铌、氧化铝 / 氧化锆，或氧化铝 / 钇）和金属或陶瓷胫骨基座。在广泛推广应用之前，对陶瓷假体在 TKA 中的应用还需要进一步研究。

围术期护理的进展

静脉血栓栓塞（VTE）是 TKA 术后比较常见的并发症。然而，幸运的是，危及生命的静脉血栓栓塞相对来说是一种不常见的事件。外科医生们为了寻求围术期出血并发症（包括输血和伤口并发症）与预防威胁生命的 VTE 之间的平衡，TKA 术后 VTE 的预防已经发展了一段时间。肝素、依诺肝素和华法林是预防 VTE 的传统药物。这些药物通常需要注射使用，监测凝血功能，并可能导致出血和伤口并发症。已经开发了新型的口服药物用于预防 VTE，如阿哌沙班、利伐沙班、达比加群等，这些药物通常不需要监测凝血功能。这些新型口服药物的问题包括出血和可能影响伤口愈合，以及缺乏拮抗药物，或拮抗药物使用不便。与其他药物相比，阿司匹林（ASA）已被证明能有效预防静脉血栓栓塞严重事件和降低大出血的风险。临床实践指南最近已将 ASA 推荐为使用了氨甲环酸的骨科大手术后 VTE 的预防用药。最近的研究结果支持并扩展了 ASA 在 TKA 中的应用。与更有效的药物相比，ASA 在高危患者中预防 VTE 具有同等效力，另外一项研究表明，在 TKA 后使用 ASA 可降低患者的死亡率。TKA 后使用低剂量 ASA（81mg BID）最近已被证明是安全有效的。

氨甲环酸（TXA）是氨基酸赖氨酸（4- 氨基乙基环己烷羧酸）的合成衍生物，能可逆地阻断纤溶酶原分子上的赖氨酸结合位点，从而减少纤溶酶原向纤溶酶的转化，稳定纤维蛋白凝块。TXA 已被证明可以有效地减少 TKA 的失血量和输血率，而不增加 VTE 的发生率。TXA 可以静脉、口服或局部给药，这些不同的给药途径似乎同样有效。TXA 的最佳剂量经历了一段演变发展，最近的证据表明单次 1g 剂量是有效的。

TKA 术后的康复对达到最佳效果很重要。康复方案应最大限度地提高安全性和膝关节功能，同时将成本和对患者的不便最小化。早期的方案规定术后卧床休息和使用 Robert-Jones 敷料最多 1 周，然后开始逐渐活动。连续被动活动（CPM）机在过去被广泛使用，然而，这些设备现在已经不再被常规使用，因为没有数据显示其对于早期主动活动有任何帮助。最近，人们对非直接参与的物理治疗方案产生了兴趣。一般情况下，物理治疗通常通过家庭治疗或门诊治疗进行。然而，由于对成本、便利性和患者偏爱的担忧，在多数情况下，人们对基于家庭的、没有物理治疗师直接参与的治疗方案越来越感兴趣。随机对照试验（RCT）表明，有监督的家庭治疗可以达到与门诊物理治疗同样良好的效果。此外，研究人员证实在网络指导下进行的治疗也是有效的。

在过去的 10 年里，新的麻醉和止痛技术已经被应用于 TKA 患者。历史上阿片类药物一直是疼痛治疗的金标准，但该类药物有许多不良反应，且逐渐认识到存在被滥用的趋势。目前提出的多模式镇痛方案，其目的是减轻疼痛的同时减少止痛药物的使用，最大限度地减少药物副作用。典型的多模式镇痛方案通常采用术前周围神经阻滞、术中关节周围注射和术后各种药物治疗。内收肌管阻滞的目的是对隐神经进行阻滞，这可以阻断膝部的大部分感觉，但保留了股四头肌的功能，优于腰丛和股神经阻滞。外科医生喜欢关节周围注射，许多不同的"鸡尾酒"已被应用于 TKA。脂质体布比卡因作为长效镇痛药物，被广泛应用于手术部位局部注射，但是关于脂质体布比卡因临床证据一直是矛盾的和不确定的，到目前为止，没有证据支持它优于其他药物。在过去的 10 年中，由于上述围术期的管理程序的改善以及患者的喜好和医疗费用的支付压力，TKA 的住院时间（LOS）有所缩短。将 TKA 的 LOS 降至最低可改善患者预后，降低感染率并且具有成本效益。TKA 术后 LOS 降低趋势的自然延伸是日间手术，这种手术在特定情况下被证明是成功的。

展望

通过全膝关节置换术革新者们的不懈努力，TKA 成为膝关节退行性关节病（DJD）患者减轻疼痛和改善功能的可靠方法。随着人口老龄化和患者终身保持运动的需求，TKA 的需求将持续增长。估计到 2030 年，TKA 的需求将达到每年 350 万例。尽管全膝关节置换术取得了显著进展，但仍有一小部分患者对 TKA 的结果并不满意。目前，为了进一步改善 TKA 的临床结果，外科医生、工程师和假体制造商将重点放在机器人技术、计算机导航系统、外科手术技术改进和植入物改良上。到目前为止，还没有明显的证据表明这些不断发展的创新可以改善患者的治疗结果。除了改进 TKA 外，研究人员还在继续寻求针对退行性软骨病变的生物疗法，随着对人类基因组、干细胞的进一步了解和 3D 打印技术的不断提高，未来膝关节退行性关节病（DJD）的治疗可能将融入这些技术。

（施荣茂　谭洪波　郭林翻译；陈群群　柴伟校对）

参考文献

第 2 章

膝关节的外科解剖学

E. Grant Sutter, MD, MS | Robert W. Tracey, MD, CDR MC USN | Ray C. Wasielewski, MD, MS

引言

了解正常的膝关节解剖结构对于全膝关节置换术（TKA）至关重要。关节与关节周围的肌肉及韧带的复杂关系保证了膝关节的正常功能。如果 TKA 能维持和优化这些关系，患膝也有可能接近或达到正常的功能。本章将对膝关节的解剖进行全面的回顾。

胚胎学

我们对膝关节及其韧带的发育形态学进行了广泛的研究，这对膝关节的结构、功能以及胫腓关节的解剖学研究有重要意义。股骨有 5 个骨化中心：①股骨干；②股骨头；③股骨远端及股骨髁；④股骨大粗隆；⑤股骨小粗隆。股骨干在胚胎发育的第 7 周开始骨化，出生时完成骨化。股骨远端骨化中心出现在胚胎期，在子宫内发育的第 9 个月时出现。股骨骨骺在第 13 周时开始骨化，男性最终在 17.5 岁左右时与骨干融合，而女性则在 13 岁左右，这一平均时间为 ±2 年。

胫骨有 3 个骨化中心，分别为胫骨干、胫骨近端、胫骨远端。胫骨的骨化中心出现在宫内发育的第 7 周。近端骨骺在第 13 周开始骨化，男性约 17 岁、女性约 15 岁左右与胫骨干相连。

腓骨也有 3 个骨化中心。其中一个中心大约第 8 周的时候出现在中段，远端在出生时仍为软骨。近端骨化区最早出现在发育的第 9 周，男性在出生后第 4 年开始骨化，女性在第 3 年开始早期骨化。男性近端骨骺在 18 岁时融合，女性在 15.5 岁时融合。个体发育的不同导致融合的时间可能有几年的差异。

髌骨起源于单一的骨化中心，在发育的第 14 周开始骨化，男性出生后的第 3 年明显骨化，女性大约在第 2.5 年。骨化完成的时间，男性通常为 13 岁，女性为 10 岁。

交叉韧带在第 8 周开始发育，后交叉韧带是第一个出现的。随着第 10 周 Wrisberg 板股韧带的发育，交叉韧带系统已经完整。外侧副韧带（LCL）在第 8 周开始出现，内侧副韧带在第 9 周开始出现，在第 10 周时均发育良好。半月板在第 8 周开始，但直到第 9 周才能明确区分。到第 10 周，半月板前后角附着在胫骨上表面的前部和后部。在发育的第 8 周，髌骨韧带开始形成，作为发育中的股四头肌的延续。随着发育的进行，肌腱的纤维穿过髌骨表面延伸到胫骨结节。到第 9 周，股四头肌和间充质组织可见，分别在第 11 周和第 12 周形成髌骨脂肪垫和韧带。在第 13 周，关节韧带的发育基本完成。第 14 周髌上囊的形成完成了关节的发育。

膝关节的骨性结构

股骨

股骨是人体最长、最结实的骨。它的主干几乎是圆柱形的，直径相当均匀；然而，却有一个不规则的前弓。当使用髓内参照进行股骨关节置换术时，直径很重要，特别是在需要进行股骨柄固定时。建议在术前的 X 线片上使用标记球以获得髓腔直径。股骨前弓过大会影响全膝关节置换术（TKA）中的 X 线测量。术前下肢全长正侧位 X 线检查对股骨的评估十分重要。

股骨远端的内髁和外髁内外径扩大到骨干的约 3 倍。股骨髁除了内外侧面以外都是关节面。股骨髁的下后髁与胫骨平台平滑地接触，而内外髁中间、前表面与髌骨面相关节。内外后髁之间为髁间窝，容纳交叉韧带。在骨关节炎患者中，交叉韧带可受骨赘压迫而发生张力的改变。髁间窝后方特别深，髁间窝上方与后方有一个骨嵴。腓肠肌起始的两个髁上嵴与腘动脉接触。髁间窝深部的骨头较坚硬。因此，TKA 时需对后侧骨质进行箱式切除，以容纳稳定膝关节假体的后方凸轮组件，因此，需要注意切除的深度以免植入假体时髁部骨折。外后髁比内后髁更大，因此在 TKA 中股骨内旋截骨很少导致股骨后部出现切迹，除非假体过小或旋转。由于内翻型膝关节炎的后髁几乎没有变形，后髁连线可以作为评估股骨假体旋转的参照，这将在后面讨论。内髁表面比外髁长，前面平坦，后部弯曲。在矢状面上，两个髁的曲率半径如前所述向后扩大，但较大的内髁相对更对称。旋转会影响 X 线片上髁的影像学尺寸。

与髌骨形成关节的主要是外髁。两个髁的前部延伸（上升）形成髌骨的活动平面。向外侧延伸幅度最大。因此，随着股骨截骨的外旋（以改善 TKA 中的髌骨轨迹），更多的股骨前外侧骨质被截除，增加了横向切迹的可能性。外髁比内髁宽，在冠状面，外髁略短于内髁，导致股骨远端外翻成角（这就是为什么股骨远端截骨导向器通常靠在股骨内髁而不是外侧）。然而，在负重状态下，两个髁位于胫骨髁的水平面上，股骨干向下内倾斜。这种倾斜是由于骨盆处的身体宽度大于膝关节处的宽度。股骨内上髁隆起较为突出，为内侧副韧带的附着点，同时内髁的内收肌结节也是大收肌的附着点。结节后面的骨表面粗糙，是腓肠肌内侧头的起点。外上髁是外侧副韧带和腓肠肌外侧头起点。此外，跖肌在其后方。紧靠外上髁下方，与髁部关节面相邻的是一个斜槽，它容纳着腘肌的肌腱。Berger 等发现通髁线（定义为连接外上髁和内上髁内侧沟的线）在后髁参照不能用时，对于初次或翻修 TKA 时股骨组件的旋转方向是一个有用的参考。同样，利用磁共振成像（MRI），发现经通髁线是一个可靠的旋转标志，在正常和内翻膝关节中，其相对于后髁外旋约 6°（没有内髁 – 后方骨丢失时）。最近，Miller 等发现与通髁线平行的股骨假体旋转可使股骨沟内的髌骨轨迹最大化，最小化胫股关节的磨损，明显优于以后髁面为参考。

股骨的骨性标志也可以用来估计关节线，这是膝关节初次手术和翻修手术的重要考虑因素。股骨的绝对长度已被研究并报道；然而，绝对长度因骨骼大小和性别而不同。因此，最近的研究主要集中在解剖比率上。Servien 等发现，从内、外上髁到各自远端髁关节面的距离和股骨宽度的标准化比值分别为 0.34 和 0.28。重要的是，这些值不随性别而变化。重建解剖关节线在初次手术和翻修手术中都很重要，因为关节线改变可能会导致髌骨低位或高位、屈伸不匹配和中度屈曲不稳定。

胫骨

胫骨近端扩大可以容纳股骨髁。胫骨干向外膨大形成内外侧平台。胫骨是腿部的承重骨，而腓骨用于肌肉附着和构成踝关节。胫骨上关节面有两个方面，内侧关节面呈椭圆形，有轻微凹陷。外侧关节面几乎是圆形的，虽然从一边到另一边是凹的，但前面是凸的。胫骨近端的边缘与内侧和外侧半月板相连，但中央部分与股骨髁相接触。存在股骨 – 胫骨偏移，股骨中心位于胫骨中心的前内侧。如果术前出现这种偏移，则采用凸轮结构的后稳定膝关节设计可能更可靠，可以抵抗这种内在畸形并防止术后发生偏移。两个关节面之间有两个结节的髁间嵴。关节面继续向内侧和外髁间结节的相邻两侧延伸。髁间嵴的前部是平台前区，它为内侧和外侧半月板的前角和前交叉韧带（ACL）提供附丽。嵴间后区是一个宽阔的凹槽，分隔髁间嵴的后部。后交叉韧带（PCL）起源于距关节线下方约 1cm、外髁间嵴中心外侧数毫米处的髁间后区。PCL 从其附着处开始，向前和略向内侧移行，由外侧半月板后角的一根条索组织连接（半月板后韧带或板股韧带）附着于股骨内髁上。当在进行保留交叉韧带的 TKA，暴露胫骨时，必须注意不要切断 PCL。此外，胫骨后倾角度过大可能会破坏 PCL 的起点。平台后区也附着内侧和外侧半月板的后角。在前面，内外侧平台两个表面融合成一个三角形区域，该区域通向胫骨结节。胫前三角有大的血管孔，在其边缘有一条明显的斜线，阔筋膜附着在此处。髌韧带的止点在胫骨结节，其上、下粗糙区的近侧提示安全的切除水平，不会损伤髌腱的附着。内侧平台后有一横槽，为半膜肌腱的止点。胫骨内侧表面粗糙，附着内侧副韧带。外侧平台在其后下表面有一个近似圆形的小关节面，与腓骨头相关节。在平台的前、外侧交界处有一条斜线，髂胫束（ITB）附着在该斜面上。

胫骨干在两端膨大，但在中段直径相当均匀。在横截面上，它是三角形的，有内侧、外侧和后表面，有前方骨间嵴。前缘（嵴）位于胫骨结节的远端，皮下突出。前缘（嵴）稍弯曲，开始于结节的侧缘下部，并向远端移行。因此，在 TKA 时，用于髓外定位的胫骨中线位于结节的远端，在那里嵴已经向内侧移行。相对于胫骨近端平台的髓腔，这样放置在胫骨平台下的定位杆将稍微向平台的内侧移动。在胫骨的内上侧，胫骨连接内侧副韧带和腘肌的更多内侧纤维附着。比目鱼肌起源于靠近内侧缘的中内 1/3。整个胫骨的边缘都是尖锐的。最重要的是，它开始于腓骨头关节突的下方和前方，全部有骨间膜的附着。

胫骨体的内侧表面光滑突出。它的上 1/3 接受缝匠肌、股薄肌和半腱肌的附着。内侧表面的远端 2/3 是皮下组织。近端内侧最突起的部位是 Gerdy 结节。在严重的转子滑囊炎的病例中，疼痛可从臀部沿阔筋膜延续到该区域。外侧表面上 2/3 有一个浅槽，它是胫骨前肌的起点。TKA 髌旁外侧入路在髌骨外侧暴露和前侧半脱位时通常需要松解它。

胫骨后表面最突出的标记是比目鱼肌线。从腓骨头的小关节后面开始，这条线斜向下延伸穿过胫骨后方。这条线上方的三角形区域附着有腘肌。比目鱼肌线本身是连接腘肌筋膜和比目鱼肌的起点。沿着这条线进行松解可增加内侧屈曲间隙。

胫骨有后倾，但变化较大，一般与胫骨髓腔成 5°~10°。骨小梁相对垂直于这个斜面方向进行排列，但对骨关节炎有极大的影响。研究已经证明了胫骨后倾是影响关节置换术后骨强度的变量。后倾与解剖角度相匹配可能会优化下方骨的强度。然而，当胫骨截骨的角度小于解剖角度时，应更多地考虑远端固定以满足 TKA 后的承重需求。

最近的研究表明，膝关节运动学被描述为两个同时发生在固定轴上的旋转。膝关节的屈曲和伸直发生在股骨的最佳屈曲轴上，而胫骨的内外旋转发生在胫骨的纵向旋转轴上。Churchill 等发现通髁线与最佳屈曲轴非常接近。根据 Matsumoto 等的理论，在整个屈曲范围内，胫骨旋转的轴位置大致保持在两个交叉韧带附着之间的区域。然而，随着交叉韧带张力和周围软组织的变化，轴心也会发生变化。

与上面讨论的股骨相似，胫骨近端骨性标志可用于估计关节线。利用核磁共振，Servien 等确定胫骨结节是一个可靠的参考标志，特别是按解剖比率时。具体而言，男性和女性胫骨结节与关节线之间的距离与结节水平处胫骨前后宽度的比值均为 0.50。同样，也可以用股骨的宽度来计算，胫骨结节与关节线的距离与股骨宽度之比为 0.27。

腓骨

腓骨是一块长而细的骨头，平行于胫骨外侧。腓骨的主要作用是连接肌肉和肌腱，并参与维持踝关节的稳定性，而不参与负重。腓骨头部呈类球形，上部向胫骨倾斜，近似圆形的关节面与胫骨形成近端胫腓关节。在 TKA 中胫骨截骨时，胫骨切除过多及锯片超出后外侧角的关节软骨，可能会截到腓骨头。在关节面后外侧，腓骨头向上突出，是膝关节外侧副韧带的附着区。股二头肌腱附着在腓骨头外侧。腓骨头前后分别是粗糙的前结节和后结节，分别附着腓骨长肌和比目鱼肌的上部纤维。

近端胫腓关节的关节面是斜形的，是个微动关节。关节囊附着在胫骨和腓骨小关节的边缘，由前、后副韧带加强。腓骨头前韧带的纤维带从腓骨头前方斜向穿过胫骨外髁。后韧带斜行于连接腓骨头和胫骨外髁的背部。腘肌的肌腱穿过后韧带。膝关节滑膜腔的跖下隐窝偶尔与胫腓关节腔相通。近端胫腓关节的动脉供应来自膝关节外下动脉和胫前返动脉。神经支配则来源于腓总神经、支配腘肌的神经和胫前返神经。

小腿的骨间膜在胫骨和腓骨之间，其纤维方向为从胫骨朝向外下的腓骨。骨间近端始于近端胫腓关节面以远，胫前血管通过骨间膜上缘到达小腿的前间室。

髌骨

髌骨是人体最大的籽骨，发育于股四头肌腱之间。它与股骨远端的前关节面相关节。它将髌腱保持在股骨远端，从而改善肌腱与胫骨粗隆远端止点的角度，增加股四头肌产生的力矩。髌骨的前表面突出，其表面的肌腱纤维呈垂直状。上缘很厚，并附着在股直肌和股中间肌的纤维上。外侧和内侧缘较薄，分别接受股外侧肌和股内侧肌的纤维。两个边界向下汇合到髌骨下极，与髌韧带相连。在膝关节置换术中，过厚的髌骨截骨可能损伤髌骨下极。虽然厚的截骨可能会提供更大的髌骨表面以进行关节置换术，但这会减少髌骨的厚度和强度。另一方面，厚的截骨可以让髌骨假体的位置稍低，有助于在更高的屈曲角度下减少假体负荷。此外，如果髌骨厚度截骨至 10mm，下极会被纳入固定表面，从而形成一个更大、更圆的截骨面用于固定较大尺寸的假体。因此，截骨时必须小心，以达到髌骨强度和截骨面的最优化。

髌骨的关节面光滑，呈椭圆形，内侧关节面倾斜度更大。因此，如果截骨面上下径小于内外径，应将髌骨假体内移。髌股关节面股骨侧被中央纵向的滑车沟分为内外侧两部分，外侧关节面比内侧关节面宽、深。髌骨关节面的突起与股骨滑车沟相匹配。股骨滑车有内侧和外侧嵴，而外侧嵴是最高的。

膝关节结构

膝关节作为一个承重关节，在一个主平面上能自由运动，并具有相当的稳定性。两个长骨——胫骨和股骨在膝关节处膨大，其截面积增大到长骨截面积的 2~3 倍以支撑体重，且中间半月板的存在优化了膝关节的负重面。此外，加强和支持关节功能的内部结构包括交叉韧带、关节囊、滑膜（图 2-1~图 2-5）。

半月板是位于胫骨近端关节面周围的新月形纤维软骨楔形物。它们的作用是有效地加深胫骨内侧和外侧胫骨窝，以便与股骨髁匹配。半月板的外周边缘最厚，并向游离缘逐渐变薄。半月板附着在胫骨平台的外缘和髁间嵴的后面（图 2-1B）。上表面略凹，以容纳股骨髁，从而提供更大的接触面积。内侧半月板大于外侧半月板，呈卵圆形。它的前方较薄，逐渐向其位于前交叉韧带前方的胫骨髁间前区的止点收缩变窄。后面则相对较宽，附着于相应的后窝，位于 PCL 止点的前方。外侧半月板比内侧半月板更小、更圆，但覆盖胫骨表面的相对比例更大。它的前角附着在髁间前区，在前交叉韧带的后外侧，而后角附着于髁间后区。在内侧半月板止点前侧，外侧半月板附着于胫骨外髁边缘。此外，外侧半月板在腘肌腱裂口周围与关节囊之间缺少附着。这个"裸区"在 TKA 中很容易识别，并可作为外科医生切除外侧半月板时的安全参照，从而有助于防止在切除前边缘时损伤膝下外侧动脉。外侧半月板在其后部附着处附近，经常发出一组纤维，即后半月板股骨韧带（Wrisberg 韧带），它连接或位于 PCL 后面。该韧带末端位于股骨内髁，紧挨着 PCL 附着区。偶尔也会出现前半月板股骨韧带，位于 PCL 前方。外侧半月板因此偶尔附着在胫骨上，但经常附着在股骨上。因此，在膝关节屈曲时，它倾向于与股骨外髁同时平移。与此相反，内侧半月板的活动性较差，与胫骨（冠状韧带）和股骨（板股韧带）的关节囊相连，并与内侧副韧带（MCL）深层紧密相连。因此，在膝关节置换术中切除内侧半月板时，必须注意不要破坏内侧外周的 MCL。最后，外侧半月板的前边缘通过膝横韧带与内侧半月板的前角相连。

交叉韧带

交叉韧带是一种坚固的圆形条索，位于膝关节腔内，相互交叉，就像字母 X 一样（图 2-1A）。根据其与胫骨近端髁间嵴的关系，将其命名为前交叉韧带和后交叉韧带（图 2-1B）。前交叉韧带起源于胫骨髁间嵴前的一个粗糙的非关节区，向上和向后延伸至股骨外髁的后内侧（图 2-2A）。伸直时，后外侧束绷紧，而屈曲时，前内侧束较紧，后外侧束相对松弛。PCL 来自胫骨平台后面的区域，沿着 ACL 的内侧边缘向上和向前附着在股骨内髁的外侧（图 2-1B 和图 2-2B）。在屈曲时，PCL 的大部分收紧，在伸直时，PCL 松弛（图 2-2B）。ACL 防止胫骨前移，PCL 限制胫骨后移。

滑膜和关节腔

膝关节腔是人体最大的关节间隙。其包括胫骨和股骨髁之间和周围的空间，但也延伸到髌骨后面的下方，包括髌股关节，并进一步延伸进入髌上囊，髌上囊位于股四头肌腱和股骨之间。滑膜沿着关节囊及骨分布，直到关节面边缘。沿髌上囊，延伸到髌骨两侧的肌腱膜下。滑膜覆盖了位于股骨髁后部的凹陷处。在内侧隐窝的最上部，腓肠肌内侧头下的囊偶尔向关节腔开放。在腘窝，关节腔和滑膜衬里延伸到囊外，紧贴腘肌腱。滑膜也覆盖了交叉韧带，除了 PCL 附着在关节囊背面的部分。因此，交叉韧带是位于关节囊外的关节内结构。髌下脂肪垫位于髌骨下方、正中隔的前部，与交叉韧带分开胫股关节。在 TKA 中，髌骨外翻后脂肪垫经常绷紧。髌骨外翻时，切除髌骨下至外侧半月板水平的滑膜可显著降低张力。从髌下脂肪垫的滑膜表面，常有一个垂直的皱襞穿过交叉韧带，并附着在前交叉韧带前面和 PCL 外侧的股骨髁内窝。滑膜从髌骨关节表面的内侧和外侧边缘延伸入关节内，卷曲地附着在股骨内外髁软骨附近。

膝关节滑囊

因为膝关节上的几乎所有肌腱都平行于骨骼并纵向穿过关节，所以滑囊很多（图 2-3）。髌上滑囊位于股四头肌腱和股骨前部之间。另外 3 个滑囊与髌骨及其韧带相关。位于皮肤和髌骨前表面之间的髌前滑囊允许在屈曲和伸直时皮肤在髌骨上自由移动。髌下滑囊位于髌腱和皮肤之间。髌前和髌下滑囊可由于膝关节前部的直接创伤或重复或长时间的跪下等活动而发炎。位于髌韧带和胫骨结节之间的深髌下滑囊通过髌下脂肪垫与关节的滑膜腔分开，有助于减少髌韧带和胫骨结节之间的摩擦。

在关节外侧，股二头肌腱下滑囊位于该肌腱和外侧副韧带之间。髌下滑囊（滑膜隐窝）位于腘肌腱和股

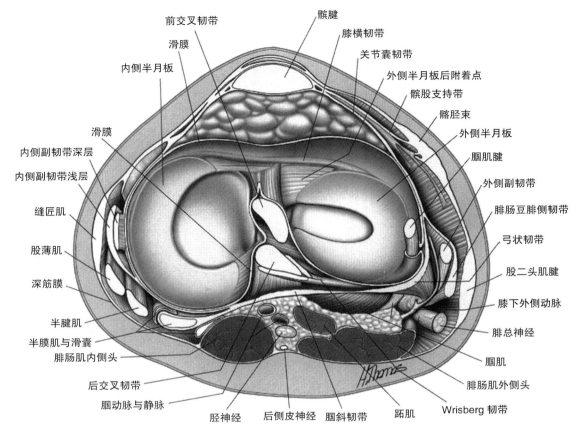

A

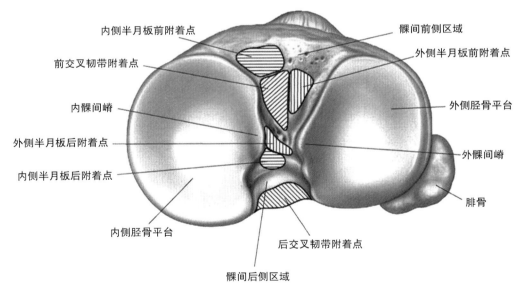

B

图 2-1　A. 半月板水平的膝关节横截面上侧视图。内侧半月板大于外侧半月板，呈卵圆形，紧贴胫骨内髁。因此，内侧半月板更容易发生撕裂、受伤或绞锁。外侧半月板更小、更圆，但覆盖的胫骨髁表面积比内侧半月板大。外侧半月板活动性更强，与胫骨髁的附着较松。因此，它不太可能受伤。请注意，前交叉韧带和后交叉韧带由滑膜包裹，是关节囊外的关节内结构，并呈 X 形的交叉。板股韧带是外侧半月板的延伸部分，与后交叉韧带连接或沿着后交叉韧带走行，以连接股骨内髁。外侧半月板外侧的"裸区"容纳腘肌腱，可用于标识全膝关节置换术中外侧半月板切除的安全水平。膝下外侧动脉沿外侧半月板边缘走行。B. 胫骨上侧视图。内侧半月板前附着点在前交叉韧带附着点的正前方。内侧半月板后附着点位于后交叉韧带起点的前面。外侧半月板前附着点与前交叉韧带的附着点相邻且偏外侧。外侧半月板后附着点直接位于内侧半月板后附着点的前面。注意外侧半月板的前附着点和后附着点非常接近，这将允许更大的活动性和灵活性，使其不易受伤。后交叉韧带起源于髁间后区，距关节线下约 1cm

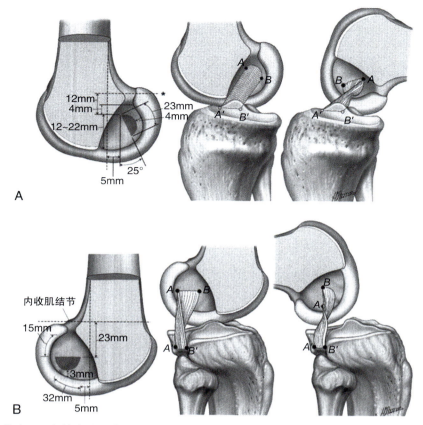

图 2-2   A. 前交叉韧带（ACL）伸直和屈曲的侧视图。前交叉韧带起源于胫骨髁间嵴前的一个粗糙的非关节区，向上和向后延伸到股骨外髁的后内侧。线 *AA'* 代表前内侧束。线 *BB'* 代表后外侧束。在伸直时，后外侧束绷紧。屈曲时，前内侧束较紧，后外侧束相对松弛。因此，通过它的两条韧带，前交叉韧带防止胫骨近端在整个运动范围内的前移位。注意附着点上方的测量值。星号线标示内收肌结节的水平。B. 后交叉韧带（PCL）伸直和屈曲的侧视图。PCL 起源于距关节线约 1cm 的髁间后区。它沿着前交叉韧带的内侧边缘向上和向前走行，附着在股骨内髁的外侧。在屈曲时，PCL 的大部分收紧，而在伸直时，它是放松的。PCL 可防止胫骨近端后移位。注意 PCL 附着点上方的测量值。水平虚线位于内收肌结节水平

骨外髁之间。另一个滑囊可以将腘肌腱与外侧副韧带分开，也可以用腓骨下隐窝的膜包裹肌腱将其分开。腓肠肌外侧头的腱下滑囊也属于这一类，位于腓肠肌起始腱的下方，偶尔与膝关节相通。

在内侧，鹅足滑囊位于鹅足肌腱（缝匠肌、股薄肌和半腱肌）的深处，并将其与胫骨侧副韧带分开。半膜肌滑囊位于肌肉和胫骨之间。腓肠肌内侧头的腱下滑囊位于内侧头的肌腱下，将其与股骨分开。当膝关节屈曲时，腓肠肌半膜滑囊与膝关节相通，并且这种联系随着膝关节的伸直而闭合。在后方，有两个大的囊与腓肠肌的内侧和外侧头相连。腓肠肌外侧头的滑囊将肌肉与关节囊分开，偶尔与膝关节相通。腓肠肌内侧头的滑囊位于内侧头之下，与关节囊分离，通常与膝关节相通。该滑囊是 Baker 囊肿（类风湿性关节炎患者）最常见的发生部位，或在 TKA 术后失败时成为溶解骨组织或滑液

的聚集部位。

关节囊

膝关节的关节囊与其周围的韧带和腱膜相连。在后方，其垂直纤维来自股骨和胫骨髁以及股骨髁间窝，并被腘斜韧带覆盖（图 2-4）。在下方，关节囊附着在胫骨髁和半月板的边界上。加强关节囊的浅层结构包括筋膜和髂胫束、髌骨内侧和髌骨外侧支持带、髌骨、腘斜韧带和弓状韧带。

股内侧肌和股外侧肌的肌腱附着于髌骨的内侧和外侧缘，一直延伸到髌韧带的附着部位，在关节侧面延续为髌骨内侧和外侧支持带。它们的远端附着于胫骨髁的前面，斜着走行，一直延伸到两侧副韧带。在内侧，支持带与胫骨干的骨膜相连。横向上，它与髂胫束相连。在支持带表面，筋膜覆盖膝关节的前部和侧面，下方附

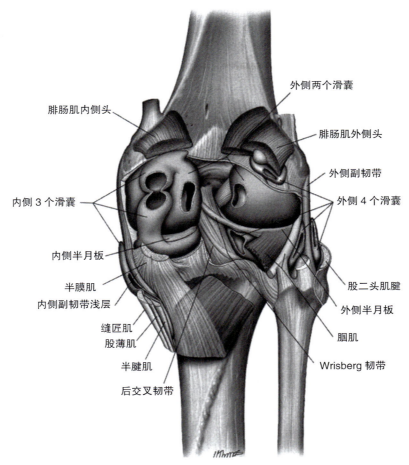

图 2-3　膝关节滑囊后视图。切断腘肌和腓肠肌的内侧头和外侧头，以显示下面的滑囊结构。4 个外侧滑囊：（1）股二头肌腱与外侧副韧带之间的腱下滑囊；（2）腘肌腱与外侧副韧带之间的滑囊；（3）腘肌与股骨外髁之间的跖下滑囊；（4）腓肠肌外侧头起始腱下的腱下滑囊。内侧 3 个滑囊：（1）缝匠肌、股薄肌和半腱肌腱与内侧副韧带之间的鹅足滑囊；（2）半膜肌与胫骨之间的滑囊；（3）腓肠肌内侧头起始腱下的腱下滑囊。两个大的后侧滑囊：（1）腓肠肌内侧头与关节囊之间的滑囊，通常与膝关节相通；（2）腓肠肌外侧头与关节囊之间的滑囊，偶尔与膝关节相通。腓肠肌内侧头和外侧头囊与膝关节接触频繁，是全膝关节置换术失败后磨屑聚集的常见部位

着于胫骨粗隆，在髁斜线水平，与髌骨支持带重叠融合。在外侧，强大的髂胫束附着于外侧胫骨平台前下方和腓骨头。在内侧，阔筋膜变薄，并向下发出一些纵向纤维与缝匠肌的纤维相延续并融合。

　　髌韧带是一条牢固的扁平带，其上附着于髌骨下极，下连于胫骨结节，实际上是股四头肌腱在髌骨前表面的延续。韧带略倾斜地附着于胫骨，外侧端比内侧端长几厘米。当通过髌旁内侧入路暴露膝关节时，髌韧带这种外侧较长的特点可能对预防髌腱撕裂具有一定的保护作用。髌骨下深囊位于韧带和骨之间，直接位于止点上方。韧带上方的皮下组织中有一个大的皮下髌下囊。

　　腘斜韧带是后方关节囊的加强结构，是半膜肌的腱性部分。此肌腱附着于胫骨内髁后侧面的凹槽（图

2-5），肌腱斜着向上方穿过后关节囊表面止于股骨外髁。腘斜韧带有一个大的裂孔供神经血管通过，腘动脉紧贴在腘斜韧带后方。弓状腘韧带加强膝关节后、外侧，起于腓骨头后侧，在腘肌腱上内侧弓形向上延伸，最后止于关节后表面。

膝关节内侧和外侧的 3 层结构

　　Warren 和 Marshall 将内侧支持带复合体从浅到深分为 3 层：①第 Ⅰ 层，小腿深筋膜；②第 Ⅱ 层，内侧副韧带浅层（SMCL）和前部结构；③第 Ⅲ 层，关节囊固有层。膝关节外侧与此类似。对这些层次的了解将有助于内翻和外翻膝术中的显露。此外，了解这些复杂的层结构将有助于最大限度地保留内部结构，从而

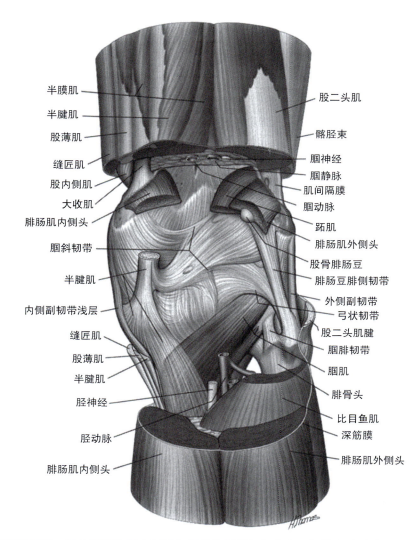

半膜肌
半腱肌
股薄肌
缝匠肌
股内侧肌
大收肌
腓肠肌内侧头
腘斜韧带
半腱肌
内侧副韧带浅层
缝匠肌
股薄肌
半腱肌
胫神经
胫动脉
腓肠肌内侧头

股二头肌
髂胫束
腘神经
腘静脉
肌间隔膜
腘动脉
跖肌
腓肠肌外侧头
股骨腓肠豆
腓肠豆腓侧韧带
外侧副韧带
弓状韧带
股二头肌腱
腘腓韧带
腘肌
腓骨头
比目鱼肌
深筋膜
腓肠肌外侧头

图 2-4　膝关节的关节囊后视图。后关节囊的垂直纤维与韧带和腱膜不可分离，韧带和腱膜并列并加强。切开腓肠肌和跖肌的头部，露出下面的包膜。关节囊的垂直纤维上附着于股骨，下附着于胫骨。腘斜韧带是半膜肌腱的延伸，可以加强后关节囊。它沿着上外侧方向移行，附着在股骨外髁上。弓状腘韧带加强膝关节后外侧的下部关节囊。它起源于腓骨头后部，在腘肌腱内上侧拱起，然后分散覆盖在关节后表面

优化膝关节的稳定性和功能。图 2-6 在横截面上显示了这些复杂的层次。图 2-7~ 图 2-10 将进一步说明这些关系。

膝关节内侧的层次

第 I 层

　　第 I 层，深筋膜，是最浅的，只停留在皮下组织的深处。这一层的内侧和后内侧筋膜分别覆盖缝匠肌和腓肠肌内侧（图 2-7）。它可以与下方的内侧副韧带浅层（第 II 层）分离。在后方，后筋膜支撑着腘血管、神经结构和腓肠肌外侧头。在前面，第 I 层和第 II 层连接形成髌骨内侧支持带（图 2-6）。在前方和上方，小腿筋膜与上方的股内侧肌筋膜是连续的。在前方和远端，缝匠肌附着于第 I 层的小腿筋膜，并于其胫骨止点处与骨膜相延续。在第 I 层和第 II 层之间，股薄肌和半腱肌止于鹅足。这两根肌腱在距其止点约 3cm 处融合，牢固地附着在这一层的缝匠肌上。

第 II 层

　　第 II 层的组成部分是内侧副韧带浅层（SMCL）、内侧髌股韧带（MPFL）和髌胫韧带。这些韧带一起被称为内侧支持带复合体，并形成具有中央筋膜阙如的倒三角形（图 2-8A）。在 SMCL 后面的这一层中也存在一个类似的倒三角形的筋膜阙如区域。

肌肉和韧带对实际膝关节稳定性的贡献取决于膝关节和周围关节的位置、力的大小和方向，以及在主要约束结构功能不全的情况下，加强结构拮抗外力的可能性。在特定的正常或异常情况下，很多结构都能维持膝关节各个方向的稳定性。个体之间的差异（以及同一个膝关节之间的差异）也可能导致显著的变化。因此，以下总结将综合上述各个因素。

前 / 后稳定性

膝关节的前后稳定性由静态和动态稳定器以及外侧和内侧间室结构提供。韧带对膝关节前后稳定性的作用已在交叉韧带章节进行讨论。然而，一些稳定器特别关键，需要反复强调其功能。伸肌支持带由股四头肌纤维和关节囊的纤维融合形成，为膝关节的前内侧和前外侧提供动态支持。腓肠肌的内侧头和外侧头加强后关节囊的内侧和外侧。腘肌被认为是一种特别重要的后外侧稳定器，补充了后交叉韧带的功能。前交叉韧带和腘绳肌以一种互补的方式抵抗试图前移胫骨或向后剪切股骨的力量。股四头肌收缩力和脚跟撞击地面对胫骨的反作用力都属于这种力。Kaplan 特别强调了半膜肌，认为只有该结构及其多个连接保持完整，膝关节才能在屈曲状态下保持稳定。

在检查膝关节前后稳定性时，髌骨本身的作用不能被忽视。髌骨防止股骨相对胫骨向前滑动，实际上是由弹性肌腱连接的胫骨的延伸来实现的。这种髌骨和胫骨的结合对股骨产生了支撑作用。

内侧 / 外侧稳定性

膝关节的内侧 / 外侧稳定性是由静态和动态的软组织结构提供的，在膝关节完全伸直时，还由胫骨结节和半月板提供。膝关节的内侧和外侧由内外侧副韧带加强。内外侧副韧带在抵抗内翻 / 外翻压力方面起着至关重要的作用，特别是在膝关节过伸时。内侧副韧带是一个强壮、扁平的带状结构，从股骨内髁结节延伸到胫骨内髁和胫骨内侧面。它是膝关节外翻的主要约束结构。膝下血管穿过它们与关节囊间。其深部纤维止于内髁，并附着在内侧半月板上。因此，在切除内侧半月板时应注意，以免侵犯 MCL 的实质部。

外侧副韧带是一条约 5cm 长的圆形韧带，是膝内翻的主要约束结构。近端附着在股骨外上髁结节上，位于腘肌的凹槽后上方。远端止于腓骨头顶端下方约 1cm

的外侧。腘肌腱走行于外侧副韧带深层和股二头肌长短头肌腱并在其下部附着的两侧分开。尽管在膝外翻畸形病例中，外侧副韧带通常因挛缩而需要松解，但腘肌腱是外侧间室的屈曲稳定结构，很少需要松解。

前后交叉韧带也有助于膝关节内侧 / 外侧的稳定，但其贡献的大小和平衡因许多因素而不同。随着膝关节屈曲的增加，肌肉提供的动态稳定性，如膝内侧肌的鹅足结构，变得越来越重要。在外侧，髂胫束、LCL、腘肌腱和股二头肌腱形成一个四重复合体提供稳定性。伸直位时，后外侧关节囊对内翻稳定性尤为重要，而腘肌腱是膝关节屈曲 0° ~90° 的主要稳定器。半月板对内侧 / 外侧稳定性特别重要，因为由于半月板的存在，即使切断韧带结构，膝关节在伸直位时仍保持稳定。去除两个半月板将对内翻和外翻应力期间的稳定影响最大。

恢复适当的内侧 / 外侧松弛仍然是 TKA 的重要原则，理解在膝关节伸直和屈曲时正常的副韧带松弛度是术中进行平衡的基础。有学者通过深度量化年龄在 19~35 岁患者的 267 个膝关节在伸直位和屈曲 15° 位时，正常的内翻 / 外翻松弛度，发现完全伸直位内翻 / 外翻松弛度为 7.7°，屈曲 15° 位测量值为 14.8°。他还发现，女性在完全伸直位和屈曲 15° 位时有更大的外翻松弛。此外，男性股胫机械轴平均为内翻 1.7°，而女性为内翻 0.8°。Tokuhara 等应用 MRI 评估了 20 例平均年龄为 27.2 岁的健康患者，在膝关节屈曲 90° 时的内翻 / 外翻松弛度，发现内侧间隙开口为（2.1 ± 1.1）mm，外侧间隙开口为（6.7 ± 1.9）mm。他们得出结论，胫股屈曲间隙并不是矩形的，外侧间隙明显更为松弛。

旋转稳定性

由于膝关节旋转稳定的复杂性，很难分离出特定的独立结构作为主要贡献者。但是相对于动态机制，似乎被动机制作用占主导地位。交叉韧带最常被认为是维持膝关节旋转稳定性的结构，尤其是在膝关节伸直位时。在不保留后交叉韧带的膝关节置换病例中，由于切除了这些原本的旋转稳定结构，因而需要股骨 – 胫骨假体匹配或后凸轮机制来抵抗旋转力。通过对不同条件下旋转稳定性的研究，还对 MCL 和 LCL、后内侧关节囊、后外侧关节囊和腘肌腱的作用给予了肯定。

髌股关节功能

髌股关节由横向稳定系统和纵向稳定复合系统共

同限制。髌骨的位置和活动由这两个稳定系统相对张力决定。在膝关节伸直位时，髌骨位于股骨滑车沟中。因此，伸直位时的内侧/外侧稳定性完全取决于髌骨周围主动结构和被动结构的张力。而在屈曲过程中，当髌骨开始沿着股骨髁向下滑动并被拉入髁间切迹时（大约屈曲20°），由此产生的髌股关节压力有助于内侧/外侧稳定。

髌骨的横向稳定器是髌骨内侧和外侧支持带，它们分别将股内侧肌和外侧肌直接连接到髌骨。一些研究者报道了髌股内侧和外侧韧带可能是支持带纤维的一部分或与支持带纤维混合。

髌骨的纵向稳定器是下方的髌腱和上方的股四头肌腱。髌胫韧带是前方关节囊的增厚部分，自髌骨远端下缘延伸至冠状韧带前方和髌腱两侧的胫骨前缘。纵向结构在膝关节屈曲时，通过髌股关节压力稳定髌骨。由于膝关节伸直时基本没有压力，髌骨在这个位置相对不稳定。当膝关节过度伸直时，如膝反屈，股四头肌和髌骨韧带的牵拉力实际上可能会使髌骨偏离股骨滑车沟，进一步加重髌骨的不稳定性。横向结构和纵向结构以及髁间切迹的形态都会影响髌骨在股骨滑车沟内的运动轨迹。

膝关节运动

膝关节的主动运动通常被描述为屈曲、伸直、内旋和外旋。这种关节的屈曲和伸直不同于真正的铰链关节，因为它围绕运动的轴是不固定的，而是在伸直时向上和向前移动，在屈曲时向后和向下移动。

当脚固定在地面上时，最后30°的伸直与股骨的内旋相关。与股骨内髁相比，较小的股骨外髁关节面更圆，向前更扁平。因此，在获得完全伸直之前，大约在30°处，股骨外髁与其相应的胫骨-半月板表面即获得几乎完全的匹配。当外髁逐渐向上通过胫骨髁前方的倾斜表面时，通过半月板前角的变形（而不是阻挡）获得外侧的完全匹配。为了实现完全伸直膝关节，滞后的内侧间室必须围绕固定的垂直轴向内旋转，同时以弧形向后移动。

被动机制的逐渐增加阻碍了膝关节的进一步伸直。在完全伸直时，一部分交叉韧带、侧副韧带、后关节囊、后斜韧带复合体、皮肤和筋膜都会绷紧。腘绳肌、腓肠肌和ITB也存在被动张力或主动张力。另外，半月板前部被卡压在股骨髁和胫骨之间。由于在TKA中半月板不再存在，关节面必须通过塑形和匹配来代替这个

功能，根据膝关节假体设计类型和随后的交叉韧带切除与否，这一功能可被假体矢状面几何形态、凸轮柱机制和/或软组织张力所替代。必须在伸直间隙中植入适当大小的假体，以紧张周围结构并防止反屈。

脚站在地面上，从完全伸直位开始屈曲时，需要股骨的内旋来"解锁"膝关节。虽然半月板、关节面和韧带结构之间存在与伸直时相反的相互作用，但研究发现腘肌在此过程中具有重要作用。腘肌通过其在股骨外髁的附着部，向下、后牵拉股骨，帮助在膝关节屈曲时股骨滚动回内侧间室。通过半月板附着，它还拉住外侧半月板后角。这样，虽然回滚和半月板的向后运动发生在两个间室，但可以促进更大的外侧运动。

在膝关节屈曲时，对股四头肌装置、前方关节囊和PCL的张力以及腘窝软组织结构的压力也进行了试验检查。在TKA术后，残留的半月板后角、后方骨赘、后方钙化的软组织和/或过大的植入物都可能增加后方压力，导致严重屈曲受限。

动脉

膝关节和周围结构的血供由大的股动脉和腘动脉分支供应（图2-11）。股动脉通过腹股沟韧带深层进入下肢和股三角。股动脉接着发出较大的股深动脉，深入大腿后部。自股动脉发出后，股深动脉立即发出旋股外侧动脉。该动脉的降支沿大腿向下走行，供应膝动脉环和膝关节周围动脉网。股动脉本身继续在浅层走行，向股内侧肌和外侧肌发出肌肉分支，这使得这两块肌肉可以用作覆盖膝关节周围伤口的肌瓣。股动脉在即将进入大腿远端的收肌裂孔（在那里它变成了腘绳动脉）前，发出膝降动脉。该动脉立即分为隐神经支和关节支，这两支动脉也参与膝动脉环和膝关节周围动脉网（图2-12）。隐神经支穿过收肌管筋膜，沿隐神经走行于股薄肌和缝匠肌腱之间。动脉与神经一起穿过阔筋膜，供应大腿部上内侧的皮肤和浅表组织。隐动脉构成膝内侧筋膜皮瓣的基础，该皮瓣用于膝关节正中伤口的覆盖，其关节支在股内侧肌中向下走行，在大收肌腱前缘，到达膝内侧，为股内侧肌提供分支，并与膝关节内侧上动脉和胫前返动脉吻合。另一个分支从外侧跨过髌骨表面，供应膝关节，与旋股外侧动脉降支和膝上外侧动脉吻合。

在股三角的顶端，股动脉在股骨中下1/3处进入内收肌（Hunter）管。在收肌裂孔处，在大收肌腱中，股动脉进入腘窝，成为腘动脉（图2-11）。其在腘窝中向

下走行时，通过脂肪、POL 和关节线远端的胭筋膜（从上到下）与股骨髁间窝隔开。胭动脉是胭窝血管结构中最深的，位于胭静脉和胫神经（最浅）的深处。在通过胭窝的走行中，它发出多个分支供应膝关节和肌肉组织（见膝关节血管和膝关节血管网）。与胭肌下缘相对的位置，胭动脉分为胫前动脉和胫后动脉。在分叉处位置可能存在变异。

胫前动脉是胭动脉在胭肌下缘的一个分支。它向前通过胫后肌两个起始点之间，从骨间膜上缘的上方进入小腿前间室。胫前动脉进入前间室后，立即发出胫前返动脉，在胫前肌深部纤维间上行，然后在膝关节的前部和两侧发出分支，参与髌丛，并与胭动脉膝关节支和股

动脉的膝降支吻合。胫后返动脉通常在胫前动脉穿过骨间膜前，起源于小腿后间室的胫前动脉然后在胭肌和膝后部间隙中上行，供应胭肌和胫腓关节，并与膝下外侧动脉吻合。

游离膝关节内侧或外侧近端组织时，可能损伤到胭动脉，特别是当它在难以移动位置的收肌裂孔中时。在固定较大体积的同种异体移植物、股骨远端假体置换术中，或用钢丝固定假体周围骨折时都可能间接损伤到胭动脉。在处理严重的屈曲挛缩时，如果不是直接沿骨面剥离，在进行后侧广泛松解时可能直接损伤胭动脉。罕见的情况下，胫骨端截骨时，摆锯可能刺破胭肌损伤血管。

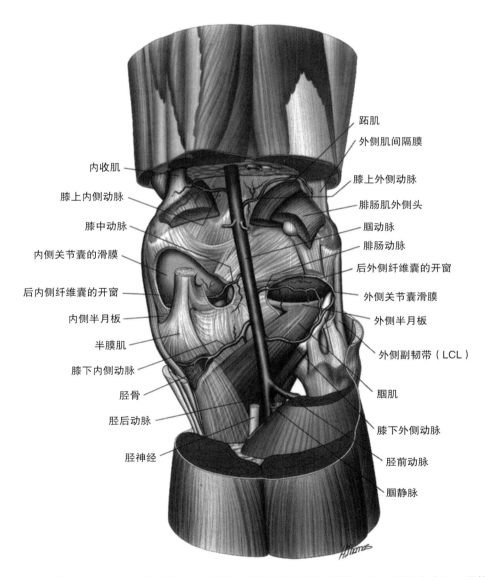

图 2-11　胭动脉在胭窝的分支。动脉与股骨髁间窝由脂肪、后斜韧带和胭肌筋膜（从上到下）分开。胭静脉位于动脉和胫神经之间（图中未显示）。切除肌肉组织观察。在经过胭窝时，动脉产生许多肌支和 5 个膝支。从近端到远端分别为：在靠近胭肌下缘处，胭动脉的末端分为 2 支：胫前动脉和胫后动脉；胫前动脉穿过骨间膜上方的前腔室；LCL，外侧副韧带

Warrington 等利用彩色多普勒血流成像技术在 45 个膝关节中研究发现，腘动脉能平均向后移动 3.15mm，根据这一实验结果，他认为膝关节最安全的位置是屈曲 60°~90°。有趣的是，这些结果并没有在之前做过置换术的膝关节中观察到。尽管屈曲膝关节通常具有保护作用，但在一项研究中，MRI 评估显示，屈曲时动脉更靠近膝关节后侧。另一项研究利用多普勒超声对 100 个膝关节进行了检查，结果显示 24% 的腘动脉在关节线下 1~1.5cm 处离胫后表面更近，15% 的腘动脉在关节线下 1.5~2cm 处离胫后表面更近。此外，一项对 40 例接受 TKA 的患者进行的小样本研究显示，术前屈曲位和伸直位测量距离时，存在微小但有显著意义的差异，其中伸直位时血管距胫骨更远一点。

膝血管与膝关节吻合支

膝关节周围的广泛吻合支有效地将股动脉近端与腘动脉远端、胫前动脉和胫后动脉连接起来。胫血管通过膝血管参与到这个潜在的侧支循环中。在经过腘窝时，腘动脉发出许多肌支和膝动脉支。从近端到远端，它们分别为：①膝上外侧支；②膝上内侧支；③膝中支；④胫前返支；⑤膝下外侧支；⑥膝下内侧。除了由膝下外侧动脉穿过的腘肌腱外，所有血管都围绕骨表面走行，没有其他组织介入（图 2-11）。

膝外上动脉自股骨外髁近端发出。它自外侧穿过跖肌的起点和腓肠肌外侧头的起点，然后该动脉在股二头肌腱深部，股骨外髁的正上方绕着股骨向前走行。它发出的一个浅支供应股外侧肌，然后与旋股外侧动脉降支和膝下外侧动脉吻合（图 2-12）。其深支供应膝关节，并与膝降动脉和膝上内侧动脉形成横跨股骨前部的吻合弓［见下面关于髌周血管环的讨论髌周环（PPR）］。骨扫描证实，尽管其直径相当大，但在髌骨重新调整的外侧松解过程中牺牲该动脉对髌骨血供的影响并不显著。然而，结扎该动脉可能是外侧皮瓣生存能力存在问题的原因之一，由于这一原因，使得 TKA 应选择最外侧切口。这条动脉与腘动脉穿支共同为大腿远端外侧提供皮肤血供，并成为该区域筋膜皮瓣的血供基础。

膝上内侧动脉在腓肠肌内侧头的内侧、半膜肌和半腱肌腱的前面走行。它有两个分支，其中一个穿过内侧肌间隔支配股内侧肌。在股内下入路时，自内侧肌间隔上广泛剥离股内侧肌很容易损伤这条血管（并且经常会缩回，导致难以结扎）。在髌骨内侧正中入路时，分离

股内侧肌纤维也可能会损伤该动脉。该动脉分支与膝降动脉和膝下内侧动脉吻合（图 2-12）。另一分支供应膝关节，并通过跨过股骨的吻合弓，与膝上外侧动脉吻合。

膝中动脉是一个不成对的分支，它起源于膝关节后面的腘动脉前部。它穿透 POL 并供应后关节囊、关节内交叉韧带和半月板的后角。骨膜下游离后关节囊时，首先要将后叉韧带股骨附着部自髁间窝剥起，此时会发现该血管的骨内分支。

腓肠动脉通常是两个大的肌肉分支进入腓肠肌头侧的近端，并向腓肠肌、跖肌和比目鱼肌的上部发出分支。它们还发出无名动脉支至腘绳肌的下端，发出皮支至覆盖腘窝的皮肤。其中一条皮支与小隐静脉一起沿小腿后侧的中间向下延伸。腓肠动脉是用于覆盖膝关节伤口的腓肠肌皮瓣的血管蒂。

膝下外侧动脉穿过腘肌到腓肠肌外侧头和跖肌前方。当它在腘弓状韧带外侧走行时，它通常分为两个分支。一个分支在膝关节侧转向前方，正好在关节线水平位于外侧副韧带深层、外侧半月板的外侧。在腘肌裂孔前方切除外侧半月板时，如果外侧剥离过深，容易损伤这条血管。当使用髌旁外侧入路时，血管与外侧半月板的解剖关系尤为重要，因为膝下外侧动脉是脂肪垫组织瓣的主要血供来源。当外侧半月板从胫骨附着处游离后，保留外侧半月板与该血管蒂的连接。膝下外侧动脉的分支与膝上外侧动脉、膝下内侧动脉、胫前返动脉相互吻合（图 2-12）。

膝下内侧动脉向内沿腘肌上缘，走行在腓肠肌内侧头的前面。在膝关节内侧，在关节线远端的 2 指宽处，动脉进入内侧副韧带深层。在韧带的前缘，分支上升与膝降动脉和膝上内侧动脉吻合。其他分支在髌韧带下穿过胫骨，与膝下外侧动脉和胫前返动脉吻合。

PPR 由 7 根血管供应：①膝降动脉关节支；②膝上内侧动脉；③膝下内侧动脉；④胫前返动脉；⑤膝下外侧动脉；⑥膝上外侧动脉；⑦旋股外侧动脉降支。

PPR 的髌上横段部分的内侧由膝降动脉和膝上内侧动脉的关节支供应，外侧由膝上外侧动脉和旋股外侧动脉的降支供应。因此，髌旁内侧入路只阻断了 PPR 内侧的膝降动脉关节支和膝上动脉供应。并且，如果髌周剥离时留下足够的袖状软组织（1cm），则 PPR 的垂直分支能完整保留。PPR 的髌下横段进入髌腱深层，由膝下外侧动脉、膝下内侧动脉和胫前返支供应。值得注意的是，如果紧贴髌腱下表面的脂肪垫部分能完好保留，

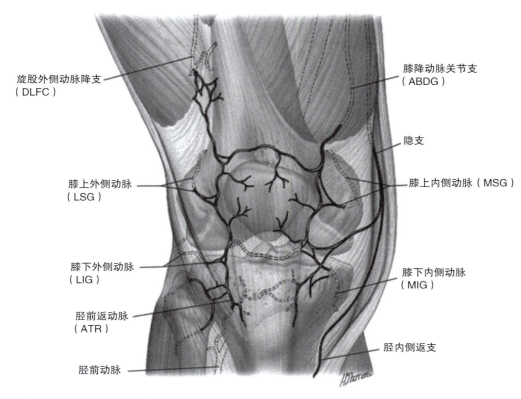

图 2-12　髌周环血管吻合网。注意髌周环的 7 根血管：ABDG、MSG、MIG、ATR、LIG、LSG 和 DLFC

这些血管就得到保护。然而，在髌旁外侧入路时，由于脂肪垫从髌腱下表面剥离，此分支会被截断，而更重要的膝下外侧动脉则被保留。由于来源于 PPR 和前皮质穿支，供应髌骨的骨间血管具有这些特征，因此具有中央柱的髌骨假体极有可能危及其血管供应（与仅具有外周柱的假体相比）。

静脉

在腘窝的不同位置，胫前、胫后和腓总动脉的伴行静脉的汇集形成腘静脉。腘静脉通常是一条单一的静脉，在腘窝中沿腘动脉浅层和胫神经深层上行。静脉通过致密的筋膜鞘与动脉相连，在下端位于动脉内侧，而在膝关节上缘时紧贴动脉外侧。仅在膝关节上方大约 5cm 处可见到单一腘静脉。腘静脉通常有 3~4 个二叶静脉瓣防止静脉回流，其中在收肌裂孔处始终会存在一个静脉瓣。腘静脉在内收肌间隙处延续为股静脉。腘静脉是深静脉血栓形成的常见部位，尤其是在 TKA 患者中。膝关节手术中操作时可能会损伤血管内膜。血管内膜的损伤，再加上术后制动和高凝状态（Virchow 三联征），使患者极易发生深静脉血栓。

神经

肌肉和膝关节的神经支配

TKA 手术中，对膝关节有意义的神经主要是来自腰丛的闭孔神经和股神经的分支，以及来自骶丛的胫神经和腓总神经分支。

闭孔神经位于大腿后侧，起源于腰丛第 2~4 神经前支，沿着腰大肌的内侧边缘下行，通过闭孔管进入大腿，在闭孔外肌水平该神经分成前支和后支。后支在短内收肌后面和大收肌筋膜下向下走行，支配闭孔外肌和大收肌，有时也支配短内收肌。后支继续穿过大收肌的实质部分末端在膝关节处形成膝关节支。该分支与腘动脉伴行进入腘窝，并穿过腘斜韧带支配膝关节的后部。这种神经支配可能是髋关节疼痛牵涉到膝关节的解剖学基础。

股神经是由第 2~4 腰神经的后支形成的，位于大腿外侧。它经腹股沟韧带下方，进入股三角，并在该神经的终末支，包括关节肌支、关节支和皮支。关节肌支支配耻骨肌、缝匠肌和股四头肌。股神经发出 3~4 个关节分支到达膝关节。股外侧肌的关节肌支继续延伸，穿过关节囊到达其前部。第二个关节支，被称为内侧支持神经，是从股内侧肌的下肌支衍生出来神经纤维，与膝降动脉伴行进入膝关节的内侧。该神经可能是内侧支持带疼痛的重要原因。选择性阻滞股神经及其膝关节传入神经可以帮助确定髌骨内侧疼痛的真正病因。第三个关节支是到膝关节肌的神经，同时也支配膝关节。第四个关节支有时起源于隐神经（股神经的终末支），由于 TKA 术后，该神经经常会形成神经瘤，因此显得尤为重要。皮支包括股前皮神经和隐神经，将在皮肤的神经支配章节中讨论。

坐骨神经起源于骶丛（L4~S3），由胫（内侧）神经和腓总（外侧）神经组成，共同包裹在结缔组织鞘内。坐骨神经胫侧由 L4~S3 神经的前支构成。坐骨神经的腓总神经部分由 L4~S2 神经的后支构成。胫神经和腓总神经支配小腿肌肉。胫神经分布于小腿后（轴前）间室中的浅层和深层肌肉，腓总神经分布于前、外侧（轴后）间室的肌肉。腓神经浅支支配外侧间室中的腓骨长肌和腓骨短肌，腓神经深支支配前室的肌肉。

胫神经是坐骨神经两部分中较大的。胫神经在腘窝近端与腓总神经分离，直接在腘筋膜下垂直穿过腘窝。当它向远端走行时，经过腓肠肌两头之间和比目鱼肌下方。在腘窝处，胫神经发出 3 个关节分支，并与膝上内侧动脉、膝下内侧动脉和膝中动脉伴行到达膝关节。在腘窝处还发出内侧腓肠皮神经和跖肌、比目鱼肌、腘肌和腓肠肌两个头的肌支。支配腘肌的肌支还发出到达膝关节和上胫腓关节的关节支。

当腓总神经仍然与胫神经结合在一起，作为坐骨神经的一部分时，就发出了支配股二头肌短头的肌支和支配膝关节的关节支。支配股二头肌短头（L5~S2）的神经起源于坐骨神经外侧部分的腓总神经束，从大腿中间约 1/3 的水平发出，在该肌外侧缘附近进入肌肉的浅层。该神经延伸到膝关节成为关节支。在腘窝处，该神经分为近端支和远端支，膝上外侧动脉和膝下外侧动脉伴行到达膝关节。

腓总神经与坐骨神经的胫侧部分在腘窝的顶端分离。在腘窝，腓总神经发出外侧腓肠皮神经和腓神经交通支，然后在腘窝的上外侧缘，沿着股二头肌腱，一直走行到腓骨头的后部。在此处，神经移动会受到相当大的限制，当出现明显瘢痕或挛缩（严重的外翻或屈曲挛缩）时，就需要进行神经松解。当切除胫骨至腓骨头平面以下时可能侵犯该神经。切除胫骨时，当看到胫腓关

节的软骨时，就提醒人们注意神经损伤的可能性。腓总神经绕过腓骨头颈部，进入腓骨长肌深层，然后分成腓浅神经和腓深神经。在发出终末分支之前，还发出关节返支，向前穿过腓骨长肌和趾长伸肌纤维。关节返支与胫前返动脉伴行，支配胫前肌最上部肌纤维、上胫腓关节和膝关节。腓浅神经走行在腓骨长肌和腓骨头之间，在前间室中下行，发出支配腓骨长肌、腓骨短肌分支和支配小腿前下方皮肤的细分支。腓深神经也来源于腓总神经，走行于腓骨长肌和腓骨头之间，向前方、远端走行，神经远端与胫前动脉伴行，位于胫前动脉内侧。

皮肤神经支配

膝周围的隐神经髌下支和其他皮神经由于与 TKA 术后神经瘤的密切相关性而受到重视。学界对成功消融这些神经进行了讨论。这些皮神经的另一个价值在于，基于这些皮神经的皮下筋膜带蒂皮瓣常用于覆盖膝关节伤口，因此，在研究膝关节周围皮肤神经支配时需要全面考虑。膝关节区域的皮神经来源于股神经、闭孔神经、胫神经和腓总神经（图 2-13）。闭孔神经的皮支、股前皮神经和隐神经起源于腰丛神经。股后皮神经和腓肠神经来自骶丛神经。

股神经的前皮支有多支，垂直向上穿过股四头肌，在不同的位置穿过阔筋膜成为皮支。近端皮支在股三角顶点附近穿过阔筋膜，然后与大隐静脉伴行。内侧皮支的神经纤维分布到大腿远端 2/3 的内侧皮肤和皮下组织。远端皮支在大腿中 1/3，与隐神经和闭孔神经形成交通，然后在大腿下 1/3 处穿出阔筋膜，并在膝关节内侧分叉，参与构成髌丛。

闭孔神经皮支是闭孔神经前支的一个可变分支。它可能与股神经的前皮支和隐神经分支形成大小不同的交通支。当闭孔神经皮支存在时，它分布在大腿远端 1/3 的内侧皮肤上。

隐神经是股神经的终末支。起源于股三角的股神经，通过内收肌管，穿透远端筋膜后与膝降动脉的隐支伴行。隐神经在内收肌管发出一个分支，与闭孔神经的皮支和股神经的前皮支相通。髌下支穿过缝匠肌和阔筋膜，到达膝关节内侧。其绕过髌骨下方，在胫骨内髁上方到达膝关节前方和小腿上部。它与股神经前皮支的交通支、股外侧皮神经的分支形成髌丛。在很多病例中，膝关节术后疼痛与隐神经的髌下支相关。该神经几乎就在膝关节镜检查时髌旁下内侧入路的位置。

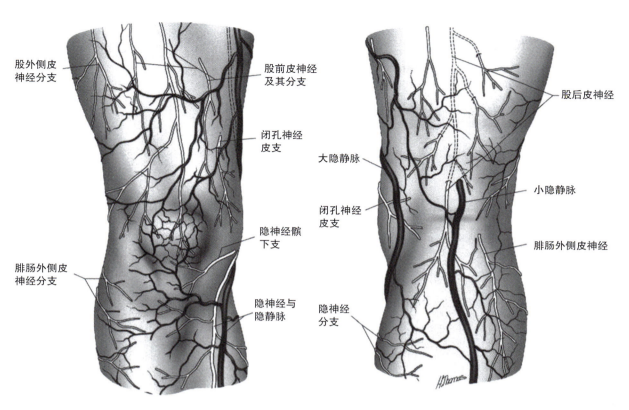

图 2-13　膝关节皮肤神经支配。膝部的皮神经支配来源于股神经、闭孔神经、胫神经和腓总神经

股后皮神经是骶丛前支和后支部分的分支。该神经在大腿后中线处向下延伸到阔筋膜深层，从两侧分出小分支分别穿过阔筋膜。它们分布在大腿后部和腘窝上方的皮肤。股后皮神经最终穿过阔筋膜，在小腿处形成 1~2 个终末支。

腓肠外侧皮神经是腓总神经的一个分支，在腘窝处发出。其穿过腓肠肌外侧头的深筋膜，分布到小腿近端 2/3 后外侧皮肤和皮下结缔组织。

结语

总之，成人膝关节是一个具有独特解剖结构和力学结构的复杂关节。理解膝关节的正常解剖结构以及各结构之间的关系，对理解膝关节损伤、病理过程以及保守治疗和手术治疗都非常重要。

（邱雄　袁礼波　施荣茂　谭洪波　郭林翻译；柴伟校对）

第 3 章

全膝关节置换术麻醉

Christopher S. Wahal, MD | Eric S. Schwenk, MD

引言

全膝关节置换术（Total Knee Arthroplasty，TKA）是美国最常见的手术之一，每年完成病例超过 70 万。随着人口老龄化进程不断加重，预计到 2050 年，全膝关节置换术的数量将增加 150%。此外，在医疗费用不断上升的情况下，缩短住院时间的需求也愈发急迫。全膝关节置换术（TKA）后患者所经历的剧烈疼痛，使该手术被认为是最痛苦的骨科手术之一。基于这些原因，对于任何 TKA 来说，多模式镇痛和麻醉都是至关重要的。

术前阶段

全膝关节置换术中，最重要的一个方面是为患者设定切合实际的期望值。通过手册或网站上提供的信息开始对患者进行教育并设定切合实际的预期目标。然后，在术前访问中继续对患者进行宣教（通常在医生办公室），随后是入院前检查（如可行），最后在手术前由麻醉团队负责宣教。某些医疗机构会将这些流程整合起来，使之得到简化。

理想情况下，入院前检查应在实际手术日期前 3~4 周进行。这使得团队有足够的时间在术前优化治疗方案，并对任何可能导致围术期并发症的危险因素进行干预。可干预的危险因素包括但不限于吸烟、贫血、糖尿病、身体质量指数过高和明显的阿片类药物耐药。贫血已经被证明可以增加感染的风险，是一个独立的危险因素，它可以增加住院时间，并可使非心脏手术死亡率增加 2 倍以上。

术前检查不仅可以优化治疗方案，还可以向患者详细解释要提供的麻醉方案以及手术后的预期，从而减少患者的焦虑。压力过大和过度焦虑既会导致伤口延迟愈合，同时又会延长住院时间。另外，也可以让那些已经为手术做好心理准备并抱有切合实际期望的患者体验到更好的治疗效果。术前对患者的认知和行为进行干预不仅能够增加患者对镇痛剂的反应，又能减少镇痛剂的用量，同时，能降低患者术后的疼痛程度。即使使用多模式镇痛方案与局麻药相结合，患者仍应知晓在术后会感到不适。若告知患者："你不会有任何痛苦"，这对他们是有害的，也是不切实际的。患者期望值甚至会对其出院的目的地产生影响（例如，家庭与康复机构或专业的护理机构），它是一个独立的、强有力的预测因子。

麻醉评估前应具有完整的病史和体格检查，以确定任何可能导致术中和术后不良事件的身体情况。鼓励患者在术前进食充足的水分，直至手术前 2h。应特别关注阿片类药物耐受的患者。与非阿片类药物耐受患者相比，接受全膝关节置换术的阿片类药物耐受患者住院时间更长，药物用量更大，而且用药时间有可能更长（术后 6 周仍在服用）。目前缺乏关于在全关节置换术（Total Joint Arthroplasty，TJA）前戒断阿片类药物的证据。一项研究显示，与未戒断的患者相比，成功戒断阿片类药物的 TJA 患者其功能至少改善 50%。然而，没有学者研究 TKA 术前的阿片类药物戒断方案。谨慎的做法是给患者留出至少几周的时间来减少阿片类药物的剂量，尤其是按照自己的时间去减药的患者。如果患者不能戒断或不希望戒断，那么除了手术当天用于急性痛的"按需"剂量之外，这类患者还应该按正常剂量给药，无论是速释还是缓释给药。然而，我们建议围术期镇痛采用多模式非阿片类镇痛药物治疗，阿片类药物用于其他药物不能有效治疗的剧烈疼痛。在麻醉师和骨科医生之间进行多学科的讨论，并制订术后计划是至关重要的，对用药顺序及模式的调整通常是必要的。阿片类药物耐受性已被证明是住院时间延长和 30 天再住院率增加的一个独立预测因素。此外，术后疼痛频发也被证明会增加急诊就诊次数和再住院率。如果有住院疼痛咨询服务，可能会加快患者的出院速度，并有助于防止因疼痛相关原因再次入院。

在切皮前给予镇痛药物称为超前镇痛。超前镇痛的目的有两个：减少术后阿片类药物的使用，防止与手术相关的组织创伤引起的外周和中枢敏化。从理论上讲，在切开皮肤前使用镇痛药可以减少炎症介质的产生。经典理论是，组织创伤产生的炎症介质使神经纤维敏化，从而导致非疼痛刺激被认为是疼痛的（痛觉异常），并最终引起术后慢性疼痛。图 3-1 显示了 TKA 患者使用镇痛药的具体目的。超前镇痛可以防止外周和中枢敏化的说法仍然存在争议。以下章节将总结一些常用镇痛药及其临床证据。

多模式镇痛

对乙酰氨基酚

对乙酰氨基酚是治疗术后疼痛最常用的口服镇痛药之一。自 20 世纪 50 年代以来，虽然已被用作镇痛剂，但其作用机制仍未被完全阐明。研究表明，它通过环氧合酶（COX）途径在中枢水平抑制前列腺素，作

为一氧化氮通道的抑制剂，作用于大麻素受体，并抑制脊髓内的 5- 羟色胺能信号通路。尽管是非处方药，但它是一种有效的镇痛药，并且在治疗中至重度疼痛方面与 10mg 吗啡疗效相似。此外，因为良好的耐受性，它已被广泛用作镇痛药和退热剂。当每日总剂量保持在 4g 或以下时，急性肝毒性的风险就会很小，其安全性也已在慢性肝病患者中得到证实。与安慰剂相比，对乙酰氨基酚最高可减少 33% 的吗啡使用量，并能更有效地控制疼痛。也有证据显示它能减少术后恶心和呕吐（PONV）的发生率。

美国食品和药品监督管理局（The Food and Drug Adm-inistration，FDA）建议将对乙酰氨基酚的每日总剂量控制在 4g 以下。我们建议每 650~1000mg/6h。虽然有复方剂型（即羟考酮/对乙酰氨基酚），但我们的经验是，单独用药更可以减少阿片类药物的用量。

自 2010 年 FDA 批准以来，美国已经有对乙酰氨基

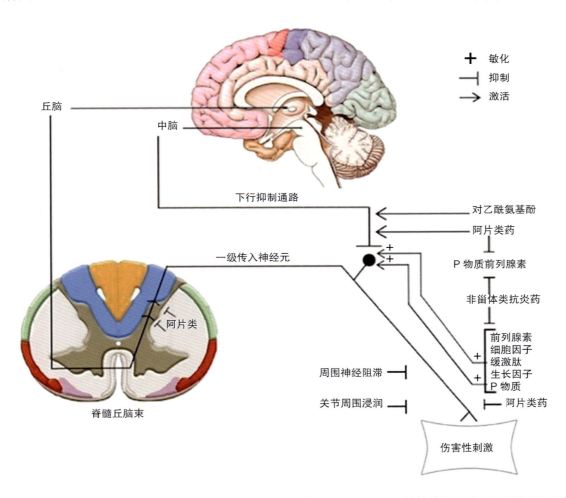

图 3-1　疼痛通路的关键要素突出显示了多模式镇痛方法的药理学原理。不同又互补的效应可以产生预期的协同镇痛效果（摘自 Halawi M, Grant S, Bolognesi M. Multimodal analgesia for total joint arthroplasty. Orthopedics. 2015; 38: e616–e625. 转载授权）

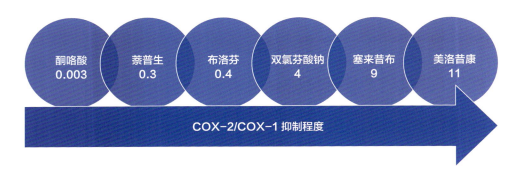

图 3-2 常用的非甾体类抗炎药，按 COX-2 与 COX-1 抑制比例递增的顺序排列。数字代表人全血检测中 COX-2 相对于 COX-1 的 80% 抑制浓度比

酚的静脉注射制剂。静脉注射制剂有明显的优势，药代动力学数据显示在治疗的前 6h 其在脑脊液内的浓度更高。然而，每天静脉注射 4g 和口服 4g 对乙酰氨基酚之间的成本差异较大（43 美元 : 0.10 美元；1 美元 ≈ 7.12 元人民币），这限制了其临床使用。此外，在为数不多的评估全关节置换术的静脉制剂和口服制剂的随机对照试验中，没有一项研究证实二者在阿片类药物用量、疼痛评分或住院时长方面有显著差异。

非甾体类抗炎药

非甾体类抗炎药（Nonsteroidal Anti-Inflammatory Drugs，NSAIDs）是另一类高效的非阿片类镇痛药，近几个世纪以来一直被广泛用于治疗疼痛。它首次在 1971 年被提出，其作用机制为抑制前列腺素的合成。它们通过抑制 COX-1 和 COX-2 酶而起作用，这两种酶可将花生四烯酸转化为前列腺素和血栓烷 A2。前列腺素合成后可使中枢敏化并降低疼痛阈值，特别是前列腺素 E2（PGE2）。COX-1 亚型在大多数组织中可以表达，而 COX-2 亚型通常仅在大脑和肾脏中表达。然而，当组织受损并释放细胞因子和生长因子时，会诱导 COX-2 的产生。产生的前列腺素使组织敏化，从而使得疼痛程度增加。

NSAIDs 不仅有镇痛作用，同时还具有抗炎和解热作用。尽管非甾体类抗炎药的使用较为普遍，但由于其存在消化道出血、心血管副作用（中风和心肌梗死风险增加）和急性肾脏损伤的风险，所有 NSAIDs 都会有 FDA 警告。NSAIDs 分为非选择性或 COX-2 选择性抑制剂，后者旨在降低非选择性 NSAIDs 相关的风险，如胃肠道出血和血小板功能障碍。

尽管被归类为"非选择性 NSAIDs"，但每种药物对 COX-1 和 COX-2 亚型的选择性各不相同。一些常用的 NSAIDs 及其对 COX-2/COX-1 的抑制程度如图 3-2 所示。虽然没有哪种 NSAIDs 显示出更好的镇痛效果，但 COX-2 选择性药物可能更可取，这是因为它们的副作用更小。塞来昔布是目前美国唯一获得 FDA 批准的 COX-2 选择性药物。COX-2 抑制剂已被证明可以减少阿片类药物的用量、疼痛、呕吐和睡眠障碍，并可以改善硬膜外麻醉下 TKA 术后的膝关节活动度。

加巴喷丁类

加巴喷丁类药物由加巴喷丁和普瑞巴林组成，它们与电压门控钙通道的 α-2-δ 亚基结合以阻止神经递质的释放。它们可以减少大脑和脊髓背角上的兴奋性信号。这两种药物都是经肾脏清除，慢性肾病患者需要调整剂量。同时，这两种药物的吸收不同。随着加巴喷丁剂量的增加，其吸收能力逐渐降低。另一方面，与加巴喷丁相比，普瑞巴林的吸收速度更快，并且随着剂量的增加呈线性增加，其达到最大血药浓度的速度比加巴喷丁更快。加巴喷丁的上市时间比普瑞巴林早了 10 多年，因此对加巴喷丁的研究要丰富得多。

最近一项对有 859 例 TKA 患者的 6 项研究进行的 Meta 分析对比了加巴喷丁与安慰剂，发现加巴喷丁能显著减少 TKA 术后 12h、24h 和 48h 阿片类药物的用量，并降低瘙痒的发生率。另一项评估了所有类型手术的 Meta 分析发现，加巴喷丁减少了阿片类药物的使用，改善了术后 24h 的疼痛评分，同时还降低了术后恶心、呕吐、瘙痒和术前焦虑的发生率，患者满意度得到明显提高。除术后明确的短期疗效，它同时还具有明确的长期疗效，与安慰剂相比，手术当天开始的为期 2 周的普瑞巴林疗程能降低 TKA 患者慢性神经源性疼痛的发生率（3 个月和 6 个月时分别为 0 : 8.7% 和 0 : 5.2%）。

虽然已经进行了大量的实证研究，但也有一些研究显示出相互矛盾的结果。在一项对接受股神经阻滞、硬膜外阻滞、羟考酮 / 对乙酰氨基酚和美洛昔康治疗的 TKA 患者进行的普瑞巴林与安慰剂比较的研究中发现，患者静息或下床活动时的疼痛没有差异，但普瑞巴林的使用却导致了较高的镇静率和较低的满意度。此外，服用这些药物时，镇静和头晕的发生率并不是可以忽略不计的，尤其是对老年人群而言。尽管存在这些问题，加巴喷丁类药物对 TKA 患者仍有多种益处，我们仍然建议其在围术期使用。常见的口服多模式镇痛药的剂量建议见表 3-1。

术中阶段

麻醉技术

选择麻醉方式的目的是优化手术条件，同时改善术后效果，如疼痛、恶心呕吐和患者的满意度。该决定通常是基于麻醉师、外科医生和患者的喜好；患者的并发症和禁忌证；以及医院的相关规定。全膝关节置换术最常见的两种麻醉方式是神经轴索麻醉和全身麻醉。

神经轴索麻醉包括腰麻和硬膜外麻醉。腰麻是将局部麻醉剂直接注射到硬膜下间隙，而硬膜外麻醉通常是将导管放置到硬膜外间隙，然后加局麻药。最近的数据研究表明，与全身麻醉相比，腰麻有许多好处。2013 年对 14 000 多例患者进行的一项数据研究显示，腰麻与较低的伤口感染率（0.68% : 0.92%）、输血量和并发症发病率有关，此外还减少了手术时间和住院时间。在另一项针对 2017 年 1236 例患者的大型数据研究中，除手术时间外，上述指标亦有统计学差异。

腰麻过程中使用的局麻药和阿片类药物有多种选择。最常用的局部麻醉药是 0.5% 等比重布比卡因、0.5% 重比重布比卡因和 0.75% 重比重布比卡因。初次 TKA 所需要的布比卡因剂量范围为 7.5~15mg，更大的剂量可以满足更长的手术时间。低剂量布比卡因已被证明是有效的；例如，一项评估用于 TKA 快速康复的 0.5% 等比重布比卡因硬膜下注射最佳剂量的研究发现，其 95% 的有效药物剂量为 5mg。除了局麻药，阿片类药物也可以在腰麻时进行硬膜下注射。多年来，硬膜下注射吗啡已被有效地应用于治疗与大型骨科手术相关的疼痛。目前已经证明，对于 TKA 患者来说，硬膜下注射吗啡术后镇痛效果类似于单次股神经阻滞。硬膜下使用阿片类药物，尤其是吗啡，其缺点是副作用较大，如镇静、瘙痒、恶心、呕吐、尿潴留和呼吸抑制，其持续时间长达 24h。在健康志愿者中，低至 200mg 的剂量即可产生呼吸抑制。由于硬膜下注射吗啡副作用的发生率较高，我们对 TKA 患者仅使用局部麻醉剂。

神经轴索麻醉可能的并发症包括硬膜外 / 硬膜下血肿。虽然这些后果可能是灾难性的，但它们非常罕见，产科患者的硬膜外血肿发生率低至 1 : 168 000。在骨科患者中，硬膜外血肿发生率可能略高一些；一项研究评估了 100 027 例在神经轴索麻醉下接受 THA 或 TKA 的患者，发现其中 7 例患者出现脊髓血肿，他们均服用了抗凝药物。

近年来变得更加普遍的一个复杂因素是新型口服抗凝剂（NOAC）的使用。每种 NOAC 都有不同的药代动力学特性，因此在进行神经轴索麻醉前停用的时间也不一样。更复杂的是，某些药物如达比加仑是通过肾脏清除的，它们的清除时间随肌酐清除率的变化而发生变化。

表 3-1　常见的口服多模式镇痛药的剂量推荐

药物	术前用量	用药途径	术后剂量
对乙酰氨基酚	1000mg	口服 / 静脉注射	650~1000mg, 每 6h
塞来昔布	400mg	口服	200~400mg, 每 12h
加巴喷丁	300mg	口服	300~1200mg, 每 8~12h
酮咯酸	15~30mg	口服 / 静脉注射	15~30mg, 每 6h, 极量为 7 次
美洛昔康	7.5~15mg	口服	7.5~15mg, 每 24h
普瑞巴林	75mg	口服	75~150mg, 每 12h

下面是新型和经典抗凝药及抗血小板药物的列表，以及它们在神经轴索麻醉之前的建议停用时间，见表 3-2。

尽管神经轴索麻醉的好处有很多，但它仍有一些缺点，如延缓了患者术后下床活动时间以及增加了术后尿潴留的风险。近年来，门诊进行全关节置换术越来越受到重视。对于一些患者来说，特别是计划当天出院的患者，全身麻醉可能更好，因为它可以允许患者更早下床活动。目前推荐使用的全身麻醉方案为喉罩。

综上所述，有证据表明神经轴索麻醉可能会提高全膝关节置换术的疗效。然而，神经轴索麻醉或全身麻醉的决定应该基于外科医生、麻醉师和患者等多方面因素，以便为患者提供最佳的手术过程和术后疗效。

地塞米松

外科手术患者常系统性应用糖皮质激素，目的是预防术后恶心呕吐等不良反应。除了有这个作用，皮质类固醇激素在很多外科手术中也发挥出了良好的镇痛效果。与止吐剂量（4mg）相比，较高剂量（> 0.1mg/kg 体重）时可以看到镇痛效果。其镇痛效果已被证明对 TJA 有明显的疗效。2013 年，有学者对 120 例接受 TJA 的患者进行了此类研究，比较了 3 组患者（安慰剂组，术前一剂地塞米松 10mg 组，以及术后第 1 天一剂地塞米松 10mg 组）的镇痛效果。研究表明，地塞米松降低了术后恶心和呕吐的发生率，同时降低了 VAS 疼痛评分，并缩短了住院时间；术后第 1 天地塞米松给药减少了阿片类药物的使用，并降低了术后第 2 天的 VAS 疼痛评分。

表 3-2　神经轴索麻醉前一些常用抗凝药建议最短停药时间

药物	何时停药	特殊考量
阿司匹林	n/a	神经轴索麻醉对阿司匹林使用无限制
阿哌沙班	72h	n/a
氯吡格雷	5~7d	n/a
达比加群	3~5d	肌酐清除率＞ 80mL/min，停 3 天；肌酐清除率 50~79mL/min，停 4 天；肌酐清除率 30~49mL/min，停 5 天
依诺肝素	24h	n/a
利伐沙班	72h	n/a
替格瑞洛	5~7d	n/a
华法林	5d	正常 INR

最近的 Meta 分析评估了高剂量地塞米松在全膝关节置换术中的疗效，结果显示，术后前 48h 内患者的疼痛评分和阿片类药物的使用量均有所减少。围术期使用皮质类固醇激素的主要副作用是血糖水平升高，同时有可能导致假体周围感染（PJI）的风险增加。也有文献报道服用地塞米松患者的 PJI 发生率似乎并不比没有服用该药物的患者高。此外，虽然糖尿病患者发生 PJI 的风险更高，但使用地塞米松似乎不会进一步增加这种风险。有证据表明，包括糖尿病患者在内，大多数患者在围术期使用地塞米松都是有益的。尽管如此，地塞米松对糖尿病患者的益处和风险仍需要权衡，最终应该由外科医生和麻醉师共同决定。

氨甲环酸

TKA 可导致大量失血，急性术后贫血并不少见，其血红蛋白平均下降（3.0 ± 1.2）g/dL。氨甲环酸（Tranexamic Acid，TXA）是一种抗纤溶剂，大大降低了全关节置换术中输血率。它可以以多种形式给药：术前口服药物、术中静脉注射药物或术中局部用药。2019 年，美国髋膝关节协会、美国局部麻醉和疼痛医学会、美国骨科医师学会、髋关节协会和膝关节协会发布了实践指南，以帮助指导术中用药。但目前并未发现其中哪种给药方法（局部、口服、静脉注射）在减少失血量方面更好。此外，如果静脉注射 TXA，指南建议在切皮前给药，并发现重复给药时失血量没有差异。他们也没有发现有静脉血栓病史的患者服用 TXA 后会增加静脉血栓栓塞（Venous Thromboembolism，VTE）的风险。一些临床医生对既往有 VTE、心肌梗死、脑血管意外、短暂性脑缺血发作和血管支架植入史的患者使用 TXA 表示担忧，尽管已知其机制为纤维蛋白凝块稳定剂，但指南建议这些患者可以使用 TXA。

术后镇痛

全膝关节置换术后的疼痛管理是一个复杂的问题。以往使用硬膜外镇痛，确保了坐骨神经、闭孔神经和股神经被完全麻醉，产生了很好的镇痛效果。虽然硬膜外使用局麻药和 / 或阿片类药物可以起到很好的镇痛效果，但其产生的副作用限制了硬膜外阻滞在现代全膝关节置换术中的应用，如术后下床活动时间缩短、术后低血压和尿潴留等。由于这个原因，硬膜外麻醉通常只用于特殊情况，如复杂的翻修手术或阿片类药物耐受的患者。在大多数医疗机构中，周围神经阻滞和 / 或关节周围浸润麻醉已经取代了硬膜外麻醉的使用。下一节将回顾 TKA 中最常见的神经阻滞和局部浸润麻醉，以及相应的临床证据。

局部浸润麻醉

局部浸润麻醉（Local Infiltration Analgesia，LIA）除了常规使用局麻药，还可能使用肾上腺素、酮咯酸、阿片类药物和其他药物等辅助用药。Busch 等发表了一篇前瞻性随机对照研究，比较了 LIA 联合 PCA 和单独应用 PCA 对 TKA 术后疼痛控制的影响，由于这个研究使得这项技术首次得到了应用。研究显示，LIA 组术后 24h 吗啡用量显著减少，VAS 疼痛评分得到改善，患者满意度评分也有所提高。LIA 通常由几种成分组成，最终配比为剂量 60~100mL 的注射剂。局麻药通常应用于后方关节囊、侧副韧带、关节囊切口、股四头肌腱和皮下组织。最近 Jiang 等进行了一项 Meta 分析，对 LIA 和安慰剂的疗效进行了比较。他们发现，LIA 组在患者术后 6h、24h 和 48h 的 VAS 评分较低；24h 和 48h 的阿片类药物消耗较少；24h、48h 和 72h 的膝关节活动范围较大；阿片类药物相关的副作用也相对较小。

使用长效脂质体布比卡因的 LIA，其药效持续时间为 72h，这一直是一个热门的研究课题。一些研究显示，与普通布比卡因相比，疼痛控制效果更好，阿片类药物消耗更少，而另一些研究则没有显示出差异。Kuang 等在 2017 年发表的一项 Meta 分析对 11 项研究进行了分析，结果显示，脂质体布比卡因与普通布比卡因相比，在 VAS 评分、活动范围、阿片类药物用量、术后恶心、下床活动距离或住院天数方面没有优势。由于与普通布比卡因相比，脂质体布比卡因的成本明显更高，目前的证据不建议其在 LIA 中常规使用。

股神经阻滞

过去，股神经阻滞（Femoral Nerve Block，FNB）是 TKA 手术最常用的周围神经阻滞方式。FNB 很容易通过神经刺激来实施，在引入超声引导下周围神经阻滞之前，这种阻滞方式就已经得到普及，我们知道股神经负责膝关节大部分感觉的传入。此外，我们还可以在神经周围置管，以延长术后的镇痛时间。与 PCA 相比，FNB 已被证明可以减少阿片类药物的用量，改善活动时的疼痛评分，并减少阿片类药物的使用率。连续股神经阻滞

（Continuous Femoral Nerve Block，CFNB）的使用与单次注射（FNB）相比，结果喜忧参半。Salinas 等的研究结果显示，CFNB 显著改善了静息及步行时的平均 VAS 评分，并减少了术后第 1 天和第 2 天阿片类药物的使用。然而，Paul 等在 2010 年发表的一项 Meta 分析结果显示，与单次注射相比，CFNB 没有益处。研究还将 FNB 与硬膜外镇痛进行了比较，并显示出具有相似的镇痛效果。最近的一项针对 47 项随机对照试验（RCT）的系统性回顾纳入了 2710 例患者，结果显示，FNB 和硬膜外镇痛在缓解疼痛方面没有差异，FNB 患者的满意率更高，术后恶心发生率更低。

尽管 FNB 提供了非常好的镇痛效果，但它却合并有股四头肌无力的副作用，这增加了术后跌倒的风险。有学者对不同浓度的局部麻醉剂进行了评估，目的是探索一种能减轻股四头肌无力的合适浓度，但较低的局部麻醉剂浓度并不能减轻股四头肌无力的症状。一项对 707 例初次全膝关节置换患者术后 3 年的回顾性分析显示，19 例（2.7%）CFNB 患者发生了术后跌倒。因此，建议患者在行股神经阻滞后下床活动时佩戴膝关节固定支具，这项建议甚至已经成为一些医院的常规。

收肌管阻滞

人们对于 FNB 术后跌倒风险的担忧促进了收肌管阻滞（Adductor Canal Block，ACB）的发展。尽管已经对大腿的其他位置进行了研究，ACB 目前通常是在大腿远端进行，进针部位为髂前上棘和髌骨的中点。ACB 主要是一种感觉阻滞，麻醉隐神经和支配股内侧肌的神经，以对膝关节前内侧进行感觉阻滞。与 FNB 相比，ACB 在健康志愿者和 TKA 患者中都未显示出股四头肌肌力下降的副作用。从镇痛的角度来看，Kim 等的一项非劣效性试验显示，ACB 在 8h、24h 和 48h 提供了与 FNB 相似的镇痛效果。此外，一项涉及 408 例患者 6 项研究的 Meta 分析显示，FNB 和 ACB 在 4h、24h 和 48h 的 VAS 疼痛评分相似。同时使用持续收肌管阻滞（Continuous Adductor Canal Block，CACB）也是非常有意义的。Elkassabany 等比较了 ACB 和 CACB 持续输注 24h 和 48h，发现在 CACB 队列中术后第 1 天出现剧烈疼痛的患者明显较少（21%：12%）。但仍需要进一步的研究来确定 CACB 的最佳持续时间。

ACB 也可以与 LIA 联合使用，两者的结合已被证明是有意义的。一项研究表明，与单独注射 LIA 相比，

单次注射 ACB+LIA 在麻醉后 24h 患者的疼痛评分更低。一项涉及 337 例患者 3 项研究的 Meta 分析显示，ACB 联合 LIA 与单独 LIA 相比，前者可使患者术后第 1 天步行距离更长。

膝关节囊后间隙阻滞

即使使用 FNB 或 ACB，患者也经常感到膝关节后方疼痛，这可能是因为腘窝神经丛的末端分支、坐骨神经的胫骨分支和闭孔神经的后支产生的（图 3-3）。通常我们要尽量避免使用坐骨神经阻滞，以防出现术后跌倒及影响康复锻炼。因此，膝关节囊后间隙阻滞（iPACK）应运而生，它在维持运动功能的同时可以靶向阻滞膝关节囊后间隙的神经分支。一项尸体染色研究显示，iPACK 注射能将支配膝关节后方关节囊的关节支完全染色。与 ACB 和单独使用多模式镇痛相比，在包括 ACB 在内的多模式镇痛方案中添加 iPACK 可以降低最低疼痛评分。与单独使用 LIA 相比，LIA、iPACK 和 ACB 联合使用可提供更高的满意度，并减少阿片类药物的用量。有证据表明，iPACK 注射可能是局部麻醉和/或 LIA 方案的有益补充，但还需要进一步的研究来评估 iPACK 阻滞的疗效，包括其与安慰剂的对比。

术后多模式镇痛

在术后阶段，患者在住院期间继续使用本章前面概述的多模式镇痛方案是至关重要的。多模式镇痛药物的最佳疗程尚不清楚。有人建议非甾体类抗炎药和对乙酰氨基酚应在手术后至少使用 2 周，目的是减少与手术相关的炎症反应。加巴喷丁类药物的疗程是一个更棘手的问题，因为一些患者会出现明显的副作用，比如镇静。一些研究只在患者住院期间持续使用，而另一些研究持续到术后 14 天。我们建议至少在患者住院期间持续使用镇痛药物。除了这些药物，大多数患者必要时可能使用阿片类药物，特别是在物理治疗之前。常见阿片类药物及其剂量见表 3-3。我们强烈建议只要患者正在服用阿片类药物，就应该继续进行肠道保护。经典的联合用药包括粪便软化剂（如多库酯）和促排泄剂（如番泻叶）。对于术后发生肠梗阻的患者，可以考虑使用外周性 μ 受体阿片类拮抗剂，如阿维莫泮、甲基纳曲酮或纳洛西酮。

结语

全膝关节置换术的麻醉和术后疼痛管理是一个不

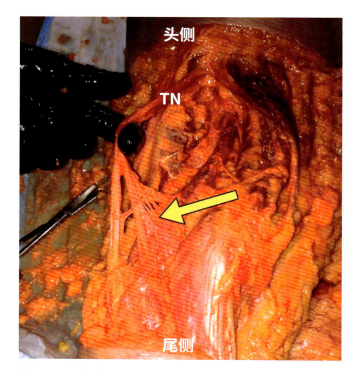

图 3-3 腘窝神经丛的尸体解剖。网状神经丛（箭头）从胫神经（TN）发出，分布于膝关节后方关节囊及周围软组织（摘自 Kumar L, Kumar AH, Grant S, Gadsden J. Updates in enhanced recovery pathways for total knee arthroplasty. Anesthesiol Clin. 2018;36(3):375-386. 转载授权）

表 3-3　常见阿片类药物建议剂量

药物	剂量（mg）	用药途径	用药频率
羟考酮	5~10	口服	按需，每 4~6h
曲马多	50~100	口服	按需，每 4~6h
氢吗啡酮	2~4	口服	按需，每 3~4h
氢吗啡酮	0.25~0.5	静脉	剧痛时，每天 3 剂

断深化的复杂课题。虽然多模式镇痛有助于确保患者及时康复并充分缓解疼痛，但具体到每个患者应该进行个体化护理。局部麻醉和 LIA 的使用已被证明可以加速患者的康复并改善患者对于手术的体验感。手术治疗和麻醉镇痛需同时考虑，以便为患者提供最佳的围手术期体验。这样便可以在坚持循证实践的同时，为患者提供个性化的护理，结果也将得到优化。

（杨鹏飞　王胜群　郭林翻译；柴伟校对）

参考文献

基础科学

HARRY E. RUBASH

第二部分

第4章

半月板、肌腱和韧带的病理生理学

Andrew O. Usoro, MD | Michael A. Kolosky, DO | Mark D. Price, MD, PhD

半月板是两个新月形的纤维软骨结构，分为内侧半月板和外侧半月板。半月板使股骨髁的凹面与相对平坦的胫骨平台形成有效关节。半月板的横截面呈三角形，从边缘到中间逐渐变薄。半月板的底面有一定程度的上凸，而上表面则是下凹的，以分别与胫骨平台和股骨髁相匹配。每个半月板由 3 个部分组成：前角、体部和后角。半月板通过前角和后角的嵌入纤维锚定在胫骨上，称为半月板根部。50%~90% 的人内侧和外侧半月板的前角之间存在前半月板间韧带（图 4-1）。

内侧半月板

内侧半月板呈 C 形，与外侧半月板相比，其半径更大，约占胫骨内侧表面的 50%。前角在前交叉韧带（Anterior Cruciate Ligament，ACL）前的髁间窝附近与胫骨有一个坚固的附着体。后角横断面积大于前角，后角通过后根部锚定在髁间后窝的胫骨平台上，该锚定点正好位于后交叉韧带（Posterior Cruciate Ligament，PCL）胫骨止点的前方及外侧半月板根部的后方。内侧半月板外侧通过冠状韧带附着在胫骨髁间嵴上。在关节囊侧，内侧半月板体部与膝关节内侧副韧带及关节囊相锚定，后角则与后内侧复合体（后斜韧带、腘斜韧带和半膜肌腱）相锚定。前角的关节囊和脂肪垫之间无连接。所有这些锚定导致内侧半月板的活动度低于外侧半月板，有研究显示内侧半月板和外侧半月板的活动度分别为 3mm 和 9mm。

外侧半月板

外侧半月板呈类圆形，明显小于内侧半月板，覆盖约 70% 的外侧胫骨平台，由于与周围的关节囊及韧带结构的连接较少，具有更好的活动度。外侧半月板的前角附着点位于 ACL 胫骨止点的外侧。后角附着点位于胫骨外侧嵴后方，并且非常接近 PCL 的"足印区"。外侧半月板有两条半月板股骨韧带，连接半月板到股骨内

髁。半月板股骨韧带的出现率约为 70%，但两条板股韧带同时出现的概率仅为 4%。Wrisberg 和 Humphrey 韧带分别横跨 PCL 的后部和前部。外侧半月板周边与关节囊附着较内侧薄而松散，这有助于外侧半月板的活动。在外侧半月板后外侧和膝关节囊之间的腘肌腱裂孔内是腘肌腱的关节内部分。上、下腘肌腱半月板束为后外侧半月板提供了一定的稳定性，它们将后外侧半月板固定在后关节囊上。如果没有这些附件，外侧半月板可能会出现异常的过度活动，并可能需要半月板关节囊修复。

半月板结构

半月板主要由水（72%）、胶原（22%）和其他有机物形成的致密细胞外基质构成。细胞外基质主要由胶原、糖胺聚糖和其他黏附分子组成。糖胺聚糖主要为硫酸皮肤素（20%~30%）、硫酸软骨素 -6（40%）、硫酸软骨素 -4（10%~20%）和硫酸角质素（15%）。糖胺聚糖在半月板的负重部分含量最高，如半月板的内半部分，以及前角和后角。糖胺聚糖的亲水性对半月板中水的吸收和存储起着重要作用。在承重过程中，水的流入对半月板正常结构的维持至关重要。半月板的水化程度取决于总膨胀压力和约束力（如 Donnan 渗透压）之间

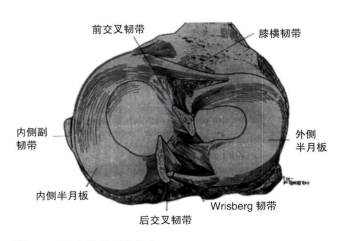

图 4-1 半月板解剖及附件

的平衡，Donnan 渗透压是由附着在周围带负电荷的蛋白多糖上的细胞外阳离子引起的细胞外渗透压。半月板组织内的这种额外压力可以增加其抵抗压缩负荷的能力。因此，在正常承重时，半月板能够保持住其储存的水不被挤出，而维持其正常结构。此外，由于半月板内的孔径较小，需要很大液压才能迫使半月板内的液体外流。因此，半月板能够在负重时保持正常结构而不失水。蛋白聚糖是半月板中的主要蛋白多糖，对半月板储水及维持黏弹性起着重要作用。较小的蛋白聚糖主要是由双糖链蛋白聚糖和核心蛋白聚糖构成的。从半月板的关节囊侧到游离缘，蛋白多糖逐渐增加，这与半月板内外侧的压力不同相关。黏附糖蛋白（主要是纤维连接蛋白、血小板反应蛋白和Ⅵ型胶原）连接细胞外基质并提供结构支持。

Ⅰ型胶原是细胞外基质的主要成分，在半月板中不同区域的含量不同。胶原蛋白的含量决定了半月板的抗拉强度，其随年龄、损伤或病理情况而变化。在半月板的外 1/3，Ⅰ型胶原占总胶原的 80%，而无血管的游离缘则下降到 40%。半月板中也有少量的Ⅱ、Ⅲ、Ⅳ、Ⅵ和ⅩⅢ型胶原。在半月板的深层，胶原纤维呈圆周状排列，平行于半月板边缘，而在浅层，有放射状分布纤维在圆周纤维之间编织，这种结构具有更好的稳定性并可防止纵向撕裂。这些放射状纤维具有防止径向挤压的作用，能使半月板在膝关节正常负重期间保持其结构的完整性。放射状纤维在后角最丰富，从后角到体部、前角逐渐减少。因此，在半月板中，轴向的压缩力被转换为由纵横交联的胶原纤维支撑的横向拉伸应力（称为环形应力）。在半月板的内侧 1/3，胶原纤维与羟基吡啶醛相互交联，以抵抗胫股关节的剪切应力。由于含有大量的Ⅱ型胶原（60%）、糖胺聚糖和蛋白聚糖，使得半月板的纤维束较小，结构与关节软骨更相似（图 4-2 和图 4-3）。

半月板中产生和维持细胞外基质的细胞稀少。在发育早期，半月板细胞具有相似的形态，但不同区域的细胞具有一定差异性。半月板细胞分为两种类型：存在于半月板深部的梭形成纤维细胞样细胞和卵球形软骨细胞样细胞。它们可以与半月板内的其他细胞进行"通信"。半月板中无血管部分的细胞在形态上与软骨细胞相似，而外侧边缘的细胞在外观上更像成纤维细胞，这再次解释了在半月板不同区域对应的不同应力。此外，这些细胞是多能的，具有 3 系分化能力（成软骨、成脂肪和成骨）。这些细胞之间相隔较远，且半月板缺乏血供，因此只能通过弥散获得营养。

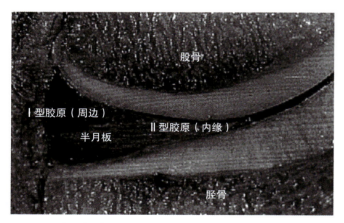

图 4-2 半月板胶原，从外周的Ⅰ型胶原（深色）过渡到内缘Ⅱ型胶原（浅色）的显微视图

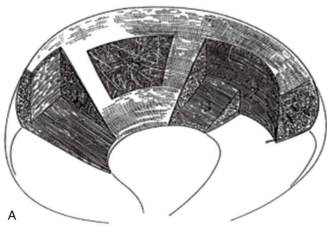
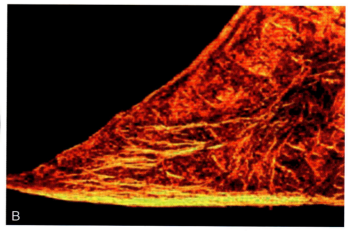

图 4-3 半月板的生物力学特性。A. 半月板的横截面纤维图。B. 半月板的横切面。注意半月板纤维的变化方向（摘自 Bullough PG，Munuera L，Murphy J，et al. The strength of the menisci of the knee as it relates to their fine structure. J Bone Joint Surg Br. 1970；52:564-567. 转载授权）

半月板的血供

内侧和外侧半月板的血供主要来自内侧和外侧膝上、下动脉。这些血管的分支在滑膜和囊膜组织内产生毛细血管丛。这种树状的血管网络供应了整个滑膜和关节囊及半月板外侧。这些血管网发出指向膝关节中心的放射状分支，而半月板的中心大部分区域是无血管的。多项研究表明，半月板只有外侧的 10%~30% 的区域有血管分布（图 4-4）。半月板的前角和后角相连的韧带内血管作为末端环参与形成完整的血管回路。半月板的剩余部分从膝关节滑液中通过扩散和关节运动的机械泵作用获得必要的营养，这类似于关节软骨的营养获取（图 4-5）。根据半月板不同部位血供的不同，将半月板分区以方便治疗。半月板外侧 1/3，血供较为丰富，被命名"红–红"区，血管分布丰富，具有较高的愈合能力。半月板中间 1/3，被称为"红–白"区，有较少的血管分布，损伤是否愈合难以预测。该区域的损伤往往需要辅助处理，如磨削、滑膜清理和纤维蛋白凝块等以促进血管化。半月板内侧 1/3，完全无血管分布，为"白–白"区，愈合潜力差。该区的半月板获得营养的唯一方式是通过弥散从滑液中获得，而膝关节的活动可以促进滑液的被动扩散（图 4-6）。

半月板的神经分布

膝关节的中央和内侧部分（以及位于其中的半月板）的神经支配来自胫神经的后关节支以及闭孔神经和股神经的末端分支。外侧半月板和膝关节囊的神经支配来自腓总神经的腓侧返支。这些神经纤维与血管系统伴行，主要分布于半月板外侧 1/3 以及前后角的周围血管区。中间和内侧 1/3 只有少量的神经支配。在半月板内发现了 3 种特殊的机械感受器，即 Ruffini 末梢、Pacinian 和 Golgi 腱感受器，与膝关节运动时的疼痛和本体感觉有关。这些神经元分别在半月板形变、压力和张力变化、神经肌肉抑制中起重要作用，也与半月板损伤后的疼痛相关。

生物力学特性

半月板曾经被认为是膝关节进化的残余结构，它起着稳定、本体感觉和膝关节的负荷传递等作用。半月板在关节间传递载荷的机制已得到广泛研究。生物力学研究表明，50%~70% 的膝关节负荷是通过半月板传递的，

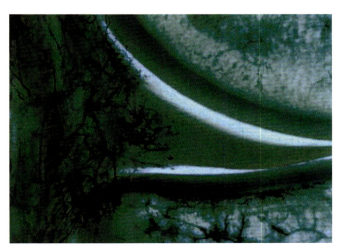

图 4-4　半月板的血管。注意无血管的内侧 1/3 和血管丰富的外侧 1/3

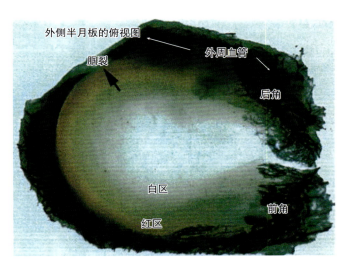

外侧半月板的俯视图　　外周血管

腘裂

后角

白区

红区

前角

图 4-5　半月板的血管。注意外周、前角和后角的血管丰富

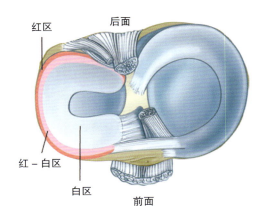

红区　　后面

红–白区

白区　　前面

图 4-6　半月板撕裂位置与愈合的关系示意图（摘自 Wiesel S. Operative Techniques in Orthopedic Surgery. Philadelphia：Wolters Kluwer；2015. 转载授权）

屈曲时则增加到 85%。此外，在屈曲时关节接触面积减小，股骨相对胫骨平台向后移动，导致半月板后角的应力负荷增加。在整个负重过程中，股骨髁提供轴向力，将半月板从关节中心向外推，对半月板产生暂时的径向压缩力。随着半月板向周围移位，半月板纤维之间的张力增加（环形应力），从而起到减震作用。保持半月板位于股骨下方，保持一定的活动度，而非完全固定，其与胫骨和关节囊的附着点先前已讨论过。

半月板在减少整个膝关节的接触应力方面起着至关重要的作用。常采用半月板部分或全切除来研究接触应力分配的生物力学。内侧半月板全切除后，胫股接触面积减少 50%~70%，同时接触区域及边缘峰值压力增加 100%。外侧半月板全切除后，接触面积减少 40%~50%，外侧间室压力增加 200%~300%。在没有半月板的情况下，随着压力载荷的增加，接触应力上升得更快，很快就达到一个显著的峰值。尸体研究表明，半月板切除后接触应力可增加 80%~90%，并且与半月板切除的量相关。此外，切除 75% 的后角后，接触应力增加同半月板全切除术。值得注意的是，由于股骨外髁与外侧胫骨平台之间的凸-凸接触，外侧半月板部分切除会导致更高的接触应力。在半月板部分切除术中，剩余的组织周围边缘继续传递一部分负荷，但值得注意的是，在这些保留半月板的手术中，只要切除 15% 的半月板组织，接触应力就急剧上升到 350%（图 4-7）。因此，正是半

月板的抗拉伸特性可以使膝关节的载荷更均匀地分布。接触应力的增加可能导致软骨磨损，并导致骨关节炎的早期发病。

半月板除了承受径向张力外，还承受剪切应力，这些剪切应力取决于关节角度变化。当膝关节由伸到屈时，股骨髁后移，这是股骨后滚的伴随现象。股骨髁的几何形状随着其运动弧线的移动而变化，这要求半月板改变形状并相对于胫骨滑动。在伸直时，半月板呈前-后排列，而在屈曲时，它们更多地呈内-外排列。因此，半月板的重要生物力学特性之一是低剪切模量或刚度模量，从而允许半月板通过其运动弧线移动时，可以轻松适应关节中不断变化的几何形状。半月板内侧区域更多的蛋白聚糖有助于其适应整个半月板应力的变化。

半月板在负荷中起着至关重要的作用。此外，半月板是膝关节的二级稳定结构。虽然它们不是主要的稳定结构，但当作为主要稳定结构的 ACL 损伤时，它们可以协助产生稳定作用。当 ACL 被切除时，半月板有助于抵抗胫骨的向前平移。这种稳定作用主要来自内侧半月板的后角，其可以防止胫骨向前脱位。先前的研究数据表明，ACL 及半月板切除后胫骨前移增加了 58%。外侧半月板作为膝关节的次级稳定器也起着重要的作用。虽然它在矢状面平移中的作用有限（可能是由于外侧半月板在这个平面上的活动度较大），但它在膝关节的抗轴向旋转中起到更重要的作用。ACL 和外侧半月板切除

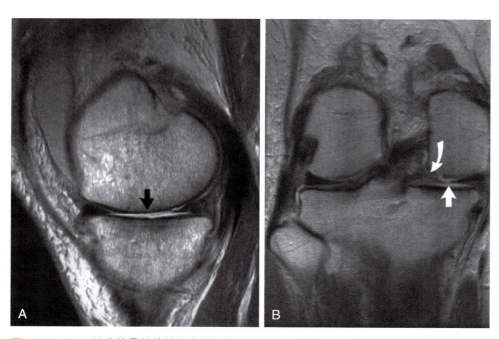

图 4-7　A、B. 关节软骨的接触应力增加会导致软骨表面反应性信号变化

时，胫骨内旋明显增加。当旋转损伤导致 ACL 断裂时，这种不稳定的旋转力矩会使外侧半月板受到明显的剪切应力。这可能解释了为什么急性 ACL 损伤时往往合并外侧半月板撕裂。即使在正常的膝关节上，半月板似乎在旋转稳定性中也起着重要的作用，相比于膝关节的其他主要稳定结构，半月板对关节的位置和力线提供了更精细的控制作用。因此，很明显，半月板在膝关节稳定性和载荷传递中起着关键作用。

半月板损伤

美国矫形外科学会的数据显示，截至 1999 年，美国每年膝关节镜手术的病例为 636 000 例。在这些病例中，半月板损伤的治疗是最常见的手术，在一些手术中心可以占所有手术量的 20%。半月板损伤是最常见的骨科损伤之一，无论患者年龄如何，其对身体造成的损伤都很大。虽然半月板表现出惊人的弹性，但如果拉力、压缩或剪切应力超过半月板基体的强度，则仍可能发生损伤。通过流行病学数据，我们知道损伤风险和发病率与年龄、活动水平、性别和共患病相关。女性半月板撕裂的发生率是男性的 4 倍。篮球、足球、体操、橄榄球、摔跤和滑雪等要求膝关节在不同屈曲角度进行旋转的体育运动中半月板损伤的风险最高。此外，单独发生的外侧半月板撕裂较内侧更少见。

评估半月板损伤时，需要彻底和详细的病史及体格检查。常见的临床症状包括疼痛、肿胀、绞锁、屈曲和活动减少。疼痛局限于患侧关节线，与急性创伤性撕裂不同，退变性撕裂与急性损伤无关，而是更多的间歇性症状和全身不适。关节线压痛、McMurray 试验、Apley 研磨试验和 Thessaly 试验可帮助提高诊断的准确性。在这些试验中，Thessaly 试验在文献中被证明了具有较低的假阳性率和假阴性率，准确率可达到 95%。虽然单纯半月板损伤可以通过病史和体格检查准确诊断，但仍应行 X 线和 MRI 检查以排除其他疾病并确认诊断。X 线检查应包括负重位正侧位和 Rosenberg 位。如果怀疑下肢力线不正，应行站立位下肢全长位片。MRI 是软组织损伤的首选检查，它大大提高了半月板损伤的诊断率，灵敏度为 88%，准确率为 94%。正常的半月板结构在脂肪抑制和快速自旋回波图像中为均匀的低信号。如果在半月板结构中出现高信号，但未延伸到半月板表面，这提示深层变性或 I 级半月板损伤。Ⅱ 级是局限性的线性高信号，不延伸到关节面。Ⅲ 级是一个线性高信号，延伸到半月板上或下表面。此外，半月板游离缘变钝高度提示半月板撕裂伴碎片移位。特别要注意的是，必须在矢状、冠状和轴向平面上观察半月板，以发现移位到髁间窝及其他位置的半月板碎片。例如，内侧半月板桶柄样撕裂移位的半月板与 PCL 平行相贴，将在矢状位图像上出现 "双 PCL" 征（图 4-8）。

随着人口老龄化的加剧，无症状的半月板损伤发病率有所增加。先前的研究表明，在较年轻的患者群体中，无症状半月板撕裂的发生率为 5.6%（平均年龄 35 岁）。随着人口数量的增加，这种偶然发现的无症状损伤也相应地增加。这种无症状的半月板损伤在 65 岁人群中的发生率达到了惊人的 76%。存在伴随损伤，特别是 ACL 撕裂时，外侧和内侧半月板撕裂的发生率分别为 57% 和 36%。其中，外侧半月板更常见于急性 ACL 损伤，而内侧半月板损伤更常见于慢性 ACL 撕裂。

退变性撕裂

半月板退变性撕裂是非常常见的，可能是由于膝关节正常退变导致的。这种退变性撕裂常见于老年人，除了正常老化之外，还可能与内在胶原分解和膝关节 "磨损" 有关。随着年龄增长，半月板中的退变性改变包括细胞密度降低、黏液样变性和胶原纤维基质破坏以及脱细胞的出现。半月板退变性撕裂通常发生于膝关节骨关节炎的潜在患者。在骨关节炎患者中，70%~90% 的患者伴有退变性半月板损伤。

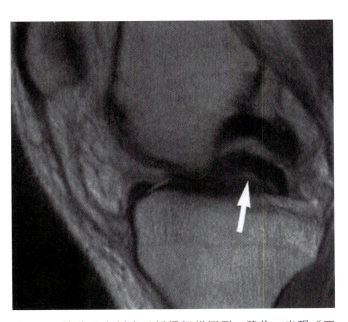

图 4-8　箭头示内侧半月板桶柄样撕裂、移位，出现 "双 PCL" 征

半月板退变性撕裂通常是水平裂或复杂撕裂并伴有边缘的明显磨损。退变的半月板可能是不稳定和复杂的，也可能是简单和稳定的。半月板浅层细胞增生，胶原纤维束因退变性黏液样改变而分离。稳定型撕裂时，半月板移位很小，患者可能是无症状的。因此，半月板退变性撕裂通常被认为是在摄片时偶然发现的。

半月板变性的标志是半月板细胞外基质中蛋白多糖和胶原丢失。两种特殊的降解酶，金属蛋白酶（MMP）和蛋白聚糖酶（ADAMTS），主要负责半月板细胞外基质蛋白的降解。因此，许多研究利用这两种蛋白质作为半月板变性的潜在生物标志物。具体而言，MMP-1、MMP-2、MMP-3 和 MMP-13 水平升高与半月板损伤和骨关节炎的发展有关。

急性撕裂

急性创伤性半月板撕裂常与运动有关。正常的半月板通常呈垂直撕裂，并与圆周状胶原纤维的方向一致（即纵向撕裂、桶柄样撕裂）或垂直于长轴（放射状撕裂）。这导致膝关节生物力学功能下降。此外，这些撕裂可能与伴随的韧带损伤和膝关节不稳定有关。因此，创伤性撕裂可能破坏正常的半月板结构和生物力学环形

应力，导致接触应力增加和软骨负荷异常。半月板撕裂可以根据其撕裂模式进行分类。半月板急性撕裂的主要类型包括垂直纵向撕裂、放射状撕裂、水平撕裂和斜行撕裂（图 4-9）。

垂直纵向撕裂位于半月板周围的胶原纤维之间，垂直于胫骨平台，平行于半月板的长轴（图 4-10）。常见于年轻患者，孤立发生时更常见于内侧半月板，而伴随 ACL 撕裂的外侧半月板垂直纵向撕裂是最常见的。由于这些撕裂发生在圆周状胶原纤维之间，膝关节的生物力学可能不会被破坏，如果撕裂的半月板没有明显移位，患者可能是无症状的。然而，广泛的纵向（桶柄样）撕裂因半月板内侧撕裂部分移位而引起膝关节绞锁。

放射状撕裂属于垂直撕裂，从中间游离缘向滑膜侧撕裂，通常发生于中后侧 1/3 交界处。后内侧半月板是放射状撕裂最常见的部位，主要是该部位放射状纤维较少导致抗张强度降低。放射状撕裂通常见于年轻的人群，主要为创伤性撕裂。从生物力学角度，这种类型的损伤通常是过大的应力导致半月板前部和后部的创伤性分离，而由内侧到滑膜侧的牵拉则引起横向撕裂。Bedi 的研究证实，从内侧放射状切割半月板，切口长度为半月板宽度的 60% 时，胫骨平台上的接触应力没有显著

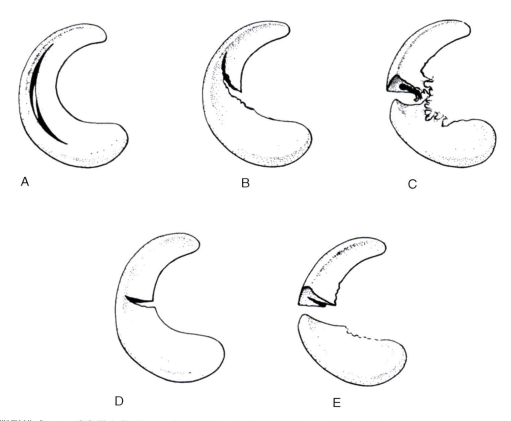

图 4-9　半月板撕裂模式。A. 垂直纵向撕裂。B. 斜行撕裂。C. 退变性撕裂。D. 横向（放射状）撕裂。E. 水平撕裂

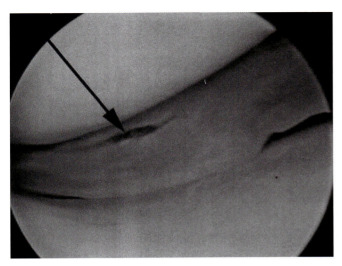

图 4-10　箭头示半月板纵向撕裂

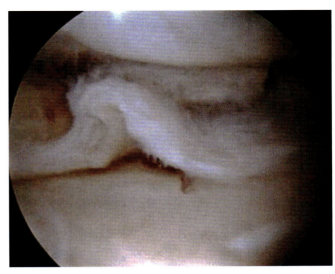

图 4-11　半月板复杂撕裂，同时存在水平撕裂、斜行撕裂和退变性撕裂

变化。相反，如果放射状撕裂延伸到中外侧 1/3 时，关节间室内的压力显著增加。因为放射状撕裂垂直于胶原纤维的方向，破坏了在负重时半月板均匀分布自然环形应力的能力。因此，放射状撕裂本质上改变了半月板的生物力学。

　　水平撕裂平行于胫骨平台，将半月板分为上下两层。虽然它们可能发生于所有不同年龄的患者，但更常见于中年患者，并经常与半月板囊肿的形成有关。水平撕裂最常见于内侧半月板后角。类似于放射状撕裂，水平撕裂是由于剪切应力作用于半月板的上下部分而导致其相互分离。然而，水平撕裂更常见于退变性撕裂（图 4-11）。撕裂可能局限在半月板内部（Ⅱ型信号），也可能延伸到内外边缘。

　　与放射状撕裂相似，斜行撕裂最常见于半月板后角和体部交界处，这与该部位较少的放射状纤维有关。这种斜行撕裂往往是不稳定的，可引起膝关节绞锁、弹响和 / 或疼痛。此外，斜行撕裂也破坏了均匀分布自然环形应力的能力。

愈合与撕裂位置的关系

　　半月板的血供决定了其修复的潜力。损伤后，半月板与其他结缔组织一样能启动类似的修复过程。在血供较好的外围区域，纤维蛋白血肿形成是由于半月板周围毛细血管丛所致。这种血肿富含炎性细胞和生长因子，如血小板衍生生长因子和转化生长因子 -β，能促进间充质细胞的聚集和增殖。半月板裂口周围充满细胞

纤维、瘢痕组织，最终被半月板周围毛细血管丛爬行穿透，并提供炎性反应。几个月后，这些瘢痕组织将分化为正常的以Ⅰ型胶原为主的纤维软骨。内部 2/3 更像透明软骨，以Ⅱ型胶原和蛋白多糖为主。

　　目前的治疗策略是基于半月板不同区域的血供不同而制定的。如前所述，半月板损伤区可以定义为"红-红"区、"红-白"区和"白-白"区。接近半月板边缘的损伤，被定义为"白-白"区的损伤，血液供应很差，因此比位于边缘撕裂（"红-红"区）的愈合能力更低。随着年龄的增长，半月板内的血管逐渐减少，导致"红-红"区减小，因此半月板愈合潜力是随着年龄增长而下降的。

肌腱

正常的结构和功能

解剖

　　肌腱是由紧密编织的平行胶原纤维束组成的软组织。肌腱在肌肉骨骼系统中起着至关重要的作用，通过将肌力传递到骨而使关节产生活动、并保持关节的稳定。肌腱可分为两大类：起传递负荷作用的肌腱（如髌腱和跟腱）和传递运动功能的肌腱（如屈伸肌腱）。本节讨论肌腱解剖、生物力学及其相关的病理生理学。

肌腱结构

　　肌腱的结构单元是一种纤维，它由一束胶原纤维和细胞外基质（ECM）细胞组成。这些胶原分子通过分子

间交联组成平行的、有序的胶原纤维，胶原纤维的结构使肌腱呈现卷曲和波状外观。这些纤维由纵向的胶原纤维组成，成簇的纤维称为束（图4-12）。每根肌腱纤维都被一个称为筋膜的薄网状组织所包围。大体而言，肌腱单元被腱鞘覆盖，其功能是减少与邻近组织的摩擦，并确保每根肌腱都有血管、淋巴管，还有神经支配。在一些肌腱中，腱鞘被一种称为鞘旁组织的疏松结缔组织所包围，它作为一个弹性鞘管，使整个肌腱可以滑动。这种分层的腱鞘结构平行于肌腱的长轴，使其理想地传递较大的机械载荷。

肌腱主要由Ⅰ型胶原组成，占肌腱净重的65%~80%。进一步的研究表明，存在许多不同类型的胶原，包括软骨区内的Ⅱ型胶原、血管网状纤维中的Ⅲ型胶原、血管膜中的Ⅴ型胶原、毛细血管膜中的Ⅳ型胶原、矿化纤维软骨中的Ⅹ型胶原，以及Ⅻ、ⅩⅣ和ⅩⅤ型胶原作为纤维相关的胶原。Ⅴ型胶原是胶原纤维直径的调节因子。Ⅲ型胶原是重要的肌腱愈合因子，因为它能使纤维快速交联，以加强损伤部位的修复。Ⅻ型胶原在胶原纤维之间提供润滑作用。这些不同数量的胶原有助于优化肌腱功能。

与胶原紧密相连的蛋白多糖和糖蛋白在肌腱组成及肌腱功能发挥中起着重要作用。蛋白多糖和糖蛋白（1%~5%）、弹性蛋白（2%）和无机分子（0.2%）是细胞外基质的组成部分。通过它们的糖胺聚糖（GAG）侧链，在胶原纤维平行排列之间形成交联。在肌腱运动时确保了肌腱结构完整性以及减少肌腱之间的摩擦。一些蛋白多糖已被认为是组成正常肌腱功能必不可少的重要因子，包括蛋白聚糖、纤维蛋白聚糖、聚集蛋白聚糖和基膜聚糖。蛋白聚糖负责直接结合和交联胶原纤维，并促进纤维滑动。聚集蛋白聚糖允许快速扩散水溶性分子和细胞迁移。弹性蛋白是另一个重要的分子，负责弹性拉伸和回缩，并调节细胞与细胞外基质之间的相互作用。

除了结构成分外，肌腱内还有许多类型的细胞。肌腱由不同的细胞组成。尽管肌腱细胞组成包括软骨细胞、滑膜细胞和血管细胞，但最普遍的细胞是肌腱细胞。肌腱细胞是成纤维细胞样的，散布在胶原纤维束中。成熟的肌腱细胞根据其长而薄的细胞质来调节组织活性，从而使细胞间通过缝隙连接进行"通信"。重要的是，它们在很大程度上负责细胞外基质的维持和胶原、纤维连接蛋白和蛋白多糖的产生。最近，发现一种肌腱祖细胞，称为肌腱干细胞（TSC），在肌腱的维持、修复和再生中至关重要。TSC具有根据相关的病理或损伤需要分化为肌腱细胞的能力。若TSC的数量减少，如与衰老有关的肌腱病，可能导致随后的肌腱退变。许多研究已经探索了干细胞治疗肌腱病的潜在用途，但结果大多仍然属于临床前期。

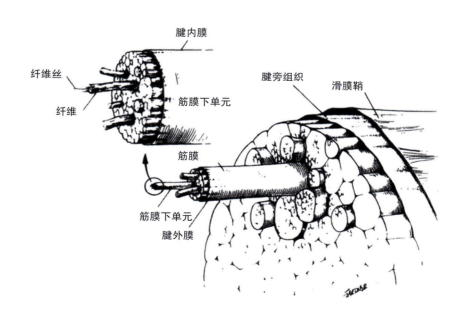

图 4-12 肌腱的微观结构

肌腱血供

肌腱的血供来源于 3 个不同的部位：肌内连接、骨内连接和腱鞘。肌腱的主要血供来自腱旁组织，血管网能够穿透表面到达肌腱内部。肌腱近端 1/3 的血供直接来源于相应的肌肉。骨端连接的血供仅限于肌腱止点部位。肌腱的分段血供机制形成了易受损伤的"分水岭"区域。其他营养来源包括通过滑液被动扩散，这是手部屈肌腱营养传递的基本机制。虽然血流来源是多种多样的，但营养物质能够穿透整个肌腱。由于肌腱的代谢活动相对缓慢，其血管性和愈合能力低于其他软组织。

肌腱结合处解剖

肌腱 – 骨结合部位是一种复合组织，从肌腱到骨组织可分为 4 层：肌腱细胞外基质、纤维软骨、矿化纤维软骨和骨。这种渐进的分层是必不可少的，可以使肌腱止点在机械负荷时避免肌腱 – 骨之间的分离。在非钙化软骨区，软骨细胞和软骨基质位于肌腱起点的胶原纤维束之间。肌腱 – 肌肉交界区，软骨细胞变得越来越多，排列成短排。肌腱 – 骨交界区，骨软骨结合处可见胶原纤维束。肌腱长入骨通过两种机制：直接长入和间接长入。当肌腱纤维通过纤维软骨区直接附着在骨骼并逐渐过渡到骨骼时，就会直接长入。当表层纤维插入骨膜而深层原纤维直接插入骨时，就会发生间接插入。附着在长骨末端的肌腱通常通过纤维软骨直接附着在骨骼上。然而，纤维软骨转变的数量可能因肌肉而异。附着在关节面的肌腱（如肱骨的肩袖），非钙化软骨与关节软骨保持连续。肌肉收缩引起的骨生物机械应力促进肌腱 – 骨界面的进一步发展。肌腱单位的另一端是肌腱连接。这是功能肌肉单元中最薄弱的组成部分。不同大小的 GAG、纤维连接蛋白、层粘连蛋白、腱糖蛋白和胶原纤维有助于构成这一过渡区，并在肌肉收缩过程中吸收震荡。

生物力学

肌腱的生物力学已被广泛研究，肌腱拉伸刚度的关键来自其胶原组成。肌腱独特的结构和组成为它们提供了特有的力学行为，这反映在其典型的应力 – 应变曲线上。应力 – 应变曲线中的第一个区域，"足趾"区域，肌腱应变小于 2%。这个区域代表由于肌腱上的机械载荷导致卷曲的肌腱纤维伸展。随着应变的增加，应力 – 应变曲线进入应变小于 4% 或小于肌腱应变生理上限的线性区域。在这一区域，肌腱纤维向机械载荷方向延长。这个线性区域的斜率被称为肌腱的杨氏模量，表示肌腱的刚度。当应变达到 4% 以上时，肌腱发生微观撕裂，导致肌腱微撕裂。当应变达到 8%~10% 时，肌腱纤维发生宏观撕裂，导致肌腱断裂。

肌腱在人体上的拉伸刚度不同，导致不同的力学性能。肌腱除了具有显著的刚度外，还具有黏弹性，这意味着它们的力学行为取决于机械应变的速率。黏弹性使肌腱在低应变速率下更易变形，但在高应变速率下变形较小。因此，低应变速率的肌腱吸收更多的机械能，但在承载机械载荷方面效果较差。另一方面，高应变速率的肌腱变得更硬，因此更有效地将高肌肉负荷传递到骨骼。肌腱的黏弹性可能与肌腱组成有关，包括胶原蛋白、水以及蛋白多糖和胶原之间的相关反应。重要的是，肌腱能够适应机械载荷的变化。

几项研究表明，适当的机械载荷对肌腱机械生物学起着有益的作用，从而增加了合成效应。在适当的拉伸载荷下，肌腱纤维的三维取向随着拉伸载荷的变化而变得更加一致，从而增加了拉伸肌腱的刚度。另一方面，过量的机械载荷导致纤维分解，造成细胞外基质的破碎。同时，肌腱衰老导致细胞外基质分解和肌腱萎缩，如合成活性下降，但肌腱基质分解活性增加。宏观上，这导致肌腱细胞形状、细胞数量和胶原纤维排列的显著变化。生理机械负荷也是肌腱修复和重建所必需的。因此，生理机械负荷直接关系到肌腱结构和稳态。

损伤

虽然肌腱在人体内各不相同，但随着年龄的增长，这些肌腱的拉伸性能会发生不同的变化。此外，老化对肌腱的力学性能有显著影响：来自年轻供体（29~50 岁）的人髌腱的杨氏模量平均为 600MPa，而老年供体（64~93 岁）的则为 504MPa。衰老的机制是微损伤的易感性和退变性改变的增加。此外，过度的机械负荷会导致肌腱损伤和退变。

损伤模式

肌腱损伤大致可分为急性撕裂和退变性撕裂两种类型。如前所述，当肌腱的应力 – 应变曲线达到 8%~10% 时，就会发生急性撕裂。退变性撕裂是由于慢性肌腱病引起的，目前有 3 种主要机制：①机械性的过度使用；

②血管化；③衰老。肌腱有能力通过仔细平衡胶原合成来重构和适应金属蛋白酶的活性和分解。这种机械生物学适应改变了肌腱的机械强度和黏弹性，降低了肌腱的应力敏感性，从而提高了肌腱的抗载荷能力。然而，重复的活动可能会导致肌腱随着时间的推移而过度紧张。随着时间的推移，肌腱损伤阈值下的重复拉伸载荷会导致微损伤的积累，从而增加肌腱病或断裂的风险。由于微损伤，分散的血管网生长，包括坏死的毛细血管，加速血管损害导致局部组织缺氧，被认为是肌腱退变和肌腱病的危险因素。

退变

从细胞水平来看，肌腱变性指由于基质分解不平衡，导致基质适应和重构的失败以及由各种应力和机械载荷引起的综合结果。金属蛋白酶和金属蛋白酶组织抑制剂的失衡被认为在退变过程中起重要作用。最近的研究提高了我们对退变过程的理解。I~Ⅲ型胶原水平的增加与退变性过程以及纤维连接蛋白、腱糖蛋白C、GAG、崩解素和二聚糖的水平增加有关。此外，MMP-1、MMP-9、MMP-19、MMP-25和TIMP-1水平升高被认为与肌腱变性有关。宏观上认为慢性肌腱疼痛是一个退变的过程，而不是一个炎症过程。由于过度使用，在生理负荷范围外的重复拉力会导致微损伤，这会导致其进一步损伤。这一循环反过来又导致微损伤增加。由于这种微损伤，分散的血管生长，包括受损的微血管，导致局部组织缺氧，进一步导致愈合潜力下降。年龄也与肌腱变性有关，可能是由于随着时间的推移自然发生的增

殖和肌腱代谢减少所致。它的特点可能是细胞衰老增加，血流量减少，脂质形成增强，尽管衰老的确切机制尚待完全了解。相关因素包括较弱的血管，这可能导致整体愈合能力下降（图4-13）。

肌腱的愈合和修复

肌腱具有通过肌腱干细胞和周围细胞外基质自我修复的能力。这一过程包含3个阶段：初始炎症期、细胞增殖期和细胞外基质重构期。在炎症期，血管通透性增加，炎性细胞，包括血小板、中性粒细胞和红细胞被促炎细胞因子吸引进入愈合部位。这些细胞反过来产生更多的细胞因子和生长因子，导致巨噬细胞和肌腱成纤维细胞的增殖。细胞外基质的成分，主要是Ⅲ型胶原，是由周围的成纤维细胞合成的。间充质细胞进入损伤区，并能分化为成纤维细胞。初始炎症期一直延续到受伤的第8~10天。

在此之后，增殖期开始的标志是细胞外基质组分逐渐增加，如蛋白多糖和胶原。这些物质最初是在细胞外基质中随机排列的。胶原，主要是I型，合成开始于伤后第1周，大约4周后达到最高水平。原胶原最初由驻留和迁移的成纤维细胞合成，最终转化为I型胶原，并随机释放到细胞外基质中。TGF-β在前胶原的产生中起着重要的作用。在此阶段，细胞膜的通透性增加导致细胞内水分显著增多。

最后一个阶段，细胞外基质重构期相对更长。细胞外基质重构初期，细胞膜通透性下降和基质产生减少，细胞外基质开始重构。在这个阶段，通过将Ⅲ型胶原替

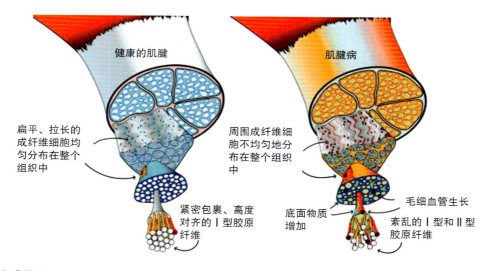

图4-13 肌腱的退变［摘自 Mead MP，Gumucio JP，Awan TM，et al. Pathogenesis and management of tendinopathies in sports medicine. Transl Sports Med. 2018；1（1）：5-13. Copyright © 2018 American Association of Physicists in Medicine. 转载授权］

换为 I 型胶原，组织变得越来越纤维化。胶原纤维开始纵向生长，帮助恢复肌腱硬度。随后，肌腱进入成熟阶段，胶原纤维交联和胶原量增加。愈合肌腱的强度随着胶原通过交联而稳定，纤维稳定性增加。在成熟阶段，由于纤维结构的重构和重组，愈合肌腱的机械强度增加。

一些生长因子在重构阶段起着强大的调节作用。其中包括血小板源性生长因子（PDGF-BB）、碱性成纤维细胞生长因子（bFGF）、转化生长因子 –β（TGF-β）和血管内皮生长因子（VEGF），它们在肌腱愈合过程中有助于促进成纤维细胞增殖和胶原重构。PDGF 促进生长因子的表达，同时刺激细胞增殖和胶原合成。bGFG 可增加细胞增殖，有助于伤口愈合。已知 VEGF 能促进血管生成，被许多细胞在损伤部位表达。尽管对不同的生长因子进行了广泛的研究，但在通过生长因子调节临床改善肌腱愈合方面没有取得重大突破。

韧带

正常的结构和功能

解剖

韧带是跨越两个或多个骨骼的宽纤维带，在关节的稳定性中起着至关重要的作用。韧带复合体或单位由近端骨起点、韧带或包膜和远端骨止点组成。韧带由各种胶原、弹性纤维、糖蛋白和黏附分子组成。主要成分 I 型胶原占韧带中胶原含量的 90%，其次为 III 型（3%~10%），其余为 IV ~ VI 型。单个胶原纤维直径为 40~150nm，被分组形成纤维，然后被分组成束。这些纤维平行于它们抵抗的张力线。纤维束结合在一起，形成韧带束。有些韧带会有一个以上的胶原纤维束。比如 ACL 和 PCL，它们的不同束在整个膝关节运动范围内的不同点上变得绷紧。类似于肌腱，韧带由稳定和不稳定的纤维胶原交联组成，从而增加了结构的稳定性。韧带结构的独特之处在于，胶原纤维束在光镜下表现出波浪或卷曲模式。这种波形允许韧带轻微伸长而不受损伤。弹性纤维虽然总量有限，但有助于韧带的整体组成（＜5%），发挥着至关重要的作用，允许结构在不破裂的情况下发生一些变形，然后在载荷被移除后恢复到原来的形式。维持这个微小结构的是蛋白多糖。类似于肌腱、关节软骨和半月板，韧带含有两类蛋白多糖：大分子的含有软骨素和硫酸胞膜蛋白，小分子的含有硫酸胞膜蛋白。这些蛋白多糖协同工作，在胶原纤维之间用

组织液填充韧带结构，以稳定和营养韧带。在整个韧带结构中，分散的血管和神经纤维与机械感受器相似，它们往往与基质胶原纤维平行运行。支持这种细胞外基质（ECM）的是成纤维细胞。它们帮助形成和维持细胞外基质，它们活动时密度沿韧带变化。其中许多细胞是纺锤形的，位于胶原纤维之间。由于这些细胞稀疏地填充组织，并与血管保持一定距离，它们必须依赖于组织液的扩散获得营养物质和代谢物，而组织液约占韧带比重的 60%。辅助成纤维细胞的是非胶原蛋白，如纤维连接蛋白，是维持和组成细胞外基质的大分子骨架，并可能影响细胞功能。相比之下，韧带比肌腱更具有代谢活性，与成纤维细胞相比，韧带细胞内 DNA 含量更高。因为人体功能需求，韧带相对于肌腱，更需要适应性重构。

肌腱 – 骨连接处解剖

一般来说，韧带通过两种机制与骨相连：直接和间接。直接连接的一个例子是 ACL 的股骨起点。在这里，纤维通过明确的区域附着在骨骼上。韧带胶原纤维的薄浅面与骨膜连续。其余的通过深层胶原纤维相连，直接穿透骨表面的皮质形成一个直角。韧带长入部位可分成 4 个连续的区域：韧带、纤维软骨、矿化纤维软骨和骨。对于间接连接（如胫骨侧的 MCL），浅表纤维附着在骨膜上，而较深的纤维通过 Sharpey 纤维直接附着在骨组织上。这些间接连接的覆盖区域通常比它们的直接连接区域更广。此外，连接部位含有 II 、IX ~ XI 和 XIV 型胶原。

生物力学

I 型胶原是韧带的主要成分，和肌腱一样，是决定韧带拉伸强度的主要因素。此外，韧带由 II ~ XIV 型胶原组成，正是这些成分的不同组合赋予了整个韧带的不同力学性能。生物力学上，韧带最适合沿着韧带的纵向将载荷从骨转移到骨。因此，在与胶原纤维取向的线性方向上施加力会导致胶原纤维聚集的比例更大，从而导致更高的拉伸强度。但也许韧带最主要的作用是垂直于其长轴的阻力，为关节提供稳定性。

应力 – 应变动力学对材料功能至关重要。对于韧带和肌腱，曲线开始于低力度区域，然后是较高的刚性线性部分。当韧带开始拉伸时，韧带的伸长是由于"卷曲"胶原纤维的伸直而发生的。为了使韧带在正常的生

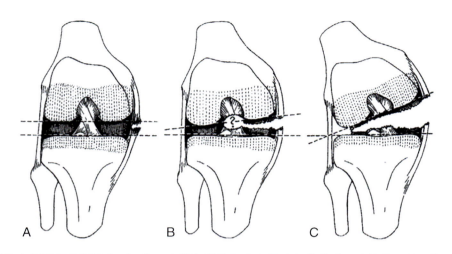

图 4-14 外翻应力导致内侧副韧带撕裂（A）。进一步增加的外翻应力导致韧带的进一步损伤，并可能导致前交叉韧带损伤（B）。内侧副韧带和交叉韧带损伤（C）

理环境下保持关节的平稳运动，并抑制高载荷下关节的过度移位，韧带纤维束的使用数量随载荷的增加而增加。通过这条线性曲线，韧带开始达到生理衰竭，导致撕裂，最终韧带完全断裂（图 4-14 和图 4-15）。

如前所述，韧带的弹性和结构特性的维持依赖于韧带内的流体物质。当力作用于韧带的初始阶段时，液体被从韧带中挤出，韧带的这种预处理机制导致其刚度增加和滞后的能量损失。而流出的液体则在韧带的非活动期重新得到补充。影响韧带对应变-应力复原能力的因素包括位置、骨骼成熟度、年龄、韧带的固定和应力情况。在骨骼发育不成熟的情况下，韧带往往会因骨性撕脱而失效，而骨骼发育成熟时则往往在韧带实质部发生撕裂。随着年龄的增长，含水量和胶原合成减少，类似于关节软骨和半月板软骨，从而导致韧带更脆弱。制动就导致韧带组织学发生变化，最明显的变化是韧带直接附着部位骨膜下破骨细胞导致的骨吸收减少。此外，细胞代谢随着制动时间的延长而改变，时间越长，分解代谢越强。

损伤

一系列炎症、细胞因子和再生介质在韧带损伤时释放出来。在损伤时，受损的细胞和血管导致急性炎症期持续 48~72h。在此期间，细胞因子和其他生长因子（TGF-β 和血小板衍生生长因子）被释放，促进血管扩张和通透性，导致受影响韧带和周围组织肿胀。在损伤的特定部位，当血小板与纤维胶原结合时，血肿形成，从而为血管和成纤维细胞的增殖创造了最初的支架。初期损伤后不久，多形核白细胞和单核细胞出现在凝块中，以协助清除坏死组织和细胞碎片。当损伤部位开始清除不可存活的组织时，新形成的毛细血管释放的趋化因子有助于招募和刺激成纤维细胞的增殖。在 2~3 天内，成纤维细胞已经开始被Ⅲ型胶原、水和糖胺聚糖的无序纤维基质凝块取代。最终，韧带进入重构阶段，无序的Ⅲ型胶原被有组织的Ⅰ型胶原所取代，Ⅰ型胶原形成紧密的胶原束。随着成纤维细胞和巨噬细胞活性的降低，基质变得更有组织，胶原纤维的大小和浓度都在增加。相反，水和蛋白多糖减少。大多数重构阶段从受伤后的几周持续到 4~6 个月，但也有可能持续数年。在

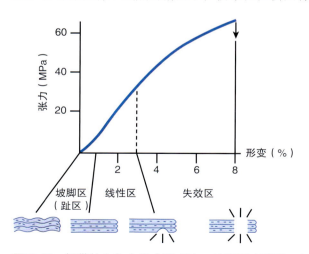

图 4-15 韧带的生物力学［译者注：坡脚区（趾区，Ortejo）是肌腱机械负荷达到 2% 应变时，卷曲的肌腱纤维"伸展"或"不卷曲"的地方，是应力/应变曲线起始阶段的非线性区域］（摘自 Butler DL, Grood ES, Noyes FR, Zernicke RE. Biomechanics of ligaments and tendons. Exerc Sport Sci Rev. 1978；6:125-181. 转载授权）

重构阶段结束后，未受伤的韧带恢复到正常的组织学外观，而损伤部位则形成瘢痕。这种瘢痕组织比韧带弱，因为其Ⅲ、Ⅴ和Ⅵ型胶原含量增多，但交联减少，糖胺聚糖含量相对增加。

关节内韧带撕裂有不同的生物修复机制，而且往往不能完全愈合，导致一些研究质疑关节外韧带撕裂与关节内韧带撕裂的生物愈合存在差异。结构差异（如纤维走向和卷曲）、细胞差异（即成纤维细胞形状）和血供差异可能是关节内外韧带愈合能力不同的影响因素。这方面的一个例子是断裂的 ACL 无法愈合。在断裂时，ACL 的撕裂端由于胶原酶活性升高而迅速退变，增加了所需修复的缺损长度，破坏了胶原基质的稳定。

影响韧带愈合能力的其他因素包括损伤的大小、位置和韧带类型。如前所述，由于滑膜液的介入、血液供应、结构和细胞差异，囊内韧带比囊外韧带更难以愈合。避免韧带断端扩大、最大限度地减少修复组织所需的体积，并最大限度地延长正常韧带组织的长度有助于韧带的愈合。此外，正如在关于固定的讨论中所指出的，适当应力可以促进韧带愈合，但过度的应力却会延迟或阻止愈合。

退变损伤

年龄仍然是慢性变性的一个重要因素。组织学上，随着年龄的增长，韧带变得更加紊乱。囊性变、胶原纤维定向障碍和黏液样变性均伴有韧带变性。这在 ACL 中得到了最广泛的研究。此外，随着年龄的增长，胶原纤维直径减小，小纤维相应增加，表明韧带的生物力学性能降低。

关节内外韧带损伤

大量的研究分析了关节内韧带和关节外韧带愈合的差异，但 ACL 和 MCL 的愈合差异最为重要。由 Murray 等进行的一项研究发现断裂的 ACL 经历了 4 个组织学阶段：炎症、再生、增殖和重构。在这项研究中，他们观察到了一个损伤机制：韧带断裂的末端被 α- 平滑肌肌动蛋白表达的滑膜细胞层覆盖，其可以抑制愈合反应，影响直接修复。ACL 和 MCL 的结构也不同。MCL 的胶原纤维较大，并且较大纤维中亚束的比例较高。这导致在韧带断裂时撕裂端的接触面积更大，并可能产生更多的微观接触。MCL 成纤维细胞的增殖也比 ACL 更快。对多种细胞因子（如整联蛋白表达）的反应差异是成纤维细胞增殖上调的关键因素。与 ACL 相比，在 MCL 的愈合阶段，MCL 的成纤维细胞表面上活性整合素表达增加，原胶原的 mRNA 也同样增加。

（胡清　施荣茂　谭洪波　王胜群　郭林翻译；柴伟校对）

第 5 章

膝关节骨关节炎的病理与进展

John L. Hamilton, MD, PhD | Brett R. Levine, MD, MS

引言

关节炎是用来描述特定关节的炎症或退化的常用术语。一般来说，骨关节炎（OA）是一种特殊形式的关节炎，具有潜在的病理学进展模式，与多因素退行性过程有关。此外，其他形式的关节炎，如类风湿性关节炎（RA）和相关的疾病，主要是由炎症状态介导的，这种炎症状态导致受累关节的退化。总的来说，这些疾病被归类在一起，使用一个通俗易懂的术语，即炎症性关节病。仅在美国，就有超过 5000 万成年人患有某种类型的关节炎，预计到 2040 年将增加至总人口的 49%。在美国，关节炎是影响就业的主要原因。

膝关节通常涉及各种类型的关节炎病变。膝关节是一个改良的铰链关节，主要行屈伸运动，但也可有轻微的内外旋转。它由 3 个间室组成，包括内侧胫股关节、外侧胫股关节和髌股关节。在膝关节炎的情况下，应考虑多个组织的病理学改变，包括但不限于软骨、骨和滑膜。多种组织类型的病理变化导致膝关节疼痛、功能障碍和随之而来的活动能力受损。有超过 100 种关节炎和相关疾病。本章将讨论膝关节内最常见的关节炎的病理学进展和临床表现。

骨关节炎

流行病学

骨关节炎（OA）是最常见的关节炎类型，膝关节是最易受累的关节。在美国每人一生中发生症状性膝关节 OA 的可能性接近 50%。有许多风险因素可导致 OA 的发生和进展。OA 主要发生在老年人中，膝盖受累的发生率随着我们年龄的增长而增加。众多研究已经分析了年龄对 OA 发展的影响，发现老化可以影响关节软骨细胞的细胞过程，包括氧化应激升高、修复反应减少、分解代谢基质金属蛋白酶活性增加。此外，衰老可以影响关节的所有组织，包括肌肉和韧带，这可以进一步影响机械负荷。

发生 OA 的年轻人通常有膝关节损伤的病史，这种类型的 OA 被归类为创伤后 OA（PTOA）。损伤可包括软骨、骨、韧带和 / 或半月板的急性损伤。一般来说，这些损伤会导致炎症级联反应，进而导致 OA 的进一步发展。此外，创伤可引起急性和不可修复的软骨损伤，软骨细胞死亡可发生在关节面。急性创伤性事件也可导致分解代谢和炎性细胞因子信号的持续上调。由创伤造成的膝关节损伤会导致机械性的不稳定。机械应力的改变可以改变生化信号分子的传导。这些机械性传递的信号可以导致分解代谢细胞因子和介质的表达增加，并刺激软骨退变、滑膜炎症和骨重构，随着时间的推移而出现关节退变。

肥胖的人群，定义为 BMI > 30kg/m²，OA 的发病率更高，发病时间也更早。Coggon 等发现，肥胖可导致膝关节 OA 的风险增加 6.8 倍。肥胖会增加关节处的机械负荷，并会在机械轴偏差的情况下加剧这些异常应力。然而，机械应力的影响并不是增加 OA 风险的唯一机制。在非负重关节，如手，肥胖人群的 OA 风险也会增加。肥胖可能导致 OA 发病的另一个潜在机制是通过分泌脂肪源性细胞因子（称为脂肪因子）促进低度慢性炎症。

遗传因素可导致 OA 的发展。在关节软骨中发现的罕见编码结构胶原的基因突变可能导致过早的 OA；这些罕见的突变可在青春期早期引起 OA，并影响多个关节。针对双胞胎的研究表明，即使对年龄、性别和 BMI 进行调整，在膝关节结构、软骨体积和 OA 的影像学结果方面也存在遗传性的关联。全基因组关联研究比较了对照组和骨关节炎人群，发现了 80 多个与骨关节炎相关的基因突变或单核苷酸多态性、许多基因编码软骨基质的重要成分，或是关节软骨和关节维持的重要信号分子。

性别在膝关节 OA 发展中也起着重要作用，与男性相比，女性的患病率更高。女性通常表现为更晚期的 OA，有更高的疼痛和残疾评分。与男性相比，单纯的髌股 OA 在女性中也更普遍。性别差异的潜在原因包括解剖和运动学差异以及 ACL 损伤发生率的增加。绝经后妇女患 OA 的风险特别高，这被认为与雌激素减少有关。雌激素受体已经在关节软骨中被发现。然而，对雌激素在 OA 病理学和进展中的作用和意义的评估仍在进行中。表 5-1 总结了 OA 发展的主要影响因素。

　　OA 的类别可以是原发性的，也可以是继发性的。原发性 OA 意味着 OA 的病因未知或特发性的疾病。继发性骨关节炎是指由于已知的损伤或疾病而继发骨关节炎。创伤后 OA 和肥胖是 OA 的继发原因。先天性和发育性疾病、钙沉积疾病、其他骨与关节疾病、内分泌紊乱以及其他多种疾病，如神经性关节病，都可能导致继发性骨关节炎的发生。表 5-2 总结了 OA 的继发性原因。虽然有大量 OA 的继发性因素，但这些因素均是通过上述特殊的 OA 发病机制而引起 OA 的，例如异常的生物力学、炎症和分解代谢细胞因子信号传导，以及骨骼结构的重塑和改变。

表 5-2　继发性膝关节骨关节炎（OA）的原因

继发性骨关节炎	
创伤后骨关节炎	骨和关节紊乱
肥胖	缺血性坏死
先天性发育性疾病	类风湿性关节炎
不相等的下肢长度	痛风性关节炎
明显外翻 / 内翻畸形	化脓性关节炎
骨发育不良	佩吉特病（Paget 病）
遗传和代谢性疾病	内分泌疾病
色素沉着病	糖尿病
褐黄病（Ochronosis 病）	肢端肥大症
戈谢病（Gaucher 病）	甲状腺功能减退
血红蛋白病	甲状旁腺功能亢进
先天性结缔组织发育不全综合征（Ehlers-Danlos 病）	神经性关节病（Charcot 关节）
钙沉积紊乱	冻伤
焦磷酸钙沉积病	大骨节病（Kashin-Beck 病）
磷灰石性关节病	沉箱病（Caisson 病）

症状

　　膝关节 OA 患者主要是因为疼痛来就诊。疼痛随着活动而加剧，休息时缓解，表现为深而钝的疼痛。在某些情况下，疼痛可局限在膝关节的单个间室，但更多的是弥漫性的。对于骨关节炎晚期的患者，休息时也会出现疼痛，导致难以入眠和深睡。对于慢性 OA，可能会出现与疼痛相关的心理压力。OA 患者可能会出现关节僵硬的症状，通常为不活动后发生的短暂僵硬。此外，关节的退化可能导致一系列机械性症状，如关节不稳定、屈曲畸形或松动。在膝关节，可发生活动受限、畸形、挛缩、积液和捻发音。

　　有许多不同的方法来量化膝关节 OA 症状的严重程度，这些方法通常用于评估外科或非外科干预的疗效。最常用的患者膝关节 OA 问卷是西安大略省和麦克马斯特大学骨关节炎（WOMAC）指数。在 WOMAC 指数中，OA 的症状分为 3 个部分：疼痛、僵硬和肢体功能。疼痛的严重程度是在不同的位置、时间和动作中评定的；这 5 项包括步行、爬楼梯、晚上睡觉、休息和站立。早上的僵硬以及在坐、躺或休息后一天晚些时候发生的僵硬都需要进行评估。与身体功能障碍有关的项目有 17 项，这些障碍包括：上下楼梯；从坐、站到在平坦地面上行走；上下汽车；购物；穿和脱袜子；从床上爬起来；上床；进出浴室；坐；上厕所；繁重和轻松的家务劳动。对每个单项进行评分，OA 症状的严重程度可以使用这 24 个项目和 3 个部分来描述。较高的总分或各部分内的分数可用于量化 OA 症状的严重程度。

体格检查和诊断

　　对疑似膝关节 OA 患者的体格检查应包括以下内容：身高 / 体重和身体质量指数（BMI）、关节活动范围、关节压痛部位、皮肤完整性、邻近关节评估、肌肉力量、韧带稳定性、步态模式以及站立和行走时的下肢力线。

表 5-1　膝关节骨关节炎发展的主要影响因素

影响因素
· 年龄
· 既往疾病 / 外伤
· 肥胖
· 遗传 / 基因
· 性别（妇女）

较大的体重和BMI是OA的独立危险因素。在OA患者中可以看到关节活动度受限、关节运动的痉挛，或关节主动或被动运动时疼痛。体格检查可以表现出典型的关节线压痛。沿着关节线，可触诊到畸形和骨赘。最常见的膝关节畸形是内翻畸形。患者可出现膝关节的不稳伴随步态改变。此外，可以发现肌肉萎缩、无力、挛缩/滞后或关节积液。

X线检查可能对OA的早期病变特征不敏感，不应将X线检查结果用于排除OA的存在。此外，骨关节炎的影像学证据并不能证实膝关节疼痛是由关节炎引起的，而非其他病变引起，例如鹅足滑囊炎。一般来说，OA的诊断主要根据病史和体格检查，X线检查用于确认临床怀疑并排除其他诊断。X线检查通常用于辅助诊断，并且可以显示关节间隙变窄、骨赘、软骨下硬化和囊肿的特征。

实验室检查结果不用于辅助OA的诊断，因为它们通常是相对正常的。OA患者膝关节滑液分析证实其为"非炎症性"，即每毫升（mL）含有少于2000个白细胞的滑液。正常滑液为每毫升少于200个白细胞。大多数膝关节OA患者滑液中每毫升少于500个白细胞。

影像学

用于描述骨关节炎的影像学证据和严重程度是K-L量表。利用该量表，膝关节X线片可分为5个等级：0级（无）、1级（可疑OA）、2级（轻度OA）、3级（中度OA）、4级（重度OA）。0级表示正常膝关节；1级显示可疑的关节间隙变窄和可能的边缘骨赘形成；2级代表可能的关节间隙变窄，并伴有明确的边缘骨赘形成；3级代表明确的关节间隙变窄，中度边缘骨赘形成，一些硬化以及可能的畸形；4级代表较大的边缘骨赘形成，严重的关节间隙变窄，明显的软骨下骨硬化和明显畸形。图5-1显示了与K-L量表相对应的膝关节X线片。

病理生理学和进展

现在更加重视将OA分类为"全关节"疾病；因此，考虑软骨、骨骼、滑膜、韧带和周围的软组织作为病理生理学的一部分。在OA的早期发病机制中，软骨的变化是发生在骨之前，还是骨的变化发生在软骨之前一直存在争议。人类和动物研究中的大量证据表明，在OA的X线检查出现异常之前的阶段，软骨下骨的重塑是明显的，并且可能潜在地加重软骨损失的病情。软骨下骨的早期适应，例如厚度和硬度增加，可导致负荷增加转移到其上覆盖的软骨上。与下面的软骨下骨相比，软骨细胞响应机械负荷改变的能力及其修复反应的能力相当有限。在OA的发生和进展过程中，软骨和软骨下骨可能同时存在明显的变化，这些变化对类似的生物力学信号有反应。

在OA的软骨中看到的早期变化是表面胶原纤维化。软骨胶原网络中的亲水性蛋白聚糖吸引水并有助于软骨的"减震"特性。随着胶原网络的松弛和破坏，软

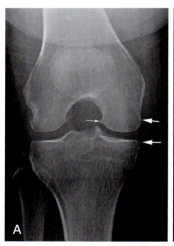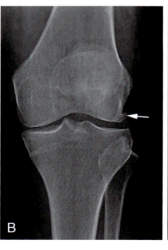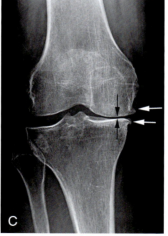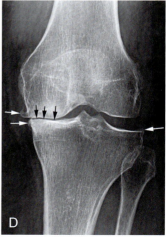

图5-1 膝关节骨关节炎严重程度分级的典型膝关节X线片。K-L=0，膝关节正常（图中未显示）。A.K-L=1（可疑OA），怀疑关节间隙变窄，可能形成边缘骨赘。B.K-L=2（轻度OA），关节间隙可能变窄，边缘骨赘形成明确。C.K-L=3（中度OA），关节间隙变窄，中度边缘骨赘形成，部分硬化，骨端可能畸形。D.K-L=4（重度OA），关节间隙变窄严重，边缘骨赘形成较大，软骨下骨质硬化明显，骨端有一定畸形。白色箭头显示骨赘形成。黑色箭头表示关节间隙变窄（摘自 Hayashi D, et al. Imaging for osteoarthritis. 2016. 转载授权）

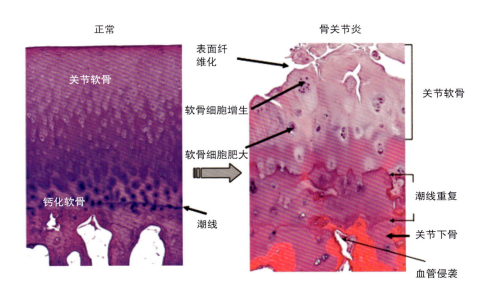

正常　　　　　　　　　　　　　骨关节炎

表面纤维化

关节软骨

软骨细胞增生

软骨细胞肥大

关节软骨

钙化软骨

潮线

潮线重复

关节下骨

血管侵袭

图 5-2　正常膝关节和终末期 OA 关节的组织学横截面。骨关节炎的发展过程中，出现表面纤维化、软骨细胞增生和细胞死亡、软骨细胞肥大、潮线重复、血管侵袭和随后的软骨内骨化（摘自 Goldring MB, et al. Osteoarthritis and the Immune System. 2nd ed. Academic Press; 2016. 转载授权）

骨基质通过这些亲水性的相互作用开始膨胀。软骨细胞是软骨中存在的唯一细胞类型；它们相对静止，但通过合成代谢和分解代谢活动帮助软骨保持体内平衡。可能是由于骨关节炎进展过程中的基质丢失，软骨细胞通过增殖和形成簇来做出反应。软骨细胞水平的软骨退变导致分解代谢蛋白酶的上调，最终导致细胞死亡。滑膜也能产生降解软骨的蛋白水解酶。一些软骨细胞发生向肥大表现的转变，这种表现增加了细胞质面积，典型地表达 X 型胶原和基质金属蛋白酶（MMP）-13，并可发生凋亡。

软骨内骨化会导致 OA 中成人关节软骨的退变。在骨关节炎的发展过程中，一定比例的透明关节软骨细胞经历了肥大的表现；这些细胞可以帮助周围的基质钙化。OA 进展过程中，钙化软骨区域潮线扩张重复显示。潮线是钙化软骨和非钙化软骨之间的边界。血管从软骨下骨穿入钙化软骨，在骨关节炎中，血管在某种程度上是正常无血管的非钙化透明软骨。这些血管携带骨/软骨破骨细胞，这些细胞可吸收周围钙化的基质，并携带将新骨下放到钙化和透明软骨中的祖细胞，导致软骨变薄。图 5-2 显示了 OA 发育过程中软骨退化、潮线重复和血管侵袭。

骨髓病变（BML）可在 OA 患者的 MRI 上发现，它的存在与疼痛和软骨退变有关。BML 的证据可以在软骨退变的 X 线证据之前出现。病变还与膝关节力线不正

和机械负荷增加有关。BML 的组织学特征是脂肪坏死和局部骨髓纤维化，并发生在骨小梁的微骨折区域。软骨下骨囊肿见于骨损伤坏死灶，虽然软骨下骨囊肿常常被认为是 OA 的一个主要特征，但它们并不是骨关节炎 K-L 量表的一部分。在一项研究中，对 806 张膝关节骨关节炎（OA）保守治疗失败并计划行全膝关节置换患者的 X 线片进行评估，发现 99.5% 的患者存在关节间隙变窄，98.1% 出现骨赘生物，88.3% 软骨下骨硬化，软骨下骨囊肿占 30.6%。骨关节炎软骨下骨重构总体上是增加的，这种重构可以导致同一个体的骨质硬化或骨质疏松。机械负荷增加的区域会增加骨形成，最终导致硬化。然而，随着骨重建发生在骨关节炎进展中，骨的其他区域可能会受到诸如应力遮挡等影响，从而产生骨质疏松症表现。

根据 K-L 评分，骨赘的形成随着 OA 的 X 线片结果加重而增加，事实上，关节间隙变窄与骨赘的存在高度相关。重要的是，骨赘的形成可以在 OA 的早期发展阶段开始。骨赘的形成是一种功能性适应还是一种病理现象，一直受到质疑。在前交叉韧带撕裂的膝关节中，骨赘的形成会限制股骨在胫骨上的前后移动。此外，虽然边缘骨赘可导致膝关节固定畸形，但也可减少膝关节内外翻不稳；这种不稳定性降低被认为是通过骨赘直接支撑韧带减少韧带假性松弛而实现的。产生骨赘的细胞是来源于骨膜和滑膜的间充质干细胞或前体细胞。一般

来说，这些细胞进行软骨生成，而产生的软骨支架历经软骨内骨化。骨赘形成的触发因素还不完全清楚，但很可能是机械和生化刺激综合作用的结果。属于 TGF-β 超家族的生长因子可在体内诱导骨赘形成。

滑膜的病理变化，如 MRI 上的滑膜体积增加，与 K-L 评分的膝关节 OA 严重程度相关。在关节镜下，约 50% 的 OA 患者出现滑膜增厚和炎症改变，并且滑膜炎的存在与更严重的软骨病相关。滑膜炎症的特征包括血管增生、滑膜增生、肥大或充血绒毛增生和纤维化。滑膜含有巨噬细胞样的滑膜细胞。这些细胞可以吞噬软骨分解的产物，反过来被刺激释放促炎症和分解代谢介质。这种慢性低度炎症可导致滑膜肥大、充血、纤维化和高血管化 / 血管生成；血管生成可使进一步炎症永久化，滑膜释放的促炎症和代谢介质可进一步延长软骨破裂。炎症也可导致微血管通透性和关节积液增加。图 5-3 显示了 OA 进展过程中显微镜下滑膜组织的病理学结果。

机械应力在 OA 的发展中起着重要作用。骨关节炎病理学中的这些机械应力比简单的"磨损和撕裂"更为复杂，因为生物力学的改变可以影响下游的生化信号通路。例如，软骨细胞可以感知机械过载，最终可以导致软骨细胞凋亡介质（一氧化氮和活性氧）、蛋白酶（MMP-1、MMP-3、MMP-8、MMP-13 和 ADAMTS-4、ADAMTS-5）上调，以及产生炎性细胞因子（IL-1、TNF-α 和 PGE2），导致软骨破坏。骨细胞感受到的机械刺激可导致一系列事件，包括硬化蛋白（一种成骨细胞活性的负调节剂）的产生减少，而这将促进骨形成。

一项研究发现，OA 软骨下骨细胞减少了硬化蛋白的产生，这可能是引起 OA 骨量增加的原因。

在 OA 发展的过程中，组织之间存在退化的协调进行。如前所述，软骨分解产物可导致滑膜炎症，并且滑膜上产生的炎性细胞因子和蛋白酶可通过滑液传播并影响软骨分解。软骨和骨骼的病理变化可以通过改变生物力学特性相互影响。此外，软骨和骨之间的信号分子可能通过软骨下骨和软骨之间的缺损、通道和血管系统发生串扰。因此，软骨产生的参与 OA 发病机制的信号分子和蛋白质可以影响软骨下骨，软骨下骨产生的信号分子可以影响软骨。

OA 的发展涉及膝关节多个不同组织的病理学改变。骨关节炎的发展是改变生物力学和生化信号过程的结果，这些过程会导致进行性关节退变。骨关节炎关节退行性变的机制尚不完全清楚。炎性关节炎，如类风湿性关节炎，具有更强的炎症成分导致关节破坏，这将在下面进一步讨论。

类风湿性关节炎

流行病学

类风湿性关节炎（RA）是一种自身免疫性疾病，约占总人口的 1%。它与进行性残疾、全身并发症和早期死亡有关。RA 的病因尚不完全清楚，但涉及基因型、环境触发因素和机会之间的相互作用。双胞胎研究表明，遗传因素约占疾病易感性变异的 60%。人类白细胞抗原（HLA）-DRB1 等位基因的差异是 RA 易感性的一个潜在遗传因素。许多环境触发因素被认为会增加遗传

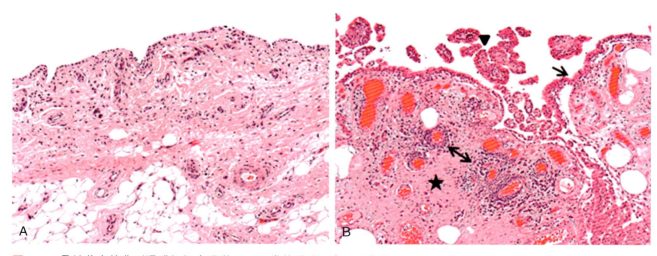

图 5-3 骨关节炎的典型滑膜组织病理学。A. 正常的滑膜，有一层薄薄的内层和疏松的内膜下结缔组织。B. 滑膜内增生（箭头）、绒毛增生（箭头）、纤维化（星形）和血管周围单核细胞浸润（双头箭头），这些都是 OA 常见的组织病理学特征（摘自 Scanzello CR, Goldring SR. The role of synovitis in osteoarthrisits pathogenesus. Bone. 2012. 转载授权）

易感个体的 RA 风险。口服避孕药的妇女患 RA 的风险较低，而不孕症妇女和第一次妊娠产后的妇女患 RA 的风险增加。大约 70% 的 RA 患者是女性。

与类风湿性关节炎发展相关的其他环境诱因包括病毒（爱泼斯坦 – 巴尔病毒和细小病毒）和细菌（变形杆菌和支原体）感染、热休克蛋白阳性、压力源，如身体或精神创伤、吸烟、空气污染、杀虫剂接触、二氧化硅接触、肥胖或胃肠道微生物组群的差异。这些环境 – 基因相互作用可能会引发自身蛋白瓜氨酸化，对自身蛋白质失去耐受性，产生针对瓜氨酸肽的自身抗体，如抗瓜氨酸蛋白抗体（ACPA），以及产生自身抗体类风湿因子（RF），引发一系列导致慢性炎症反应的情况。

症状

类风湿性关节炎通常表现为多关节疾病。最常见的关节包括腕关节、近端指间关节、掌指关节和跖趾关节；远端指间关节和脊柱关节通常不受影响。髋、膝和肩等大关节也可以受累。关节往往是左右对称受累的。可出现关节疼痛、肿胀和僵硬。关节症状通常出现数周至数月，并伴有全身症状，如虚弱、疲劳、厌食；此外，心脏和肺部等多个器官也可能受到影响。与 OA 不同，晨僵持续时间通常超过 1h。类风湿结节是一种炎性组织的肿块，通常不痛，但偶尔也会痛，最常见于关节处，如肘尖或指间关节，也可见于膝盖和脚后跟等部位，以及身体其他部位，包括内脏。

体格检查和诊断

典型的受累关节表现包括肿胀水肿、触痛和皮肤温度较高；这些表现可能与滑膜炎 / 炎症和渗出有关。受累关节附近的肌肉可有萎缩，受累关节的无力与压痛不成比例。2010 年，美国风湿病学会和欧洲风湿病联盟提出了 RA 的联合分类标准。类风湿性关节炎的分类标准包括 4 个部分：受累的小关节和 / 或大关节数目、血清学标志物、RF 和 ACPA 的数量、正常或异常的急性期反应物 CRP 和 ESR，以及症状持续时间。对这些部分进行评分，得分越高表示 RA 诊断和 RA 严重程度的可能性越高。该分类系统是 1987 年美国风湿病学会分类标准的修订版，2010 年分类系统被设计为努力在患者早期诊断 / 分类 RA。这个分类系统是 1987 年美国风湿病学会分类标准的修订版，2010 年的分类系统是为了在早期进行诊断 / 分类类风湿性关节炎。新的标准中不包括

RA 结节和侵蚀性改变的影像学证据，这些在晚期 RA 中更常见。此外，根据 2010 年的指南，对称的关节炎不是标准之一，允许不对称的表现。这些分类标准是为正式诊断类风湿性关节炎和在研究试验中跟踪类风湿性关节炎而设计的。在一般的临床诊疗过程中，即使这些分类标准上评分不足，也可以根据专业医疗人员的专业判断诊断 RA。类风湿性关节炎和其他形式的炎性关节炎的受累关节将显示滑膜液白细胞计数为 2000~50 000 个细胞 /mL，没有晶体，并且关节液是无菌的。

影像学

RA 患者最常用的影像学检查方法是 X 线检查。X 线片可以检测到软组织增厚，这是滑膜增厚、腱鞘炎和关节积液的综合表现。关节间隙增宽是最早的影像学异常之一。这种增宽是短暂的，与滑膜增厚和渗出有关。局部炎症、受累关节的废用，以及激素治疗，可能导致骨关节炎的 X 线片上所见的骨量减少。影像学上的骨侵蚀显示 RA 的严重程度和进展阶段，这些侵蚀通常发生在骨膜滑膜附着处、骨和软骨之间；此外，软骨下可发现软骨下骨囊肿。在 X 线片上观察到的 RA 晚期的其他畸形包括明显的关节破坏（和关节间隙变窄）、力线不正和应力性骨折。与 OA 不同，膝关节 3 个部位的关节间隙变窄相对均匀，并且骨赘形成与 RA 无关。图 5-4 显示了类风湿性关节炎的常见 X 线片特征。膝关节可疑类风湿性关节炎的 X 线片可以有其他用途；它们可以作为基线，用于评估疾病随时间的进展，并且可以排除其他诊断，如痛风或焦磷酸钙疾病。X 线检查在检测类风湿性关节炎早期变化方面的效用有限；它只能提供滑膜炎症的间接证据。此外，检查早期骨变化方面可能不敏感。

MRI 和超声可以用来检测这些早期变化，进而可以进行更详细的软骨、肌腱、滑膜和骨的评估。MRI 和超声可以检测骨髓水肿、腱鞘炎和滑囊炎，并能更好地描述骨侵蚀和滑膜炎；与临床检查和常规 X 线检查相比，这些成像方式在检测这些变化方面具有更高的敏感性。在膝关节疼痛的情况下，X 线、磁共振成像和超声检查可用于诊断或排除膝关节症状的其他原因。

病理生理学与进展

类风湿性关节炎有临床症状前十几年，包括 ACPA 和 RF 在内的自身抗体可出现在血清中。自身抗体被认

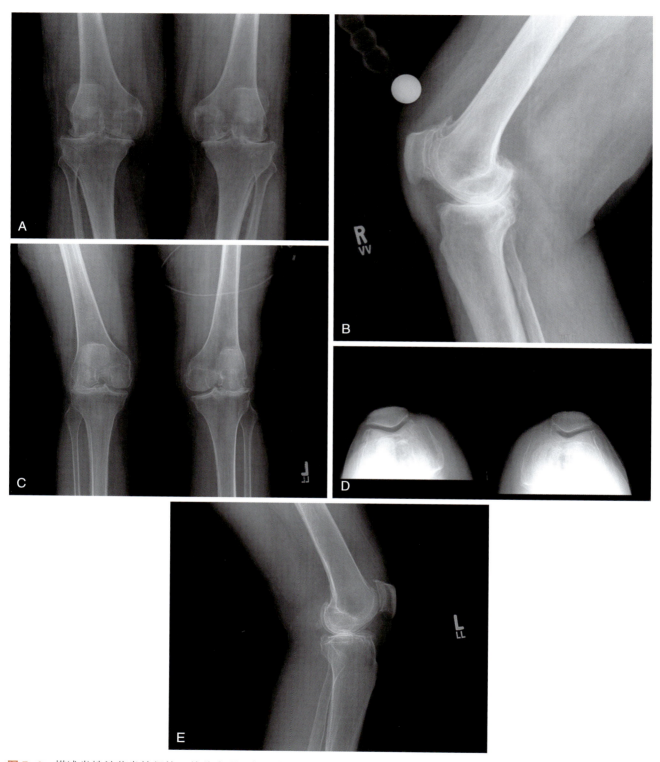

图 5-4 描述炎性关节炎特征的 X 线片表现。银屑病性双侧膝关节炎前后位片（A）和侧位片（B）。类风湿性关节炎患者前后位片（C）、髌骨轴位片（D）和侧位片（E）

为是刺激滑膜和关节炎症的介质。滑膜和关节炎症的触发机制包括：①免疫复合物沿血管壁沉积，可能诱发血管炎；②自身抗体或免疫复合物沉积到滑膜组织中；③自身抗体直接进入滑膜间隙并结合特定抗原软骨。慢性滑膜炎是由于细胞因子途径的持续激活、新生血管生成和炎性细胞的募集和活动而引起的。

类风湿性关节炎软骨的结构性损伤可以通过多种不同的机制发生。软骨损伤的主要原因是关节滑膜。类风湿性关节炎滑膜增加了降解软骨基质的 MMP 和 ADAMTS 的表达，并且增加了炎性细胞因子的表达，这些细胞因子可以破坏关节液。关节积液积聚在关节间隙内，关节间隙内含有中性粒细胞等炎性细胞，蛋白质含量较高。滑膜本身可以侵犯软骨的边缘；这部分是由软骨的炎症破坏和肥大的滑膜（也称为血管翳）的侵袭所介导的。骨侵蚀与持续和增加的炎症有关。滑膜细胞因子如 TNF-α 和 IL-1 的表达增加，可刺激巨噬细胞集落刺激因子和 NF-κB 配体受体激活剂（RANKL）的增加表达，从而增加破骨细胞在骨膜表面的分化和活性。这些侵蚀发生在一个叫作裸区的区域，也就是滑膜转变为骨膜的地方。软骨下骨的破坏可以与软骨的降解和滑膜侵入同时发生，也可以发生血管翳的侵袭。软骨下骨侵蚀的发病机制本身可以进一步导致软骨的退化。虽然滑膜炎是骨侵蚀的主要诱因，但骨小梁间隙的炎症或骨髓水肿（假定代表骨内炎症）也与骨侵蚀的发生有关。软骨下骨囊肿也是受到炎症活动的刺激而产生的。一般来说，炎症刺激破骨细胞前体细胞迁移、破骨细胞生成和破骨细胞功能；因此，骨丢失是类风湿性关节炎和其他类型炎性关节炎的常见现象。

幼年特发性关节炎

幼年特发性关节炎（JIA）是一个专业术语，用于对 16 岁之前发生的炎性关节炎进行分类。诊断 JIA 需要关节炎持续时间大于 6 周。JIA 的患病率为每 10 万人中 16~150 人，是最常见的幼年慢性风湿性疾病。国际风湿病学会联盟提出了一个针对各种类型的 JIA 的分类系统：全身性关节炎、少发性关节炎、多发性关节炎（RF 阴性）、多发性关节炎（RF 阳性）、银屑病性关节炎、肌腱末端病（ERA）和其他类型。单个关节炎通常累及学龄前女孩的膝关节或踝关节，是最常见的 JIA 亚型；发病后 6 个月内会有 1~4 个受累关节。多发性关节

炎涉及 5 个或更多关节，发病 6 个月，可为 RF 阴性和 RF 阳性。RF 阳性多发性关节炎通常涉及手的小关节并且具有对称分布，且经常在青春期女孩中发现。RF 阴性多发性关节炎的表现更为多变。全身性关节炎会影响一个或多个关节，受累关节有 2 周以上的发热史，且持续发热多于 3 天。也可发现有以下症状之一：一过性皮疹、全身淋巴结肿大、肝脾肿大或浆膜炎。ERA 分为关节炎合并附着点炎，或关节炎或附着点炎的单独发病，具有一定特征。附着点炎包括肌腱止点的炎症。它通常影响 8 岁以上男孩的下肢关节。附着点炎与炎症性肠病、强直性脊柱炎有关。银屑病性关节炎包括关节炎症状的一个或两个如下表现：一级亲属患指趾炎、指甲凹陷或甲亢或牛皮癣。如果关节炎的症状不属于或符合至少两类，则可将其归类为其他类型。

血清阴性脊柱关节病

血清阴性脊柱关节病（SpA）是炎性关节炎的一个系列；它们被称为血清阴性，因为这些情况通常对 RF 是阴性的。这些疾病通常影响脊柱和周围关节，其中就包括膝关节。在特定人群中，SpA 的患病率与 HLA-B27 基因的存在有相关性。据估计，全世界 SpA 的患病率为 0.5%~1.9%。SpA 可包括但不限于以下几种：强直性脊柱炎（AS）、银屑病性关节炎（PsA）、炎症性肠病（IBD）相关关节炎、反应性关节炎（既往称 Reiter 综合征；ReA）和未分类的 SpA。AS 主要累及骶髂关节和轴心骨骼。它可以包括膝关节、髋关节和肩关节、末端病和葡萄膜炎。PsA 是一种炎症性关节病，可伴有关节炎、末端炎、指关节炎、躯干轴受累、银屑病指甲营养不良和银屑病。

IBD 患者的关节受累率为 17%~39%。它可以表现为轴关节受累，也可以与周围关节炎相关，如滑膜炎、指关节炎和 / 或末端病。ReA 被归类为一种无菌性滑膜炎，通常由典型的泌尿生殖道或胃肠道感染引起。非淋菌性感染后关节炎、尿道炎和结膜炎三联征是 ReA 的典型表现；然而，这种三联征仅见于少数病例中。未分类的 SpA 不符合其他血清阴性 SpA 的标准。它可以表现为背痛、附着点炎、周围关节炎和骨骼外表现，如指炎和疲劳。通常未分类的 SpA 将有望被归为另一种类型的关节炎，如类风湿性关节炎、强直性脊柱炎、银屑病性关节炎或退行性关节病。

其他炎症性关节病

晶体性关节病包括痛风和假痛风。痛风是尿酸单钠（MSU）晶体在关节处积聚的结果，而假痛风（又称焦磷酸钙沉积病）是关节处焦磷酸钙晶体沉积的结果。痛风和假痛风的临床表现可包括不对称的单关节或多关节炎症，可发生在急性期和持续期。痛风和假痛风可导致关节糜烂和破坏。痛风、假痛风和大多数炎性关节炎的滑液白细胞浓度通常在 2000~50 000 个细胞 /mL 之间。痛风滑液分析显示负双折射针状晶体，而假痛风分析可显示弱正双折射菱形晶体。在假痛风患者中，软骨钙质沉着症的 X 线征象通常见于受累关节。痛风和假痛风的临床表现与化脓性关节炎相似。化脓性关节炎最常见于膝关节。化脓性关节炎滑液分析显示白细胞计数升高，通常超过 50 000 个细胞 /mL，革兰染色可显示葡萄球菌或革兰阴性菌。

结缔组织疾病，如狼疮，可导致膝关节炎性关节炎。然而，通常情况下，狼疮，其他系统和骨骼外的表现也会出现。莱姆病与伯氏疏螺旋体有关，可引起莱姆病关节炎，特别是大关节肿胀反复发作。莱姆病相关关节炎是莱姆病的晚期表现。博格多尔费里螺旋体可以侵入关节，引起炎性关节炎，随着时间的推移，最终会导致关节破坏。

结语

关节炎包括一系列可能影响膝关节的疾病。这些疾病包括 OA、RA、JIA、血清阴性脊柱关节病（即 AS、PsA、IBD 相关关节炎、反应性关节炎）、晶体诱发关节炎（痛风和假痛风）、化脓性关节炎、狼疮相关关节炎和莱姆病相关关节炎。一般来说，OA 不同于其他类型的关节炎，因为它被归类为"非炎症性"。虽然炎症途径参与 OA 的病理和疾病进展，但 OA 的炎症水平相对降低，OA 的疾病进展是一个多因素的过程，也涉及疾病的非炎症途径。一般来说，通过直接抑制炎症途径可以减少膝关节的病理和各种形式的炎性关节炎的进展。在炎性关节病中，滑膜和骨的病理学改变通常可以通过抑制炎症介质而得到改善。然而，软骨自身修复的内在能力有限，一旦发生严重损伤，软骨将无法随时间自行修复。了解关节炎的病理生理学将有助于对每一种疾病做出正确的诊断和适当的治疗。

（袁礼波 谭洪波 郭林翻译；柴伟校对）

参考文献

第 6 章

下肢力线

Shane C. Eizember, MD | Caleb M. Yeung, MD | Hany S. Bedair, MD | John G. Esposito, MD, MSc, FRCS (C)

膝关节解剖及生物力学

膝关节独特的解剖和几何结构适合其运动并提供静态和动态稳定性，使其能够在日常活动中承受多倍于我们身体的重量。

股骨、胫骨和髌骨构成了膝关节的胫股关节和髌股关节。股骨髁呈圆形，特别是后方，并且相对股骨干有后方偏移，允许深度屈曲。内髁相对于外髁更大、更圆，且曲率半径更均匀，使其在膝关节屈曲时基本保持静止。而外髁向后方平移，造成股骨后滚。重要的是，这使得股骨远端在膝关节屈曲过程中外旋，促进了髌骨与滑车沟的接合。在前方，股骨髁变扁平并融合形成滑车沟，形成髁间窝。

胫骨关节面又称胫骨平台，与股骨远端不对称，为膝关节提供稳定性。在冠状面，胫骨平台存在轻微的内翻，与股骨不对称的内外髁相匹配。在矢状面，胫骨平台相对于胫骨干有轻微后倾，通常存在一个向后的倾斜。一项分析磁共振成像（MRI）的研究发现，对于男性来说，胫骨内侧后倾范围为 –3° ~10°（平均 3.7°），胫骨外侧后倾范围为 0° ~9°（平均 5.4°）。在女性中，胫骨内侧后倾范围为 0° ~10°（平均 5.9°），胫骨外侧后倾范围为 1° ~14°（平均 7.0°）。不同性别和人群之间的胫骨后倾是不同的，这取决于所使用的成像方法和参考轴。胫骨平台外侧后倾越大，越能增加后方滚动。

股骨髁与胫骨平台之间额外的包容性是由半月板提供的，半月板也作为负荷和稳定的垫片。内外侧半月板增大了有效的关节面，通过将轴向负荷分散为环形应力而减少了接触应力。内侧胫骨平台更大、更凹，其半月板沿胫骨边缘固定形成有效加深。相反，外侧胫骨平台更小、更凸，外侧半月板固定于中央，使其保持更多的活动性，以适应外髁的后滚。

膝关节韧带在运动和稳定性方面也起着重要作用。内侧和外侧副韧带为冠状面的侧向应力提供稳定性。浅层的内侧副韧带（Medial Collateral Ligaments，MCL）提供了主要的内侧稳定性，而外侧副韧带（Lateral Collateral Ligaments，LCL）则提供外侧稳定性。前后交叉韧带对矢状面的前后方应力提供稳定性。在前交叉韧带（Anterior Cruciate Ligaments，ACL）缺损的膝关节中，胫骨向前的半脱位导致膝关节后内侧软骨磨损。在后交叉韧带（Posterior Cruciate Ligaments，PCL）缺损的膝关节中，胫骨向后的半脱位影响了正常的后滚，从而影响膝关节的深度屈曲。

在正常步态中，60%~70% 的站立位重力负荷通过膝关节内侧间室。对线的微小变化导致不同关节间室的负荷分布发生显著改变，这可能会诱发或加速关节炎的发生。

通过合适的 TKA 恢复下肢力线，会使整个植入物的应力分布正常化。假体对位不良会改变各间室的负荷分布，并容易造成假体早期失效。

膝关节运动

膝关节的运动模式很复杂。主要是屈曲和伸展，但也存在纵向面（内旋与外旋）和冠状面（内翻与外翻）旋转。尽管我们认为膝关节在矢状面有两个旋转轴，多项研究还是建议通过连接内外髁的线——通髁线（Transepicondylar Line，TEL）来评估膝关节在矢状面的运动。当平行于 TEL 观察时，股骨髁的后方投影是两个同心圆轮廓，较大的内侧轮廓反映了股骨内髁较大的曲率半径（图 6–1）。屈伸间隙即 TEL 和胫骨关节面之间的区域，在整个屈曲过程中保持不变并使侧副韧带保持恒定的张力（图 6–2）。

膝关节屈曲时，胫骨从轻微的内翻变为外翻，并同时内旋（股骨外旋）。胫骨相对于股骨的内外旋发生在胫骨的长轴上（图 6–3A）。胫骨在屈曲和伸展过程中

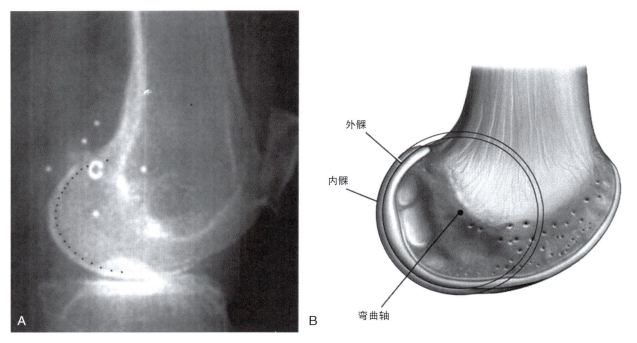

A
B

图 6-1 A. 沿通髁线（Transepicondylar Line，TEL）观察的膝关节侧位 X 线片，股骨内外髁曲线在后方同心，内侧的曲率半径稍大。B. 该视角的示意图

外髁
内髁
弯曲轴

的旋转与之前描述的胫股关节内外侧的不对称性相适应。外侧间室的胫骨平台凸起并且半月板活动性较大，与之相比，内侧间室的胫骨平台凹陷并且半月板活动性较小。这导致胫股内侧接触点比其外侧接触点向后方平移更少，从而导致膝关节屈曲时胫骨内旋（股骨外旋）（图 6-3B）。在整个屈曲 – 伸展弧线上，这种旋转总共约 30°。当膝关节达到完全屈曲时，胫股外侧间室的接

触点已经移动到胫骨平台的后方边缘，伴有 30° 外旋和 5° 外翻。不同研究中胫股接触点前后移位的变化，可以用不同研究中采用了不同的解剖学参考点、运动方式和足内外旋来解释。

膝关节的屈伸会影响髌股关节的运动。在站立位，当膝关节伸展时，髌骨位于滑车沟的近端外侧。当膝关节屈曲时，股骨开始外旋，髌骨进入滑车沟，并沿沟槽

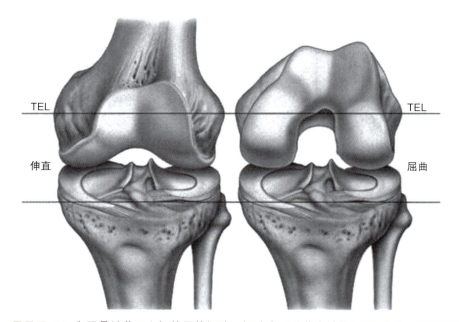

TEL
伸直
屈曲
TEL

图 6-2 膝关节正位图，显示了 TEL 和胫骨关节面之间的屈伸间隙。间隙由"关节内结构"（股骨髁、胫骨近端、半月板和交叉韧带）填充。间隙大小在整个运动范围内是恒定的，这有助于保持起源于 TEL 的侧副韧带的张力

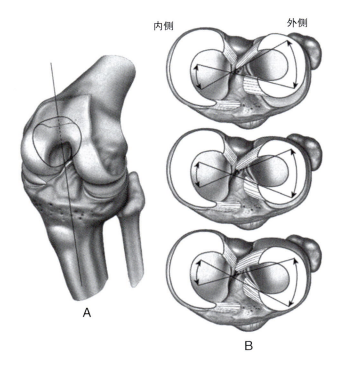

图 6-3 胫骨和股骨在屈伸过程中发生轴向旋转示意图。A. 胫骨围绕着穿过胫骨平台的轴线旋转，该轴线位于中心的内侧。B. 轴线的内侧移位是由于内侧平台的凹陷限制了内髁的位移。在外侧间室，凸出的平台表面允许更大的前后位移，活动性更大的外侧半月板进一步促进了位移

移动。随着膝关节屈曲，髌骨本身也开始屈曲并向远端移动，使髌骨股骨接触点向远端移动。当深度屈曲时，髌骨下降于两个股骨髁之间，与二者接触（图 6-4）。

髌骨的屈伸运动大致是在股骨髁的一个横轴上，位于 TEL 稍前偏远端（图 6-4）。股骨和胫骨结节的变异以及韧带松弛度会改变髌股关节的运动。

下肢力线

下肢力线存在显著的变异性。身高和骨骼形态的个体差异，包括退行性改变，都会影响膝关节力线。下肢的机械轴是从股骨头中心到踝关节中心的连线。在正常肢体中，机械轴通常通过胫骨髁间嵴内侧，但如上所述，这也取决于身高和骨盆宽度。机械轴可细分为股骨机械轴和胫骨机械轴。股骨机械轴是从股骨头中心到股骨远端髁间窝中心的连线。胫骨机械轴是从胫骨平台中心到踝关节中心的连线。

下肢解剖轴以与之相关的股骨和胫骨的髓腔为基础。股骨解剖轴是在髓腔中画一条近端到远端的线将股骨一分为二。股骨的解剖轴和机械轴之间的角度通常为 5°～7°。胫骨解剖轴是在髓腔中画一条近端到远端的线将胫骨一分为二。胫骨的解剖轴和机械轴通常是相同的，不过如果有骨骼的成角畸形，二者可以有所不同。

膝关节力线

膝关节力线是指大腿（股骨）与小腿（胫骨、腓骨和踝关节）的方向。可以在冠状面和矢状面进一步描述（图 6-5）。

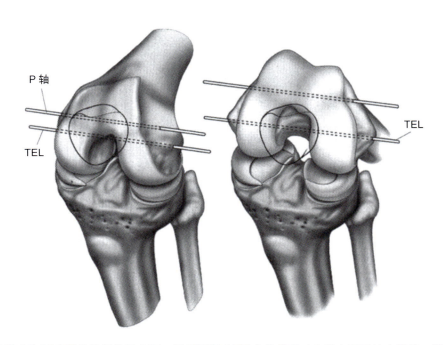

图 6-4 膝关节部分屈曲和深度屈曲的斜位示意图，显示胫骨（TEL）和髌骨（P 轴）运动的水平轴。膝关节完全屈曲时，髌骨相对于股骨轴的弯曲程度最大

正常力线

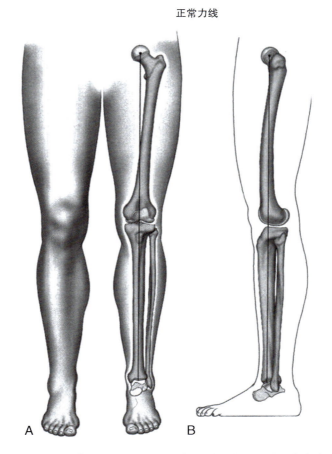

A   B

图 6-5　下肢的正位（A）和侧位（B）视图，描绘了股骨和胫骨及其机械（负重）轴。参考点为髋关节中心、膝关节中心和踝关节中心

在站立位的冠状位中，地面反作用力从后足通过踝关节传递到髋关节中心。当膝关节对位良好时，它的中心在这个负重轴（Load-Bearing Axis，LBA）上。当膝关节中心明显偏离 LBA 时，则发生冠状位力线不良。内翻膝偏离至 LBA 外侧，使胫股关节内侧间室负荷过重，而外翻膝偏向内侧，使外侧间室负荷过重（图 6-6）。基于特定的关节间室负荷增加，可能会使骨关节炎的位置发生偏移。

在矢状位中，膝关节中心位于 LBA 稍后方。膝关节反屈是指膝关节中心明显位于 LBA 后方，造成过伸畸形。屈曲挛缩是指膝关节中心位于 LBA 前方（图 6-7）。

力线评估

膝关节力线的 X 线评估最好采用负重位的正侧位片。下肢力线评估需要包括髋膝踝的下肢全长 X 线片（如标准的 36in 暗盒）或数码拼接图像。为了最大限度地减少变异性和旋转误差，膝关节的位置应该是屈曲平面朝向正前方，而不是基于髌骨朝向前方，因为后者存在变异性。评估髌骨方向时，应获得轴向视图（Merchant 位），并以 TEL 作为参考（图 6-8）。CT 扫描也可用于评估旋转变异。

冠状面力线的成角组成

股骨、胫骨和髌骨的冠状面力线是指它们相对于机械轴的成角方向。冠状面力线的组成如图 6-9 所示。股骨机械轴是从股骨头中心到膝关节中心的连线。胫骨机械轴是从胫骨中心到踝关节中心的连线。两条轴线之间的角度为髋膝踝角（Hip-Knee-Ankle，HKA 角）。当膝关节力线良好时，膝关节中心在 LBA 上，并且 HKA 角度为 0°。

HKA 角由 3 个角度组成：

1. 髁 - 髋角（Condylar-Hip，CH 角）：股骨髁远端切线与股骨机械轴的夹角。

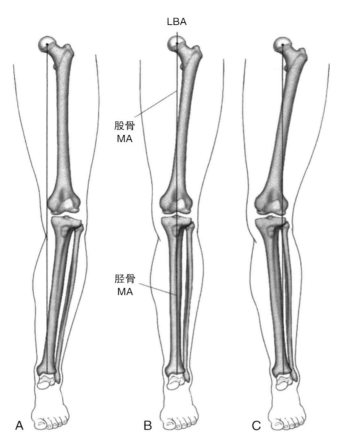

图 6-6　下肢力线的正位示意图：内翻（A）、中立（B）和外翻（C）。在中立位膝关节中，膝关节中心位于负重轴上。在其他情况下，膝关节偏离中心，偏移至负重轴的外侧（内翻）或内侧（外翻）。MA，机械轴；LBA，负重轴

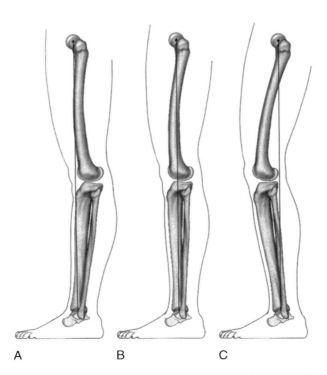

图 6-7　下肢力线的侧位示意图：过伸畸形（A）、中立位（B）和屈曲畸形（C）。在中立位下肢中，骨接触点几乎与负重轴重合。在过伸的膝关节中，膝关节中心在负重轴后方，而在屈曲畸形中，膝关节中心在轴的前方

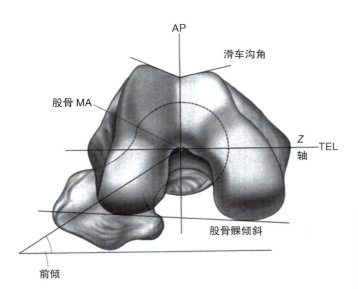

图 6-8 股骨远端轴位示意图，显示 TEL 与股骨机械轴（MA）的走向重叠。推荐的方法是以 TEL 为参考轴来定义股骨前倾角、后髁倾斜角、髌骨倾斜角和滑车沟角。AP，前后位

2. 平台 – 踝角（Plateau – Ankle，PA 角）：胫骨平台切线与胫骨机械轴的夹角。

3. 髁 – 平台角（Condylar–Plateau，CP 角）：股骨关节面切线与胫骨关节面切线的夹角。

这些角度之间的关系为 HKA 角 =（CH 角 +PA 角）+CP 角。

HKA 角表示线性偏差的度数（即 180° HKA 角为 0°），CH 角和 PA 角都表示为与 90° 的偏差。按照惯例，负角表示内翻，而正角表示外翻。

表 6-1 无症状成年人下肢力线的平均髋膝踝（HKA）角		
研究	HKA 角（°）	标准差（°）
Moreland 等	-1.3	2.0
Hsu 等	-1.2	2.2
Cooke 等	-1.0	2.8

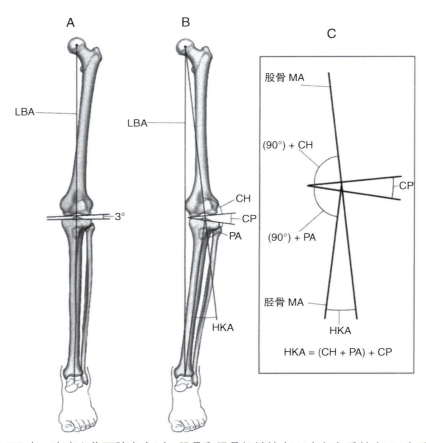

图 6-9 正位下肢力线 HKA 角。在中立位下肢中（A），股骨和胫骨机械轴（MA）与负重轴（LBA）重合，关节面向内倾斜约 3°。在内翻膝中（B），机械轴在 LBA 外侧相交，形成内翻髋膝踝（HKA）角。HKA 角（C）的关节面组成是髁 – 髋（CH）角、平台 – 踝（PA）角（每个角的测量值都超过 90°）和髁 – 平台（CP）角。按照惯例，内翻为负值（–），外翻为正值（+）。HKA 角 =（CH 角 +PA 角）+CP 角

股骨和胫骨的机械轴通常位于中立位（HKA 角 =0°）。表 6-1 显示了几个不同研究中无症状成年人的平均 HKA 角和标准差。已知年轻男性的 HKA 角高于女性。与年轻群体相比，无症状成年人的 HKA 角更接近 0°。尽管如此，HKA 角与年龄、性别和其他因素有关，并且标准差相对较大，"标准对线"包含了一定范围的 HKA 角。

Q 角决定了髌骨相对于髂前上棘和胫骨结节的对位情况。在无症状的成年人中，Q 角为 11°±6°（图 6-10）。由于胫骨结节的位置可以变化，这也导致了标准 Q 角存在一定范围。在外翻膝中，Q 角增大，髌骨受力趋向于外侧。然而，在骨关节炎性内翻膝中，髌骨向外侧移动往往伴随着外侧髌股间室的磨损。这被认为是股骨远端或胫骨近端旋转发育异常所致。

用于描述肢体畸形中冠状面力线的其他术语见图 6-11。

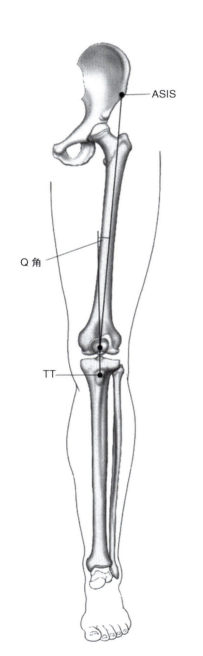

图 6-10　Q 角的定义：指髂前上棘（ASIS）至髌骨中心连线与髌骨中心至胫骨结节（TT）连线的夹角

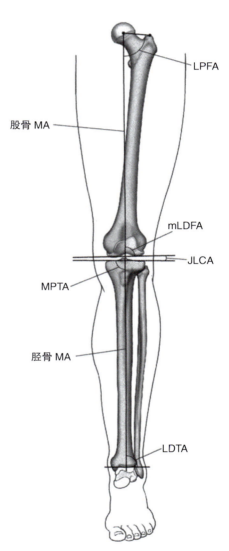

图 6-11　矫正肢体延长术及畸形的常用冠状面力线参数。股骨近端外侧角（LPFA）为股骨大粗隆顶端至股骨头中心的连线与股骨机械轴的外侧夹角；股骨远端机械轴外侧角（mLDFA）为股骨髁远端切线与股骨机械轴的外侧夹角（相当于图 6-9 所示的髁 - 髋角）；胫骨近端内侧角（MPTA）指胫骨平台切线与胫骨机械轴的内侧夹角（相当于图 6-9 所示的平台 - 踝角）；关节线相交角（JLCA）指股骨髁远端切线与胫骨平台切线间夹角（相当于图 6-9 中的髁 - 平台角）；在踝关节，胫骨远端外侧角（LDTA）是胫骨远端关节面切线与胫骨机械轴的外侧夹角

矢状面力线的成角组成

圆形的股骨髁及其与股骨干轴线的后方偏移，在力线的定义方面带来了额外的复杂性。股骨轴与股骨髁近端关节线的角度为股骨远端后侧角（Posterior Distal Femoral Angle，PDFA）。平均 PDFA 为 83°，正常范围为 79°~87°（图 6-12A）。另一种定义是用一条线（Blumensaat 线）来连接髁间窝的顶点，并测量它与股骨轴之间的角度（图 6-12B）。

胫骨的矢状面力线是以机械轴为参照，由关节前缘到后缘的一条线来确定的（图 6-12C、D）。两侧间室的后倾角为 7°±3.5°。

截骨及假体植入
力线目标

当考虑到股骨、胫骨和髌骨组件以及它们在屈伸、近 - 远端定位、内外翻、旋转、前后移位和内外移位等方面的综合自由度时，TKA 术中植入假体时出现误差的可能性非常大。

通过 3 个主要截骨来实现 TKA 的力线及平衡：胫骨近端截骨、股骨远端截骨和股骨前后髁截骨（图 6-13）。股骨远端截骨确定轴向力线，而股骨前后髁截骨确定旋转对线。标准化的技术和器械使得外科医生能够实施重复性高的精确截骨，以恢复肢体的机械轴

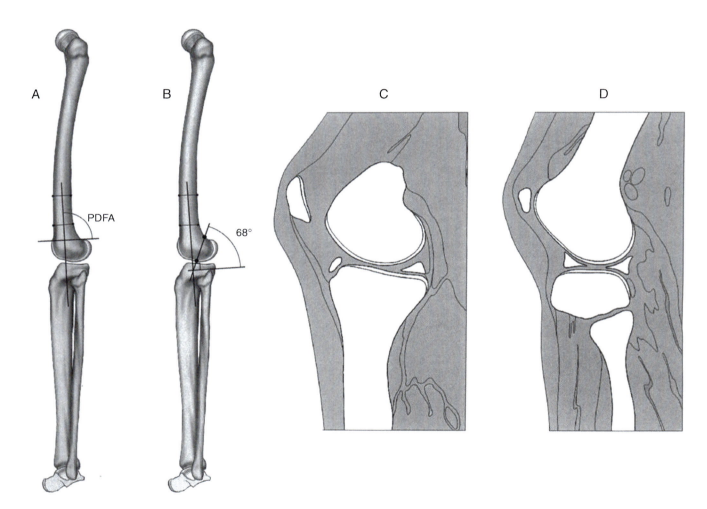

A   PDFA
B   68°
C
D

图 6-12 膝关节力线的侧视图。A. 股骨髁定位——股骨髁近端关节线与股骨解剖轴间的后侧夹角，称为股骨远端后侧角（PDFA）。B. 股骨髁定位——Blumensaat 线（描述髁间窝顶部的线）与股骨解剖轴垂线间的后侧夹角。C. 通过内侧间室的膝关节矢状剖面图显示内侧胫骨平台关节面呈凹陷状。D. 通过外侧间室的膝关节矢状剖面图显示外侧胫骨平台关节面呈突起状。胫骨平台表面的后倾可由前后关节缘的连线来定义，并测量它与胫骨机械轴的交角

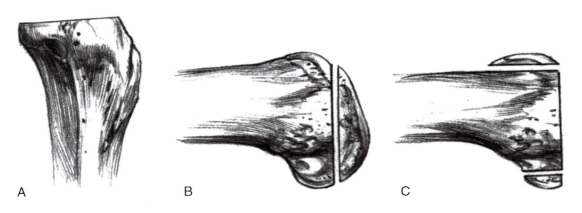

图 6–13　通过 3 个截骨来确定膝关节力线：胫骨近端（A）、股骨远端（B）和股骨远端前后方截骨（C）

（或运动学）力线。

　　恢复下肢中立位力线是 TKA 的主要目标。胫股力线（胫骨与股骨解剖轴间夹角）被认为应恢复至 6° ±2° 外翻，尽管这取决于术前力线、肥胖程度和周围韧带功能完整等条件。尽管膝关节在胫骨侧存在平均约 3° 的内翻，垂直截骨（垂直于胫骨机械轴或解剖轴截骨）通常仍是首选。因此股骨相对应地被截成 4° ~7° 外翻。

　　两种技术用于综合胫骨侧和股骨侧截骨：测量截骨技术和间隙优先（间隙平衡）技术。

　　测量截骨技术通过替换被切除骨量来恢复膝关节解剖。例如，如果胫骨近端截去 10mm，则用总厚度为 10mm 的胫骨托和聚乙烯衬垫恢复解剖。通过股骨后髁和远端截骨来匹配假体厚度（图 6–14）。

　　间隙平衡技术基于初始胫骨截骨，在屈膝 90° 和完全伸直时建立相等的矩形间隙。紧张韧带确定股骨外旋（股骨后髁截骨）和股骨外翻（股骨远端截骨），进而创建相等的矩形间隙。必须谨慎确保胫骨截骨准确、去除周围骨赘并进行恰当的软组织平衡，否则会影响屈伸间隙的准确性（图 6–15）。

胫骨侧截骨

　　用专用器械实施胫骨近端截骨，即于胫骨放置用于引导截骨的髓内或髓外导向器。每种器械都有其自身的利弊。既往文献表明，髓外或髓内导向器在实施胫骨截骨时同样有效（图 6–16），甚至对于外部骨性标志模糊不清的肥胖患者也是如此。因此，导向器的选择往往基于外科医生的偏好。

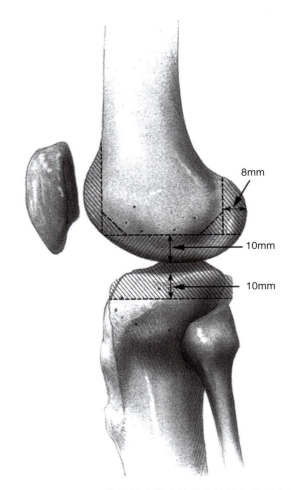

图 6–14　采用测量截骨技术去除的骨和软骨与代替它们的植入物厚度要一致

　　在髓外引导时，导向杆在冠状面上平行于胫骨嵴并能调整后倾角度。髓外系统不受胫骨干畸形的影响，并避免了髓内导向杆插入胫骨髓腔时可能发生脂肪栓塞的风险。然而，研究发现这些导向器可能会出现明显的力

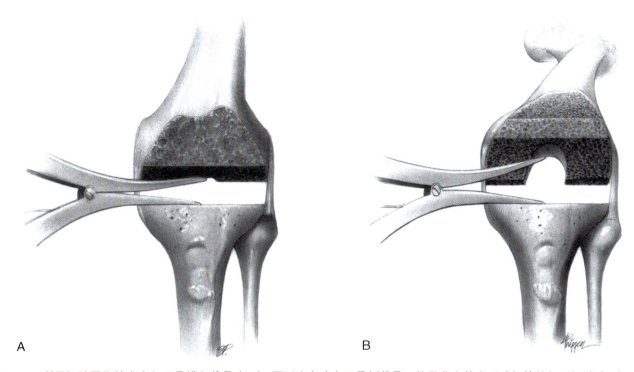

图 6-15 利用间隙平衡技术先行胫骨横向截骨（A），再以张力确定股骨侧截骨，使屈曲和伸直形成相等的矩形间隙（B）

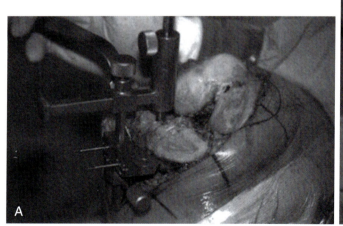

图 6-16 髓内（A）或髓外（B）导向器可用于胫骨侧截骨

线错误，特别是在冠状面上垂直于胫骨机械轴截骨时。

髓内引导适用于大多数（骨干明显畸形或硬物阻塞髓腔除外）膝关节。这些导向器具有可伸缩组件，能够将截骨导向板在目标截骨水平固定于胫骨近端（图

6-17）。与髓外导向器一样，这些器械可以改变后倾角度和内翻、外翻的力线。

在这两种系统中，都使用探针来确定要切除的骨量，通常目标是从关节炎较轻侧的胫骨平台上切除

10mm 的骨量。因此在测量截骨技术中，截骨量应当等于之前提到的胫骨托和聚乙烯衬垫的总厚度。

股骨远端截骨

　　股骨远端截骨通常以 4°~7° 的外翻角进行。与胫骨截骨一样，髓外导向器和髓内导向器均可使用。然而既往文献表明：基于髓内导向器的截骨通常比髓外导向器更准确、可重复性更高（图 6-18）。确实，之前的一项研究对使用髓外导向器和髓内导向器的 TKA 患者进行了比较，发现髓外组 28% 的患者股骨远端截骨角在可接受范围（4°~10° 的股骨外翻）之外，而髓内组仅

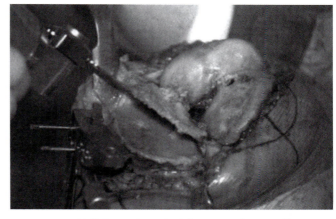

图 6-17　胫骨截骨导向板固定到位，用于引导胫骨截骨

图 6-18　将髓内导向器设定在外翻 4°~6° 的位置，置于股骨内（A）。取出定位杆并截骨（B）。截骨后的股骨远端（C）

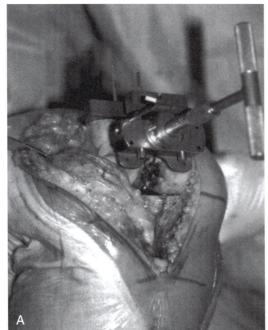

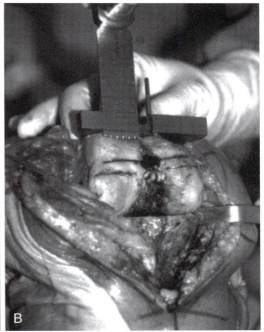

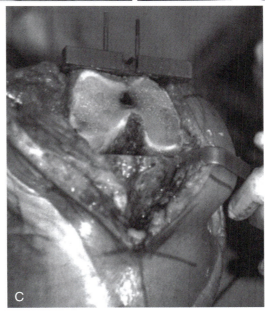

14%。此外，髓外组关节线方向偏离正常范围的比例也是髓内组的 2 倍。

重要的是，类似于胫骨髓内导向器，股骨髓腔过大或股骨干畸形时股骨髓内导向器也可导致错误。导向器可调节股骨远端截骨以形成 4°~7° 的外翻角。

股骨前后髁截骨

股骨远端尺寸由前参考或后参考决定。前参考以股骨前表面为参照进行测量截骨（图 6-19）。股骨干远端前皮质平面的截骨是首选，因为高于此平面截骨会导致髌股关节填塞，影响膝关节屈曲。同样重要的是切勿过量截骨，因为过量截骨会造成股骨前方皮质切迹（Notching），从而容易在此处发生骨折。

当股骨骨髁解剖介于 TKA 系统的标准尺寸之间时，前参考便暴露了其一大缺点。发生这种情况时，通常选择小号假体以避免髌股关节过度填充。在后叉韧带保留

型膝关节置换中，前参考（若选择了大号假体）会明显牵拉后交叉韧带，应当避免。

不同于前参考，后参考能优化股骨后髁截骨，维持后叉韧带保留型全膝关节置换中的后交叉韧带张力。与前参考一样，介于 TKA 系统标准尺寸之间者也会遇到问题。大号假体同样会导致髌股关节填塞，而缩小假体则会形成股骨切迹（图 6-20）。在后叉韧带替代型假体设计中，屈曲间隙增加的 2~3mm 需要额外的股

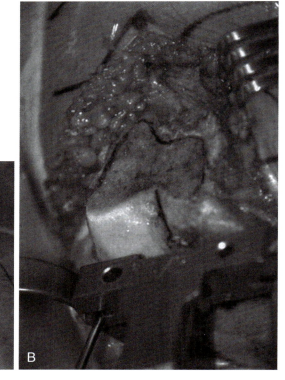

图 6-19 A. 前参考系统在股骨前皮层放置一个探针，这通常可以防止股骨前方形成切迹。B. 在适当的股骨前方截骨后，截骨面的轮廓应为双峰形，即"大钢琴征"，并有足够的面积接触股骨假体前缘

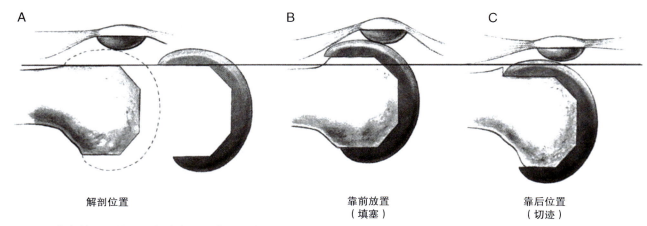

解剖位置　　　　　　靠前放置　　　　　　靠后位置
　　　　　　　　　　（填塞）　　　　　　（切迹）

图 6-20 一个完美适配的股骨假体会具备符合正常解剖的轮廓（A）。如果假体放置得太靠前，将导致髌股关节填塞（B）。如果放置得太靠后，股骨前方会出现切迹，并减少屈曲间隙（C）

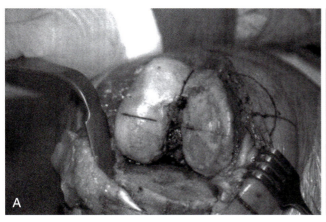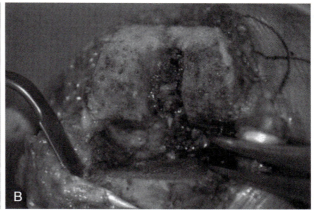

图 6-21　股骨远端画有通髁线和 Whiteside 线的膝关节（A）。股骨后髁截骨后，屈曲间隙在撑开器张力的作用下呈矩形（B）

骨远端截骨。股骨假体的明显屈曲位安装可引起胫骨立柱撞击。

股骨假体外旋对于建立对称屈曲间隙和正常髌骨轨迹是必不可少的。确定股骨假体旋转的方法有几种，但每一种都可能产生固有误差（图 6-21）。

1. 通髁线：股骨内髁和外髁顶点的连线。然而，它的解剖结构难以识别（图 6-22）。

2. Whiteside 线：滑车最深处与髁间凹中心的连线。Whiteside 线的垂线是股骨假体外旋的有效参考（图 6-21）。但这可能受到滑车解剖结构改变的影响，如髌股关节炎。

3. 后髁连线：股骨内外髁后缘的切线，合并预先设定的 3° 外旋导向器（进行截骨）。然而，在严重的关节炎中股骨后髁可发生改变。

4. 间隙平衡技术：用撑开器张紧屈曲间隙，参考胫骨轴截骨，建立对称的屈曲间隙。同样地，这会受到初始胫骨截骨和韧带不平衡的影响。

在既往的研究中，与基于 Whiteside 线或后髁连线的方法相比，参考通髁线可以更一致地建立平衡的屈曲间隙。已经证明，在外翻膝中参考后髁连线固定外旋 3° 的方法效果不佳。

术中判断旋转是否合适的另一个方法是观察股骨前方截骨所形成的"足印"。它看起来应该像一条高低双峰曲线，称为"大钢琴征"（图 6-19B）。大多数外科医生会综合使用这些技术来评估股骨假体旋转。

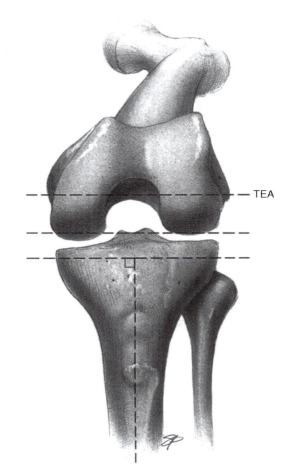

图 6-22　屈曲时，在通髁线（TEA）下方，内髁比外髁低约 3°（3mm）。内侧胫骨平台比外侧胫骨平台低约 3°（3mm）。如果胫骨行垂直截骨，为了保持一个平衡的矩形屈曲间隙，需要从股骨内髁后方截去更多的骨头

髌骨轨迹受股骨假体旋转的影响。股骨假体外旋可使滑车更靠近髌骨中心。外旋过大也会改变屈曲间隙。相反地，股骨假体内旋会导致屈曲间隙内侧变紧和髌骨轨迹不良。全膝关节置换中合适的旋转对线是必不可少的。

全膝关节置换术中的对线策略

全膝关节置换术恢复下肢机械轴线时，有两大策略：机械学对线和运动学对线。在这两种对线情况下，HKA 角通常是相同的。

在股骨远端和胫骨近端分别垂直其机械轴截骨，以实现全膝关节置换术的机械学对线。机械学对线的支持者认为恢复中立位对线可以改善假体耐久性和膝关节功能。先前的一项研究表明，当机械轴穿过 TKA 假体的中内侧 1/3 时，仅有 3% 的松动率，而当机械轴穿过内侧或外侧时松动率高达 24%。

在运动学对线的全膝关节置换术中，股骨远端截骨比常规膝关节多 1°~2° 外翻，胫骨截骨则多 1°~2° 内翻，保持膝关节的自然对线。支持者认为恢复运动学对线重建了关节患病前正常关节线的角度和位置，从而改善疗效、功能和满意度。

与冠状面对线相比，TKA 中矢状面对线的影响并未得到很好的研究。但有研究表明，当股骨假体屈曲 > 3° 或胫骨假体前倾或后倾 > 7° 时，其失败率明显更高。因此，建议术者将股骨假体放置在屈曲 0°~3° 的位置，胫骨假体后倾介于 0°~7° 之间。

结语

膝关节具有多重复合结构以实现正常膝关节所有范围的运动和功能。为有效重建膝关节运动学，行全膝关节置换术时必须充分理解这些复杂性。尽管不同术者对于置换器械和前后参考有不同选择，但这些系统和方法中膝关节对线的基本原则是相同的。如果正确运用，全膝关节置换术可以准确恢复膝关节的运动和功能，是骨关节炎或其他膝关节退行性疾病的有效治疗手段。

（雷凯　刘力铭　郭林翻译；柴伟校对）

参考文献

第 7 章

全膝关节置换术后的膝关节运动学

Michael T. LaCour, PhD | Milad Khasian, MS | Douglas A. Dennis, MD | Richard D. Komistek, PhD

遵循"遗忘膝"（Forgotten Knee）的逻辑，全膝关节置换术（TKA）的目标是恢复关节功能，使其尽可能与未置换的健康膝关节相近，以至于通过人工关节有效地将膝关节的整体功能恢复到患者完全忘记曾进行了膝关节置换的程度。为了量化和分析膝关节的性能，改善 TKA 的总体设计，人们进行了基础性的研究来更好地认识膝关节的力学机制。这类研究通常基于一个假设：只要各组件活动正确，那么整个装置就表现良好。

如果只测量 TKA 的运动，那是很简单的事，只要利用合适的成像技术提取所需的运动学参数即可。确定各组件是否"正确"地运动则是一个有争议的话题。大家的共识是，TKA 术后膝关节的运动应严格模仿未置换的健康膝关节。

膝关节运动学概述

本节将对膝关节运动学的内容进行概述。正常的膝关节具有两种旋转以及平移共 3 种活动方式，包括：围绕水平轴线进行屈、伸运动，围绕垂直轴线进行内旋、外旋运动，以及在前后方向产生平移运动。在某些情况下，股骨还可能绕前后轴旋转，造成股骨髁翘起（Condylar Lift-Off）的现象，但这通常被认为是异常活动。还可能有其他形式的膝关节运动，但是与上述 3 种相比，通常可以忽略不计。

由于软组织的限制作用，再加上膝关节特殊的几何形态，通常可以认为膝关节是由股四头肌和腘绳肌群驱动的单一自由度（即屈伸运动）关节，其他的运动形式依赖于膝关节的屈曲。完全伸直和屈曲活动早期，股骨相对于胫骨是内旋的，当膝关节开始屈曲时（比如屈膝或下蹲），股骨开始相对于胫骨外旋，整个屈曲过程中，股骨内外髁在胫骨上向后滚动或滑移。然而，股骨外髁比内髁向后运动更多，因而造成了以股骨内髁为支点，

股骨外髁后滚的运动，进而形成了股骨的外旋。高度屈曲时，股骨内外髁可极度后滚，甚至能滚动到胫骨平台后缘。

髌骨对传递股四头肌力量是必不可少的，它联结了股四头肌和胫骨结节，增加伸膝的力臂。因此，髌股关节是膝关节不可或缺的一部分。在整个屈膝过程中，髌骨基本都与股骨相接触，在屈膝早期和中期，髌骨在滑车沟内运动与股骨只有一个接触面，当屈膝超过 90° 时，髌骨开始在内外髁之间运动，就有两个接触面。从整体上看，髌骨的屈曲角度随着屈膝角度的增加而增加，但比胫股关节的屈曲滞后。

尽管对正常膝关节的运动学研究揭示了随着屈膝角度的增加，股骨后移和外旋逐渐增大的运动学规律，但 TKA 术后膝关节的运动类型变异相当大。常见的差异有：股骨后移减少、股骨矛盾性前移、屈曲过程中的股骨反向旋转、股骨髁翘起与胫骨分离，以及髌股关节异常活动。

运动学分析技术

有很多技术可以用于正常膝关节和 TKA 术后膝关节的运动学分析。这些技术包括：X 线立体摄像测量分析、尸体研究、准动态磁共振成像测试、视频标记系统、X 线透视。虽然每种技术在某一方面都有一定的价值，但必须同时认识它的优点和缺点以准确解释特定的分析结果。比如，X 线立体摄像测量分析，虽然通常具有很高的精度，但它具有辐射性，而且通常在非负重条件下进行，属于准动力学测量。尸体研究允许近距离观察样本，但是用于施加载荷的传动器无法准确再现体内运动，因此它通常无法模拟体内环境。准动态磁共振成像（MRI）检查是在静态的非负重条件下进行的，这无法代表日常活动的动态情况。另外，尽管视频标记系统擅长捕获高速多目标运动，但视频标记评估的误差分析

表明，由于皮肤标记器和深部的骨性结构之间的相对运动，这些系统可能会引起明显的旋转和位移误差。最后，X 线透视检查法（单平面和双平面）和 3D 模型配准技术具有可进行在活体、负重、全动态条件下测试且高度准确的优点，但是受试者必须缓慢地活动。本章总结了对固定平台和移动平台 TKA 的多组患者的各种体内运动学分析结果，并将其活体运动学模式与正常膝关节进行了比较。本文的结果是使用 X 线透视检查法和 3D-2D 配准技术收集的。下文将对 X 线透视分析技术的细节进行介绍。

X 线透视分析方法

在利用 X 线透视检查法收集数据过程中，受试者在透视检查时会进行各种关节活动，例如深蹲、行走、从椅子上坐起、上台阶、下台阶、走坡道、摆腿等（图 7-1）。膝关节的透视检查通常是在矢状位进行的。活动完成后，将从透视视频中提取感兴趣的特定帧（例如，增加屈曲的特定阶段或步态周期的特定阶段），并将其导出到预处理软件中以进行进一步分析。根据所用荧光检查设备类型，图像可能会出现失真，必须对此进行校正。正确处理图像后，可以将其导出到模型拟合软件程序以进行 3D-2D 配准。

X 线透视研究的最新进展是机器人跟踪荧光透视系统（TFS）单元的应用。这些单元具有自动控制系统，允许整个单元在房间内跟随患者，并且允许 X 线源和探测器独立于单元的其余部分移动以保持膝关节（或其他任何部位）位于透视中心。这些机器人单元能够以更自然的速度对更复杂的活动进行透视检查评估，例如坡道活动，连续几个楼梯台阶和多个步态周期。尽管使用 TFS 单元进行透视检查的研究相对较新，但人们认为，TFS 研究将允许患者以比传统 C 臂透视检查更自然、不受约束的方式进行活动，从而使结果更准确地代表患者的日常活动。

荧光透视分析和 3D-2D 配准技术在置换和非置换的膝关节图像上都可以使用。对于置换的膝关节，必须使用 CAD 模型组件。对于非置换膝关节，必须使用 CT、MRI 或其他成像方法。无论哪种情况，为了通过 X 线片确定所需膝关节假体的方向（人工关节假体 CAD 模型或非植入物骨模型），要在专门的计算机程序中对透视空间进行建模。这个程序允许用户虚拟地重建 X 线源和图像增强器之间的透视空间，以及膝关节组件被模拟放置在相机和图像之间的空间（图 7-2）。这允许用户从 X 线片上将 CAD 模型轮廓和植入物组件轮廓叠加。通过将膝关节组件的 3D 模型与视频中感兴趣的帧匹配，可以在多个 2D 图像之间进行插值来提取体内运动学的 3D 图像（图 7-3）。

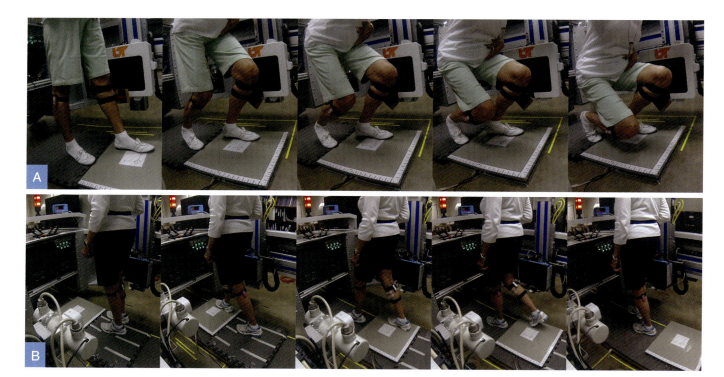

图 7-1 受试者在透视下完成深蹲（A）和行走（B）动作

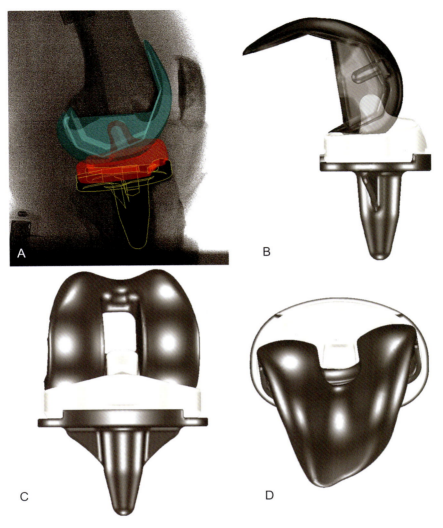

图 7-2　三维模型安装的示例（A），假体矢状位视图（B）、正视图（C）、俯视图（D）

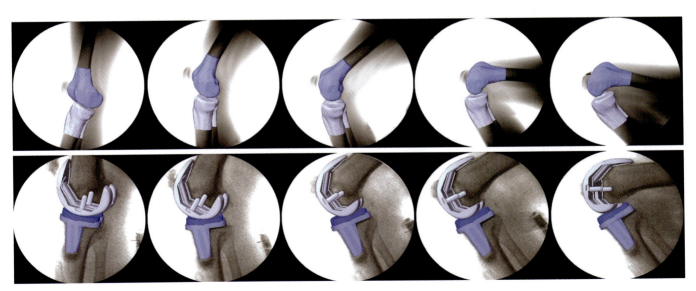

图 7-3　置换前后膝关节运动的 3D 图示

通常，与模型拟合相关的误差，在同一平面内移位 < 0.5mm，旋转角度 < 0.5°。平面外误差通常更高。使用具有更高帧率、更高图像分辨率的荧光透视仪将提高荧光透视检查分析的准确性。

膝关节运动学

下面提供的数据包含了 491 例受试者用视频荧光透视技术评估的膝关节运动学结果，包括 104 例非置换的膝关节，225 例固定平台（FB）后交叉韧带保留型（PCR）假体的 TKA，142 例固定平台（FB）后稳定型（PS）假体的 TKA，以及 20 例活动平台（MB）后稳定型假体 TKA。所有对象都选自过去 7 年的研究，使用的假体为已商业化的膝关节假体。各组受试者的平均年龄如下，正常组为 38.1 岁（18.1~84.2 岁，σ =18.1 岁），FB PCR TKA 组为 68.1 岁（43.0~85.0 岁，σ =7.7 岁），FB PS TKA 组为 67.2 岁（49.0~84.2 岁，σ =7.4 岁），MB PS TKA 组为 66.7 岁（58.6~68.9 岁，σ =2.3 岁），如表 7-1 所示。

膝关节高度屈曲的运动范围

负重膝关节平均最大屈曲角度，正常组、FB PCR TKA 组、FB PS TKA 组和 MB PS TKA 组分别为 141.1°（61°~163°，σ =21.5°）、103.0°（46°~138°，σ =13.7°）、103.7°（58°~140°，σ =17.9°）和 114.5°（88°~140°，σ =14.4°）（图 7-4A）。健康组有 10 例受试者的负重最大屈曲角度 < 100°（图 7-4B）。这些受试者来自一项研究，该研究人群只进行了单侧 TKA，患者用对侧膝关节测试最大屈曲角度。置换术后的膝关节限制了对侧未置换膝关节的屈曲角度。最后，在所有组中，2/104（1.9%）

的未置换膝关节从完全伸直到最大屈曲过程中出现反向旋转运动，而这个比例在 FB PCR TKA 组为 55/225（24.4%），在 FB PS TKA 组为 9/142（6.3%），MB PS TKA 组为 2/20（10.0%）。

膝关节高度屈曲的股骨髁移动

在膝关节整个屈曲过程中，我们追踪股骨髁的最低点，并以此来计算相对于胫骨平台的股骨外髁前后位和股骨内髁前后位移动，向前移动记为正值。

膝关节从伸直到最大屈曲的活动过程中，在正常组、FB PCR 组、FB PS 组和 MB PS 组，股骨外髁的平均移位分别为（-21.5 ± 7.2）mm、（-1.8 ± 3.5）mm、（-7.8 ± 5.1）mm、（-5.8 ± 2.3）mm。平均而言，大多数股骨外髁后滚发生于膝关节屈曲的前 30°（图 7-5）。除 FB PCR 组以外，其他组在屈曲 30°~90° 时仅观察到轻微的股骨外髁后滚。FB PCR 组的受试者在中度屈膝时出现轻微的前滑。对于能够屈曲 > 90° 的受试者，所有组都有股骨外髁后滚，其中 FB PS 组和 MB PS 组后滚最大，这可能是因为有凸轮啮合机制。

总体来说，股骨内髁运动比股骨外髁少，除 FB PCR 组外，其他组都有后滚。膝关节从伸直到最大屈曲角度的活动过程中，在正常组、FB PCR 组、FB PS 组和 MB PS 组，股骨内髁的平均移动距离分别为（-13.8 ± 3.5）mm、（1.3 ± 2.9）mm、（-2.6 ± 3.6）mm 和（-1.3 ± 2.5）mm。正常受试者，在整个屈曲过程中除了 90°~120° 的范围外都有股骨内髁后滚（图 7-6）。所有 TKA 组的股骨内髁移动很复杂，通常在屈曲早期后移，屈曲中期前移，在屈曲后期后滚。

表 7-1 本综述个体人口学数据

参数	健康人群 n= 104	固定平台后交叉韧带保留型 n= 225	固定平台后稳定型 n= 142	活动平台后稳定型 n= 20
性别（女性/男性）	55/49	91/134	87/55	6/14
年龄（岁）	38.1±18.1	68.1±7.7	67.2±7.4	66.7±2.3
身高（m）	1.67±0.11	1.71±0.11	1.70±0.11	1.73±0.07
体重（kg）	71.0±16.6	89.8±17.5	86.1±16.7	82.3±11.1
BMI（kg/m^2）	25.2±4.6	30.1±4.9	30.0±5.1	27.3±3.9

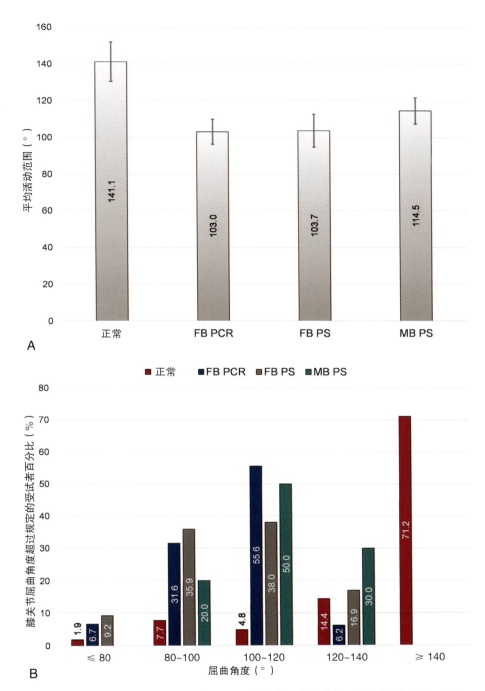

图 7-4　屈曲状态下平均最大负重。A. 每组的平均活动范围。B. 膝关节屈曲角度超过规定的受试者百分比

膝关节深屈的旋转运动

　　有两种方法可以计算旋转。对于 TKA 组可以用最低点法，通过计算股骨内外髁最低点连线和胫骨托内外轴的角度，可以获得旋转角度，股骨相对于胫骨外旋记为正值。对于正常受试者，可以用 Grood-Suntay 法。比较这两种方法时，重要的是要注意最低点法是根据接触点计算旋转角度，而 Grood-Suntay 法则根据骨性标志

和坐标系计算旋转角度。TKA 术后的受试者，Grood-Suntay 法所需的骨性标志通常不存在。相反，对于正常受试者来说，股骨内外髁的最低点往往不是真正的接触点。

　　膝关节从伸直到最大屈曲过程中，在正常组、FB PCR 组、FB PS 组和 MB PS 组股骨旋转角度分别为 27.1°±12.1°、3.9°±4.9°、6.6°±4.9°和 5.9°±4.4°。这些平均值显示在膝关节整个屈曲过程中股骨都是外旋

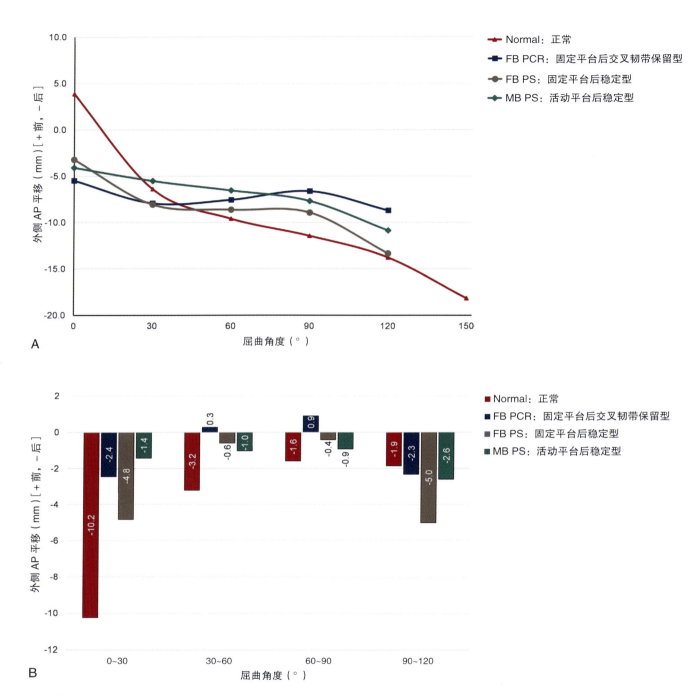

图 7-5   高度屈膝（DKB）活动期间股骨外髁的平均前后位置。A. 各组的外髁前后活动总体情况。B. 各组在不同屈膝角度范围的外侧前后活动量

运动。在正常组，最大外旋发生在膝关节屈曲早期（图7-7）。

步态

　　测定 228 例患者的步态运动学参数，其中固定平台后交叉韧带保留型假体的全膝关节置换术（Fixed-Bearing Posterior Cruciate Retaining，FB PCR TKA）175例，固定平台后稳定型假体的全膝关节置换术（Fixed-Bearing Posterior Stabilized，FB PS TKA）53 例。FB PCR 和 FB PS 的 平 均 年 龄 分 别 为（67.8 ± 7.7）岁 和（65.3 ± 6.7）岁。这些参数包括同侧足跟落地（0）、对侧足趾离地（33%）、对侧足跟落地（66%）和同侧足

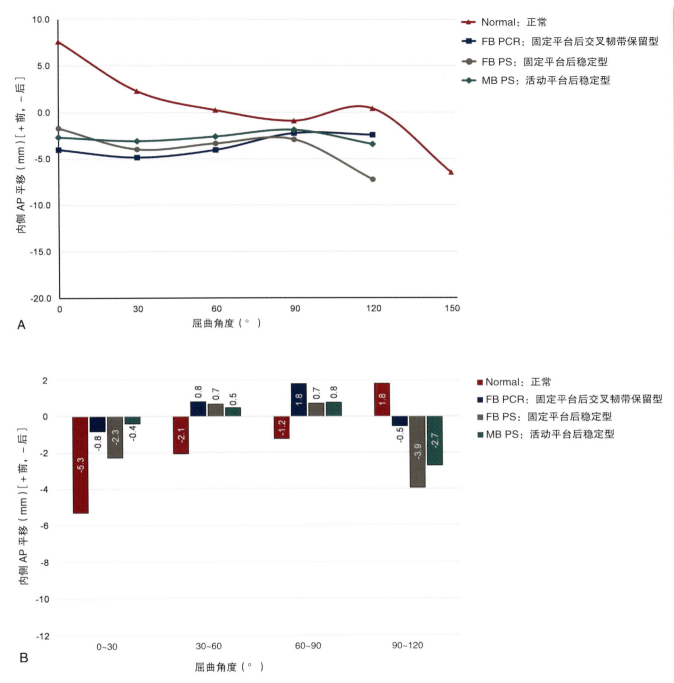

图 7-6　高度屈膝（DKB）活动期间股骨内髁的平均前后位置。A. 各组的内髁前后活动总体情况。B. 各组在不同屈膝角度范围的内侧前后活动量

趾离地（100%）时的外侧间室前后接触位点（Lateral Anteroposterior Position，LAP）、内侧间室前后接触位点（Medial Anteroposterior Position，MAP）和轴向旋转（表 7-2）。在整个步态周期中，FB PCR 组和 FB PS 组股骨外髁分别平均移动（-1.2±2.1）mm 和（-0.5±2.3）mm，而股骨内髁分别前后平均移动（0.0±2.3）mm 和

（-0.3±2.4）mm。这些模式与已报道的正常受试者在行走过程中的情况相似，在步态周期中，股骨外髁比内髁平移更多。2003 年，Komistek 等报道了正常受试者股骨外髁和内髁的平均前后移动分别为 -4.3mm（-10.3~-1.9mm）和 -0.9mm（-0.8~6.2mm）。2019 年，Gray 等也提出股骨外髁后滚（15.4mm）大于内髁后滚（9.7mm）。

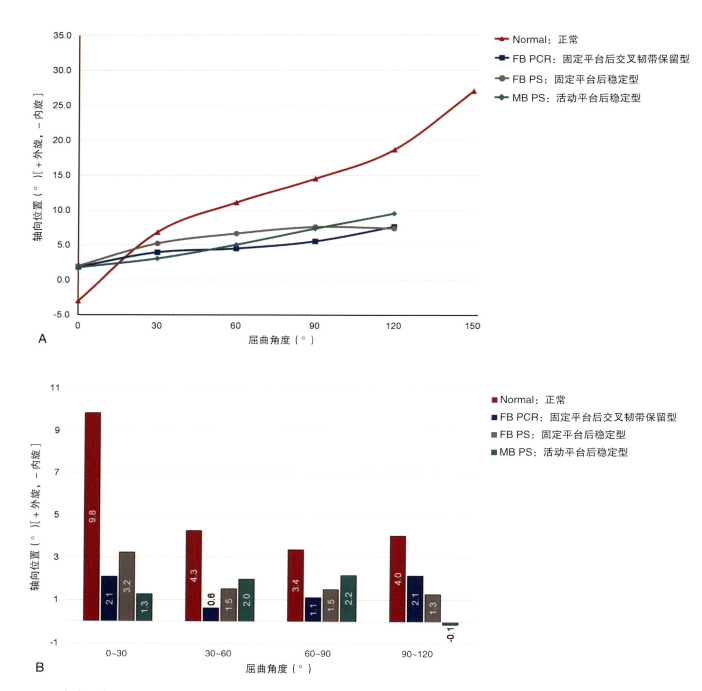

图 7-7 高度屈膝（DKB）活动期间股骨相对于胫骨的平均轴向旋转。A. 各组的总体轴向旋转。B. 各组在不同屈膝角度范围内轴向旋转量

从目前的数据来看，FB PCR 和 FB PS 在整个步态周期的轴向旋转分别为 1.1°±3.5° 和 0.5°±2.7°（图 7-8）。与股骨髁的前后移动相似，全膝关节置换患者步态中的轴向旋转比正常人小。2003 年，Komistek 等报道正常受试者走平路时的外旋角度为 4.4°（-1.8°~7°）。

坐位起立

对 207 例患者［FB PCR 组 175 例，FB PS 组 32 例，平均年龄分别为（67.8±7.7）岁和（60.6±6.3）岁］从椅子上坐位起立活动进行运动学评估。平均而言，对于术后屈膝角度能达到 90° 以上的患者，评估其从屈膝 90° 到完全伸直，FB PCR 组和 FB PS 组的股骨外髁平移

表 7–2　FB PCR 和 FB PS 在步态过程中的平均运动学

步态周期（%）			外侧前后平移（mm）				内侧前后平移（mm）				轴向旋转（°）			
			0	33	66	100	0	33	66	100	0	33	66	100
FB PCR 固定平台后交叉韧带保留型	n= 175	Average	-5.3	-5.9	-6.0	-6.4	-4.4	-5.1	-5.1	-4.7	1.1	1.1	1.3	2.2
		Standard deviation	3.3	3.6	3.4	3.7	3.0	3.2	3.2	3.2	4.2	4.3	3.8	4.6
		Minimum	-14.9	-17.3	-19.5	-20.3	-14.7	-15.4	-16.7	-16.9	-8.2	-9.6	-8.5	-10.4
		Maximum	2.5	5.5	3.0	5.2	2.2	2.0	4.0	4.3	14.7	18.0	17.0	18.7
FB PS 固定平台后稳定型	n= 53	Average	-5.8	-6.6	-6.5	-6.3	-4.6	-4.9	-4.7	-4.7	1.6	2.2	2.2	2.1
		Standard deviation	2.6	2.7	2.6	2.7	2.7	2.0	2.1	2.7	4.1	3.9	3.9	4.5
		Minimum	-12.4	-15.1	-15.6	-14.2	-9.0	-8.9	-8.8	-10.2	-6.2	-4.3	-6.1	-5.7
		Maximum	0.7	-0.3	-0.6	-0.4	5.2	1.5	2.1	3.8	11.9	12.5	14.5	13.1

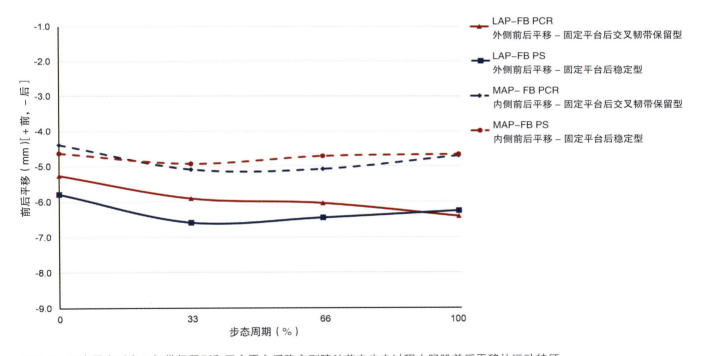

图 7–8　固定平台后交叉韧带保留型和固定平台后稳定型膝关节在步态过程中胫股前后平移的运动特征

分别为（1.4±2.9）mm 和（4.0±3.8）mm，股骨内髁平移分别为（−4.0±3.1）mm 和（−2.1±2.8）mm。对于 FB PCR 组和 FB PS 组，股骨在屈膝 90° 时为外旋，然后相对于胫骨内旋转，两组内旋角度分别为 −6.2°±4.7° 和 −7.5°±6.0°（图 7–9）。

像其他活动一样，TKA 患者在坐位起立过程中股骨髁平移和轴向旋转的幅度比正常人小。2003 年，

Komistek 等报道正常人的股骨外髁和内髁后滚分别为 16.9mm 和 2.2mm。在 Komistek 2003 年的研究中发现，虽然平均股骨外髁平移距离大于股骨内髁，但每 5 例受试者中就有 1 例的股骨外髁平移小于股骨内髁平移，这与通常报道的模式相反。Komistek 等（2003）和 LaFortune 等（1992）报告了正常人在从椅子上坐位起立活动中的股骨内旋分别为 19.4° 和 18.3°。

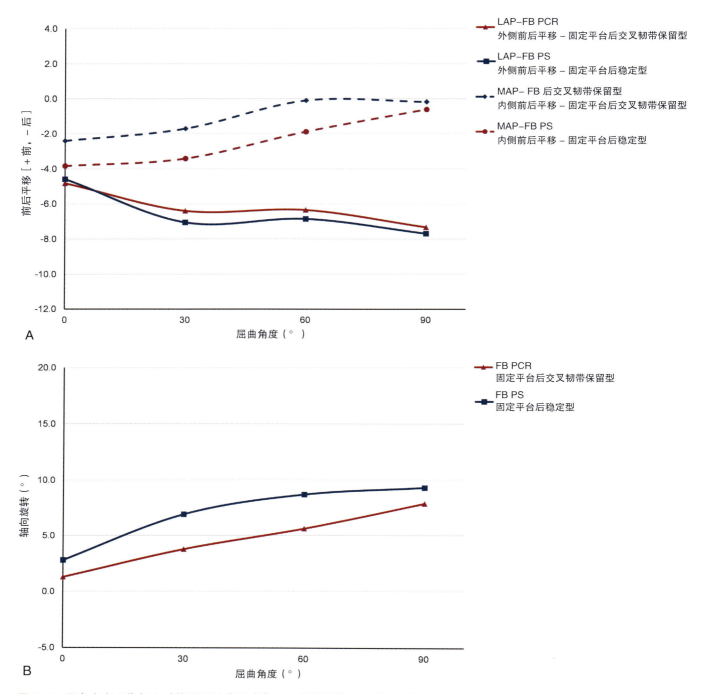

图 7-9　所有患者坐位起立时的胫股关节运动学。A. 前后平移。B. 轴向旋转。坐于椅子用屈曲 0° 表示，完全伸直用屈曲 90° 表示

斜坡运动

　　在对受试者走上坡运动进行研究的过程中，正常组、FB PCR 组和 FB PS 组的股骨外髁从运动开始到结束均向后移动，分别为（-1.5±1.8）mm，（-1.0±2.6）mm，（-2.1±5.0）mm。对于股骨内髁，正常组受试者表现为轻微的前移，为（0.3±1.1）mm，而 FB PCR 组和 FB

PS 组受试者表现为后移，分别为（-1.7±2.9）mm 和（-1.1±3.7）mm（图 7-10）。在整个周期中，正常组受试者和 FB PS 组受试者股骨相对于胫骨的外旋角度分别为 2.4° ±3.0° 和 1.2° ±3.9°。然而，FB PCR 组受试者的股骨显示出 -1.0° ±5.0° 的内旋（图 7-11）。

　　在下坡过程中，所有 3 组受试者的股骨外髁平移在周期的相应范围内都是相似的，除了对侧足跟落地

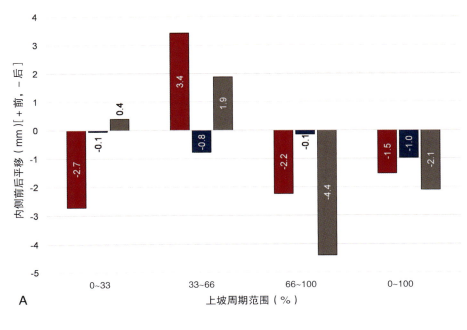

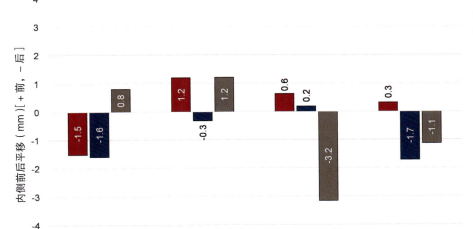

图 7-10　在上坡活动中不同的爬坡周期范围内的前后平移。A. 外侧前后平移。B. 内侧前后平移

（66%）和同侧足趾离地（100%）之间出现了后移，所有组都观察到了前移（图 7-12）。平均而言，所有组的受试者都表现出股骨内髁后移，正常组和 FB PCR 组在同侧足跟落地（0）和对侧足趾离地（33%）之间的后移最多，而 FB PS 组在对侧足趾离地（33%）和对侧足跟落地（66%）之间的后移最大（图 7-12）。正常受试者在整个活动过程中轴向旋转 4.5°±5.1°。FB PCR 组和 FB PS 组受试者的轴向旋转值稍小，分别为

1.0°±4.5° 和 1.7°±4.5°（图 7-13）。

高度变异的膝关节运动学

采用 X 线透视分析法对各种全膝关节置换术后患者进行活体负重运动分析的结果，包括本文中展示的结果，与正常膝关节相比，通常显示出诸多运动学变异。对于这里呈现的结果，最常见的变异包括股骨前向移位的矛盾运动，反向轴向旋转模式，以及活动度（ROM）

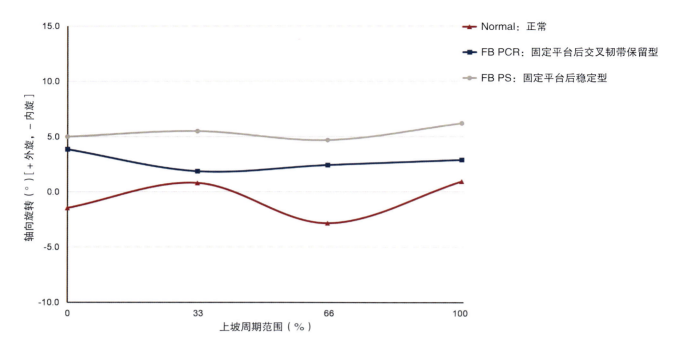

图 7-11   上坡运动中股骨相对于胫骨的平均轴向旋转

减少。一般来说，所有组和所有活动的高变异性（由高标准偏差表示）表明，虽然有一些普遍的模式是常见的，但膝关节运动学在很大程度上是因人而异的，可能是高度变异的。

正常的和植入假体后的膝关节运动学的这种高度可变的性质是全膝关节置换术设计的一个极其重要的方面。虽然股骨髁的运动和轴向旋转模式肯定会对膝关节的行为产生客观影响，但强迫人体膝关节与人工假体相适应会适得其反。世界上每个人都是不同的，因此世界上每个膝关节也是不同的，因此，使每个膝关节都必须匹配符合特定的模型是错误的。所以，个性化假体和手术工具的前景就变得很有吸引力。虽然了解特定的运动模式如何影响膝关节的整体系统的成功固然重要，但更重要的是我们让个体化的膝关节运动模式成为膝关节置换的结果，而非其因。

股骨髁移位的后果

在深蹲（Deep Knee Bend，DKB）的动作中，与正常的膝关节相比，植入的膝关节前后平移减少是常见的现象。在 PS TKA 设计中，股骨后滚（PFR）较大，这归因于假体设计的凸轮和立柱结构的机械啮合。与 CR 设计中依赖韧带功能不同，凸轮和立柱结构在更高的屈膝过程中有效地将膝关节"推"到后面，确保实现股骨

后滚（PFR）。股骨后滚（PFR）似乎与平台活动性没有直接关系，因为我们已经观察到，只要存在凸轮和立柱结构，固定平台和活动平台后稳定型全膝关节置换（PS TKA）设计中的股骨后滚（PFR）都会增加。通常，在较低的屈曲活动（如行走）期间，股骨胫骨相对的前后平移幅度较小。

X 线透视分析检查中观察到的股骨在胫骨上的前移有许多潜在的负面后果。首先，股骨前移会导致更前的屈曲轴，降低膝关节的最大屈曲度。其次，股四头肌的力臂减小，导致股四头肌效率降低。再次，股骨假体在胫骨聚乙烯表面的前滑动有加速聚乙烯垫片磨损的风险。Blunn 等在一项复杂的聚乙烯垫片磨损的实验室评估中发现，由于表面的剪切应力增加，与压缩或滚动相比，反复滑动显著增加了聚乙烯的磨损，就像前移矛盾运动时所发生的情况。

Andriacchi 等报道，行走和爬楼梯过程中的主要剪切应力指向胫骨后方，通常会受到后交叉韧带张力的拮抗，从而防止股骨 - 胫骨接触位置的前移。多位作者已经证明，股骨胫骨前后平移与交叉韧带的完整性和伸膝装置的力学性能有关，特别是髌韧带的拉力方向和膝关节的屈曲角度。在轻度屈膝时，髌韧带拉力方向指向前方，对胫骨产生前向拉力。胫骨上的这种前向剪切应力通常会被前交叉韧带拮抗。但是，在屈膝角度较大

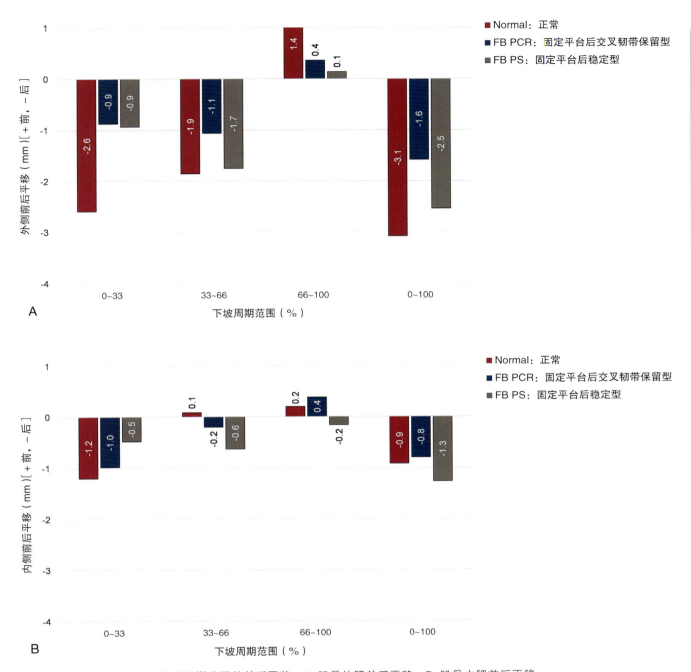

图 7-12　下坡活动时在不同步态周期范围的前后平移。A. 股骨外髁前后平移。B. 股骨内髁前后平移

（ > 45° ~60° ）时，髌韧带对胫骨的拉力方向变为向后。这会在胫骨上产生一个向后的剪切应力，而这通常会被后交叉韧带的张力所拮抗。这可能解释了在本报告中讨论的有一些全膝关节假体在膝关节完全伸直时的异常后方接触的现象。在轻度屈膝时，胫骨上的剪切应力指向前方，因为没有前交叉韧带，所以可以发生股骨 – 胫骨后方接触。在中度屈曲之后，胫骨上的剪切应力指向后方，可能是由于后交叉韧带的功能和张力不足导致股骨 – 胫骨接触点发生了前移。

Draganich 等发现股骨 – 胫骨接触点和交叉韧带完整性之间存在类似的关系。在一项尸体研究中，他们还观察到前交叉韧带切断后胫骨 – 股骨接触点的后移。在继续切断后交叉韧带后，随着膝关节屈曲角度的增加，股骨 – 胫骨接触点发生前移，这种现象常见于行固定平台后交叉韧带保留型全膝关节置换术（PCR TKA）的患者。

全膝关节置换术后和正常膝关节的轴向旋转

总体而言，与正常膝关节相比，所有全膝关节置换

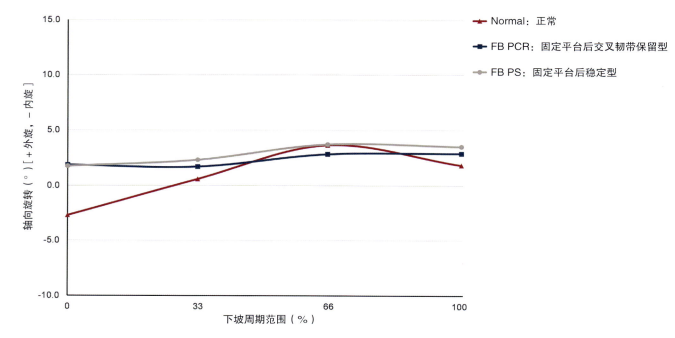

图 7–13 下坡运动中股骨相对于胫骨的平均轴向旋转

后的假体轴向旋转幅度都降低了，而在不同假体类型之间，平均轴向旋转幅度差别不大。这表明，虽然凸轮和立柱结构的确对股骨内外髁的运动有影响，但它似乎不是轴向旋转的驱动因素。根据设计的不同，凸轮面和立柱面之间缺乏旋转一致性可能会增加凸轮和立柱上的应力。换句话说，当膝关节轴向旋转（或不旋转）时，如果股骨凸轮面的方向不是垂直于立柱面的，则凸轮和立柱之间的接触面积将减小，因为凸轮将与立柱的边缘接触，而不是与面接触，这将导致接触应力增加，而且部件磨损也相应地潜在增加。相反，圆形的立柱就可以避免轴向旋转产生的边缘接触，也可能产生较少的边缘应力集中。

虽然在大多数 TKA 组中观察到从完全伸直到最大屈曲存在正常的锁扣模式（正常轴向旋转）（图 7–7），但是关节置换术后的受试者经常出现反向锁扣旋转模式，这会对膝关节的活动度（ROM）和髌骨的稳定性产生不利影响。低于 2% 的正常人存在反向锁扣旋转模式，而超过 24% 的接受固定平台后交叉韧带保留型全膝关节置换术（FB PCR TKA）的患者存在反向锁扣旋转模式。这种反向锁扣旋转模式至少可能与膝关节屈曲时股骨外髁后移异常部分相关。随着膝关节屈曲而发生胫骨外旋时，胫骨结节外移导致的髌股关节不稳定性的风险会增加，反向锁扣旋转因此是潜在的危险因素。

全膝关节置换后活动受限

在 X 线透视分析中，所有全膝关节置换术后的受试者在负重时关节活动度都显著减少，这可能是由于动态肌力、软组织限制、后方软组织撞击和人工关节面的形合度的复杂相互作用造成的。在被动的非负重状态下，膝关节会寻求阻力最小的轨迹，这可能不会反映正常的负重关节运动。在膝关节运动学评估中，负重的重要作用得到了 Hsieh 和 Walker 的文章佐证，他们确定在非负重的膝关节中，关节松弛主要是由软组织限制决定的，而在负重的膝关节中，关节表面的形合度是控制膝关节松弛的主要决定因素。当在负重条件下进行测试时，固定平台全膝关节置换的患者术后活动度略低于活动平台全膝关节置换的患者。

几项全膝关节置换术（TKA）的在体运动学研究发现，在植入后交叉韧带保留型全膝关节置换术（PCR TKA）的患者中，股骨后滚（PFR）是一个不可预测的现象。如前所述，伸直时的股骨–胫骨接触点在后方。这部分归因于前交叉韧带的缺失、后交叉韧带过度紧张，或髌韧带在该屈膝范围内对胫骨的前向拉力，或全部上述 3 个原因。随着膝关节的屈曲，股骨在胫骨上前移，形成了一条与正常膝关节相反的运动路径。由于屈曲轴的前移、后方软组织结构的较早撞击以及伸膝装置的紧张（来自股骨前移），这种伴随着屈曲角度的逐渐增加股骨－胫骨接触点的前移可能限制最大屈曲角度。或者，植入后稳定型全膝关节假体（PS TKA）的患者表现出的股骨后滚（PFR）是由后稳定设计的股骨凸轮和胫骨立柱相互作用所导向的，而并不取决于负重与否。

膝关节运动学与个性化全膝关节置换术

由于活体 X 线透视分析技术的高精度和微创特性，这些技术已经成为当今骨科中广泛采用的关节运动学分析方法。透视分析显然可以用来确定正常人的膝关节以及其他关节（包括踝关节、髋关节和肩关节）置换术后的其运动学及其细节。这类研究的结果可以用来推断股骨髁在整个屈曲过程中后滚运动的重要性，以及这种运动如何影响植入膝关节的轴向旋转和关节活动度。

然而，尽管在设计全膝关节系统时牢记这些运动学模式是很重要的，但 TKA 运动学中看到的高度变异性提醒人们个性化假体的重要性。虽然正常的膝关节可能会经历"内轴旋转"和"外侧后滚"等运动学模式，但迫使植入后的膝关节仍然执行这样的模式将是灾难性的。因此，应尽我们所能让软组织成为膝关节运动学的主要驱动力，而人工假体的几何形状是次要的。如果人工关节的设计考虑到患者的个性化需求，操作系统 / 外科技术也是个性化，并且对软组织无损伤且足以保持软组织的完整性，那么"正确的"个性化运动学就会应运而生。

彻底了解膝关节运动学，以及从步态实验室、尸体研究、磁共振成像等收集的数据，都可以帮助外科医生和假体公司开发和改进手术技术、手术器械和假体设计，最终改善术后效果，提高患者满意度。

（杨滨　袁亮　王晓华　郭林翻译；柴伟校对）

第 8 章

正常膝关节运动学：采用先进影像学技术的体内研究

Zhitao Rao, MD | Qidong Zhang, MD | Hany S. Bedair, MD | Timothy E. Foster, MD |
Harry E. Rubash, MD FAOA | Guoan Li, PhD

引言

精准的膝关节运动学，对理解正常膝关节功能和研究膝关节损伤或疾病机制至关重要，就像研究膝关节疾病的有效治疗方法一样。膝关节运动特点相关数据对于设计和评估现代全膝关节置换术（Total Knee Arthroplasties，TKA）很有必要，目的也是恢复正常膝关节的功能并获得全程屈曲活动度。在文献中，许多研究者已经报道了使用各种技术测量膝关节运动的研究。包括基于皮肤或骨骼标记物的运动分析系统和基于影像系统的技术（包括 X 线检查、CT、MRI、X 线透视等）。总之，这些研究指出：膝关节的运动学有赖于运动和负荷。股骨髁已被证实在膝关节屈曲时往后移动（即后滚）。研究还发现，在整个非负重或负重的屈膝时，膝关节沿着位于内侧胫骨平台间室的一个长的胫骨轴线，股骨髁发生外旋（展示为"内侧轴移"的动作）。这些研究的数据极大程度上改善了我们对膝关节运动生理特点的理解。这些知识也为发展现代膝关节置换手术提供了准则。例如，各种现代膝关节置换假体的设计中已经讨论到了屈膝过程中的后滚和内侧轴移运动。

膝关节运动（本章指胫股关节）是通过股骨远端和胫骨近端关节面的接合来实现的。因此，研究膝关节在各种功能活动中的关节接触运动是非常重要的。然而，传统的运动测量技术仅限于测量动态、功能性活动中膝关节固有的关节接触生物力学。最近，我们研发了一种 MRI 和双荧光透视成像系统（Dual Fluoroscopic Imaging System，DFIS）相结合的技术，用于精确研究膝关节各种功能运动时的膝关节运动学。利用该方法，使用膝关节的三维 MRI 图像构建了目标膝关节的三维（3D）模型，包括胫骨和股骨以及相应软骨。然后使用两个正交定位的透视法捕捉体内膝关节的运动。通过 2D-3D 的

匹配算法，利用一系列的 3D 膝关节模型再现膝关节在体的运动，精确地表现 6 自由度（Degrees of Freedom，DOF）膝关节运动学和关节软骨接触运动学。在本章中，我们首先介绍 MRI 与 DFIS 的联合技术，然后介绍 6 自由度的胫股关节运动以及膝关节在 3 种功能性膝关节活动中的关节接触运动，即跑步步态（低膝关节运动范围）、上楼梯步态（中等膝关节运动范围）和负重深蹲（全膝关节运动范围）。

影像技术精确测量膝关节运动

胫股运动和相关坐标系统

胫股运动涉及股骨和胫骨的相对运动。膝关节的运动是关节周围许多生理因素的协同效应，这些因素包括关节表面的解剖结构、被动软组织（如韧带和半月板）以及主动肌肉结构（图 8-1）。膝关节的动作或运动可在 3 个主平面（即矢状面、横断面和冠状面）中以 6 自由度表示，包括沿主轴的 3 个平移和围绕主轴的 3 个旋转。这种旋转被广泛地称为横断面的内旋 - 外旋，冠状面的内翻 - 外翻和矢状面的屈曲 - 伸直。

在 TKA 的运动学研究中，更常用的方法是使用通髁轴（Transepicondyle Axis，TEA）或者几何中心轴（Geometric Center Axis，GCA）来描述股骨髁的运动（图 8-2）。髁运动和关节面接触运动不是等效测量，并且不能互换使用。需将 3D 膝关节模型在每个屈曲角度所代表的体内膝关节运动与软骨解剖表面模型相结合，以确定各种活动中的软骨接触情况（图 8-3）。胫骨和股骨软骨表面通常由每个受试者的 MRI 图像构建。软骨接触的测定方法被描述为胫骨和股骨软骨模型的重叠区域。关节接触运动学广泛地通过两个关节表面之间接触点位置的评估来表示。接触点定义为接触区软骨接触变形最大的位置。为了进一步量化软骨接触区的几何结

构，沿膝关节运动路径的接触点创建两个垂直截面，即矢状面和冠状面。在这两个平面上，胫骨和股骨软骨在接触区的轮廓用圆圈拟合，并测量半径（图 8-4）。对

于胫骨软骨，如果胫股关节软骨处于一致的接触状态，即其曲率与股骨软骨方向相同，则半径值定义为正值；如果胫股软骨处于凸接触状态，即其曲率与股骨软骨的方向相反，胫骨软骨的半径值为负值。

6 自由度运动学测量的坐标系

　　为了计算各种运动过程中的 6 自由度运动，对每个股骨和胫骨建立了坐标系（图 8-1）。在股骨坐标系中，首先定义通髁轴为内外轴，它通过了内外髁上大部分的轴点。轴的中点被定义为股骨中心。股骨长轴平行于股骨干并穿过股骨中心。前后轴垂直于其他两个轴。在胫骨坐标系中，胫骨长轴被定义为与胫骨后皮质平行的直线。分别建立两个圆圈以适合内侧和外侧平台。这两个圆中心的连线被定义为内侧 - 外侧轴，中点被定义为胫骨中心。胫骨内外轴和胫骨长轴的矢量集被定义为胫骨的前 - 后轴。在本章中，我们将介绍 6 自由度膝关节运动数据，包括膝关节屈曲、胫骨内旋 - 外旋和内翻 - 外翻，以及前 - 后平移、内侧 - 外侧平移和近端 - 远端平移。

定义 TEA/GCA 以测量髁运动

　　通髁轴被定义为连接内上髁沟和外上髁尖的直线，而几何中心轴则是通过在矢状面上将最大圆环拟合到内髁和外髁，连接这两个圆中心的直线（图 8-2）。这个中心点被定义为股骨髁几何中心。通髁轴的内外髁中心

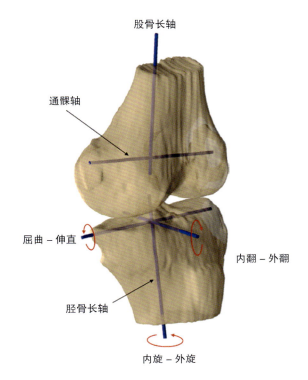

图 8-1　Cartesian 坐标系和 6 自由度（DOF）膝关节运动［摘自 Kozanek M，Van de Velde SK，Gill TJ，Li G. The contralateral knee joint in cruciate ligament deficiency. Am J Sports Med. 2008；36（11）：2151-2157. 转载授权］

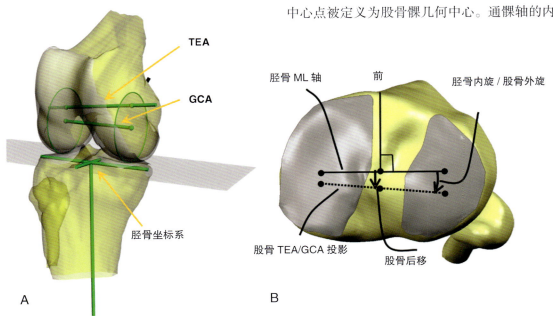

图 8-2　A. 示意图显示通髁轴（TEA）和几何中心轴（GCA）。B. 内外侧轴连接内侧和外侧间室中心［摘自 Li JS，Hosseini A，Cancre L，Ryan N，Rubash HE，Li G. Kinematic characteristics of the tibiofemoral joint during a step-up activity. Gait Posture. 2013；38（4）:712-716. 转载授权］

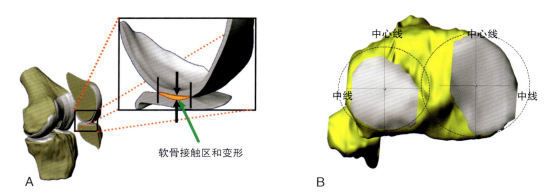

图 8-3　A. 膝关节软骨接触区和变形的测量。B. 胫骨平台接触部位软骨测量坐标系（摘自 Yin P，Li JS，Kernkamp WA, et al. Analysis of in-vivo articular cartilage contact surface of the knee during a step-up motion. Clin Biomech. 2017；49:101–106. 转载授权）

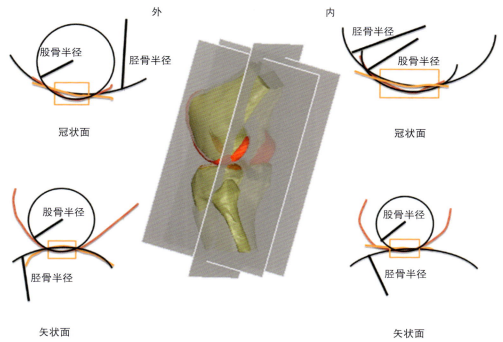

图 8-4　示意图显示了在矢状面和冠状面接触区域所测量的软骨表面几何结构（摘自 Yin P，Li JS，Kernkamp WA, et al. Analysis of in-vivo articular cartilage contact surface of the knee during a step-up motion. Clin Biomech. 2017；49:101–106. 转载授权）

被定义为通髁轴与两个矢状圆平面的交点。建立胫骨近端解剖坐标系，定量描述通髁轴或几何中心在胫骨平台表面的位置。为了测量通髁轴和几何中心的前后平移，将对应的点投射到胫骨横截平面上。

软骨接触运动学 / 形变的坐标系

　　采用两个适合内外侧平台的圆建立的胫骨坐标系来描述接触点的运动（图 8-3B）。每个圆的中心是坐标系的原点。胫骨内外侧平台的内外轴（x 轴）是通过在每个坐标系原点上画一条平行于胫骨平台后缘的直线来创建的。每个胫骨平台的前 – 后轴（y 轴）是通过垂直于各自的内侧 – 外侧轴的坐标系原点画一条线来创建的。

最靠近胫骨嵴的两个象限被定义为"内半部分"，其余象限被定义为"外半部分"。

双荧光透视成像系统

　　双荧光透视成像系统（Dual Fluoroscopic Imaging System，DFIS）装置（图 8-5）用于动态分析膝关节运动。DFIS 由两个脉冲荧光透视器（BV Pulsera，飞利浦）组成，设置为产生 8ms 宽的 X 线脉冲。受试者可在两个荧光透视器的共同成像区内自由移动（相当于 315mm × 315mm 视野范围）。各种运动都可以用这种方式成像，如跑步、上楼梯、坐立、弓箭步和下蹲等。用荧光透视器同时从两个方向对膝盖进行成像。在动态膝关节运动过程中，荧光透视器每秒拍摄 30 张均匀分布的快照图像。这个过程记录的膝关节体内姿势作为一系列 2D 配对透视图像。然后对图像进行分割并校正失真。人工检查从边缘测得的膝关节结构轮廓图像并保存。然后，在实体建模软件中构建 DFIS 的虚拟副本。在建模

软件中创建两个虚拟成像增强器，以再现真实透视系统的几何结构。从 DFIS 获得的膝关节轮廓被放在各自虚拟成像增强器上。在虚拟系统中引入了膝关节的 3D 模型。胫骨和股骨模型可以在虚拟 6 自由度环境中独立操作，并投射到虚拟成像增强器上。如果投射的轮廓与从

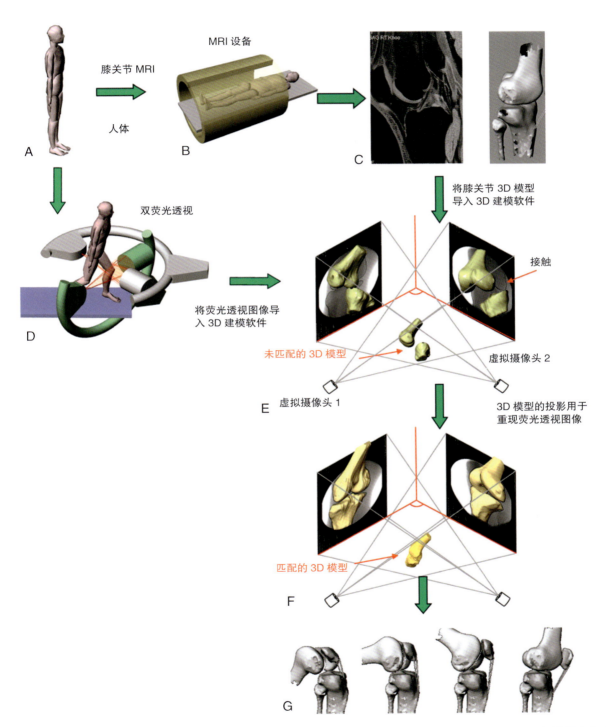

图 8-5　使用联合透视磁共振成像（MRI）技术再现体内膝关节运动的整个过程。每个受试者的 MRI（A、B）被用来构建一个膝关节解剖 3D 模型（C）。在体内活动期间，每个受试者的膝关节从两个方向成像（D）。膝关节模型在 6 自由度内进行操纵，以再现膝关节的位置（E~G）

实际膝关节上获得的骨性轮廓相匹配，则由计算机中的膝关节 3D 模型再现膝关节在空间中的位置。以这样方式，膝关节的运动可以用一系列沿运动路径重建的膝关节 3D 模型来表示。然后，上述关节坐标系可用于确定 6 自由度的膝关节运动。

DFIS 技术在体内膝关节运动测量中已得到严格验证。当进行放射立体分析（Radiostereometric Analysis，RSA）时，可确定膝关节位置，旋转精度为 0.16°±0.61°，平移精度为（0.24±0.16）mm。软骨接触区可以被确定并且测量误差为 14%±11%。最后，基于 MRI 网格模型构建的软骨厚度误差为（0.04±0.01）mm（相当于 1.8%±1.6% 的差异）。

功能活动期的膝关节运动

在本节中，我们将介绍使用 DFIS 技术测量 3 个膝关节运动期的体内膝关节生物力学。这些动作包括跑步（代表膝关节的小范围运动）、上楼梯（代表膝关节的中等运动范围）和负重最大屈曲（代表膝关节的大范围弯曲）。我们介绍这些运动中胫股的 6 自由度运动和关节接触运动。

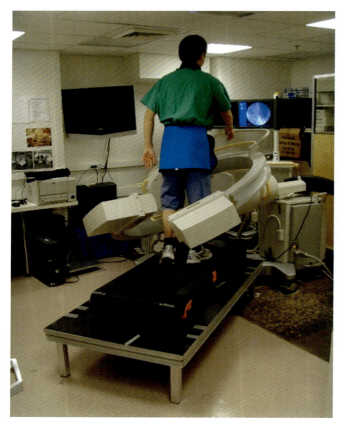

图 8-6　每名受试者在跑步机上进行步态训练，同时膝关节被双荧光透视成像系统（DFIS）扫描

跑步机步态

试验设计

应用 MRI 和 DFIS 相结合的技术，我们对 8 名健康人进行了膝关节跑步机步态下胫股关节运动和髁运动的研究。招募了 6 名男性和 2 名女性，年龄为 32~49 岁，平均身体质量指数（Body Mass Index，BMI）为 23.5kg/m²。在实验过程中，每个受试者在跑步机上以 2.4km/h（MPH）的速度（即 0.67m/s）运动 1min（图 8-6）。将两个薄压力传感器［压力感应电阻器（Force Sensor Resistor，FSR，互联电子公司，卡马利洛，加利福尼亚州）］固定在每只鞋底部，记录测试双脚脚后跟着地和足趾离地。把两个激光定位装置连接到荧光透视器上，有助于在站立相阶段使目标膝对齐透视视野。然后，在连续 3 步幅的过程中对膝关节进行成像。测试后，透视影像和基于 3D MRI 的膝关节模型导入建模软件以重建步态中的体内膝关节位置。数据包括 6 自由度膝关节运动、使用 TEA 和 GCA 测量的股骨髁运动以及软骨接触运动。

6 自由度的运动学

在步态站立阶段，膝关节的主要运动发生在矢状面（图 8-7）。膝关节在脚跟着地时伸直，在负荷反应期间屈曲，在站立相中期的早期阶段达到约 8° 的第一个屈曲峰值。其后，膝关节开始伸直，直到大约 40% 的站立相，在整个站立相中期保持轻微的过度伸直（平均 3.5°）。大约在站立相末期一半时，观察到膝关节再次屈曲，屈曲在整个摆动相前期过程中是持续的，并在站立阶段结束脚尖离地时达到峰值。第二个屈曲峰值大小平均为 36°。

膝关节的轴向旋转（内 - 外）与屈伸相似。在足后跟着地时，股骨平均内旋 1.6°。然后股骨向外旋转，并在对侧脚尖离地后不久即在站立相中期的早期达到外旋的第 1 个峰值（平均 5°）。然后轴旋转的方向被反转，并且观察到股骨在整个站立相中期旋转，直到早期伸膝结束，此时旋转再次反转。在整个伸直末期和摆动相前期过程中，股骨向外旋转，直到脚尖离地时达到外旋的第 2 个峰值（平均 7.4°）。

前后移位模式（股骨相对于胫骨）也遵循屈伸模式。我们注意到在后跟着地时，股骨位于胫骨后方 2.6mm 处。在负荷反应中股骨前移，在站立相中期的早期达到第 1 个前移峰值。此时股骨平均位于胫骨后方

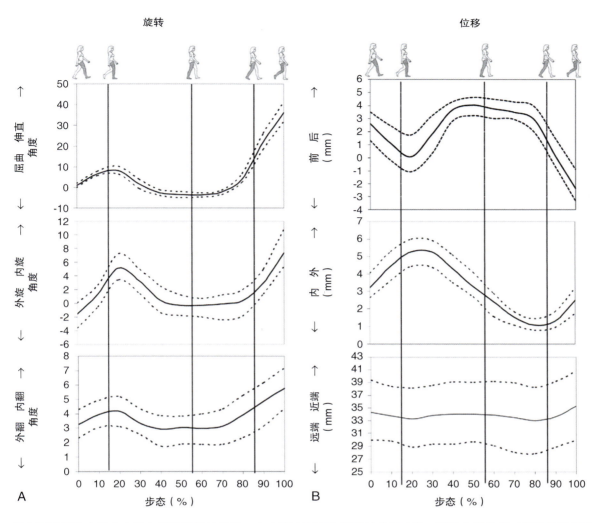

图 8-7　示意图显示跑步机步态站立相阶段膝关节的 6 自由度（DOF）胫股关节运动学。图示为胫骨相对于股骨的运动。A. 旋转：实线为对侧脚尖离地，同侧足后跟抬起，分别在对侧伸直 - 屈曲、内旋 - 外旋和内翻 - 外翻中的初始接触。B. 平移：实线为对侧脚尖离地，同侧足后跟抬起，以及分别在对侧后 - 前、外侧 - 内侧和近端 - 远端的初始接触。虚线为运动范围（最大和最小位移）。实线之间的间隔分别表示负荷响应相、站立相中间、站立相末期和摆动相前期

0.1mm 处。股骨在站立相中期时开始向后移动。当在胫骨后方 4mm 时，后向运动峰值为站立相的 50%。此后，它的方向相反，股骨向前移动，直到脚尖离地，这时它达到第 2 个前移峰值，平均胫骨前移 2.5mm。因此，在站立相阶段前后方向的平均偏移量约为 5mm。

股骨髁运动

采用 TEA 和 GCA 测量股骨内外髁相对于胫骨的运动。当后跟着地用 TEA 测量时（图 8-8A），内侧和外髁分别位于胫骨内外侧轴后方（3.3 ± 1.1）mm 和（1.9 ± 1.0）mm。内髁的向前运动在前半个站立相达到峰值，约为站立相的 20%，内髁接着向后移动。在站立相阶段外髁的前向运动比内髁提前（站立相的 10% 左右）。达到第 1 个前峰后，在 50% 的站立相时，内髁和外髁都轻微后移，分别为（3.3 ± 0.5）mm 和（2.9 ± 0.8）mm。此后，当两个髁再次向前移动，直到脚尖离地时，髁的位移最小，直到站立的 75%，此时内髁在胫骨前方 5.3mm，外髁在胫骨后方 0.7mm 处。内髁在前后方向的运动范围 [（9.7 ± 0.7）mm] 明显大于外髁 [（4.0 ± 1.7）mm，$P < 0.01$]。

在步态过程中，用 GCA 沿着运动路径测量髁的运动证明具有相似趋势（图 8-8B）。足后跟着地时，内髁和外髁位于胫骨内外侧轴后方（9.3 ± 2.9）mm 和（6.6 ± 3.2）mm。内髁在前后方向的偏移量 [（17.4 ± 2.0）mm] 大于外髁 [（7.4 ± 6.1）mm，$P < 0.01$]。

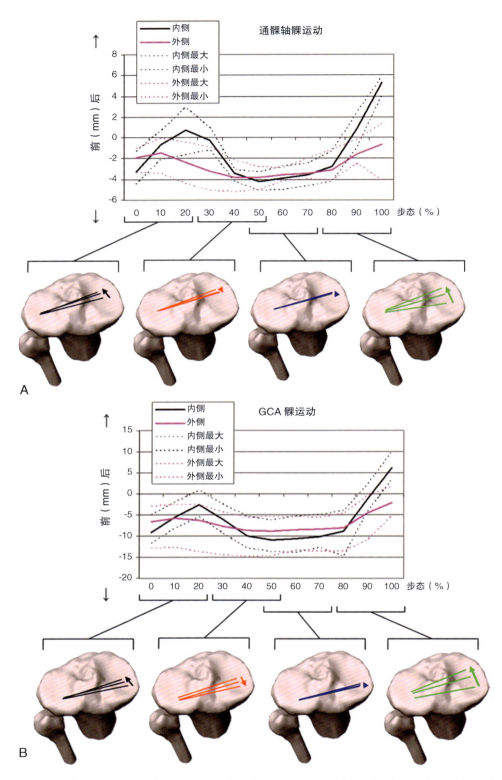

图 8-8 股骨内外髁在前后方向的运动由股骨的通髁轴（TEA）（A）和股骨几何中心轴（GCA）测量（B）。股骨内髁的偏移量大于外髁

软骨接触运动

在胫骨内侧，从足后跟着地到 20% 的站立相，接触点位置前移 2.3mm（图 8-9）。然后是从 20%~60% 的站立相后移 2.0mm。从 60% 的站立相到足尖离地，接触点向前移动 4.7mm。对于内外侧方向的运动，接触峰值首先向外侧移动 0.4mm，即向胫骨髁间嵴移动（后跟着地至 20% 阶段），然后向内侧移动 0.5mm（20%~50% 站立相），然后再次向外侧移动（1mm），直到足尖离地。

在胫骨外侧，从足后跟着地到 80% 站立相，接触点向前移动 < 1.0mm，然后后移 0.7mm（图 8-9）。在内

外侧方向，接触点首先向外移动 0.6mm（足后跟着地至 20% 站立相），然后向中间移动 0.9mm（20%~50% 站立相），接着再次向外移动 0.9mm。

小结

步态站立相接触位置的数据变化与胫股 6 自由度运动模式一致。采用 TEA 和 GCA 方法，股骨内髁在前后方向的运动范围大于股骨外髁。在整个站立相，前后侧胫股外侧间室的接触偏移 [（1.6 ± 0.4）mm] 明显小于内侧间室 [（3.6 ± 0.3）mm]（$P < 0.05$）（图 8-9）。这些数据表明膝关节在步态运动中的"外侧轴移"运动特征。

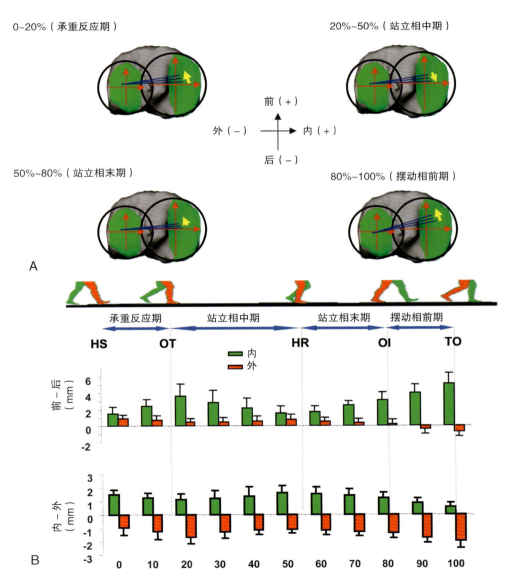

图 8-9　A. 胫骨平台接触点偏移。B. 在整个站立步态阶段胫骨平台内外接触点的前后内外运动情况

上楼梯

试验设计

21 例健康膝关节受试者被招募［年龄：（34.6 ± 10.4）岁；男 14 例，女 7 例；身高：（1.8 ± 0.1）m；体重（80.9 ± 18.1）kg］。每个受试者都进行了一次动态上楼梯运动（图 8-10），并使用 DFIS 捕获膝关节运动。起步活动的开始（0）被定义为膝关节伸直运动的开始，当受试者的伸膝完全时被定义为终点（100%）。在一次上楼梯运动中，同时研究胫骨和股骨软骨表面的关节软骨接触运动。

髁运动

屈曲角度范围从最初接触时的 54.4° ± 7.1° 到上楼梯结束时的完全伸直。平均动作时间为（0.8 ± 0.2）s。采用 TEA 测量髁运动从开始逐渐向前移动［内侧：（−5.0 ± 3.5）mm 到（−0.1 ± 2.8）mm；外侧：（−15.1 ± 3.9）mm 到（−10.2 ± 4.3）mm］到动作的 70%（图 8-11A）。其后整个动作中，内髁的位置保持不变；然而，外髁继续向前移动至（−6.0 ± 4.5）mm。TEA 测量股骨内外髁的总偏移量分别为（12.7 ± 2.9）mm 和（14.5 ± 4.0）mm，两者之间无显著性差异。开始时胫骨内旋 13.3° ± 5.6°，

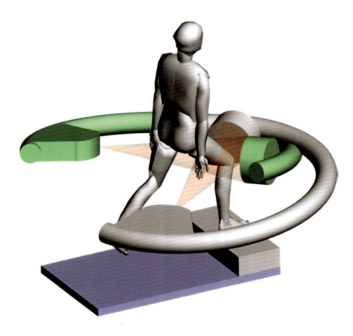

图 8-10　示意图显示由双荧光透视成像系统（DFIS）捕获的上楼梯活动

上楼梯结束时外旋 8.3° ± 5.4°

GCA 测量的髁运动在内髁和外髁之间呈现相反的趋势（图 8-11B）。内髁从 −5.5mm 向后移动到 −8.9mm，

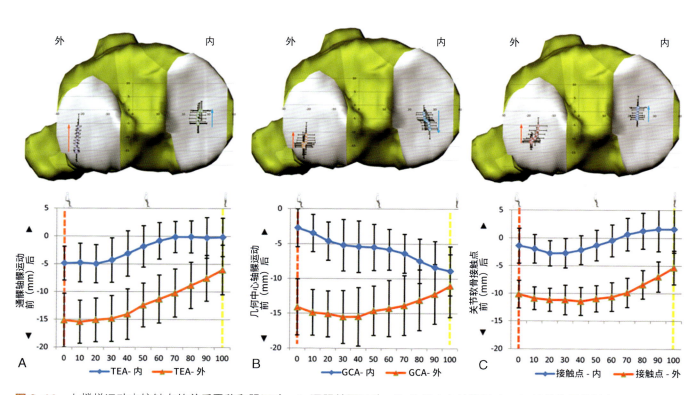

图 8-11　上楼梯运动中接触点的前后平移和髁运动。A. 通髁轴髁运动。B. 几何中心轴髁运动。C. 关节软骨接触点

而外髁从 –14.7mm 移动到 –11.0mm。GCA 测量的总偏移量为（11.9±4.1）mm 和（11.8±4.1）mm，股骨内、外髁间无显著性差异。胫骨轴向旋转在开始时测量为内旋 14.3°±5.7°，上楼梯动作结束时为 3.9°±5.5°。

6 自由度的运动和接触运动

　　对于胫骨平台上的接触点（图 8-11C），接触点从距内侧和外侧胫骨平台中心的（–1.4±3.1）mm 和（–10.1±2.5）mm 处分别开始。两个内外侧接触点从开始动作到上楼梯 30% 时略微向后移动，然后逐渐向前移动直到上楼梯 80% 的动作。此后，内侧接触点略微前移至（1.6±4.2）mm，而外侧接触点在上楼梯 100% 时继续向前移动至（–5.3±3.0）mm。此外，内外侧的总偏移量接触范围分别为（13.5±3.2）mm 和（10.7±5.0）mm。内外侧间室的总偏移量没有显著差异。在内外侧方向的上楼梯过程中，内侧接触点的移动

距离在 0.4mm 内。外侧接触点从（–18.7±3.1）mm 开始，然后在 30%~100% 的动作范围内从（–19.0±2.8）mm 到（–16.0±3.6）mm 向内侧轻微移动。

关节软骨接触面的几何特征

　　接触区的关节面几何形状是影响关节接触行为的重要变量，如接触应力和膝关节稳定性。因此，我们研究了 10 个健康膝关节在动态上楼梯动作中胫股关节（图 8-4）接触区的表面几何结构。

　　根据图 8-4 所示的定义，股骨软骨的平均矢状半径内侧大于外侧（$P < 0.001$）（图 8-12），股骨内侧和外侧软骨的平均冠状半径无显著差异（$P=0.27$），胫骨软骨的平均矢状半径在内侧间室大于外侧间室（$P < 0.001$）。胫骨软骨平均冠状半径内侧间室小于外侧间室（$P < 0.001$）。

　　在矢状面上，内外侧间室均表现出从凸到凸的胫股

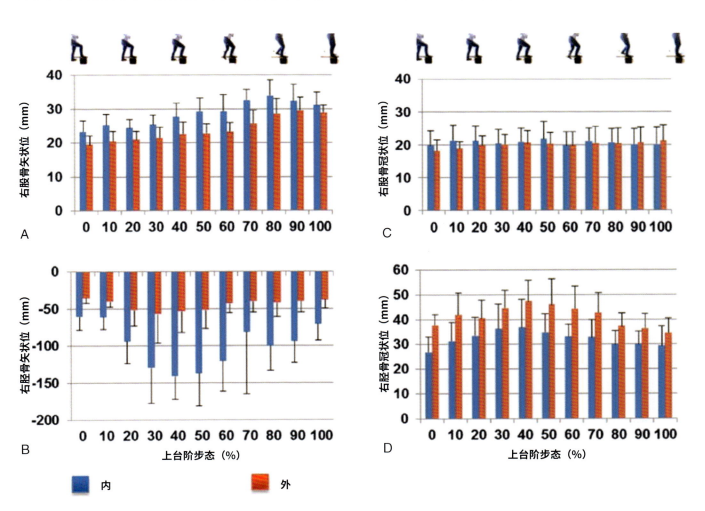

图 8-12　在矢状位上股骨（A）与胫骨（B）软骨表面和冠状位上股骨（C）与胫骨（D）的内侧和外侧软骨表面接触区域的半径

软骨接触特征。内侧间室关节接触区的这种几何特征显示，股骨在前后方向上受胫骨软骨表面几何结构的约束要比内外侧方向上的凸－凹接触小。

小结

采用 TEA，股骨髁的运动呈现出与整个关节接触点相似的模式活动。当采用 GCA 时，股骨髁突运动模式有显著差异。在整个活动过程中，内髁向前移动，外髁向后移动。坐标系选择的改变导致膝关节运动学出现显著不同的描述。胫骨表面内外侧关节接触点的总偏移量是相似的。膝关节运动在上楼梯动作未观察到膝关节屈曲内侧轴移现象（这种现象在被动、非负重屈曲或准静态膝关节屈曲时多见）。

而且，内外侧软骨接触的几何形状在模式上相似，但大小不同。凸－凸接触特征表明，膝关节的动态稳定性取决于关节接触、半月板机械功能的协同作用、韧带约束（如交叉韧带和副韧带）、肌肉收缩和膝关节周围的其他组织。任何这些结构部件的功能障碍都可能导致膝关节接触生物力学的改变，并可能导致软骨损伤。这可能为内在膝关节接触生物力学的研究提供重要的借鉴。

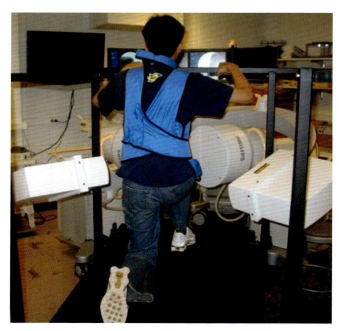

图 8-13　双荧光透视成像系统中受试者演示准静态单腿弓箭步（右膝）

负重深屈膝关节的运动研究
试验设计

招募 8 名无外伤史或慢性膝关节疼痛的健康人（年龄：23~49 岁；男 5 例，女 2 例；BMI：19.9~29.3kg/m²）为研究对象，研究负重时膝关节的 6 自由度运动和从完全伸直到最大屈曲时胫股软骨接触生物力学屈曲。磁共振扫描后，每个受试者进行一个准静态单腿行走从完全伸直到最大屈曲的弓箭步，然后采用 DFIS 技术测量（图 8-13）。完全伸直是指当受试者单腿自然站立时，膝关节尽可能保持笔直时的角度。要求受试者保持膝关节姿势 1s，同时在每个选定的屈曲角度（从完全伸直到最大屈曲，每隔 15° 一次），允许受试者使用对侧腿和扶手保持身体稳定（如有必要）。用测角器监测膝关节的屈曲角度。DFIS 捕捉了每个目标屈曲角度处的膝关节位置。采用 2D-3D 匹配方法再现膝关节位置。复制膝关节运动后，测定股骨和胫骨的软骨接触情况。对负重膝关节屈曲过程中的 6 自由度髁运动和软骨接触运动进行量化。

6 自由度的运动

在准静态过程中这组受试者单腿弓箭步，屈膝角度范围为从 -2.9°±7.0° 的完全伸直到 145.3°±5.7° 的最大屈曲。从膝关节完全伸直到 30° 屈曲，股骨向后移动（4.4±3.1）mm；从 30° 到 120°，股骨向后移动（13.3±3.2）mm，并且最大屈曲 120° 时，股骨向后移动（7.5±4.3）mm（图 8-14A，表 8-1），中等屈曲范围的股骨后方偏移明显大于低和高屈曲范围。

在内外侧方向，股骨从完全伸直到 30° 的侧向移动为（1.7±1.1）mm，从 30° 到 120° 的侧向移动为（0.1±1.7）mm，从 120° 到最大屈曲的内侧移动（3.8±2.6）mm（图 8-14B）。大范围屈伸时股骨内外侧的偏移量明显大于低度和中度屈曲范围。

从完全伸直到 30° 屈曲，胫骨内旋 6.1°±7.6°（图 8-14C）并且内翻 1.7°±2.6°（图 8-14D）。从 30° 到 120°，胫骨内旋 2.1°±8.2° 并且内翻 4.1°±3.6°。从 120° 到最大屈曲，胫骨内旋 7.0°±6.2° 并且外翻 0.2°±3.3°。

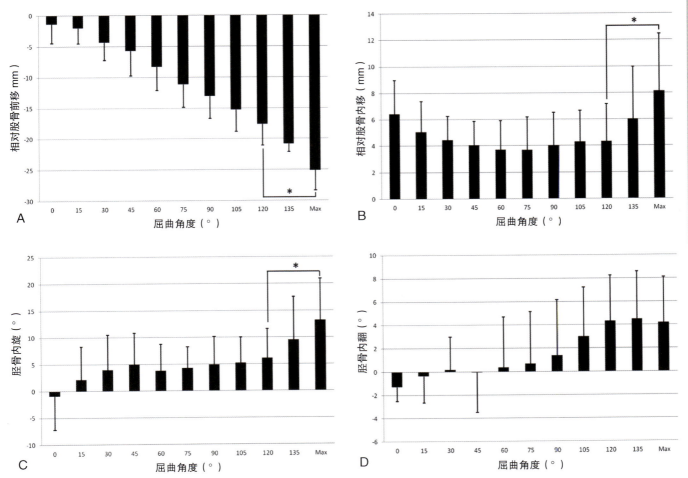

图 8-14　膝关节全程屈曲中胫骨相对于股骨的前移（A）、内移（B）、内旋（C）和内翻（D）（FE: 完全伸直；Max：最大屈曲）*表示具有显著统计学意义［摘自 Qi W, Hosseini A, Tsai TY, Li JS, Rubash HE, Li G. In vivo kinematics of the knee during weight bearing high flexion. J Biomech. 2013；46（9）:1576-1582. 转载授权］

表 8-1　股骨移位、胫骨旋转和不同屈曲角度胫股接触运动（均数 ± 标准差）				
运动	**FE~30°**	**30°~120°**	**120°~Max**	**FE~Max**
股骨前移（mm）	-4.4±3.1	-13.3±3.2[a]	-7.5±4.3[b]	-25.2±5.0
股骨内移（mm）	-1.7±1.1	-0.1±1.7	3.8±2.6[a,b]	2.0±3.4
胫骨内旋（°）	6.1±7.6	2.1±8.2	7.0±6.2	15.2±9.2
胫骨内翻（°）	1.7±2.6	4.1±3.6	-0.2±3.3[b]	5.6±4.9
内侧 A-P 接触（mm）	-5.1±4.9	-4.2±1.6	-1.9±2.1	-11.1±3.3
外侧 A-P 接触（mm）	-4.9±3.9	-5.0±2.9	-4.8±2.0[c]	-14.6±3.7[c]

FE，完全伸直；Max，最大屈曲
正值表示内旋、内翻、前内平移，负值表示外旋、外翻、后外平移
a：屈曲角度范围与 0°~30° 之间有显著差异（$P < 0.05$）
b：屈曲角度范围与 30°~120° 之间有显著差异（$P < 0.05$）
c：在内外 A-P 接触位置之间有显著差异（$P < 0.05$）

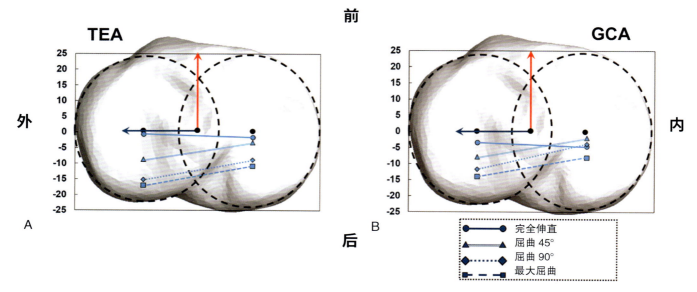

图 8-15 在负重深屈时，用通髁轴（TEA）（A）和几何中心轴（GCA）（B）测量股骨髁的平均偏移［摘自 Dimitriou D，Tsai TY，Park KK，et al. Weight- bearing condyle motion of the knee before and after cruciate-retaining TKA：in- vivo surgical transepicondylar axis and geometric center axis analyses. J Biomech. 2016；49（9）:1891-1898. 转载授权］

	内髁				外髁			
表 8-2 在负重屈曲时股骨髁的前后平移								
	0°~15°	30°~45°	60°~75°	90°~Max	0°~15°	30°~45°	60°~75°	90°~Max
TEA 前后平移 (mm)	-1.6~-1.4	-3.3~-1.8	-7.5~-5.3	-10.8~-8.8	-3.6~-0.7	-8.7~-6.0	-12.9~-10.2	-17.0~-15.2
GCA 前后平移 (mm)	-4.6~-3.1	-2.2~-2.0	-3.7~-2.8	-8.1~-3.9	-5.3~-3.4	-7.9~-6.3	-10.0~-8.3	-14.0~-11.7

GCA，几何中心轴；TEA，通髁轴［摘自 Dimitriou D，Tsai TY，Park KK，et al. Weight-bearing condyle motion of the knee before and after cruciate-retaining TKA：in-vivo surgical transepicondylar axis and geometric center axis analyses. J Biomech. 2016；49（9）:1891-1898. 转载授权］

髁运动

内侧和外侧 TEA 在完全伸直时（分别为 -1.6mm 和 -0.7mm）接近胫骨坐标系原点，在最大膝关节屈曲时分别向后移动 9.2mm 和 16.4mm（图 8-15，表 8-2）。在完全伸直时，内侧和外侧 GCA 在胫骨坐标系原点之后（分别为 -4.6mm 和 -3.4mm）。内侧 GCA 直到在膝关节屈曲 45° 时稍微前移 2.6mm，最大屈曲时后移 6.1mm，外侧 GCA 从完全伸直到最大屈曲后移 11.6mm。

关节软骨接触运动

在前后方向，内侧和外侧间室从完全伸直到膝关节屈曲 30° 时，胫骨接触点分别急剧向后移动（5.1±4.9）mm 和（4.9±3.9）mm（图 8-16，表 8-1）。此后，从屈曲 30° 至 120°，内侧间室接触点轻微后移（4.2±1.6）mm，外侧

间室接触点轻微后移（5.0±2.9）mm。从屈曲 120° 到最大屈曲，内侧接触点向后移动（1.9±2.1）mm，外侧接触点向后移动（4.8±2）mm（$P < 0.05$）。其中 3 例膝关节在最大屈曲角处观察到股骨外髁的提升，在最大屈曲角没有发现软骨接触。

小结

数据表明，膝关节屈曲路径上的运动并不一致。结果表明，在低屈曲角度（屈曲 ~30°）时，胫骨内旋明显增加，内侧间室接触点较外侧间室稍后移。在中度屈曲范围内（30°~120°），胫骨内旋维持着接触点的微小变化和类似的移动模式。在高屈角度（120°~最大屈曲）时，胫骨内旋再次急剧增加，接触点在内侧间室的移动小于外侧间室。数据表明，膝关节的运动不能用一个特征来描述整个屈曲范围。

内侧

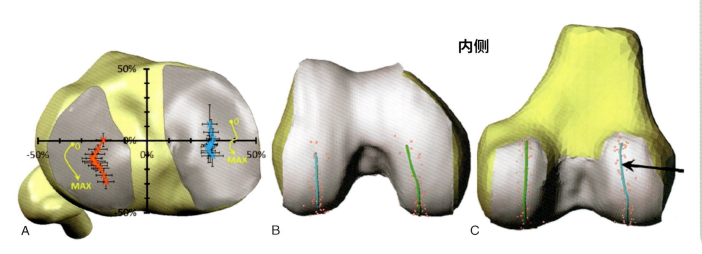

图 8–16　不同负重屈曲状态下胫股关节软骨在内外侧胫骨平台和股骨髁的接触位置。A.十字代表膝关节屈曲过程中软骨接触的平均位置，误差条为标准偏差。B.远端视图。C.后视图。软骨上的点代表所有受试者，线（箭头）显示接触点的平均位置

总结

胫股关节生物力学在传递负荷、保持身体协调性和促进运动活动方面至关重要。本章总结了在跑步机、上楼梯和负重深屈情况下，使用最新 MRI 和 DFIS 结合技术测量 6 自由度胫股关节运动、股骨髁运动和正常膝关节软骨接触运动的数据。

许多研究报告了 6 自由度的胫股关节在步态站立相的运动（小范围膝关节活动范围）。当 DFIS 观察到 6 自由度膝关节运动的相似趋势时，DFIS 数据进一步显示股骨内髁在前后方向的运动大于股骨外髁的运动，接触点在前后方向的偏移在胫股内侧间室大于外侧间室。髁运动趋势和关节接触生物力学没有显示之前所报道的膝关节屈伸过程中的"内侧轴移"运动特征。这证实了 Koo 和 Andriacchi 的发现，即在步态的站立相，股骨内髁比外髁在横向平面上的偏移更大，也就是说，在膝关节的低屈曲角度时（站立相步态），膝关节实际上可能具有外侧轴移运动模式。

在上楼梯运动中（中等膝关节活动范围），胫骨面内侧和外侧接触点均沿上楼梯活动轨迹在胫骨关节表面向前移动。关节接触点在胫骨内外表面的总偏移量与 TEA 测量的股骨髁运动相似。当使用 GCA 时，股骨髁的运动模式有显著的不同。使用 GCA 时，内髁前移而外髁后移。坐标系的选择会导致膝关节运动描述的变化。有趣的是，在矢状面内，内外侧间室都处于凸（股骨）–凸（胫骨）接触下；胫骨内侧关节接触半径大于外侧。这些数据为理解膝关节动态稳定性提供了新的见解。

在负重深屈（全膝关节活动范围）中，胫骨持续内旋并屈曲，与外侧相比，高屈时内侧软骨接触偏移较小。胫股关节软骨接触点的位置在内侧间室的中央部分和外侧室的后半部分。这表明在膝关节高屈时路径依赖于膝关节的运动。Yildirim 等报道，在 155° 屈曲时，尸体测试模型中股骨上的接触点位于关节表面的最上 – 后区域。在内侧，股骨后皮质和胫骨后缘之间也有接触，这提示着膝关节"撞击"和股骨外髁抬升情况。这些数据表明，在膝关节深屈稳定性中，骨与软组织之间的后侧撞击可能起重要作用。

综上所述，这些数据提供了对膝关节体内生理运动的深入了解，并可能有助于改进旨在重现膝关节固有功能的全膝关节置换手术。除了应用股骨后滚和内侧轴移为运动基础外，现代全膝关节置换手术技术可能需要考虑膝关节的接触几何和运动学。数据进一步表明，在理解膝关节运动特征时，有几个点需要注意。第一，膝关节运动在很大程度上取决于活动或负荷，因此应在测试模式的条件下进行解释。膝关节的生物力学研究，在体外或体内进行，可能报告不同模式的膝关节运动。第二，膝关节运动的各坐标系或测量定义可能直接影响所描述的膝关节运动特征。坐标系的选择会显著改变膝关节的运动描述。不同研究对运动轴的定义不同，可能导

致膝关节运动数据的不同结论。第三，了解用于膝关节运动测量的各技术优缺点是很重要的。DFIS 和三维 MRI 联合技术的主要优点是准确性高、相对低的辐射和无创性特性。这项技术可以提供膝关节在体内运动的信息，对于了解各种类型的膝关节病理和评估膝关节疾病的手术疗效也是有价值的。

（林杨景　郭林翻译；蔡宏校对）

第 9 章

膝关节生物力学与内植物设计

Timothy M. Wright, PhD | Fernando J. Quevedo Gonzalez, PhD

通过考虑设计目标，可以很好地诠释全膝关节置换术的力学和大多数的临床表现。用人造植入物替换病变和受损的组织，需要该假体能够恢复正常的关节功能，同时还需要通过关节转移大量的载荷。植入物假体本身必须保持与支撑骨的良好固定，并尽可能耐磨，以保持低摩擦关节和避免骨溶解。设计一个有效的膝关节置换的挑战在于这些目标是相互矛盾的；达到一个目标的最佳解决方案可能远不是达到另一个目标的最佳解决方案。例如，确保正确的关节运动学需要没有过度限制性的关节面。然而，减少限制性通常意味着关节面之间的包容性降低，这可能导致不可接受的高接触应力，从而增加植入物假体磨损和机械松动的机会。

当代膝关节置换设计形成了一系列解决方案，旨在实现这些相互矛盾的目标之间的最佳妥协。要了解特定的设计方案如何影响机械性能，研究者需要考虑正常膝关节的功能和结构，以及控制骨 - 植入物系统中运动学、载荷传递和磨损的力学原理。

从自然膝关节中吸取的教训

功能考虑

膝关节的主要运动是在矢状面上屈曲和伸直。在这个运动过程中，股骨、胫骨和髌骨的运动学是由股骨髁部、胫骨平台和髌骨的解剖学、关节上施加的肌力以及交叉韧带和副韧带所提供的限制性来决定的。在矢状面上，胫骨平台相对平坦，而每个股骨髁曲率可以拟合为两个弧形，大弧形形成伸直时与平台接触的股骨髁远端，另一个小弧形形成屈曲时与平台接触的股骨髁后部。如果载荷传递仅基于骨骼解剖，那么股骨髁和胫骨平台之间的接触将发生在非常小的区域内，且与关节位置无关，从而产生不可接受的大接触应力。幸运的是，半月板和关节软骨层是有效的载荷传递结构，将关节载荷分布在更大的接触区域。

当膝关节屈曲时，后交叉韧带（Posterior Cruciate Ligament，PCL）提供的限制性会使股骨在胫骨上后滚。随着屈曲的增加，后移加上接触胫骨的股骨髁曲率半径变小，这些为膝关节提供了较大的活动范围。通过增加股胫骨接触点和肌肉作用线之间的距离，后滚还增加了股四头肌的力矩臂，为肌肉抵抗进一步屈曲和伸直膝关节提供了机械优势。

后滚是不对称的；股胫骨接触方面，在外侧平台比内侧平台更靠后，这与胫骨在屈曲时的内旋一致。膝关节外侧间室平移较大的不对称后滚也可以被描述为胫骨相对于股骨的内旋。当膝关节屈曲时，胫骨在股骨髁和软组织施加力的引导下内旋。然而，胫骨旋转差异较大。例如，在最近对 19 名年龄为 45~75 岁的成年男性的研究中，内旋量平均为 11°~12°，但标准差为 6.6°。其他活动如上下楼梯、打保龄球和高尔夫球也是如此。类似地，在一项结合透视和 CT 来确定 5 个正常膝关节体内三维负重运动学的研究中，几项动作中均发现胫骨旋转有很大的差异。例如，在从椅子上站起来的过程中，胫骨平均内旋 19°，但 5 名受试者的数值为 3°~32°。

髌骨相对于股骨的主要运动是在矢状面。自然髌骨的运动学是复杂的，在膝关节屈曲时受到胫骨内旋的显著影响。髌骨和股骨的髌骨沟骨性解剖对髌股关节提供了相当大的限制性，但在屈曲时，特定对象的解剖与软组织力量相结合，使髌骨围绕所有 3 个解剖轴旋转和平移，包括膝关节屈曲时最多 5mm 的内移。髌骨沿着股骨远端滑车沟的轨迹异常可能是导致髌股关节紊乱的原因，如疼痛、不稳定和关节炎。髌骨追踪的报告受坐标系定义方式以及测试过程中关节负载和移动方式的影响很大。测量精度很重要，因为追踪的差异可能很小。由于方法论上的差异，很难在现有的研究之间进行比较。尽管如此，除了普遍认为髌骨在屈膝早期内移然后再外移之外，其他动作的一致性较差，可变性很高。

股骨远端的总合力由髌股接触应力和胫股接触应力构成。正常步态下，髌骨与股骨、胫骨与股骨之间的

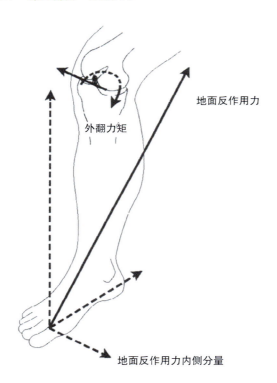

外翻力矩

地面反作用力

地面反作用力内侧分量

图 9–1　在站立步态阶段，地面反作用力的内侧分量产生关于膝关节的内翻力矩。这个力矩被膝关节结构产生的内部外翻力矩所抗对（摘自 Burstein AH, Wright TM. Fundamentals of Orthopaedic Biomechanics. Baltimore: Williams & Wilkins; 1994, 图 3–11. 转载授权）

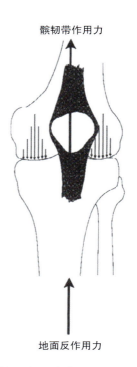

髌韧带作用力

地面反作用力

图 9–2　当地面反作用力通过膝关节时，不会产生内翻或外翻力矩。股骨内外髁上产生的关节接触应力可以对抗这种力的压缩效应（摘自 Burstein AH, Wright TM. Fundamentals of Orthopaedic Biomechanics. Baltimore: Williams & Wilkins; 1994, 图 3–14. 转载授权）

接触点会发生移动，接触力的位置和大小发生变化。然而，这些力的位置和大小发生变化，会使得胫骨上的总合力方向保持相对恒定。这与胫骨平台表面曲率只需要很小的变化就能通过关节压缩载荷保持平衡是一致的。

　　膝关节在内外侧平面和内外旋转时的运动比屈伸运动小得多。内翻和外翻的力矩是在膝关节上产生的，因为在日常活动中，如行走时会产生地面反作用力的内外侧分量（图 9–1）。膝关节通过重新分配在两个平台之间传递的载荷来抵抗这些外部力矩。关节表面之间需要很小的内外侧平移；相反，半月板、关节软骨和底层软骨下骨的顺应性提供了重新分配载荷的能力。

　　当膝关节在内翻或外翻时，两个平台上的压力分布会产生一个作用在胫骨上的净接触应力，该净接触应力与髌韧带的力合理地保持一致（图 9–2）。但作为对内翻力矩的响应，膝关节内侧间室产生的压力增加，而在外侧间室产生的压力降低（图 9–3）；实际上，净接触应力的位置转移到关节的内侧（图 9–3）。接触应力在膝关节中心产生一个内部外翻力矩，以抵抗外部施加的内翻力矩。考虑到关节软骨的顺应性，在表面变形模式

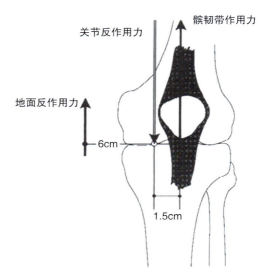

关节反作用力

髌韧带作用力

地面反作用力

6cm

1.5cm

图 9–3　当地面反作用力从膝部向内侧传递时（与图 9–1 所示的情况相同），所产生的内翻力矩可以被由接触应力向关节内侧移动所产生的外翻力矩所抵抗（摘自 Burstein AH, Wright TM. Fundamentals of Orthopaedic Biomechanics. Baltimore: Williams & Wilkins; 1994, 图 3–15. 转载授权）

中产生这种重新分布所需的关节角度量很小，通常不到 1°。当然，作为抵抗内翻和外翻力矩的一种机制，转移接触应力也有其局限性，因为接触力只能移动到关节

的外缘。对于较大的内翻或外翻力矩来说，与正常步态相比，当地面反作用力的作用线在距离膝关节更远的地方通过时，必须通过辅助机制，如附加的肌力，来产生足够的抵抗力矩。然而，膝关节中心附近肌肉的力矩臂相当短；由于这一机械缺陷，强大的肌肉力量是必要的（图 9-4）。

对于极端的外部作用力矩，如在体育活动或创伤事件中可能发生的，关节压力的重新分配和额外的肌肉力量不足以产生足够大的内部抵抗力矩。在这种情况下，膝关节的大角度会导致一个股骨髁的剥离和副韧带牵拉（图 9-5）。这种极端的条件给膝关节带来了相当大的机械负担。

膝关节周围的肌肉和关节接触应力在抵抗外部功能载荷时的机械劣势使得肌力和接触应力都很大。正常膝

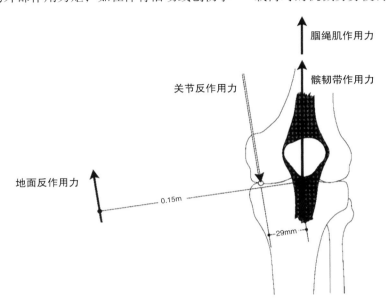

图 9-4　当地面反作用力距膝关节更远时（图 9-3），附加的肌肉力量与接触应力一起作用以抵消内翻力矩（摘自 Burstein AH, Wright TM. Fundamentals of Orthopaedic Biomechanics. Baltimore: Williams & Wilkins; 1994, 图 3-16. 转载授权）

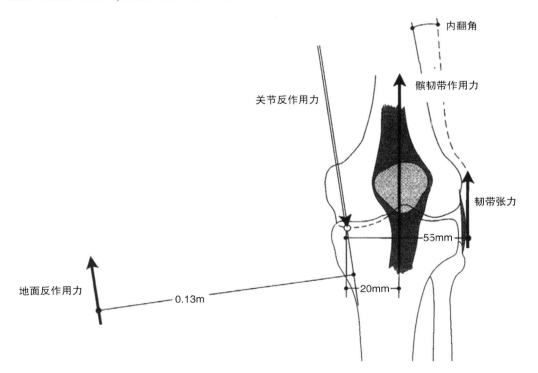

图 9-5　当地面反作用力距膝关节内侧过远时，关节可能会向外侧张开。由此产生的侧副韧带的伸直提供了一个外翻力矩，以帮助抵消内翻力矩（摘自 Burstein AH, Wright TM. Fundamentals of Orthopaedic Biomechanics. Baltimore: Williams & Wilkins; 1994, 图 3-18. 转载授权）

关节中无法直接测量这些载荷，但是已经有研究使用植入患者关节内的仪器化全膝关节装置测量了胫股关节的载荷。这些患者在日常的正常活动中，股骨和胫骨之间的关节载荷记录值高达体重的 4 倍。髌股关节的接触应力也很大。在像爬楼梯这样的活动中，体重的地面反作用力会远离膝关节（图 9-6）。为了抵消由此产生的屈曲力矩，股四头肌必须提供比体重大得多的力，以保持平衡和维持关节位置。对于这些更剧烈的活动，髌股接触应力超过体重的 3 倍，但即使是水平行走也超过体重的 1.5 倍。一般来说，接触应力随着屈曲角度的增加而增加，并且随着股四头肌角（Q 角）的偏离而增加。

结构考虑

关节接触载荷传递到支撑假体的松质骨再传递到干骺端皮质，决定了施加在膝关节上的机械载荷。与这些大载荷相比，施加在关节上的额外韧带载荷相当小。以胫骨为例，在软骨表面和软骨下骨下面，关节载荷主要由松质骨承担，松质骨在胫骨平台下相当致密，远端密度逐渐降低（图 9-7）。松质骨密度越大，其刚度和强度就越大，故其承载能力也就越大。因此，松质骨的密度分布提供了通过骨骺的载荷传递路径图。

胫骨远端松质骨密度降低，而形成胫骨近端外壳的皮质骨密度和厚度增加。关节线附近的壳很薄并多孔，力学性能更像这一区域的松质骨，但越靠近干骺端，壳变得越厚、越致密（因此也更坚硬）。这两个结构（松质骨和外壳）承受载荷的相对大小由它们的相对刚度决定。刚度越大的结构承载的载荷越多（对于膝关节进行完全关节替换的情况，稍后将更详细地探讨此概念）。因此，轴向载荷几乎全部由关节附近的松质骨承担，随着松质骨刚度的降低和外壳刚度的增加，轴向载荷逐渐传递到皮质骨。

松质骨密度及其结构力学性能在胫骨近端横断面上不同位置有所改变。松质骨在中央平台下方密度最高，这是大多数日常活动中与股骨髁相接触的区域。在平台之间的松质骨密度是最低的。这个区域的骨骼刚度或强度很小，这与该区域所需的力学需求很低是一致的。松

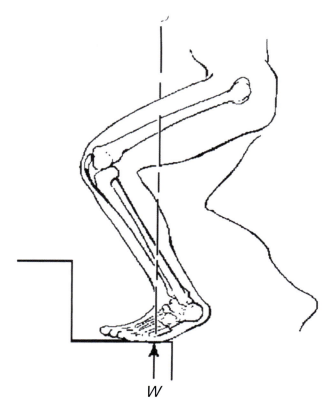

图 9-6 在爬楼梯的过程中，地面反作用力会传到膝关节后面很远的地方，在膝关节周围产生一个很大的屈曲力矩。这个力矩被股四头肌的拉力所抵抗，股四头肌反过来在髌股关节上产生很大的接触应力。W，体重（摘自非常古老的培训资料，这是原图）

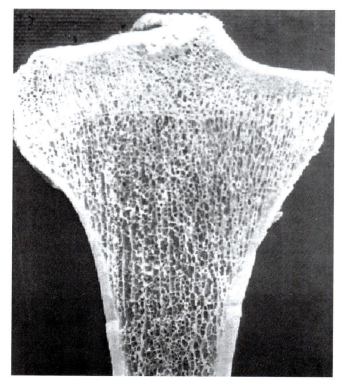

图 9-7 胫骨近端的结构显示主要在股骨髁下的致密松质骨。骨小梁的结构反映出从关节面向下到干骺端皮质的载荷分布图（摘自 Hayes WC, Swenson LW Jr, Schurman DJ. Axisymmetric finite element analysis of the lateral tibial plateau. J Biomech. 1978;11:21-33, 转载授权）

质骨密度在前后方向上也不同，通常在平台的后部，特别是外髁处有较致密的骨骼。

对于股骨远端，松质骨密度最高的是关节附近、股骨髁关节面正下方和滑车沟区。股骨远端松质骨结构的密度分布和骨小梁走行都表明，在相对较短的干骺端区域内，载荷从致密的软骨下骨转移到骨干的皮质骨。与胫骨一样，皮质壳在关节附近相当薄，因此几乎不增加载荷传递。

膝关节置换设计

在重建患病或受损的膝关节来恢复其功能时，植入物设计者必须寻求足够的运动学和关节稳定性，保持植入假体与周围骨骼的固定，以及限制性对植入假体的损伤和磨损，以使植入物的寿命最大化。就像自然膝关节的骨骼解剖和软组织的力学特性直接控制关节的运动学、稳定性、接触应力和载荷传递一样，设计者对植入物形状和材料的选择决定了膝关节置换的这些生物力学特性。在实现充分的长期固定和抗破坏的同时要求功能适当，可能会产生相互矛盾的设计目标。为了在膝关节置换系统中做出合理的选择，外科医生必须了解全膝关节置换相互矛盾的要求和植入物设计因素对每个功能要求的影响之间的相互作用。

大多数现代全膝关节置换术包括一个凸出的双股骨髁关节面的金属股骨假体来替代股骨髁部，一个由金属托盘和聚乙烯假体组成的胫骨假体来替代胫骨平台，以及一个聚乙烯假体来置换髌骨表面。从概念上讲，膝关节置换术的设计过程可以分为：①关节表面设计，它决定了植入物的运动学、关节稳定性和磨损特性；②固定特征的设计，它决定了载荷如何从植入物传递到周围的骨骼。

关节表面的设计

当设计关节面时，设计者必须平衡相互矛盾的目标，既要获得足够的运动学（就像在自然膝关节中），又能确保足够的关节稳定性，以及产生低接触应力以减少聚乙烯的损坏和磨损。

运动学

膝关节置换设计主要通过股骨髁部和胫骨平台在矢状面上的几何形状来控制它们的主要运动——屈伸。大多数现代全膝关节设计模仿天然股骨髁的前后几何形

状：一个大半径在接近伸直时与平台接触，另一个较小的后半径在膝关节屈曲时与平台接触。这种设计也被称为 J 形曲率，不同于单半径设计，后者在矢状面上为股骨髁部使用独特的曲率半径。研究者引入了单半径设计，以改善中程屈曲不稳定（屈曲 30° ~45° 之间的不稳定），并提供更长的伸肌力矩臂，从而减少伸直过程中的股四头肌力。单半径和 J 形曲率类型设计的临床结果与随机临床试验的结果模棱两可，该试验显示临床或功能结果无差异，而其他试验显示单半径设计的结果有所改善。

胫骨表面的关节几何形状是凹状的，通常半径比股骨髁大。凹形迫使股骨假体停留在胫骨关节面的最低点或最远端，称为驻点。然而，较大的胫骨表面半径在前后方向上提供了一定松弛度，允许股骨假体在膝关节屈曲时在胫骨假体上后滚。这样，股骨和胫骨表面的半径越近，股骨的前后平移就越小。深盘（也称为超圆盘）设计是设计师利用这种径向一致性，通过更符合胫骨和股骨表面来限制股骨前后平移的一个例子。

当膝关节屈曲时，股骨在胫骨上的后滚可以通过两种方法中的一种来保证。第一种方法是保留 PCL，使其提供与自然膝关节相同的功能；这些植入物被称为交叉韧带保留型（Cruciate-Retaining，CR）设计。CR 设计通常在胫骨假体的平台上使用相对平坦的表面，这样关节表面就不会限制韧带拉动产生的后方平移。当载荷通过两个股骨髁传递时，平坦的表面对接触应力是有利的，但当引入内外翻旋转时，平坦的表面对于接触应力是不利的，因为可能会产生边缘载荷。保留 PCL 的优点包括更自然的运动学和维持韧带的本体感觉与载荷转移能力。然而，PCL 在手术中很难保持平衡，而且在膝关节置换后往往无法维持功能。此外，有研究表明，膝关节置换时保留和不保留韧带的本体感觉没有差异。为了确保膝关节置换后正常的 PCL 功能，关节线必须保持在其术前水平附近，否则运动学将受到不利影响。例如，如果使用过厚的胫骨假体，关节线将会升高，PCL 将在屈曲时变紧，这会增加股骨 – 胫骨接触应力，以及加速聚乙烯磨损。

或者，PCL 也可以通过胫骨立柱与凸轮装置对股骨假体的前移施加一个几何限制机制来替代；这些植入物被称为后稳定型（PS）设计。在 PS 设计中，膝关节屈曲时股骨的后移是通过后置驻点并与胫骨立柱和凸轮装置相结合来确保的（图 9-8）。在股骨凸轮与胫骨立柱

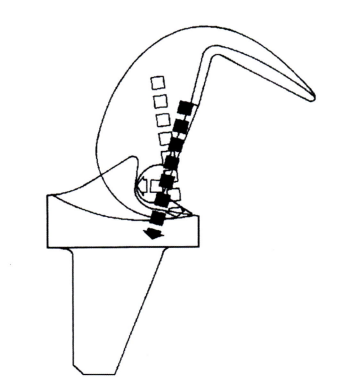

图9-8　后方稳定的膝关节植入物取代了后交叉韧带的功能，其机制是胫骨假体上的立柱在膝关节屈曲时影响股骨假体上的凸轮。胫骨上的合力（实线箭头）由关节接触应力和立柱凸轮的剪切应力（两个开放的虚箭头）组成（摘自 Insall JN, Lachiewicz PF, Burstein AH. The posterior stabilized condylar prosthesis: a modification of the total condylar design. Two to four-year clinical experience. J Bone Joint Surg. 1982;64A:1317-1323，转载授权）

接合之前，股骨假体位于驻点且在膝关节屈曲时几乎没有后移的前提是，关节上施加较大的压缩载荷（在水平步态中会发生）。在后凸轮接合后，凸轮"推"在胫骨立柱上，导致股骨后部后滚。胫骨立柱和凸轮接合的屈曲角取决于几个因素，包括胫骨和股骨关节面的形状，膝关节假体的手术植入位置和方向，以及患者之间和日常生活活动中膝关节载荷的变化。来自 PS 患者体内运动学研究的报告显示，凸轮立柱接触时机确实有很大的不同，从屈曲 30° 接触到高达屈曲 90° 位接触都有。

替代 PCL 提供了运动范围和关节稳定性，并允许在不影响运动学的情况下获得更多的适合面。后稳定型设计也有缺点。与 CR 设计相比，PS 设计在股骨髁间必须截掉更多的骨，以便为凸轮装置腾出空间。此外，由于聚乙烯胫骨立柱与股骨假体的撞击，这可能导致聚乙烯柱的严重磨损甚至断裂。

CR 和 PS 设计之间的临床表现和结果差异通常不显著。通过直接比较 CR 和 PS 设计的随机临床试验 Meta 分析和研究综述，研究者发现两者差异很小，尽管两种类型的研究都显示 PS 设计的运动范围更大。这种差异可能是由后凸轮装置提供的受控后滚的结果，正如在 CR 和 PS 设计全膝关节置换术患者的体内透视分析中所显示的那样（图 9-9）。

研究者对高屈曲版本的 CR 和 PS 设计进行了更改，以适应通常超过 135° 的屈曲。这些改变包括减小中高屈曲时的股骨髁部半径，减少胫骨平台的前中央部分以避免髌股撞击，在 PS 设计的情况下，改变凸轮和胫骨立柱以避免凸轮向髁间嵴顶部移动时脱位。然而，与 CR 和 PS 设计一样，随机临床试验的 Meta 分析显示，与标准设计相比，高屈曲膝关节置换似乎没有带来任何好处。

自然膝关节的屈伸运动伴随着轴向的旋转运动。对于膝关节置换，将前后方向的曲面与内外侧方向的曲面相结合（创建一个曲面）为膝关节置换提供旋转松弛度是常用的方法。即使在自然膝关节中，旋转松弛也是有限的，因此这些曲面在内外侧方向上可以非常一致（尽管不是完全一致），但仍然允许足够的轴向旋转。许多设计中，股骨假体的每个髁部使用单一半径，每个胫骨平台的假体使用一个稍微大一点的半径；然而，曲面几何结构还有一个额外的优势，即在手术定位和定向方面有一定的容错率。即使假体彼此之间没有理想的定位和定向，曲面表面之间的接触也会提供曲面之间的接触，从而提供更大的接触面积。

目前许多设计在股骨外髁和内髁使用两个相同的半径，因此植入物在矢状面上是对称的。然而，为了利用股骨胫骨表面来引导胫骨的内旋，有时还需要改变对称的股骨髁几何结构。这种方法的典型例子是内侧枢轴设计，它通过结合大的单自由度球窝关节以及不太一致的外侧平台来迫使假体的接触保持在内侧平台的中心附近。最近，CR 设计采用了不对称的几何形状，其外侧远端半径向后延伸，以在 PCL 在位时进一步辅助假体自然前后方向的后滚。

引导胫骨内旋的另一种主要设计方法是采用活动平台膝关节置换术。在这些设计中，活动功能所需的载荷与关节表面之间的载荷是分开的。前者通常位于胫骨假体和抛光的金属底板之间，而后者仍然是股骨和胫骨假体之间更传统的载荷方式。胫骨假体的活动特性，无论是半月板活动平台、内轴膝，还是旋转平台，都旨在允

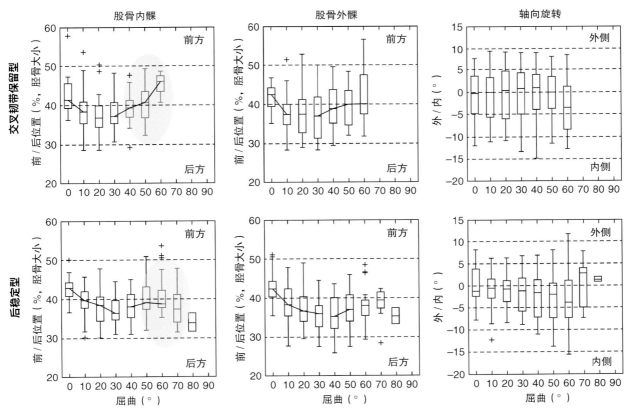

图 9-9　在交叉韧带保留型和后稳定型膝关节置换设计中，股骨内髁（左）、股骨外髁（中）和轴向旋转（右）的前后平移模式相似。注意有阴影的灰色椭圆形，显示 CR 设计膝关节置换中，股骨内髁在屈膝时矛盾地前移，而后凸轮装置迫使股骨髁向后移位，屈曲回到胫骨上（摘自 Fantozzi S, Catani F, Ensini A, Leardini A, Giannini S. Femoral rollback of cruciate-retaining and posteriorstabilized total knee replacements: in vivo fluoroscopic analysis during activities of daily living. J Orthop Res. 2006;24:2222-2229，转载授权）

许肌肉和韧带控制与限制关节运动。从理论上讲，这种方法提供了正常的关节运动学，同时还允许关节面包容性比固定平台设计的膝关节更高，从而提供更大的接触面积、更低的接触应力，可能还有更好的耐磨性。然而超过 10 年随访的长期临床研究发现，活动平台设计和固定平台设计之间没有区别。类似地，在一项长期研究（随访 15~18 年）中，活跃的双侧全膝关节年轻患者一侧膝关节接受了活动平台设计，对侧接受了固定平台设计，结果发现活动平台全膝关节假体与固定平台全膝关节假体相比没有优势。

髌股关节的运动学是全膝关节置换设计中的重要组成部分。髌股关节需要大范围运动，这导致了其与股胫关节相同的设计困境：要求关节几何形状能随膝关节屈曲减少接触面积的同时增加接触应力。单凭髌骨假体设计不能期望为所有患者和所有活动提供必要的限制性。此外，与自然膝关节一样，髌股关节的稳定性取决于全膝关节置换术中股胫关节的限制性（或稳定性）。髌骨植入物大体有 3 种设计方案：解剖形状，旨在提供具有

包容性髌骨轨迹；球形、穹顶形状的髌骨植入物，旨在消除髌骨和股骨假体之间旋转对准的必要性；还有旋转界面设计，旨在与穹顶设计具有相同的旋转优势，但拥有更贴合的关节表面。

鲜见对照设计良好的临床研究以确定髌骨设计对临床结果的影响。一项体内透视研究比较了正常志愿者和全膝关节患者的髌骨运动学，两组人员从完全伸直到最大限度屈曲进行负重深蹲。接受了穹顶型或解剖型髌骨假体的全膝关节置换患者。两种髌骨假体设计都显示出接近正常髌骨的运动学，在整个屈曲过程中都能很好地跟随滑车沟。尽管全膝关节组的髌股接触面积比正常人组小，但在两种髌骨设计之间是类似的。

研究人员用计算模型结合体内测量对穹顶型和解剖型髌骨假体的运动学进行了评估。20 例全膝关节患者，一半是穹顶型，一半是解剖型髌骨假体，但都采用相同的股骨和胫骨假体设计，完成两项任务，同时使用立体射线摄影追踪髌骨的运动。采用特定对象的有限元模型，研究人员将体内运动学与模型相结合，评价髌骨设

计对股四头肌装置载荷和运动学的影响。虽然解剖学设计的髌骨假体运动学更接近于自然膝关节，但患者间的差异性和代偿策略似乎掩盖了植入物设计对功能表现的影响。

膝关节置换术后能严格模仿正常解剖结构才能得以维持膝关节正常功能，但在术中实现这一目标依赖于手术技巧，以实现 3 个关节假体之间的适当对位和在整个膝关节活动范围内充分的软组织平衡。用穹顶型髌骨植入物代替正常解剖结构，抵靠在股骨前髁凹面上，这不需要完全的解剖重建，因为弧形面允许少量的手术和功能对线失误，只要保持曲面与曲面接触即可。它的主要缺点是膝关节弯曲时表面接触变得不太吻合，这增加了髌骨植入物的聚乙烯接触应力。活动界面设计允许非常一致的几何形状，从而解决了接触问题。但它们需要金属背衬来减小聚乙烯最大厚度，从而可能导致过度磨损和松动（正如"接触问题与植入物磨损"章节中进一步讨论的）。

关节稳定性

当存在足够的韧带限制性时，例如在许多初次膝关节置换的情况下，设计者可以强调功能性（即运动学），而不是关节稳定性（即限制性）的要求。如上所述的 CR 和 PS 等设计就是这种情况，可以认为它们是低限制性设计。然而，膝关节置换系统通常为外科医生提供多种选择，以解决侧副韧带功能不足和骨骼畸形的情况，例如在困难的初次手术和许多翻修手术中可能遇到的情况。这些植入物必须比传统的膝关节置换提供更好的关节稳定性。额外的限制性级别通常在通用分类——PS-plus（或 PS 限制性）、髁限制性膝关节和铰链膝中体现，然而不同的器械制造商提供的产品之间可能存在限制性级别定义上的不同。增加股骨和胫骨假体之间的限制性往往是以骨水泥和周围骨中更高的负荷为代价的。正如我们稍后将描述的，更高的限制性通常需要使用延长杆来提供对内翻 – 外翻力矩的额外阻力。

PS-plus 设计包括对传统 PS 设计的小修改，以增加主要的内外翻限制性。这样的改进通常包括更宽的垫片立柱，更窄的股骨髁间窝，或者胫骨关节边缘更明显的唇样抬高。髁限制性膝关节置换提供了由聚乙烯立柱对胫骨衬垫的限制性，该衬垫适配于股骨假体匹配的髁间窝。聚乙烯立柱和金属髁间窝的形合度比 PS 或 PS-plus 设计植入物要更高，因此当立柱的内侧表面和外侧表面与髁间窝的相应表面接触时，内外翻和旋转运动会受到限制。

研究人员用力学实验室测试来检测这些设计的性能极限。使用机器人测试系统来确定尸体膝关节的关节稳定性，方法是在最大 90° 的屈曲范围内，描述内翻 – 外翻力矩下的力矩与角度旋转之间的关系。他们发现膝关节主要的稳定机制是关节表面接触应力的重新分布（图 9-10）。胫骨立柱与股骨髁间窝之间的接触为股骨髁抬离提供二次稳定机制。侧副韧带提供的稳定性有限，原因是在如此小的旋转角度下韧带很少被拉伸。在膝关节上施加的压缩载荷，如肌力的施加，提高了关节表面提供抵抗内部内外翻力矩的能力，从而减少胫骨立柱在外部的内外翻负荷。

取出的植入物可用于检查增加限制性对植入物假体的影响。例如，根据患者的年龄、身体质量指数和植入长度，将取出的 PS-plus 胫骨聚乙烯植入物与来自同一制造商的 PS 植入物相比对。通过检查胫骨立柱的表面并用激光扫描以确定其永久变形和磨损情况，研究人员发现 PS-plus 设计的胫骨立柱损坏程度明显高于 PS 设计的。与 PS 设计植入物相比，PS-plus 设计植入物后部和内侧胫骨立柱区域的表面偏差明显更大。这些结果表明，增加限制性会伴随更大的聚乙烯表面磨损。

在没有合适的软组织限制性以及存在大块骨缺损的情况下，临床医生需要一种力学解决方案，通过该方案，植入物假体为关节提供几乎所有的限制性和稳定性。这种情况与全膝关节置换的早期情况相似，在早期，初次膝关节置换使用高度限制性的金属对金属铰链，且通常伴随着侧副韧带的切除。现代铰链设计包括用于关节接触的金属对聚乙烯衬套，不太吻合的"松弛"铰链以适应轴和衬套之间的一些小幅度平移和旋转，以及活动旋转平台以提供一定程度的旋转自由。尽管旋转铰链植入物手术被认为是一种创伤很大的手术，但其长期临床效果良好，10 年内因无菌性松动导致的累计翻修率为 4.5%。总体翻修率要高得多，失败的主要原因有很多，如假体周围骨折和伸膝装置故障，导致植入物在将所有载荷转移到邻近结构时，其机械负担加重。

接触问题与植入物磨损

全膝关节置换术中超高分子量聚乙烯关节表面磨损是不可避免的。即使在高度吻合的设计中，材料中产生

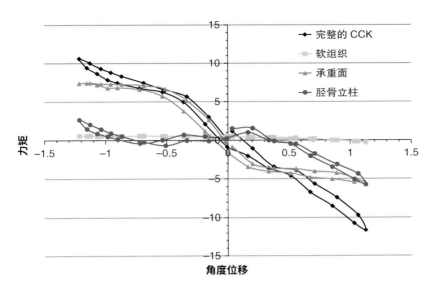

图 9-10　在屈曲 30° 时，软组织（韧带）、承重面和立柱和髁间窝接触对限制性股骨髁膝关节（CCK）全膝植入物的内外翻限制性的相对贡献（摘自 Wang X, Malik A, Bartel DL, Wright TM, Padgett DE. Load sharing among collateral ligaments, articular surfaces, and the tibial post in constrained condylar knee arthroplasty. J Biomech Eng. 2016;138, 转载授权）

的巨大应力也足以造成聚乙烯关节表面磨损损坏。表面损伤反过来会产生聚乙烯碎片，积聚在周围的关节腔和软组织中。在全膝关节置换术中观察到的表面损伤类型与在更吻合的关节植入物（如全髋关节置换术）中所观察到的类型不同。全髋关节置换术中主要是磨粒和黏着磨损导致的聚乙烯表面抛光和刮伤。这些相同的损伤模式也发生在全膝关节上，但凹陷和层裂（髋关节置换中很少见到的损伤模式）可能占主导地位。虽然由此产生的磨损颗粒较大，且生物活性较低，但这些损伤模式仍然会产生大量碎片。

　　造成磨粒损伤的潜在机制仍然知之甚少。磨料磨损的发生速率与关节上的接触应力（P）和一个表面相对另一个表面的滑动速率（V）的乘积成正比，因此磨损率 $=k \times P \times V$，通常称为 Archard 方程。常数 k 以一种未知的方式取决于几个因素，包括关节材料的特性和润滑条件。因此，k 必须由经验确定。尽管如此，在适当的常数下，Archard 方程已成功地用于描述全髋关节置换术中的磨粒磨损。

　　发生在全膝关节胫骨假体中的点蚀和层裂损伤的机制还不是很清楚。最有可能的机制是疲劳。由于膝关节承重表面的不一致性，在功能活动期间，股骨和胫骨假体之间的接触区域在胫骨聚乙烯表面上移动，在接触区域路径的点上产生很大的重复应力，使得材料表面及其附近产生从拉伸到压缩的波动。这些应力的循环足以引起假体表面或亚表面产生裂纹缺陷并蔓延。

　　正如前面讨论的那样，当考虑运动学和载荷转移时，股胫关节面之间的形合度会同时影响限制性和接触区域（因此也影响与磨损相关的应力）。内外侧方向的形合度改变会显著影响接触应力（图 9-11）和限制性。如果股骨和胫骨半径相同，接触面积将最大，应力将最

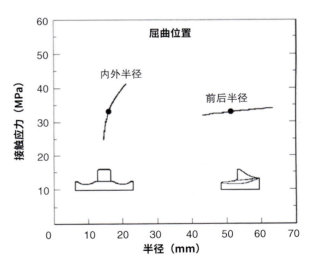

图 9-11　股骨髁型聚乙烯植入物表面的接触应力沿内外侧和前后两个方向与植入物的曲率半径相对应。如果所有其他半径保持不变，接触应力对前后半径不是很敏感，但受到内外侧半径的显著影响（摘自 Bartel CL, Bicknell VL, Wright TM. The effect of conformity, thickness, and material on stresses in UHMWPE components for total joint replacement. J Bone Joint Surg. 1986;68A:1041–1051. 转载授权）

小，这类似于前面描述的 PCL 保留型设计的情况，在这些设计中，关节接触表面是平坦的（完全符合两个半径相等的无穷大）。这些曲面没有旋转限制性，因为它们在前后方向上也是平坦的。然而，使股胫骨表面完全与全股骨髁植入物一致，将有效地消除由于内外侧曲面和前后曲面之间的限制性而产生的旋转松弛。经过膝关节的扭转载荷将完全由植入物承担，同时固定界面上施加的应力将增加，因此植入物松动的可能性增加。

因此，适当的股骨髁设计需要在两个目标之间进行平衡：最小化接触应力和提供适当的运动学和限制性。半径之间适当平衡的选择可以通过绘制不同半径组合产生的接触应力和内外侧限制力来理解（图 9-12）。接触应力分析会产生一组描述恒定最大接触应力的曲线。第二种分析会得到一组表示关节压缩载荷下恒定旋转阻力的曲线。随着半径变得不再相等（距离 45° 线越远），限制力会减小，而接触应力会增加。使用这些信息，设计者可以选择所需的旋转阻力并确定具有最小接触应力的半径。

除了关节面的设计外，膝关节置换假体之间的接触问题也受关节材料的力学性能控制。用于股骨假体的材料（通常是钴铬合金或氧化锆合金）比聚乙烯坚硬得多，弹性模量高出 200 倍以上。股骨假体的作用就像一个坚硬的压头，推动柔软得多的聚乙烯，在聚乙烯中产生控制磨损行为的应力。因此，聚乙烯的弹性模量直接影响接触面积，从而影响接触应力。

聚乙烯在辐射灭菌和持续暴露在空气中氧化降解后的有害副作用是模量增加。聚合物链断裂、聚合物链之间的交联增加以及自由基与氧的反应都会增加聚乙烯密度，从而增加弹性模量。退化与全膝关节植入物的严重磨损有关，这些植入物由在空气中伽马灭菌的聚乙烯组成（例如，参考文献 72~76）。这些发现引入了新的包装和灭菌形式，旨在减少或消除假体在植入前暴露在氧气中的时间。虽然这样的措施减少了聚乙烯降解，但对回收假体的分析表明，它并没有被消除，这表明体内聚乙烯的氧化是随着时间的推移而增加的。

解决磨损问题的另一种方法是改变聚乙烯的耐磨性。引入高交联的聚乙烯，通过辐射暴露在材料中创建交联，然后进行热处理以淬灭自由基，二者结合已经使全髋关节置换手术发生了革命性的变化。事实上，使用高度交联髋臼假体进行全髋关节置换术的十多年临床结果显示，关节假体磨损率很低，没有或很少有继发于聚乙烯磨损碎屑的骨溶解（例如，参考文献 81、82）。全膝关节置换术中也引入高度交联的聚乙烯。临床结果显示，相较于传统聚乙烯，高度交联的聚乙烯总体来说并没有多少优势，尽管澳大利亚骨科协会国家关节置换登记数据显示这两种类型的聚乙烯在 15 年时的累计翻修率降低（图 9-13）。经诊断分解后的翻修率存在差异，表明失败的主要原因是松动，这也提示减少磨损和骨溶解会改善性能（图 9-13）。

对取出的高交联膝关节置换假体的分析也已用于评估这些新形式的聚乙烯的性能。例如，据报道，顺序退火处理的高交联聚乙烯胫骨植入物具有类似的体内氧化作用，与在惰性环境中经过伽马射线消毒的胫骨植入物所发现的情况相类似，该植入物经过长达 9.5 年的使用后被回收。从重熔的高交联聚乙烯制造的胫骨回收件中发现了类似的氧化结果，尽管重熔过程应该已经淬灭了材料中的所有自由基。与顺序退火的材料一样，重熔聚乙烯的氧化程度随着在体内时间的延长而增加。此外，在承载表面的高载荷区域，交联密度随体内时间的延长而降低，表明体内氧化与材料的降解有关。虽然到目前为止，对高交联聚乙烯的取出结果分析还未发现与其不良的临床结果相关，但由于这些材料的使用时间较长，结果表明有必要继续保持警惕。

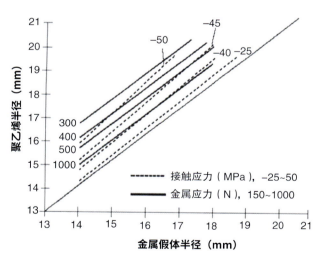

图 9-12 如果聚乙烯半径（垂直轴）与金属假体半径（水平轴）相同，则会出现完全一致的情况，该情况被描述为 45° 线。当聚乙烯假体变得不太符合时，接触应力增加，而抗旋转阻力（由旋转假体所需的内外侧向力描述）减小。因此，可以根据情况和不同条件（在此情况下，施加的载荷为 3000N，聚乙烯的厚度为 7mm，施加力的内侧位移计算为 0.25mm）在磨损和限制性之间进行权衡取舍（摘自 Burstein AH, Wright TM. Fundamentals of Orthopaedic Biomechanics. Baltimore: Williams & Wilkins; 1994, 图 7-18. 转载授权）

第二部分　基础科学

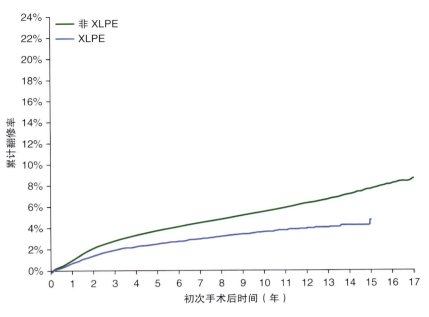

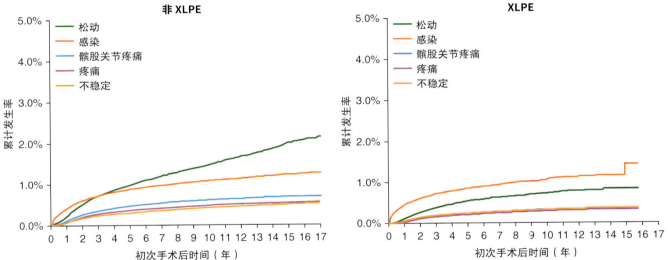

图 9-13　顶部图中的登记数据显示，与使用传统聚乙烯（非 XLPE）植入物相比，使用高交联聚乙烯（XLPE）胫骨植入物的全膝关节置换术的翻修率降低。差异的最大原因是与无菌性松动相关的故障减少，如下图所示，这表明性能的改善与磨损和骨溶解的减少有关（摘自 AOANJRR Hip, Knee & Shoulder Arthroplasty Annual Report for 2018, 图 KT43 and KT44, p284. https://aoanjrr. sahmri.com/annual-reports-2018. 转载授权）

　　其他材料特性，特别是断裂韧性，可以直接影响聚乙烯膝关节置换植入物的性能。点蚀和层裂是由裂纹的产生和蔓延引起的，如果材料的韧性较低，这种现象会变得更容易发生。由于这些材料的断裂韧性和延展性比传统聚乙烯要低，引入高交联聚乙烯后，聚乙烯整体断裂失效成了膝关节假体的一个主要关注问题。氧化降解后，传统的伽马辐照空气聚乙烯的延展性和强度降低，研究者认为这是导致 PS 膝关节置换植入物的胫骨假体中柱子断裂的原因（例如，参考文献 92）。令人担忧的问题是，对于在全膝关节植入物中引入增加交联度的聚

乙烯来说，韧性降低可能对植入物性能是有害的。事实上，高交联聚乙烯 PS 植入物中发生胫骨立柱断裂的病例已见诸报道，尽管还缺乏强有力的证据表明使用这些新形式的材料会使问题恶化。

固定设计

　　膝关节置换必须在骨骼之间提供足够且受限的活动度，这会导致在接触区域之间传递，这些接触区域可以明显地通过骨头表面移动。移动接触点和施加的大载荷的结合给植入物假体和周围骨之间的固定带来

了相当大的机械负担。固定装置不能承受这样的负担，直接导致无菌性松动，这是失败的主要原因，需要进行翻修手术。设计者必须解决的两个主要目标：①如何在骨和植入物之间实现稳定的初始固定；②如何最大限度地延长固定装置的寿命。后一个目标是两者的权衡，即最小化传递到界面的载荷以避免植入假体的机械松动，以及保持足够的载荷传递以避免应力遮挡（这也可能削弱固定）。因此，外科医生应该了解植入物将载荷转移到骨骼的机制，设计者在固定方式、固定特性、表面光洁度和材料方面的选择将如何影响载荷转移，以及手术后即刻和长期施加在骨–植入物系统上的负担。

载荷传输

膝关节置换假体与周围骨之间的载荷传输可分为载荷传递和载荷分担。大多数全膝关节植入物依赖于股骨远端、胫骨近端和后方与相邻松质骨接触的髌骨大范围区域。在这种情况下，膝关节不会产生可在其中分担载荷的复合结构，并且在植入物和骨之间发生直接载荷转移。从力学的观点来看，骨骼中产生的应力与载荷分布的面积成反比。因此，一般而言，增加骨–植入物界面面积（即通过更大的覆盖率）应该有助于降低应力。

尽管如此，对于大多数日常活动而言，胫骨近端的载荷是向后和向内移动的。在行走过程中，内侧间室的载荷可达总载荷的85%，而在下蹲等活动中，内侧间室的载荷可达外侧间室载荷的8倍（图9–14）。由于这种不均匀的载荷转移，接触面积很小，增加胫骨底板的覆盖率将以一种不成比例的方式减少应力。此外，由于胫骨近端的骨骺壳薄而柔韧，并不比皮质内松质骨床本身坚硬多少，因此将覆盖范围扩大到胫骨近端的皮质壳在载荷转移方面几乎没有什么益处。

植入物假体和骨之间的不均匀载荷转移对骨稳态还有另外两个主要影响。一方面，虽然载荷是跨小范围转移的，但在骨骼中会产生高的应力，这可以超过骨骼的强度，从而导致植入物移动并最终导致骨塌陷而失败。另一方面，骨–植入物界面的区域（如股骨髁和滑车沟）应力与自然膝关节相比是降低的，应力遮挡，因此容易发生骨吸收。

影响载荷传递的另一个重要概念是载荷传递过程中的假体变形。膝关节置换的胫骨假体易受弯矩（受力构件截面上的内力矩的一种，译者注）影响，此力矩是由于界面接触应力分布差异产生的，其在上表面松质骨区域的接触应力分布超过所在的关节表面区域。如果骨–植入物界面不能承受拉伸载荷，弯矩会导致植入物变形，再加上上述不均匀的载荷传递，就会导致植入物剥离。假体的刚度越低，变形和弯曲的倾向就越大，所以相对较薄（即顺应性）的全膝关节植入物而言（如具有三维孔隙率的用于骨长入的整体式胫骨假体），它们将更容易剥离。另一方面，单髁植入物（图9–15，底部）的弯曲效应比全膝关节植入物要小得多，因为平台

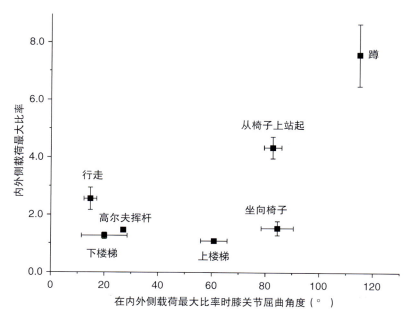

图9–14 日常活动中内侧载荷与外侧载荷的最大比率，与活动期间出现的膝关节屈曲角度相对应（摘自 Mundermann A, Dyrby CO, D'lima DD, Colwell C, Andriacchi TP. In vivo knee loading characteristics during activities of daily living as measured by an instrumented total knee replacement. J Orthop Res. 2008;26:1197–1172, 转载授权）

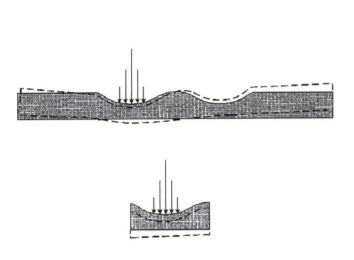

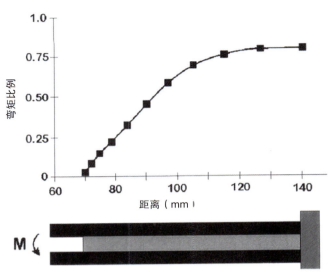

图 9-15　胫骨假体所产生的变形是其材料和厚宽比的函数。与比率较大的厚窄假体相比，比率较小的薄宽假体将产生更大的扭曲。同样，柔性假体比刚性假体的扭曲程度更大（摘自 Burstein AH, Wright TM. Fundamentals of Orthopaedic Biomechanics. Baltimore: Williams & Wilkins; 1994, 图 7-10. 转载授权）

图 9-16　作为杆 – 骨复合材料一部分的杆所承担的弯矩比例曲线图表明，杆沿其长度方向在相当长的距离上承载着很大一部分载荷（摘自 Burstein AH, Wright TM. Fundamentals of Orthopaedic Biomechanics. Baltimore: Williams & Wilkins; 1994, 图 7-4. 转载授权）

狭窄，厚宽比大得多，使植入物实际上比全膝关节植入物更坚硬。载荷以更均匀的方式通过骨 – 植入物界面传递。不幸的是，在植入物的边缘，载荷转移发生了突然的变化，导致骨骼中产生高剪切应力。当界面周围的骨骼在这些大的剪切载荷下失效时，单髁胫骨上的假体通常会下沉。正如我们将在后面看到的，设计者可以降低翘起力量的主要方法之一是包括附加的固定特征，如短柱、龙骨或尖刺。

与全髋关节置换术中的股骨假体一样，载荷分担的概念对于理解全膝关节置换术中膝关节假体延长杆的性能十分重要。杆和骨之间的载荷不会导致弯矩的逐渐传递；相反，杆在其长度上承担部分载荷（图 9-16）。在杆尖附近，载荷会发生更快的转变，很大一部分力矩会在短距离内传递到骨骼。每个结构（骨和杆）承载的载荷强度由其相对于其他结构的刚度决定。由于杆和骨接触密切，弯曲复合结构（由杆和骨组成）在骨骼中产生的变形或曲率与杆中的相同。然而，产生这种变形所需的力矩取决于每个假体的刚度，而刚度与横截面的弹性模量（E）和转动惯量（I）的乘积成正比。刚度较大的结构（即具有较高弯曲刚度的结构）需要较大的弯矩才能产生与刚度较低结构相同的变形。

举个例子，一骨干外径（D_{outer}）为 22mm，骨内径（D_{inner}）为 11mm 的骨（图 9-17），其内填充钴铬合金柄

（即直径 11mm）（图 9-17）。钴铬合金的弹性模量大约是皮质骨的 10 倍（合金的弹性模量为 200GPa，而骨组织的弹性模量为 20GPa）。然而，由于其直径较大，骨（I_{bone}）的转动惯量［刚体绕轴转动时惯性（回转物体保持其匀速圆周运动或静止的特性）的量度，译者注］大约是杆（I_{stem}）的 15 倍。因此，骨骼的刚度是杆的 1.5 倍，也因此，骨骼将承担大约 60% 的弯矩，而杆将承担剩余的 40%。如果同样的杆是由钛合金制成的，弹性模量（E=110GPa）比骨骼高 5 倍，那么骨骼承载的总力矩将增加到大约 75%。

下一步，假设有一种选择，可以将一根更大的钴铬合金柄（直径 12mm）沿髓管向下插入，这可能是通过从皮质骨内表面钻出更多的骨来实现的。在这种情况下，杆和骨的相对刚度变化很大，以至于现在两个结构具有相同的相对弯曲刚度，因此骨和杆承载的弯矩比例相似，为 50%。因此，杆直径的微小变化（在本例中仅变化 10%）可以对载荷分担有相当大的影响，而杆模量的变化（在本例中变化 50%）对假体的载荷分担只有中等的影响。

全膝关节植入物上的杆并不总是光滑和圆形的，因此它们还可以在传递弯曲载荷的司时传递轴向和扭转载荷。轴向载荷和扭转载荷的传递类似于弯矩的传递。例如，如果杆通过骨水泥很好地耦合到骨表面，则轴向压

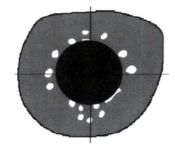

$$I_{bone} \propto D_{outer}^4 - D_{inner}^4 = 22^4 - 11^4 = 2.2 \times 10^5 mm^4$$
$$I_{stem} \propto D^4 = 11^4 = 1.46 \times 10^4 mm^4$$
$$I_{bone} / I_{stem} = 220\,000/14\,600 = 15$$

$$A_{bone} \propto D_{outer}^2 - D_{inner}^2 = 22^2 - 11^2 = 363 mm^2$$
$$A_{stem} \propto D^2 = 11^2 = 121 mm^2$$
$$A_{bone} / A_{stem} = 363/121 = 3$$

图 9-17　长骨和髓内杆的横截面特性表明，骨的转动惯量（I）是杆的 15 倍，但其横截面积（A）只是杆的 3 倍。D，直径（原图由 y Timothy M. Wright 提供）

缩载荷（即缩短）引起的变形在杆、骨水泥套和骨中将是相同的。与弯曲一样，在每个结构中产生这种相等变形所需的轴向载荷量将与结构的刚度成正比，在这种情况下，刚度与弹性模量（E）和横截面积（A）的乘积成正比。

考虑弯曲示例中使用的杆和骨骼的相同几何形状（图 9-17）。杆的弹性模量仍然是骨组织的 10 倍，但骨的面积只是杆的 3 倍。因此，骨骼的轴向刚度是杆的 3/10，因此骨骼承担了 23% 的轴向载荷。就像弯曲的例子一样，如果杆是由钛合金制成的，骨所承担的载荷比例将增加到 38%。将钴铬合金杆直径增加到 12mm，会进一步将骨承载的轴向载荷比例降低到 19%。值得注意的是，在这种情况下，杆直径的变化也比杆模量的变化有更大的影响。

综上所述，几何和材料特性都直接影响骨和植入物之间的载荷分担，因此越坚硬的结构分担的载荷比例越大。此外，刚度与结构的几何形状（即杆的直径）之间的关系不是线性的；在弯曲（图 9-17）和扭转的情况下，刚度取决于直径的 4 次方。因此，与材料性质的变化相比，微小的几何变化往往会对骨和植入物之间的载荷分担产生更大的影响。

植入物固定方式

有两种方法可以实现膝关节置换假体与周围骨之间的稳定连接：骨水泥固定和非骨水泥固定。骨水泥膝

关节置换术利用聚甲基丙烯酸甲酯（PMMA）作为假体和相邻骨之间的灌浆，以实现即时、稳定的骨-植入物结构。当植入物被加压到骨骼中时，骨水泥灌浆会穿透松质骨的小梁，形成机械锁定。足够的骨水泥渗透到松质骨是成功固定的关键。全膝关节置换术后尸体胫骨假体的回收研究表明，体内骨水泥渗透率随时间的延长而降低，可能是由于骨重建所致。此外，据估计，手术时 3mm 的骨水泥渗透足以长期固定。为了增强骨水泥对松质骨的渗透，骨水泥植入物的背面通常有一个预留间隙，在植入物嵌入时允许一定程度的骨水泥加压。骨水泥植入物的失败可能与植入物-骨水泥和骨-骨水泥界面的脱黏有关。植入物-骨水泥界面的强度还受植入物的表面粗糙度和所使用的骨水泥类型影响。例如，膝关节置换外科医生使用高黏度水泥的数量正在增加，因为它混合与等待时间更短，起效和硬化时间更长。尽管如此，临床报告显示高黏度骨水泥早期无菌性松动的风险可能更高。

非骨水泥固定装置依靠骨长入多孔表面，以确保与骨的长期黏合。通常认为这种固定方式是保骨的，因为相较于骨水泥固定，它需要切除的骨更少。骨生长到多孔表面的主要要求是植入物和骨之间的相对运动较低。在犬骨中，为维持允许骨内生长所需的稳定界面，骨-植入物最大的微动范围为 20~50μm。同样，尸检取出的固定良好的多孔涂层解剖型髓内锁定髋关节股骨柄显示的相对运动最大为 40μm。相反，超过 150μm 的微动会导致纤维组织而不是骨组织的形成。

植入物与骨之间的摩擦系数直接影响植入物的相对运动量。传统的多孔表面，是在植入物的主体材料上由等离子喷射层或烧结珠层组成的，摩擦系数约为 0.6。相反，现代 3D 打印的高度多孔金属材料的结构更接近于松质骨的结构，摩擦系数接近 1。此外，这些多孔材料的弹性模量接近于松质骨的弹性模量，这具有将载荷转移到骨骼的优点，但正如之前在载荷传递章节所述，由于弯曲，它还可能增加植入物的剥离。

临床上尚不清楚两种固定方式的优势。放射立体分析显示，尽管具有高孔隙率材料的非骨水泥胫骨假体比骨水泥假体显示出更大的初始位移，但在 3~12 个月后，该假体与骨水泥假体一样稳定并在 10 年内具有出色的存活率。有趣的是，充分固定所需的骨长入量似乎很低。例如，对于非骨水泥型髋臼假体中的钛纤维金属涂层，有限的人体取骨研究显示骨生长通常不到 15%，

包括从尸检病例中取出的假体，这些假体在患者死亡前功能良好。类似的，从接受翻修手术的全髋关节置换患者取回的涂钽髋臼假体的骨小梁金属涂层仅填充了大约 4% 的孔隙，类似于人类全膝关节置换回收中 2%~5% 的骨长入钽胫骨托。

固定特征

　　膝关节置换植入物通常包括额外的固定特征，如短桩、长钉、龙骨或延长杆，用于提供其他载荷传递和载荷分担途径以及对旋转力矩和剪切应力的抵抗力。在初次膝关节置换的股骨和髌骨假体上，无论固定方式（骨水泥或非骨水泥）如何，固定几乎完全是通过使用短桩来增强的。相反，胫骨假体展现出更多样的固定特征，这往往取决于固定的方式。大多数骨水泥型胫骨假体包括可固定或不固定的中央柱或龙骨。大多数设计还包括用短杆加强固定的选项。另一方面，无骨水泥型胫骨假体通常包括短桩或长钉，放置在高质量松质骨区域的假体外围。虽然一些非骨水泥设计加强了它们与龙骨或中央柱的固定，但这些特征通常比骨水泥固定要小，因为设计者使用非骨水泥固定的目的是尽可能多地保留骨骼。

　　虽然这些固定特征能够起到载荷分担结构的作用，但它们与胫骨近端中心区的松质骨接触。这块区域骨的密度太低，因此刚度太低，不能与短桩分担明显的载荷（图 9-7）。相反，放置在胫骨平台正下方的短桩，就像某些非骨水泥型膝关节置换术中使用的那样，承载的载荷可能比预期的要大，特别是如果螺钉与骨骼黏合在一起的话。螺钉和平台下周围致密的松质骨形成有效的载荷分担复合结构，因此大部分载荷通过托盘转移到相对高刚度的短桩 - 松质骨界面周围区域。当短桩与松质骨之间的过盈配合在骨中产生相当大的残余径向应力时，问题可能会在植入时就开始出现了。虽然这些应力可能会促进骨的生长，并在短桩和骨之间提供最初的刚性固定，但过盈配合遮挡了金属托盘下侧和松质骨之间的应力。对于用于骨内生长的多孔表面，通过短桩的优先载荷转移可能导致其他区域缺乏骨内生长（图 9-18），使得托盘在这些区域容易失效或松动。

　　全膝关节置换的翻修假体通常包括长金属杆，以增强内 - 外翻载荷下的载荷传递，尤其是在由于较高限制力（例如，限制性假体以解决软组织缺失）或怀疑骨骼质量而期望更高的弯曲和扭转力矩的情况下。全膝关节植入物上的杆，只要它们有足够的长度和直径接触皮

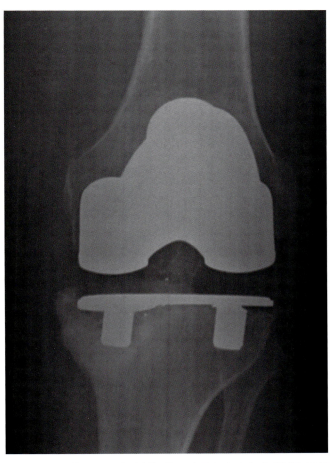

图 9-18　骨整合良好的外侧短桩导致具有高度多孔背衬和短桩的无骨水泥型胫骨植入物出现灾难性失败（摘自 Meneghini RM, de Beaubien BC. Early failure of cementless porous tantalum monoblock tibial components. J Arthrop. 2013;28:1505-1508, 转载授权）

质，即使它们是光滑和圆形的，也可以传递弯曲载荷；但是，光滑的杆不能传递轴向和扭转载荷。为了将杆固定到骨上，需要骨水泥插入层或骨生长所在的多孔涂层，以分担轴向和扭转载荷。同样，沿着杆长度切割凹槽可以传递扭转载荷，但传递轴向载荷的能力很小。当然，杆通常也是锥形的，这进一步增强了它们传递轴向载荷的能力。轴向载荷和扭转载荷的分布方式与弯矩的分布方式相似。例如，如果杆通过骨水泥很好地耦合到骨表面，则轴向压缩载荷引起的缩短在杆、骨水泥套和骨中将是相同的。与弯曲时的载荷分担一样，在每个结构中产生相等变形所需的轴向载荷量将与该结构的刚度成正比。

增强固定

　　外科医生在进行翻修或复杂的初次全膝关节置换术

时经常面临骨缺损的情况。尽管可以用骨水泥或植骨来修复缺损（取决于缺损的位置和类型），但大多数现代的膝关节置换系统包括楔形、圆锥形或套筒形的金属补块。楔形补块弥补了单侧间室骨丢失造成的高度差异，有效地形成了一个平坦的连续表面，为假体的正常对齐提供了足够的支撑（从而提供了足够的载荷传递）（例如，使胫骨基板垂直于胫骨机械轴）。Cone（锥状体）/Sleeve（袖套）有各种大小和形状可供选择，以解决干骺端骨质丢失问题，并通过最大化植入物与骨之间的接触面积来增强骨 – 植入物的稳定性（从而改善载荷传递）。大多数 Cone/Sleeve 设计都包括高度多孔的材料，以期通过骨长入获得生物固定，并且它们在补块中的植

入物对线方面具有一定的自由度。中期临床结果表明，Cone/Sleeve 能实现稳定的骨长入。

Cone/Sleeve 补块通常与延长杆结合使用；然而，尚不清楚增强的稳定性是如何影响所需的杆长度。此外，最近的临床结果显示干骺端 Cone 与短期随访（最短 2 年，平均 3.5 年）的较好结果无关。在最佳条件下，Cone/Sleeve 作为载荷分担结构，可以最大限度地减小补块和周围骨之间的微动。然而，正如计算研究所建议的那样，人们仍然担心这些增强可能会导致骨的应力遮挡。尽管如此，这种应力遮挡似乎没有临床意义，比如无菌性松动为终点的假体中期存活率大于 96%。

（符振澜　郭林翻译；蔡宏校对）

第 10 章

稳定和不稳定的全膝关节置换术的生物力学与临床表现

Kartik M. Varadarajan, PhD | Sourabh Boruah, PhD | Guoan Li, PhD | Harry E. Rubash, MD FAOA

引言

一直以来，全膝关节置换术后的关节不稳都是翻修的一个重要原因，占比为7%~22%，在所有的翻修原因里排名第四或第五位。例如，根据瑞典膝关节置换登记系统的数据，不稳定被认为是继感染、松动和髌骨并发症之后的第四大常见的翻修原因，占翻修总数的15%。在2017年英国国家关节登记报告中，不稳定占翻修的17.6%，并被排在第4位，仅次于感染、松动和髌骨并发症。在2017年英国国家关节登记系统的数据里，不稳定被列为第五位最常见的翻修原因，占翻修总数的17.6%，仅次于无菌性松动、其他疾病、感染和疼痛。在澳大利亚国家关节登记系统里，因骨关节炎诊断而接受初次全膝关节置换术的患者二次翻修时，不稳定占比为7.8%，是排在松动、感染、髌骨并发症和疼痛之后的第五大最常见的翻修原因。机械性不稳定可由各种原因引起，包括假体组件失效（骨折、磨损或松动）、骨丢失、韧带因素的不稳定或对线不良。假体组件失效与生物力学不稳定相比，是一种截然不同的模式，后者与对线、植入物放置和软组织相关因素有关。在本章中，我们将重点讨论生物力学不稳定性。

机械性不稳定的症状表现是多种多样的，可以没有症状，也可以仅仅是不适感，包括膝关节的不安全感但无明显打软腿，步态异常（膝内翻外摆步态，僵硬腿步态，或在行走站立相时的膝关节过伸锁定），爬楼梯困难，复发性膝关节肿胀，膝前痛，或关节半脱位。影响到胫股关节的不稳定通常分为3种主要类型（按频率大致递减）：屈曲不稳，伸展不稳和膝反张。被称为第4种类型的屈曲中程不稳，虽然在生物力学研究中得到了广泛的讨论，但在临床文献中仍然存在争议。一定程度上，这是由于屈曲中程不稳的临床识别困难。在接下来的小节中，我们将讨论各种形式的不稳定的临床表现、生物力学特征和机制。

屈曲不稳

临床表现

顾名思义，屈曲不稳是指膝关节可完全伸直并能保持稳定，但在屈曲时松弛的情景。它的特征通常是屈曲间隙大于伸直间隙。在90°屈曲位下，可观察到过度的向前滑动（>5~7mm）和重力作用下胫骨偶尔的后坠（图10-1和图10-2）。屈曲不稳的患者在术后早期也能获得高度的屈曲活动。过度松弛使股骨发生相对于胫骨的滑动，导致附近的软组织结构受到牵张而疼痛，患者无法在膝关节屈曲位负重行走。慢性积液、肿胀和软组织压痛、难以从椅子上站起来以及上下楼梯等各种日常活动，都变成了屈曲不稳患者必然经历的挑战。导致屈曲不稳的因素有：胫骨后倾过大、股骨后方偏心距减小、关节线下移、股骨假体尺寸过小以及股骨假体屈曲位的旋转对线不良。迟发的后交叉韧带（PCL）断裂或损伤也可能导致屈曲不稳定。

正常膝关节与稳定的全膝关节置换的生物力学

在讨论了屈曲不稳定的临床表现和潜在的危险因素后，逻辑层面的下一个问题是，膝关节屈曲状态下，哪些内翻-外翻和前后向松弛应该被认为是"正常的"或可以接受的。

有报道称，对正常膝关节实施屈曲位内翻/外翻应力时，内翻/外翻度松弛范围为1.7°~5.5°，外侧（内翻应力）松弛度比内侧（外翻应力）松弛度大0.6°~3.1°（表10-1）。如果假设髁之间的平均间距为47mm，这将表现为外侧间隙的张开更大（0.5~2.5mm）。通过施加牵张力进行松弛测量的研究也表明，屈曲时外

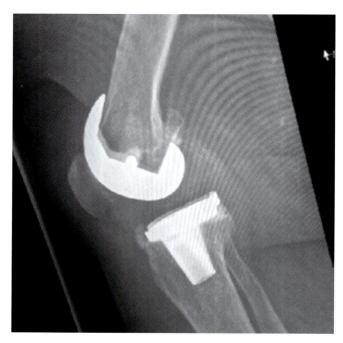

图 10-1　屈曲不稳的患者术前膝关节侧位片［摘自 Rajgopal A，Panjwani TR，Rao A .Are the outcomes of revision knee arthroplasty for flexion instability the same as for other major failure mechanisms? J Arthroplasty. 2017；32（10）:3093-3097, 转载授权］

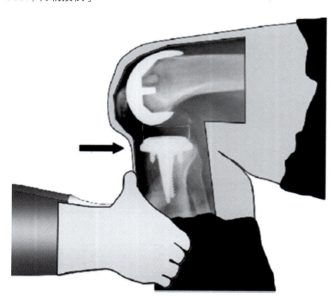

图 10-2　屈曲不稳患者的临床体格检查示意图［摘自 Rajgopal A，Panjwani TR，Rao A .Are the outcomes of revision knee arthroplasty for flexion instability the same as for other major failure mechanisms? J Arthroplasty. 2017；32（10）:3093-3097, 转载授权］

侧的松弛程度更大。据报道，这些研究中外侧和内侧松弛度之间的差异比内翻/外翻应力下测量的值要大一些（2~4.6mm）。两种方法（牵张与内翻/外翻应力）在结果上的差异可能是由于力的大小不同，牵张力与杠杆力使关节张开的机制不同，或测量过程中对关节施加的约束力不同而导致的。

在 TKA 中，多数医生都力求内侧和外侧松弛度相等，或者可接受的轻度外侧松弛。我们可利用正常膝关节中不对称的内外侧松弛度，来建立可接受的屈膝内侧/外侧间隙不对称的阈值。前交叉韧带（ACL）切除后，对屈曲状态下的内翻/外翻松弛度的影响微乎其微，但切除后交叉韧带则会增大 1~3mm 的屈曲间隙。然而由于侧方结构在冠状面稳定中的主导作用，平衡的交叉韧带保留型（CR）或后稳定型（PS）TKA，在内翻 - 外翻松弛度方面却可以媲美自然状态下的膝关节。

据报道，屈曲状态下的正常膝关节在 98~134N 的前抽屉力作用下，胫骨的前后移位范围为 4.7~7.7mm（表 10-2）。在正常膝关节或双交叉韧带保留型（BCR）TKA 中，切除前交叉韧带会明显增加屈膝状态下的胫骨前向松弛度（相对于完整状态从 0 增加到 4~12mm）。切除 ACL 对胫骨后向的松弛度影响相对较小的现象，表明 PCL 在后抽屉抗阻方面所起的作用更大。

切除 ACL 对传统 CR 或 PS 的 TKA 术后屈曲稳定性的影响是多方面的，这可能与胫骨垫片的后唇以及胫股关节的形合度所提供的约束力有关。例如，Hunt 和 Stoddard 等发现 CR TKA（Triathlon CR and Kinemax CR，Stryker Corp.，Mahwah NJ）与正常膝关节在前后位（AP 位）的松弛度方面没有差异。Van Damme 等则发现与屈曲状态下的正常膝关节相比，CR TKA（Genesis Ⅱ CR，Smith & Nephew，London，UK）前向松弛度只有轻度的增大（0~2.6mm）。与之相反，Halewood 却注意到，与 BCR TKA 和正常膝关节相比，CR TKA（Unity Knee，Corin Group，Cirencester，UK）的前屈松弛程度要高得多（0 到 4~7mm）。然而在 90° 屈曲时，CR、BCR 和正常膝关节的胫骨后向松弛程度差异则相当小。这反映了保留型 PCL 在对抗后抽屉力时可能起到的作用。由于 PCL 替代立柱可提供对抗后抽屉力的硬性约束力，所以对 PS 膝关节施加后向作用力时，经常会听到"咔嗒"的声响。而在 CR 膝关节中，实质性的胫骨前向移位则表明存在着屈曲不稳定。

伸直不稳定
临床表现

伸直不稳定可以是对称的，也可以是不对称的，而后者更为常见，因此当患者在膝关节伸直状态下接受检

表 10-1　文献报道中的正常膝关节内翻 / 外翻松弛度

作者	研究类型	荷载类型	内翻 / 外侧	外翻 / 内侧	差异（外侧 – 内侧）
伸直松弛					
Markolf 等（1976）	尸体	对应于 10Nm	1.25°	1.12°	0.13°
Van Damme 等（2005）	尸体	9.8Nm V/V 应力	3.1mm	2.6mm	0.5mm
Salvadore 等（2018）	尸体	10Nm V/V 应力	1.84°	1.72°	0.12°
Nowakowski 等（2012）	尸体	各间室牵引力 100N	6.9mm	5.8mm	1.1mm
Okazaki 等（2006）	活体内，年龄 19~59 岁	147 N V/V 应力	4.90°	2.40°	2.50°
Heesterbeek 等（2008）	活体内，平均年龄 62 岁	15Nm V/V 应力	2.80°	2.30°	0.50°
Ish II 等（2018）	活体内，平均年龄 26 岁	147 N V/V 应力	2.00°	3.00°	-1.00°
deep 等（2014）	活体内，年龄 19~35 岁	10Nm	3.10°	4.60°	-1.50°
Lujan 等（2007）	尸体	10Nm 外翻	—	3.82°	—
Mayman 等（2009）	尸体	各间室牵引力 100N	0.0mm	0.2mm	-0.2mm
屈曲中程松弛					
Markolf 等（1976）	尸体	对应于 10Nm	3.26°	3.04°	0.22°
Van Damme 等（2005）	尸体	9.8Nm V/V 应力	5.9mm	5.1mm	0.9mm
Salvadore 等（2018）	尸检	10Nm V/V 应力	3.92°	3.85°	0.07°
deep 等（2014）	活体内，年龄 19~39 岁	10Nm	6.90°	7.90°	-1.00°
Lujan 等（2007）	尸体	10Nm 外翻	—	5.06°	—
Mayman 等（2009）	尸检	各间室牵引力 100N	4.0mm	4.2mm	-0.2mm
屈曲松弛					
Markolf 等（1976）	尸体	对应于 10Nm	4.78°	3.93°	0.85°
Van Damme 等（2005）	尸体	9.8Nm V/V 应力	8.1mm	7.1mm	1.0mm
Salvadore 等（2018）	尸检	10Nm V/V 应力	5.24°	3.79°	1.45°
Nowalowski 等（2012）	尸体	各间室牵引力 100N	9.2mm	6.9mm	2.3mm
Okazaki 等（2006）	活体内，年龄 19~59 岁	147 N V/V 应力	4.8°	1.7°	3.1°
Heesterbeek 等（2008）	活体内，平均年龄 62 岁	15Nm V/V 应力	3.1°	2.5°	0.6°
Tokuhara 等（2004）	活体内，年龄 18~53 岁	未标准化	6.7mm	2.1mm	4.6mm
Lujan 等（2007）	尸体	10Nm 外翻	—	5.66°	—
Mayman 等（2009）	尸体	各间室牵引力 100N	5.0mm	2.9mm	2.1mm

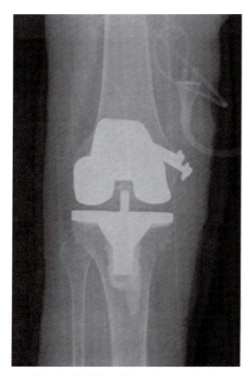

图 10-3 87 岁患者前后位 X 线片，因为术中发生了股骨内髁骨折而接受了切开复位内固定术，带来不对称性的伸直不稳风险（摘自 Cottino U，Sculco PK，Sierra RJ . Instability after total knee arthroplasty. Orthop Clin North Am. 2016；47（2）:311–316, 转载授权）

查时，伸直不稳有时也被称为内翻 – 外翻或冠状面不稳定（图 10-3）。过多的股骨远端或胫骨近端截骨可导致对称性伸直不稳，而畸形矫正不当、内 / 外侧软组织松解不足、胫骨截骨时的内侧副韧带（MCL）损伤或粗暴的内翻 – 外翻应力测试则会导致不对称的不稳定。在股骨远端过度截骨导致的不稳定病例中，应通过股骨远端垫块来恢复关节线，而不建议使用较厚的聚乙烯垫片，因为这可能会导致髌骨的过度填塞，关节的屈曲过紧和屈曲中程不稳定的可能（参见"屈曲中程不稳"的章节）。

正常膝关节与稳定的全膝关节置换术的生物力学研究

在内翻 / 外翻应力作用下，正常膝关节伸直状态下的正常内翻 / 外翻松弛度范围为 1.5°～5°，且内侧松弛度与外侧松弛度相比，并没有明显的差异。切除 PCL 对伸直状态下的内 / 外翻松弛度影响很小，但切除 ACL 时可使伸直状态下的内 / 外翻松弛度增加 2~3mm。但由于膝关节的侧方结构在冠状面稳定性中起主导的作用，适当平衡后的 TKA，其内翻 / 外翻松弛度是可以媲美自然的膝关节的。

有关正常膝关节伸直状态下的前后向松弛度的研究发现，在 98~134N 大小的力的作用下，胫骨前移的范围为 0 到 4~7mm（表 10-2）。前交叉韧带在前后向的稳定性方面起着重要作用，在正常的膝关节或 BCR 全膝关节置换术后，切除 ACL 可显著增加伸直状态下的胫骨前向松弛度（可从 0 增加到 3~7mm）。与正常膝关节相比，切除 ACL 也增加了 CR 或 PS 全膝关节的前后向松弛度（~3~7mm）。但伸直状态下高的胫股形合度却可对之进行部分补偿。这或许可用来解释不同文献中存在的差异。例如，虽然 Halewood 和 Stoddard 等都曾报告过 CR TKA 相比伸直状态下的正常膝关节具有更高的前后向松弛度，但 Hunt 和 Van Damme 等却发现这种差异其实很小。

膝反张

有 0.5%~1% 的 TKA 患者表现为膝反张、过伸性不稳定或矢状面不稳定，这是一种罕见但极具挑战性的情形（定义为 > 5° 的过伸畸形）（图 10-4）。这种形式的不稳定通常与神经肌肉疾病有关，如脊髓灰质炎、夏科病和其他发生运动失衡的情况。骨性畸形、股四头肌无力、肌瘫痪和跖屈挛缩畸形使膝关节易于出现过伸，且手术后容易复发。在无神经肌肉疾病的情况下，既往有胫骨高位截骨术史（胫骨前部的骨压缩引起的胫骨前倾）、膝关节屈曲轴前的髂胫束紧张伴随的膝外翻畸形、类风湿性关节炎患者韧带松弛等因素均可导致膝反张。TKA 术后的 ACL 缺失可能会增加这一风险。已证明膝关节过伸时 ACL 会迅速绷紧，将其切除后则可显著增加过伸状态。

治疗这种畸形的可能手术技术包括，收紧伸直间隙（如股骨远端的保守切骨，使用较厚的聚乙烯垫片，或将股骨假体屈曲位安装放置），将侧副韧带股骨止点向近端和后方移位，后方关节囊的折缝，使用可限制过伸的旋转铰链式 TKA，以及严重病例时采用的关节融合术。在没有神经肌肉疾病的情况下，大多数膝反张的病例都可以通过标准的 TKA 假体来解决，但这需要仔细地进行平衡，使复发的风险降至最低。在解决这个问题时，作者们总是建议同时准备铰链式 TKA（图 10-5）。尽管有人担心过载可能对假体与骨的界面引起松动，但对于严重股四头肌无力的患者仍会选择带有伸直限制装置的旋转铰链式假体。在术后还可能要佩戴永久性的术后支具。据报道，10 年后铰链式全膝关节置换术（TKR）的远期疗效为 51%~92.5%，最常见的失败原因

表 10-2　文献报道中的正常膝关节前后向松弛度

作者	研究类型	荷载类型	前方的	后方的
伸直松弛				
Markolf（1976）	尸体	对应于 100N	1.8mm	1.4mm
Van Damme（2005）	尸体	98N（胫骨前负荷）	3.9mm	—
Okada（2018）	尸体	±100N	11.1mm	—
Sim（2011）	尸体	134N（胫骨前负荷）	4.0mm	—
Halewood（2015）	尸体	135N 胫骨前方 /135N 胫骨后方	1.5mm	2.8mm
Song（2009）	活体手术中，年龄 16~57 岁	手动的	3.6mm	2.1mm
Lujan（2007）	尸体	100N	6.9mm	—
屈曲中程松弛				
Markolf（1976）	尸体	对应于 100N	3.8mm	3.3mm
Van Damme（2005）	尸体	98N（胫骨前负荷）	9.2mm	—
Okada（2018）	尸体	±100N	12.5mm	—
Sim（2011）	尸体	134N（胫骨前负荷）	7.1mm	—
Halewood（2015）	尸体	135N 胫骨前方 /135N 胫骨后方	2.3mm	4.6mm
Song（2009）	活体手术中，年龄 16~57 岁	手动的	6.7mm	2.4mm
Lujan（2007）	尸体	100N	8.0mm	—
屈曲松弛				
Markolf（1976）	尸体	对应于 100N	2.1mm	2.3mm
Van Damme（2005）	尸体	98N（胫骨前负荷）	7.7mm	—
Okada（2018）	尸体	±100N	7.7mm	—
Sim（2011）	尸体	134N（胫骨前负荷）	5.3mm	—
Halewood（2015）	尸体	135N 胫骨前方 /135N 胫骨后方	3.4mm	1.7mm
Song（2009）	活体手术中，年龄 16~57 岁	手动的	4.7mm	2.2mm
Lujan（2007）	尸体	100N	5.8mm	—

是深部感染和无菌性松动。虽然结果看起来很有希望，但不同的适应证、植入物类型和并发症定义使得各个基础研究的数据存在异质性，这使得数据分析变得尤其复杂。

屈曲中程不稳

临床表现

　　屈曲中程不稳是指膝关节在伸直和屈曲 90° 时虽然充分平衡，但在屈曲的中间范围内却不稳定。Martin 和 Whiteside 最早在一项生物力学研究中定义了这种情况，他们发现膝关节在屈曲 30° ~60° 时变得松弛，股骨假体开始向前方和近端滑动。McPherson 等将其描述为当膝关节屈曲 45° ~90° 时，外旋和外翻应力的联合作用下出现的旋转不稳定。未矫正的屈曲畸形、关节线抬高和 MCL 前束变薄都是它的潜在危险因素。也有人提出假体的矢状面几何形状可能也是一个因素。我们将在下面讨论这些因素导致屈曲中程不稳的机制。

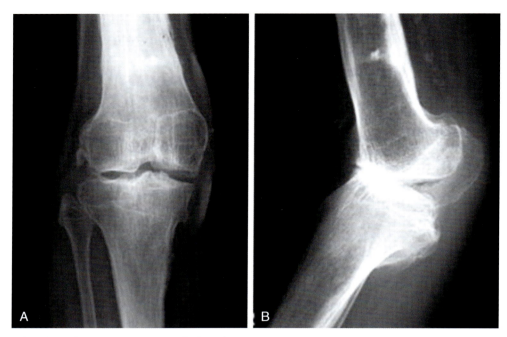

图 10-4　80 岁高龄患者术前 X 线片，可见到骨萎缩，前关节间隙变窄和膝反张。A. 前后位。B. 被动过伸位 [摘自 Nishitani K，Nakagawa y，Suzuki T . Rotating- hinge total knee arthroplasty in a patient with genu recurvatum after osteomyelitis of the distal femur. J Arthroplasty. 2007；22 (4):630- 633, 转载授权]

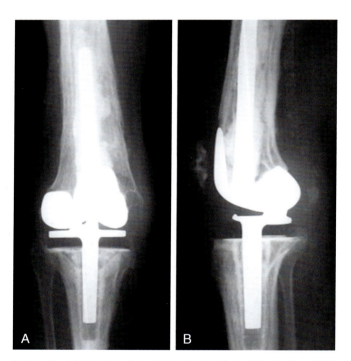

图 10-5　旋转铰链式全膝关节置换的术后 X 线片，用于治疗如图 10-4 所示的畸形。A. 正后位。B. 侧位 [摘自 Nishitani K，Nakagawa y，Suzuki T . Rotating- hinge total knee arthroplasty in a patient with genu recurvatum after osteomyelitis of the distal femur. J Arthroplasty. 2007；22 (4):630- 633, 转载授权]

紧张的后方结构

屈曲中程不稳的一个可能发生机制是后方结构引发的潜在侧副韧带松弛。在这种情况下，当紧张后方结构时，膝关节可能在伸直状态下看起来平衡良好。但轻度屈曲时，由于后关节囊不再紧张，膝关节侧方变得松弛，从而表现为屈曲中程不稳。后关节囊过紧、后关节囊未进行充分松解却仅通过增加股骨远端切骨来平衡时（图 10-6），也会出现这种情况。膝关节后方结构紧张时虽然可通过增加股骨远端的切骨来获得伸直。但这会使股骨假体的旋转中心出现相对于 MCL 股骨止点的近向移动。增加股骨远端的切骨可使后方结构和 MCL 同时放松，从而允许膝关节伸直。当膝关节处于屈曲中程时，MCL 也继续处于松弛状态，这就可能导致了屈曲中程不稳定。随后，股骨假体围绕其旋转中心继续旋转，在膝关节屈曲 90° 时 MCL 则重新获得了张力。

抬高的关节线

有人提出了屈曲中程不稳的另一种机制，认为股骨假体的屈曲轴发生了相对于韧带等长轴的移位。Martin 和 Whiteside 观察到当股骨假体向近端和前方分别移动 5mm 时，膝关节在 30° ~60° 的屈曲范围内就变得松弛。Luyckx 在一项关于后稳定型假体的生物力学研究中也有

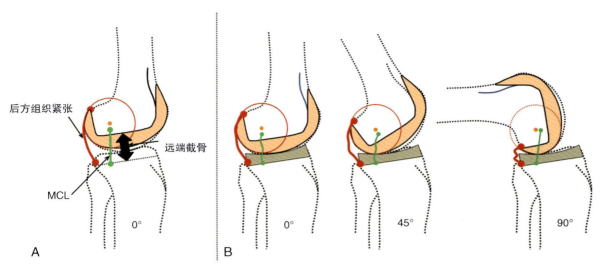

图 10-6　A. 示意图显示对于后方结构过紧的膝关节，通过增加股骨远端的截骨来保证伸直。但是，这会导致股骨假体的旋转中心相对于内侧副韧带（MCL）的股骨止点向近端移动。B. 示意图显示如何通过抬高关节线来松解后方结构，使膝关节能够伸直。但在同时，MCL 也被松解了。MCL 在屈曲中程一直处于松弛状态，这可能导致屈曲中程不稳。随后，当股骨假体继续围绕其旋转中心旋转时，MCL 在 90° 屈曲时重新获得张力

了类似的发现，他们采用了较小的股骨假体，使之变得更靠近近端，同时在胫骨侧放置较厚的垫片进行补偿，从而模拟出抬高关节线 2mm 和 4mm 的情况。在膝关节屈曲 30° ~60° 范围内，关节线抬高 2mm，松弛度增加 51%~64%；关节线抬高在基线之上 4mm 时，松弛度增加 95%~111%。而屈曲 0° 和 90° 时，则无明显影响。

图 10-7 示意性地描述了这种机制。MCL 浅层是内侧的主要稳定装置，在屈曲时表现出相对的等长性。在

关节线被恢复的理想情况下，韧带附着点中心应与膝关节的旋转轴重合。然而，当股骨假体移向近端和前方时，韧带附着点不再与股骨假体的旋转轴重合。因此，当膝关节从伸直进入中度屈曲状态时，MCL 浅层的附着点便出现了相对于旋转中心的远端移动，从而变得松弛。随着进一步的屈曲，MCL 收紧，又返回到与伸直相匹配的紧张状态。Luyckx 等在他们的研究中还观察了运动和机械对线的影响，发现抬高关节线在两种方法中相

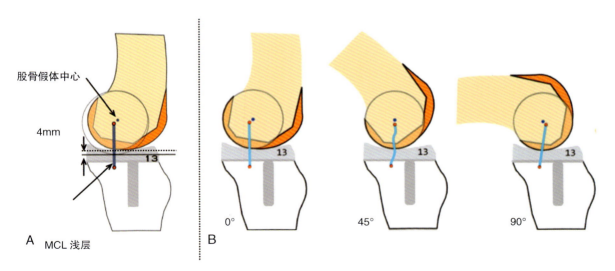

图 10-7　A. 使用小 4mm 的股骨假体、股骨远端加截 4mm，同时使用加厚 4mm 的聚乙烯垫片，抬高关节线。从而导致股骨假体旋转中心相对于 MCL 浅层的股骨附着点向近端和前部移动。B. 示意图显示当股骨围绕新的股骨旋转中心旋转时，屈曲 0° 时张力合适的 MCL 如何在屈曲中程发生松弛，然后在屈曲 90° 时又恢复张力［摘自 Luyckx T, Vandenneucker H, Ing LS, et al. Raising the joint line in TKA is associated with mid-flexion laxity: a study in cadaver knees. Clin Orthop Relat Res. 2018;476(3):601-611, 转载授权］

同的作用。两者之间唯一的区别是外侧的切除。这表明外侧结构对屈曲中程的整体稳定性的影响较小，或者说并不像内侧结构那样敏感地影响着关节线的抬高。

股骨假体的矢状面几何形状

上述关于侧副韧带等长性的讨论会让人想到，股骨（和胫骨垫片）假体几何形状可能在屈曲中程稳定性中发挥作用。从概念上讲，通过单半径股骨假体设计来恢复内侧副韧带的等长是合乎逻辑的。然而，在模拟屈曲中程不稳定的生物力学研究中，在膝关节主要运动范围（10°~120°屈曲），多半径股骨与单半径股骨矢状面关节面几何形状变化所带来的实际差异，要比关节线抬高2mm和5mm造成的差异还要小。这可能解释了为什么在多半径和单半径股骨设计的直接比较研究中，稳定性并无差异。同样需要指出的是，所有的多半径或单半径假体在设计上并不雷同。在多半径设计中，有些髁轮廓线（髁切迹）在中度屈曲范围内较为突出，而有些轮廓线并不那么明显（图10-8）。图10-8所示的股骨假体矢状面几何形状的覆盖显示了不同设计之间的多变性，这并不能被诸如"单半径"或"多半径"这样的宽泛的术语准确地反映出来。在所谓的单半径设计中，采用单半径的屈曲角度范围各不相同（图10-9）。其他较新提出的伸直到高屈状态下的逐渐减小半径的设计，将作为超越单半径或多半径设计的最佳解决方案。

正常膝关节与稳定型 TKA 的生物力学研究

内翻－外翻的稳定性随膝关节屈曲角度的变化而变化是正常膝关节固有的功能。传统临床上的至理名言是强调平衡屈伸间隙的重要性。然而，必须认识到，正常膝关节并不总是在屈曲位置表现为松弛状态。在伸直到大约屈曲30°位时可察觉到完全的内翻－外翻松弛（0~3.5mm或4.5°）。一些研究显示，在通过90°位后继续屈曲，松弛度便持续或逐渐增加，而另一些研究则发现松紧值会恢复到类似伸直位的状态。因此，屈伸状态下的松紧度相等，屈曲中程冠状面稳定性并不会自动匹配。例如 Hino 观察到，与0°和90°屈膝相比，在TKA 患者术前，膝关节屈曲10°~60°时关节的松弛程度更大。这种状况会一直持续到术后，无论是 CR 还是 PS TKA，即使屈曲和伸直间隙是平衡的。Minoda 观察了接受活动平台的 PS TKA 患者，尽管伸直和屈曲间隙的尺寸相同，在30°~60°的屈曲范围内还是可发现术中变大了的关节间隙的。因此，屈曲中程的松弛程度增加，其本身并不意味着屈曲不稳是一种病理状态。明显超过正常值的屈曲中程松弛，如关节线过度抬高或被忽视的隐蔽性伸直位侧方冠状面松弛，才是屈曲中程不稳的真正标志。

在讨论屈曲中程不稳时，我们也需要认识到前交叉韧带缺失的作用。与交叉韧带直接决定了前后向的稳定性相反，侧副韧带和关节囊结构通过压力和胫股关节形

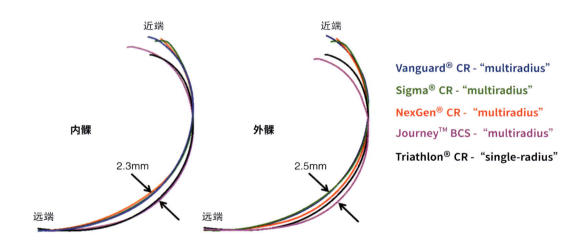

图 10-8　4个不同的"多半径"（multiradius）股骨假体和一个"单半径"（single-radius）股骨假体的矢状面几何形状的重叠。显示出不同设计之间的多变性，诸如"单半径"或"多半径"等宽泛术语无法准确地反映出这种变化。Vanguard CR，nexGen CR—Zimmer Biomet，Warsaw，in；Sigma CR—DePuy Synthes，Raynham，MA；Journey BCS—Smith & nephew，London，UK；Triathlon CR—Stryker，Mahwah，NJ

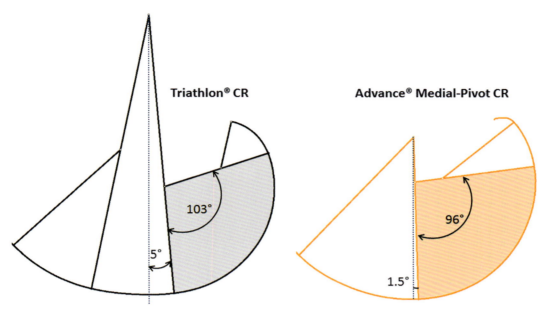

图 10-9　将两个不同制造商生产的"单半径"股骨假体设计的矢状面几何形状进行比较，显示采用单半径（阴影部分）设计时的屈曲角度范围的变化。Triathlon CR—Stryker，Mahwah，NJ；Advance Medial-Pivot BCS—MicroPort Orthopedics，Arlington，TN.

合之间的相互作用构成了前后向的稳定性。这在屈曲中程时尤为明显，而与 0° 或 90° 屈曲位不同。伸直状态下，股骨远端较大的半径增大了胫股关节的形合度，垫片的前唇可阻止胫骨的后向力。在屈曲时，CR TKA 的 PCL 或 PS TKA 的 PCL 替代力可抵抗胫骨的后向力，而垫片后唇可抵抗胫骨的前向力。相反，在中度屈曲时，胫股的形合从伸直状态开始明显减少，股骨假体在到达垫片前唇或后唇之前有更长的横向距离。同时，如上所述，屈曲中程时的内翻／外翻松弛度天生较低。在缺乏天然前交叉韧带或稳定替代独特机制的情况下（例如，通过胫骨立柱或球窝结构），无论是单半径还是多半径设计的 TKA，在屈曲早期时的前后稳定性都会低于正常膝关节。例如，Stoddard 等观察到，从完全伸直到屈膝 30° 的范围内，与正常膝关节相比，单半径和多半径设计相对于完整的膝关节出现了更大的前抽屉移位。而在其他屈曲角度，或旋转或内翻／外翻松弛度方面则没有发现差异。切除正常膝关节的前交叉韧带或接受 BCR TKA 术后，屈膝 0°~30° 会导致胫骨前后向的明显松弛（从 0~8mm 增加到 14.5mm）。前交叉韧带切除也增加了低屈曲状态时，传统 TKA 相对于正常膝关节更大的前后向松弛度（0~2mm 到 9mm）。然而，这种松弛度可部分通过胫股间的形合进行补偿。

小结

　　胫股间室的机械不稳定仍然是膝关节置换术翻修的重要原因，占所有病例的 0~13%（7%~22%）。不稳定的主要形式包括屈曲不稳、伸直不稳、膝反张和屈曲中程不稳，每种形式都有其独特的临床和生物力学特征。

　　屈曲不稳通常表现为屈曲间隙大于伸直间隙，前向的滑动超过 5~7mm，偶尔可出现重力作用下的胫骨后坠。伸直不稳通常是不对称的，由矫正不足的畸形或软组织失衡引起。现代 TKA 中 ACL 的缺失会在屈伸膝状态下出现相对于正常膝关节明显的前向松弛。然而，伸直状态下的胫股高形合度和屈曲时的垫片后唇可减轻这种效应。在冠状位的稳定性方面，侧方结构要比交叉韧带起着更为重要的作用。因此，即使在没有 ACL 和 PCL 的情况下，良好平衡的 TKA 也可以在伸直和屈曲两个方面获得与完整膝关节相当的内翻／外翻和前后向稳定性。我们可通过正常膝关节稳定性的有关数据（表 10-1 和表 10-2）来得知"正常"阈值或内翻／外翻和前后向稳定性的可接受值，但应该注意的是，在个体的正常膝关节和功能良好的 TKA 膝关节之中，其数值都存在着很大的变异。

　　膝反张是一种罕见但具有挑战性的并发症，在计划接受全膝关节置换术的患者中占 0.5%~1%，它通常与神经肌肉疾病有关，而后者会增加复发的风险。虽然标准的 TKA 假体可以有效地用于没有神经肌肉问题的病例，但旋转铰链设计等选择似乎有希望应对更具挑战性的病例。

屈曲中程不稳在临床上一直得到更多的关注，但我们仍然对其知之甚少。它是指膝关节在伸直和 90° 屈曲时充分平衡，但在中间范围内却不稳定的情况。它也被描述为在膝关节屈曲 45° ~90° 时，外旋和外翻应力的联合作用下出现的旋转不稳定。紧张的后方结构和抬高的关节线都是屈曲中程不稳最可能的发生机制。此外，前交叉韧带的缺失也可能在屈曲中程不稳中扮演着一个重要且未被认识到的角色。

（李锐颖　时志斌翻译；蔡宏校对）

第 11 章

金属

Nadim James Hallab, PhD | Robin A. Pourzal, PhD | Joshua J. Jacobs, MD

金属具有较高的强度、延展性、断裂韧性、硬度、耐腐蚀性、成形性和生物相容性等，因此十分适合应用于骨科领域。在骨折固定和全关节置换术（Total Joint Arthroplasty，TJA）中，金属通常被用作承重材料。植入合金因其出色的机械性能（如高强度和耐腐蚀性），最初主要用于航海和航空领域。在骨科（尤其是人工关节置换）领域，主要采用 3 种金属合金：钛（Ti）合金、钴（Co）合金和不锈钢合金。这 3 种合金的强度、延展性和硬度不同，因此在具体应用中通常基于这些差异选择适当的合金。然而，这些合金能够在骨科领域广泛用作承重植入材料的主要原因在于，它们具有高的耐腐蚀性。承重类植入物组件所需的金属特性（表 11-1）主要由金属键、晶体微观结构和金属构成元素提供。

金属键

金属原子间的金属键构成合金骨科植入材料独特的性能组合。金属原子中带正电的原子核首先形成晶格结构，然后形成一系列价电子（原子核的外层电子）。正负电荷平衡产生整体电中性。金属中的自由价电子决定材料的高导热性和导电性。尽管金属原子核周围存在大量电子，但这些原子核固定于紧密排列的晶体阵列中，形成一种独特的结构。原子核越密集，则键合越牢固。金属晶体结构可以分解为三维重复单元（晶胞），其通常采用下述 3 种结构之一（图 11-1）：面心立方（FCC）、体心立方（BCC）和密排六方（HCP）。金属键的无方向性使得上述结构可以拉伸、变形、破碎并重

表 11-1　骨科用合金中不同金属的大致重量占比

Alloy（合金）	Ni	N	Co	Cr	Ti	Mo	Al	Fe	Mn	Cu	W	C	Si	V
Stainless Steel（不锈钢）														
（ASTM F138）	10.0~15.5	<0.5	*	17~19	*	2~4	*	61~68	*	<0.5	<2.0	<0.06	<1.0	*
CoCrMo Alloy（钴铬钼合金）														
（ASTM F75）	<2.0	*	61~66	27~30	*	4.5~7.0	*	<1.5	<1.0	*	*	<0.35	<1.0	*
（ASTM F90）	9~11	*	46~51	19~20	*	*	*	<3.0	<2.5	*	14~16	<0.15	<1.0	*
（ASTM F562）	33~37		35	19~21	<1	9.0~11.0	*	<1	<0.15	*	*	*	<0.15	*
Ti Alloy（钛合金）														
CPTi（ASTM F67）（工业纯钛）	*	*	*	*	99	*	*	0.2~0.5	*	*	*	<0.1	*	*
Ti-6Al-4V（国标钛合金）（ASTM F136）	*	*	*	*	89~91	*	5.5-0.5	*	*	*	*	<0.08	*	3.5~4.5
Ti45Ni（镍钛合金）	55	*	*	*	45	*	*	*	*	*	*	*	*	*

*，小于 0.05%；Al，铝；ASTM，美国试验材料学会；C，碳；Co，钴；Cr，铬；Cu，铜；Fe，铁；Mn，锰；Mo，钼；N，氮；Ni，镍；Si，硅；Ti，钛；V，钒；W，钨

注：合金成分标准由 ASTM 确定（ASTM 标准年鉴。ASTM，vol.13.01）

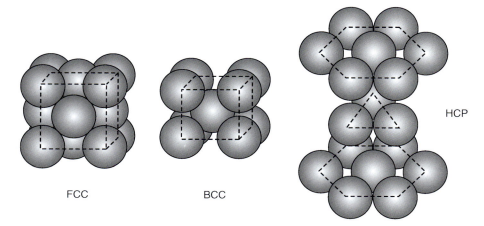

图 11-1   包含植入合金的 3 种晶胞晶体结构。植入合金晶粒由一种或多种可分解成最小重复单元的晶体结构（晶胞）构成。上图从左到右分别为：面心立方（FCC）、体心立方（BCC）和密排六方（HCP）

塑，以解决结构缺陷（变位）。

合金元素可用于填充金属原子间的间隙（间隙元素）或替代晶格中的基础合金元素（替代元素）。无论用于哪种用途，合金元素都会通过限制晶格中的位错运动来改变金属的基本晶体结构，进而改变或增强材料性能［例如，在 Ti 中添加 6% 的铝（Al）和 4% 的钒（V）可提升合金的机械性能］。

合金微观结构

金属从液态冷却时，液态金属中的晶体将开始成核生长，通过不断生长，构成粒状结构（或多晶阵列）。此类晶粒可通过显微镜在抛光的金属试样表面观察到

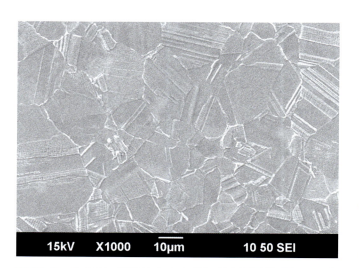

图 11-2   CoCrMo 锻造植入合金的扫描电子显微照相图。合金样品经抛光和蚀刻后，显现其固有的晶粒结构。该合金具有精细的微观结构，晶粒平均尺寸为 3~6μm，且强度较高。此外，在晶粒内可观察到双晶界，为该合金的典型特征。不存在硬质相，主要由合金中碳含量较低所致

（图 11-2）。金属的机械性能主要取决于微观结构形态（晶粒尺寸、形状等）。晶粒尺寸越小，金属的屈服强度、疲劳强度和断裂韧性越强，进而降低植入物断裂的可能。早期全髋关节置换术（Total Hip Arthroplasty，THA）用股骨柄的制造质量控制并不十分严格，金属的晶粒尺寸较大，导致疲劳强度降低，最终产生植入物体内断裂风险。纯金属中的所有晶粒均具有相同的晶体结构。在某些情况下，即使在添加相同原子尺寸的金属后，仍可维持化学均质金属所特有的"单相"性质。然而，如果添加元素的尺寸或原子结构不同，则会出现其他的相。因此，多相金属中将存在两种（或以上）晶粒类型或晶体结构。

尽管金属合金实际拥有多种不同的相和晶体结构，但通常仅存在少数主导相。TJA 使用的上述 3 种合金通常呈现下述相：钛合金是 α 相（HCP）和 β 相（BCC）的混合物（图 11-3）。钴合金在铸造后通常呈单相（FCC），但可通过冷加工形成 HCP 结构。碳含量和热处理可能会形成碳或金属间硬质相。植入级不锈钢为 FCC 相奥氏体钢，其仅含较低的碳，因为碳会形成额外的相并在晶界沉降，从而降低合金的整体强度。

骨科金属合金的腐蚀问题

所有金属合金植入物均存在体内腐蚀问题。严重时，其降解过程可影响植入物的结构完整性，且腐蚀产物会产生身体毒性或导致局部组织不良反应，最终使植入物失效。植入物的电化学腐蚀包括均匀影响整个表面的一般腐蚀，以及影响相对隔绝环境中假体的局部腐蚀（缝隙腐蚀）或表面随机位置腐蚀（点蚀）。

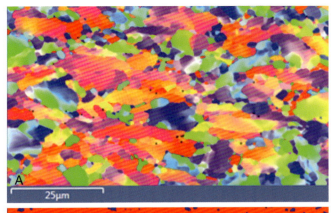

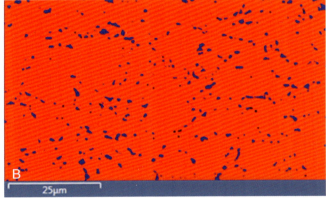

图 11-3　A. 扫描电子显微镜电子背散射衍射（EBSD）下 Ti6Al4V 锻造植入合金的晶粒结构。不同颜色对应于不同晶体取向的晶粒。B. 同一区域的 EBSD 相图。红色区域对应于 α 相（HCP），蓝色区域对应于 β 相（BCC）。骨科植入物中使用的 Ti6Al4V 合金的 β 含量通常为 5%～15%

金属腐蚀主要受热力学因素影响，这些因素可导致腐蚀（氧化还原）反应以及限制反应速率的动力屏障。化学因素（ΔG）决定腐蚀是否会在相应条件下发生。如果氧化自由能小于 0，则会自发出现氧化。在腐蚀过程中，正负电荷（分别为金属离子和电子）彼此分离，形成化学上更稳定的关系。金属离子通常会形成氧化物或更稳定的离子化合物（或释放到溶液中）。电子则被留在金属中，并在金属表面发生其他电化学反应，如：氧化还原或水解反应。金属 – 溶液界面的电荷分离可形成双电层并产生电位（如：电容器）。

植入合金存在表面屏障，因此针对该电化学作用具有耐腐蚀性。如果植入合金表面不存在这一防护层，将会出现严重腐蚀。动力屏障可通过氧化率和还原率来防止腐蚀。骨科植入物所用的合金具有钝化膜，可防止电化学溶解作用。钝化膜由金属氧化物在金属表面自发形成，形成后可有效阻止金属离子或电子或同时阻止二者穿过。钝化膜必须具备限制进一步氧化的特性：

- 必须紧凑（致密）且完全覆盖金属表面（连贯性）。
- 必须具有限制离子或电子或同时限制二者穿过金属氧化物 – 溶液界面的原子结构（化学稳定性）。
- 即使在机械应力下也必须能够保证不会从合金表面脱落（机械可靠性）。
- 如果因磨损或表面疲劳导致钝化膜脱落，应能够在支承面上再生（再钝化性）。

在不同的电解溶液条件下，氧化膜会改变晶体结构、尺寸和厚度［例如，钴铬合金在血清中会形成较薄的氧化层（2～5nm），而在硝酸中形成的氧化层较厚（10～20nm）］。因此，业界普遍采用表面处理（钝化）来改善氧化膜的屏障效应。处理方法一般包括 35% 硝酸浴、蒸馏水蒸煮和阳极氧化处理。植入金属通常采用下述步骤钝化，包括：①通过清洁剂、超声波和加热方式彻底清洁；②使用乙醇再次清洗；③使用去离子水冲洗；④放入稀酸溶液处理（如 35% 硝酸）；⑤冲洗并消毒。然而，用于优化各种植入合金氧化膜的形状、完整性和防护能力的处理手段仍在不断开发。

通过观察取出的关节置换组件发现，植入合金所面临的一个主要问题是，模块化组件连接处存在腐蚀问题，此类组件主要采用金属锥形接续器连接（图 11-4）。由于股骨颈 – 柄采用模块化连接，双模块股骨柄还存在其他的潜在腐蚀部位。这些锥体间的缝隙在体内会加速腐蚀，主要原因包括：①钝化膜微动、微振磨损和后续磨损；②氧损耗。模块化锥体的钴合金因 Co 的晶粒间腐蚀、微振腐蚀、相界腐蚀、蚀刻和选择性溶解而出现腐蚀。通过钛合金股骨柄还观察到氧化物诱导的应力腐蚀开裂和 β 相选择性腐蚀。然而，不锈钢合金相比钴或钛合金会出现更严重的腐蚀（表 11-2）。

不锈钢合金

不锈钢是第一种广泛用于骨科的合金，最早应用于 1926 年。然而，直至 1943 年，美国试验材料学会（American Society for Testing and Materials，ASTM）才承认 304 不锈钢为标准植入材料。所有钢材均包含铁和碳，同时还可包含铬、镍和钼；此外，钢材中还含有锰、磷、硫、硅等微量元素。碳和其他合金元素会改变钢材的微观结构，进而影响其机械性能。

骨科最常用的不锈钢为 316LV 不锈钢（ASTM F138），

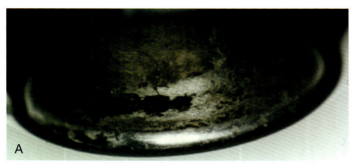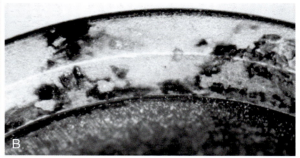

图 11-4　取出的关节置换组件在金属锥体连接部位存在腐蚀现象。A. 钴合金头的内锥存在腐蚀析出物。B. 钴钴铬合金股骨组件边缘 CrPO4 腐蚀沉积物肉眼图。微振磨损和缝隙腐蚀是导致植入物降解的主要原因

其中"316"指材料为奥氏体,"L"指低碳含量,"V"指在真空条件下成形。碳含量必须保持在较低水平,以避免晶界处出现碳化物(铬碳)积累。此类碳化物会导致腐蚀,随后在应力的作用下导致晶界处降解,使材料强度降低。在过去,碳含量升高会导致骨科植入物在体内断裂。添加钼(Mo)可增强晶界的耐腐蚀性,而在微观结构中均匀分布的铬(Cr)可在金属表面形成铬氧化物(Cr_2O_3)钝化膜。不锈钢经表面处理(如硝酸处理)后,可促使初始钝化氧化膜生长并增厚。

其他不锈钢

将铬添加至 ASTM F138 不锈钢中还可稳定(进而增强)BCC(铁素体)相,该相比 FCC(奥氏体)相的强度低。其他添加元素(如硅和锰)可稳定铁素体

(BCC)相。添加这些铁素体稳定剂后,镍可用于稳定奥氏体(FCC)相,以使微观结构具有均匀的强度。不锈钢可通过冷加工进行强化。尽管不锈钢的机械性能通常比其他植入合金更弱,但不锈钢却具有更佳的延展性,定量表现为"断裂延伸率"比其他金属高 3 倍(表 11-3)。不锈钢这一特性使其成为最受欢迎的固定材料。然而,不同植入组件采用的钴和钛合金具有更优越的机械性能,因此这两种合金是 TJA 股骨柄和股骨头组件最常用的材料。

与 Ti 和钴铬钼合金相比,不锈钢的耐腐蚀性和生物相容性较差,这便促使研究人员不断研发新型不锈钢,如 BioDur 108(Carpenter Technology Corp., Reading PA)等新合金,试图解决不含镍的奥氏体不锈钢的腐蚀问题。与含镍合金相比,如 316L 不锈钢(ASTM

表 11-2 植入物金属在 0.1M NaCl (pH=7) 中的电化学 (抗腐蚀) 性能					
Alloy(合金)	ASTM 标准	密度(g/cm³)	腐蚀电位(vs 甘汞)(mV)	钝化电流密度(mA/cm²)	击穿电位(mV)
Stainless Steel(不锈钢)	F138	8.0	-400	0.56	200~770
Co Cr Mo(钴铬钼合金)	F75	8.3	-390	1.36	420
Ti(钛合金)					
CPTi(工业纯钛)	F67	4.5	-90~-630	0.72~9.0	＞2000
Ti-6Al-4V(国标钛合金)	136	4.43	-180~-510	0.9~2.0	＞1500
Ti5Al2.5Fe(新型医用两相钛合金)	*	4.45	-530	0.68	＞1500
Ni45Ti(镍钛合金)	*	6.4~6.5	-430	0.44	890

*，目前没有 ASTM 标准;Al，铝;ASTM，美国试验材料学会;Co，钴;CPTi，商用纯钛;Cr，铬;Fe，铁;Mo，钼;NaCl，氯化钠;Ni，镍;Ti，钛;V，钒

注:腐蚀电位指金属和甘汞电极之间的开路电位。开路电位越负,化学反应性越强,而耐腐蚀性越低。通常,电流密度越低,耐腐蚀性越强。击穿电位越高越好(即击穿电位越高,防护层越稳定)

表 11-3　植入物合金的机械性能

植入物合金	ATSM 标识	商标与公司	弹性模量 (GPa)	屈服强度 (MPa)	极限强度 (MPa)	疲劳强度（疲劳极限）(MPa)	硬度 (VHN)	断裂延伸率 (%)
Stainless Steel（不锈钢）	F138	Protasul S30—Sulzer	190	792	930	241~820	130~180	43~45
Co Cr Mo（钴铬钼合金）	F75	Alivium—Biomet CoCrMo—Biomet Endocast SIL—Krupp Francobal—Benoist Girard Orthochrome—DePuy Protasul 2—Sulzer Vinertia—Deloro Vitallium C—Howmedica Vitallium FHS—Howmedica Zimaloy—Zimmer Zimaloy Micrograin—Zimmer	210~253	448~841	655~1277	207~950	300~400	4~14
	F90	Vitallium W—Howmedica	210	448~1606	1896	586~1220	300~400	10~22
	F562	HS251—Haynes Stellite MP35N—Std Pressed Steel Corp.	200~230	300~2000	800~2068	340~520	8~50 (RC)	10~40
	1537	TJA 1537—Allvac Metasul—Sulzer	200-300	960	1300	200~300	41 (RC)	20
Ti（钛合金）								
CPTi（工业纯钛）	F67	CSTi—Sulzer	110	485	760	300	120~200	14~18
Ti-6Al-4V（国标钛合金）	136							
Ti5Al2.5Fe（新型医用两相钛合金）	*		100~110	780	860	300~725	310	7~13
Ni45Ti（镍钛合金）	*	Nitinol—Nitinol Medical Technologies	28~110	621~793	827~1172	＜200	40~62 (RC)	1~60

*，目前没有 ASTM 标准；Al，铝；ASTM，美国试验材料学会；Co，钴；Cr，铬；Fe，铁；GPa，吉帕斯卡；Mo，钼；MPa，兆帕；Ni，镍；RC，洛氏硬度标尺；Ti，钛；TJA，全关节置换术；V，钒；VHN，维氏硬度值（kg/mm）

F138），该新合金的氮含量较高，可维持奥氏体结构，并具有更高的抗拉屈服强度、疲劳强度以及点蚀和缝隙腐蚀抗性。

钴铬合金

钴铬合金最初于 1926 年成功研发，于 1929 年开始用于口腔科领域，而直至 1937 年，钴铬钼合金被首次应用于骨科领域（商品名：Vitallium）。所有钴铬合金均含有两种基本成分，即 Co（约占 65%）和 Cr（约占 35%）。Co 和 Cr 形成 FCC 晶体尺寸较大的固溶体。钼主要作为固溶体增强剂添加，以降低晶粒尺寸，进而改善机械性能。此外，钼还可进一步提高铬氧化物钝化膜的有效性。

钴铬钼的均质固溶体由 FCC（奥氏体）晶体组成。钴铬钼植入合金主要分为两类：含镍和其他合金元素的合金和不含此类元素的合金。在市面上的众多钴铬合金中，其中两种最常用作植入物的合金为（表 11-1）：①钴铬钼合金 ASTM F75 和 F1537；②钴镍铬钼（CoNiCrMo）合金 ASTM F562。其他经批准可用作植入物的合金包括含钨（W）合金（CoCrNiW，ASTM F90）和含铁（Fe）合金（CoNiCrMoWFe，ASTM F563）。钴镍铬钼合金中镍含量较高（25%~37%），可增强合金的耐腐蚀性，提高人们对镍的潜在毒性或免疫原性反应（或二者均有）的关注（参见"金属植入物降解相关的临床问题"）。对于钴镍铬合金中释放的镍，需关注其在静态条件下的生物反应性。由于此类合金的耐摩擦（磨损）性能较差，钴镍铬合金不适用于用作连接组件。因此，全关节置换组件的主要合金为钴铬钼合金。

钴铬钼合金可用于铸造（ASTM F75）或锻造（ASTM F1537）合金。铸造合金通常一次成型，然后进行不同的热处理（如固溶退火、热等静压）和表面精加工。该方法尤其适用于几何形状复杂的植入组件（如 TKR 用股骨髁或 THR 用股骨柄）。最常见的铸造方法为熔模铸造或失蜡法。严格控制铸造过程，并对成品进行评估，以确保质量。不同制造商生产的铸造合金之间，晶粒尺寸和微观结构可能存在较大差异（图 11-5）。如果冷却速度过快，会形成尺寸较大的晶粒，这样会降低组件的强度；而如果冷却速度过慢，晶界处的碳化物层会过厚，这样也会降低金属的强度。

锻造合金作为棒料，可用于加工植入物（如 THR 使用的大多数股骨头）。相比铸造合金一次成型来说，锻造合金制成的植入物具有更高的强度，因为其晶粒更小。锻造过程中，使用负体积模反复压缩，将铸锭制成最终形状。该工艺通常用于制造 THA［而非全膝关节置换术（TKA）］需要的股骨柄和髋臼。根据所用合金的不同，将棒材加热至 900℃左右。在锻造过程中，模具和坯料通常保持恒定的温度（等温）。在该低速成型过程中，材料的可塑性在整个成型过程中保持一致。钴铬钼合金可进一步区分为低碳（<0.05%）和高碳（0.2%~0.4%）合金。碳含量与碳化物的形成相关。

专门引入此类硬质相，以提高组件（尤其是金属全髋关节置换组件）的耐磨性。碳化物和其他金属间硬质相的含量和尺寸主要受合金的热处理影响（图 11-5）。

钴铬钼合金的耐腐蚀性主要取决于铬含量，铬氧化物会在金属表面形成一层钝化层。钴铬钼合金组件的热等静压工艺可产生更均匀的微观结构，进而使铬在金属合金中均匀分布并提高耐腐蚀性。

尽管在用于制造关节置换组件的金属中，钴铬钼合金强度最高、硬度最大且耐疲劳性最佳，但仍必须小心处理，以维持这些性能，因为精加工可能会降低此类性能（表 11-2）。例如，股骨或胫骨组件多孔涂层的烧结可能会将合金的疲劳强度降至 150MPa。

钛合金

钛合金最初研发于 20 世纪 40 年代，主要应用于航空领域。大约在同一时期，其首次被应用于骨科领域。二战后研发出的两种钛合金，商业纯钛（CPTi）和 Ti-6Al-4V，目前仍是金属植入领域最常用的两种钛合金。CPTi（ASTM F67）为 98%~99.6% 纯钛。CPTi 的晶体结构为 HCP，但其仍可通过冷加工进一步改善机械性能。在 CPTi 合金中添加其他元素会显著影响其机械性能。例如，添加 0.18%~0.4% 的氧元素，可将屈服强度提高 3 倍（从 170MPa 到 450MPa）。尽管 CPTi 最常用于口腔科领域，但其也常用作 TJA 组件的多孔涂层（例如金属纤维），因为与 Ti-6Al-4V 相比，CPTi 氧化层具有更高的稳定性（因此提供更高的耐腐蚀性）和延展性（即能够进行冷加工的性能）。与 CPTi 相比，Ti-6Al-4V（ASTM F136）具有卓越的机械性能，因此可用于制造关节置换组件（表 11-2）。Ti-6Al-4V 合金（又称为 Ti-6-4）由双相晶粒组成：HCP 相和 BCC 相，分别称为 α 相和 β 相（图 11-3）。铝元素（5.5%~6.5%，按重量）可稳定 HCP 相，而钒元素（3.5%~4.5%，按重量）可稳

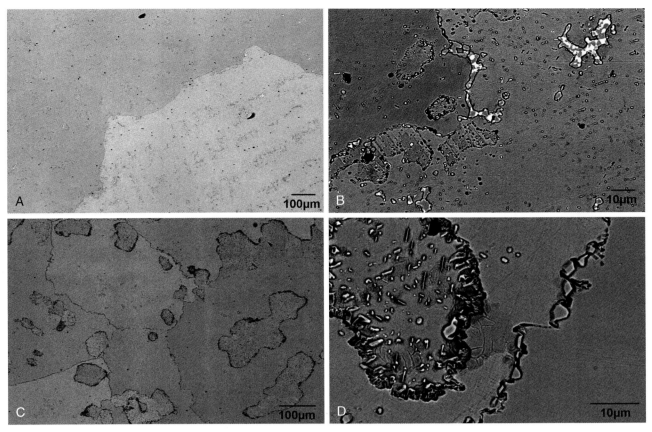

图 11-5 铸造钴铬钼合金微观结构的反向散射电子扫描图像。合金样品取自两个不同制造商生产的 TKA 股骨组件。A. 所示合金的晶粒尺寸达数毫米。B. 为相同合金的放大图像。晶粒内和晶界处可观察到尺寸较大的混合硬质相,这些硬质相由富含钼和硅(金属间相)的浅色相以及富含铬和碳(碳化物)的深色相构成。此外,在晶粒中还可观察到细小的球状硬质相。C. 显示的是另一种合金,其晶粒尺寸稍小(数百微米)。D. 表示在晶粒内可观察到富含细小硬质相的区域。这些硬质相呈球形或细长形(照片由 Deborah J. Hall,Rush University Medical Center,Chicago, Il. 提供)

定 BCC 相。该合金的微观结构和机械性能高度依赖于热机械加工。Ti-6Al-4V 合金的微观结构通常由细晶粒 HCP 相组成,BCC 相分布稀疏。如果材料冷却速度过慢,BCC 相会更突显,这会降低合金的强度和耐蚀性。

与不锈钢和钴铬钼合金相比,钛合金具有更高的耐腐蚀性,因此尤其适用于制造植入组件。氧化钝化膜(主要为 TiO_2)可保护 Ti-6Al-4V 和 CPTi。这种稳定且黏附性好的钝化膜可保护钛合金免于点蚀、晶间腐蚀和缝隙腐蚀的伤害,这也在很大程度上确保钛合金具有出色的生物相容性。通常,Ti-6Al-4V 的强度高于不锈钢,但抗弯刚度约为不锈钢和钴铬钼合金的一半。因此,与钴合金和不锈钢相比,钛合金扭转和轴向刚度(模量)与骨骼更接近。该属性以及出色的生物相容性和耐腐蚀性,使得钛合金被广泛用作骨折固定装置(合金板、螺钉)、脊柱固定装置和全髋关节置换用股骨组件。然而,钛合金对缺口敏感,这会增加材料对裂纹开裂和延伸的

敏感性,进而降低组件的有效强度。这要求密切关注钛合金组件的几何形状和制造过程。如在变形敏感性材料中预期的那样,钛合金植入物通过热处理或热锻进行精加工,也不采用钴合金使用的冷加工。与钴铬钼合金相比,钛合金最大的缺点为其磨损性能相对较差(表 11-3)。

通常,材料的"硬度"(耐压痕性)与耐磨性相关;然而,二者之间并非直接相关,且并非始终如此。Ti-6Al-4V 合金比钴铬钼合金软 15% 左右,如果用作骨科支承材料(例如 TKA 或 THA 股骨头),该合金的磨损会比钴铬钼合金高 15% 以上。因此,钛合金很少用于制造对耐磨性有较高要求的组件。

其他钛合金

另一类经提议用于骨科领域的钛合金为 β 钛合金,该合金含有金属合金元素,可稳定 β 相(BCC)。其中

一种合金的钼含量超过 10%，而钼属于已知的 β 稳定剂。这些 β 钛合金具有更高的疲劳强度，并可将弹性模数降低 20%，接近骨骼的弹性模数，进而最大限度降低应力屏蔽。然而，最近针对取回的植入物进行的研究表明，β 钛合金股骨柄均基本损坏，其应用需进一步研究。

研究人员试图通过在传统 Ti-6Al-4V 合金中，将钒（V，一种毒性较高的金属）替换为其他低毒性金属，来改善合金的生物相容性和机械性能。两种改进后的钛合金为 Ti5Al25Fe 和 Ti6Al7Nb。与 Ti-6Al-4V 相比，这两种合金具有更高的疲劳强度和更低的模数，因此可增强骨骼到植入物的负载转移（表 11-3）。

目前针对特定应用正在开发其他钛合金，如 TiTa30，研究发现该合金与氧化铝（当前用于制造股骨和股骨头组件的陶瓷材料）具有相同的热膨胀系数，并可黏结到陶瓷上，而不会导致金属裂纹。金属与陶瓷结合可提供较高的抗疲劳性和耐磨性，这一技术目前被广泛用于口腔科领域。

"镍钛诺"（Nitinol）是一种镍钛合金，该合金具有"形状记忆"特性，将来有望广泛应用于骨科领域。这些合金被加工成特定形状后，可在低于变态温度的温度下重新定型。然后，当再次加热到变态温度以上时（15~75℃），合金会恢复到原来的形状。镍钛诺的生物相容性主要取决于合金中的镍含量（55%）。尽管该有毒金属的含量较高，但由于这些"记忆合金"可在体内改变形状，因此提高现有植入物的性能。

其他合金和表面涂膜

目前，研究人员正在探索具有更佳生物相容性和机械性能的新型合金。在具体情况中使用钛合金、钴铬钼合金或不锈钢时，通常需要权衡利弊。新型合金旨在通过改善材料性能来摆脱或尽量减少这种权衡。"新型"合金通常由上述 3 种已获批用作植入材料的植入合金微调得出。

锆（Zr）和钽（Ta）具有较高的相对化学稳定性（氧化钝化层）和熔点，因此属于难熔金属。锆和钽目前已被使用并可能逐渐普遍应用于骨科领域。得益于表层稳定性，锆和钽（如同钛一样）具有较高的耐腐蚀性。耐腐蚀性通常与生物相容性相关（但并非总是如此），因为金属合金越稳定，化学活性越低且生物反应度越低。此外，这些难熔金属通常具有高硬度（12GPa）

和高耐磨性（磨耗试验表明其耐磨性约是钴和钛合金的 10 倍）等特性，因此十分适合作为支承面。此类合金的表面氧化层厚度约为 5μm，且可通过富氧等技术将陶瓷样特性（即硬度）扩展到材料中，因此可用于制造 TJA 组件 ［如氧化锆 TKA 股骨组件（Smith and Nephew，Largo，FL）］。随着成型和加工难题的解决，这些合金应用将越来越普遍。难熔金属的常见加工方法为合金元素（如铜）的热等静压处理，以催化耐火粉料与固体相黏结。然而，很难清除晶界处的黏结金属杂质，这也是将此类合金用作植入材料的技术壁垒。

金属植入物降解相关的临床问题

植入材料降解产生的金属会释放到周围组织中。尽管所释放的金属仅局限于局部组织，但人们越来越认识到，此类金属产物会与特定的蛋白结合，并转运到远端器官中。现代骨科植入物合金中所含的元素（Ti、Al、V、Co、Cr 和 Ni）在下述情况下可能会产生毒性：①代谢改变；②植入物与植入人相互作用的改变；③金属部分作为半抗原（特定免疫激活）或抗趋化剂（非特异性免疫抑制）而具有免疫相互作用；④化学致癌性。

钴、铬、钒（可能还有镍）是维持正常体内平衡所必需的微量金属。然而，报道称钴过量会导致红细胞增多症、甲状腺功能减退、心肌病和癌变。铬过量会导致肾病、过敏和癌变。镍过量会导致湿疹性皮炎、过敏和癌变。钒过量会导致心脏和肾脏功能障碍、高血压和躁郁症。

其他不必要的金属元素也可能具有毒性。在职业接触患者或血小板抑制动物模型中发现，钛过量会导致肺部疾病。铝过量会导致肾衰竭、贫血、软骨病和神经功能障碍，可能包括阿尔茨海默病。所有上述毒性由这些元素的可溶形式或颗粒气溶胶导致，而假体植入物降解不会直接产生毒性。因此，值得注意的是，尽管存在潜在的毒理学可能性，但目前尚未明确骨科植入物金属释放与代谢、细菌学、免疫学或致癌毒性之间的关系。在 TJA 个体中的因果关系尚不明确。

金属离子释放

研究人员始终关注化学活性金属离子从植入物中释放进入周围组织和血液带来的影响。植入物金属成分在人血清中的正常含量分别为：铝：每毫升 1~10ng；铬：每毫升 0.15ng；钒：每毫升 < 0.01ng；钴：每毫升

0.1~0.2ng；钛：每毫升＜4.1ng。TJA 后，血液循环中的金属含量增加（表 11-4）。

　　该表中的数值表明，在成功完成全关节置换之后，血清和尿液中的钴、铬、钛元素含量均明显升高。手术后观察到尿液和血清中镍元素含量短暂升高。然而，TJA 后，未观察到患者尿液和血清中的铝和钒元素显著升高（表 11-4）。

　　TJA 患者血清和尿液中的金属离子含量受多种因素影响。例如，接受模块化股骨 THA 的患者存在缝隙腐蚀，这会导致其血清中的钴和尿液中的铬含量升高。人们曾认为被动溶解表面积较大会导致多孔、涂层无骨水泥股骨柄向血清和尿液中释放更多的铬元素。然而，近期研究表明，散布的铬可能主要来源于模块化股骨头 - 颈连接处的摩擦磨蚀作用。基于从全关节置换患者体内取出的组织进行的事后分析表明，心脏、肝、肾、脾、骨髓和淋巴组织中的钛、铝、钒、钴和铬含量显著增加

第二部分　基础科学

表 11-4　有无全关节置换患者体液中的大致金属浓度

		Ti	Al	V	Co	Cr	Mo	Ni
人体体液（×10^{-3}mM）								
血清	正常	0.06	0.08	＜0.02	0.003	0.001	*	0.007
	TJA	0.09	0.09	0.03	0.007	0.006	*	＜0.16
	TJA-F	0.17	0.08	0.03	*	0.004	*	*
尿液	正常	＜0.04	0.24	0.01	*	0.001	*	*
	TJA	0.07	0.24	＜0.01	*	0.009	*	*
关节液	正常	0.27	4.0	0.10	0.085	0.058	0.219	0.086
	TJA	11.5	24	1.2	10	7.4	0.604	0.55
关节囊	正常	15.0	35	2.4	0.42	2.6	0.177	69
	TJA	32.0	76	5.6	20	12.5	1.13	40
	TJA-F	399	47	29	14	64	4.65	100
全血	正常	0.35	0.48	0.12	0.002	0.058	0.009	0.078
	TJA	1.4	8.1	0.45	0.33	2.1	0.104	0.50
人体组织（μg/g）（大致相当 0.10~0.01mM）								
骨骼肌	正常	*	*	*	＜12	＜12	*	*
	TJA	*	*	*	160	570	*	*
肝脏	正常	100	890	14	120	＜14	*	*
	TJA	560	680	22	15 200	1130	*	*
肺部	正常	710	9830	26	*	*	*	*
	TJA	980	8740	23	*	*	*	*
脾脏	正常	70	800	＜9	30	10	*	*
	TJA	1280	1070	12	1600	180	*	*
假性囊	正常	＜65	120	＜9	50	150	*	*
	TJA	39 400	460	121	5490	3820	*	*
肾脏	正常	*	*	*	30	＜40	*	*
	TJA	*	*	*	60	＜40	*	*
淋巴组织	正常	*	*	*	10	690	*	*
	TJA	*	*	*	390	690	*	*
心脏	正常	*	*	*	30	30	*	*
	TJA	*	*	*	280	90	*	*

*，无数据；Al，铝；Co，钴；Cr，铬；Mo，钼；Ni，镍；Ti，钛；TJA，全关节置换术；V，钒
注：正常，受试者未植入任何金属假体（不含牙科假体）；TJA，受试者接受全关节置换术且功能良好；TJA-F，受试者接受全关节置换术但功能不佳（需手术修正）

（表 11–4）。

体外研究表明，假体周围组织中存在的离子状态金属（在金属浓度范围内）会影响周围细胞的功能，如成纤维细胞、破骨细胞、巨噬细胞和淋巴细胞。通常，毒性最高的金属离子为镍、铁、铜、锰和钒，而其他离子（如钠、铬、镁、钼、铝、钽、钴）在体外显示具有相对较低的细胞反应性。不同的金属通过不同的细胞机制发挥作用，并诱导不同的反应。然而，对于 TJA 释放的会导致细胞不良反应的金属，特性仍未完全表征。金属离子在体外（如含 10% 血清的培养基中）的生物反应性与体内条件（100% 血清）下的生物反应性不同。惰性络合物（如金属氧化物）或复合物，或二者（如金属白蛋白）结合，可更容易形成并消除或加重镍、锰和钒等金属的毒性作用。越来越多的证据表明，与金属颗粒相关的局部和远端组织不良反应可能部分由可溶性金属降解产物导致。

金属颗粒分布

假体周围组织之外散布的金属颗粒一般为亚微细粒。尽管尚未明确影响远端器官中磨屑堆积的变量，大量病例研究报告，在局部和骨盆淋巴结中存在髋关节和膝关节假体磨屑（金属、陶瓷或聚合物）。事后研究表明，对于全髋关节或膝关节置换者，磨屑通常会扩散到肝脏、脾脏或腹部淋巴结中。这些研究还表明，约 90% 的关节置换患者会在主动脉旁淋巴结中发现金属和聚乙烯（PE）磨屑。约 70% 髋关节或膝关节置换患者在主动脉旁淋巴结中仅发现金属磨损颗粒。其中，约 40% 的患者报告称，这些粒子会扩散到肝脏或脾脏。据报道，大多数散布粒子的尺寸都小于 1μm，而粒径范围取决于材料。CPTi 和 Ti–Al–V 合金颗粒在淋巴结中的尺寸范围为 0.1~50μm，而在肝脏和脾脏中的粒径可达 10μm。相反，钴、铬和不锈钢合金颗粒的粒径很少超过 3μm。身体对淋巴结中金属（和聚合物）磨屑的反应包括巨噬细胞的免疫激活和炎性细胞因子生成。与初次髋关节或膝关节置换患者相比，关节重建失败的患者在肝脏或脾脏中存在更多金属和 PE 磨屑。

金属过敏反应

释放的金属可通过形成天然蛋白质复合物来激活免疫系统。这些金属蛋白复合物能够以某种方式触发免疫反应。属于致敏剂的金属包括铍、镍、钴、铬，而偶尔对钽、钛和钒产生反应。对人来说，镍是最常见的金属致敏剂，其次为钴和铬。金属之间的交叉过敏反应也较常见。金属过敏较常见，会影响 10% ~15% 的人群。报道称，皮肤接触和摄入金属会导致细胞介导Ⅳ型延迟性免疫反应，最常表现为荨麻疹、湿疹、发红和瘙痒。TJA 患者中金属过敏的发生率约为 25%（大约是普通人群的 2 倍），而在植入"失败"的患者（需手术翻修）中，过敏发生率为 50% ~60%。

与骨科器械植入导致的严重皮炎、荨麻疹或脉管炎或所有症状相关的时间和实物证据表明，在某些情况下毫无疑问会导致金属过敏，目前患者比例＜1%。在体内，这些金属过敏反应可能与金属沉着（深色组织染色）、假体周围过度纤维化或坏死（或所有状况）相关。然而，目前尚不清楚金属过敏是否仅属于少数易感患者的并发症，还是一种普遍现象。随着时间的推移，对植入物功能的影响越来越大。目前尚未确定植入患者中金属过敏导致过度免疫的程度。

金属诱导的癌变

同时需关注 TJA 中所含金属元素的致癌可能性。动物研究已证实了骨科植入材料具有致癌作用。血清中金属植入物释放的钴、铬或镍含量可导致大鼠肉瘤。近期对 TJA 人群的研究发现，植入后患者的白血病或淋巴瘤发生率未明显增加，但这些研究并未涵盖大量植入金属假体的患者。由于尚未在人类受试者中确定因果关系，骨科植入物释放的金属是否具有致癌性仍属于一种推测。然而，与每年接受植入手术的患者总数（＞700 000）相比，植入部位的癌症发病率很低。需继续进行监测并开展长期流行病学研究来解决这些问题。

TKA 中的金属

目前，大多数全膝关节置换术均采用铸造钴铬钼合金的股骨组件和 PE 胫骨内衬。胫骨组件通常由 Ti–6Al–4V 合金或钴铬钼合金制成。钴铬钼 –PE 的成功临床应用显著增加了年 TKA 实施数量，同时延长了植入物的平均使用寿命。在过去数年间，通过改善超高分子量 PE 的性能（在氮气中消毒、控制交联以及最近采用的掺入维生素 E），其磨损率显著降低。股骨组件可能具有不同的晶粒尺寸（数百微米至数毫米）。硬质相的类型（碳化物或金属间相）、尺寸和分布取决于固化顺序以及后续热处理（由不同的制造商选择）。迄今为止，没有证据表明钴铬钼合金的微观结构对支承能力或 PE 磨损具有明显影响。THA 中钴铬钼合金产生的腐蚀产物会导致局部组织不良反应，使人们担忧 TKA 中会发生类似问题。迄今为止，TKR 只有少数独立的腐蚀报告。大多数腐蚀发生在改动股骨柄的模块化组件上。与钛合金相比，钴铬钼合金股骨柄的腐蚀损伤最明显。然而，目前尚无研究探讨 TKA 股骨或胫骨组件腐蚀与任何不良组织反应或植入失败之间的相关性。尽管缺乏临床必要性的相关证据，但已存在股骨组件的替代材料（如氧化锆涂层），或很快便会在市场上广泛推广（如陶瓷）。尽管此类替代植入物可以消除腐蚀风险，但必须权衡其利弊（如断裂风险和成本）。因此，这些植入物的临床表现需仔细监测。根据 TKA 中钴铬钼合金的出色临床性能判断，目前尚不明确是否需要耐腐蚀性更高的替代材料，也未确定此类材料是否会带来无法预料的风险。

结语

钛合金、钴合金和不锈钢为骨科领域（尤其是 TJA）最常用的金属合金。锆（Zr）和钽（Ta）合金最近几年才引入 TJA 领域，但其在相关假体的应用范围有限。这些合金的机械性能之间存在差异，使得它们适于制造不同的 TJA 组件。在这些常用合金中（不包括锆和钽合金），钛合金的惰性最高，且在静态条件下具有更好的组织相容性。然而，钛合金比钴合金的硬度低，因此通常用于制造承压板、螺钉、螺杆以及其他不接触支承面的组件（例如股骨头）。尽管钴合金的电化学腐蚀抗性比钛合金低，但却在传统的骨科合金中具有最大的耐磨性，是 TKA 和 THA 股骨头等组件最常用的材料。在这 3 类合金中，不锈钢的延展性最强，且可在出现较大程度变形后维持机械性能的完整性。因此，不锈钢是骨移植物和骨折最常用的固定材料。

本章重点介绍了 TJA 领域所用金属的机械性能。目前尚未明确长期使用金属合金的局部和全身性生物学效应。然而，需要注意的是，在评估特定金属组件的生物相容性时（或材料呈现其是否适用于预期用途的能力），结果不一定适用于所有使用同一种材料制造的植入物。植入物性能不佳可能由多种因素导致，包括制造、机械设计和手术失误以及材料选用不当。合理选用材料并不能弥补植入物设计问题和手术失误导致的后果。必须强调的是，对于各种植入物来说，并不存在普遍意义上的"最佳"材料（这不同于制造商的营销宣传）。描述生物性能的术语，如"生物相容性"，必须符合应用类型。例如，恰当的陈述为"如果用于制造 TJA 所用的支承面，钴铬钼合金比钛合金具有更高的生物相容性，因为其更高的硬度可减少磨损和颗粒物引起的炎症。"最后，应首先仔细评估特定应用中哪些材料的性能最能满足需求，且最符合特定植入物组件的设计特征，然后基于此选择生物材料（无论是陶瓷制品、聚合物还是金属合金）。

（项毅　唐翔宇　郭林翻译；蔡宏校对）

第 12 章

全膝关节置换术中的聚乙烯

Pakdee Rojanasopondist, BA | Orhun Muratoglu, PhD

超高分子量聚乙烯（Ultrahigh-Molecular-Weight Poly-ethylene，UHMWPE或聚乙烯）是用于制作全膝关节置换术中胫骨衬垫和髌骨假体的首选材料。由于具有相对更大的关节面、更复杂的运动学和载荷条件，分析膝关节置换用聚乙烯的材料特性和临床性能就比髋关节置换更复杂。在生产人工膝关节所使用的聚乙烯的过程中，最大的挑战是优化材料基本特性之间的相互作用，从而在不发生材料学失败的情况下实现几乎无限次数的循环负荷——这种特定的设计可以产生最少的生物活性微粒。

医疗级聚乙烯

乙烯是一种气态烃，由 2 个碳原子和 4 个氢原子组成，C_2H_4 聚乙烯是一种由乙烯分子组成的长链聚合物，其中所有的碳原子都链接在一起，每个都链接两个氢原子（图 12-1）。UHMWPE 的力学特性与其化学结构、分子量、结晶形态和热处理密切相关。

UHMWPE 的微结构是一种两相黏塑性固体，由嵌入在无定型基质中的结晶区构成（图 12-2）。连接结晶区的是桥接分子。UHMWPE 是指平均分子量大于 300 万 g/mol 的聚乙烯。目前在骨科应用的超高分子量聚乙烯的分子量为 300 万 ~600 万 g/mmol，熔点为 125~145℃，密度为 0.930~0.945g/mL。在骨科领域的文献中，UHMWPE 常被误称为高密度聚乙烯，然而区分二者是很重要的。高密度聚乙烯是密度大于 0.940g/mL、分子量小于 200 000g/mmol 的聚乙烯。UHMWPE 比高密度聚乙烯的密度低，分子量却高得多，具有更高的强度和韧性，在研磨条件下有更好的耐磨特性。

UHMWPE 树脂的命名是逐渐演变的。当前的命名方法如表 12-1 所示。Ticona（Summit，NJ）是骨科领域唯一的医用 UHMWPE 树脂供应商。

Ticona 是以前的 Hoechst Celanese 公司，生产 GUR 树脂。GUR 的首字母缩写如下：第一个字母代表了聚乙烯树脂的赫斯特命名法；在这种情况下，G 对应于"颗粒状的"。第二个字母表示旧的赫斯特体系中的分子量，较大的字母代表更高的分子量；很自然的，U 被选择与 UHMWPE 一起使用。第三个字母 R 代表 Ruhrchemie AG（德国奥伯豪森），即最初生产该产品的工厂（部分归赫斯特所有）。

对于 Ticona 树脂，用等级的第一个数字来描述树脂的松散容重；然后在 1998 年，命名法统一为第一个数字是"1"。第二个数字表示树脂中没有（"0"）或存在（"1"）硬脂酸钙。硬脂酸钙是许多聚乙烯树脂制造过程中的添加剂。作为缓蚀剂、增白剂和润滑剂促进挤压过程。第三个数字与树脂的平均分子量有关；数字"2"代表平均分子量为 350 万 g/mmol 的树脂，数字"5"代表平均分子量为 550 万 ~ 600 万 g/mmol 的树脂。第四个数字是一个内部代码名称。GUR 树脂之间最大的区别是抗冲击强度和耐磨性。GUR1020 和 GUR1120 具

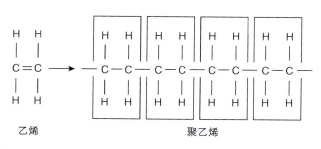

图 12-1 聚乙烯的线性化学结构

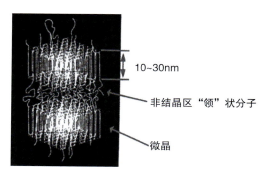

图 12-2 超高分子量聚乙烯的分子结构

右侧标注：10~30nm；非结晶区"领"状分子；微晶

表 12-1　UHMWPE 医学分级的命名原则。值得注意的是，目前在临床中使用的只有 GUR1020 和 GUR1050

树脂名称	生产商	以前的名称	以前的生产商
GUR1150	Ticona（Summit，NJ）	GUR4150	Hoechst
GUR1050	Ticona（Summit，NJ）	GUR4050	Hoechst
GUR1120	Ticona（Summit，NJ）	GUR4120	Hoechst
GUR1020	Ticona（Summit，NJ）	GUR4020	Hoechst
1900	Basell（Wilmington,DE）	-	Hercules–Himont–Montell
1900H	Basell（Wilmington,DE）	-	Hercules–Himont–Montell

有较高的抗冲击强度，而 GUR1050 和 GUR1150 有较高的耐磨性。

一般来说，UHMWPE 树脂粉末由大量熔融球状 UHMWPE 颗粒构成，这些球状颗粒由亚微米级大小的纤维组成，可以将微观的球体连接起来。Ticona 树脂的平均粒径约为 140μm。Ticona 树脂的物理特性见表 12-2。

生产骨科用 UHMWPE 有两种方法（图 12-3）。第一种方法是用库存的聚乙烯材料加工部件。库存材料可作为圆柱形挤压棒材或大型模压板，被加工为植入物的最终形状。

为了生产挤压棒材，聚乙烯粉末被放入一个包含往复式冲压机的圆柱体内。然后，粉末被压实，并在 180~200℃的温度下加热、固化。挤压棒材有多种直径和长度可以选择。最常用的是 2.0in（1in ≈ 2.54cm）、2.5in 和 3.0in 宽，5ft（1ft ≈ 30.48cm）和 10ft 长。

为了生产模压板，聚乙烯粉末被放置在一个模具中，通常大小为 4in×8in。一旦进入模具，粉末将在 5~10MPa 的压力下进行冷压，以减少空气滞留量。然后将压缩后的粉末在大约 200℃的温度下加热，直至完全熔化。之后，将模具放置在 7~10MPa 的环境中冷却。最常见的模压板厚度是 60mm、2.25in、2.50in 和 3.0in 大小。

尽管任何类型的树脂都可以用于冲压成型或压缩成型，但 GUR1050 更常用于冲压成型，而 GUR1020 更常用于压缩成型。

表 12-2　Ticona 和 Himont 树脂的物理特性

树脂名称	平均分子量 $(10^6 g/mol)$ [a]	密度 (g/mL) [b]	拉伸模量 (MPa) [b]	屈服应力 (MPa) [b]	冲击强度 (kJ/m^2) [b]	颗粒大小 (μm) [a]	硬脂酸钙 [a]
GUR1150	5.5~6.0	0.93	680[c]	≥ 17[c]	≥ 130[d]	140	是
GUR1050	5.5~6.0	0.93	680[c]	≥ 17[c]	≥ 130[d]	140	否
GUR1120	3.5	0.93	720[c]	≥ 17[c]	≥ 210[d]	140	是
GUR1020	3.5	0.93	720[c]	≥ 17[c]	≥ 210[d]	140	否
1900	4.4~4.9	0.93	750[e]	19[f]	65[g]	300	否
1900H	> 4.95	0.93	750[e]	19[f]	65[g]	300	否

MPa，兆帕。注意：目前临床中使用的只有 GUR1020 和 GUR1050 两种聚乙烯树脂
a：改编自 Kurtz SM，Muratoglu OK，Evans M，et al. Advances in the processing, sterilization, and crosslinking of ultrahigh molecular weight polyethylene for total joint arthroplasty. Biomaterials. 1999；20:1659−1688.
b：数据来自 Ticona 和 Basell 的产品数据
c：国际标准组织（ISO）527 测试方法
d：ISO DIS 11542 测试方法
e：美国材料试验协会（ASTM）D 790B 试验方法
f：ASTM D 638 测试方法
g：Montell P 116 测试方法

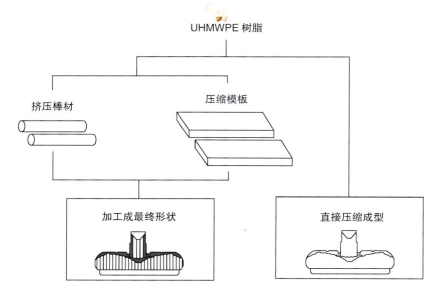

图 12-3 UHMWPE 外科植入物的制造过程。直接模压成型的聚乙烯表面很光滑，无机械加工痕迹

聚乙烯组件也可以通过直接压缩来成型。在这个过程中，生产商通过将树脂粉末放入组件模具中，进行加热和压缩来形成最终的组件。获得的组件表面非常光滑，毫无机器加工的痕迹。通常，直接压缩的模压件被塑形至接近最终形态，而最终的关节面是在模压中形成的，背面是后来经过机械加工的。

TKA 植入物的长期使用可能会受到 UHMWPE 衬垫关节面和背面以及髌骨假体关节面黏着磨损/磨粒磨损的影响。更重要的是，胫骨衬垫和髌骨假体关节面的点蚀和层裂磨损会对预后产生不利影响，甚至导致翻修手术。影响 UHMWPE 组件黏着磨损/磨粒磨损和层裂损伤的因素有很多，如关节面的形态、金属背衬、运动模式、灭菌方法、交联水平和抗氧化性。

关节面的几何形态

关节的几何形态通常可以描述为凸面对凹面。在全膝关节置换术（Total Knee Replacement，TKR）中，胫骨和股骨关节面的包容程度为胫骨假体曲率半径（$R2$）与股骨假体曲率半径（$R1$）之比：$R2/R1$。这种分析可用于矢状面和冠状面。当比率接近 1 时，关节包容度增加。因此，最合适的关节应该有匹配的半径和曲率半径比为 1（比如，全髋关节置换或平面对平面的界面）。由于股骨假体的矢状面曲率半径可能在整个矢状面上不是恒定的，因此在整个膝关节的活动范围内，其包容度可能会发生变化。约束-活动的限制是增加包容度的独立结果：平面对平面的关节是完全适配的，对活动没有约

束性，而具有匹配直径的圆盘关节面在形态上是完全匹配的，但活动则被限制在一个平面内。

符合胫股关节面形态的髁的设计有较大的接触面积和较低的接触应力，但可能不允许生理上的平移和旋转运动。相对平坦的胫骨面可以适应这样的运动，但会有较小的接触面和较高的接触应力。

聚乙烯的接触应力是一个包含负荷、接触面积和厚度的函数。随着聚乙烯厚度的减小，胫骨组件的最大接触应力会增加。当使用传统的 UHMWPE 时最大的剪切应力位置对磨损有影响，因为当 UHMWPE 的疲劳裂纹扩展阻力受到氧化的影响时，剪切应力与表面下的裂纹扩展有关。在这方面，包容度是一个重要的因素。与 THR 的组件高度协调，最大剪切应力位于表面不同的是，在 TKR 中，最大剪切应力位于表面下 1~2mm。不幸的是，这也是最常出现氧化和被称为"白带"的位置，在空气中或惰性气体中接受伽马射线辐照后，或者在辐照交联后，某些组件就出现这种情况。最大的应力就出现在这些组件最薄弱的区域，导致表面下的疲劳损害，进而导致严重的层裂、高磨损率和临床失败。

金属背衬

胫骨假体的金属背衬可以改善骨-假体界面的载荷分布，减少支撑骨面的应力。在聚乙烯厚度足够的情况下，金属背衬对主要关节面的磨损并没有明显的不利影响。

然而，聚乙烯衬垫-金属胫骨底座的接触界面是一

个潜在的磨屑来源（图 12-4）。对 9 种全膝关节假体中聚乙烯衬垫与金属底座之间的运动情况进行分析后［其中包括 5 个滑入组配设计（Miller-Galante Ⅱ，Press-Fit Condylar，Duracon，Genesis，Ortholoc）和 4 个舌槽设计（Anatomic Modular Knee，IB Ⅱ，Axiom，Maxim）］，发现在每种假体中聚乙烯衬垫和金属底座之间都存在微动。同时也没有观察到不同设计之间微动的差异性。由于聚乙烯内衬的背面严重磨损与胫骨骨溶解有密切关系，所以使二者之间相对运动最小化的锁定机制是值得研究的。

运动模式

聚乙烯的磨损是运动模式的函数。在使用线性运动路径的磨损试验中，比如往复滑动时，在同等的测试条件下，聚乙烯的磨损率比采用交叉运动路径（如髋关节模拟器）要低 1/100~1/10。理论上，一个具有简单线性运动模式的全膝关节磨损率会很低。

然而，对于临床功能良好的全膝关节，在体透视研究显示其运动模式更复杂，包括了在同一表面上不同程度的滚动、滑动和旋转。与正常的膝关节相比，后交叉韧带保留型膝关节的运动特征是股骨在 3~9mm 的范围内前移或"滑动"。尽管也会发生一些股骨前移，后交叉韧带替代型全膝关节则在屈曲时有更多的股骨后滚。此外，低包容度，交叉韧带保留型设计会显示出围绕横轴的矛盾旋转或反向的锁扣运动。股骨髁的抬离在交叉韧带保留和替代设计假体中经常发生。这些运动模式会导致聚乙烯承受高应力和出现材料学失败，比如点蚀和层裂。

磨损颗粒

聚乙烯磨损颗粒的数量、形状和大小是受多个因素影响的：它们是产生磨损的模式和机制、承重面的应力、运动模式以及聚乙烯分子取向的函数。大多数在人工关节中产生的聚乙烯磨损颗粒大小在微米到亚微米之间，并且具有良好功能的关节在模式 1 下也会大量产生。通过从假体周围组织中提取、分离和分析体内产生的磨损颗粒的技术已经发展起来。来自人工关节磨损颗粒的浓度与植入的时间直接相关，并可发展至每克组织中数十亿个。

THR 和 TKR 的聚乙烯磨损颗粒存在显著差异。THR 释放的亚微米级聚乙烯颗粒相对较多，而微米级

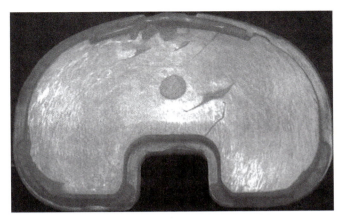

图 12-4　模块化胫骨衬垫的背面磨损。大的沟槽和粗大的变形是取出假体时造成的。要注意是，弥漫性地抛光和小的划痕来自聚乙烯与胫骨基座的相对运动

的相对较少。而 TKR 释放的微粒直径范围更广泛，包括许多大的片状的达几百微米宽，而亚微米级颗粒相对较少。尽管有一些研究报告在 TKR 病例中有高达 71% 的亚微米颗粒，在 THR 病例中则为 85%，但其他的研究报道在 TKR 病例中亚微米级颗粒仅占 36%。据报道，来自 TKR 的颗粒总体平均面积约为全髋置换的 2 倍，这是因为大的片状颗粒在 TKR 中更常见，其长度和宽度都达到几微米。

TKR 和 THR 聚乙烯磨损颗粒的这种差异可以通过它们之间关节面、应力分布和运动模式的差异来解释。在 TKR 中，由于包容度降低而增加的接触应力会超过聚乙烯的抗屈强度。此外，在包容度相对较低的 TKR 中，运动模式可以包括在同一表面上的滚动、滑动和旋转；旋转同时伴有前后滑动与高磨损率密切相关。这些因素的组合导致了在 THR 和 TKR 中磨损机制平衡的差异。在 THR 中，主要的磨损机制似乎涉及微黏着和微摩擦，产生的许多聚乙烯微粒长度小于 1μm。由此产生的摩擦损伤主要是抛光和划伤。相比之下，点蚀和表面下的层裂在 TKR 的磨损类型中很常见，因为其磨损机制涉及更多的摩擦和疲劳损害。从一些取出的聚乙烯胫骨衬垫中可以看到，这些机制导致了可见的承重面的损伤。

灭菌方法

临床和实验室的研究都表明，灭菌方法会显著影响聚乙烯组件在体内的性能表现。关节置换术使用的 UHMWPE 组件可以用伽马射线、气体等离子或环氧乙烷（ETO）消毒。从 20 世纪 70—90 年代中期，在空气

环境中使用伽马射线是工业标准，使用的剂量为 2.5~4.0 兆拉德（Mrad），最常使用的剂量为 3.0~3.5Mrad。

除了灭菌，伽马射线辐射还会破坏聚乙烯分子中的共价键。这就会产生自由基（断裂的共价键上的未配对电子），其在辐照过程中、保存中和体内时，都可以与氧分子结合。聚乙烯分子的氧化是一种化学反应，会导致链的断裂（大的聚合物链的断裂和短缩），氧分子会进入聚合物分子中去。这种氧化降低了聚合物的分子量（降低了它的韧性），通过增加结晶化提高了密度，导致破裂强度的下降、模量增加以及降低了断裂伸长率。

氧化的峰值水平通常发生在聚乙烯表面下 0.5~2.0mm 处，在经过伽马射线灭菌的聚乙烯显微切片上形成所谓的"白带"（图 12-5）。随着氧化程度的增加，疲劳开裂和层裂也在增加，这与从取出的胫骨衬垫中观察到的一致（图 12-6）。为什么氧化的峰值水平位于表面下方，仍然是一个争论的话题。

在保存中和在体内时，氧气都可以扩散至聚乙烯组件中去。从灭菌时间到植入时间间隔少于 1 年的组件比具有更长保存期的组件表现出更低的体内氧化和更好的性能。对 108 例采用伽马射线消毒的 TKR 的生存率分析显示，在植入 5 年后，保存期少于 4 年的有 100% 的生存率，然而那些保存期 4~8 年及 8~11 年的生存率分别为 88.6% 和 79.2%。在实验室的磨损试验中，在空气中经过辐照和老化的聚乙烯比未经过辐照的材料表现出更高的磨损率。然而，在空气中辐照并在几个月内进行测试的聚乙烯比未辐照的聚乙烯磨损率更低，这是由于相对于氧化量来说，聚乙烯有更好的交联量。

由于交联作用，辐照可以对聚乙烯耐磨损性能带来有利影响。当自由基位于聚乙烯分子的非结晶区域时，在相邻的聚乙烯分子之间发生反应并形成共价键，这就发生了交联。可以通过氧化物、可变剂量的电离辐射以及电子束照射来完成聚乙烯的交联。

大家相信聚乙烯分子的交联抑制了分子间的迁移率，使其在垂直于分子轴线的平面上更能抵抗形变和磨损。这已经被证实可以降低交叉运动模式造成的磨损，比如在髋臼杯中的应用。交联对材料的一些基本性能有不利影响，包括抗屈强度、极限抗拉强度和断裂伸长率。这些性能的降低与交联的程度成正比。

磨损模拟器研究表明，在最佳交联条件下，髋臼杯的黏着磨损率可降低至 95%。同样，随着交联密度的增加，胫骨衬垫的黏着磨损率也显著降低。与髋关节相比，TKR 的磨损形式是不同的、更多变的。所有的 THR 摩擦界面是球形的，因此具有一致的高包容度，聚乙烯承受相对均衡的应力。在 TKR 中，可变的关节几何形态会影响聚乙烯的应力分布和运动模式，二者均会影响磨损的类型和量级。差异的来源包括全膝关节假体的设计，这也会影响关节在其活动范围内的包容度。手术技术可以通过冠状位、矢状位和轴位力线的改变、韧带的松弛和平衡，以及假体的相对位置（与其他组件和伸膝装置）来影响载荷和运动模式。全髋关节的磨损机制主要是黏着磨损，会产生微米级的颗粒碎片，而在全膝关节中，虽然也存在黏着磨损，但主要的磨损机制还是氧化引起的层裂。

在 20 世纪 90 年代中期，空气中的伽马射线辐照消毒方法已经被放弃。目前有两种灭菌方法在使用：气体灭菌法（气体等离子体和 EtO）和惰性气体环境下的伽马射线辐照法（无空气）。气体灭菌法避免了潜在的高水平氧化，不产生自由基，同时也没有交联作用。在无氧环境下的伽马射线辐照仍然具有聚乙烯交联的优点，同时避免了氧化和保存期的不利影响；然而，一旦组件

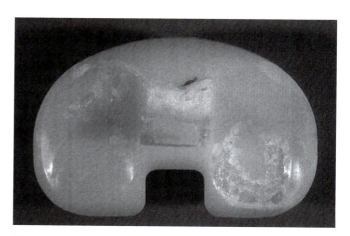

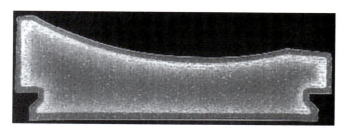

图 12-5 一个经伽马射线辐照灭菌的聚乙烯胫骨衬垫的切片。氧化峰值发生在关节面下 0.5~2.0mm 处，形成所谓的"白带"

图 12-6 取出在空气中经伽马射线辐照灭菌后保存 9 个月后再使用的胫骨衬垫。强调材料总体的失效是继发于表面下的疲劳损伤。这会影响胫股关节

暴露在关节液的脂质中，体内的循环负荷氧化作用也是不可避免的。

EtO 是一种常用的灭菌剂，可以通过改变细菌、孢子和病毒的 DNA 结构发挥灭菌作用。灭菌是通过 EtO 扩散到近表面区域来实现的。标准的 EtO 灭菌过程是从一个 18h 的预处理阶段（在 46℃ 和 65% 的相对湿度下）开始的，随后是在 46℃ 和 0.04MPa 环境中 100% EtO 气体中暴露 5h。在相同的温度下，需要 18h 的强制通风时间，从而使 EtO 从 UHMWPE 中扩散出去。

气体等离子法是一种表面灭菌的方法，其中的等离子体是电离的气体（如过氧乙酸，过氧化氢），通过氧化微生物来杀菌。气体等离子灭菌是在干燥、低压、低温的条件下完成的。在低于 50℃ 的温度下，气体等离子灭菌时间为 1.2~4.0h。

采用非电离方法灭菌的组件，如 EtO 或气体等离子法，不会产生自由基，所以无论在保存中还是在体内都不会被氧化。电离辐射会产生自由基。检索全膝关节假体的研究发现，经 EtO 消毒的聚乙烯表面下无"白带"，且均未发生层裂或开裂。相比之下，在空气中经伽马射线辐照灭菌的聚乙烯有 19% 出现开裂，14% 出现层裂。在空气中辐照消毒的胫骨衬垫平均磨损率是经 EtO 消毒方式的两倍。

在无氧环境中（如氮气中）辐照和在无氧环境中（如在真空、密封包装中）保存的组件与在空气中辐照灭菌的组件相比，在保存过程中有更好的氧化稳定性。研究表明，隔绝空气的密封式包装在减缓经惰性气体伽马辐照消毒组件的氧化方面非常成功，效果可达 5 年。由于聚乙烯在植入时还没有被氧化，惰性气体下的辐照灭菌方式已经被证明可以提高传统聚乙烯的短期生存率。然而，尽管有这些短期的优势，惰性气体中的灭菌方式并没有降低体内的氧化或长期疲劳损害的发生率。一旦植入，惰性气体中辐照消毒的聚乙烯会经历体内的氧化过程，与之前在空气中进行伽马射线辐照的过程相似，聚乙烯组件中的残余自由基会与溶解在体液中的氧分子发生反应。聚乙烯组件暴露于循环载荷和滑液脂质中也会加速这种氧化反应，二者均可在不依赖残余自由基的条件下引发 UHMWPE 氧化。长期的研究发现，经惰性气体伽马射线辐照消毒的组件呈现出随时间呈指数级增长的氧化趋势，预计在体内使用 11~14 年后达到临界氧化水平，超过这个水平后，灾难性的疲劳损伤出现的可能性越来越大。因此，惰性气体中灭菌是对空气环境中灭菌的改进，但该技术也无法解决体内氧化的问题。

交联方法

第一代高交联的 UHMWPE 在经过辐照交联后均经过热处理，以稳定残余的辐照诱导的自由基。提高 UHMWPE 辐照后氧化稳定性的一种方式是采用低于熔点的退火工艺。退火理论上有助于淬灭自由基，在 HXPE 经过辐照后，同时保持了材料的原本抗拉强度和屈服强度，而材料完全被再熔化则会破坏该强度。商业上第一个可用的高交联和退火工艺 UHMWPE 材料是 Crossfire（Stryker Orthopaedics；Mahwah，NJ），它是经由挤压棒材在 75kGy 伽马射线辐照和 130℃ 退火条件下加工而成的。然后以 30kGy 的剂量（总剂量为 105kGy）对材料进行最终的辐照灭菌，并将其包装在氮气中。Crossfire 在 1998 年被临床应用于全髋关节置换术，但由于 Wang 等最初提出的担忧，它从未被用于全膝关节置换术。Wang 等报告称，在测试过程中发现，使用 Crossfire 材料制造的髌骨垫件会从支撑柱处断裂。这些发现还与 Crossfire 材料退火后残余的可检测到的自由基水平一样令人担心，这可能会导致体内氧化的发生。随后对失败的 Crossfire 组件进行回收分析后发现，在体内使用不到 5 年的时间里，于植入的髋臼组件中观察到的层裂和疲劳损伤与严重的氧化相关，最终证实了这些担忧。Crossfire 髋臼内衬也不再用于临床。

在第一代高交联的 UHMWPE 中，另一种淬灭自由基的方法是将材料加热至高于其结晶熔点的温度（大约 150℃）。通过电子自旋共振测量，发现辐照后再熔化可以将自由基浓度降至无法检测的水平，但其代价是降低了材料结晶度而导致其机械性能下降。尽管高交联再熔的 UHMWPE 很快被应用于 THA，但它最初在 TKA 的应用被推迟了，因为与传统的聚乙烯相比，担心该材料的断裂韧性和抗疲劳裂纹扩散能力有所下降。尽管存在这些担忧，早期的体外机械和磨损模拟器测试均取得了较好的结果，第一个商用的高交联再熔 UHMWPE 胫骨衬垫 Durasul（Zimmer；Warsaw，IN）于 2001 年上市。在接下来的几年里，有更多商业化的高交联再熔 UHMWPE 胫骨衬垫产品出现，包括 2002 年的 Prolong（Zimmer；Warsaw，IN），2005 年的 XLK（DePuy Synthes；Warsaw，IN）和 2008 年的 XLPE（Smith & Nephew；Memphis，TN）（表 12-3）。

早期关于高交联再熔胫骨衬垫的临床表现报道很

少，而且一般都是较好的。几项前瞻性和回顾性研究（平均随访时间为 2~6 年）报道了 TKA 的患者报告结局和 X 线评估结果，发现使用 Durasul、Prolong 和 XLK 胫骨衬垫与使用传统的惰性气体伽马射线辐照消毒的胫骨衬垫并没有显著差异。目前，还没有临床结果支持在 TKA 中使用 XLPE。另外，在后交叉韧带保留型和后交叉替代型假体中使用高交联再熔的聚乙烯并没有显著差异，并且尚无研究报道任何高交联再熔胫骨衬垫由于过度磨损或灾难性的机械破坏而进行改进的实例，比如在短期至中期随访中，后交叉韧带替代型假体中胫骨衬垫髁间柱的断裂。由于目前发表的关于高交联再熔 UHMWPE 胫骨衬垫的临床报道随访时间相对较短，后续的长期随访是很有必要的，以准确地评估 HXPE 是否不仅如传统的惰性气体伽马射线辐照消毒的衬垫一样安全，而且还可以给患者提供额外的临床获益，以匹配其增加的价格。尽管缺乏长期的临床研究，登记结果（我们将在后文中讨论）已经表明高交联胫骨衬垫在术后 15 年表现良好，其累计翻修率为 5.0%，低于非交联聚乙烯的 7.9%。

与高交联再熔胫骨衬垫早期至中期的临床结果相一致的是，对相同材料制作的植入物的早期研究也普遍有较好的结果。多个检索的研究分析了几种不同的第一代高交联再熔胫骨衬垫，在体内短期使用后的表面损伤和氧化情况，包括 Durasul、Prolong、XLK 和 HXPE。检索到的第一个关于高交联衬垫表面损伤的研究是由 Muratoglu 等进行的，该研究比较了 8 个 Durasul 和 71 个传统的经惰性气体伽马射线辐照消毒的衬垫，发现这些组件生存率不超过 1 年。研究发现这两种类型的聚乙烯衬垫唯一显著的差异就是消除了传统聚乙烯衬垫，而不是高交联衬垫的机械加工痕迹，并且提示高交联再熔聚乙烯改善了传统聚乙烯的抗黏着磨损能力。Muratoglu 等的发现与后来对早期再熔聚乙烯进行的表面损伤分析

结果一致，这些研究均发现，在表面损伤的类型和严重程度上，高交联再熔聚乙烯与传统的聚乙烯没有显著差异。对于这两种类型的材料，报道的表面损伤主要分为抛光、点蚀、划伤和磨损；制成表格的损伤评分具有可比性；而且没有研究报告任何回收部件出现裂纹、层裂或机械损伤的迹象。

除了检查表面损伤，一些研究还分析了高交联再熔胫骨衬垫的氧化情况。这些研究报告了一个令人惊讶的发现，即再熔的胫骨衬垫在体内 3~4 年时已经可以检测到氧化，采用平均酮峰高比的方法来测量氧化值，范围为 0.09~0.2。许多研究也报告了再熔胫骨衬垫的氧化程度与取出前在体内的时间成正比，与未承重的衬垫相比，承重的衬垫表面氧化水平更高，而且氧化程度与交联度的降低有关。此外，一些研究报告了取出的部分再熔胫骨衬垫（16%~45%）氧化峰值位于表面下方，与经传统惰性气体辐照灭菌衬垫的氧化特征一致。但应该指出的是，所有再熔的胫骨衬垫氧化水平都远低于 UHMWPE 力学性能开始恶化的临界氧化阈值，其酮峰高比 > 1.2，但仍然需要额外的对在体生存超过 3~4 年的衬垫进行研究，以评估再熔衬垫中观察到的早期氧化趋势能否与传统的惰性气体辐照灭菌衬垫相匹配。

再熔型胫骨衬垫出现明显氧化这一发现与最初的理论——"即经过再熔处理后，由于几乎检测不到自由基，以及在 8~9 年的保存过程中没有任何氧化改变，再熔的胫骨衬垫在体内几乎不会发生氧化"，形成鲜明的对比。这些发现不仅有助于促进进一步的研究，发现了滑液中的脂质，如角鲨烯和循环负荷都会引起新的自由基生成以及加快体内氧化，还促进了氧化稳定性更高的第二代高交联聚乙烯衬垫的发展（表 12-4）。

连续退火是一种可以改进高交联聚乙烯衬垫氧化稳定性的方法。通过交替重复一个低剂量辐照交联步骤和一个低于熔点温度的退火步骤来进行，从理论上

表 12-3　第一代用于全膝关节置换术的商用高交联 UHMWPE

聚乙烯商品名	生产商	启用时间	UHMWPE 树脂类型	辐照方法	辐照剂量	热处理	灭菌方法
Durasul	Zimmer	2001 年	GUR1050	电子束	95kGy	再熔	环氧乙烷
Prolong	Zimmer	2002 年	GUR1050	电子束	65kGy	再熔	气体等离子
XLK	DePuy	2005 年	GUR1020	伽马射线	50kGy	再熔	气体等离子
XLPE	Smith & Nephew	2008 年	GUR1020	伽马射线	75kGy	再熔	环氧乙烷

表 12-4　第二代用于全膝关节置换术的商用高交联 UHMWPE

聚乙烯商品名	生产商	启用时间	UHMWPE 树脂类型	辐照方法	辐照剂量	稳定自由基的方法	灭菌方法
X3	Stryker	2005 年	GUR1020	伽马射线	90kGy，通过 3 次辐照	每次辐照后在 130℃退火	气体等离子
E-Poly/E1	ZimmerBiomet	2007 年	GUR1020	伽马射线	100kGy	维生素 E，扩散	伽马射线
Vivacit-E	ZimmerBiomet	2013 年	GUR1020	电子束	> 150kGy	维生素 E，混合 b	环氧乙烷
E+	DJO Surgical	2011 年	GUR1020	伽马射线	150kGy	维生素 E，混合	气体等离子
E-CiMa	Corin	2010 年	GUR1020	伽马射线	120kGy	维生素 E，混合 a	环氧乙烷
iPoly XE	Conformis	2017 年	GUR1020	伽马射线	100kGy	维生素 E，混合 a	气体等离子
Vitamys	Mathys	2009 年	GUR1020	伽马射线	70~100kGy	维生素 E，混合	气体等离子
AOX	DePuy	2012 年	GUR1020	伽马射线	75~80kGy	Covernox	伽马射线

a：材料在 130℃以 2.0 的压缩比进行机械退火，随后在 130℃进行退火以恢复大部分形变
b：材料在 120℃进行热-辐照

来说，低剂量辐照可以使交联保持足够的距离，从而使自由基有充分的流动性，以使其在退火过程中更完全地被淬灭。研究表明，这种连续的交联和退火过程将产生一种在耐磨性（由于高度交联）、氧化稳定性（由于在连续退火处理后残余的自由基数量很少）和力学性能（由于没有再熔步骤）上达到理想均衡的材料。第一个商用的高交联和连续退火工艺聚乙烯是 X3（Stryker Orthopaedics，Mahwah，NJ），它是由 GUR1020 UHMWPE 加工而成，该聚乙烯经过 3 个周期的 30kGy 伽马射线辐照，然后在 130℃环境中退火，最后用气体等离子法灭菌。X3 在 2005 年被批准用于全髋关节置换术和全膝关节置换术。

对于 X3 在体内表现的临床研究比较有限，早期到中期随访都呈现出较好的结果。最早的关于 X3 胫骨衬垫的临床研究结果来自 Harwin 等，他们报道了对连续 668 例 TKA 手术患者的短期随访结果。该研究报告了良好的临床与影像学结果，而且没有失败病例与衬垫问题相关。这些结果得到了另一项由 Meneghini 等进行的研究的支持，该研究发表了一项前瞻性的、由同一名外科医生主刀的 114 例连续初次、后稳定型 TKA 手术的结果（50 例传统的惰性气体辐照消毒衬垫和 64 例 X3 衬垫）。103 例（90%）平均 5 年随访，该研究报道使用 X3 衬垫的患者 KSS（Knee Society Score）评分和 SF-36 功能评分明显高于使用传统衬垫的患者，两组间 LEAS（Lower Extremity Activity Scale，下肢活动量表）评分无显著差异。此外，没有发现影像学上的骨溶解，也没有衬垫相关的机械问题。在一项独立的，包括 Meneghini

等研究的多中心研究中，纳入了 307 例初次后稳定型假体 TKA，其临床结果与影像学结果也是类似的。在 224 例 TKA 患者（77%）的 4~5 年随访中，使用 X3 衬垫的患者比使用传统衬垫的患者有更高的 KSS 功能评分和 LEAS 评分。两组患者在活动范围或平均 SF-6D 评分方面无差异，且无影像学的骨溶解或聚乙烯衬垫失败的报道。

与早期临床结果相比，分析连续退火 X3 胫骨衬垫表面损伤和氧化的研究更加复杂。尽管一些早期的研究报道了 X3 的损伤评分和主要损伤模式（抛光、点蚀和划伤）与一些再熔的胫骨衬垫没有显著差异，但其他的研究报道了更严重的可见损伤。除了在 X3 的研究中发现抛光、点蚀和划伤，Reinitz 等报道了 1 例开裂和 7 例表面下的增白，Kop 等报道了 4 例层裂和两例表面下的增白，MacDonald 等报道了 5 例层裂和/或表面下的增白以及 6 例后方的破裂。表面下的增白曾被看作是在惰性气体中辐照消毒的聚乙烯氧化的标志，也是取出的 X3 衬垫氧化的标志。考虑到这些研究中许多取出的 X3 衬垫在体内只有平均 1~3 年时间，故这些发现是令人担忧的，并令人强烈质疑 X3 的长期表现。

除了在某些情况下有更严重的表面损伤外，一些研究报告称，X3 在体内平均使用时间不到 3 年时就出现了高水平的氧化。一项早期的研究报道，一组 27 例 X3 衬垫的氧化率〔（0.16±0.07）/a〕显著高于另一组 28 例 Prolong 衬垫的氧化率〔（0.07±0.007）/a〕以及 32 例采用 XLK 衬垫的氧化率〔（0.02±0.02）/a〕。类似的，Liu 等报道了 17 例取出的 X3 垫片的氧化峰值水平为 0.66

［95% Confidence Interval（CI），0.52~0.81］，高于再熔垫片的氧化峰值水平 0.4（95% CI，0.34~0.47），再熔垫片包括 13 例 Prolong、7 例 XLPE 和 3 例 XLP。这些发现与 Reinitz 等的研究一致，他们测量了一组 73 例 X3 垫片的氧化趋势显著高于既往的辐照消毒的垫片；这也与 Kop 等的研究一致，他们纳入了 8 例取出的 X3 垫片，发现其氧化水平比较高，范围为 0.1~7.2（其中 5 个酮峰值大于 1.2，达到了 UHMWPE 力学性能开始恶化的临界值）。与之前的研究相比，MacDonald 等报道了一组 345 例取出的 X3 垫片，其平均氧化指数为（0.48±0.56），与 111 个匹配的惰性气体下伽马射线辐照消毒垫片的氧化指数（0.45±0.67）相比无显著差异。虽然这些短期的队列研究所报道的 X3 垫片氧化水平不尽相同，但仍应该保持警惕性，因为有许多研究报道聚乙烯垫片的在体时间与氧化水平、交联密度降低及采用小冲孔试验测量的失败减少有关。测得的 X3 的体内氧化可能还复合了保存过程中的氧化，因为 X3 在退火后不仅有残余的自由基，而且还被放在透气的包装中，这就导致垫片在植入之前与氧气一直有接触。额外的对长于平均在体时间（1~3 年）垫片的回收研究是非常必要的，以分析既往报道的令人担心的氧化水平在中到长期随访中是否会转化为灾难性的疲劳损伤。

提升高交联胫骨衬垫氧化稳定性的另一种方法是在 UHMWPE 中添加抗氧化剂。在高交联 UHMWPE 中添加抗氧化剂理论上不仅可以淬灭经辐照交联后残余的自由基、消除辐照后再熔的步骤，而且还可为体内的滑液脂质或循环负荷诱发的氧化提供主动的保护。目前，两种最常用的添加至 UHMWPE 中的抗氧化剂是维生素 E（α-生育酚），通常在细胞膜中作为一种天然的自由基清除剂；还有季戊四醇酯［3-（3，5-Ditertiary Butyl-4-Hydroxy Phenyl）Propionate］或 PBHP，一种受阻酚抗氧化剂，已经被强生公司注册为商标 Covernox。

向 UHMWPE 中加入维生素 E 的两种主要方法是辐照后的扩散或者预压混合的方式。在辐照后扩散的方法中，首先将聚乙烯固化成棒状材料，用大约 100kGy 的初始辐照剂量进行交联，然后在低于聚乙烯熔点的温度下浸入维生素 E 中。然后，为了确保维生素 E 均匀地分布在聚乙烯上，材料要经历一个均质化的步骤，即在高温下加热，通常在 130℃左右。在均质化之后，将聚乙烯加工成最终的形状，并以 25~40kGy 的剂量进行最终的辐照灭菌。辐照后扩散的好处是可以确保维生素 E 不会降低 UHMWPE 的交联，并可采用高浓度的维生素 E，但它的缺点是需要较长的均质过程，这会增加生产时间，而且最终聚乙烯中维生素 E 的浓度并不均匀。目前，唯一商用的高交联维生素 E 聚乙烯是 E1（ZimmerBiomet；Warsaw，IN），首先于 2007 年被批准用于 THA，2008 年被批准用于 TKA。尽管已经有多篇发表的前瞻性研究报告了 5 年来使用 E1 内衬的 THA 有优异的临床和影像学结果，但只有一项追踪 E1 胫骨衬垫使用情况的临床研究报告了令人鼓舞的 3 年随访结果，该研究中患者的 PROM（Patient-Reported Outcome Measure，患者报告结果量表）评分高，同时并发症及骨溶解风险低。

另一方面，在预压混合方式中，原始的聚乙烯树脂首先与维生素 E 混合至所需浓度，然后进行辐照交联，最后加工成型，并通过气体等离子或环氧乙烷灭菌。预压混合的好处是可以更好地控制最终的维生素 E 浓度，并使聚乙烯中的抗氧化剂浓度更加均匀，但是维生素 E 的存在也阻碍了辐照过程中的交联。目前有 3 种生产混合维生素 E 胫骨衬垫的方法。第一种方法是固化掺有维生素 E 的 UHMWPE 树脂，在室温下用总剂量为 100~150kGy 进行辐照交联，并通过气体等离子或环氧乙烷进行最终灭菌。使用这种方法生产的商用胫骨衬垫包括 E+（DJO Surgical；Vista，CA）和 Vitamys（Mathys；Bettlach，Switzerland）。第二种方法是固化掺有维生素 E 的 UHMWPE 树脂，用大约 100kGy 的剂量进行辐照交联，在 130℃的温度下进行机械压缩退火，压缩比为 2.0，130℃退火可以恢复大部分形变，最后通过气体等离子或环氧乙烷来灭菌。机械退火可以使材料的结晶度从 60% 提高到 66%，而再熔后结晶度则下降至 53%，并且自由基的浓度也降低了 99%。利用第二种方法生产的商用胫骨衬垫包括 iPoly XE（Conformis；Burlington，MA）和 E-CiMa（Corin；Cirencester，United Kingdom）。第三种方法是固化混有维生素 E 的 UHMWPE 树脂，在 120℃的高温下进行辐照交联，最后用环氧乙烷灭菌。辐照交联维生素 E 的 UHMWPE 不仅可以提高材料的交联效率，保留聚合物中活性维生素 E 的数量，而且对增加维生素 E 嫁接到聚乙烯上的数量很有好处。理论上，嫁接可以通过减少潜在的维生素 E 从在体聚乙烯上洗脱的程度，来提高植入物的长期稳定性。目前，使用第三种方法生产的唯一商业化的胫骨衬垫是 Vivacit-E（ZimmerBiomet；Warsaw，IN）。有几个临床研究描述了高交联的良好结果，在 THA 中应用混合维生素 E 的聚乙烯可以获得高 PROM 评分，并且在术后 5 年都没有聚乙烯相关的并发症，但尚无混合维生素 E 胫骨衬垫的结果发表。

在 Covernox 产品中，抗氧化剂与 GUR1020 混合至 0.075% 的浓度，固化，再加工成胫骨衬垫，封闭在真空包装内，最后进行辐照，最终辐照剂量为 75~80kGy。唯一的商用高交联胫骨衬垫为 Covernox 的 AOX（DePuy Synthes；Warsaw，IN）。目前，还没有关于 AOX 胫骨衬垫临床结果的研究发表。

虽然关于高交联、抗氧化剂胫骨衬垫的临床研究较少，但有些研究已经报告了较好的短期结果。一项研究分析了使用维生素 E 聚乙烯（E1）的 11 个髋臼内衬和 4 个胫骨衬垫，在体时间从 2 天到 36.6 个月不等，发现所有取出的衬垫都保留了可见的加工痕迹（提示早期优异的抗磨损性能），几乎没有可测量出的氧化，与从未植入的对照组相比材料特性也无显著差异，而且随着在体时间增加自由基的信号也显著衰减。另一项研究也证实了 E1 的早期氧化稳定性，该研究检测了 9 个维生素 E（E1）髋臼内衬和胫骨垫片、6 个连续退火型（X3）髋臼内衬和胫骨衬垫、6 个再熔型（Longevity；ZimmerBiomet；Warsaw，IN）髋臼内衬、6 个再熔型（Prolong）胫骨衬垫的体外稳定性。在加速老化后（70℃下 5atm 的纯氧持续 2 周），该研究发现与高交联再熔或连续退火的组件相比，维生素 E 组件在加速老化前后有更低的氧化水平，证实了维生素 E 的抗氧化潜力。最后，两项早期的研究比较了一组取出的抗氧化的胫骨衬垫（E1，Vitacit-E 和 AOX）与一组传统的惰性气体辐照、再熔（HXL）的胫骨衬垫或一组再熔胫骨衬垫（XLK，Prolong 和 XLPE），发现在氧化程度、交联密度、关节表面损伤类型和严重程度方面，均无显著差异。根据这些早期研究，高交联、抗氧化型胫骨衬垫看起来与早期的衬垫一样具有较好的耐磨性和氧化稳定性。尚需要更长时间的临床研究和回收分析来证实抗氧化剂的添加是否能改善长期生存率，并降低因严重氧化导致的灾难性的聚乙烯失败。

除了临床和回收研究，国家登记报告系统也可提供关于新型聚乙烯技术在大量外科医生、治疗环境和患者群体中整体表现的重要信息。澳大利亚骨科协会国家关节置换注册系统（Australian Orthopaedic Association National Joint Replacement Registry，AOANJRR）是一个

可以提供总体植入数据的国家级骨科登记系统。根据 2018 年的年度报告，AOANJRR 共包含了 588 012 例初次 TKA 患者的数据。从 2014 年开始，XLPE 胫骨衬垫（辐照剂量 ≥ 50kGy）在 TKA 中的使用频率高于非交联型衬垫，截至 2017 年，澳大利亚 61% 的 TKA 使用高交联聚乙烯衬垫。

此外，2018 年的年度报告还发现，使用高交联聚乙烯衬垫 TKA 的 15 年累计翻修率为 5.0%，而非交联聚乙烯衬垫的翻修率为 7.9%。经过年龄和性别的校正后，TKA 中非交联与高交联衬垫的翻修风险比（Hazard Ratio，HR）在手术后 3.5 年的任何时间均为 1.73（1.60~1.88），而且有统计学差异（$P < 0.001$）。造成这一差异的主要原因是高交联病例出现松动的累计发生率较低，15 年为 0.8%，而非交联病例的 15 年累计松动发生率为 2.0%。高交联和非交联 TKA 病例的翻修率差异在年龄 < 65 岁的患者中尤为明显，15 年的累计翻修率，高交联为 7.2%，而非交联为 12.1%。在 65 岁以上患者中 15 年累计翻修率，高交联为 3.5%，而非交联为 5.6%。当分析植入物的系统水平时，高交联与非交联相比 HR 有显著差异的胫骨衬垫包括 Nexgen CR/Nexgen（Prolong），其 4 年后的 HR = 0.54（0.38~0.76）；Natural Knee Ⅱ / Natural Knee Ⅱ（Durasul），5.5 年后的 HR = 0.13（0.08~0.21）；在整个生存周期中 Legion Oxinium PS/Genesis Ⅱ（HXPE）的 HR = 0.68（0.54~0.85）；在整个生存周期中 Triathlon PS/Triathlon（X3）的 HR = 0.78（0.63~0.96）。

考虑到抗氧化型垫片，AOANJRR 中只有 16 828 个使用此类型衬垫的假体，只有 5 年的短期随访结果。然而，根据早期收集的数据，2018 年的年报发现高交联衬垫的 5 年翻修率［2.8%（2.7%~2.9%）］与抗氧化衬垫的 5 年翻修率［2.7%（2.1%~3.5%）］无显著差异。根据年龄和性别进行校正后，计算出在整个生存周期内，抗氧化型垫片相对于高交联型垫片的 HR 为 0.89（0.77~1.04），而且差异并没有达到统计学意义（$P=$ 0.133）。

最后，在一项使用收集的数据作为一个地区登记系统（Kaiser Permanente 关节置换登记系统）一部分的注册研究中，Paxton 等分析了一个在 2001 年 4 月至 2011 年 12 月之间进行的 77 084 例 TKA 的队列，来证实在使用钴铬合金股骨假体的患者中，高交联胫骨衬垫是否比传统的衬垫有更低的翻修率。在对这组患者的 5 年随访

中，传统衬垫的累计翻修率为 2.7%，高交联衬垫的累计翻修率为 3.1%。经校正后的全因、无菌和感染性翻修风险在两种材料之间也没有显著差异。另外，对 XLK（DePuy）和传统聚乙烯、Prolong（Zimmer）和传统聚乙烯翻修风险的对比研究也发现，这两种材料的累计翻修率或全因、无菌和感染翻修风险均没有显著差异。

结语

如今，在全髋关节置换术中使用高交联 UHMWPE 已经成为行业标准，已经从 10 年前 100% 使用传统聚乙烯转变为使用高交联聚乙烯。在全膝关节置换术中，超过 70% 使用高交联聚乙烯衬垫，其余采用传统的在惰性气体中辐照消毒的 UHMWPE。尽管之前对在 TKA 中使用高交联聚乙烯的安全性存在担忧，但目前来自国家登记机构（如 AOANJRR）的确凿证据已经表明，这种材料不仅安全，而且相对传统聚乙烯还有改进。如 AOANJRR 的 2018 年年度报告中所述，采用高交联聚乙烯的 TKA 在术后 15 年的累计翻修率（5.0%）显著低于非交联的聚乙烯（7.9%），这主要是由于降低了松动的累计发生率（高交联聚乙烯为 0.8%，非交联聚乙烯为 2.0%）。在采用抗氧化型胫骨衬垫的病例中，早期的结果同样令人鼓舞，高交联聚乙烯（2.8%）和抗氧化型聚乙烯（2.7%）的 5 年累计翻修率也没有显著差异。

综上所述，作为全膝关节置换术的主要承重界面，UHMWPE 已经展示出令人满意的效果。即使在低形合度的假体设计中，在没有因氧化引起材料降解的情况下，UHMWPE 表现出了优异的耐磨性和临床生存率。新的聚乙烯生产工艺，包括高交联和抗氧化型胫骨衬垫已经被证明有良好的早期和中期结果，但是仍然需要长期的随访研究来证实这些新的承重材料在耐磨性和抗氧化性上的改进。

致谢

作者要感谢 Mauricio Silva, MD 与 Thomas P. Schmalzried, MD 和 Harvey S. Stein, PE 对这一章节原版的重要贡献，原版发表在此书以前的版本中。

（傅德杰 郭林翻译；蔡宏校对）

参考文献

第 13 章

全膝关节置换术假体的表面损伤

Ebru Oral, PhD | Markus A. Wimmer, PhD | Orhun Muratoglu, PhD

引言

现代全膝关节置换术（Total Knee Arthroplasty，TKA）采用金属、陶瓷和高分子材料重建膝关节。一般来说，股骨假体由钴铬合金制成。股骨假体与超高分子量聚乙烯（Ultrahigh-Molecular-Weight Polyethylene，UHMWPE）制成的胫骨衬垫形成关节。在本章中，UHMWPE 和聚乙烯是可互换使用的术语，指的是同一种聚合物（即 UHMWPE）。典型的胫骨假体是由钛基合金制成的金属托。如需使用，髌骨假体也是用 UHMWPE 制造的。聚乙烯假体构成了全膝关节（即胫股关节和髌股关节）的主要关节面，而这些关节表面也是大多数损伤的初始部位。当损伤广泛发生时，关节性能退化，最终将导致翻修手术。

胫股关节和髌股关节最活跃的主要损伤模式是聚乙烯假体的磨损。关节磨损是一个高度复杂的过程，包括几种不同的磨损机制。磨损机制描述了关节内各连接部件之间机械性、物理性和化学性的相互作用。膝关节置换术（Total Knee Replacement，TKR）中最活跃的两种磨损机制是层裂磨损和黏着磨损。层裂磨损由表面下裂纹产生并扩展到表面而发生，导致大片的聚乙烯脱落（超过 0.5mm）并产生薄片形式的磨损碎屑（图 13-1~图 13-3）。这种机制通常是由于聚乙烯的脆化（如：氧化）而促成的。黏着磨损是由聚合物的方向和机械硬化以及连接体之间微连接的形成引起的。在机械活动中，这些微连接被分开，碎片变成小颗粒，通常只有几微米或更小。磨粒磨损是膝关节常见的另一种摩擦机制。此处，股骨假体上的硬质凸起物和硬质三体颗粒，如骨屑或骨水泥颗粒，通过切割和移除相对质软的聚乙烯关节面而产生磨损碎片。

除了磨损，蠕变和塑性变形也造成了聚乙烯表面可见的损害。蠕变是聚合物材料受力区域在持续应力作用下的物质流动，导致永久变形。这种变形是时间函数，

大部分变形大约是在体内使用的前 2 年累积，并在这段时间内达到稳定状态。

在早期描述的损伤模式中，层裂被认为是大多数聚乙烯部件失效的主要前兆。一旦出现层裂便会导致关节的几何一致性丧失，破坏关节内的预定负荷分布，最终导致植入物失效，表现为胫骨假体移位和聚乙烯假体碎裂。由于过去 20 年来 UHMWPE 加工技术、灭菌和包装工艺的改进，氧化和氧化脆化被降到了最低，这种磨

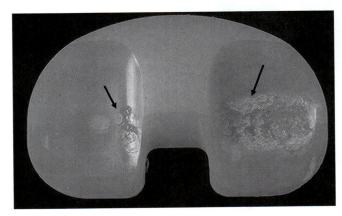

图 13-1 手术取出的胫骨聚乙烯衬垫表面层裂示例。层裂（箭头）被广泛认为与伽马射线灭菌后的氧化脆化有很强的相关性

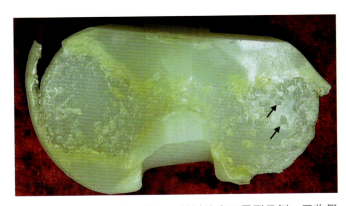

图 13-2 手术取出的胫骨聚乙烯衬垫表面层裂示例。回收假体也表现出黄色变色，很可能是由于液体渗透到裂缝中形成。值得注意的是，这个植入物在层裂形成的新表面上显示出点蚀（箭头）

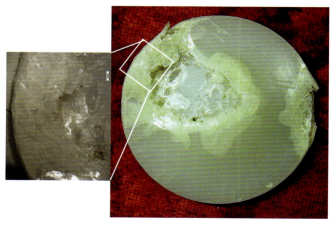

图 13-3 手术取出的髌骨聚乙烯假体表面层裂示例。层裂在穹顶的外侧面最明显。在回收假体的周围也有明显的径向裂纹。插图的高倍率照片突出显示了外上方区域的许多裂缝

损机制也不再那么突出。20 世纪 90 年代末，骨溶解和黏着 - 磨粒磨损导致的晚期失效是最普遍的失效原因，但现在情况已经不一样了（表 13-1）。根据美国关节置换登记系统（AAJR）2018 年的报告，目前 TKR 失败的两大主要原因是机械并发症（23.7%）和无菌性松动（21%）。关节面磨损排名第五（2.2%）。

由磨损颗粒碎片引起的骨吸收至少仍是无菌性松动的部分原因，特别是在后期。骨吸收或假体周围骨溶解是由破骨细胞引起的，破骨细胞受到炎症介质的刺激，炎症介质通过巨噬细胞对磨损碎片的反应产生。一般认为亚微米大小的磨损碎片（＜1mm）尤其容易被巨噬细胞吞噬。炎性 / 肉芽肿组织的持续生长和骨 - 内植物界面骨吸收的增加最终导致假体松动。在某些情况下，TKR 术后的骨量丢失很大，导致假体松动或骨折。不幸的是，在这种情况下翻修手术特别困难，通常需要使用特殊垫块假体和骨移植。

层裂、黏着 - 磨粒磨损、蠕变和塑性变形导致了聚乙烯假体表面损伤的形成。在全髋关节置换术中，通过各种方法可以很好地量化聚乙烯的在体磨损率，而与全髋关节置换术不同的是，TKR 在体损伤模式的真实速度直到最近才被量化。由于膝关节假体的复杂几何结构，用放射学方法来量化在体磨损是不可能的。截至 2019 年，关于 TKR 聚乙烯损伤的信息主要是基于对回收假体的分析，这些回收假体在本质上是选自失败手术，并不一定能代表正常的在体行为。然而，这些回收假体有助于确定加速损伤机制的因素。本章简要介绍了影响全膝关节损伤模式和在体表现的因素。首先，概述了旨在减少胫骨衬垫和髌骨假体在体损伤的历史性设计变化。综述了聚乙烯的基本结构、在体损伤机制以及影响这些损伤模式的因素。最后，本章节介绍新型的交联聚乙烯抗氧化稳定技术、关节表面改性技术以及其他全膝关节应用技术。

胫骨衬垫

20 世纪 50~60 年代的全膝关节设计主要采用铰链装置，如 Guepar 假体。这些膝关节假体在胫骨和股骨假体之间存在高度约束，导致了骨水泥界面高剪切应力，因此，无菌性松动和感染导致早期失效的发生率非常高。为了改变这种状况，20 世纪 70 年代早期，Gunston 发明了多轴心膝关节假体，把表面置换术应用于膝关节。这种设计分别采用金属和聚乙烯制作的光滑面来覆盖股骨远端和胫骨近端。导致多轴心膝关节的衰落有两个原因：一是髌股关节处理的失败，二是缺少可重复植入假体的器械。Insall 和同事于 20 世纪 70 年代中期提出的全髁型假体设计引发了 TKA 的革命。这种设计是现代假体设计的前身，因为它实现了膝关节 3 个间室的表面置换，提供了更多可完成重复植入的工具、并适配了膝关节侧副韧带，这是以往任何设计都无法实

表 13-1 过去和当前翻修主要原因排名

翻修原因	Sharkey 等（2002）		Sharkey 等（2014）	
	排名（早期）	排名（晚期）	排名（早期）	排名（晚期）
UHMWPE	4	1	4	4
松动	3	2	2	1
不稳	2	3	3	3
感染	1	4	1	2

现的。在全髁设计理论提出之后，膝关节假体分化为两种类型：后交叉韧带保留型和后交叉韧带替代型。后交叉韧带替代型假体在胫骨假体上设计了一个聚乙烯立柱与股骨假体上的凸轮连接，代替后交叉韧带。关于后交叉韧带在 TKR 术后膝关节运动学和前后稳定性方面的作用的争论加剧了假体设计理念上的分歧。这两种设计至今仍在使用，并且都具有同样良好的长期效果。手术技术、器械和假体设计（后稳定型和交叉韧带保留型）的进步使手术更具可重复性，并显著降低了无菌性松动的发生率。

伴随着模块化的出现，全膝关节设计取得了进一步发展。早期的胫骨假体设计只有两种，第一种是全聚乙烯，第二种是将聚乙烯表面直接压铸在胫骨基板上。这两种类型的胫骨假体均用骨水泥固定。模块化设计允许外科医生在翻修手术中只更换聚乙烯衬垫，而不是在胫骨假体固定稳定、对线良好的情况下更换胫骨金属假体。此外，模块化试模和间隙块的应用使关节线位置和屈伸间隙平衡更精确。时至今日，模块化假体的使用非常广泛，聚乙烯衬垫的制作方法多种多样，后面会讨论这些方法（详见"超高分子量聚乙烯"）。

髌骨假体

在早期全膝关节设计中，髌骨表面置换并不常见。髌骨表面置换的长期获益仍存争议。尽管有些人总是做髌骨表面置换，但也有部分人从来不做，而有些则是根据临床或术中发现决定是否进行髌骨置换。有研究认为髌骨表面置换可降低膝关节置换术后膝前痛的发生率。在 2018 年的一项系统回顾和 Meta 分析中，术后膝关节学会评分（KSS 疼痛评分）在髌骨表面置换组明显高于非表面置换组（比值比 1.52，$P= 0.004$）。此外，髌骨表面置换组的再次手术率较低（1%：7%）。

髌骨并发症是 TKA 效果不佳和进行翻修的一个原因。过度磨损、髌骨骨折和髌股关节轨迹不良都与这些并发症相关，并和术中对线和手术设计关系密切。Berger 等通过研究股骨旋转对髌骨轨迹的影响证明了术中对线的重要性。在一组纳入了 30 个病例的研究中，研究者通过 CT 扫描和测量发现胫骨和股骨假体的联合内旋与髌股关节并发症的严重程度直接相关，提示旋转对位不良可能是髌股关节并发症的最重要原因。在设计方面，引起髌骨并发症的因素包括聚乙烯的厚度、聚乙烯背面的材质属性（骨水泥相对于金属）和关节表面的

几何形状。此外，股骨设计已被证明会影响髌股关节的功能。为了优化 TKA 术后髌股关节功能，股骨假体设计从以下方面进行了优化：股骨滑车沟向近端延伸以使完全伸直时有足够空间容纳髌骨、更深的滑车沟设计和渐进式由前方向远端过渡。

超高分子量聚乙烯（Ultrahigh-Molecular-Weight Polyethylene，UHMWPE）

超高分子量聚乙烯（UHMWPE）是制造胫骨衬垫和髌骨假体的首选材料，无论股骨侧对应面选用何种材料，UHMWPE 可用于所有关节置换的胫骨侧关节面。UHMWPE 是由乙烯（$CH_2=CH_2$）气体聚合而成，其化学式为（$-C_2H_4-$）$_n$，其中 n 为聚合度。随着聚合度的增加，聚合物的分子量也增加。从 20 世纪 60 年代初之后的 50 年里，UHMWPE 作为高密度聚乙烯（High-Density Polyethylene，HDPE）的一种形式，其命名已经发生了相当大的变化，并有望制造出更高分子量的聚乙烯。

如今，UHMWPE 定义为平均分子量大于 3100kg/mol（按照 ASTM D 4020）或分子量大于 1000kg/mol（按照 ISO 11542）的线性聚乙烯。1962 年，Charnley 第一次在骨科使用 UHMWPE，他使用 RCH 1000 树脂——当时可用的一种聚乙烯——作为他最初的髋臼假体。目前可用于手术的 UHMWPE 树脂有 GUR1020 和 GUR1050（得克萨斯州休斯敦 Celanese 公司），其分子量分别约为 3500kg/mol 和 6000kg/mol。目前还有一种添加 1000ppm 维生素 E（GUR1020E）的 GUR1020 型号。另有两种由 Hercules 粉末公司和 Montell 聚烯烃公司（美国德威尔明顿）提供的树脂 1900 和 1900H，分子量为 2000~4000kg/mol，但在 2002 年其生产线被撤销后停产。目前可用树脂材料的主要区别是它们的分子量，分子量会影响它们的机械性能和黏着 - 磨粒磨损耐磨性。虽然 Himont 1900 树脂在 3 种树脂中力学性能最低，但由于它是通过直接压缩铸模成型，层裂发生率低，因此也被广泛应用于 TKR 假体制造。在一项临床试验中，研究者比较了 Himont 1900 树脂和其他树脂（如 GUR4150）制造的相同型号假体（MG- I MG- II ），结果显示后者发生了更多的层裂和氧化损伤，表明树脂类型、合成方法及两者的共同作用会影响材料的潜在氧化性能。Muratoglu 等研究表明，在 GUR4150 固结过程中，硬脂酸钙会蓄积在碎片边界，所以该部位氧化程度最高。在

4150 树脂中添加硬脂酸钙可保护固结设备不受腐蚀。硬脂酸钙还可充当润滑剂和隔离剂。现在 Himont 1900 树脂已停产，目前使用的 GUR UHMWPE 不含硬脂酸钙，以避免相关并发症。

在纳米尺度上，UHMWPE 是一种半结晶聚合物，其结晶区域嵌入在非结晶基质中。在室温下，UHMWPE 分子以长程顺序排列，形成晶片，通常厚度为 10~50nm，长度为 10~50μm（图 13–4）。聚合物中层状晶片的尺寸差异较大，周围环绕着由随机定向的缠结聚合物组成的非晶相，两者通过系带分子相互联系，提供了聚合物的抗机械变形能力。

UHMWPE 合成后以白色粉末树脂颗粒的形式存在，在颗粒边界处的长聚合物链经过固结过程，有效地扩散到相邻的颗粒中，将聚合物融合成料状。材料通过挤压成型、板坯成型或直接压缩成型的方法固化成坯料。在早期的胫骨衬垫设计中，例如 MG–I 和 Insall–Burstein I（IB–I），UHMWPE 粉末被直接模压到金属底座上。如今随着模块化设计的普及，胫骨衬垫和髌骨假体大多是通过原材料加工冲压挤压或平板压缩成型制造的，也可通过将近终形状或最终形状直接压缩成型制成。

UHMWPE 的制造过程能显著影响其机械性能和磨损性能，例如成型过程中的温度和压力循环是影响最显著的。UHMWPE 的力学性能与其结晶含量、结构以及晶相与非晶相的相互作用程度密切相关。例如，UHMWPE 固结过程中冷却速率的变化会导致 UHMWPE 力学性能的改变，影响结晶动力学，并可能导致较高冷却速率下的结晶度降低。最终植入物形状的进一步加工，要么使用原始材料进行复杂工序完成，要么使

用直接压制成接近最终形状的部件再进行少量工序完成。植入物制造的最后一个环节是灭菌。γ 射线辐照是最常见的灭菌方法，其次是环氧乙烷（Ethylene Oxide，EtO）和气体等离子体灭菌。辐射过程中 γ 射线照射使 UHMWPE 中产生长期存在的自由基，其与氧的反应是植入物远期氧化和降解的主要因素。在过去的 20 年里，全膝关节置换术植入物的技术改进之一是对 UHMWPE 的表面进行辐射交联来提高其耐磨性。我们将在后面的章节中详细讨论这些减少氧化的技术和处理过程。由于环氧乙烷和气体等离子体灭菌不会在 UHMWPE 中产生长期存在的自由基，所以现在与辐照灭菌结合使用，可避免增加 UHMWPE 氧化能力（表 13–2）。

关节面及非关节界面的损伤

在日常生活活动中，聚乙烯假体的关节表面会积累划痕。在胫骨衬垫上，划痕通常局限于关节髁表面。其他地方偶尔也会发生损伤，如胫骨衬垫的立柱。胫骨衬垫立柱的伤痕可由内向外移动引起，但更典型的原因是胫骨假体旋转不良。文献也报道了另一种机制，即由于胫骨衬垫表面的持续磨损后股骨假体旋转所致。

聚乙烯表面受损的另一个部位是胫骨衬垫的下表面。这种损伤主要由衬垫和金属底座之间的微小运动造成，通过黏性磨损产生小颗粒，被称为"背衬磨损"。据估计，TKR 胫骨衬垫背衬磨损占总磨损量的 30%。此外，由于聚乙烯的蠕变特性，胫骨底座上的螺钉孔通常

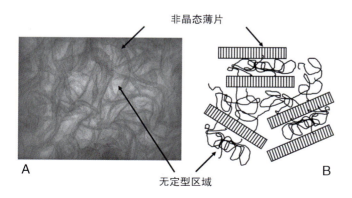

图 13–4 超高分子量聚乙烯的透射电子显微镜照片（A）和示意图（B）显示了镶嵌在非晶态基质中的薄片。长链聚乙烯分子在无定型区域呈随机方向。在结晶片层中，分子以长程顺序排列

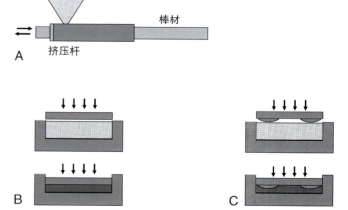

图 13–5 超高分子量聚乙烯粉末的挤压成型（A）、板坯成型（B）、方向压缩模塑（C）原理图。在挤压成型过程中，树脂粉末被固化形成棒材。板坯成型时，模具内填充树脂粉末，在高压、高温下固化。方向压缩模塑可以使树脂粉末固化成胫骨衬垫的最终几何形状。在挤压成型、板坯成型的情况下，固化胚料被加工制造成胫骨衬垫和髌骨假体

表 13-2　目前全膝关节置换使用的中交联到高交联初代聚乙烯（无抗氧化剂）可选产品

商品名	制造商（位置）	辐照温度（℃）	辐照剂量（kGy[a]）	辐照类型	辐照后处理	灭菌方法	总辐照剂量水平（kGya）
Prolong	Zimmer Biomet（印第安纳州华沙市）	125	65	电子束	150℃熔融	气体等离子体	65
ArCom XL	Zimmer Biomet（印第安纳州华沙市）	不适用	50		机械塑形	环氧乙烷	50
Durasul	Zimmer Biomet（印第安纳州华沙市）	120~125	95	电子束	150℃熔融	环氧乙烷	95
X3	Stryker（新泽西州莫瓦市）	不适用	90	γ 射线	每辐照 30kGy后退火（130℃）	气体等离子体	90
XLK	Depuy Synthes（印第安纳州华沙市）	不适用	50	γ 射线	155℃熔融	气体等离子体	50
XLPE	Smith & Nephew（印第安纳州孟菲斯市）	不适用	75	γ 射线	147℃熔融	环氧乙烷	75

a：10 千戈瑞（kGy）=1 毫拉德（Mrad）。

会在衬垫的下表面产生痕迹。

已证实后稳定型（PS）设计的胫骨立柱会增加磨损颗粒的产生。Puloski 对来自 4 个不同制造商（9 种不同设计）的 23 个 PS 胫骨衬垫回收假体进行磨损定性及定量分析，平均植入时间为 36 个月。大约 30% 的聚乙烯衬垫呈现严重磨损及质量丢失。虽然磨损主要发生在胫骨立柱后方关节面，但同时也观察到内侧、外侧和前面的损伤。立柱后方的机械状态和几何形态等因素可能会影响立柱的磨损。有时甚至会观察到立柱的巨大磨损甚至断裂。断裂是一种罕见的事件，可能由于聚乙烯的氧化脆化而加速产生。

磨损机制

胫骨和髌骨聚乙烯假体划痕的形成和进展是由于几种磨损机制导致的。4 种主要机制是表面疲劳、黏着、磨粒磨损和摩擦化学反应，由美国试验材料学会（American Society for Testing Material，ASTM）标准 G40-05 定义并在骨科文献中报道。

表面疲劳是由于在同一磨损轨道上的反复滑动或滚动过程中，材料的表面下承受重复应力循环造成的。股骨假体施加的载荷作用于胫骨衬垫，直接导致接触区域下的压应力和接触区域外的拉应力。剪切应力峰值发生在表面下约 1mm 处（图 13-6A）。由于股骨假体的滚动和滑动运动，聚乙烯接触区域受到波动应力环境影响

（图 13-6B），导致材料中裂纹的产生。形成的微裂纹可以在表面以下延展，当它们到达表面时，会造成大片状颗粒的分离，也称为层裂（图 13-3）。层裂与其他磨损类型不同，因为它不是材料的逐渐释放，而是在表面破坏后产生的累积损伤，进而导致体内植入物失效。点蚀也是一种与疲劳有关的现象，是浅层裂缝或从表面产生的裂缝合并的结果。然而，这种损伤主要发生在关节表面，没有实质性的物质损失。在没有表面层裂的情况下，膝关节的磨损过程以黏着 - 磨粒磨损机制为主。

在压力作用下，当两个关节表面的突起之间有局部的结合时，就会发生黏着。在两者相对运动时，这些微联结被撕开，形成的颗粒或碎片被转移到对方表面。两个表面之间接触和结合的重要因素是润滑剂的化学性质的润滑膜的厚度。黏着磨损率很大程度上取决于金属面对聚乙烯关节表面的相对运动。例如，聚乙烯与表面抛光钴铬合金在存在牛血清的环境下发生摩擦时，横切运动通过将单向往复磨损路径转变为矩形双向磨损路径，导致磨损增加一个数量级。针 - 盘（Pin-on-Disc，POD）实验中使用的单向运动是对聚乙烯表面进行的定向和应变硬化，形成低磨损。另一方面，随着矩形、双向运动，表面应变在摩擦方向变硬（增强），而在横切面方向变弱。金属面在运动方向的变化过程中遇到较弱的表面，导致较高的磨损。手术回收假体胫骨衬垫磨损界面的显微分析显示，条纹状磨损形态的主要方向为垂

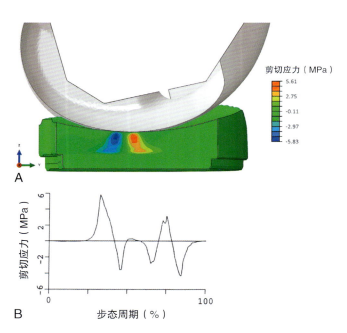

图 13-6 A. 聚乙烯植入物截面显示的剪切应力轮廓。注意表面之下的最大值（Mell 等建立的有限元模型）。B. 剪切应力在平地行走站立相随时间变化。当在单个位置观察时，注意应力模式的循环特征

直或平行于前后运动方向。这些条纹（图 13-7）在全膝关节聚乙烯的黏着磨损过程中形成，展示了聚乙烯的非晶态和晶态区域。

磨粒磨损的定义是硬面或硬碎片（所谓的"三体"）对较软材料的犁沟效应。坚硬的表面和三体颗粒都会导致聚乙烯从关节表面释放出来。亚机制包括微切削、微犁沟现象和微疲劳，依赖于硬物和/或三体的材料性能和锐利程度。三体磨损在 TKR 中很常见，用于固定的

骨水泥碎裂、骨屑或金属支撑的髌骨假体失效造成的金属碎片等均可引起三体磨损。Wasielewski 报告了 55 例在翻修手术中取出的胫骨衬垫，发现其中 25% 的衬垫存在严重损伤，均与骨水泥或金属颗粒形成的三体碎片有关。三体能穿透关节面并加速磨损过程，主要通过在聚乙烯表面产生大量划痕造成材料丢失。硬的三体颗粒，如骨水泥中的硫酸钡添加剂，会造成股骨表面划伤，增加表面的粗糙度。这又反过来增加了聚乙烯的磨损。

摩擦化学反应的定义是发生在机械接触的不同摩擦表面之间的界面介质反应，导致摩擦表面交替形成和移除化学反应产物，进而激活化学效应。这种机制在全膝关节置换中是否有意义目前尚不清楚。

黏着磨损和磨粒磨损与亚微米级聚乙烯碎片的产生有关，可引发体内不良组织反应和假体周围骨溶解。下一节将讨论 TKR 假体周围组织和骨溶解组织中发现的磨损碎屑的临床观察。

磨损表现和材料体积丢失

在全髋关节置换术中，聚乙烯的在体磨损率可通过各种方法得知，与之不同的是，TKR 的真实磨损率是在过去几年中通过 UHMWPE 材料回收假体分析才确定的。由于膝关节植入物的几何形状复杂，目前还没有可靠的放射学方法来量化在体磨损。

磨损表现是指由于磨损引起的表面结构、成分或形状的可见变化，在许多研究中，磨损现象被作为累计损伤的替代指标。文献中把"磨损特征"（Wear Features）、"磨损模式"（Wear Patterns）或"磨损损伤"（Wear

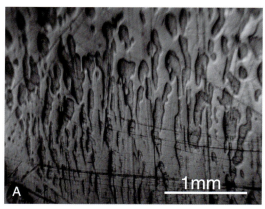
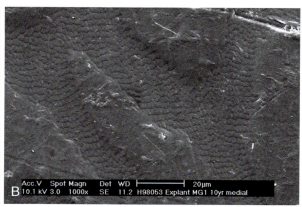

图 13-7 手术取出的聚乙烯胫骨衬垫关节表面的条纹（"花边"）形态（A）和表面波纹（B）。这些特征可能是胫骨衬垫黏着－磨粒磨损的先兆

Damage）作为同义词使用。最初由 Hood 等发明的方法已被引用超过 350 次，并应用于多个取出物研究中。擦亮、抛光、划痕、点蚀、层裂、条纹、磨蚀、嵌入碎片和表面变形是胫骨聚乙烯衬垫回收假体的典型磨损特征（图 13-8）。虽然损伤的外观提供了关于磨损作用机制的判断线索，但正如 Knowlton 等最近的一项研究表明损伤模式（除层裂外）仅是材料损失的中等预测因子。

抛光的机制是黏着磨损，是由于股骨髁在胫骨衬垫上滑动时撕裂并撕脱聚乙烯纤维而产生的。划痕在关节表面具有线性特征，通常是由于三体颗粒的存在造成的。点蚀是一种常见的磨损特征，其特点是在表面产生多数圆的、小的孔（＜1mm）。凹坑可能是由局部表面疲劳和材料释出引起的，也可能是由三体（如骨水泥颗粒）在表面留下的凹痕引起的塑性变形引起的。层裂是最极端的磨损特征，如前所述，是由表面疲劳引起的。它常发生在空气中消毒的假体上，可加速 UHMWPE 氧化，导致材料脆化。

条痕是一种独特而常见的磨损模式，通常发生在植入人体后一年内取出的聚乙烯衬垫中。单个条纹的宽度为 70~100μm，较暗的突起处与较亮的区域分开，形成中间的波谷。有趣的是，最近的研究发现条痕是层裂后材料损失的第二大原因。虽然人们对条纹产生的实际机制知之甚少，但最近由 Rad 等进行的红外光谱显微研究表明，条纹是晶态和非晶态区域的排列。文献中报道的其他损伤特征是"磨蚀"，即在胫骨衬垫的关节面可以看到粗糙的簇状区域，以及"嵌入碎片"，其特征是颜色或纹理的差异，表明聚乙烯表面嵌入了颗粒。变形也经常被提及，是由于塑性流动或蠕变而引起的表面几何形态的永久性变化。显然，这种类型的损伤并不符合磨损，因为没有材料的丢失。

在手术取出的髌骨假体上观察到的伤痕外观与在胫骨衬垫上观察到的伤痕相似。它们通常发生在髌骨假体的外侧面和穹顶上。Cameron 报道了 11 例手术翻修的 Freeman-Swanson 和 Tricon 膝关节假体（施乐辉，美国田纳西州孟菲斯市）出现了这种类型的伤痕。髌骨假体外侧面伤痕可能是由髌骨表面的外侧负荷和屈曲过程中髌骨的过度外侧移位或倾斜（或两者兼而有之）引起的，通常与股骨和胫骨假体的内旋有关。

由于多种原因，在 TKR 中很难测量材料的体积损失。首先，当剥离的成分被排除时，材料的损失是相对微小的。Pourzal 等发现，全膝关节的磨损量比用相同聚乙烯制造的全髋关节假体低 60%。其次，体积损失很容易与塑性变形 / 蠕变混淆。再次，TKR 的几何形状复杂，公差并不总是很严紧。因此必须发展技术，试图估算原始表面，从重建的表面进行测量。这些方法还可以使磨损不受塑性变形和蠕变引起的构象变化的影响。其他研究通过线性厚度测量或立体放射线照相来粗略估计磨损。表 13-3 给出了文献中可以找到的测量方法的摘要。值得注意的是，所列的一些研究（例如三坐标测量仪自主重建）没有考虑到背衬磨损。

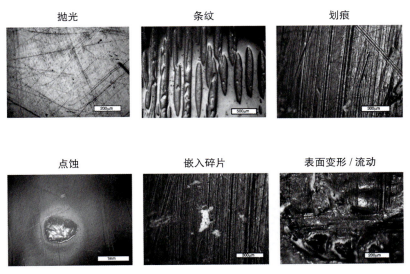

抛光　条纹　划痕

点蚀　嵌入碎片　表面变形 / 流动

图 13-8 出现在胫骨聚乙烯表面的各种损伤模式

全膝关节置换术后骨溶解

磨损颗粒可触发全关节置换术的骨溶解。髋关节和膝关节都是如此，全膝关节和髋关节发生无菌性失效时假体周围组织的表现是相似的。事实上，Goodman 等报道这些组织在细胞形态、结构、化学 / 细胞因子信号传导和酶谱方面是相似的。

与全髋关节相比，全膝关节患者的骨溶解发生率较低，通常认为是由于磨损体积更小导致颗粒更少，以及全膝关节产生的聚乙烯磨损颗粒更大、更长。Shanbhag 等对 18 例失效膝关节的界面膜中取出的磨损颗粒碎片进行了分析。颗粒的平均尺寸为（1.7±0.7）μm，这种磨损颗粒尺寸的增大可能导致其生物活性降低。尽管如此，仍有 30% 的粒子小于 1μm。我们现在知道，很大一部分的小颗粒是由背衬磨损产生的。当背衬磨损时，碎片可以通过螺钉孔进入周围界面。Peters 等的研究显示，模块化界面的聚乙烯和金属碎片导致了螺钉 – 骨界面周围的溶解性病变。

从根本而言，聚乙烯衬垫的颗粒大小和总体积损失量取决于植入物的设计。此外，膝关节内可用空间的功能在一定程度上允许组织承受更多颗粒负荷量，这使得膝关节置换术后磨损产物的分布不像髋关节置换术那么密集。因此，即使在颗粒大小和磨损材料体积相同的情况下，膝关节置换术与髋关节置换术相比，每单位表面的颗粒数量要少一些。因此，骨溶解在 TKR 中更少发生。

影响损伤的因素和减少磨损的方法

在胫骨和髌骨中观察到的损伤是多因素的，下面将详细讨论造成损伤的因素。不同的损伤机制可能需要不同的解决方案，而且有些可能相互矛盾。例如，为了避免表面疲劳，需要更大的接触面积和更高的包容度。然

表 13-3 胫骨假体的体积磨损

	研究	膝关节设计（类型）	评估方法	平均体积丢失（μL/y 或 /Mc）	研究的回收假体数量
在体	Kop 等	LCS（MB，FB）	三坐标测量仪	85	7
				77	10
	Atwood 等	LCS（MB）	基于厚度	54	100
	Engh 等	Sigma RP，LCS，PFC	Micro-CT	43±25	12
		Sigma（MB，FB PCR/PS）		74±49	12
	Benjamin 等	AMK（FB PCR）	激光扫描	794	33
	Lavernia 等	PCA（FB PCR）	基于厚度	32±43	28（尸体标本）
	Gill 等	AGC（FB PCR）	射线立体影像测量分析（RSA）	100	6
	Pourzal 等	MGII（FB PCR）	三坐标测量仪 / 自主重建	18±13（无层裂）	17（尸体标本）
	Rad 等	NexGen（FB PCR）	三坐标测量仪 / 自主重建	13.8±2.0	83
	Knowlton	NexGen（FB PCR/PS）	三坐标测量仪 / 自主重建	10.3±6.5（PCR）	19（尸体标本）
				11.1±4.2（PS）	25（尸体标本）
体外	Muratoglu 等	NKII（FB PCR）	三坐标测量仪	8.3±0.8	
			称重测量	8.8±1.5	
	Schwenke 等	MGII（FB PCR）	称重测量	22.4（载荷控制）~9.8（显示控制）	
	Teeter 等	Genesis II（FB PCR）	Micro-CT	24.7	
	Laurent 等	NexGen（FB PCR）	称重测量	15.4±1.2	
	Popoola 等	NexGen（FB PCR）	称重测量	15.4±3	

PCR，后交叉韧带保留型；FB，固定平台；MB，活动平台；PS，后稳定型

而，当接触面积最小化时，黏着磨损降低。因此，应该选择两者之间的最佳状态来平衡这些需求。本节将详细讨论影响聚乙烯磨损和损伤的因素。

运动学和设计

运动学状态是根据设计确定的，如后交叉韧带的保留或替换，以及胫股关节的包容性。一般来说，后交叉韧带保留型（PCR）设计的胫股关节的包容性比后稳定型的同类设计要差。在理论上，这会使膝关节周围的韧带发挥它们的运动学效应。在一项视频透视研究中，Dennis 等比较了 PS 和 PCR 膝关节，发现 PCR 设计中存在膝关节屈曲过程中的反常股骨前移。后稳定型膝关节始终表现为后向的股骨回滚。在一项类似的研究中，Banks 等研究了 PCR 和后交叉韧带切除的全膝关节设计在运动学上的差异，结果表明当后方立柱取代后交叉韧带时，轴向旋转和股骨髁平移减少。根据 Hirakawa 等的描述，这些与胫骨股骨包容度和运动学相关的设计差异可能与 PCR 和 PS 膝关节在磨损行为上的明显差异有关，他们在使用 PS TKA 时表现出更小的伤痕和更少的磨损表现。然而，Knowlton 最近进行的一项研究对比了同一制造商和设计家族（Nexgen，捷迈公司）的 PCR 和 PS 膝关节的磨损情况，结果发现它们在磨损量上没有差异。两组标本都是平均植入体内 9 年的尸体解剖回收假体（分别为 19 例和 25 例）。PCR 和 PS 设计的磨损率分别为（11.9±5.0）mm³/a 和（11.1±4.2）mm³/a（未考虑 PS 设计的后方磨损）。在蠕变和塑性变形方面也没有统计学上的显著差异，尽管 PCR 设计的平均值更高（70mm³ 和 32mm³）。

运动学状态决定了股骨假体在聚乙烯表面的磨损路径。在膝关节，屈伸（通常为 50°~90°）和前后平移（通常为 5~20mm）引起的滑动运动在胫骨衬垫的关节面产生单向运动。任何水平的胫骨旋转叠加在滑动运动时即生成多向运动。单向运动很少产生磨损，而多向运动是导致磨损率增加的原因。Schwenke 和 Wimmer 通过实验确定了横切运动和 UHMWPE 磨损之间的关系，他们使用了一个钴铬轮盘，在一个平坦的聚乙烯平台上以滑动滚动的方式连接在一起。他们发现，产生主要运动方向（即前后向）的单位磨损量，比产生垂直于其 90° 的单位磨损量要多做 6.4 倍的工作量。这解释了 Kawanabe 等、Wang 等和 Muratoglu 等的研究结果，他们的研究表明，在体外膝关节模拟机上，随着胫骨内、外旋转程度的增加，聚乙烯胫骨衬垫的磨损率也增加。特别的是，Kawanabe 等的研究表明，在 PCR 设计假体（邦美 AGC）上，增加一个 ±5° 的胫骨旋转使磨损率从 1.7mg/百万循环增加到 10.6mg/百万循环。Wang 的研究显示，在胫骨不旋转的情况下，重量减轻的速度从 13.5° 内外旋转时的 144mm³/百万循环下降到 3.9mm³/百万循环。Muratoglu 的研究表明，传统聚乙烯在平面对平面设计的 TKR（Natural-Knee Ⅱ）中的重量损失从 0.4mg/百万循环增加到 23.0mg/百万循环，旋转范围从 5° 增加到 14°。过度的胫骨旋转也会导致髁间柱的损伤，进而导致重量减轻。过去常常讨论的另一个运动学考虑是在关节活动过程中股骨从胫骨可能产生分离。Dennis 等用 X 线透视测量了 PS 和 PCR 膝关节术后股骨抬起的发生率和程度。当股骨髁在胫骨衬垫一侧抬起时，会导致对侧的边缘受力。如果由于氧化脆化导致聚乙烯胫骨衬垫机械性能下降，抬起可能会加速表面疲劳并导致假体的快速层裂。

胫股运动学主要影响胫骨衬垫的黏着磨损性能，而髌股关节运动学（如髌股轨迹）、髌骨旋转和倾斜影响髌骨假体的损伤累积。对髌股关节运动学认识加深促进了手术技术的改良，优化了髌股轨迹。这些手术技术包括适合的股骨假体旋转对位，股骨假体的轻微偏外放置，以及髌骨假体的偏内放置。最近一项针对假体对线不良的模拟机研究表明，如果聚乙烯因氧化发生脆化，对髌骨假体施加恒定的 5° 外旋会导致层裂发生。然而，许多观察到的髌股并发症可归因于髌股关节的设计。对髌股关节设计的改良降低了髌股关节并发症的发生率。Berger 报告了 172 例 MG-Ⅰ 和 109 例 MG-Ⅱ 骨水泥型全膝关节置换术，平均随访 11 年。MG-Ⅰ 和 MG-Ⅱ 在胫股关节设计上是相似的，然而 MG-Ⅱ 的股骨滑车沟具有更符合解剖形态的矢状位轮廓，使髌股关节前方曲率半径减小。此外，MG-Ⅱ 髌股关节的包容度更好，并且使用全聚乙烯髌骨代替金属支撑的髌骨假体，减少了聚乙烯内的应力。在这个病例系列中，MG-Ⅰ 组髌股并发症发生率为 9%，而 MG-Ⅱ 组为 0。在一个类似的系列中，Theiss 及其同事研究了一组 301 例初次全膝关节置换，其中 148 例采用 MG-Ⅰ 假体，153 例采用 PFC 假体，术后随访至少 2 年。MG-Ⅰ 组髌股并发症发生率为 10%，PFC 组为 0.7%。从这些研究中可以明显看出，股骨假体的设计和旋转对线与髌股并发症密切相关。股骨假体的解剖型矢状面轮廓、使用骨水泥的全聚乙烯髌骨假体、高包容度滑车沟设计及良好的旋转对线显著降低了 TKA 术后髌股并发症的发生率。

氧化

氧化和氧化降解是几十年来全膝关节置换术中最普遍存在的问题。在历史上，用于全膝关节的聚乙烯是在空气中使用 γ 射线消毒，其常用剂量为 25~40kGy。这些植入物具有高磨损率、高降解率和高翻修率。1995 年，在空气中对 UHMWPE 植入物使用 γ 射线灭菌的方法被弃用，转而开始将植入物包装在惰性气体中进行消毒。γ 射线在空气中灭菌的过程导致聚乙烯发生显著的氧化变性，导致其机械性能显著退化。这种退化的特征表现为强度和延展性的降低以及模量的增加。在 20 世纪 90 年代中期，研究证实灭菌引起的聚乙烯改变与胫骨衬垫的层裂、表面下裂纹和点蚀密切相关。如今，所有聚乙烯植入物的 γ 射线灭菌都在氮气、氩气或真空等惰性环境中进行。这些植入物在库房存储状态的氧化速率比在空气中灭菌的要低得多，然而在体的氧化速率仍然是可以测量的和渐进的。

关于气体灭菌方法，Williams 等的一项研究表明 UHMWPE 衬垫在环氧乙烷灭菌后，即使在体内使用 15 年也没有表面裂纹或层裂。由于非辐照处理的表面耐磨性一般较低，因此很少有植入物只进行气体灭菌处理，但考虑将气体灭菌作为终端工艺，特别是在辐射可能对植入材料的性能产生损害的情况下。对用于关节植入物的 UHMWPE 的氧化和氧化性能的认识主要是基于辐射诱导的自由基。UHMWPE 在电离辐照（用于灭菌和交联，后面会讨论）过程中会产生自由基，其中最常见的是由于碳氢键断裂而产生的碳自由基。大多数自由基在聚合物的无定型部分重新结合，形成交联。剩余的自由基被局限在结晶片层中。氧与初级自由基反应生成过氧自由基。这些过氧自由基从其他聚乙烯链上提取一个氢原子，形成初级自由基，然后再次与氧反应，进一步形成级联反应。聚乙烯自由基与氧的反应以及形成的过氧化氢的分解，最终不仅会产生被定义为 UHMWPE "氧化"的含羰基物质，还会导致链断裂，降低材料的分子量，导致材料性能的减退。使用光谱技术测定由过氧化氢分解形成的 UHMWPE 羰基部分可以定量氧化。

体外加速老化的方法可用于评价 UHMWPE 的抗氧化性。通常包括高温（70~120℃）和高氧压力（高达 5 个大气压的氧气）下的热氧化老化（ASTM 2102）。虽然这些方法不能模拟在回收假体观察到的作为深度判断的氧化轮廓，但可以模拟临床观察到的可检测到残留自由基的 UHMWPE 氧化水平。最近的研究表明，即使在很短时间，经过辐照的库存假体植入后的熔融回收假体中也会观察到出乎意料的氧化水平，这表明 UHMWPE 的初始氧化可能与暴露于滑液环境相关。根据这一发现，新研发的方法使用滑液作为加速老化的方法。

UHMWPE 的整体机械退化是氧化的结果，通常使用机械强度或韧度来确定。虽然体外研究通常使用极限抗拉强度或疲劳裂纹扩展阻力作为指标，但由于回收假体材料量有限，只能通过"小冲孔试验"作为韧度指标。例如，UHMWPE 的疲劳强度通常是通过测量疲劳应力下形成的裂纹的扩展阻力来计算的（ASTM E-647，A1 部分）。使用这种方法，裂纹初始应力因素范围（ΔKi）在没经过处理的合成 UHMWPE 的计算值为 1.6~2.0MPam$^{1/2}$。经空气消毒的 UHMWPE 经加速老化氧化后，疲劳强度由 1.29MPam$^{1/2}$ 显著降低至 0.18MPam$^{1/2}$。虽然 UHMWPE 力学性能的在体退化速度还没有得到广泛的量化，但通过小冲孔试验测定的传统回收假体氧化程度的整体冲击韧度已表现为下降。众所周知，氧化会加剧疲劳诱发的磨损机制，如层裂，并使植入物的性能降低，即使不会发生灾难性失败。

在体胫骨衬垫发生完全骨折可由极端氧化引起脆化，尽管很少见。其他类型的与断裂有关的失效包括用于固定全聚乙烯髌骨的钉柱断裂，可能是由于钉柱基底的塑性变形和疲劳引起的，也可能由于氧化脆化的加速作用。

长期以来，我们对抗氧化性的认识集中在限制残余自由基与氧的反应上。惰性气体中灭菌的植入物在辐照和保存过程中氧化速率的降低是由于聚乙烯自由基和氧之间反应速率的降低。另一种限制残余自由基反应的方法是在植入前消除它们或将它们减少到无法检测的水平，稍后将在"减少假体承重面损伤的技术"一节中讨论。

机械应力：形合度和聚乙烯垫片的厚度

聚乙烯假体在具有高度一致性关节面的膝关节假体中已被证明处于低应力状态，并在体内表现出较高的抗层裂能力。我们知道，20 世纪 70 年代和 80 年代的膝关节假体设计普遍追求的是最大的受力面积，以便减小聚乙烯垫片的磨损，维持膝关节的解剖结构。这样设计不仅能提供较小接触面积，同时也能减小周围软组织束缚，以获得更多的运动能力。形合度是指股骨假体（R1）与胫骨聚乙烯假体（R2）曲率半径之比，可以在矢状面或冠状面上分别加以描述。随着 R1 与 R2 的比值接近 1，股骨和胫骨的形合度逐渐增加。为了确定形合度是否能够用于聚乙烯磨损的预测，Wimmer 等对高形合度和低形合度设计的两种假体进行了回顾性研究。聚乙烯垫片是由相同的超高分子量聚乙烯树脂，同时使用相同的工艺制成的，与预期结果相反，更加匹配的接触没有能减少疲劳相关的磨损。研究发现，即使在调整了混杂变量，包括衬垫的厚度和植入时间，符合纳入研究的垫片仍与层裂和点蚀评分相关度较高，但与抛光评分相关度较低。这些发现是类似于 Blunn 等的研究，但 Collier 和 Willie 等利用新的植入设计，在后续的研究中得出了不同的结论。Knowlton 和 Wimmer 等测定了由于磨损而从垫片中减少材料的质量，高形合度和低形合度两种设计显示出相同的材料质量丢失。目前，高形合度和低形合度两种设计的膝关节假体均在临床中使用。对这两种假体的选择仍有争议，临床使用的结果似乎也模棱两可。

聚乙烯垫片的厚度是造成聚乙烯应力磨损的另一个因素。Bartel 及其同事在 1986 年的经典论文中指出，接触应力在聚乙烯垫片处于临界厚度（约 8mm）时保持不变，但是当低于该临界厚度时，接触应力将呈指数级增长。此外，他们还指出，与矢状面相比，超高分子量聚乙烯垫片的接触应力在冠状面上更为敏感。他们的发现也被许多早期的回顾性研究所证实，即聚乙烯的厚度是造成表面疲劳的主要因素。在较新的回顾性研究中，Wimmer 等的研究表明，垫片的厚度不会对表面磨损产生影响，这表明目前衬垫的最小厚度（8mm）足以缓冲金属托的应力上升效应。

对于髌骨假体，文献报道在膝关节过屈或下楼梯时，髌股关节所承受的接触应力将数倍于超高分子量聚乙烯所承受的压缩强度。增加髌骨假体和股骨滑车之间的一致性已被证明可以减少髌骨假体的接触应力，最终减少聚乙烯垫片的磨损。与胫骨侧的植入假体类似，特别是有刚性支撑的植入物，如金属支撑的髌骨移植物，聚乙烯的接触应力随着聚乙烯厚度的减少（通常小于 3~4mm）而逐渐增加。因此，如果需要做髌骨置换，髌骨假体可直接与骨黏合。

模块化和背衬磨损

在膝关节固定平台假体的承重设计中，模块化的使用使假体之间的微运动成为可能，例如聚乙烯嵌入物和胫骨基板。依靠合适的锁定结构和一致性的界面，微运动的范围可以大到足以产生假体背面的磨损，产生微型磨损颗粒，从而增加骨溶解的可能性。对 9 种不同设计的全膝关节假体施加 100N 的载荷，将伸展计量器放置在胫骨植入物和胫骨基底板之间，Parks 等对前后及内外两个方向的微动进行了测定，前后方向微动范围为 0.2~1.0mm，而内外方向微动范围为 0.1~0.5mm。Wasielewski 等在尸检中，对无骨水泥型全膝关节中的胫骨聚乙烯嵌入垫片进行了收集，发现聚乙烯垫片背部磨损与骨溶解的影像学证据之间存在显著的相关性。Mikulak 等在一项关于使用不保留后交叉韧带的胫骨聚乙烯垫片假体的回顾性分析的研究中也得到了类似的结果。此外，Crowninshield 等研究发现，聚乙烯垫片背面的线性磨损率为 4.1μm/a，这可以被视为是相对温和的磨损。事实上，这也反映出大约 10% 的聚乙烯垫片存在背衬磨损。然而，聚乙烯垫片的背面接触面积很大，因此磨损缺失的聚乙烯体积可能也相对较大。在一项磨损模拟研究中，测试了患者正常步态时的磨损情况，发现背面的磨损可能高达总磨损的 20%。综上所述，模块化后的微运动在目前的全膝关节假体设计中仍然是一个重要且不能回避的问题。模块化设计允许在胫骨金属托固定后，确定聚乙烯植入物的厚度，这将便于在翻修手术和感染治疗中更换新的聚乙烯嵌入物。

临床变量

一些临床变量可能会增加聚乙烯假体的载荷分布，导致聚乙烯垫片的层裂、黏着磨损，甚至引起聚乙烯垫片断裂，最终加速聚乙烯垫片的磨损。这些临床变量包括假体位置安放不佳、软组织平衡不良和残留膝关节内翻/外翻畸形。Pourzal 等进行的一项回顾性研究中，测量了 59 例后叉韧带保留型膝关节假体的聚乙烯垫片背衬磨损情况，并分析磨损与哪些临床变量相关，具体方法是使用三元测定器定量正面聚乙烯的磨损，使用表面磨损评分测定聚乙烯背面的磨损。在男性患者中，膝关节假体的磨损随着患者年龄的增加而显著增加。此外，患者的体重、身高与磨损率呈正相关。但是，聚乙烯垫片背面的磨损不受这些变量的影响。男性通常需要较大的假体尺寸，这可以在部分程度上解释较大的磨损面积导致较高的磨损率。男性也比女性更加活跃，更加喜爱体育运动。低龄对磨损率的影响可能与患者活动度增高相关，越年轻的关节置换术患者每天进行的活动越多。

步态是另一个与磨损有关的患者特异性临床变量。在一项由 Harman 等进行的研究中，将 6 例患者的 8 个膝关节进行后叉韧带保留型全膝关节置换手术。术后让所有患者在跑步机上运动，透视分析步态，测量膝关节面接触。最后通过尸检或翻修回收植入物后，发现磨损的痕迹特征与之前运动过程中测量的关节接触位置之间存在显著的相关性。Knowlton 和 Wimmer 研究了 17 例双膝均进行了全膝关节置换的患者，同一患者双膝聚乙烯垫片内外侧磨损表现出较高的对称性。该发现支持了步态影响聚乙烯垫片磨损的观点。

在后交叉韧带保留型假体的定位变量中，关节线的抬高和胫骨的后倾是影响聚乙烯垫片上表面和背面产生磨损的重要因素。对于不保留后交叉韧带的聚乙烯植入物，聚乙烯的磨损和关节线抬高之间也有类似的关系。这些结果通过有限元分析得到了证实，其中研究了 9 种组分排列的影响。当中对磨损影响最大的参数是股骨髁和胫骨植入物的冠状位旋转角度以及胫骨后倾。据推测，在行走过程中，胫骨后倾的增加会导致更大的膝关节前后平移，这将导致更大的磨损痕迹。

对位不良被认为是全膝关节置换手术失败的另一个关键因素。恢复下肢力线，使力线恢复成为一条从股骨头中心到踝关节中心，并且穿过膝关节中心点的直线，这是外科医生避免机械并发症最重要的因素。全膝关节置换术股骨外翻角 6°±3° 通常被认为是可以接受的。但是患者存在个体因素，例如身高变化或伴随下肢骨骼畸形，这可能需要调整推荐的标准。在这些标准角度下，下肢力线将通过膝关节中心，使得膝关节内、外侧载荷均匀分布。

另一种常见的对位不良与膝内翻有关。在这种情况下，下肢力线可能会向内侧移动，这将增加内侧胫骨平台的负荷，导致蠕变和早期磨损增加。Mastuda 报道了 20 例膝关节置换患者，平均随访 87 个月，发现冠状面上的对位改变继发了聚乙烯垫片的磨损。

另外一个可能对全膝关节假体的聚乙烯垫片表面磨损产生不利影响的因素是屈曲时的韧带平衡。韧带平衡不良与过度磨损、髌股轨迹不匹配以及不良的临床预后相关。屈曲时，合适的平衡取决于股骨假体相对于胫骨假体的旋转。股骨假体的旋转不良会导致出现梯形屈曲间隙、胫骨内外侧载荷不均匀，从而加速了聚乙烯表面磨损。

在髌股关节方面，手术引起的股骨假体旋转错位会导致髌股轨迹不良、接触应力增加、塑性形变，最终加速磨损。髌骨假体的内侧放置和股骨假体外旋的方式已被证明可以改善髌股轨迹，减少术后并发髌骨倾斜和髌骨向外侧半脱位。Berger 等揭示了外科通髁轴在股骨假体旋转中的应用。胫骨假体旋转对得到最佳的髌股轨迹同样重要。即使在复杂的翻修病例中，也常提到胫骨结节，它是胫骨旋转的解剖学标志，大多数情况下，胫骨假体应位于胫骨结节内侧中心，以获得最佳的旋转功能。联合（胫骨 + 股骨）假体旋转已被证明与髌股关节并发症的严重程度直接相关。Rhoads 等研究表明，当股骨假体以 10° 内旋放置时，术后髌骨的倾斜、旋转和向外侧平移将会增加。与手术对位相似，髌骨轨迹的并发症也可能是由胫骨、股骨的一致性增加引起的，众所周知，胫骨、股骨的一致性增加会减少屈曲时股骨相对于胫骨的旋转运动。最近对髌骨矢状面的角度旋转的在体测定显示，髌骨倾斜的增加是由于胫股屈曲的作用。髌骨倾斜角度越大，接触面积越小，使得髌骨假体的接触应力和塑性形变增加。

减少假体承重面损伤的技术
高交联超高分子量聚乙烯的热处理

尽管感染和假体松动是全膝关节翻修最常见的原因，但从历史上看，人们更多地会关注全膝关节置换术后的长期机械性能，而长期机械性能改变常常由过度的聚乙烯垫片磨损引起，常见的聚乙烯表面磨损形式包括黏着 - 磨粒磨损和聚乙烯层裂。然而，由于膝关节的单向运动，普遍认为膝关节的黏着 - 磨粒磨损比髋关节少，近 20 年来，通过增强材料性能来提高全膝关节置换术中植入物的耐磨性仍然是改善植入物在体性能变化的重要方向。另一方面，聚乙烯层裂磨损是由植入物亚表面区域（最大应力集中的地方）出现的疲劳裂纹引起的。从长期来看，氧化脆裂是层裂磨损过程中的主要因素，因此降低氧化电位是提高聚乙烯耐层裂磨损的主要途径。本节将讨论高交联的超高分子量聚乙烯的发展，以提高耐磨性，并结合早期热处理来减少和消除自由基及氧化电位。

使用高于常规辐照剂量（25~40kGy）处理高交联超高分子量聚乙烯垫片，能够提高超高分子量聚乙烯的耐磨性。在不含抗氧化剂的情况下，用辐照交联的方法可以降低和消除氧自由基的浓度（表 13-2）。其中一种方法是，使用辐照引起聚乙烯熔解，导致区域内晶体的熔解和无序，被局限在区域内的氧自由基出现逃逸和重组。然后再继续用非辐照的方法来处理，例如气体等离子体或环氧乙烷消毒。第二种处理残留自由基的方法是热分解法，即在辐射后低于聚合物的熔点时做退火处理。这种方法能够减少辐照后聚合物的氧自由基，这是由于聚乙烯晶体熔点范围在 100~150℃ 之间，峰值熔点为 137℃。因此，大约 10% 的自由基在 130℃ 退火后仍然存在。另一种方法是在低于熔点的温度下对交联材料进行机械形变处理，通过增加晶体区域的迁移率来增强残余自由基的再结合。与单纯的热退火相比，该方法减少了辐照后超高分子量聚乙烯上残留的自由基，但是这种方法使得聚乙烯链的定向排布发生形变，导致了机械结构的非均匀排布。

在模拟关节活动的针 - 盘磨损实验中，模拟关节的交互多向运动，结果显示交联超高分子量聚乙烯的耐磨性与辐照强度的增加相关，且在 100kGy 左右显著提高。但是，在离体实验中所得到的数据很难与体内浆液性条件下膝关节假体复杂的运动形式相比较。多项研究表明，与传统的经 γ 射线消毒的超高分子量聚乙烯相比，膝关节磨损率降低了 65%~90%。在 Wang 等的研究中，使用 γ 射线辐照交联聚乙烯并在 50℃ 退火，该方法与使用环氧乙烷消毒的聚乙烯对照相比，在屈曲活动被限制在 22° 时，每 100 万次运动循环后磨损率约为 20mm³。但在 25~50kGy 的辐射剂量范围内，聚乙烯的磨损率没有显著变化。在 75kGy 时，磨损率下降 40%，在 100kGy 时，磨损率下降 50%。Schmidig 等的研究显示，超高分子量聚乙烯垫片的黏着磨损率在 100kGy 辐照、135℃ 退火后有所降低，但仍会残存一些自由基。该研究中使用的是一个外力驱动的膝关节模拟器，结果显示常规使用 30kGy γ 射线辐照处理的聚乙烯垫片磨损约为每 100 万次运动循环 12mg，而交联聚乙烯衬垫（100kGy）的磨损为每 100 万次运动循环 1.3mg。之前的研究中提到，目前还没有研究揭示不同交联方法对聚乙烯耐层裂性能的影响。

使用体外膝关节模拟器观察研究 γ 射线辐照灭菌后的聚乙烯垫片层裂老化情况。Currier 等观察到，聚乙烯垫片亚表面磨损的程度随着氧化程度的增加而增加。使用膝关节模拟器预处理膝关节垫片，该聚乙烯垫片使用 γ 射线辐照杀菌，模拟 3~7 年的磨损时间，观察研究了临床相关的点状熔蚀、层裂以及表面裂纹。结合膝关节模拟器加速老化高交联的聚乙烯胫骨垫片，对该聚乙烯垫片使用 95kGy 电子束射线辐照、125℃ 高温，随后再进行退火处理，最终得到的聚乙烯垫片在模拟步行 1000 万次循环后，关节表面抗层裂能力与老旧传统聚乙烯衬垫相比，只需不到 500 万次循环即可发生层裂。

膝关节轴向或旋转的不对称会增加承载材料的应力，并破坏韧带的平衡，导致植入关节假体失效，手术失败。通过特殊设计的假体可以减小内植物失效的风险，这些特殊设计包括中间隆起和前方抬高，但超高分子量聚乙烯的疲劳强度会随着辐照强度和辐照后退火温度的增加而降低，这也是我们必须关注的问题，特别是考虑到一些不利条件存在，例如不保留后交叉韧带设计中出现凸轮立柱撞击。超高分子量聚乙烯在链接过程中存在压缩力和剪切应力，在重复载荷循环过程中可能会产生拉伸应力。应力方向的反转导致疲劳裂纹的产生，从而导致聚乙烯层裂。随着辐射剂量的增加，交联的超高分子量聚合物的抗疲劳裂纹扩展能力降低，如果材料在辐射后由于结晶度的降低而熔化，其抗疲劳裂纹扩展能力还会进一步降低。由于担心这种抗疲劳裂纹扩展能力降低，许多膝关节衬垫的辐射剂量都维持在低于最佳耐磨性所使用的辐射剂量（表 13-2）。在离体实验中，即使在力线对位不佳的情况下，也没有证据表明高交联的超高分子量聚乙烯会比传统超高分子量聚乙烯的磨损风险增加。

尽管仍会出现一些意料之外的氧化现象，但高交联超高分子量聚乙烯的性能在过去 10 年中是令人满意的。常规 γ 射线灭菌和第一代辐照退火的超高分子量聚乙烯在植入人体后 5 年的氧化水平较高，而辐照熔化的超高分子量聚乙烯在同一随访期内的氧化水平较低。连续辐照和退火处理的交联超高分子量聚乙烯的氧化速率比辐照和熔化处理的高分子量聚乙烯更快，尤其全膝关节假体中的氧化速率更高，但是这种氧化会产生怎样的临床后果仍不清楚。

与膝关节假体相比，使用影像学方法检测髋关节聚乙烯内植物的迁移和磨损会更加有效和准确，使用高交联高分子量聚乙烯植入后的 10 年，假体周围骨溶解的发生率降低了 87%。由于缺乏足够的临床研究，大部分关于高交联全膝关节聚乙烯垫片的资料仍然基于文献检索分析。此外，现有的小规模研究无法区别不同类型的交联超高分子量聚乙烯。在短期随访中（最长3年），高交联超高分子量聚乙烯的性能与传统的超高分子量聚乙烯相当。这限制了对膝关节骨溶解发生率的评估。在一项回顾性研究中，纳入了由一名外科医生所进行的200例手术（100例辐照熔化高交联聚乙烯垫片手术，100例常规手术），随访时间至少5.8年（平均6.3年），结果显示高交联超高分子量聚乙烯（辐照熔化）组与常规灭菌的超高分子量聚乙烯相比，射线的透射性显著降低。另一项至少随访2年的研究显示，辐照熔化和常规超高分子量聚乙烯垫片组均无假体翻修病例，也没有观察到骨溶解。关于聚乙烯垫片的抗疲劳性，在对114病例的前瞻性队列研究中，采用不保留后交叉韧带的膝关节设计，对高交联的、退火的超高分子量聚乙烯和传统的超高分子量聚乙烯进行了平均5年的随访，全部病例中均没有聚乙烯磨损或失效的并发症。在955例的研究中，使用高交联熔化的超高分子量聚乙烯垫片（延长杆、高屈曲假体）治疗后有5例患者（0.5%）发生了聚乙烯断裂。所有聚乙烯垫片断裂的患者都是在屈曲大于120°时发生的，作者假设高屈曲是聚乙烯断裂的一个影响因素。在一项随机对照研究中，比较了采用相同设计的低交联和高交联超高分子量聚乙烯，纳入183例患者的双侧膝关节（366个膝关节），平均随访5.8年的假体生存率为100%。尽管如此，我们仍需要进一步研究，以更加全面地了解全膝关节置换术中使用高交联超高分子量聚乙烯垫片的好处和风险，并了解不同处理方式的超高分子量聚乙烯之间的差异。

交联超高分子量聚乙烯的抗氧化稳定性

抗氧化剂通常用于聚烯烃和聚乙烯的商业生产，直到2007年抗氧化剂才开始作为添加剂在超高分子量聚乙烯关节植入物中使用。主要原因是早期添加剂（如碳纤维）或加工过程中产生的副产品（如硬脂酸钙）会导致严重的不良后果。目前大量关于抗氧化剂维生素E稳定型辐射交联超高分子量聚乙烯的临床相关的机械力学、摩擦学和生物学体外实验，为开发含抗氧化剂的超高分子量聚乙烯植入物铺平了道路。2007年以来，几款含维生素E的超高分子量聚乙烯关节植入物相继面世（E1，Biomet，Warsaw，IN；E+，DJO Global，Vista，CA；E-CiMa，Corin，UK；Vivacit-E，Zimmer，Warsaw，IN；E-Syntial，Mako Surgical，Ft Lauderdale，FL），另外，一种包含合成酚抗氧化剂的关节植入物（AOX，Depuy，Warsaw，IN）也被引入临床（表13-4）。

维生素E是人体内最丰富和最有效的链终止型抗氧化剂（酚类抗氧化剂）。其生理作用是与细胞膜中的自由基反应，并阻止多不饱和脂肪酸的氧化降解。多不饱和脂肪酸氧化会产生新的活性自由基。$RRR-\alpha-$生育酚酯（一种生物活性最高的维生素E）的抗氧化活性是通过使苯并二氢吡喃环上酚羟基团的活泼氢离子脱氢，转移到氧化脂质链上来实现的。该脱氢反应的结果是产生能与其他自由基结合的生育酚自由基，并使自由基还原。理论上，生育酚可以阻止过氧自由基攻击其他脂肪酸链产生更多自由基。因此，一旦阻断了脂质过氧化的链式反应，就可以防止机体的氧化损伤。通过类似的机制，维生素E也可以阻止辐照聚乙烯中的级联氧化反应。

表13-4 高交联聚乙烯在全膝关节置换术中的应用

商品名	制造商（城市）	维生素E含量(%)	辐射剂量(kGy[a])	辐照类型	热处理	灭菌方式	总辐射剂量(kGy)
E1	捷迈（华沙，印第安纳）	-0.7	100	电子束	弥散后热处理	γ射线辐照	~125
VivacitE	捷迈（华沙，印第安纳）	＞0.2	100	电子束	高温辐照	电子束辐照	2100
AOX	强生（华沙，印第安纳）	0.075	75~80	γ射线	未应用	γ射线辐照	~75
E-Plus	Djo Surgical	0.1	未知	γ射线	未应用	γ射线辐照	未知
E-CiMa	Corin Ltd	0.1	120	γ射线	机械变性后热处理	环氧乙烷	120

a：10kGy（千戈瑞）＝1Mrad（兆拉德）

抗氧化剂与超高分子量聚乙烯合成的方式主要有两种：一是通过弥散方式进入已经预先交联的超高分子量聚乙烯原材料；二是先与超高分子量聚乙烯粉末混合，然后进行固模与后续流程。在第二种合成方法中，由于维生素 E 可以清除自由基而具有抗氧化活性，会在后续过程中降低超高分子量聚乙烯的交联效率。而第一种将维生素 E 弥散进超高分子量聚乙烯固体的方式不影响交联效率。维生素 E 进入超高分子量聚乙烯的主要形式包括纯维生素 E 或将维生素 E 溶解在溶剂中或借助超临界流体等不同方式。

以往的研究表明，熔融预先交联的聚合物结晶区会阻碍重结晶效率，从而降低交联聚合物的机械强度。因此在维生素 E 的弥散过程中，工作温度被限制在交联聚合物的熔点以下，即 137~140℃。这种合成方式有两个步骤：第一步是将辐射交联后的超高分子量聚乙烯掺杂在纯维生素 E 中，从而在相对较短的时间内获得较高的表面浓度；第二步是在不含维生素 E 的高温中热处理，使聚集在表面的维生素 E 均质化在整个超高分子量聚乙烯组分中。通过这种方法，最终组分中的维生素 E 含量约为 0.7wt%。

最后使用 γ 射线对弥散了维生素 E 的超高分子量聚乙烯植入物进行辐射灭菌。尽管该步骤不会提高植入物的交联程度，但会使一定数量的维生素 E 接枝到聚合物上。因此，γ 射线可将部分抗氧化剂固定在聚合物中，从而减缓长期过程中的抗氧化性损失。

在髋、膝关节磨损测试中，这种经过 γ 射线灭菌的维生素 E 稳定型高交联超高分子量聚乙烯的摩擦磨损率比传统的经 γ 射线灭菌的超高分子量聚乙烯低 70%~90%，其磨损率与目前临床上成功应用的高交联聚乙烯类似。由于消除了辐照后熔化而提高了抗氧化性，与上一代辐照后熔化的超高分子量聚乙烯相比，其机械力学强度和疲劳断裂强度均得到了一定程度的加强。

在一项"实时"老化材料研究中，实验者将经过 γ 射线灭菌的维生素 E 稳定型高交联超高分子量聚乙烯置于 40℃的水溶液环境中持续 3 年，结果表明超高分子量聚乙烯表面仅出现了少量的氧化且其机械性能没有受到明显影响。该水溶液环境的氧气浓度与关节滑液相当，温度与关节内部温度相似。这些表面氧化出现在将维生素 E 引入聚合物之前，即聚合物辐射交联阶段。残留自由基的快速降解和氢过氧化物的累积缺乏表明：尽管材料中存在少量自由基，但维生素 E 在减缓辐照后超高分

子量聚乙烯氧化反应的过程中仍发挥了确定的作用。

在辐射交联前将超高分子量聚乙烯树脂粉末与维生素 E 预先混合，是一种较为便捷的方案，以代替维生素 E 随时间依赖性弥散到交联超高分子量聚乙烯的合成方式。实际上，由于骨科医疗器械厂家的需求，超高分子量聚乙烯树脂（Celanese）的制造商已开始提供含 0.1wt% 维生素 E 的医用级超高分子量聚乙烯粉末。如前所述，第一步先将聚合物粉末与抗氧化剂混合；第二步将混合物用特定模型固结成近似于植入物的形态（一般略大于标准的植入物成品），并在限定的辐射剂量下进行后续交联。对该方法可行性的初步研究主要集中在如何提高 γ 射线灭菌的常规超高分子量聚乙烯材料的抗氧化性上。然而，由于该方法在超高分子量聚乙烯植入物中具有减缓磨损率和降低骨溶解的良好表现，使得该合成方法得以广泛应用。

因为维生素 E 是一种自由基清除剂，在后续辐射过程中会阻碍超高分子量聚乙烯的交联效率，所以为了实现较高的交联密度，必须对共混物中的维生素 E 浓度和辐射剂量进行限制。如果以 100kGy 辐照下的未添加添加剂的初始超高分子量聚乙烯的交联密度和对应的磨损率作为基准，则共混物中的维生素 E 浓度应限制在最高 0.3wt%，因为交联会在该浓度上达到饱和。此外，即使使用较低的维生素 E 浓度（例如 0.1wt%），也必须在原基础上提高辐射剂量，以达到所需的交联密度。

与聚合物接枝的维生素 E 要比超高分子量聚乙烯中混合维生素更加广泛，因为维生素 E 所暴露的最终辐射剂量高于灭菌剂量。此外，接枝量随维生素 E 浓度的降低而增加，因此，对于低浓度的维生素 E 混合物（如 0.1% 或 0.2wt%），几乎所有的维生素 E 都会被固定在聚合物中以防止迁移。

体外实验表明，对于共混的超高分子量聚乙烯，聚合物中微量的抗氧化剂可以提高辐照超高分子量聚乙烯的抗氧化性。这种抗氧化性所带来的临床获益尚不清楚。由于维生素 E 稳定型超高分子量聚乙烯进入临床时间较短，因此尚不能准确评估其临床效果。除此之外，还有一种合成的抗氧化剂稳定型、共混辐射交联超高分子量聚乙烯（AOX；表 13-4）。该材料使用浓度为 0.075wt% 的抗氧化剂（COVERNOX；医用级季戊四醇四 [3-（3，5- 二叔丁基 -4- 羟苯基）丙烯酸酯]，并使用 75~80kGy 的辐照剂量进行最终的交联与灭菌。

经辐射诱导而产生并残存在超高分子量聚乙烯中的

自由基是造成关节植入物发生氧化的重要原因，因此提高抗氧化剂的存留时间，使维生素 E 将超高分子量聚乙烯中的自由基还原或消除，是提高聚合物抗氧化性的一种手段。实验表明，在未添加抗氧化剂的情况下，经辐照后的超高分子量聚乙烯在熔点以下温度进行热处理可产生机械变形，这种处理可以消除原超高分子量聚乙烯中残留的自由基。机械变形可引起超高分子量聚乙烯的各向异性变化，其中优选方向上的机械强度较高；但变形后的退火处理会使最终植入物恢复原有尺寸和各向同性。一种维生素 E 混合的辐射交联和机械变形的超高分子量聚乙烯有望通过两种机制增强抗氧化能力：既可以通过结合维生素 E 还原自由基，也可以通过机械变形消除自由基。由于这种材料不会在辐照后熔化，因此其机械性能预期可与辐照无熔化的高交联超高分子量聚乙烯相似。

降低辐射交联维生素 E 稳定型超高分子量聚乙烯中自由基的另一种方法是提高辐照温度。相对于室温辐照，接近聚合物熔点的辐照不仅可以清除自由基，而且还能提高交联效率。这种方法仅与电子束辐照兼容，因为电子束辐照可以精确控制剂量；剂量率和在辐照过程中使用的高温也只能在此方法下实现。高温辐照除了能够提高交联效率和降低磨损率外，维生素 E 接枝到超高分子量聚乙烯的效率也同时提高。这意味着可以使用较低的辐射剂量和较高的维生素 E 浓度，以获得更好的抗磨损性和抗氧化性。

现在已经有多种抗氧化剂稳定型超高分子量聚乙烯可用于 TKR（表 13-4）。抗氧化剂稳定型超高分子量聚乙烯用于全膝关节的历史起自 2008 年，因此尚缺乏临床随访信息。在对 25 个胫骨假体达 3 年的随访研究中，Currier 等观察了抗氧化剂稳定型超高分子量聚乙烯中的氧化现象，研究对象包括不同类型的含维生素 E 材料（E1 和 Vivacit-E，Zimmer Biomet，华沙，IN）和合成受阻酚抗氧化剂材料（AOX，Depuy Synthes，华沙，IN）。研究表明，与不含抗氧化剂的高交联超高分子量聚乙烯相比，抗氧化剂可有效降低植入物氧化水平。在一项包含 19 项取出物研究的随访时间最长 3.5 年的文献中，Ponzio 等观察到含抗氧化剂的材料与不含抗氧化剂的交联重熔超高分子量聚乙烯并没有明显的临床差异。但他们指出，不含抗氧化剂的材料表面出现更频繁的磨合、点蚀和刮擦。

抗氧化剂稳定型超高分子量聚乙烯的临床应用已经十分广泛，特别是在全髋关节置换中，因此，目前有大量实验研究聚焦于含抗氧化剂的超高分子量聚乙烯颗粒，以探讨其对骨溶解的影响。这些体外实验和临床前研究通常表明：含抗氧化剂的交联超高分子量聚乙烯颗粒产生的骨溶解可能性较低，除此之外，抗氧化剂可能在降低骨代谢的氧化反应中发挥积极作用。但是需要注意的是，只有通过严谨的临床试验才能对以上实验结果进行准确全面的评估。

2- 甲基丙烯酰氧乙基磷酰胆碱表面接枝超高分子量聚乙烯

关节软骨的固有特性之一是其具有良好的润滑性。软骨胶原网络中水提供的渗透压与软骨系统在压力负载下释放出的自由水之间的动态性是软骨具有良好抗磨损和载荷特性的部分原因。与之相反的是，超高分子量聚乙烯的磨损是通过表面接触产生的，表面润滑层承受的负荷很少。最近，有人提出了一种含磷脂的超高分子量聚乙烯表面涂层，其能够在超高分子量聚乙烯表面形成亲水层，该亲水层可在水或滑液中膨胀，并在压力载荷下形成类似于软骨滑液的流体层。

通过紫外线介导的反应，可以使 2- 甲基丙烯酰氧乙基磷酰胆碱（MPC）与超高分子量聚乙烯组合并使其绑定在表面。MPC 除了可以降低表面磨损的可能性，还可以减少假体表面的生物反应。这种接枝方式的最初目的是降低聚乙烯磨损颗粒造成的溶骨反应。通过横截面透射电子显微镜，可检测到 MPC 接枝法在假体表面形成的约 100nm 厚的磷脂层。另外，接触角测量结果表明，与初始超高分子量聚乙烯表面的显著疏水性（θ 约为 70°）相比，合成表面具有显著的亲水性特征（水接触角 $\theta < 20°$）。

尽管该表面层厚度为纳米级别，但在髋关节摩擦磨损实验中，该表面涂层比对照组（经过 130℃的热处理和 75kGy 辐照的无抗氧化剂超高分子量聚乙烯）的磨损量更低，原因可能是前者自由基的浓度降低。

所有涂层材料都需要具备良好的抗剪切应力和抗摩擦力，以应对机体环境中高应力和骨碎屑带来的不良影响。普通髋臼杯内衬在常规膝关节磨损测试中，可经受 500 万次循环的试验周期而不发生磨损损耗（以洁净血清作为实验润滑剂），这表明内植物在常规载荷条件下具有较长的使用寿命。维生素 E 稳定型 MPC 接枝高交联超高分子量聚乙烯（维生素 E 含量 0.1wt%）在相似的实验条件下具有相似的特性。日本京瓷医疗公司（Kyocera Medical）在 2011 年（Aquala）推出了这种 MPC 涂层髋臼杯内衬以用于全髋关节置换术，而该材料正在接受 FDA 的审查以期望在骨盆的下一步应用。无 MPC 接枝的维生素 E 稳定型超高分子量聚乙烯也在该公司生产应用（E-MAX；表 13-3）。

陶瓷和陶瓷化股骨假体

陶瓷 - 聚乙烯假体（黑晶，Oxinium，Smith & Nephew，Memphis，TN）是近 10 年来进入膝关节置换临床应用的。该假体由锆铌合金制成，并对假体表面进行氧化。这种假体表面避免了钴铬钼表面摩擦带来的超高分子量聚乙烯磨损，并且同时具有金属的延展性和陶瓷的硬度，以提供更强的耐磨损性能和使用寿命。

在大量的体外膝关节植入物磨损测试中，与钴铬钼材料相比，氧化锆表面具有更好的耐磨性和更少的超高分子量聚乙烯损伤。

在一项包含 11 个 PS 假体与氧化锆股骨髁假体匹配的取出物研究中，氧化锆 - 聚乙烯比钴铬钼 - 聚乙烯显示出更少的磨损。在一项社区登记的近 3000 个 "优质" TKA 病例中，包括旋转平台假体，氧化锆表面假体和交联聚乙烯表面假体和高屈曲设计假体，与 "传统" TKA 在 7~8 年的翻修率没有明显差异。美国的一个医疗健康集团（Kaiser Permanente）登记了超过 67 000 例 TKA 病例，在术后 4.9 年的随访时间中，钴铬钼 - 聚乙烯与氧化锆 - 聚乙烯具有相似的全因翻修率。澳大利亚骨科协会报告了一项含 17 000 个使用相似膝关节假体设计的黑晶假体和钴铬钼假体（其中约 6000 个黑晶假体），该研究报道了 12 年的临床结果，是迄今为止最长的临床队列研究。研究发现，黑晶假体虽然未发现更高比例的风险率，但其总体翻修率比传统的钴铬钼 - 聚乙烯假体更高（7.7%：4.8%）。

关节假体的表面涂层除氧化锆外，还有氮化钛等其他材质，这些涂层的开发提高了假体的耐磨性，最近已经有部分旋转平台假体使用了新涂层材料（例如 ACS，Implantcast；Persona，Zimmer Biomet；Foundation，DJO Surgical），在长达 92 个月的随访中，结果满意且无特殊并发症。在脊柱和骨盆的植入物中，氮化锆（ZrN）涂层（Vega Knee，Aesculap）和氮化硅（SiN）涂层也相继出现，并且纳入膝关节翻修的考虑范畴。

其他技术

聚醚醚酮界面

聚醚醚酮（PEEK）是一种耐高温、可注射成型的半结晶高分子材料，可用于包括脊椎支架的各种医学领域。因 γ 射线灭菌的超高分子量聚乙烯会发生氧化降解与磨损，降低假体寿命，19 世纪 90 年代起，碳纤维增强的 PEEK 复合材料（CFR-PEEK）成为候选材料应用于关节置换。PEEK 应用于医学领域的相关材料，包括其历史发展、制备工艺、等级划分和结构性质的相关内容，请参阅参考文献 275。

PEEK 的弹性模量接近于超高分子量聚乙烯，但可通过碳纤维的加强而大幅提高。CFR-PEEK 由于其较高的弹性模量足以匹配骨的机械强度而得到关注，并且已经作为金属植入物如股骨柄和内固定钢板的替代品处于临床评估阶段。在磨损试验中，CFR-PEEK 的磨损率与金属对超高分子量聚乙烯或陶瓷对超高分子量聚乙烯的磨损率相似。但是在柱形对平坦的假体设计中，PEEK 的磨损较高。

尽管体外实验证明金属对 PEEK 或陶瓷对 PEEK 的假体设计有较好的耐磨性，但通过辐射交联的超高分子量聚乙烯其耐磨性可以显著加强，因此此时人们重新思考如何选择更具抗磨损性能的材料组合。此外，碳增强聚乙烯（Poly Ⅱ）失败的应用历史和金属对金属假体所带来的严重临床并发症，使得人们对全髋关节置换内植物的耐磨性提出了新的要求，同时导致使用 PEEK 替代超高分子量聚乙烯的兴趣下降。

由于 PEEK 具有匹配骨机械强度、易于制造和无金属成分从而降低组织不良反应等诸多优点，近年来，人们对于使用 PEEK 材料替换钴铬合金作为股骨髁假体应用于 TKA 的兴趣越来越强。目前一项临床试验正在招募实验对象（NCT03224689），该实验有望得出医用级 PEEK 材料（PEEK-OPTIMA，Invibio，Conshohocken，PA）作为股骨髁假体应用于临床的安全性和有效性数据。

总结与展望

过去的 20 年中，对于如何减少膝关节假体表面的界面磨损，临床上已获得了明显成果，尤其在超高分子量聚乙烯假体支承面的工艺改良方面进步显著。辐射交联和抗氧化剂的结合有望减少假体界面发生的磨损、氧化以及疲劳层裂。随着材料科学的进步，关于假体包容性和假体限制性的争论有望得到终结。如本书和其他相关文献研究所述，当聚乙烯衬垫能够维持初始的形态与质量时，与之对应的平坦或凹陷胫骨衬垫假体在耐磨损方面同样有良好表现。减少假体表面磨损的更多方法可以通过优化假体设计和手术流程两个方面实现，以满足术后患者恢复除步态之外的更多日常活动。过去由于假体磨损试验被限制在体外试验，制约了假体设计与进步，但随着计算机程序预测材料磨损准确性的大幅提高，以往一次体外磨损试验的时间现在可以完成数十个变量的研究，使得假体设计取得了长足的进步。

可以预测的是，股骨髁假体的材料在未来也将发生改变，虽然钴铬合金具有良好的抗磨损性能，但其在摩擦力下是否具有较好的抗腐蚀性仍然备受争议。如果聚醚醚酮可以作为一种无金属成分的股骨髁假体备选材料通过临床评估，其结果是令人兴奋的，因为其应用将会减少金属离子释放所带来的局部不良反应。

（熊然 杨帆 郭林翻译；蔡宏校对）

参考文献

第 14 章

假体的固定

Mick P. Kelly, MD | Brett R. Levine, MD, MS | Joshua J. Jacobs, MD | Dale Rick Sumner, PhD

引言

依靠骨水泥固定的全膝关节置换术（Total Knee Arthroplasty，TKA）仍然是被证实具有长期疗效的金标准固定方式。然而，由于越来越多的年轻、活跃的患者接受了手术，加上生物材料的进步，学界对非骨水泥固定方式的 TKA 重新产生了兴趣，非骨水泥固定的好处包括延长假体寿命，消除骨水泥的三体磨损，以及可能减少手术时间。本章的目的是描述骨水泥固定和非骨水泥固定的基础科学，重点介绍 TKA 中的骨整合。彻底理解这个问题至关重要，因为它能让外科医生预测、认识和避免常见的失败机制。

骨水泥固定

聚甲基丙烯酸甲酯的基础科学

骨水泥有几种不同的品种，通常以双组分系统的形式提供，即聚甲基丙烯酸甲酯（PMMA）粉末共聚物和液态甲基丙烯酸甲酯单体。在粉末中，通常有引发剂（过氧化苯甲酰）、放射性乳化剂（硫酸钡、氧化锆）、着色剂和/或抗生素。液体部分通常包含单体稳定剂（氢醌）和促进剂（N，N-二甲基对甲苯胺，N，N-Dimethyl Para-Toluidine，DMPT）。一旦两种成分混合在一起，骨水泥即会历经 4 个阶段以供使用，最终将作为一种骨水泥浆来辅助 TKA 部件的固定。这 4 个阶段是混合期、等待期、工作期和硬化期，这些阶段的时长可能因骨水泥、局部环境和混合过程而有所不同。

骨水泥有许多特性，必须了解这些特性，才能评估当前所有可行的用途，并确保其得到恰当的利用。PMMA 最常讨论的特性之一是黏度，即液体的流动阻力，根据混合方式、分子量、液粉比和骨水泥中添加其他材料（共聚物、抗生素等）的不同，其变化很大。高黏度骨水泥通常具有较短的等待期和较长的工作期，这似乎是植入 TKA 部件的理想选择。然而，有一些报告

和观念认为，这些"更黏稠"的骨水泥可能不会渗透到松质骨中，从而导致当今骨水泥技术条件下更高的失败率，这些潜在的担忧似乎并没有在高黏度骨水泥的临床实践中显现出来。最近，Kelly 等证实了临床对高黏度骨水泥应用的热忱，因为 2012—2017 年，其应用率从 46% 增加到 61.3%，尽管在鼓励更多采用高黏度骨水泥之前，仍需要进行生存研究。尽管低黏度骨水泥的搅拌条件不太理想，但有报道称，与高黏度骨水泥相比，成功率更高。与骨水泥黏度相关的另一个差异包括骨水泥搅拌和固化过程中产生的热能。高黏度骨水泥往往固化速度更快，产生更高的峰值温度，而低黏度骨水泥具有较低的热释放，持续时间也更长。总而言之，如果在 TKA 中的绞锁过程中均采取恰当的操作步骤，两种骨水泥是否均能很好地工作，目前仍未达成共识。

在骨水泥固化过程中，骨水泥渗入松质骨至关重要。骨水泥界面的绞锁越深、越完整，结构的整体强度就越大。为了辅助这一过程，可以使用骨水泥枪或用手指按压将骨水泥注入骨面。如果骨表面是以清洁和干燥的状态准备接受骨水泥假体植入的话，这两种技术都是成功的。在松质骨表面涂抹骨水泥之前，脉冲灌洗、骨面干燥和硬化骨的区域钻孔有助于骨水泥渗透。通常情况下，骨水泥具有很强的抗压强度，但在剪切应力作用下就不那么持久耐用。然而，这些性质会受到骨水泥覆盖层中的空隙和缺损的极大影响。因此，细致的骨水泥制备和搅拌是至关重要的，且能密切影响骨水泥性能。

骨水泥的搅拌可在徒手或真空条件下进行。后者与孔隙率降低和抗拉强度增加有关。徒手混合的其他问题包括有相对更高的死亡率和肺栓塞发生率的报告。虽然这些数据大部分基于全髋关节置换术的病例系统，但在准备 TKA 时仍需考虑到这一问题。如前所述，化合物可作为显影剂添加到 PMMA 中。在这方面，通常使用硫酸钡，但浓度增加会导致剪切强度和聚合温度降低，疲劳强度、抗压和横向弯曲强度可能会进一步降

低。或者，更小的颗粒可能有助于成骨细胞黏附，并对增加疲劳强度产生积极作用。在美国，现代骨水泥的制备通常采用 Simplex（Stryker，Mahwah，NJ）或 Palacos（Heraeus Medical LLC，Yardley，PA）配方，以及来自其他备选供应商提供的选择。传统上，Simplex 是低黏度骨水泥的范例，而 Palacos 是高黏度骨水泥的范例。这两种常用骨水泥的一些特性包括 Palacos 的二氧化锆显影剂和 Simplex 的超细硫酸钡；Palacos 的高分子量聚合物相对较高而 Simplex 的则较低；Palacos 采用环氧乙烷灭菌法而 Simplex 采用伽马射线辐射法；两者的初始弯曲强度分别为 87MPa 和 72MPa，循环后残余强度分别为 17.8MPa 和 14.2MPa，Palacos 在这两方面均优于 Simplex。

在 TKA 中使用骨水泥的最后一个潜在优势是能够在骨水泥内局部释放抗生素。这仍然是一个相对有争议的话题，因为没有确切的数据支持在原发性 TKA 中常规使用抗生素骨水泥。在选择一种理想的抗生素时，它必须是热稳定的、水溶性的、杀菌的（针对选择的细菌），并且对骨水泥的机械强度的影响最小。在原发性 TKA 患者的骨水泥中是否常规添加抗菌药物的一个重要的关注点，是为了平衡成本（抗生素骨水泥可高达普通骨水泥的 3 倍）与有效性。挪威和瑞典的注册资料显示，在全髋关节置换术中预先将抗生素注入骨水泥时，假体周围感染的风险是降低的。这些早期结果是有利的，但必须与机械强度降低、耐药菌和超敏反应的风险进行权衡。另外，Hinarejos 等报道了 2948 例骨水泥型 TKA，其中 1465 例接受了不含抗生素的 PMMA，1483 例使用了红霉素和黏菌素的骨水泥。这项研究是一项前瞻性的随机对照试验，他们发现对照组（非抗生素骨水泥组）与研究组（抗生素骨水泥组）的深层感染率（1.4%：1.35%）或浅表感染率（1.2%：1.8%）相比没有差异。Bohm 等学者来自加拿大联合注册处的报告显示，与未使用抗生素的骨水泥组相比，接受抗生素骨水泥的患者组 2 年翻修率是相似的。这项研究包括了 36 000 多例病例，在这一短期随访中，两组之间因感染相关的翻修率也是相似的。尽管添加抗生素具有潜在优势，但 2012—2017 年，美国联合注册处的资料显示抗生素使用率却呈下降趋势，从 44.2% 降至 34.5%。与 PMMA 混合使用的一些常用抗生素包括万古霉素、庆大霉素、妥布霉素、环丙沙星和用于真菌感染的伏立康唑。

在结果方面，骨水泥固定的 TKA 仍然是当前的金标准。最近有一些研究表明，现代的非骨水泥固定与骨水泥固定的 TKA 之间是相似的。然而，总的来说，过去的文献已经显示了骨水泥假体的优越效果，如瑞典注册中心所证明的，如果胫骨部件是非骨水泥的，翻修的风险会增加 1.6 倍。一般来说，与非骨水泥的胫骨假体相比，骨水泥假体显示出更小的位移距离和速度。骨水泥假体通常更便宜，更容易植入，可用于所有需要 TKA 的患者。

非骨水泥固定

非骨水泥固定的生物学

非骨水泥固定是包含新形成的骨组织与假体表面之间的连接，相对而言骨水泥固定则是指聚合物与周围骨小梁的绞锁，从而提供宿主骨和假体之间的连接。本章的一个基本假设是：宿主骨和假体之间建立和维持一个安全的骨连接，是长期成功的先决条件。非骨水泥固定的理论优势在于，人体能依赖于骨重建的自我修复系统来维持机械性能良好的界面，而对于骨水泥界面，聚合物的机械性能（如果不是骨）会随着时间的推移而恶化。

大多数关于多孔涂层假体中骨生长的初期研究表明，骨长入是非常罕见的。然而，其他研究，包括研究许多从功能良好的患者身上回收的假体，都表明内生骨的发生比最初认为的更可靠。尽管如此，骨长入的覆盖范围通常不到与骨接触假体表面的 1/3。尽管这限制了骨性固定的量，但研究表明，由骨长入固定的 TKA 假体机械稳定性与骨水泥固定相当，在多中心对照试验中，以骨水泥和非骨水泥固定的膝关节置换术后，因各种原因所致的膝关节翻修术的中长期生存率无差异。对 15 个研究项目（包括 5 个随机对照试验和 10 个其他研究）的 Meta 分析发现，使用骨水泥假体，生存率更好，无菌性松动更少；尽管分析仅限于随机对照试验，骨水泥和非骨水泥 TKA 在生存率或无菌性松动方面没有显著差异。

从力学的角度来看，固定界面的载荷可能超过连接骨组织的强度，在这种情况下，可能会导致固定失败。界面应力一旦超过了新形成骨的假体支撑能力，而固定的接触面积不足，就可能会发生上述这种情况。因此，假体的设计需要提供足够宽大的固定面积来适应这一因素。在生物学方面，采用外科手术技术，或者生物活性药物来确保大面积的骨生长 / 植入似乎是有好处的。数据表明，虽然并非全部失败，大多数晚期无菌性松动的病例实际上代表着初始固定的失败。因此，非骨水泥固定技术中早期的机械和生物学事件至关重要。

植入手术所致的创伤提供了非骨水泥固定的环境。在血肿形成和间充质组织发育后，骨骼开始产生一种可形成编织骨的反应（图 14-1）。在这种膜内成骨的过程中，板层骨最终形成于网织骨的海绵状结构上，造血骨髓得以重建。在恰当的条件下，这种生物反应可诱导假体表面和宿主骨之间形成机械连接（图 14-2）。

在通常无松质骨的部位（即长骨的骨干）经手术诱导膜内骨再生后，除非假体能为新骨的持续存在提供机械力学因素，否则新形成的骨将被完全吸收并被骨髓替代。在膝关节置换术中，假体植入小梁骨床上，人们期望新形成的骨组织具有长期的持久性和功能适应性，因为固定在宿主骨上会赋予新组织机械功能。因此，骨生长的分布或量预计会随着时间的推移而改变，且正好显示了从假体到宿主的应力转移区域。假体周围区域骨的适应性已在膝关节置换术中得到确认，有学者猜测这也反映了局部机械环境的变化。

植入部位的成骨潜能似乎是非骨水泥固定的一个重要因素。例如，在缺乏适宜的干细胞的情况下，骨创伤后的成骨将受到抑制。这些细胞被认为存在于骨髓中，尤其是在靠近骨内膜的区域。虽然骨骼干细胞可以从多个解剖部位分离出来，包括骨髓、骨膜、骨骼肌、脂肪和脐带血，但普遍的共识是，在骨修复过程中，只有局部被动员的细胞才是骨细胞的祖代细胞。如果关于骨修复仅靠局部来源的概念是正确的，那么在骨水泥假体无菌性松动后，干细胞的可用性可能会降低。

假体与骨接触面之间的骨髓间隙由颗粒物填充，而不是正常的骨髓组织，这可能是人工关节翻修手术模型中骨形成减少的原因。干细胞的成骨潜能在退变过程中有所衰减的问题是有争议的。目前，仅有有限的明确证据表明，在老年人的骨创伤后，成骨能力下降。然而，与骨量减少相关的机械固定减少可能会出现问题。

对假体固定和骨折愈合的研究表明，许多因素可以抑制骨再生。最值得关注的可能是有时对接受非骨水泥关节置换术的患者，尤其是预防异位骨化所做的一些辅助治疗。例如，已经证明双膦酸二钠乙烷 -1- 羟基 -1、1- 双膦酸盐、吲哚美辛和一定剂量的辐射可阻碍假体固定。此外，抗凝剂华法林已被证明能抑制固定强度。一般来说，除非另有证明，否则任何抑制骨折愈合的因素都应假定对假体固定有类似的影响。

通过对各种材料（如骨移植替代物）、模型（如电刺激）和假体表面修饰的研究，可提高非骨水泥假体固定的能力。用自体骨或磷酸钙骨移植替代物治疗手术时存在的界面间隙可以增强非骨水泥固定。此外，某些生长因子，如重组转化生长因子 -β、骨形态发生蛋白 -2，骨形态蛋白 -7（也称为成骨蛋白 -1）和甲状旁腺激素已经在多年前就在临床前的模型中被发现，并用于加强固定，但除了一些偶然的病例报告，这种策略还没有被应用于临床。关于如何调控假体表面的处理来增强假体的固定，有大量的文献。广义地说，这些方法都可以归类为影响表面形貌的方法，从微米级的多孔涂层到减法处理（抛光、喷砂、酸蚀、氧化），或添加过程（磷酸钙涂层、离子沉积），或表面化学操作（磷酸钙表面、生物活性玻璃、氧化表面和肽 / 蛋白质功能化表面）。此外，银作为一种具有抗菌性能的表面处理剂正在研究中。从临床角度来看，其中最主要的是磷酸钙涂层的使用，许多关于 TKA 胫骨组件的研究报道了有益的发现。

在颗粒诱导骨溶解的背景下，最近的一项系统综述表明，抗分解代谢和合成代谢策略都可以改善动物模型的固定性。虽然双膦酸盐通常是局部输送的，但这些和其他抗分解代谢剂以及几种合成代谢剂可以系统地施用。特别是，双膦酸盐和一些其他抗代谢药物，以及间歇性地应用甲状旁腺激素和硬骨素抗体已经被证明可以阻止颗粒诱导的骨溶解的发展。

实现骨整合的标准概念

在美国，大多数非骨水泥关节置换假体都使用多孔涂层表面、喷砂和 / 或等离子喷涂技术。此外，目前正在研究许多制备假体表面的新方法，其中一些很可能在未来进入临床实践。尽管非骨水泥固定有这些选择，但仍与过去 50 年研究多孔涂层使用过程中掌握的许多基本概念相关。骨整合的条件包括：

- 假体表面与宿主骨紧密接触。
- 骨 - 假体界面的最小相对运动。
- 适当的假体表面特征的存在。
- 具有成骨潜能的骨床。

许多研究表明，0.5mm 的间隙就可能抑制骨的生长。这是一个值得关注的问题，因为在全膝关节置换术中，假体和宿主骨之间的间隙通常为 1~2mm，甚至更大

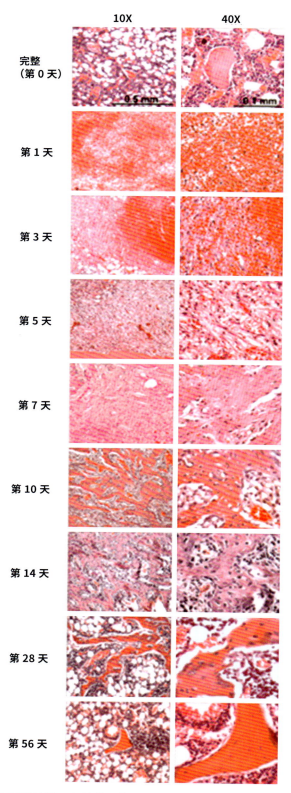

图 14-1　骨髓消融术后大鼠组织学的表现时程，为关节置换植入部位准备的生物学反应模型。这一系列显微照片显示了完整骨髓（第 0 天）的进展情况，该骨髓通常由脂肪细胞和造血细胞填充，并存在一些骨小梁元素。消融后第 1 天的特点是分散的多形核细胞形成血块。第 3 天显示细胞渗入血块。第 5 天显示纤维血管结构的形成，有小血管和未成熟的胶原网络。第 7 天和第 10 天出现编织骨小梁。第 14 天的特征是骨小梁进一步发育。第 28 天和第 56 天显示骨小梁结构成熟，造血组织重建（摘自 Wise JK, et al. Temporal gene expression profiling during rat femoral marrow ablation-induced intramembranous bone regeneration. PLoS One. 2010;5(10):e12987. doi:10.1371/journal.pone.0012987. 转载授权）

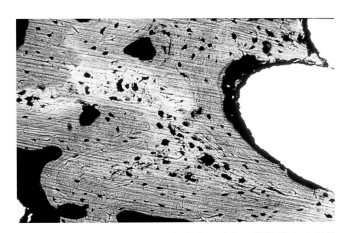

图 14-2 尸检时发现的骨在多孔涂层关节置换假体中生长的背向散射扫描电子显微镜照片。受试者为 38 岁男性，假体植入已 4 个月。假体的表面由钛纤维金属制成。注意孔内存在骨，只有极少许与钛丝直接接触。因此，假体固定的基础是骨与涂层的机械绞锁，而不是骨与假体的直接接触。纤维金属丝的厚度为 0.25mm

的间隙偶尔会出现，尤其是在翻修手术的情况下。在基于传统的截骨导向板的 TKA 中可以发现来自锯片和切割导轨运动的切割错误。机器人操作臂辅助的 TKA 可减少在尸体标本操作中的切割误差，理论上通过减少假体表面和宿主骨之间的距离增加了骨整合的可能性，但这从未在临床上得到证实研究。机器人手术中应用带冲洗的磨钻也可以减少与传统锯片切割技术相关的骨高温坏死。

"过度"微动被公认为抑制骨生长，但"过度"的确切定义仍然是难以解释清楚的。例如，保持宿主骨和假体多孔涂层内骨的连接，即使在 20μm 的初始界面微动的情况下仍然允许骨的内生。然而，在相同的研究中，初始微动为 40μm 或更多时，尽管在多孔涂层中观察到骨组织，但与宿主骨的连接逐渐丧失或根本没有形成。另一项研究表明，最小微动量为 28μm 可诱导骨长入，而大于 150μm 的微动可导致纤维内生。

如何优化全膝关节置换术中的胫骨假体设计以减少假体和宿主骨之间的初始微动，已经引起研究者相当大的兴趣。螺钉初始用于增加稳定性，但取出物研究表明，螺钉道或孔可作为微粒碎屑进入界面的通道，导致骨溶解。这种悖论凸显出假体设计的复杂性，没有真正完美的解决方案，只有一系列的妥协。其目的是在胫骨基板处获得骨长入，而不是在螺钉或固定钉上。最近的一项生物力学研究表明，与采用双六角钉固定的多孔钽基板胫骨假体相比，带有中心龙骨和固定钉的下表面为

多孔钛板的胫骨假体抬离和摆动要小得多，但最佳设计仍无从知晓。

非骨水泥固定的最新进展之一是新型多孔金属的设计。在多孔涂层孔的几何结构方面，表面特性已经得到了很好的研究，之前有规则规定孔隙必须相互连接，并且尺寸为 100~400μm。新的多孔金属为骨长入提供了理想的特性。例如，多孔钽具有接近 650μm 孔的几何结构，比以前的多孔涂层假体具有更高的摩擦系数和更低的弹性模量。在犬模型中，多孔钽和高孔钛与以前的多孔假体相比，表现出更佳的骨长入和更高的干扰剪切强度，对失败的髋关节和膝关节置换假体的取出物研究显示，与传统的多孔金属设计相比，多孔钽的生长深度明显增加。

具有磷酸钙处理的表面涂层，尤其是等离子喷涂羟基磷灰石，已经成为广泛研究和日益增长的临床应用的主题。即使在"理想"的植入条件下，这些涂层能增强固定的能力也已经得到一段时期的认可。这种类型的表面处理显示，即使出现界面运动的情况，也能产生积极的效果。例如，对由于界面运动而导致固定失败的研究表明，多孔表面的羟基磷灰石涂层似乎允许骨在 150μm 界面微动的情况下内生 / 表面生长，而这种微动量通常不允许骨长入 / 表面生长。由于这些涂层在质量方面有很大的差异，一个关键的发展点将是提升对生物效应和临床相关性的认识。此外，一项临床试验表明，羟基磷灰石处理的多孔涂层部件和骨水泥部件的稳定性相同，并且在 1~2 年内的位移量比相同设计的多孔涂层胫骨部件小。

由于多孔涂层或表面结构的非骨水泥部件增加了金属表面积，以及存在金属表面直接与周围组织相互作用而无骨水泥涂层的实际情况，历来有人担心非骨水泥全关节置换组件所致的系统性散布金属碎屑的风险更大，产生不利的系统影响的风险也更大。虽然骨水泥和非骨水泥型全膝关节置换术中金属释放的对比研究少之又少，但一项关于非骨水泥钛合金全膝关节置换术的研究表明，只有当金属背衬的髌骨假体失败或由碳纤维增强的聚乙烯整合的关节面时，血清钛的含量升高才有统计学意义，后者意味着股骨部件的磨损会加速。与未植入假体的患者相比，使用传统聚乙烯的功能良好的非骨水泥型全膝关节置换患者的血清钛未出现具有统计学意义的升高。

此外，在骨水泥型与非骨水泥型全髋关节置换患

者的金属释放的头对头的比较研究中，广泛钴合金涂层柄的被动溶解并不是金属释放的主要模式。相反，金属/金属模块连接处的金属释放可能是金属释放的主要来源。总而言之，现有证据表明，与骨水泥型 TKA 相比，非骨水泥型 TKA 本身并不太可能具有更高的金属碎屑全身播散的风险，或更高的金属诱发全身性影响的风险。然而，在非骨水泥型 TKA 中最常用的金属背衬的髌骨部件的磨损可能与血清钛含量非常高有关。

植入考虑：从错误中吸取教训

　　过去非骨水泥型 TKA 的失败与设计失败有关，并导致许多外科医生放弃非骨水泥固定。现代假体设计试图解释这些错误，但到目前，还没有一种非骨水泥型膝关节假体被证明具有长期生存的记录。

　　使用非骨水泥技术进行胫骨侧固定具有挑战性，因为骨储备相对较差，与股骨多平面固定相比，单平面固定，以及胫骨基板上复杂的载荷模式，可能导致浮动和 / 或微动，从而抑制骨整合。早期的 108 个非骨水泥多孔涂层解剖型膝关节假体系列在平均 64 个月的随访中显示了 19% 的失败率，所有失败都与胫骨部件的骨整合失败有关。为了提高初始稳定性和防止浮动，较新的设计包括螺旋钻孔。然而，这也导致了人们意外观察到，当微粒碎屑进入假体的界面时螺钉钉道的骨溶解。在连续 131 例非骨水泥型全膝关节置换术的平均随访 11 年中，胫骨部件无菌性松动率为 8%，溶骨性病变率为 12%，所有这些都发生在螺钉或螺钉孔周围。改进锁定机制和提高聚乙烯耐磨性将很可能通过减少与背侧和关节面磨损相关的聚乙烯碎屑，来减少螺钉钉道骨溶解。目前胫骨基板设计的目标是在基板上形成环状多孔涂层，而不是螺钉或定位柱固定，以获得足够的稳定性来防止微小移动。目前还无法获得任何设计的长期临床数据。

　　在一项为期 11 年的随访研究中，有关金属背衬髌骨设计失败的文献报道较多，髌骨翻修率高达 48%。目前关于髌骨表面置换在非骨水泥固定中的最佳方法仍存在争议。非骨水泥的股骨固定的问题包括由于定位柱周围固定而导致的前皮质应力遮挡，以及股骨部件在薄区域的疲劳骨折。

关节翻修成形术：在骨质丢失的情况下实现骨整合

　　翻修环境对非骨水泥固定来说似乎是一个严峻的挑战，因为界面间隙、活动的可能性增加，而且可能是固有的成骨能力降低。这种成骨能力的降低是由于肉芽组织替代了正常的髓腔内容物。这些观察结果记录在一项实验性全髋关节置换术的研究中，并且很可能适用于膝关节。尽管有临床和实验证据表明，翻修手术中的骨床仍保留一些成骨潜能，但显然翻修手术对骨长入固定提出了最大的挑战，也最需要发展促进骨再生的方法。

　　多孔金属锥形垫块（Cone Augments）是一种吸引人的选择，用于解决巨大的胫骨和股骨干骺端骨缺损。这些增强材料利用了多孔金属的机械性能，这种材料既能提供稳定性，又能进行生物整合。垫块提供模块化缺损重建，其不同的大小型号，可以用于制造商提供的假体系统。骨水泥通常用于垫块和假体之间，但胫骨或股骨的柄部延伸可以用骨水泥或非骨水泥固定。干骺端钛锥形袖套（Sleeves）是一大类相似的处理方案，通过组配式的锥度固定将钛金属袖套连接到假体上。这些新的生物材料增加了与宿主骨进行生物生长的潜力，并可能获得长期生存的成功。使用多孔钽干骺端垫块进行 TKA 翻修术的结果表明，在 5~9 年的中期随访中，胫骨部分的未翻修存活率超过 95%。然而，尚无长期临床结果来证明该技术的成功。

结语

　　总之，骨水泥型 TKA 涉及 PMMA 骨水泥的绞锁，PMMA 骨水泥作为假体和宿主骨之间的浆液。虽然骨水泥 TKA 仍然是金标准技术，但非骨水泥型 TKA 是一种有吸引力的替代品，因为生物固定界面可以延长寿命。然而，非骨水泥固定依赖于几个重要的原则：假体表面和宿主骨之间的紧密接触，骨 – 假体界面的相对运动最小，适当的假体表面特征的存在，以及具有成骨潜力的骨床。

致谢

　　一些作者得到了美国国立卫生研究院的研究项目 R01AR066562 和 R21AR075130 的资助。内容完全由作者负责，不一定代表美国国家卫生研究院的官方观点。

（陈昊　郭林翻译；蔡宏校对）

参考文献

临床科学

JAMES I. HUDDLESTON III

第 15 章

全膝关节置换术前和术后膝关节体格检查

Raj K. Sinha, MD, PhD

引言

本章的目的是讨论与全膝关节置换术（TKA）相关的膝关节体格检查，而不是详尽阐述与其他外科手术相关的膝关节体格检查。尽管对即行置换的膝关节有相对流程化的体格检查，但几乎每一个异常的发现都对膝关节置换的手术计划和实施产生重要影响。同样，膝关节置换后，尤其是对不满意的患者，体格检查与影像学和其他检查一样重要，以帮助确定置换失败的原因。对于满意的膝关节置换患者来说，当然，体格检查和影像学检查通常都是令人满意的！

膝关节置换术前膝关节体格检查

视诊

皮肤

由于膝关节置换术需要手术切口，完整的皮肤对手术成功至关重要。手术部位的皮肤应该是健康的、没有损伤，具有极好的柔韧性、血运良好和可扩展性。在银屑病关节炎等皮肤炎症情况下，需要在手术前改善皮疹情况。作者与风湿科医生或皮肤科医生合作来实现这一点。当最近发生创伤时，所有的瘀斑和硬结都应该在手术前痊愈。同样，髌前滑囊炎等情况可能会影响进行全膝关节置换术的决定。例如，髌前滑囊肿胀严重，以致髌前皮肤受损。手术后切口愈合可能会延迟，因此会不必要地增加全膝关节置换术中感染的风险。在这种情况下，作者事先做一模拟切口切除髌前滑囊，同时可以确认切口是否能正常愈合。同样，如果认为血管受损，在进行膝关节置换术之前，进行模拟切口是一种合理的方法。使用经皮血氧饱和度来评估血管是有一定作用的，因为氧分压较低的区域可能存在延迟愈合。菲薄的皮肤，特别是肥胖患者和老年人，容易出现持续伤口渗出，可能需要特殊的缝合技术（图 15-1A）。当然，手术部位存在蜂窝织炎或其他感染时，严禁行膝关节置换术。

全膝关节置换术的一种常见情况是存在既往切口。关节镜检查、开放半月板切除和膝关节骨折修复在全膝关节置换术前是很常见的。应注意这些切口的位置，特别是它们是否会影响全膝关节置换术的切口。一般来说，应该使用近期的或最外侧的切口（图 15-1B），因为手术后切口外侧的皮肤往往存在缺血缺氧。同样，TKA 纵向切口应尽量垂直于横向切口。斜向切口可以向近端和远端延长，能很好地显露关节，同时瘢痕也更加美观（图 15-1C、D）。幸运的是，在过去的几十年里，随着 TKA 成为创伤后更可靠的治疗方案，正中切口在骨折切开复位内固定术中应用广泛，从而减少了关节置换手术医生面临的问题。在多切口的情况下，皮肤瘢痕过多和粘连，可以术前使用组织扩张器。总而言之，皮肤的状况对最终的成功至关重要。

步态

评估患者的步态将显示内翻或外翻的应力，内翻或外翻的关节对线，髋/脊柱/足/踝问题，以及肌肉力量。步态期间的动态侧突（Thrust）可预测关节受力不对称和软骨磨损，有助于确认晚期关节退化的存在（图 15-2）。相同的是，静态内翻或外翻对线的程度反映了软骨和/或骨丢失的程度。就 TKA 手术而言，侧方不稳可能表示韧带松弛，可能决定假体的选择或重建技术的调整。因此，动态或静态的异常不稳定需要对膝关节韧带功能进行彻底检查，步态异常也可能存在髋/脊柱/足/踝的病变。在进行全膝关节置换术之前，需要确定其他同侧或对侧关节的问题是否会影响手术或术后康复。例如，当存在严重的髋关节骨关节炎时，全髋关节置换术应当优先于全膝关节置换术。异常肌力可能表现为异常步态，在全膝关节置换术时应予以解决。股四头肌无力会导致行走不稳，可能存在潜在的神经肌肉疾病或肌病，这两者都会影响全膝关节置换术后的康复。因此，对步态的评估将有助于关节置换术者进行膝关节重

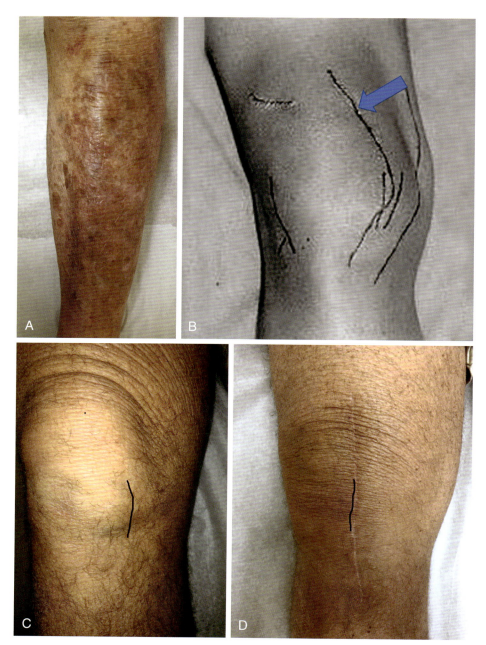

图 15-1 A. 皮肤菲薄，顾虑是术后愈合延迟或因术后肿胀而溃烂。B. 膝关节有多个陈旧切口的患者。在这种情况下，标有箭头的切口最适于全膝关节置换术（TKA）。C、D. 结合以前的手术瘢痕进行全膝关节置换术的例子。术前（C，瘢痕以线条标记）。术后 1 年（D）

建，并可能调整治疗计划，以避免并发症和优化手术效果。

畸形

关节内畸形

在关节内，内翻或外翻畸形可由软骨丢失、骨丢失、畸形愈合、韧带松弛或所有这些因素的某种组合引起。每一个原因都会影响手术重建。例如，骨丢失可能

需要使用延长杆或垫块来确定正确的关节线位置和角度。同样，侧副韧带功能不全可能需要髁限制型假体，甚至需要铰链式膝关节。结合影像学检查、体格检查将有助于制定重建计划。

关节外畸形

先天性疾病或既往创伤导致的股骨或胫骨畸形也会影响全膝关节置换术。陈旧性骨折或骨骼过度弯曲可能

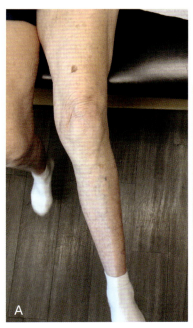
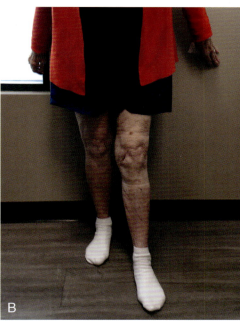
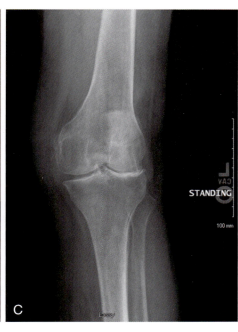

图 15-2　A. 外翻畸形的患者。B. 类似的患者站立向前迈步。注意外翻对线或外突（Valgus Thrust）的增加。C. 对应的有负重的 X 线片。外侧塌陷，内侧开口，提示内侧副韧带可能不完整

会影响髓内定位的使用。畸形愈合导致的下肢不等长可能需要较厚的鞋来帮助康复和步行后重建。有了现代工具，如手术机器人、术前规划、定制假体和术中导航，术者可以克服关节外畸形对手术的影响。当然，对畸形的治疗也有助于术后康复。

触诊

相关骨性标志

检查时应触诊膝关节的所有骨性标志。这包括在伸膝时推动髌骨，以评估髌骨过度活动和韧带是否松弛（图 15-3A、B）。屈曲 30° 时，髌骨关节面与股骨滑车接触。屈曲角度下推动髌骨将提示异常的髌骨位置或脱位，以及疼痛程度（图 15-3C、D）。髌骨位置和轨迹可能会影响 TKA 术中髌骨假体的位置或是否松解外侧支持带。如果髌骨疼痛不明显，可以考虑行单髁置换术或者在 TKA 中不置换髌骨。在股骨体格检查中，要检查股骨内外髁和半月板。股骨髁压痛可能提示骨髓水肿。髁上压痛可能提示侧副韧带损伤。半月板完整度对全膝关节置换术并不重要，因为半月板术中是要切除的。然而，半月板损伤可能导致其他一些机械不稳定。触诊腓骨头，以评估外侧副韧带止点，以及腓神经是否可能被卡压。内侧胫骨平台触诊，以评估内侧副韧带（MCL）附着点和鹅足滑囊。鹅足压痛可能表明四头肌力量减

弱合并肌腱紧张。外侧胫骨平台触诊，包括 Gerdy 结节，将评估髂胫束止点。在全膝关节置换术前后，髂胫束与侧副韧带一起使关节在伸直状态下保持稳定。

韧带完整性和应力测试

前交叉韧带

直到现在，所有的 TKA 手术都切除前交叉韧带（ACL）。最近引入的保留前/后交叉韧带（ACL/PCL）的人工全膝关节置换术获得了微小的成功。目前为止，尽管 ACL 功能障碍可能导致后内侧骨磨损，但是 ACL 的完整性与全膝关节置换术并无关联。

后交叉韧带

保留后交叉韧带的全膝关节置换术（使用 CR 假体）目前在北美洲仍是主流术式。显然，如果术者拟使用 CR 假体，为了术后关节稳定，后交叉韧带必须保证结构完整且功能正常。我们可以通过 "后" Lachman 试验及后抽屉试验来检查后交叉韧带（图 15-4）。在进行 Lachman 试验时，患者取仰卧位，膝关节屈曲 30°，对胫骨施加一个向后的力。在进行后抽屉试验时，患者取仰卧位，膝关节屈曲 90°，并对胫骨施加后向力。在这两项体格检查中，如果后交叉韧带结构完整，将会有一个确定的终点（Firm End Point）。

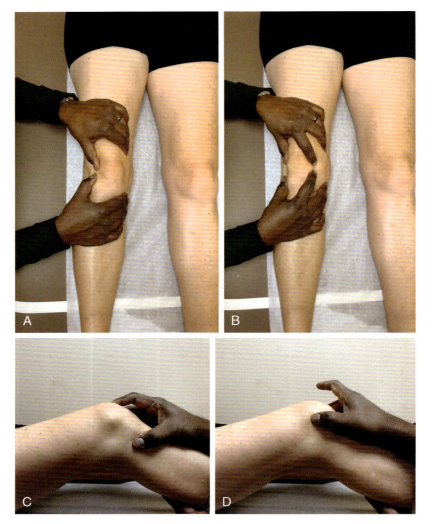

图 15-3 A. 伸直位髌骨体格检查：检查者以拇指向内推动髌骨，以检查外侧支持带松紧程度。B. 伸直位髌骨体格检查：检查者食指向外侧推动，以检查内侧支持带松紧程度。屈曲 30° 检查髌骨侧倾（C）及内侧活动度（D）

内侧副韧带

在初次全膝关节置换术的设计中，内侧副韧带对膝关节内侧稳定性至关重要。内侧副韧带应在膝关节完全伸直和屈曲 30° 的体位下进行检查（图 15-5）。在这两种位置中，外翻应力作用于胫骨，且股骨同时保持稳定。在伸直位时，后关节囊及内侧副韧带都起到了限制外翻应力和维持内侧稳定性的作用。在屈曲 30° 时，后关节囊松弛，仅有内侧副韧带限制外翻应力。如果在屈曲 30° 并施以外翻应力的状态下内侧没有开口，可能提示内侧副韧带已经挛缩或被骨赘限制。这有助于术者在术中判断对内侧进行松解的程度。这时，如果将膝关节纠正至中立位，且内侧副韧带结构完整，未挛缩或受限，外侧胫骨平台的完整性也得以保留。这样，手术时所需的内侧松解可能达到最小（应当指出，在固定内翻畸形的膝关节中，半膜肌腱的 5 个附着结构容易导致内翻挛缩和畸形，在手术中可能需要松解）。如果在进行外翻应力时内侧开口持续增加，则提示内侧副韧带可能存在功能不全或严重的外侧骨缺损。这时其不仅不需要松解，而且可能需要限制性更高的假体以及植骨／垫块。

膝关节外侧

一般来说，膝关节的外侧在屈伸活动上有着更大的活动度（ROM）。此外，当膝关节通过"锁扣机制"从屈到伸时，胫骨相对于股骨外旋。因此，膝关节外侧的运动学机制更加复杂。在外侧，髂胫束止于 Gerdy 结节处。外侧副韧带（LCL）从外侧股骨上髁延伸至腓骨头。股二头肌腱止于腓骨小头、胫骨近端和 Gerdy 结节处。

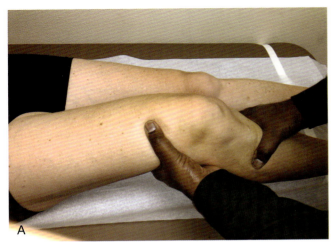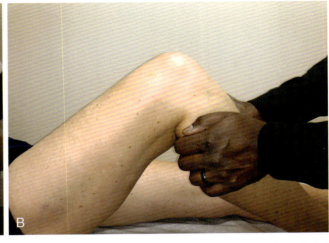

图 15-4　A.Lachman 试验：屈膝至 30°，检查者用一只手抓住大腿，另一只手抓住胫骨并向后推，这时应该有明确终止。B. 后抽屉试验：屈膝至 90°，将胫骨压向后方，是应该有明确终止的

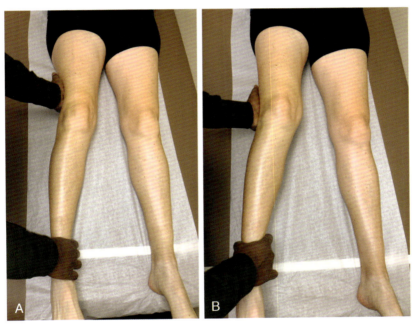

图 15-5　A. 伸直位检查内侧副韧带。检查者一只手置于大腿外侧，另一只手抓住胫骨，施以外翻应力。MCL 完整（合并膝关节内翻的内侧 OA，内侧应略张开）。B. 屈曲 30° 时 MCL 检查。注意外翻应力如何揭示 MCL 松弛程度。这可能是生理的，也可能是病理的，取决于内侧 OA 的程度

在膝关节完全伸直的状态下，髂胫束、外侧副韧带和后关节囊起到限制内翻的作用。当膝关节逐渐屈曲，尤其是在屈曲超过 30° 后，随着后关节囊的松弛，股二头肌腱与其他结构共同提供外侧稳定性。此外，膝弓状韧带复合体有助于后外侧旋转稳定。

那么，这些外侧的复杂结构对全膝关节置换术有什么影响呢？首先，在手术前，我们对外侧结构进行体格检查时，应当包含在伸直位和屈曲 30° 时向膝关节施加内翻的应力（图 15-6）。屈曲 90° 时，施加内翻应力。

这有助于确定这些结构是否松弛，功能是否完整。这些结果也可以通过多种方式应用于全膝关节置换术中。由于膝外侧在活动时前后平移及后滚运动更多，因此，在置换时，提前明确患者外侧"正常"的松弛水平有助于医生在术中决定对外侧进行松解的程度。此外，对于有炎性关节病的外翻膝，提前明确松紧的程度有助于确定术中如何对外侧进行松解，从而实现膝关节的屈伸平衡和中度屈曲的稳定性。具体示例如图 15-7 所示。

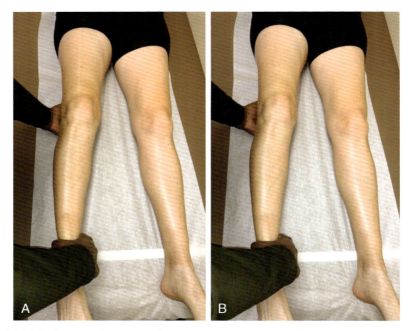

图 15-6 A. 伸直位检查外侧稳定性。检查者一只手抓住大腿内侧，另一只手抓住胫骨，施以内翻应力。B. 屈曲 30° 时检查外侧稳定性。注意内翻角度是否增加（与伸直位相比）

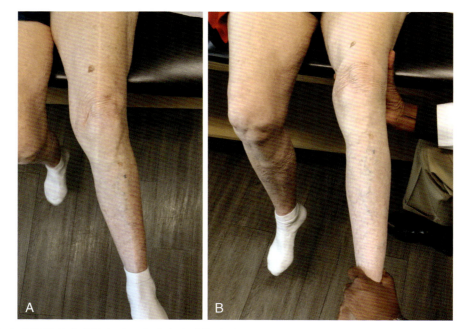

图 15-7 A. 一例存在炎性关节病的外翻膝，在患者主动伸膝时，应注意外翻畸形。B. 施加内翻应力使膝回到中立位对线，提示，外侧副韧带和其他外侧结构完整且功能正常

后关节囊

后关节囊在伸膝时处于紧张状态，屈曲时松弛。当测试膝关节内外翻稳定性时，如果关节处于伸直或轻度过伸，可能会影响检查结果，因为紧张的关节囊会使检查者对关节的稳定性出现错觉。在检查后关节囊完整性时，应屈膝 90°。同时，也应检查膝关节的前后活动（AP Translation）。随着胫骨外旋，完整的后关节囊收紧，此时前后活动减小，当胫骨内旋时，情况正好相反。后关节囊的紧张对于全膝置换后膝关节屈曲时的旋转稳定非常重要，尤其是在使用对关节限制程度最低的假体时。更重要的是，如果后关节囊完全伸直，膝关节

可能出现反屈。在全膝关节置换中，反屈可能很难纠正。因此，在体格检查中不应忽视。

活动度

活动度（ROM）应分别在主动和被动活动下测量（图 15-8）。患者仰卧，检查者使膝关节完全伸直，再完全屈曲。患者也需要主动进行关节的屈伸活动。如果仍存在屈曲挛缩，可能是由于股四头肌无力，腘绳肌紧张，髌股关节明显骨赘，胫骨前骨赘较大或股骨后髁有明显骨赘。肌力不平衡可能需要在术前进行纠正，骨赘需要在术中完全清除。如果屈曲受限，可能预示术后存在髌腱过短，髌腱受损，髌股关节疼痛或关节囊及侧副韧带挛缩。以上多数问题可以在术中解决，然而，术前的关节屈曲受限，很多在术后依然会持续存在。

当患者取坐位时，应检查膝关节主动 ROM。伸膝迟滞可能是由于残余的部分屈曲挛缩或伸肌的病理改变。根据病理情况，这些可能需要在术前或术中进行纠正。术后重获完全伸直对于恢复膝关节功能和患者满意度至关重要。因此，了解病变程度和病因势在必行。

在考虑 ROM 时，术者也应当考虑髌骨的力学原理。髌骨轨迹可能受肌肉力量、Q 角、滑车发育不良、股沟角以及胫骨结节滑车沟 / 髌韧带（TT-TG/PL）比例等多个因素的影响。在外科手术中，这些资料可用于确定假体厚度、假体位置、关节线位置及外侧松解的程度。

运动试验

在全膝置换前，必须评估股四头肌的肌力。全膝关节置换所需最低肌力为 3 级（5 级为正常肌力），肌力低于 3 级被广泛认为是手术的绝对禁忌证。同样，术前腘绳肌肌力至少也应为 3 级（5 级为正常肌力）。术前应评估股四头肌萎缩及其对髌骨力学的影响。在一些情况下，患者可以通过术前的物理治疗获得一定的恢复。

非关节检查

动脉搏动

应评估患者远端动脉搏动，以确保下肢的血流不受影响。通常，在全膝关节置换中，很少会出现腘动脉的损伤。然而，即使是轻微的损伤，对于已经存在血液循环障碍的患者，也可能会产生问题，术前应考虑血管外科会诊。

淋巴水肿

如果患者存在淋巴水肿，在全膝关节置换术后，水肿往往会恶化。同样，小腿组织充盈不良的患者更易出现术后患肢肿胀。针对这些患者，可考虑术后穿戴弹力袜。

神经学检查

全膝关节置换术可能损伤腓神经，尤其是伴有屈曲

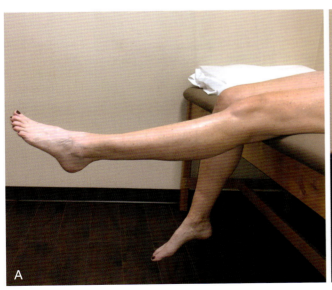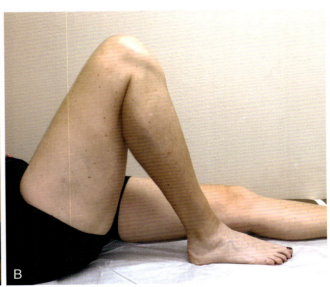

图 15-8 A. 检查者应分别检查膝关节主动伸直和被动伸直，并记录二者差异。B. 主动屈曲状态，此时还应检查被动屈曲

挛缩和外翻畸形的患者。因此，记录远端神经功能是很好的做法。在神经损伤的高危病例中，可以考虑术中神经监护。

膝关节置换术后体格检查

引言

全膝关节置换术后的正常检查（图15-9）

功能良好的全膝关节置换术（TKA）的特点包括：完全主动和被动伸直，主动屈曲最小110°，被动屈曲120°，在完全伸直和屈曲30°时韧带对称稳定，屈曲90°时的前后移动最小，切口愈合良好，骨质压痛最轻，髌骨轨迹良好等。由于切口远端横断了隐神经的髌下分支，外侧区域麻木并不少见。

需要关注的术后即刻检查

术后短期内，下肢一定程度的肿胀是正常的。同样，切口线的最小结痂和变色也是正常的（图15-10）。然而，伤口问题应该积极评估和处理，以免一个小问题

演变成深层次的假体周围感染。图15-11描述了一位皮肤较差的患者，他的皮肤因手术铺巾而导致撕裂。撕裂部位接近手术切口，引起延伸至关节的担忧。因此，转诊到伤口护理服务，以确保平稳愈合。

其他短期问题包括关节活动度恢复缓慢和关节肿胀。图15-12显示患者术后1个月，有疼痛肿胀和被动、主动伸直不足。尽管少量积液通常会在3个月内消退，仍可以考虑穿刺抽液。在这个病例中，抽吸出40mL的带血关节液。继续进行物理治疗，尤其是伸直。如果患者无法主动完成，也可以考虑静态渐进式支具。在功能上伸直的恢复通常比屈曲获得更重要。

全膝关节置换术后疼痛的体格检查

在大多数全膝关节置换术的病例中，患者和术者普遍对结果感到满意。对于术者和患者来说，一个令人困扰的情况是TKA残留疼痛和僵硬。X线片通常看起来令人满意，但患者对结果并不满意。这种情况通常被称为"看起来很好，感觉很糟糕"的膝关节。这些TKA

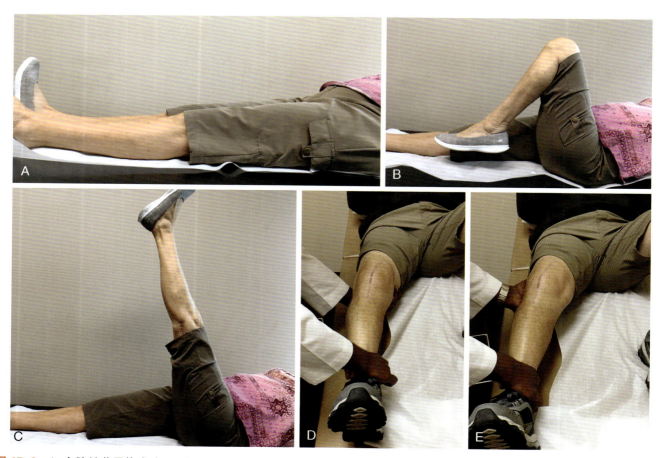

图15-9 A. 全膝关节置换术（TKA）后正常被动伸直。B.TKA术后正常主动屈曲。C.TKA术后正常主动伸直，证明无伸膝迟滞。D.TKA术后内翻应力试验和伸直，证明外侧张口不大。E.TKA术后外翻应力试验证明没有内侧张口或松弛

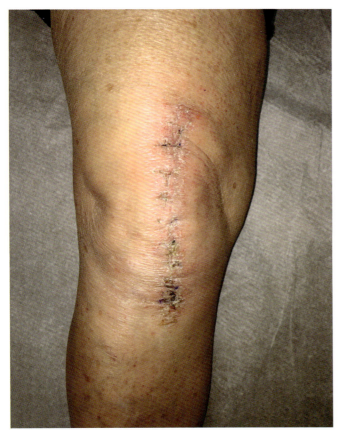

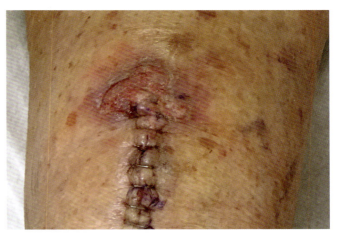

图 15-11　术后皮肤撕裂。即使在术后 2 周，仍未见上皮化。转诊到伤口护理服务以加速愈合

图 15-10　术后 2 周膝关节外观。注意少量焦痂和变色，都在正常范围内。痛性全膝关节置换术的检查结果

标准的情况下，其他怀疑感染的检查结果包括红斑、硬结和僵硬。将体格检查结果与特定的实验室检查结合起来，可以确定感染的诊断。

的系统原因已经讨论了，也在本书的其他地方描述过。本节将介绍与 TKA 术后不明原因疼痛相关的共有病因的体格检查结果。

是膝关节假体引起的吗？

膝关节疼痛的原因不是直接由假体引起的，但是可以通过以下几个体格检查进行诊断。

排除感染

在作者看来，难以理解的膝关节疼痛就是感染引起的，除非有其他证明排除感染。明确的感染体格检查标准包括流脓和窦道形成（图 15-13）。在缺乏这些明确

髋关节骨关节炎

髋关节骨关节炎患者伸直和屈曲 90° 时的内、外旋将会减少。类似地，伸直和 / 或屈曲也可能受到限制。由于髋关节不能完全伸直，同侧膝关节可能有残余的屈曲挛缩。患者通常会主诉广泛的膝前疼痛。

脊柱病变

应该进行神经根测试（直腿抬高试验和加强试验），以评估脊柱是否可能是功能正常的全膝关节置换术的牵

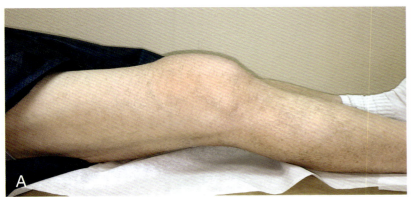

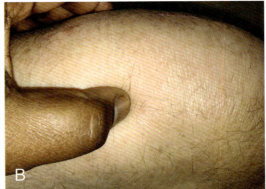

图 15-12　A. 术后 4 周屈曲挛缩。B. 术后积液。注意检查者拇指下可触及的液体

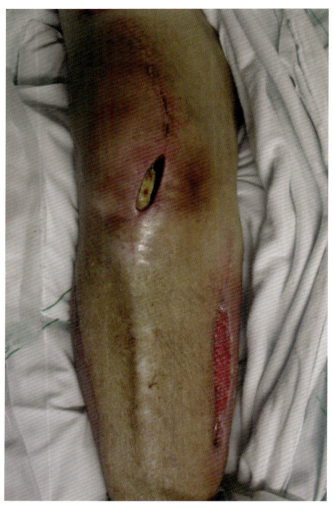

图 15-13　全膝关节置换术（TKA）与窦道相通的病例，假体周围深部感染特征

涉疼痛的来源。膝关节神经根检查通常被人忽视，尽管患者可能会抱怨膝关节前部灼热或疼痛，通常伴随远端放射痛。

复杂性局部疼痛综合征

　　值得庆幸的是，当患者抱怨因紧身衣物或床单而加剧的灼痛，以及因运动或寒冷而加剧的深度疼痛时，应怀疑是罕见的复杂性局部疼痛综合征（CRPS）。检查人员应检查关节周围肿胀，而不是关节积液、皮肤发紫、对光敏感和皮肤发冷。

股四头肌腱炎

　　患者会抱怨膝前疼痛，触诊股四头肌腱会引起疼痛。此外，因疼痛抗拒伸直膝关节。

髌腱炎

　　患者会抱怨前膝疼痛，触诊髌腱会引起疼痛。此外，因疼痛抵触伸直膝关节。

鹅足滑囊炎

　　触诊胫骨内侧平台会引起疼痛。在腿部肌腱附着处也可能有局部肿胀。

髂胫束腱炎

　　触诊 Gerdy 结节的触痛提示髂胫束（ITB）肌腱炎或紧绷。也可能有局限性的肿胀和疼痛，内翻应力增大时可能会加重。

　　全膝关节置换术后疼痛的原因有几个，可以直接与假体有关，而体格检查是非常有用的，可以引出其中的许多症状。

假体悬出

　　内侧或外侧关节线的压痛应怀疑内侧或外侧假体过大。仅 3mm 的突出就会引起疼痛并限制关节活动度。

髌骨撞击

　　屈膝 30° 时，外侧髌骨关节压痛可能提示髌骨倾斜/脱位或外侧髌骨外露。

关节活动度受限

　　被动伸直不良通常表明后关节囊过紧或伸直间隙过紧。主动伸直不良（被动伸直正常）可能发生伸肌装置损伤或股四头肌无力。较差的主动屈曲可能是由于物理治疗期间疼痛控制不佳、后交叉韧带（PCL）过紧或前间隙过度填充所致。当同时存在屈曲和伸直不良时，应怀疑感染，以及过大的假体、假体对线不良、韧带不稳或复杂性局部疼痛综合征（CRPS）。过大的假体会突出并刺激关节囊和副韧带。随之而来的疼痛将导致患者避免处于疼痛加重的体位，从而导致软组织挛缩。同样，对线不良会导致软组织疼痛，与超大号一样会引发一连串的问题。

韧带不稳定

　　术者对接受全膝关节置换术的松弛程度有不同看法。有些术者能接受在伸直时张开 5mm 的间隙，而另

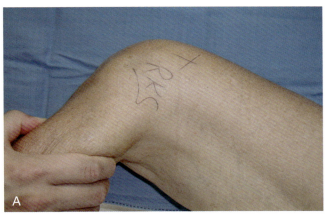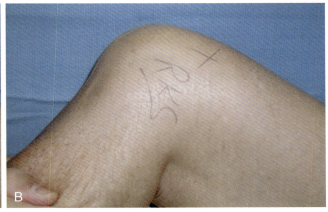

图 15-14　A.CR 全膝关节置换术（TKA）中的前抽屉显示前移位。B. 后抽屉平移增加，无固定终点，证实全膝关节置换术后后交叉韧带功能不全

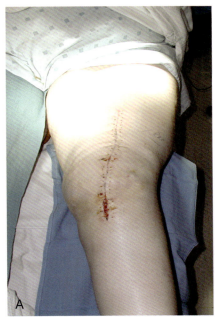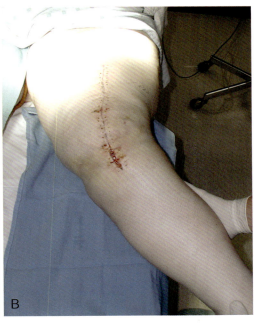

图 15-15　A. 术后 6 周。1 例跌倒并持续内侧副韧带（MCL）断裂患者。不施加任何应力时下肢中立位对线。B. 施加外翻应力时，肢体出现明显外翻，且无内侧终点，证实了 MCL 功能不全。需要限制性全膝关节翻修

一些则只允许 1~2mm。当患者没有症状时，比患者有症状时可以接受更多的松弛。在屈曲 30° 时，通常内翻和外翻应力试验会稍微松弛多一些。然而，完全伸直存在大于 5mm 的松弛，则会导致中程屈曲不稳。这可能是由于过度切除股骨远端或不适当地平衡屈曲和伸展间隙造成的。AP 不稳定性提示后交叉韧带（PCL）功能不全（图 15-14）或屈曲空间过大。过伸的原因要么是伸直间隙太松，要么是后关节囊功能不佳。伴随创伤情况，侧副韧带可能断裂（图 15-15）。

小结

在大多数情况下，术前检查膝关节应该是简单明了

的。在大多数情况下，详尽的体格检查让术者能够成功地施行全膝关节置换术。同样，几个即时的术后发现能发现潜在的亟待处理的问题。当考虑翻修手术时，准确的体格检查可能会指出最初失败的原因，因此在翻修过程中应该避免这些。

（张国强翻译；马建兵校对）

参考文献

第 16 章

膝关节和关节假体的影像学

Alissa J. Burge, MD | Hollis G. Potter, MD

引言

如何确定膝关节合适的影像学检查取决于许多因素。目前临床上有多种成像方式可供选择，每种成像方式都有它特有的优势，与其他成像方式形成补充。选择成像方式时需要考虑的因素包括临床和手术史，及可能涉及的病理和组织类型。

常规放射成像

标准透视位

X 线片通常是用于评估膝关节的首选成像方式，其优势在于 X 线片相对容易获得，并提供骨解剖结构的整体评估，在一定程度上还可提供软组织结构的整体评估。标准检查通常包括负重前后位（AP 位）和侧位片，并根据临床需要添加其他的透视位。常规 AP 透视可显示骨关节炎的证据，例如关节间隙变窄和边缘骨赘形

成，而侧位透视位通常在非负重屈膝 30° 时获得，可以评估前部结构，例如伸膝装置和髌上区。膝关节的常规放射学检查中通常还包括髌股关节轴位透视图以显示髌股关节匹配情况和关节间隙狭窄情况。

其他透视位

膝关节屈曲后前位（PA 位）片，以便更灵敏地评估股胫间室的后部，并有助于证明软骨丢失首先影响后间室（图 16–1）。

隧道位片（Tunnel View），取仰卧位，膝关节屈曲，光束向下垂直于胫骨，以最好地显示髁间窝。该视图可用于检测髁间窝内的病理情况，例如游离体、胫骨棘撕脱和股骨髁间窝内侧的骨软骨病变。

穿桌侧位片（Cross Table Lateral View），患者仰卧，腿伸直，该投照通常用于遭受急性创伤且无法承重的患者，当髌上区出现脂肪 – 液体水平，表明关节内骨折时

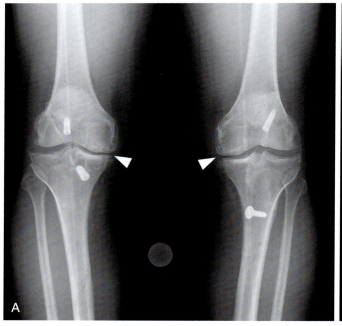
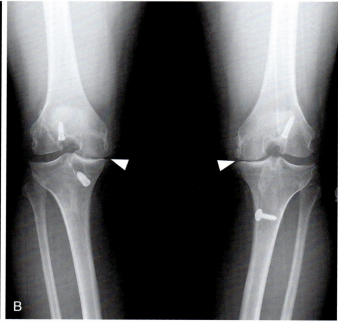

图 16–1 双侧前交叉韧带重建术后双侧膝关节前后位（A）X 线片显示双侧膝关节内侧间隙明显变窄（白色三角）。同一患者的屈曲后前位（B）X 线片显示关节间隙变窄加重（白色三角），表明后方软骨丢失最严重

存在关节积脂血症。

CT 检查

计算机断层扫描（CT）已被磁共振成像（MRI）取代，用于评估膝关节的许多适应证；然而，CT 仍然是评估矿化骨和骨解剖细节的金标准。CT 还为有 MRI 评估禁忌证的患者（例如有起搏器或严重幽闭恐惧症患者）提供了另一种断层扫描选择。

常规的膝关节 CT 通常在患者仰卧位和膝关节伸直下进行，透视从股骨髁上区域延伸到胫骨近端，采用亚毫米级轴向切片，并在 3 个平面上重建。也可以在独特的倾斜角度重新构建图像，以便最佳地展示病理情况，并且采用 3D 技术重新构建的图像可以更全面地描述膝关节情况。关节内注射碘对比剂和空气后可进行 CT 关节造影，以评估无法进行 MRI 检查的患者软组织病理情况。

膝关节 CT 评估最常见的一个适应证是术前评估骨折形态。CT 可提供骨粉碎程度、皮质和关节面移位情况以及关节间隙内的小骨化碎片的准确特征。CT 也可用于定制关节置换假体的术前模板，其中假体是针对患者的个体解剖结构个性化定制的。对于疼痛性全膝关节置换术（TKA）患者，扫描参数的修改可以减少金属伪影并改善假体周围组织成像。CT 可显示骨吸收区域，如聚合物磨损或机械性假体松动。CT 关节造影可以显示自然膝关节的半月板撕裂和软骨缺损，以及 TKA 术后关节瘢痕范围（图 16-2）。

核素成像

与 CT 非常相似，核素成像在很大程度上已被 MRI 取代，但是，核素成像对有 MRI 禁忌证的患者以及可疑恶性肿瘤的评估有其优势。使用锝标记的双膦酸盐化合物进行骨扫描，可检测成骨细胞活性增强的区域，因此可用于评估比正常骨重塑更严重的情况，例如骨折和应力反应、肿瘤和关节置换术后假体松动（图 16-3）。其他放射性示踪剂主要用于各种特殊的适应证；例如，镓和铟扫描可用于确定疑似感染的情况。虽然敏感度高，但核研究的分辨率通常低于其他模式，因此特异性较低。将核素成像与其他方式结合使用有助于提高这些扫描的诊断特异性。

进行初次 TKA 后，假体周围放射性示踪剂的吸收可能持续约 1 年。特别的是，与使用单一示踪剂的扫描相比，使用组合示踪剂的扫描可提高诊断准确性。这些扫描可能是识别假体松动的有用证据。此外，对于疑似感染的患者，联合白细胞和硫胶体骨扫描比单独进行任

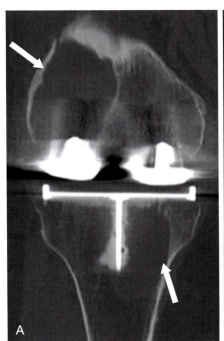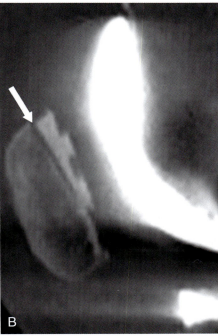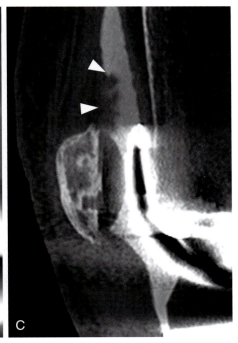

图 16-2　CT 在全膝关节置换术中的应用。A. 冠状面重建显示沿股骨和胫骨假体的大面积骨溶解（白色箭头）。B. 矢状面重建显示沿髌骨假体形成纤维膜（白色箭头），回顾所有图像后可见其沿整个假体延伸，与假体松动范围一致。C.CT 关节造影的矢状面重建显示沿髌骨上侧有瘢痕结节（白色三角），与出现髌骨弹响相一致

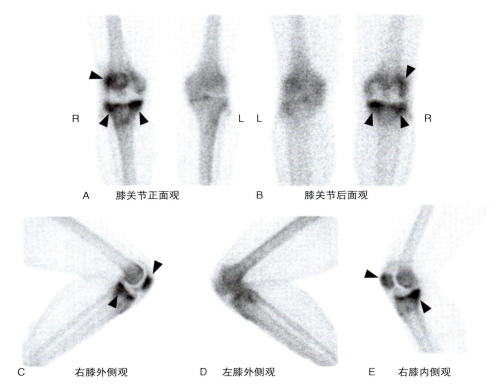

A 膝关节正面观   B 膝关节后面观

C 右膝外侧观   D 左膝外侧观   E 右膝内侧观

图16-3 55岁男性患者，右膝关节置换术后双膝骨扫描显示，沿胫骨和髌骨假体的放射性示踪剂摄取增加（黑色三角），与骨吸收和可能的假体松动症状一致。膝前（A），膝后（B），右膝外侧（C），左膝外侧（D），右膝内侧（E）。L，左侧；R，右侧

何一种扫描都具有更高的特异性，因为感染将表现为白细胞扫描的摄取增加，而不会同时增加硫胶体的摄取，硫胶体通常积聚在骨髓分布改变的区域；这种联合技术在诊断感染方面的准确率约为90%。需要指出的是，虽然这些扫描不能单独确认假体周围感染，但它们可以作为确认此诊断所需的多个证据之一。

超声

基本原则

超声除了能提供膝关节表面结构的高清图像外，还可以动态评估组织结构并进行一些超声引导下操作。评估肌肉骨骼结构时通常使用中高频线性传感器，具体主要取决于目标结构的大小和深度。

诊断成像

超声可以清晰地分辨膝关节周围的肌腱和韧带结构。正常肌腱和韧带整体呈现高回声，纤维纵向排列，形成纤维状内部结构，在超声上清晰可见。肌腱炎表现为低回声区、增大和正常纤维结构丧失；然而，必须注意将探头垂直于被检查结构，以免将不同方向的信号影响误认为病理表现。结构撕裂表现为正常纤维破裂，中

间有液体，通常发生于退变基础上（图16-4）。

超声检查也很容易发现滑膜增生，特别是在髌上区域。多普勒成像可检测到炎症滑膜内的充血区域。膝关节腘窝囊肿是导致膝关节后部不适的常见原因，在超声上很容易诊断。在TKA患者中，超声在评估髌骨撞击症中特别有用，其中沿着髌股关节的瘢痕滑膜结节会导致活动范围内的机械症状。超声动态评估可以将瘢痕结节在屈伸过程中的运动可视化，从而确认瘢痕是导致患者症状的原因。

超声也可以很好地观察位置相对较浅的神经血管结构。腘静脉的多普勒评估通常用于评估深静脉血栓形成。动脉异常，如狭窄和假性动脉瘤等也很容易被识别，多普勒检查可以通过波形变化来评估血管血液流动情况，以提供检查部位和远处异常的证据。膝关节周围的许多主要神经都位于表面，因此非常适合采用超声评估。局灶性病变，如神经瘤和周围神经鞘瘤很容易通过超声观察到。采用超声还可以确定神经受外部压迫的区域。神经，类似于肌腱，表现为典型的高回声，具有内部纵向分支结构；神经炎表现为束状肿胀和低回声，而损伤表现为束状断裂。

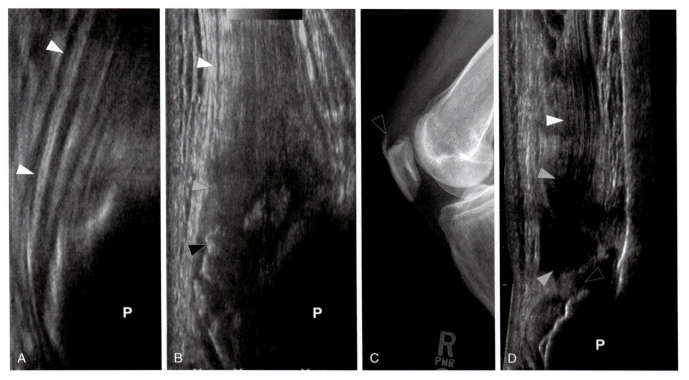

图 16-4　伸膝装置的超声。A. 纵向图像显示正常股四头肌腱（白色三角）具有高回声纤维和条纹外观。B. 纵向图像显示股四头肌远端肌腱病（灰色三角），有附着点骨刺（黑色三角，在 C 图的 X 线片亦可见）。注意近端的肌腱更正常些（白色三角）。D. 纵向图像显示股四头肌远端撕裂，产生充满液体的间隙（灰色三角），在髌骨上极处有撕裂的肌腱纤维（黑色三角）的退化残端；更近端的股四头肌腱（白色三角）轻微肌腱炎，但其他方面完好无损。P，髌骨

超声引导的介入

　　超声特别适合于图像引导操作。虽然膝关节穿刺和类固醇注射可以徒手进行，但对解剖结构复杂的患者成像引导下操作更为有用。更复杂的膝关节手术也受益于影像学引导。腘窝囊肿穿刺术通常在超声下进行，超声可显示囊肿大小和囊腔形成程度，并可确认囊肿塌陷情况（图 16-5）。神经周围注射既可用于治疗神经病理性疼痛，也可用于手术前的麻醉。羟基磷灰石钙沉积虽然不如肩部常见，但可能发生在膝关节，适合超声引导灌洗。超声引导下注射富含血小板血浆（PRP）可用于治疗肌腱炎和撕裂，尤其是涉及伸膝装置的肌腱炎和撕裂。

磁共振成像的基本原理

　　磁共振成像（MRI）提供了极好的软组织对比度以及对骨髓变化的敏感性，因此取代了许多用于评估膝关节内软组织和骨髓的传统成像技术。

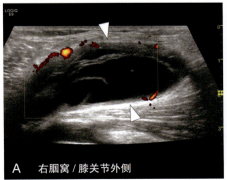
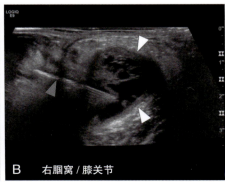
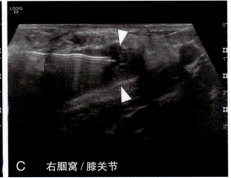

图 16-5　超声引导下腘窝囊肿抽吸术，48 岁女性患者出现膝后疼痛。A. 最初的术前图像显示多房腘窝囊肿（白色三角）。请注意：此多普勒图像上内部血管无血流。B. 抽吸过程中的图像显示囊肿（白色三角）内的针头（灰色三角），其尺寸减小。C. 移除针头前获得的图像（灰色三角）显示液体完全吸出，囊肿塌陷，但囊肿壁（白色三角）依然可见

MRI 利用具有奇数核子的自旋原子来诱导局部磁场变化。氢含有一个质子，且在生物组织中普遍存在，因此是绝大多数临床 MRI 成像所基于的同位素。在施加外部磁场 Bo 时，通常随机取向的氢原子核将自旋平行于磁场长轴排列，产生沿磁场纵轴的净磁化矢量 Mz。在自旋时，这些原子核同时围绕外部磁场的轴进行运动，其运动类似于陀螺仪，其特定频率由 Bo 的场强决定。当质子与 Bo 对线时，单个原子核之间的这种运动不同步，因此，当在纵向上产生净磁化矢量时，在横向上不会产生净磁化矢量。通过施加一个与主磁场纵轴成 90° 的短射频脉冲，质子被提升到一个更高的能量状态，在这种状态下，质子在横向平面上以同步方式围绕主磁场旋转。彼此之间称为"同相"状态。这种同步性可产生横向净磁化矢量 Mxy，它允许通过接收器线圈内的磁通感应传输 MRI 信号；原子核在横向平面上的旋转会在接收器线圈内感应出交流电，随后对其进行一系列数字操作，最终形成图像。当 90° RF 脉冲终止后，横向磁化矢量通过两个同时但独立的过程进行衰减：纵向轴上的磁化恢复（自旋或 T1，弛豫）和横向平面中的旋转移相（自旋 - 自旋，或 T2，衰变）。这些过程构成了 MRI 组织对比的基础，因为每个过程所需的时间取决于每个质子的生化环境，从而根据给定脉冲序列生成的图像确定其信号特征。

通过修改脉冲序列采集参数，可在图像中产生不同类型的软组织对比度，这一概念被称为图像加权。影响图像加权的主要采集参数是射频脉冲间隔（重复时间、TR）和射频脉冲到采样信号之间的间隔即回波（回波时间、TE）。用于肌肉骨骼核磁成像的脉冲序列通常产生 T1 加权、T2 加权和质子密度（PD）加权图像，并利用长时间和短时间 TR 和 TE 的特定组合获得。脂肪抑制、液体敏感的图像对移动水更为敏感，通常是一种临床常规成像。了解不同加权图像上的预期信号特征和正常解剖结构的图像是阅读核磁成像的关键，以便识别组织病变。

身体不同部位和组织有其相应的最佳 MRI 序列。对于骨科成像，质子密度（PD）加权快速自旋回波（FSE）序列可在肌肉骨骼组织之间提供良好的对比度，从而可以显示膝关节内的主要结构。添加脂肪抑制像可以检测关节液体和组织水肿。作者所在机构的膝关节临床影像学研究常用这些序列，且可以在此基础上附加序列（图 16-6）。例如，梯度回波图像可以更敏感地检测出血产物，因此通常用于评估已知或可疑的着色绒毛结节性滑膜炎患者（图 16-7）。膝关节成像通常在患者仰卧位时进行，使用专用的肢体线圈。

半月板

正常半月板的解剖结构和影像学表现

由于正常半月板组织由高度有序的纤维软骨组成，因此在所有常规 MRI 脉冲序列上均呈现均匀的低信号，导致松弛时间短。半月板通常在冠状面和矢状面图像上显示得最好，前角和后角在矢状面上清晰可见，半月板体部在冠状面上最清晰（图 16-8）。内侧半月板比外侧半月板大，且呈开放的 C 形，后角通常比前角大，而外侧半月板呈圆形结构，且前后角的大小更均匀。半月板横韧带连接内外侧半月板前角，在矢状面图像上也很清晰，Wrisberg 和 Humphrey 等板股韧带也是如此，它们从股骨内髁延伸到外侧半月板的后角。

半月板病理学

半月板退行性改变导致胶原纤维组织减少和流动水

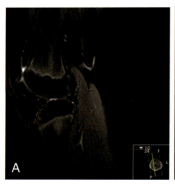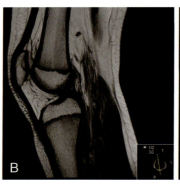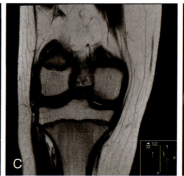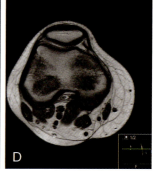

图 16-6　膝关节常规临床 MRI。A. 矢状位反转恢复序列（IR）。B. 矢状位质子密度（PD）加权快速自旋回波（FSE）序列。C. 冠状位 PD FSE 序列。D. 轴位 PD FSE 序列

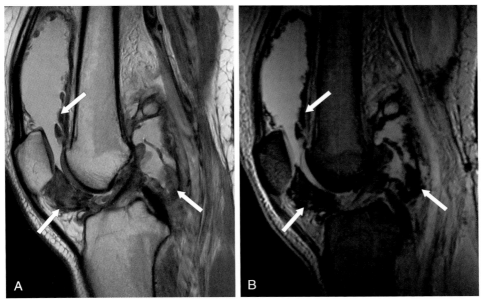

图 16-7　矢状位质子密度（PD）快速自旋回波（FSE）序列。A.22 岁女性患者的影像显示广泛增生性滑膜炎（白色箭头），与她已知的色素沉着绒毛结节性滑膜炎病史一致。矢状位梯度回波（GRE）。B. 图像显示与含铁血黄素沉积相关的滑膜增生区域（白色箭头）出现显著的开花样表现

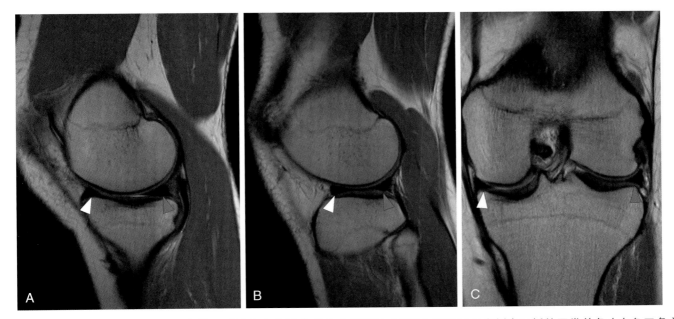

图 16-8　正常半月板的 MRI。A. 矢状面质子密度（PD）快速自旋回波（FSE）图像显示内侧半月板的正常前角（白色三角）和后角（灰色三角）。B. 矢状位 PD FSE 图像显示外侧半月板的正常前角（白色三角）和后角（灰色三角）。C. 冠状 PD FSE 加权图像显示内侧（白色三角）和外侧（灰色三角）半月板的正常体部

含量增加，导致相对于正常半月板组织的信号增加。半月板撕裂的存在表现为线性信号高强度穿过半月板到达关节表面，和 / 或半月板形态的异常。半月板撕裂可根据裂口相对于半月板本身的方向进行分类。

　　水平撕裂通常与退行性改变相关，在半月板上以倾斜但主要是水平的方式延伸（图 16-9）。垂直撕裂可以是纵向或横向的。纵向垂直撕裂通常发生在急性创伤的情况下，如轴移损伤，如果位于半月板的红区，则通常可以修复。横向撕裂（如果完全撕裂），会破坏半月板环状纤维，从而导致半月板外凸。半月板后角根部附着点撕裂是常见的横裂，虽然在冠状面图像和矢状面图像上可以很容易地看到根部撕裂的典型特征，但它们常

常是不明显的，在特定侧矢状位图像上显示为"鬼影"，是由于撕裂的半月板在矢状位图像上失去了应有的正常信号（图16-9）。当然，根部撕裂在水平位图像上很明显，但这在很大程度上取决于水平位图像是否穿过半月板。

半月板桶柄状撕裂是纵向垂直撕裂，撕裂通常位于中央，半月板撕裂移位形成"桶柄"样结构，从而导致机械症状。"双PCL征"在矢状面图像上很常见，移位到髁间窝的半月板平行于后交叉韧带（PCL）（图16-

10）。半月板垂直撕裂的位置及血供、半月板残留部分和桶柄状撕裂部分的组织状况、退变程度、复合其他撕裂等是半月板修复的可能性评估的重要因素。

瓣状撕裂通常是斜行的且不明显，因此瓣状撕裂通常只在一个平面上可见（图16-11）。半月板异常断裂的征象提示可能有撕裂的可能，放射科医生应仔细检查半月板的图像。

半月板关节囊分离可能发生在急性创伤的情况下，

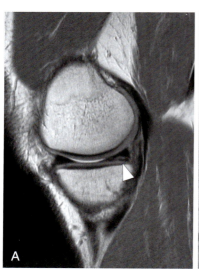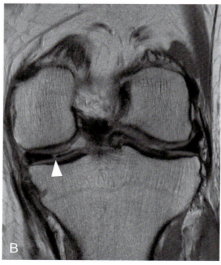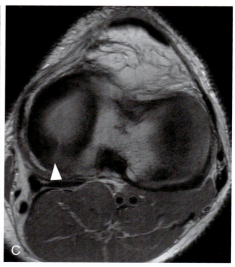

图16-9 A.60岁男性患者的矢状位质子密度（PD）快速自旋回波（FSE）图像显示内侧半月板后角水平撕裂（白色三角）。B.冠状位PD FSE图像显示撕裂的位置（白色三角），在矢状位图像上显示不够清晰。C.水平轴位图像显示撕裂的（白色三角）的位置和方向

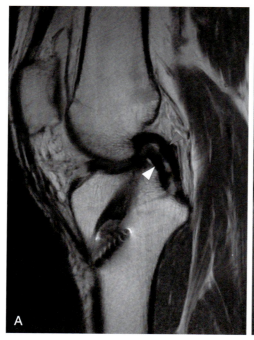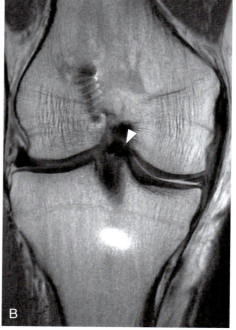

图16-10 29岁男性患者内侧半月板桶柄状撕裂，表现为交锁。A.矢状位PD FSE图像显示了典型的"双PCL征"，其中桶柄状撕裂（白色三角）在中央翻转到髁间窝，平行于后交叉韧带（灰色三角）。B.冠状位PD FSE图像显示髁间窝的桶柄状撕裂（白色三角）。PCL，后交叉韧带

如轴移损伤。在矢状面图像上可清晰看到后内侧半月板囊交界处和外侧束附着点。外侧损伤表现为束状高信号、增厚和 / 或断裂。内侧损伤表现为信号高强度，沿半月板关节囊交界处出现完全分离的液体信号裂隙。

盘状半月板是解剖学上的变异，常见于外侧，导致半月板组织延伸至中央和内侧，而不是局限于周围（图 16-12）。这种增大的组织通常在矢状位和冠状位图像上清晰可见，通常伴有明显退化，以至于不易识别为半月板组织。

韧带

前交叉韧带

前交叉韧带（ACL）由平行的胶原纤维组成，在临床成像序列上通常呈均匀低信号；它们通常伴有脂肪带，导致非脂肪抑制图像上出现条纹（图 16-13）。ACL 有两个不同的纤维束：前内侧束稍大，屈曲时更紧，而后外侧束在伸展时更紧。

虽然 ACL 完全撕裂在临床体格检查通常是明显的，但 MRI 可以为可疑 ACL 损伤及伴发损伤的评估提供有价值的信息，而这些损伤通常需要外科干预。在急性情况下，ACL 撕裂表现为正常韧带纤维的断裂，由于断裂前的间质负荷，韧带纤维通常表现为高信号和增厚（图

16-14）。断裂通常是轴移损伤的结果，这通常也会导致股骨外髁前侧和后外侧平台的撞击损伤（"对吻征"）。在脂肪抑制图像上可以发现局灶性软骨下骨髓水肿，通

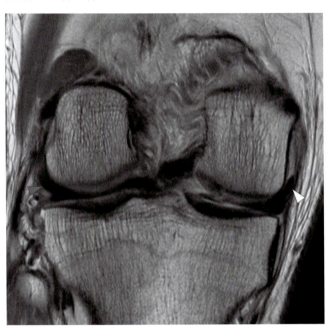

图 16-11　53 岁男性患者出现膝关节内侧疼痛，冠状位 PD FSE 图像显示内侧半月板体部的瓣状撕裂，撕裂瓣翻转向内侧沟（白色箭头）。请注意，在外侧腘肌腱（灰色箭头）可能也会出现类似的表现，这是一个常见的潜在陷阱

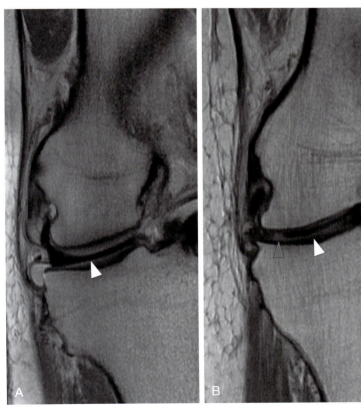

图 16-12　盘状外侧半月板。A.54 岁女性患者，伴机械症状，冠状位 PD FSE 图像显示盘状半月板（白色三角），正常，无撕裂。B.45 岁女性患者出现外侧疼痛和机械症状，其冠状位 PD FSE 图像显示盘状半月板（白色三角）和撕裂（灰色三角）

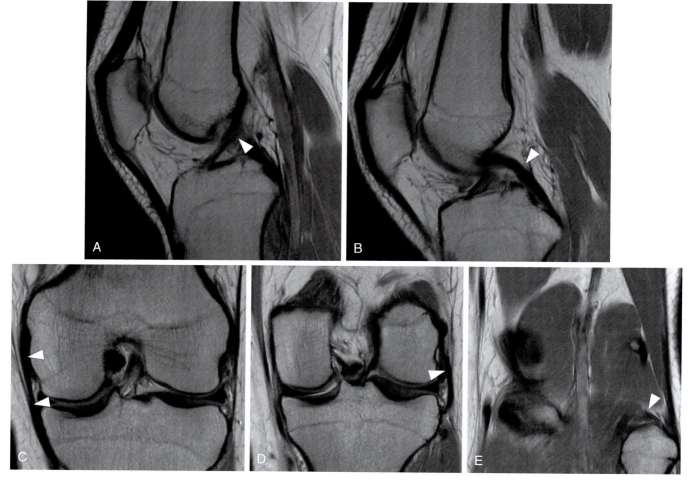

图 16-13 正常韧带。A. 矢状位质子密度（PD）快速自旋回波（FSE）图像显示前交叉韧带（白色三角）正常。B. 矢状位 PD FSE 图像显示后交叉韧带（白色三角）正常。C. 冠状位 PD FSE 图像显示正常的内侧副韧带（白色三角）。D. 冠状位 PD FSE 图像显示正常腓骨副韧带（白色三角）。E. 冠状位 PD FSE 图像显示正常的腘腓韧带（白色三角）

常伴有局灶性软骨下凹陷和相应软骨异常。

前交叉韧带部分撕裂通常比完全撕裂更难在 MRI 上诊断，因为损伤表现往往更加轻微。部分撕裂通常表现为纤维的高信号和增厚，可能伴随着韧带形态的变化，如退变、点波浪状或凹面改变，而在 ACL 完全断裂常见的对吻征很少出现。

在慢性损伤情况下，韧带断裂常呈水平撕裂，在瘢痕重塑后出现低信号（图 16-14）。撕裂的韧带纤维也可能被吸收，导致韧带缺失。慢性 ACL 缺失可能导致胫骨前移，尤其是在股骨胫骨外侧间室内，且伴有外侧半月板后角移位 / 退变和邻近关节软骨的磨损。前交叉韧带的缺失也可导致反复的轴移；因此，轴移挫伤的存在并不一定意味着急性前交叉韧带断裂。

在轴移损伤的情况下，ACL 撕裂同时可伴有多种相关损伤。除了外侧间室软骨撞击损伤外，通常在内侧

胫骨平台的后部可观察到撞击区域，被认为与对冲伤有关。半月板损伤并不少见，常累及半月板边缘和 / 或半月板关节囊交界处。也可以观察到内侧副韧带（MCL）和后外侧角（PLC）的损伤，如果损伤严重，可能需要手术治疗。

ACL 神经节或黏液变性导致韧带纤维的高信号和增厚，可能被误认为急性损伤（图 16-15），囊肿通常沿着韧带纤维和韧带的滑膜，也经常延伸到胫骨和股骨附着处。

后交叉韧带

PCL 撕裂的发生率低于 ACL 损伤。PCL 撕裂的机制通常是过伸损伤，因此可以观察到股骨及胫骨平台前部挫伤。与 ACL 因脂肪而呈条纹状表现不同，PCL 通常是临床成像为序列一致的低信号。PCL 撕裂通常表现

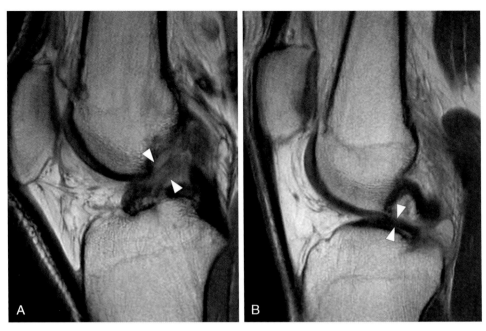

图 16-14　前交叉韧带撕裂。A.25 岁男性滑雪损伤后的矢状位质子密度（PD）快速自旋回波（FSE）图像，显示急性前交叉韧带撕裂（白色三角）；显示当韧带撕裂时，纤维信号增强和增厚，但仍保持其原本的倾斜方向。B.32 岁男性，有早期足球运动损伤史，矢状位 PD FSE 图像显示慢性前交叉韧带撕裂（白色三角），具有韧带的特征性水平位，由于瘢痕重塑而呈低信号

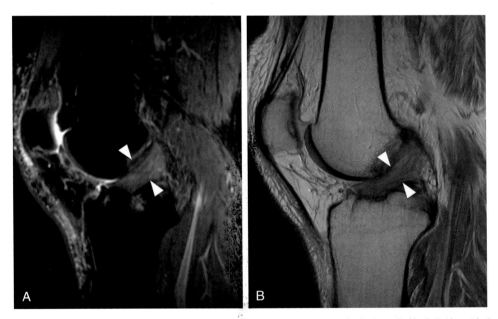

图 16-15　74 岁男性慢性膝关节疼痛患者，矢状位反转恢复（IR）（A）和质子密度（PD）快速自旋回波（FSE）（B）图像，前交叉韧带纤维（白色三角）呈明显高信号和增厚，与 ACL 内神经节形成相关，沿胫骨附着处延伸

为纤维的高信号和增厚，其外观有点磨损，而不是清晰的撕裂部位，因此在影像上很难明确诊断（图 16-16）。

内侧副韧带（MCL）

单纯的 MCL 撕裂通常是由外翻应力所致，因此常合并侧方挫伤。MCL 包括浅层纤维和深层纤维，深层纤维由半月板股骨韧带和半月板胫骨韧带组成，是部分撕

裂时最常见的损伤部位（图 16-17）。

外侧副韧带和后外侧角

膝关节外侧有一些重要的韧带和肌腱。其中最浅层是髂胫束，撕裂并不常见，但会导致外上髁或外侧胫骨平台水平的摩擦综合征。

外侧副韧带与股二头肌腱一起止于腓骨小头。腘肌

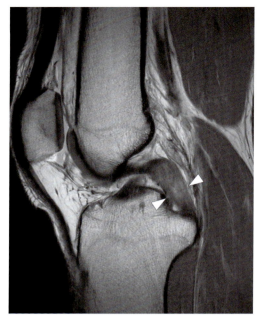

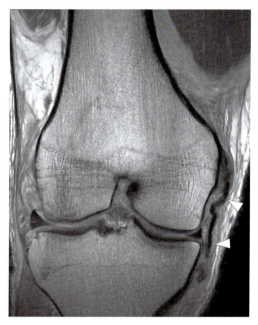

图 16-16 33 岁男性患者，打篮球后出现膝关节疼痛。矢状位质子密度（PD）快速自旋回波（FSE）图像显示后交叉韧带急性撕裂（白色三角）

图 16-17 33 岁男性患者，足球运动损伤后表现为膝关节疼痛和不稳定，冠状位质子密度（PD）快速自旋回波（FSE）图像显示内侧副韧带（白色三角）完全断裂

腱起自股骨外髁，向下向内斜行进入膝关节后部，胭腓韧带起自腓骨小头，呈扇形结构连接于胭肌腱起点。

后交叉韧带损伤可能发生在前交叉韧带撕裂的情况下，这具有特别重要的临床意义，因为遗漏膝关节后外侧结构损伤是前交叉韧带重建（ACLR）失败的原因之一；因此，前交叉韧带合并膝关节后外侧结构的高度损伤需要进行手术治疗（图 16-18）。

膝关节脱位

膝关节脱位通常发生在严重创伤的情况下，常导致多韧带的断裂及并发神经血管损伤。MRI 有助于确定软组织损伤的分级和程度，以及韧带和肌腱断裂、半月板

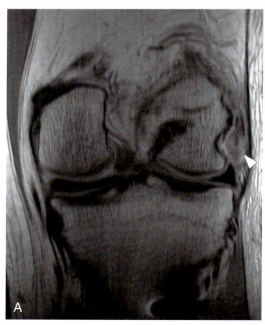

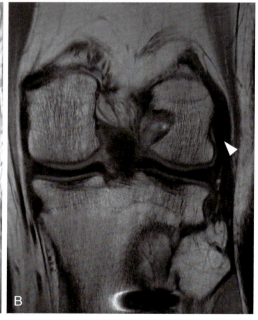

图 16-18 40 岁男性患者滑雪受伤后显示后外侧角受伤。A. 冠状位质子密度（PD）快速自旋回波（FSE）图像显示外侧副韧带和胭肌腱（白色三角）近端急性撕脱。B. 损伤 8 个月后冠状位 PD FSE 图像可见原撕裂部位的间断性瘢痕重塑（白色三角）

损伤和关节面破坏的程度。周围神经损伤可表现为束状信号改变和形态学的改变。血管损伤可以临床诊断，在这种情况下需要紧急手术干预；然而，在没有明显严重血管损伤的患者中，可以利用磁共振血管成像来评估胭动脉及其分支的损伤情况。时间依赖对比增强图像可以提供动脉和静脉期的准确评估。因此，一次 MRI 检查就可以全面评估这类患者的损伤程度。

伸膝装置

伸膝装置紊乱是膝前痛的常见原因。髌骨轨迹不良可由解剖异常引起，这些解剖异常破坏了髌骨周围的力学平衡，导致在运动中出现异常的髌骨轨迹。诱发因素可能包括滑车发育不良、髌骨高位和胫骨结节过度偏移，所有这些都可以在 MRI 上显现出来。髌骨轨迹不良会引发各种问题，包括疼痛、髌骨外侧脱位和骨关节炎。此外，髌骨轨迹不良常导致髌骨撞击髌下脂肪垫，在脂肪抑制的液体敏感图像上可见脂肪垫上外侧的特征性软组织水肿。内侧支持带结构，尤其是内侧髌股韧带（MPFL）是髌骨外侧移位的主要限制结构，在髌骨外侧脱位时常受到损伤。MPFL 功能不全可能导致复发性髌骨脱位，需要手术重建韧带。

伸膝装置肌腱变性相对常见，易导致肌腱断裂。在老年患者中，股四头肌退变和撕裂并不少见。正常股四头肌腱大部分呈低信号，但沿其髌骨附着处可能出现一些高信号。肌腱变性会导致纤维的高信号和增厚。在完全断裂的情况下，撕裂的肌腱纤维通常会回缩，形成充满液体的间隙（图 16-19）。准确评估肌腱撕裂程度、退缩程度和整体健康状况对制定手术计划是有价值的。

关节软骨

MRI 可以直接显示关节软骨，良好的序列可以检测到早期退变，并检测到明显的软骨缺损。正常关节软骨的信号特征取决于所使用的脉冲序列；骨科成像序列的选择应该在纤维软骨、关节软骨、软骨下骨和滑液之间提供足够的对比度。强磁场、高分辨率质子密度加权 FSE 序列提供了对正常软骨分层的良好描述，具有良好的组织对比度，提供了软骨下骨和半月板之间的清晰轮廓，并且由于磁化转移与关节滑液也提供了对比。

正常关节的透明软骨是分层的，每层的胶原方向和蛋白多糖含量与其他层之间有一定差异（图 16-20）。最深的一层被称为潮线，是一层薄薄的矿化软骨层，与软骨下板逐渐融合在一起。下一层是放射状层，由高度有序的平行胶原纤维组成，这种高度平行促进了能量的快速转移（分散）及较短的弛豫（恢复）时间。下一层称为过渡层，由拱形排列的胶原纤维组成，这一层内的能量传递相对于深层较慢，因此弛豫时间较长。关节软骨最浅的一层是发光层，这是一层非常薄的横向排列的胶原纤维，彼此垂直排列。因此，由于弛豫时间较短，

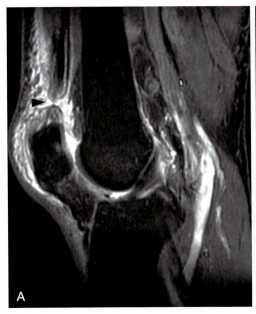
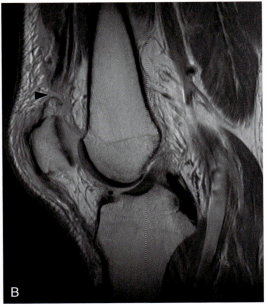

图 16-19　70 岁男性股四头肌撕裂患者，表现为疼痛和伸膝功能丧失。矢状位 IR（A）和质子密度（PD）快速自旋回波（FSE）（B）图像显示股四头肌远端肌腱急性断裂，形成的液性间隙（黑色三角）

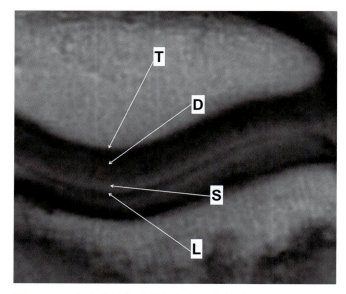

图 16–20 放大的轴位质子密度（PD）快速自旋回波（FSE）图显示髌骨上正常的软骨分层。D 为深层（放射状层）；L 为发光层（Lamina Splendens）；S 为浅层（过渡层）；T 为潮线

MRI 可以很好地评估骨软骨损伤，这有助于确定特定的损伤是否需要手术治疗。在影像学上被认为可能不稳定的病变不太可能在没有干预的情况下自愈。病变不稳定的征象包括沿病变和骨床交界处的液体界面和囊性改变，以及沿骨床和碎片的骨部周围有硬化边缘。水平移位也是病变不稳定的明显表现（图 16–22）。

周围神经

MRI 能够准确评估膝关节的主要周围神经创伤性或医源性损伤及卡压，以及神经源性肿瘤性。由于许多周围神经横截面直径小、长度长、走行复杂，因此周围神经 MRI 在技术上往往比常规膝关节 MRI 更具挑战性。评估周围神经的最佳序列必须对神经信号和形态进行详细评估；因此，序列应该具备高分辨率和获得指向目标神经轴线的倾斜度。神经源性疼痛通常是模糊的，并且可能远离病变部位，因此在影像学上定位病变比较困难。相关肌肉的失神经情况可能提供有关神经受累和致病病变程度的线索（图 16–23）。

术后 MRI
术后半月板

术后半月板的评估常常具有挑战性。了解手术史以及手术类型通常有助于解释半月板的影像学表现。了解半月板术后的改变有助于避免把半月板术后形态误认为病理改变。

半月板部分切除术通常用于半月板撕裂无法进行修

这一层也呈低信号。软骨退化的最早变化包括胶原纤维的解体、蛋白多糖的耗尽和含水量的增加。在临床 MRI 序列上，这些变化通常表现为预期信号的变化，由于弛豫时间延长，退变的软骨信号变得更高，失去了预期的正常分层外观。随之而来的变化包括软骨物质的丢失，包括局灶性缺损和弥漫性的变薄（图 16–21）。一旦关节病进展到晚期，可能会观察到全层软骨缺损，并伴有软骨下改变，如囊变和水肿，以及由于硬化和骨赘形成所致的骨性重塑。

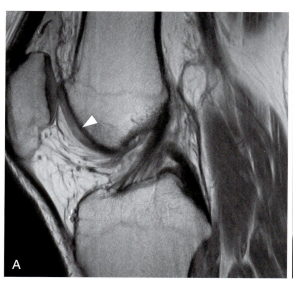
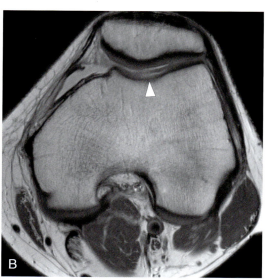

图 16–21 55 岁女性患者，出现膝关节前部疼痛，矢状位（A）和轴位（B）质子密度（PD）快速自旋回波（FSE）图像显示在滑车中部（白色三角）有软骨分层和软骨瓣形成

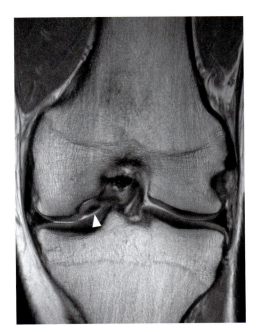

图 16-22　14 岁男孩的冠状位质子密度（PD）快速自旋回波序列（FSE）图像显示股骨内髁的骨软骨损伤，并伴有不稳定的原位骨软骨碎片（白色三角），其翻转使得关节软骨朝向下面的骨床，且碎片的骨性部分的信号是均匀的低信号，提示失活

复的情况，尤其是退行性水平撕裂。半月板术后残余部分的游离缘通常变小、变钝，平滑而规则（图 16-24）。半月板再撕裂的征象包括半月板线性高信号、瓣状移位和明显的撕裂。

半月板缝合修复后，线性高信号通常沿着修复部位持续存在，这是一种可预期的术后表现，其并不是再次撕裂，除非半月板出现明显的液体信号才考虑再撕裂。

对于不能修复的半月板，没有关节病的患者为了避免关节置换，可以进行同种异体移植物进行半月板移植。半月板附着处常可见特征性固定点；由于内外侧半月板形态不同，这些固定点变化往往也不相同。内侧半月板同种异体骨移植通常具有两个独立的固定点，而外侧同种异体骨移植通常使用单点固定两个根部，因为外侧半月板两个根部彼此更接近（图 16-25）。MRI 可以评估同种异体移植物变性、撕裂和外凸情况，以及术前和术后软骨磨损的程度。

韧带重建

评估韧带重建，特别是 ACL 重建，是膝关节术后MRI 常见的指征。前交叉韧带移植物已被证明在重建后的第一年经历了一个可预测的成熟过程。在术后，移植物纤维呈典型的均匀高信号。在手术后的前几个月，移植物经历向韧带转变的过程，其间发生重建和血管化，导致移植物出现相对高信号。在此过程中，移植物的信号通常降低，通常在术后 6 个月至 1 年，最终再次变为低信号（图 16-26）。

矢状面和冠状面是评估 ACL 移植物的最佳位置。矢状面上，移植物应与髁间窝顶平行。定位过度靠前可能导致移植物与髁间窝撞击，而移植物太过垂直可能导致移植物松弛。移植物的滑膜反应可能会形成瘢痕，形成移植物远端前部的局灶性瘢痕结节，即为"独眼征"，

第三部分　临床科学

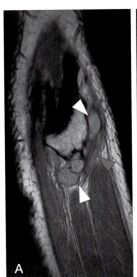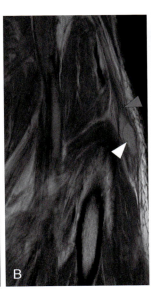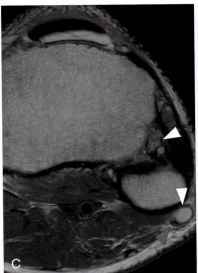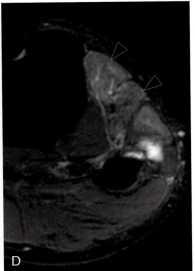

图 16-23　腓骨神经节，63 岁男性，表现为足下垂。矢状位（A）、冠状位（B）和轴位（C）质子密度（PD）快速自旋回波（FSE）图像显示沿腓神经（灰色三角）走行的多房神经节（白色三角），翻转恢复（IR）图像（D，黑色三角）显示前室肌肉失神经表现

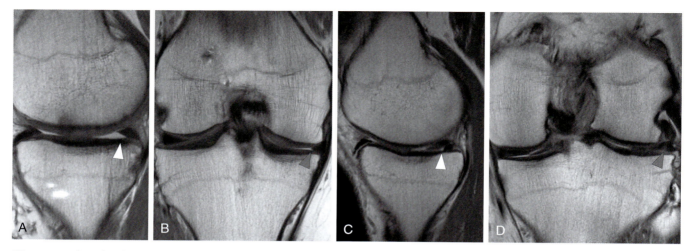

图16-24 术后半月板。50岁男性半月板部分切除术后，内侧半月板的矢状位（A）和冠状位（B）质子密度（PD）快速自旋回波（FSE）图像显示：后角（白色三角）和体部（灰色三角）的退变、变钝，半月板部分切除术后的外观。64岁男性，部分内侧半月板切除术后，矢状位（C）和冠状位（D）PD FSE显示后角（白色三角）和体部（灰色三角）再撕裂

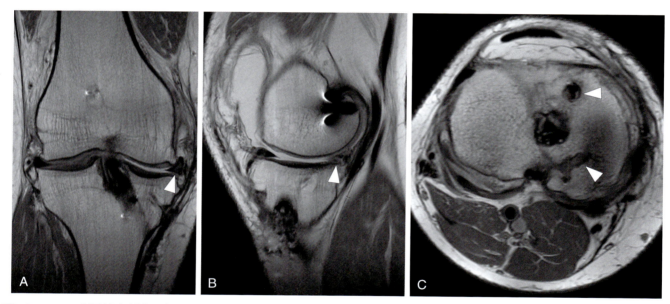

图16-25 40岁男性内侧半月板移植患者，因持续性疼痛复诊。内侧半月板移植后患者的冠状位（A）和矢状位（B）质子密度（PD）快速自旋回波（FSE）图像显示：移植的半月板变性，后角和体部（白色三角）突出。轴位PD FSE图像（C）显示典型的内侧半月板移植前后根部的两个固定点（白色三角）

可导致活动范围减少，无法最终伸直。

ACL急性再撕裂的影像学表现通常与ACL初次撕裂类似，表现为高信号、移植物增粗伴纤维断裂及相关继发表现。急性轴移骨挫伤在移植物再撕裂及移植物松弛时均可出现，移植物松弛时，其纤维通常正常，因为它们没有承受负荷（图16-27）。慢性移植物功能不全，如慢性原发性前交叉韧带功能不全，可导致胫骨前移位（图16-28）。

神经节（Ganglion）除了可发生在正常前叉韧带外也可以在移植物中观察到，通常伴有骨内侵袭。在

ACLR时这可能导致骨道变大，影响移植物的固定，可能需要进行翻修。

关节面修复

软骨或骨软骨修复术的术后评估成为膝关节MRI更常见的指征。软骨和骨软骨病变的修复技术多种多样，熟悉它们术后影像学表现是很有价值的。不稳定骨软骨病变通常需要将其固定在骨床内。微骨折包括软骨下骨挫伤，导致出血和修复组织的形成。这种组织是典型的纤维软骨，因此比正常的透明软骨信号低，缺乏正

图 16–26 43 岁男性，前交叉韧带重建后，矢状位质子密度（PD）快速自旋回波（FSE）图像显示移植物外观正常，移植物滑膜反折处有轻度瘢痕（白色三角），但无局灶性结节或关节纤维化

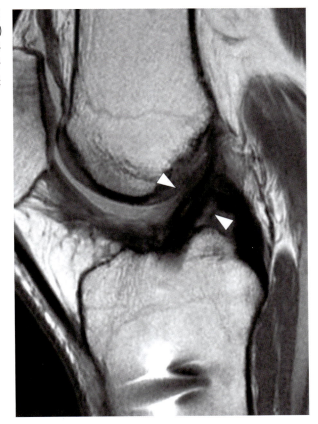

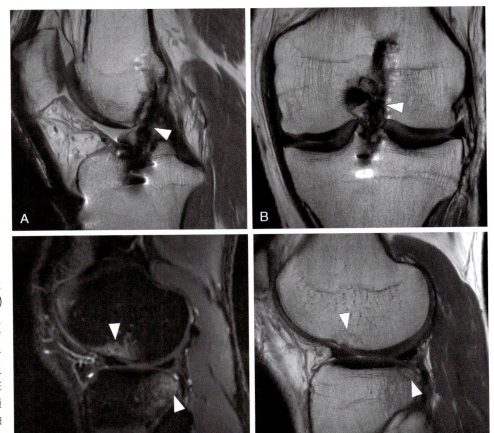

图 16–27 37 岁男性，前交叉韧带重建术后移植物松弛。矢状位（A）、冠状位（B）质子密度（PD）快速自旋回波（FSE）序列图像显示：移植物完整（白色三角），信号正常；然而，移植物方向有些垂直。同一患者的外侧间室矢状位反转恢复（IR）像（C）和 PD FSE 图像（D）显示：急性软骨挤压损伤（白色三角），提示近期存在轴移运动，与前交叉韧带移植物松弛有关

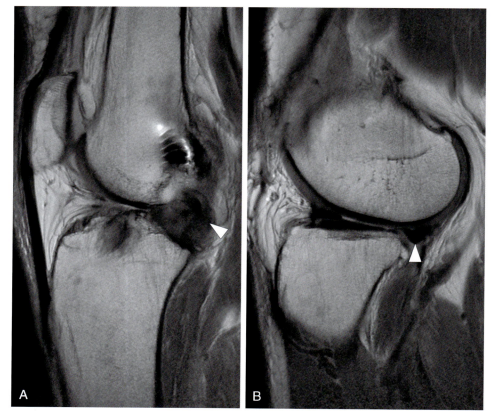

图 16-28 64 岁女性，远端前交叉韧带重建移植物失效。A. 矢状位质子密度（PD）快速自旋回波（FSE）图像显示前交叉韧带完全断裂，继发后交叉韧带（白色三角）形态异常和髁间无固定形状瘢痕。B. 外侧间室矢状位 PD FSE 图像显示胫骨相对股骨前移，外侧半月板后角（白色三角）后移

常的软骨分层。多种骨软骨移植方式用于修复局部软骨缺损。其中包括患者的自体软骨移植、同种异体软骨移植，以及设计成与患者关节软骨和骨骼相似的人造软骨移植。自体移植物和同种异体移植物，由于它们是由天然组织组成的，通常具有正常骨和透明关节软骨的外观，而人工移植物通常具有典型的双相外观。同种异体移植物通常用于治疗较大的缺陷，因为可用于获取的自体移植物组织的面积有限。也可应用基于细胞的修复技术，获取患者自身或供体软骨细胞在培养后进行软骨修复（图 16-29）。

各种专门的 MRI 技术可对关节软骨进行进一步的评估。可在常规临床成像序列变化明显之前运用参数映射序列来检测早期软骨基质衰竭。这些定量序列包括 T2 mapping 和 T1 rho，T2 mapping 对胶原蛋白取向和流动含水量的变化敏感，T1 rho 检测早期蛋白多糖耗损（图 16-29）。延迟钆增强 MRI 软骨（DGEMRIC）包括静脉注射钆，以检测蛋白聚糖消耗钠，MRI 也可以检测蛋白聚糖含量的变化，但需要使用专用硬件。

软骨下成形术是一种相对较新的技术，用于治疗软骨下病变，如软骨下功能不全骨折。该技术是微创技术，包括在病变部位注射磷酸钙，以治疗疼痛。在影像学上，注射的物质在临床常规序列上出现的低信号取代了正常的脂肪骨髓在非脂肪抑制序列上的信号（图 16-30）。

膝关节置换术

膝关节置换术（TKA）作为骨关节炎的有效治疗方法而日渐流行，然而，由于金属成像的问题，MRI 在过去并不是常规选择。假体周围病理性改变是导致疼痛和假体松动的常见原因，因此准确评估各种类型的骨组织和软组织病理变化在评估关节置换术患者的疼痛方面是有价值的。

为了减少由特定金属植入物产生的伪影，可以对常规成像序列进行刻意的磁共振成像参数调整。这些参数操作包括为了增加读出梯度的强度而扩大接收带宽，增加激励数（NEX），通过减小体素大小来增加空间分辨

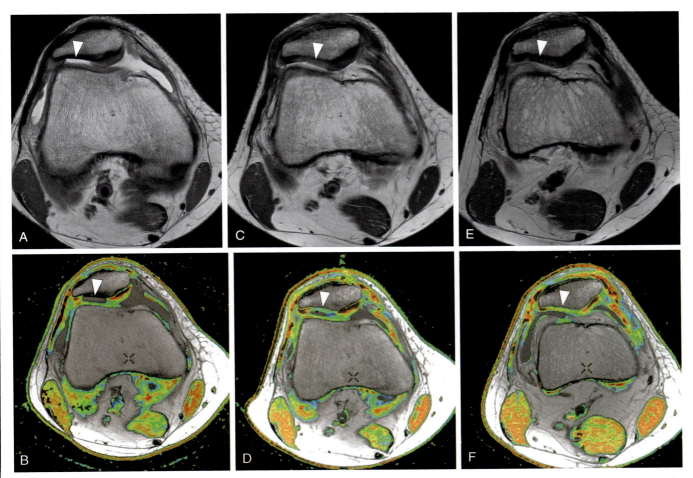

图 16-29　30 岁女性髌软骨修复的 MRI 表现，最初表现为前侧疼痛。术前质子密度（PD）快速自旋回波（FSE）（A）和 T2 相图（B）显示，髌外侧关节面（白色三角）有局灶性全层软骨缺损。使用软骨细胞修复初始缺损后，随后的 PD FSE 图像（C）显示修复部位填充良好（白色三角），修复组织密度高；相应的 T2 松弛时间延长（D，白色三角）。修复后 12 个月的 PD FSE 图像（E）显示持续的良好填充（白色三角），修复组织相对较高的密度降低，表明移植物正在成熟，T2 相图显示松弛时间相应减少（F，白色三角）

率，以及沿植入体长轴调整频率编码方向。此外，由于伪影的严重程度与场强度成正比，不应在非常高的场强度下对植入物成像，1.5T 优于 3.0T。应避免使用频率选择性脂肪抑制技术，而应采用更可靠的技术，如回旋恢复。此外，也有专门为抑制金属伪影而设计的特殊序列，其中两种更常见的是多采集可变共振图像组合（MAVRIC）和切片编码金属伪影校正（SEMAC）。

TKA 患者的疼痛可能与多种原因有关。假体周围骨折可能发生在术中，也可能在术后应力或外伤情况下发生（图 16-31）。移位的骨折很容易在 X 线片上诊断，而非移位或不完全骨折可能需要横断面成像。鉴于 MRI 对骨髓水肿的敏感性，它在这种情况下特别有用。

由于生物力学改变和加速磨损，假体对线可能导致早期植入失败。假体旋转分析需要横断面成像，分析可以在 CT 或 MRI 上进行。相关测量包括股骨假体与胫骨假体、胫骨假体与胫骨结节、股骨假体件与股骨远端通髁轴的关系（图 16-32）。

关节感染是 TKA 患者的一项特别严重的并发症，因为它通常需要长期治疗和分期翻修才能治愈。在 MRI 上，关节感染典型表现为明显的炎症性滑膜炎，滑膜通常具有高信号伴有增厚和层状表现，这对感染具有高度特异性（图 16-33）。感染的其他迹象包括明显的软组织水肿、淋巴结肿大、软组织积液和窦道。在大多数医院，MRI 并不常规用于诊断假体周围关节感染。

机械性假体松动是假体失效的常见原因。在 MRI 上，机械性松动可以在假体或骨水泥界面观察到薄的环形的骨吸收，这种类型的吸收称为纤维膜形成，在组织病理学上与滑膜化间隙相对应，中间是呈纤维界面排列的（图 16-34）。

骨溶解是假体松动的另一个常见原因，随着时间

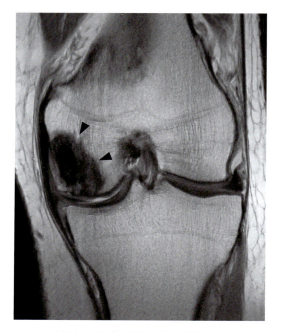

图 16-30 70 岁女性曾接受过软骨下骨成形术治疗，具有软骨下骨骨折病史，其冠状位质子密度（PD）快速自旋回波（FSE）图像显示其股骨内髁与关节面接触处有大片低信号区域（黑色三角）

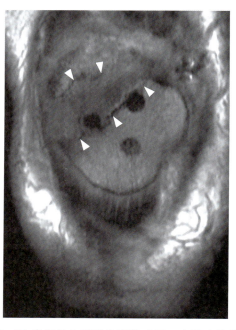

图 16-31 71 岁男性全膝关节置换术后，表现为膝前慢性疼痛，其经髌骨冠状位质子密度（PD）快速自旋回波（FSE）图像显示骨折线（白色三角）呈斜向离散分布，顺着最上方的两个钉孔延伸

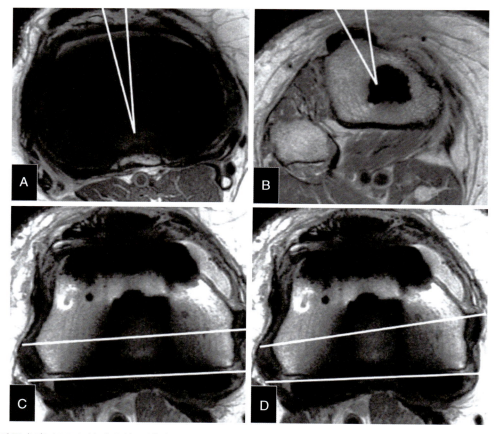

图 16-32 轴位质子密度（PD）快速自旋回波（FSE）图像显示旋转测量，胫骨假体相对于股骨假体（A），胫骨假体相对于胫骨结节（B），股骨假体相对于外科通髁轴（C），股骨假体相对于临床通髁轴（D）

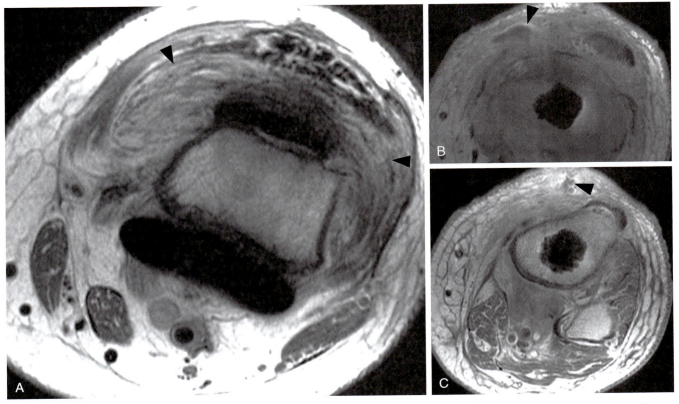

图 16-33　64 岁男性患者，以疼痛和肿胀为表现，全膝关节置换术后关节感染。患者全膝关节置换术后的多轴位 FSE 图像显示呈层状外观，与感染一致的严重炎症性滑膜炎（A，黑色三角），且软组织积液延伸至下面的骨质（B，黑色三角），后者也通过窦道（C，黑色三角）与皮肤表面相通

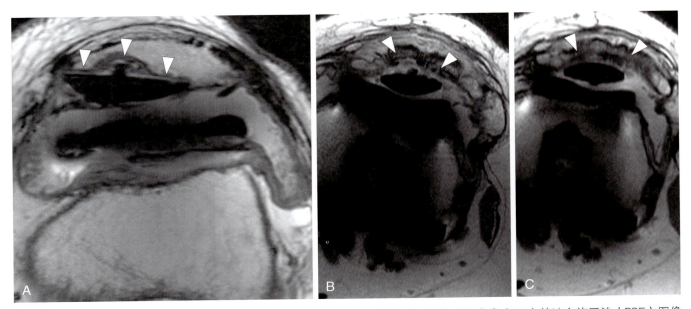

图 16-34　全膝关节置换术后髌骨假体松动。A.66 岁女性全膝关节置换术后，轴位质子密度（PD）快速自旋回波（FSE）图像显示沿髌骨假体有广泛的纤维膜生成（白色三角），其范围与松动一致。56 岁女性全髋关节置换术后，轴位 PD FSE 图像（B）显示沿髌骨假体明显骨质吸收，在假体和骨质之间伴有明显的液体进入。在后续成像（C）时，我们注意到髌骨假体翻转，假体关节面朝向髌骨

的推移，由胫骨聚乙烯植入物磨损时脱落的颗粒碎片造成。在 MRI 上，聚合性滑膜炎典型表现为等密度碎片，常出现叶状滑膜增生区域。骨溶解通常见于聚合物磨损；如果与上述纤维膜形成对比，聚合性骨溶解更多表现为较大的体积和小叶状，而不是薄的和线性的表现（图

16-35）。大多数聚合性骨溶解表现为强度均匀良好的硬化边缘，但很少出现囊性骨溶解。

假体骨折是罕见的，当它发生时，它最常影响聚乙烯桩（图 16-36）。在这种情况下，熟悉不同聚乙烯构件的外观是很有价值的，这样就不会将保留十字韧带型

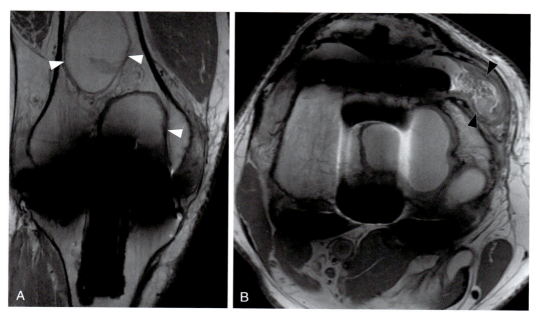

图 16-35 69 岁男性全膝关节置换术后的聚合物磨损，以疼痛和肿胀为表现，冠状位质子密度（PD）快速自旋回波（FSE）（A）显示与骨溶解一致且边界清楚的大囊性骨吸收灶（白色三角），以及在轴位图像（B）上有与聚合物磨损相一致的滑膜炎，且伴有中等信号强度碎片（黑色三角）

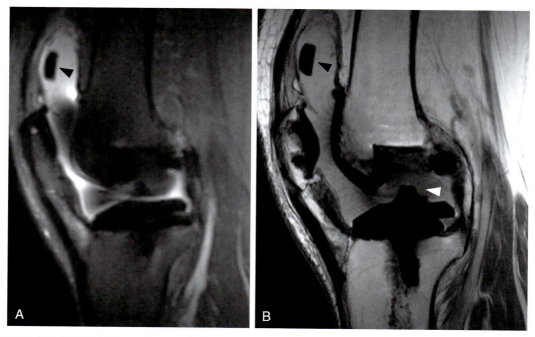

图 16-36 59 岁男性全膝关节置换术后的聚乙烯断裂，以急性机械症状和不稳定为表现，矢状位多采集可变共振图像组合（MAVRIC）反转恢复（IR）（A）和矢状位质子密度（PD）快速自旋回波（FSE）（B）图像显示聚乙烯桩的断裂（白色三角），伴有碎片（黑色三角）移位至髌上囊

假体中缺乏聚乙烯桩误以为是骨折。在骨折后，假体的骨折部分经常出现移位，应特别留意定位碎片，以便于在翻修时可以取出碎片。

髌骨撞击（Patellar Clunk）是膝关节置换术后所特有的并发症，它会累及髌骨周围区域形成明显的瘢痕结节，尤其是沿着关节上部（图 16-37）。瘢痕结节在屈曲时进入髁间切迹，在伸直时卡在股骨假体上，引起机械症状，包括疼痛，可触到的"哐啷"声。这个结节在MRI 上很容易看到，尽管动态超声对于证明患者出现典型症状时瘢痕结节存在特别有用。

反复关节出血（Recurrent Hemarthrosis）可能发生于 TKA 后，引起反复发作的疼痛和肿胀。血管造影可能有助于确定患者出血的原因，并可以定位潜在栓塞的靶血管（图 16-38）。虽然很难发现局灶性病变如假性动脉瘤，但通常滑膜充血表明滑膜炎和炎症可能局限于特定的膝动脉的分布区域，随后可通过血管栓塞以控制出血。

单髁关节置换术后的患者可能还会出现与病理学相

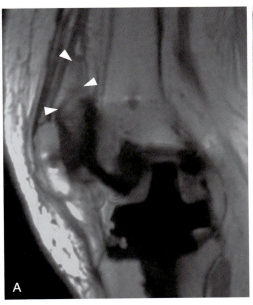
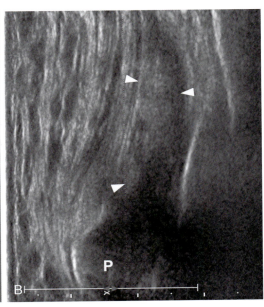

图 16-37 62 岁男性全膝关节置换术后的髌骨撞击（膝关节金属音）。A. 矢状位质子密度（PD）快速自旋回波（FSE）图像显示髌骨上区域有与髌骨隆起一致的瘢痕结节（白色三角）。B. 随后的动态超声显示在活动范围内（P，髌骨）结节的撞击（白色三角）

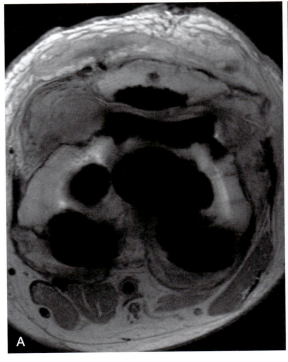
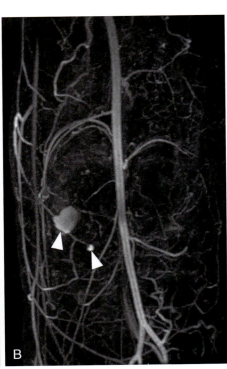

图 16-38 43 岁男性近期全膝关节置换术后出现关节出血。A. 轴位质子密度（PD）快速自旋回波（FSE）图像显示与关节出血区域相一致的复杂滑膜炎。B. 时间分辨对比增强的磁共振血管成像显示膝关节内侧有两个与假性动脉瘤相一致的早期充盈病灶（白色三角）

关的疼痛，如半月板撕裂和进行性加重的骨关节炎。最常见的假体失败类型是无菌性松动和可能与早期固定失败有关的疼痛。因此，对这些患者进行假体 – 骨界面仔细的检查是十分必要的。

结语

　　诊断成像是一个有活力的领域，技术的快速进步让成像技术得以发展，以便更好地检查出膝关节疼痛患者可能出现的多种情况。各种成像方式有其各自独特的优点和缺点，因此它们往往是相辅相成的。最后，最合适的成像选择，需要考虑患者的临床病史和手术史，应该个性化选择，以对患者可疑病理进行最佳评估。放射科医生和临床医生之间的相互合作是减少不必要检查的重要手段，特别是在诊断存在困难的时候。

（张国强翻译；张维杰　张亮　马建兵校对）

参考文献

第 17 章

评价临床结果的膝关节量表

David C. Ayers, MD | Patricia D. Franklin, MD, MPH, MBA | Matthew E. Deren, MD

评价临床结果的膝关节量表

对骨科手术疗效的评价，可以追溯到 20 世纪初美国麻省总医院的 Ernest Amory Codman 医生。传统的手术疗效评价基于影像学和体格检查结果。20 世纪 80 年代之后，骨科手术的疗效评价越来越多地聚焦于患者视角。将患者自我评价的结果纳入总体疗效评价是一种进步，但也应认识到，传统的评价方法（如体格检查、影像学测量和膝关节松弛度检查）仍然是必要的。

膝关节手术的目的通常是缓解关节症状和解决功能障碍。疼痛是患者决定手术最常见的原因。在接受膝关节手术的患者中，功能障碍的程度各不相同，很大程度上取决于个人需求。对于一名优秀的运动员来说，功能障碍可能是无法发挥出较高的比赛水平的原因。对于患有膝关节病的老年人来说，功能障碍可能是日常生活无法自理或行走困难。

在评估骨科手术或其他治疗的疗效时，必须考虑治疗的目标。如果使用不恰当的指标来评估前交叉韧带（Anterior Cruciate Ligament，ACL）重建或全膝关节置换术（Total Knee Arthroplasty，TKA）的治疗结果，可能会误导后续患者的治疗决策。因此，使用恰当的疗效评价方法对患者和医生来说都是至关重要的。

本章将讨论膝关节疾病不同治疗方式的疗效评价方法。我们将为读者梳理各类评价量表的信度、效度和响应性。最后，我们将为您介绍通用健康状态的评价量表、关节特异性疾病及功能活动水平的评价量表。

信度、效度和响应性

任何类型的评价方法必须具有可重复性（信度）和准确性（效度）。在评估健康状态时，评价方式还必须能够检测到症状的改善或恶化（称为对变化的响应性或敏感性）。本章节致力于阐明信度、效度和响应性的基本概念。

信度

如果一种评价工具重复测量目标属性后的结果具有一致性和稳定性，那么可以认为其是可靠的。信度也被称为可重复性，对状态稳定的患者重复使用同一份量表，结果应该大致相同。

对于健康状态评价工具的信度测量，有两种主要指标。首先是测试－再测试信度，是指让处于稳定状态的患者在两个不同时间点回答相同量表。时间间隔不能太短（因受试者会记住之前的答案），也不能太长（因受试者可能发生临床状态的改变）。一般来说，两次测试之间的间隔为 2 天到 2 周。

测量结果的一致性，通常使用组内相关系数或一致性界限进行评价，通常用于比较量表得分。组内相关系数是对单一维度测量结果一致性的评价指标，范围为 0~1，≥ 0.75 在临床试验中是可接受的。组内相关系数与相关系数（例如 Spearman 或 Pearson 相关系数）要予以区分，后者无法对数据一致性进行评价。实验数据在一致性较差的情况下仍然可能表现出良好的相关性，因此，相关系数不适用于信度研究。例如，在一项信度研究中，如果所有受试者的第一次测量值是第二次测量值的 2 倍，那么相关性是完美的，但一致性很差。

一致性界限是对测量方法可重复性的描述性评价指标。该值是两次测试平均值的差值 ±2 倍的标准差。两次测试之间 95% 的差异将落在此区间内，可为研究人员提供测量精度的评价依据。

内部一致性是评价量表信度的另一种方法。这个概念是临床医生从心理测量学领域借鉴而来的。后者涉及对心理现象（如抑郁或焦虑）或教育成就的测量。

通过心理测量学量表评价的概念很难被定义，可能涉及学习效应。在这种情况下，由于回忆或学习效应的影响，患者不适合在两次不同场景完成问卷调查。内部一致性评价的是单一维度问题答案的相关性。通常用来描述内部一致性的统计量被称为 Cronbach α，范围为 0~1，1 表示完全可靠。Cronbach α 已用于评估骨科量表的可靠性；但是，心理测量学理论的原理是否适用于骨科相关症状和残疾的评价仍然存疑。尽管如此，在实践中，测量各种临床现象的骨科量表已被证明具有良好的内部一致性。

效度

如果一种检测方法确实能反映被试对象的真实值，那么它就具有合格的效度。下面将简要介绍几种类型的效度评价指标。

验证评分量表效度最简单的方法是证明其评价结果与"金标准"相符。这就是所谓的标准效度，尽管评价生活质量的量表很难做到这一点。在这种情况下，必须依靠表面效度、内容效度和结构效度。

表面效度是指专家审阅量表中的条目内容后对量表能够反映目标概念的程度进行评价。这种效度形式虽然简单，却很重要。

内容效度是更为正式的一种表面效度。内容效度也用于评价量表条目能够测量目标概念的程度。举例来说，如果量表是评估生活质量的，那么量表的内容应该包括身体、心理和社会健康的相关内容，以提供足够的内容效度。

结构效度决定了问卷是否与预期的其他量表有相关关系。这需要提出几个假设，关于问卷调查结果应该如何与其他量表形成相关（正相关或负相关），并对这些假设进行验证。

响应性

骨科医生通常使用量表来评价患者接受治疗后的健康相关生活质量的改善情况。如果一种量表不能正确反映手术成功患者的功能改善状态，那么这种量表对临床研究是没有用的。因此，响应性对于评分量表的实际应用至关重要。

有许多统计量可用于确定响应性。标准化地反映平均值（观察到的变化 / 变化的标准差）最常用于骨科研究。该统计量包含响应方差，允许对响应平均值进行统计测试。

通用量表和特异性量表

特异性量表可能与特定的病理实体（疾病特异性）、状态（状态特异性）或解剖位置（关节特异性）有关。这些量表不仅关注疾病的特点（或解剖位置），通常还将患者的主诉归因于疾病（或解剖位置）。例如，膝关节专用量表可能会询问患者是否因为膝关节问题而存在穿衣困难的困扰。

通用量表具有更广泛的视角，包括情绪、社会、精神和身体健康维度，并且不限于某种疾病。与特异性量表相比，通用量表的优势在于，可以对不同疾病和治疗方式进行比较。其缺点是可能对某些临床指标的变化缺乏敏感性，因为单一指标的变化可能不会反映在全局性的量表评分中。疾病或关节特异性量表的优势在于，它们通常对感兴趣的特定现象的变化更敏感，更能反映患者特定维度的状态。

最常用的通用健康量表是简明量表 36（Short Form-36，SF-36）。这是一份包含 36 个条目的问卷，用于衡量受试者的一般健康状态。我们鼓励将其与膝关节特异性量表一起用于 ACL 损伤的研究，该量表也已广泛应用于 TKA 的相关研究中，用以描述患者的整体健康状况。躯体健康量表（Physical Component Scale，PCS）和精神健康量表（Mental Component Scale，MCS）可从 SF-36、SF-12、VR-12 或 PROMISGLOBAL 中衍生出来。PCS 是患者躯体功能的综合评分。MCS 是患者情绪功能的综合评分，并能准确评估患者的情绪健康程度。MCS 是判断患者是否适合手术的一种很好的筛查工具。例如，亚临床抑郁症和特质焦虑症的患者的 MCS 得分常低于 45 分。

运动型患者的膝关节评分量表

有许多量表可以用来评价膝关节疾病的运动型患者的治疗结果。运动型患者的定义目前并不明确。患者的活动水平是影响预后的重要因素，因为运动量大的患者比久坐不动的患者对膝关节功能的要求更高，对治疗结果的期望值也不同。功能水平并不总与症状和残疾严重程度直接相关，应该单独测量。这一主题将在本章末尾讨论。本文回顾了 8 种常用的运动型患者膝关节疾病评分量表。

修改后的 Lysholm 量表是一个包含 8 个条目的问卷，最初是为评估膝关节韧带术后疗效而设计的。总分 100 分：其中 25 分评价膝关节稳定性；25 分评价疼痛；15 分评价关节交锁；肿胀和爬楼梯各占 10 分；跛行、使用支撑物和蹲下各占 5 分。虽然这个量表是在没有患者参与的情况下开发出来的，但它已被广泛用于临床研究，已被证明具有良好的重测信度和结构效度。

Cincinnati 膝关节量表于 1983 年发布第一版，其后对职业活动、体育活动、运动中的症状和功能限制以及日常活动等维度进行了额外的修改。Cincinnati 膝关节量表有 11 个维度。除了测量症状和残疾外，该量表还包含体格检查、基于仪器测试的膝关节松弛程度以及退行性关节疾病的放射学证据等维度。该量表可靠、有效，并能对临床变化做出良好响应。

美国骨科医师学会运动膝关节评分量表已被纳入膝关节疾病运动型患者的肌肉骨骼数据评估和管理系统。该评分量表包括 5 个维度，共 23 个条目：核心部分包括僵硬、肿胀、疼痛和功能状态（7 个条目）；运动绞锁（4 个条目）；运动受限（4 个条目）；当前活动受限（4 个条目）；以及由膝关节引发的活动疼痛（4 个条目）。

这 5 个分量表是独立的，可以单独计分。此外，该量表中的许多条目都有"由于其他原因无法做到"的选项。评分手册规定，如果患者选择了这一项，则应将该条目"去除"，这可能会导致"评分缺失"。以上因素可能导致在使用该问卷时遇到困难。尽管存在这些问题，但当将 5 个分量表整合并计算平均值时，发现该量表的心理学测量性能是令人满意的。

研究人员发布了膝关节术后日常活动量表，并对其信度、效度和响应性进行了评估。该量表是在综合相关量表并采纳临床医生建议的基础上开发的。该量表是为前交叉韧带损伤以及膝关节病的患者设计的。它包括 17 个条目，分为 2 个维度：症状维度（7 个条目）及功能性残疾（10 个条目）维度。研究发现，该评分量表与 Lysholm、Cincinnati 和美国骨科医师学会量表以及其他残疾评价量表的相关性较好，显示出良好的结构效度。研究还发现，在一组运动型患者中，该量表对临床改善的敏感性（响应性）比其他量表更为出色。构成该量表的条目列在附录 a 中。

有研究设计了单一数字量表对大学生群体患者的 ACL 重建疗效进行评价。患者通过单一数字对其膝关节进行自我评分，0~100 分，100 分为完全正常。在这组患者中，该量表与 Lysholm 量表有良好的相关性。单一数字量表的优势在于它的简单性和易实施性。一个潜在的问题是，不同疾病、不同症状和残疾程度的患者可能会对单一条目有不同的理解。在一个非常同质化的队列中，比如大学生群体的患者从特定的手术（如 ACL 重

建）中恢复，病理变化范围相对较窄，该量表与标准的膝关节功能量表就会表现出良好的相关性。但该量表对其他诊断的患者的适用性尚不清楚。

膝关节损伤和骨关节炎评分（KneeInjury and Osteoarthritis Outcome Score，KOOS）是根据接受半月板手术的患者提供的建议制定的。在 21 例接受前交叉韧带重建的患者中，信度、效度和响应性均得到了验证。疼痛、症状、日常生活能力、运动和娱乐功能以及与膝关节相关生活质量等 5 个维度可用于单独计分。有趣的是，KOOS 中包含了西安大略和麦克马斯特大学骨关节炎指数（Western Ontarioand McMaster Universities Osteoarthritis Index，WOMAC，稍后将详细讨论）中的条目，其得分可根据 KOOS 确定。

Mohtadii 开发了慢性 ACL 损伤患者的生活质量结局量表。该量表是通过对 ACL 损伤患者、初级保健运动医生、骨科医生、运动治疗师和理疗师的调研而开发的。该量表包括 31 个视觉模拟计分条目，涉及症状和身体不适、工作相关困扰、娱乐活动和体育参与、生活方式以及与膝关节相关的社会和情感健康状况。该量表被发现对 ACL 损伤的患者有效且响应灵敏。它对 ACL 损伤患者具有较高的特异性，因此不适用于其他膝关节疾病。

国际膝关节文献委员会开发了包含 7 个膝关节相关的客观参数的评分量表。这些参数包括积液、运动、韧带松弛、异响、疾病部位病理、X 线检查和单腿跳跃试验。条目选项分为正常、接近正常、异常或严重异常。各条目中最低的分级决定了患者的最终分级。

最近，国际膝关节文献委员会开发了一份与"主观"因素有关的量表。包括症状、体育活动和功能、爬楼梯、下蹲、跑步和跳跃。目前可以在美国骨科学会运动医学网站上找到，网址是 http：//www.sportsmed.org/Research/Default.htm。在撰写本文时，上述量表的信度、效度和响应性均已完成验证。

膝关节退行性疾病患者的膝关节评分量表

目前有多种量表可供膝关节病患者使用。这些量表通常用于残疾程度较高的患者。下面讨论的 3 个量表通常用于评估 TKA 术后的患者。

西安大略和麦克马斯特大学骨关节炎指数（WOMAC）是膝关节病患者的常用量表。该量表包含 24 个条目：5 个与疼痛有关，2 个与僵硬有关，17 个与

日常生活中遇到的困难有关。这一量表已被报道对关节病患者具有良好的效度和响应性。WOMAC 已被翻译成多种语言，这些版本的信度和效度也得到了验证。

膝关节疾病严重程度指数最初是为非甾体类抗炎药的临床试验开发的。这份量表包括 5 个与疼痛有关的条目：4 个与日常生活能力有关的条目，1 个条目涉及患者能走的最大距离。该量表最初设计由研究者填写，但随后患者自评版本的量表也得到了信度和效度的验证。

肌肉骨骼结局数据评估和管理系统中包含了膝关节核心评分量表。该部分包含 7 个条目，推荐用于膝关节骨关节炎患者。这些条目涉及膝关节僵硬、肿胀、支具辅助行走、穿袜子、行走时的疼痛、爬楼梯和夜间休息时的疼痛。该核心量表被纳入美国骨科医师学会膝关节评分量表集，作为 5 个子量表之一。该量表已被证明具有良好的信度和效度。

牛津膝关节量表（Oxford Knee Score，OKS）是通过患者调研确定的条目内容。该量表的开发者调研了于骨科门诊咨询 TKA 手术的多组患者（每组 20 人），以确保与疾病最相关的条目被纳入量表。在每组患者完成测试后，开发者依据回答情况修订了条目内容并进行了新一轮的测试。最终量表由 12 个条目组成，每个条目有 5 个答案。研究者在 117 例接受 TKA 手术的患者中进行了前瞻性研究，结果显示 OKS 量表具有良好的信度、效度和响应性。

1989 年，膝关节协会临床评分量表（Knee Society Clinical Rating System，KSS）首次被报道，作为一个简单的客观评价系统，用于对膝关节功能和 TKA 术后患者进行评分（附录 b）。虽然该量表是 TKA 术后随访中使用的主流量表，但对于当代患者，该量表存在模糊性和缺陷，影响了量表的实用性和有效性。当代患者的术前期望值、手术需求和术后功能要求与老一辈的患者不同。基于对改良量表的强烈需求，美国膝关节协会于 2012 年开发了新版 KSS 量表（图 17-1）。这一新的评分量表由术者和患者共同完成。术者完成膝关节客观评价部分，包括在地面和楼梯上行走时的 VAS 疼痛评分，膝关节力线、稳定性和关节活动度的评估。量表还包含患者满意度、对手术的期望和功能活动等维度，其中功能活动包括日常活动和患者自选活动。新版 KSS 量表提供了足够的灵活性和深度来评估当代 TKA 患者的不同生活方式和活动能力。该量表广泛适用于不同性别、年龄、活动水平及不同假体类型的患者。

新版 KSS 量表是一种高响应性的治疗结局评价工具，可应用于临床和基础研究。然而，在临床实践中，量表的评分与管理耗费大量资源。对于条目较多，内容较复杂的量表更是如此。如量表条目过多，会导致量表完成度下降，漏填率增高，影响数据收集，降低量表响应性。由于付费方将报销比例与医疗成本及治疗效果挂钩，手术医生越来越多地关注术后随访。美国膝关节协会创建了 KSS 量表的简明版本。KSS 简表（图 17-2）是一种实用、可靠、响应灵敏和有效的患者报告结局量表，用于评估患者功能和 TKA 后的满意度。简表提供了包含 3 个功能维度的条目，可用于临床研究或日常诊疗工作中的患者随访。KSS 量表的完整版本被推荐用于科学研究，并作为衡量单个患者预后的敏感工具。

最近，有学者开发了针对关节置换患者的 KOOS 量表（KOOS for Joint Replacement，KOOS-JR），可被视作 KOOS 量表的简版。该量表通过医院登记系统对 2291 例患者进行了测试并完成了内部验证，并通过国家数据库及全关节置换功能和结局有效性比较研究注册系统（Function and Outcomes Research for Comparative Effectivenessin Total Joint Replacement，FORCE-TJR）进行了外部验证。KOOS-JR 包含 7 个条目。针对运动型患者的 KOOS 功能与运动量表（KOOS Function and Sports Cales，KOOS-PS）不包含疼痛相关条目，但其出现在了 KOOS-JR 中。KOOS-JR 可被视作 KOOS 量表的简版，但该量表不包括功能及生活质量等维度的内容，这对于评估 TKA 患者术后疗效至关重要。

对膝关节疾病患者活动水平的评价

在运动医学中，患者的活动水平与预后有关，因为经常运动的人与不常运动的人有不同的手术期望。由于患者运动频率及强度存在较大的个体差异，对个体运动水平的评估在临床研究中扮演重要角色。例如，一项描述治疗膝关节疾病新技术的研究，应该记录手术患者的活动水平，以确保结果可以应用于适当的患者群体。在比较两组患者疗效的研究中，确保两组患者的基线运动水平相似是非常重要的，这可以避免偏倚的发生。

在一项系统综述中，作者介绍了 5 种可能适用于运动医学结局评价的运动水平评价量表。结果显示，现有的每个量表都存在固有的问题，因而有学者构建了一个新的评分量表。该量表由 4 个条目组成，涉及患者跑步、旋转和减速的频率。该量表已被证明具有良好的信

人口统计学信息

1. 性别

○ 男   填写日期

○ 女   年 / 月 / 日

2. 出生日期

☐☐ / ☐☐ / ☐☐☐☐

3. 身高（cm）   **体重（kg）**

☐ ☐☐   ☐☐☐

4. 日期

☐☐ / ☐☐ / ☐☐☐☐

5. 术侧膝关节

○ 左   ○ 右

如果双侧膝关节置换，
应对每一侧填写不同的表单

6. 人种

○ 美洲印第安人或阿拉斯加原住民

○ 夏威夷原住民或其他太平洋岛民

○ 亚洲人   ○ 白人

○ 黑人   ○ 其他

7. 种族

○ 非西班牙裔

○ 西班牙裔

症状

8. 平地行走时的疼痛程度

○ 0   ○ 1   ○ 2   ○ 3   ○ 4   ○ 5   ○ 6   ○ 7   ○ 8   ○ 9   ○ 10

无   严重

9. 上下楼梯或上下坡疼痛程度

○ 0   ○ 1   ○ 2   ○ 3   ○ 4   ○ 5   ○ 6   ○ 7   ○ 8   ○ 9   ○ 10

无   严重

10. 对您来说，感觉这个膝关节正常吗？

○ 总是正常的（5 分）   ○ 有时候正常（3 分）   ○ 从来没有感觉好过（0 分）

患者满意度

11. 目前，在进行轻度家务劳动时，你对膝关节功能的满意度如何？

○ 非常满意   ○ 满意   ○ 中等   ○ 不满意   ○ 非常不满意

功能活动

12. 因膝关节不适，您最多能走多长时间（包括使用或不使用助行工具）？

○ 不能行走   ○ 0~5min   ○ 6~15min   ○ 16~30min

○ 31~60min   ○ 大于 1h

图 17-1 新版 KSS 量表

标准活动

膝关节影响下列活动吗？	不影响 5	轻微 4	中等 3	严重 2	非常严重 1	受制于膝关节，不能完成这项活动 0	从不进行这项活动
1. 在不平整的路面行走	○	○	○	○	○	○	○
2. 上或者下一级台阶	○	○	○	○	○	○	○
3. 不需要扶手从低矮沙发或椅子上起立	○	○	○	○	○	○	○
4. 跑步	○	○	○	○	○	○	○

膝关节自选活动

许多人认为以下活动很重要。在这些活动中，哪一项对你最重要？

（请不要写其他活动）

□ 游泳
□ 高尔夫（18 洞）
□ 公路自行车（> 30min）
□ 园艺
□ 保龄球
□ 球拍运动（网球、墙球等）
□ 远足
□ 舞蹈 / 芭蕾舞
□ 伸展运动（伸展肌肉）

□ 举重
□ 腿肌伸展训练机
□ 踏步机
□ 固定式单车 / 动感单车
□ 腿部推蹬机
□ 慢跑
□ 椭圆机
□ 有氧运动

在上面您选择的活动中，您的膝关节有多困扰您？

不影响 5	轻微 4	中等 3	严重 2	非常严重 1	受制于膝关节，不能完成这项活动 0
○	○	○	○	○	○

图 17-2 简明版患者 KSS 量表

度和效度。其被推荐用于评估膝关节疾病的运动型患者的膝关节功能。

　　随着美国国内的医疗保健转向以患者为中心的模式，患者报告结局量表（Patient-Reported Outcome Measures，PROM）便应运而生。PROM 的建立，是为了将美国两大医保系统（Medicare and Medicaid）的报销支付体系与医疗结果进行绑定匹配。重要的是，PROM 的结果要进行患者危险因素的校正，以公平地比较不同医院和术者的疗效。如果不进行校正，那些接诊复杂患者和进行复杂手术的医疗机构可能会出现看似"较差"的治疗效果，从而影响保险公司对其的支付比例，受到错误的"惩罚"。只有更多地采纳患者意见，实行患者参与的医疗决策模式，将临床实践经验反映在条目中，PROM 的应用才会更加广泛。KOOS 量表由 42 个条目组成，是一种常用的、经验证的、针对关节病患者的特异性 PROM。KOOS 量表已被翻译成多种语言，临床医生和研究人员可免费使用。2010 年，当 FORCE-TJR 注册系统建立时，还没有一种疾病特异性 PROM 成为美国临床实践中的常用量表。FORCE-TJR 之所以采用 KOOS 量表，是因为该量表包含了对患者和临床医生有重要意义的关键维度，即：疼痛、日常生活功能（Activities of Daily Living，ADL）、生活质量、体育运动和症状。今天，疼痛和 ADL 评分被广泛用于评估膝关节疾病的严重程度和手术对患者生活的影响。例如，CMS 的关节置换综合保健保险项目选择 KOOS 作为评定付费激励标准的量表。

　　KOOS 的优势在于获取方便，且已被翻译成多国语言。但该量表条目过多，填写耗时耗力，影响了其在临床中的推广。为了满足临床上对简明 PROM 的需求，医疗保健研究与质量机构（Agency for Health care Research and Quality，AHRQ）资助的心理测量学研究人员使用 FORCE-TJR 国家数据库开发了简明的、针对关节疾病的量表，保留了疼痛、ADL 和生活质量的维度，即 KOOS-12。此简明 PROM 由原始 KOOS 条目池中的 12 个条目组成，可与完整版 KOOS 在疼痛、ADL 和生活质量维度方面的得分相媲美，也可计算关节造成影响的综合总分。KOOS-12 将受试者的负担降低了 70% 以上。KOOS-12 也可在公共网站上免费获取，可用于临床和基础研究。该量表心理测量学方面的完整参数已发布，以供用户参考。

　　总而言之，在 2019 年我们有诸多可以信赖的综合评分量表。在与各方面专家进行了多年的讨论后，我们一致认为，必须取得一个平衡，即在减轻受试者负担的同时，保持基本数据元素的收集质量，并维持其反映疼痛和基本功能的能力。此外，量表内容既要包含患者的一般信息，也要包含针对关节症状的特异性条目。对于膝关节骨关节炎患者，可信赖的量表清单包括 VR-12、SF-12 或 PROMIS-10 全局量表以及 KOOS-12 量表。将来，这些量表将更多地用于临床医生对手术适宜性的判断。KOOS 得分阈值已被定为，超过该阈值，患者可能无法通过 TKA 获得术后有意义的功能改善。尽管存在支持的声音，但外科医生组织依然不太可能将 PROM 量表得分作为衡量医生治疗水平的标准。

　　　　　　　　　　　　（张国强翻译；徐超　马建兵校对）

附录 a

膝关节结局调查之日常生活功能量表

请仅勾选最能描述您在过去 1~2 天内进行这些日常活动时，因膝关节问题而经历的症状和活动限制的选项。

以下症状在多大程度上影响您的日常活动水平？（请每行只勾选一个选项）	从未有过	有，但不影响日常活动	轻微影响	中等影响	严重影响	使我不能进行日常活动
1. 膝关节疼痛	○	○	○	○	○	○
2. 膝关节的研磨感或摩擦感	○	○	○	○	○	○
3. 膝关节僵直感	○	○	○	○	○	○
4. 膝关节肿胀感	○	○	○	○	○	○
5. 膝关节滑脱感	○	○	○	○	○	○
6. 膝关节交锁感	○	○	○	○	○	○
7. 腿部乏力感	○	○	○	○	○	○

每个问题请只勾选一个选项

8. 你的膝关节如何影响你的行走能力？
○ 没有影响
○ 行走时能感觉膝关节疼痛，但不影响我的行走能力
○ 使我不能行走超过 1.6km
○ 使我不能行走超过 800m
○ 使我不能行走超过 200m
○ 使我不能外出行走

9. 因为你的膝关节，你需要拄拐行走吗？
○ 我无须拄拐即可行走
○ 我需拄一根拐杖或手杖行走
○ 我需拄两根拐杖行走
○ 我即使拄拐也不能行走

10. 你走路时会因为膝关节而跛行吗？
○ 行走时无跛行
○ 行走时偶尔有跛行
○ 行走时一直有跛行

11. 你的膝关节如何影响你上楼梯的能力？
○ 没有影响
○ 上楼梯时存在疼痛，但不影响上楼梯
○ 我可以正常上楼梯，但我需要依靠栏杆
○ 我可以扶着栏杆一步一步地上楼梯
○ 我必须用拐杖或手杖上楼
○ 我不能上楼梯

每个问题请只勾选一个选项

12. 你的膝关节如何影响你下楼梯的能力？

○ 没有影响

○ 下楼梯时存在疼痛，但不影响下楼梯

○ 我可以正常下楼，但我需要依靠栏杆

○ 我可以扶着栏杆一步一步下楼梯

○ 我不得不用拐杖或手杖下楼

○ 我不能下楼梯

14. 你的膝关节如何影响你双膝下跪的能力？

○ 我的膝关节不会影响我双膝下跪的能力。我可以长时间这样做

○ 我双膝下跪时会感到疼痛，但这不影响我此项能力

○ 我不能双膝下跪超过 1h

○ 我不能双膝下跪超过 0.5h

○ 我不能双膝下跪超过 10min

○ 我完全不能双膝下跪

16. 你的膝关节如何影响你的膝关节屈曲的坐姿？

○ 我的膝关节不会影响我屈曲膝关节坐着的能力。我可以长时间保持这个坐姿

○ 我的膝关节屈曲坐着时会感到疼痛，但这并不限制我坐着的能力

○ 我不能屈曲膝关节坐着超过 1h

○ 我不能屈曲膝关节坐着超过 0.5h

○ 我不能屈曲膝关节坐着超过 10min

○ 我不能屈曲膝关节坐着

13. 你的膝关节如何影响你的站立能力？

○ 我的膝关节不影响我的站立能力。我可以长时间站立

○ 我站立时能感到膝关节疼痛，但这不影响我站立的能力

○ 因为我的膝关节我不能站立超过 1h

○ 因为我的膝关节我不能站立超过 0.5h

○ 因为我的膝关节我不能站立超过 10min

○ 因为我的膝关节我不能站立

15. 你的膝关节如何影响你的下蹲能力？

○ 我的膝关节不影响我的下蹲能力。我可以一直蹲下去

○ 我蹲着的时候感到疼痛，但我还是可以一直蹲下去

○ 我无法下蹲超过 3/4 的程度

○ 我无法下蹲超过 1/2 的程度

○ 我无法下蹲超过 1/4 的程度

○ 我完全无法下蹲

17. 你的膝关节如何影响你从椅子上站起来的能力？

○ 对我没有影响

○ 因为我的膝关节，我只有用手和手臂辅助才能从椅子上站起来

○ 当我从坐姿起身时会感到疼痛，但不会影响我从坐姿起身的能力

○ 因为我的膝关节，我无法从椅子上站起来

附录 b

膝关节协会评分

人口统计信息（由患者填写）

1. 日期

☐☐ / ☐☐ / ☐☐☐☐

填写日期
年 / 月 / 日

2. 出生日期

☐☐ / ☐☐ / ☐☐☐☐

---

3. 身高（cm）

☐ ☐☐

4. 体重（kg）

☐☐☐

5. 性别

○ 男　　○ 女

6. 患病侧膝关节

○ 左　　○ 右

如果双侧膝关节置换，应对每一侧填写不同的表单

---

7. 人种

○ 夏威夷本地人或其他太平洋岛民　　　○ 美国印第安人或阿拉斯加原住民　　　○ 西班牙裔或拉丁裔

○ 阿拉伯或中东人　　　○ 非裔美国人或黑人　　　○ 亚洲人　　　○ 白人

---

8. 请注明期望手术日期和外科医生姓名

日期　　　　　　　　　　　**外科医生姓名**

☐☐ / ☐☐ / ☐☐☐☐　　　☐☐☐☐☐☐☐☐

填写日期
年 / 月 / 日

---

9. 这是初次或翻修膝关节置换术吗？

○ 初次　　　○ 翻修

由外科医生完成

10. 功能分类　　　　**（使用代码如下）**　　　　☐

A　单侧膝关节炎　　　　　　　　　C1 TKR，但远端关节炎影响行走

B1 单侧 TKA，对侧膝关节炎　　　　C2 TKR，但身体状况影响行走

B2 双侧 TKA　　　　　　　　　　C3 单侧或双侧 TKA 与单侧或双侧 THR

膝关节的客观评价（医生填写）A 部分

膝关节力线评估 A1

1. 膝关节力线：AP 站立位 X 线测量

中立位：2°~10°外翻	（25 分）	**总分：25 分**
内翻：< 2°外翻	（-10 分）	
外翻：> 10°外翻	（-10 分）	

膝关节稳定性评估 A2

总分：15 分

2. 内 / 外侧不稳定：完全伸直位测量

无	（15 分）
轻度或< 5mm	（10 分）
中度或 5mm	（5 分）
重度或> 5mm	（0 分）

3. 前 / 后方向不稳定：屈曲 90° 测量

总分：10 分

无	（10 分）
中度< 5mm	（5 分）
重度> 5mm	（0 分）

关节活动度 A3

4. 活动度（每 5°=1 分）

缺陷扣分

活动度加分

屈曲挛缩

1°~5°	（-2 分）
6°~10°	（-5 分）
11°~15°	（-10 分）
> 15°	（-15 分）

屈曲挛缩扣分

膝关节过伸

< 10°	（-5 分）
10°~20°	（-10 分）
> 20°	（-15 分）

膝关节过伸扣分

活动度总分 A3=25+ 屈曲挛缩扣分 + 膝关节过伸扣分 + 活动度加分

症状（患者完成）A4

1. 平地行走的疼痛程度											（10 分）
0	1	2	3	4	5	6	7	8	9	10	

无　　　　　　　　　　　　　　　　　　　　　　　　　　　　　严重

2. 上下楼梯或上下坡疼痛评分											（10 分）
0	1	2	3	4	5	6	7	8	9	10	

无　　　　　　　　　　　　　　　　　　　　　　　　　　　　　严重

3. 对您来说，感觉这个膝关节正常吗？　　　　　　　　　　　　　（5 分）

○总是正常的（5 分）　　○有时候正常（3 分）　　○从来没有感觉好过（0 分）

总分（25 分）

A 部分（临床评分）总分 =A1+A2+A3+A4=

□ 优　＞85 分　　□ 良　70~84 分　　□ 可　60~69 分　　□ 差　＜60 分

患者满意度 B 部分

B1. 目前，当坐位时，您对膝关节疼痛程度的满意度？　　　　　　　　　　（8 分）

　　○非常满意（8 分）　　○满意（6 分）　　○中等（4 分）　　○不满意（2 分）
　　○非常不满意（0 分）

B2. 目前，当卧位时，您对膝关节疼痛程度的满意度？　　　　　　　　　　（8 分）

　　○非常满意（8 分）　　○满意（6 分）　　○中等（4 分）　　○不满意（2 分）
　　○非常不满意（0 分）

B3. 目前，当起床时，膝关节对起床动作的影响及满意度？　　　　　　　　（8 分）

　　○非常满意（8 分）　　○满意（6 分）　　○中等（4 分）　　○不满意（2 分）
　　○非常不满意（0 分）

B4. 目前，当做家务时，您对膝关节功能的满意度？　　　　　　　　　　　（8 分）

　　○非常满意（8 分）　　○满意（6 分）　　○中等（4 分）　　○不满意（2 分）
　　○非常不满意（0 分）

B5. 目前，当进行日常的娱乐活动时，您对膝关节功能的满意度？　　　　　（8 分）

　　○非常满意（8 分）　　○满意（6 分）　　○中等（4 分）　　○不满意（2 分）
　　○非常不满意（0 分）

B 部分（患者满意度）　　　　　　　　　　　　　　　　总分（40 分）

患者对手术的期望（由患者填写）C 部分

您对关节置换术后膝关节功能的期望是：

C1. 我术前对缓解疼痛的期望： （5 分）

○ 过高，"我的情况比我预想的差很多"（1 分）

○ 略高，"我的情况比我想象的要差"（2 分）

○ 刚好，"我的期望值达到了"（3 分）

○ 略低，"我的情况比我预想的要好"（4 分）

○ 过低，"我的情况比我预想的好很多"（5 分）

C2. 我术前对能够进行日常生活正常活动的期望： （5 分）

○ 过高，"我的情况比我预想的差很多"（1 分）

○ 略高，"我的情况比我想象的要差"（2 分）

○ 刚好，"我的期望值达到了"（3 分）

○ 略低，"我的情况比我预想的要好"（4 分）

○ 过低，"我的情况比我预想的好很多"（5 分）

C3. 我术前对能够进行休闲、娱乐或体育活动的期望： （5 分）

○ 过高，"我的情况比我预想的差很多"（1 分）

○ 略高，"我的情况比我想象的要差"（2 分）

○ 刚好，"我的期望值达到了"（3 分）

○ 略低，"我的情况比我预想的要好"（4 分）

○ 过低，"我的情况比我预想的好很多"（5 分）

C 部分（患者期望）　　　　　　　　　　　　　　　总分（15 分）

功能性活动（由患者填写）D 部分

行走和站立（30 分）D1

1.您能在没有任何辅助器具（如手杖、腋拐或轮椅）的情况下走路吗? （0 分）

　　○能　　○不能

2.如果不能，您使用的辅助器具是以下哪种? （-10 分）

　　○轮椅（-10 分）　　○助行器（-8 分）　　○双腋拐（-8 分）　　○双手杖（-6 分）

　　○单腋拐（-4 分）　　○单手杖（-4 分）　　○膝关节支具（-2 分）

　　○其他 | | | | | | | | | | | | | | | | | | |

3.您是因为膝关节的原因而使用这些辅助器具的吗? （0 分）

　　○是　　○否

4.您在因膝关节不适而坐下来之前能站立多长时间（无论有没有辅助器具）? （15 分）

　　○不能站立（0 分）　　○0~5min（3 分）　　○6~15min（6 分）

　　○16~30min（9 分）　　○31~60min（12 分）　　○超过 1h（15 分）

5.您在因膝关节不适而停下来之前能行走多长时间（无论有没有辅助器具）? （15 分）

　　○不能行走（0 分）　　○0~5min（3 分）　　○6~15min（6 分）

　　○16~30min（9 分）　　○31~60min（12 分）　　○超过 1h（15 分）

最高得分（30 分）

标准活动（30 分）D2							
膝关节影响下列活动吗？	不影响 5	轻微 4	中等 3	严重 2	非常 严重 1	受制于膝关节，不能 完成这项活动 0	从不进 行这项 活动
1. 在不平整的地面上行走	○	○	○	○	○	○	○	
2. 以单腿为轴旋转或转身	○	○	○	○	○	○	○	
3. 爬上或下平整的台阶	○	○	○	○	○	○	○	
4. 不需要扶手从低矮沙发或椅子上起立	○	○	○	○	○	○	○	
5. 上下车	○	○	○	○	○	○	○	
6. 侧方挪步（左右挪步）	○	○	○	○	○	○	○	
						总分（30 分）	

高级活动（25 分）D3							
1. 爬上梯子或凳子	○	○	○	○	○	○	○	
2. 提购物袋行走 1 个街区（约 200m）	○	○	○	○	○	○	○	
3. 深蹲	○	○	○	○	○	○	○	
4. 跪姿	○	○	○	○	○	○	○	
5. 跑步	○	○	○	○	○	○	○	
						总分（25 分）	

自主选择的膝关节活动（15 分）D4

请从以下活动中选取 3 项你认为对你来说最重要的活动

☐ 游泳	☐ 举重
☐ 高尔夫（18 洞）	☐ 腿肌伸展训练机
☐ 公路自行车（＞ 30min）	☐ 踏步机
☐ 园艺	☐ 固定式单车 / 动感单车
☐ 保龄球	☐ 腿部推蹬机
☐ 网球运动（网球、墙球等）	☐ 慢跑
☐ 远足	☐ 椭圆机
☐ 舞蹈 / 芭蕾舞	☐ 有氧运动
☐ 伸展运动（伸展肌肉）	

在进行这些活动时，您膝关节的不适程度如何？

请将选择的 3 项运动填入下面的表格　在这些活动中你的关节不适程度如何？

请从上表中填写 3 项活动	无不适	轻微	中等	严重	非常严重	做不到（膝关节原因）	
	5	4	3	2	1	0	
1.	○	○	○	○	○	○	
2.	○	○	○	○	○	○	
3.	○	○	○	○	○	○	
						总分（15 分）	

D 部分（功能评分）

☐ 优　＞ 85 分　　　☐ 良　70~84 分　　　☐ 可　60~69 分　☐ 差　＜ 60 分

表格总分 100 分

总分 =D1+D2+D3+D4=

髌股关节问题

ROBERT L. BARRACK

第四部分

第 18 章

成人膝前痛病因

Ronak M. Patel, MD | Robert H. Brophy, MD

髌骨痛，又称为膝前痛、髌股综合征抑或软骨软化症，是多种疾病的统称。膝前痛的鉴别诊断包括髌股关节内源性和外源性疾病。某些疾病通过体格检查即可诊断，然而另一些疾病的诊断则需要充分结合病史、体格检查及影像学检查才得以明确。

背景

在过去的 1 个世纪里，相对于髌骨疼痛而言，骨科医生对髌骨不稳更为关注。1959 年，Cotta 文献中报道解决髌骨不稳、恢复髌骨对线手术多达 100 余种（见第 19 章）。相对于其他产生膝前痛的疾病，髌骨不稳的原因更明确，多与机械性因素有关，因此更适合通过手术方式来解决。导致髌骨不稳的结构和解剖因素有韧带松弛和 / 或功能不全、肌肉不平衡、高位髌骨、滑车和股骨髁发育不良以及胫骨结节滑车沟距离增加等。矫正这些结构性异常的手术方式包括内侧髌股韧带（MPFL）修复与重建，外侧支持带松解，胫骨结节移位以及滑车沟成形术等。

1928 年，Aleman 发现髌骨痛患者的髌骨软骨中存在软化及起泡样改变。他借用希腊语中的"软骨"和"软化"将这种疾病描述为"软骨软化症"，并误导性地将髌骨痛归因于此。然而，这一观点并未得到进一步证实，因为仅深层且暴露软骨下骨的软骨损伤与髌骨痛相关，而其他程度的软骨损伤均未发现与疼痛相关。因此，不推荐将髌骨痛等同于软骨软化症。

"髌骨痛"不是单一的疾病，而是本章后续即将讨论的一系列疾病的统称。当面对具体患者时，康复医生应当明确髌骨痛的具体病因，而不是以简单的"髌股关节综合征"进行治疗。

解剖

伸膝装置由股四头肌（股直肌、股中间肌、股外侧肌、股内侧肌）、髌骨、股骨滑车和胫骨结节组成。骨盆以下所有结构的病变都可能间接地导致髌骨痛。膝前脂肪垫、滑膜和关节囊有敏感的痛觉传导纤维，而髌骨软骨几乎没有。股内斜肌（VMO）位于股内侧肌下部，有独立的神经支配。通常，股内斜肌的肌纤维至少延伸到髌骨近端 1/3 处，其纤维与股骨长轴成 50°~65° 角。股骨滑车外侧缘较内侧缘更为突出。

髌骨表面覆盖有人体最厚的关节软骨（在髌骨中心处高达 7mm 厚），这证明了它所承受的压力。同时，髌骨软骨和骨床轮廓具有不随型的特殊性，其最高点可以位于髌骨内侧、髌骨外侧或髌骨尖。这种解剖学特点在评估髌股关节适配程度时显得尤为重要。相对于股骨滑车软骨，髌骨软骨的渗透性及可压缩性更高，这也解释了为什么髌骨软骨比滑车软骨患病率更高。髌骨软骨有多个关节面，其中最明显的是内侧和外侧关节面。而分隔这两个关节面的中间嵴在髌骨远端多向内侧移行。

股四头肌合力方向与髌腱不在一条直线上，两者之间夹角的补角称为 Q 角（见体格检查）。

生物力学

髌骨起一个复杂的杠杆作用，通过将股四头肌拉伸力传导至髌腱，从而增强伸膝装置的机械效益。髌骨的缺失会导致股四头肌在伸膝以及脚跟着地时更加费力。从完全伸直到最大屈曲髌骨向下滑行约 7cm，屈曲 45° 时髌股关节完全接触。髌股关节之间的作用力随屈曲角度的增加而增加。相反，髌骨的缺失会导致股四头肌在伸膝和行走时足跟撞击阶段的做功更多。膝关节完全伸直时髌骨位于股骨滑车沟（TrochLea）上方，屈曲 10°~20° 时髌骨与滑车接触，膝关节完全伸直时髌骨偏向外侧，在屈膝过程中髌骨迅速回归到中立位。

病史

临床医生须询问疼痛性质及具体部位；疼痛诱因，加重及缓解因素；皮肤敏感性，是否有麻木、刺痛或灼烧感；皮肤有无红肿；以及可能引起这些症状的因素。疼痛常在不知不觉中发生，但是既往肯定有关节外伤史或手术史。过度使用是膝前痛的常见病因，因此应该明确患者近期新增或增强的体育活动。患者通常描述模糊的髌前或髌后疼痛，但一些类型的髌骨对位不良，如髌骨倾斜或脱位，可能导致膝内侧甚至腘窝处疼痛。患者填写疼痛图表以明确疼痛的区域。询问患者哪些姿势、运动和活动会加重疼痛，例如蹲下、跪下、坐着、上下楼梯、跑步等，以了解疼痛发作时髌骨与滑车接触的位置。其他的主诉如捻发音、绞锁或卡压可能提示存在髌骨不稳、骨软骨缺损或关节炎。

灼烧感、持续性疼痛应怀疑神经根病变或复杂性局部疼痛综合征。剧烈活动后出现的膝前痛可能的原因为过度使用，甚至存在应力性骨折。跌倒所致的膝关节直接外伤可能会引起神经瘤样的改变。反复肿胀可能提示滑膜炎。病史还必须询问其他病因，如背部、髋关节的症状以及可能导致膝前痛的感染性因素。夜间或静息痛应怀疑肿瘤。

体格检查

体格检查时，患者首先保持站立位。检查下肢力线的同时应注意膝关节内外翻或髌骨倾斜等情况（髌骨向内倾斜）（参见本章中的"严重力线不良综合征"和第19章中的图19-1）。患者行走过程中评估是否存在足内翻或足外翻畸形。站立位评估髋关节外旋肌群。患者单腿下蹲观察是否存在膝关节外翻或髋关节内旋。髋关节外旋肌群的无力会导致髋关节功能性内旋，这可能是髌骨脱位及髌股关节疼痛的原因。深蹲或鸭步行走等动态监测试验阳性提示膝前痛或髌骨痛的病因来源于髌股关节。

临床中通常使用 Beighton 评分来评估关节的松弛度。患者双腿站立时双膝是否过伸？拇指能否向下推到足以触及前臂的程度？患者坐在桌子边上做伸膝活动，当膝盖接近伸直位时，髌骨突然由外侧向内复位称为J形征。检查膝关节皮肤颜色有无变化，是否有切口、积液或畸形。

Q 角用来评估股四头肌收缩时髌骨向外侧移位的倾向，测量方法为髂前上棘至髌骨中心点连线的延长线与胫骨结节至髌骨中心点连线的夹角，此夹角正常值 < 15°，> 20° 为异常，15° ~ 20° 需根据具体情况来判断。然而，Q 角在髌股关节相关疼痛诊断、治疗或预后

中可靠性不佳，因此其临床实用性有待商榷。

触诊髌骨周围组织，包括股四头肌和髌腱、髌骨、髌股内外侧支持带以及髂胫束（ITB）。嘱托患者收紧股四头肌以检查股内侧肌和股四头肌的体积和张力。

当下肢处于旋转中立位时，髌骨内和外侧缘之间的连线应与地面平行。当一侧比另一侧低时，被称为髌骨倾斜。既往没有手术史的患者，其髌骨处于外倾状态，并且可以复位。检查者内外侧水平推动髌骨并通过平移量来评估髌骨活动度。检查者将髌骨内外侧软组织挤向对应的髌骨关节面来检查是否有疼痛（图 18-1）。当膝关节进行一系列运动时，向下的压力会施加到髌骨上。如果怀疑不稳定（见第 19 章），当膝关节从屈曲位置伸展时，对髌骨施加横向力。如果患者感到疼痛或在膝关节接近伸展时突然感到焦虑，则称为髌骨恐惧试验阳性。检查者可将手掌放在髌骨上，患者主动伸直膝关节，感觉有无骨擦音。如果膝关节完全伸直或接近完全伸直时出现骨擦音则提示髌骨远端存在软骨损伤，而其他角度出现骨擦音则提示软骨损伤位于髌骨的近端。滑

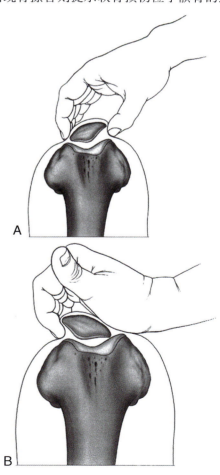

图 18-1　A、B. 髌骨关节面与中间的软组织被轻轻挤压。该操作通常不会引起疼痛

膜皱襞由于缺乏特异性专科体格检查而不易被诊断（见滑膜皱襞段落），体格检查时表现为位于股骨内髁的条带状软组织肿块并伴有压痛。剧烈活动可能会诱发疼痛和 / 或在屈膝过程中出现"咔嗒"声。腘窝处怀疑有肿块时应改为俯卧位进行体格检查。使受试者侧卧位，进行 Ober 试验来评估髂胫束（ITB）的紧张度（图 18-2）。

其余的膝关节体格检查则是为了寻找非髌骨源性的疼痛，如髋部及背部的体格检查。

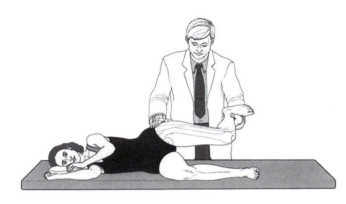

图 18-2 Ober 试验评估髂胫束紧张度。髋关节伸直至中立位，膝关节屈曲 90° 时，膝关节可以落至检查床

影像学检查

X 线片

影像学检查的目的是进一步明确并且完善病史和体格检查所提示的诊断，但是影像学检查并不能取代病史及体格检查。多数患者可以通过普通 X 线片进行疾病的诊断。站立正位（AP 位），站立投射位（Schuss 位、Rosenberg 位、站立屈曲位）X 线片用于评估胫股关节，侧位及 Merchant 位 X 线片（轴位，"日出位"）用于评估髌股关节。

进行膝关节侧位片拍摄的标准为屈膝 30° 时股骨后髁重叠（图 18-3）。膝关节侧位片可以评估髌骨高度、髌骨倾斜以及股骨滑车是否发育不良。髌骨高度是指髌骨相对于滑车沟和胫骨的位置，位置太高称为高位髌骨，位置太低称为低位髌骨。计算髌骨高度的参数包括 Insall-Salvati 和 Blackburne-Peel 系数，这两个参数正常值都接近于 1（参见在第 19 章中的图 19-11）。Insall-Salvati 系数受髌骨形态影响。Blackburne-Peel 系数可信度高、观察者间变异小。正常髌骨在膝关节侧位片上显示为两条线，分别代表髌骨中间嵴与髌骨外侧缘。髌骨倾斜会导致两条线相交，并且髌骨外观更加像球形（图 18-3B）。膝关节侧位片上髌骨倾斜会随膝关节屈曲角度的增加而变得不明显。膝关节侧位片上股骨滑车呈一条弧线，与股骨外髁的轮廓平行（图 18-4）。因此，这两条弧线的相交意味着滑车沟变浅、变平（软骨可能是凸起的），提示股骨滑车存在发育不良。这个 X 线表现也被称为"交叉征"和"外侧滑车征"。两条弧线相交越远，滑车发育不良的范围越广。

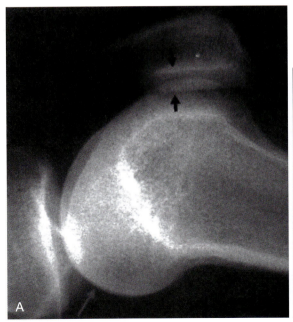
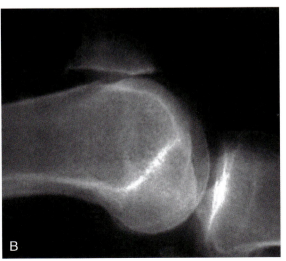

图 18-3 A. 理想的侧位片股骨后髁重叠。髌骨的腹侧显示两条平行线（箭头），分别代表髌骨中间嵴与髌骨外缘。B. 髌骨向外侧倾斜时，两条线重合

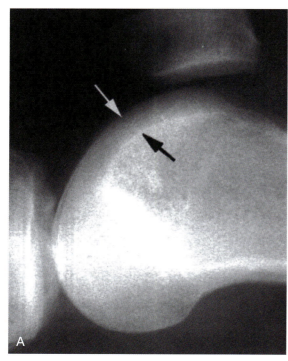
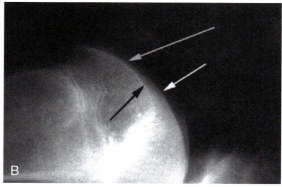

图 18-4　交叉征。A. 两条白线通常是平行的，其中黑色箭头指示的白线代表股骨滑车，白色箭头指示的白线代表股骨外髁软骨下骨，两者间的距离为滑车深度。B. 两条线的相交和混合表示它们重叠部分滑车缺乏深度，两条线相交位置越靠近远端，滑车发育不良的范围越广（白色箭头，股骨外髁；灰色箭头，两条线相交——交叉征；黑色箭头，股骨滑车）

　　髌骨轴位片可以显示髌骨的形状、髌骨位置以及倾斜情况，并且可以显示滑车沟的形状。轻度屈膝位髌骨轴位片显示的是滑车近端情况（滑车发育不良起始位置），而深度屈膝髌骨轴位片显示的是滑车远端情况。髌骨半脱位患者在膝关节开始屈曲时髌骨外移最明显，随着膝关节的屈曲髌骨重新回到滑车当中。因此，应该在膝关节接近伸直的情况下获得髌骨轴位片，屈膝30°为最佳。屈膝30°轴位片需要按 Merchant 等描述的方法在拍摄床末端放置腿部支撑物进行拍摄。如果没有这样的腿部支撑，屈膝60°拍摄的轴位片对于判断髌股关节用处不大。如果膝关节出现在 X 线片的中间，拍摄 X 线片时屈膝超过45°。如果滑车刚好出现在 X 线片底部，则屈膝角度接近30°。在30°髌骨轴位片上，滑车沟角正常值约为140°，＞145°的意味着股骨滑车发育不良。

　　如果发育不良仅发生在滑车最近端，则无法从30°轴位片上观察到，但在侧位片上却可以很好地判断。

　　Merchant 等提出"髌骨适合角"来判断髌骨内外侧位置，该参数与膝关节旋转无关。正常情况下髌骨适合角为负值，而髌骨外移时为正值。旋转中立位髌骨轴位片可以通过胶片上的水平线来评估髌骨倾斜角，正常情况下髌骨倾斜角＜5°，＞10°为明显异常（参见第19章中的图19-10）。其他文献也提出了许多描述髌骨倾斜或移位的参数。

磁共振成像

　　磁共振成像（MRI）用于诊断髌股关节疼痛意义不大，不应作为膝关节平片的替代。膝关节 MRI 检查可以帮助明确软骨病变，甚至可以鉴别滑车和 / 或髌骨病变。如果肿瘤、骨折或剥脱性骨软骨炎在 X 线片上显示不清楚，MRI 可以提供更好的诊断。

　　常规膝关节 MRI，髌骨位于股骨的中心。髌骨外移虽异常但未必引起症状。与体格检查及 X 线检查一样，髌骨倾斜也是异常的。髌股关节外侧骨性关节面与股骨后髁平面夹角应＞7°。或者股骨后髁平面与髌骨内外侧边界连线的夹角应＜10°。

核素成像

　　氚骨扫描可以显示骨的代谢活性。研究表明，髌股疼痛可能与骨代谢活性增加有关。虽然骨扫描可以明确髌骨痛患者骨代谢情况，但却不能明确导致疼痛的具体病因。过度使用、应力性骨折、肿瘤、感染、剥脱性骨软骨炎，甚至髌骨对位不良（髌骨倾斜）都会出现骨代谢活性增加。骨扫描结果阴性对鉴别诊断意义不大，对心理社会因素导致的疾病或癔症的诊断有帮助。

鉴别诊断

软组织

过度使用

过度使用是膝前痛最常见病因之一，然而患者很少去医院就诊。X 线检查及体格检查可能不会发现明显异常。过度使用导致的膝前痛存在自限性，治疗方案包括休息、调整运动、口服镇痛药、冰敷或热敷，以及逐渐恢复正常活动。髌骨骨扫描结果可能为阳性，但需要与应力性骨折相鉴别（参见应力性骨折）。

青少年膝前痛

青少年可能会无缘无故地出现膝前痛。膝关节本身没有病变，没有对位不良，也没有其他部位导致膝关节痛。这种疾病往往具有自限性，治疗方案主要是缓解疼痛。

髂胫束紧张

众所周知，膝关节腘绳肌或股四头肌紧张会导致膝前痛。Ober 试验可以明确髂胫束的紧张度。因此，疼痛的治疗包括髂胫束的拉伸训练。

肌腱炎

股四头肌和腘绳肌不灵活会导致股四头肌和髌腱容易发生肌腱炎。体格检查时髌腱或髌骨下极有压痛。肌腱炎只有在 MRI 发现局部病灶时才需要手术切除病变组织。髌腱起始部位会发生钙化（Sinding-Larsen-Johansson 病），外观呈剑鱼状，与髌骨长而非关节的下极不同。髌腱炎可能与髌骨在矢状面的位置有关。

滑囊炎

髌前与鹅足滑囊是膝关节滑囊炎最常累及部位。滑囊炎最常见的原因为过度使用，另外，感染及创伤也会导致滑囊炎。髌前滑囊炎常见于需要经常跪着的人，包括水管工、木匠、园丁、管家和摔跤运动员。鹅足滑囊炎在运动员中更为常见，尤其是喜欢跑步的中老年女性。临床上滑囊炎需要根据病史及体格检查进行确诊。滑囊炎主要靠保守治疗。囊内注射类固醇不仅可以作为

诊断也可以作为治疗。对于难治性滑囊炎，应该行滑囊切除。研究发现局部注射类固醇类药物治疗鹅足滑囊炎效果有限，并且鹅足滑囊炎经常合并骨关节炎。

皱襞综合征

皱襞是胚胎滑膜组织残留物，最常位于髌骨内侧、髌骨下方及髌骨上方。过度使用会引起皱襞增厚并引起症状，这种情况被称为皱襞综合征。髌骨上方皱襞增厚及挛缩会影响髌骨轨迹。皱襞综合征的压痛部位通常位于髌骨上方或关节线上方，这与半月板撕裂引起的疼痛部位不同。滑膜皱襞综合征容易合并腘绳肌紧张，因此需要测量腘角来评估腘绳肌的紧张度。腘绳肌紧张的治疗侧重于股四头肌等长收缩与腘绳肌的拉伸训练。对于滑膜皱襞综合征病史较短的年轻患者保守治疗往往有效，主要包括休息，消炎镇痛，理疗和局部类固醇注射。而对于病史比较长且存在钝性损伤或扭转型损伤的老年患者手术治疗的效果可能更好。关节镜下切除皱襞是主要的外科治疗手段，对那些诊断明确的患者效果明显。相对于分割术，皱襞的切除在预防瘢痕及症状的复发上更具有优势。皱襞的切除可以使用手术刀、电刀或剪刀来完成。

Hoffa 病

脂肪垫撞击综合征（Hoffa 病），是一种较少见的膝前痛的病因。髌骨前上、后上以及髌下脂肪垫是最常受累部位。脂肪垫、关节囊和滑膜由神经高度支配，与关节内疼痛有关。考虑其他更常见的疼痛原因，直接诊断滑膜撞击综合征可能比较困难，但 MRI 检查可能对诊断有所帮助。如果怀疑脂肪垫撞击综合征，可先进行保守治疗，同时局部注射类固醇药物既可以起到诊断的作用也可以起到治疗的作用。必要时可以通过关节镜下进行脂肪垫的切除。

骨、关节和软骨

二分髌骨

二分髌骨在膝关节正位片上显示为透亮线，该透亮线与骨折透亮线的区别在于前者透亮线边界清楚并且累及双侧膝关节。二分髌骨的透亮线通常出现在髌骨的外上方，也可以垂直贯通髌骨上下极。二分髌骨分型中 Saupe 分型最常用。二分髌骨通常无症状，但是外伤后会出现疼痛，其原因可能是髌骨块之间的活动。此时需

要内固定，如果合并髌骨对位不良，则需要松解髌股外侧支持带。

应力性骨折

关于髌骨应力骨折的报道相对较少。应力性骨折通常为横向，也可以为纵向。骨折是否容易愈合仍有待讨论。对于应力性骨折，普通 X 线可以在很长一段时间内保持正常，MRI 或骨扫描才能做出诊断。为数不多的文献报道在发病后几周内早期诊断并采取制动措施有利于骨折顺利愈合，而延迟诊断会增加手术干预的必要性。

剥脱性骨软骨炎

剥脱性骨软骨炎多见于膝关节内外侧间室，也可见于髌股关节间室，预后较差。除了与周围软骨有界限外，关节软骨的外观正常。

髌骨背侧缺损

髌骨背侧缺损是一种良性的骨软骨病变。膝关节 X 线片"空洞"样改变需要与 Brodie 脓肿相鉴别。因为软骨之间有纤维连接，容易与剥脱性骨软骨炎相鉴别。

严重力线不良综合征

严重力线不良综合征（Miserable Malalignment）是对髋部到脚踝整个下肢复杂旋转对线的口语化表述。患者站立位体格检查时髌骨向内侧（"髌骨斜视"）或外侧（"蚱蜢髌骨"）倾斜（见第 19 章图 19-1）。下肢复杂旋转对线表现为髋关节前倾增加，股骨远端内旋或外旋，胫骨近端外旋（由于胫骨结节的外移，伴随着 Q 角的增加），胫骨中段内翻弯曲，胫骨远端近踝关节处外旋。这种下肢的异常旋转对线与膝前痛相关。显然，下肢如此复杂的对线中，髌骨并没有参与。影像学显示髌骨水平覆盖于旋转的股骨远端表面。幸运的是，这种复杂对线导致的膝前痛可以通过运动调整、肌肉拉伸和肌肉锻炼来缓解。对于需要手术的患者，像外侧支持带松解这种小手术通常益处不大。矫正下肢旋转对线需要的手术可能更大、更复杂，但术后结果还是令人满意的。

髌骨对位不良

除外过度使用和单纯肌腱炎，髌骨对位不良是 20~50 岁患者持续性膝前痛的主要原因。然而，髌骨对位不良的定义在临床上仍存在争议。髌骨对位不良是指髌骨在任何方向上出现的平移或旋转偏差。从理论上讲，对位不良包括低位髌骨、高位髌骨，以及 Q 角异常。然而，临床实践中这个术语指的是髌骨倾斜，即髌骨的一侧低于另一侧。正常情况下髌骨内侧高于外侧，这就是所谓的"髌骨外倾"。这一概念由法国 Ficat 和美国 Merchant 在 20 世纪 70 年代提出。

髌骨对位不良与许多因素相关，如关节松弛度、髂胫束和外侧支持带紧张，股内斜肌位置异常，解剖变异（股骨滑车发育不良、高位髌骨以及胫骨结节外移导致的 Q 角增大）。此外，髌骨对位不良导致的膝前痛与髌骨外侧软骨下骨压力增加有关。然而，髌骨倾斜本身并不能完全解释疼痛，临床观察中发现并不是髌骨倾斜患者都有疼痛症状。目前髌骨对位不良所致膝前痛的原因尚不明确。

膝前钝性伤和过度使用可能是膝前痛的触发机制。外侧支持带神经异常是否与膝前痛相关仍不能明确，正如外侧支持带紧张一样，神经异常是膝前痛的原因还是结果尚不清楚。

髌骨对位不良的患者在体格检查中发现髌骨倾斜并且不易复位，同时髌骨外侧关节面有压痛（图 18-1）。触及髌骨关节面有压痛的这种体格检查方法还会挤压到皮肤和髌骨之间的软组织，因此疼痛也可能来自这些组织。髌骨对位不良的患者股内斜肌因为其移行为内侧支持带的位置更靠近近端，同时其肌纤维走行更加笔直，因此在体格检查时几乎看不见、摸不到，同时股内斜肌与周围肌群收缩不同步。这两个因素在体格检查中不易发现。

Merchant 位 X 线片可以清楚地显示髌骨的倾斜，尤其是 X 线垂直投射于旋转中立位的膝关节。膝关节屈曲 30°与 10°两个位置的髌骨倾斜角相差不大。

绝大多数髌骨对位不良可以采用非手术治疗，包括腘肌腱和股四头肌的拉伸、股内斜肌锻炼、抗炎镇痛药物、支具制动及活动调整。新的治疗概念包括肌内效贴（图 18-5）、髂胫束拉伸以及针对特定患者的矫形术和肌肉协调练习。

对于需要手术的少数患者，必须在解决所有的解剖异常与尽可能采取小的手术之间取得平衡。手术目的是在不增加任何病变软骨压力的情况下，创造一个居中的、不倾斜的、拥有正常轨迹的髌骨。

髌骨对位不良的矫正手术包括单纯外侧支持带松解术，内侧支持带紧缩术，VMO 提升术（近端重排手术），胫骨结节移位术（远端重排手术），髌股关节置换术（图 18-6），髌骨切除术，软骨移植术，股骨滑车成形术。这些手术的适应证仍存在争议，读者可以参考关于这个主题的专门出版物。

髌股外侧支持带的松解范围从髌骨上极到关节线或胫骨结节；松解可以通过关节镜，也可以通过开放手术进行；可以从关节内到关节外松解，也可以从皮下到关节内松解；松解可以通过剪刀、电刀或激光进行。手术的相对简易性刚开始吸引了许多骨科医生的关注，但是术后血肿及术后效果不稳定导致医生对其热情衰减。

通过股内斜肌（VMO）进行内侧折叠（开放手术或者关节镜手术）及前移可以解决内侧软组织的不足。外侧支持带的松解以及股内侧肌折叠可达到髌骨周围去神经化的作用，从而可以缓解膝前痛。

胫骨结节移位术

Elmslie-Trillat 手术（在欧洲部分地区称为"Roux"）是在不改变胫骨结节前后位置的情况下将胫骨结节内移（见第 19 章中的图 19-27），它可以有效地减小 Q 角。如果术后胫骨结节未融合可能会导致膝关节反张，可能会诱使关节非常松弛、习惯双腿外旋行走的患者出现"Charlie Chaplin"步态。当患者存在滑车发育异常时，这种手术方式术后效果有限。Maquet 式式通过将胫骨结节前移而减小髌股关节间的压力，但其主要减小的是远端髌股关节间压力，因此其临床益处仍有待商榷。8~10cm 切口可最大限度地减少皮肤并发症。目前这项手术热度逐渐下降。胫骨结节前内移位手术（Fulkerson）结合了 Elmsle-Trillat 和 Maquet 式式，该手术方式适合治疗髌骨远端外侧病变，而当整个髌股关节存在关节炎时效果欠佳。胫骨结节远端转移纠正高位髌骨时不应将髌骨内移与后移。Hauser 手术将髌骨后移及内移从而治疗髌股关节不稳，但容易导致髌股关节紧张而引起关节炎。

髌骨切除术

当髌骨被认为是无用的附属结构时，髌骨切除被认为是治疗髌骨对位不良的最后选择。单纯的髌骨痛不再适合该手术，但髌骨粉碎性骨折或不可治愈的骨髓炎可以采取髌骨切除。为了尽可能减小切除髌骨后对伸膝装置的影响，需要将膝关节伸膝结构做一定程度的折叠。

肿瘤

髌骨肿瘤不常见，但也有一些良性和恶性肿瘤的报道。

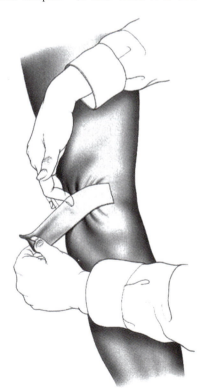

图 18-5　髌骨肌内效贴是一种被接受但仍有争议的理疗方法

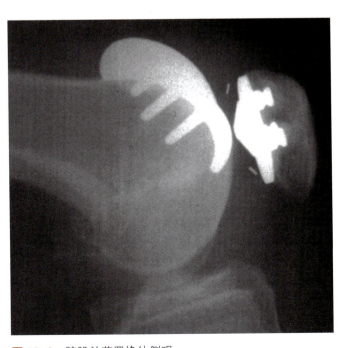

图 18-6　髌股关节置换外侧观

感染

成人骨髓炎比较少见，尤其是髌骨。但是，如果有感染的体征和症状，或宿主免疫功能受损，则应考虑该诊断。对于严重或顽固性病例，应当切除髌骨。

类风湿性疾病

类风湿可在病程早期仅引起髌股关节疼痛和髌股关节炎。

神经

神经瘤

研究发现髌股支持带压痛区存在神经瘤样的退变。既往手术史或钝挫伤可能导致膝前出现痛觉敏感区，该区域内用拇指指甲轻划或挤压会引起疼痛。虽然没有任何影像学研究报道神经瘤样疾病，但 MRI 检查可以将其与骨挫伤区分开。皮下注射麻醉药物可缓解疼痛。难治性病例可以行神经瘤切除术。

复杂性局部疼痛综合征

复杂性局部疼痛综合征（反射性交感神经营养不良）在没有明显病理的情况下引起持续性疼痛，或者导致与现有疾病程度不相匹配的疼痛。这种疼痛由交感神经纤维异常活动引起，不受患者控制（"反射"），严重情况下会导致膝关节萎缩与功能障碍（"营养不良"）。X 线片可能显示片状骨质疏松，活动期核素骨扫描呈阳性。诊断需要满足以下 4 个标准：①与诱发事件不相匹配的疼痛；②至少有以下一个症状：血管舒缩活动、汗腺活动 / 水肿或肢体运动 / 营养情况；③至少有以下一个征象：感觉异常、血管舒缩活动、运动 / 水肿和运动 / 营养；④没有其他符合患者体征和症状的诊断。感觉异常症状包括针刺、轻触引起的感觉异常或痛觉异常。血管功能异常包括体表温度和 / 或肤色、温差和肤色不对称等。汗腺活动 / 水肿的体征和症状包括水肿，出汗方式异常或不对称。运动 / 营养体征和症状包括运动减少，运动无力或毛发、指甲及皮肤的营养改变。交感神经阻滞可以起到诊断和治疗的作用。

髌股外侧支持带神经瘤及纤维化

髌股对位不良髌股外侧支持带存在神经损伤与纤维化，是因是果尚未确定。膝关节周围一些软组织包括外侧支持带 P 物质过量。

静脉瘀滞

研究发现膝前痛与髌骨内压力增加有关，髌骨钻孔减压可以明显减轻疼痛，文中作者提出了一种测量髌骨内压力的微创技术，压力 > 25mmHg 被认为异常。注射 1~2mL 生理盐水到髌骨内诱发膝前痛，则可考虑行髌骨转孔减压术。经关节外钻孔减压术后 3 年疼痛缓解达 90%。报道该手术方式的研究没有评估是否存在髌骨对位不良，而髌骨对位不良很可能合并静脉充血和髌骨倾斜。而治疗静脉充血髌骨钻孔和关节切除术后效果相当。

其他

髋关节及脊柱牵涉痛

髋部和脊柱疾病可在本身没有疾病的情况下引起膝关节的疼痛。检查者应仔细进行脊柱和髋部体格检查，并在适当的时候进行影像学检查。当诊断不明确时，可以在透视下进行髋关节或脊柱诊断性和 / 或治疗性注射（硬膜外、神经根、小关节）。患者应该写一本疼痛日记，描述症状持续时间及缓解程度的变化。

结语

膝前痛有多种原因。临床医生不应简单地将这种疼痛归因于非特异性、令人困惑的"软骨软化症"，而是应该明确病因，并针对具体病因进行治疗。

（辛星　蔡宏翻译；谢杰校对）

第 19 章

髌骨不稳定

Paul M. Inclan, MD | Matthew J. Matava, MD

引言

在骨科门诊，多达 1/4 的就诊原因与髌股关节病变相关。虽然其病理学的鉴别诊断多样，绝大多数髌股关节不适可分为 3 种情况：髌股关节疼痛综合征、髌股关节炎和髌股关节不稳定。但可能会存在一些重叠情况，比如，髌骨关节不稳定的患者常伴有急性关节软骨的损伤，而后者随着时间的推移可能会发展为局灶性或弥漫性骨关节炎。上述 3 种情况都是由于与髌骨轨迹不良、髌股关节负荷增加以及躯体感觉改变相关的病理过程的复杂相互作用而引起的。

在美国，髌股关节疼痛综合征是膝关节疼痛最常见的原因之一，在年轻人中的发病率为 15%~45%。通常起病隐匿，并与膝关节的过度使用有关，这种情况通常是导致活跃的年轻人（尤其女性）弥漫性膝前痛的原因。该情况并不是由于髌股关节的结构性破坏，而是由于下肢功能性肌无力引起的。因此，髌股关节疼痛综合征通常采取非手术治疗，包括强调"闭合链"股四头肌和核心肌群力量锻炼的物理治疗，应用非甾体类抗炎药（Nonsteroidal Anti-Inflammatory Drugs，NSAIDs），以及通过避免长时间屈膝运动及"开放链"伸膝运动来进行运动矫正。

另一种情况是髌股关节炎，它可导致髌骨和 / 或滑车关节面的局灶性或弥漫性退变，尤其是中老年人。这种情况表现为髌骨周围疼痛，而且会因诸如爬楼梯、从坐姿起身或跪下等增加髌股关节负荷的活动而使疼痛加剧。虽然非手术治疗仍然是孤立性髌股关节炎的主要治疗方法，但根据患者的年龄和活动能力、关节炎的严重程度以及相关的解剖因素，可采用多种手术方法来重排、重建关节或行关节表面置换。

髌股关节疼痛综合征和髌股关节炎所呈现的病理机制及临床特征与第三种临床分型（即髌股关节不稳定）具有部分重叠。髌股关节不稳定被定义为单次或反复发作的髌骨半脱位（髌骨部分病理性运动脱离滑车沟，尚且保留部分关节接触）或脱位（髌骨完全脱离滑车沟而无关节接触）。绝大多数病例涉及外侧髌骨不稳定，而内侧不稳定最常见于试图手术治疗外侧不稳定所产生的医源性原因，如外侧支持带过度松解、股外侧肌的剥离和 / 或内侧髌股韧带〔Medial Patellofemoral Ligament，MPFL）的过紧修复与重建。真正的髌骨内侧不稳定非常罕见，其发病率尚不得知。潜在的过度松弛、滑车发育不良以及股外侧肌功能缺陷可能在无论是否做过手术的内侧髌骨不稳定的患者中起作用。

初次髌骨脱位的年发病率为 23.2/10 万人，是骨科患者常见的主诉。此外，青少年的年发病率可能是一般人群的近 7 倍，尤其好发于体育活动过程中。不幸的是，髌骨脱位后的个体有大约 25% 的风险在初次脱位后 5 年内可出现复发性不稳定。这一风险在年轻患者、女性以及有潜在解剖异常的个体中更高，如髌骨高位、髌骨和 / 或滑车发育不良、膝外翻和侧方髌骨轨迹异常（下文讨论）。除了复发性不稳定的风险之外，接近一半的脱位个体最终会发展成髌股关节炎，可能继发于最初的创伤性损伤或反复出现的髌骨脱位或移位。因此，髌骨不稳定影响年轻活跃的个体，可能会由于复发性不稳定或关节软骨的损伤，他们中的许多人在其一生中将会持续经历某种形式的髌股关节症状。

髌股关节的解剖与生物力学

髌骨是人体最大的籽骨，被包裹在股四头肌腱的支持带层之中，与股骨远端滑车沟形成关节，具有所有关节中最厚的关节软骨（达 6mm）。通常描述髌骨包含两个主要的关节面——外侧关节面长而浅、内侧关节面短而陡——这反映了滑车沟的解剖结构。髌骨和滑车之间的解剖对应性证明了这两个结构在发育上的相互依赖性；理论上来说，髌骨在滑车内的异常关节会产生一个表浅的滑车沟，从而可能导致髌骨不稳定。除了上述两个主要的关节面以外，另有一个极内侧关节面，或称为"副关节面"，是基于关节面横脊对最初的内外侧关节面所进行的多重细分。

在功能上，髌骨通过增加股四头肌腱的力臂并为伸膝提供机械辅助，在伸膝机制中发挥了至关重要的作用。不足为怪，部分或全部髌骨切除可导致股四头肌力量下降及伸膝无力。除了作为伸膝装置，股四头肌的其中一部分——股内斜肌（Vastus Medialis Obliquus，VMO）——有时被称作髌骨的"动态"稳定器。VMO起源于收肌结节近端约3.3cm处的肌间隔和大收肌，其倾斜方向使其在收缩过程中产生一个朝向内侧的拉力，从而提供髌骨的动态稳定来防止髌骨外移。然而，生物力学证据表明，VMO对髌骨稳定性的实际贡献可能很小，因为已经证明单纯依靠激活和强化这一结构来达到治疗目的并非易事。

在屈膝早期，MPFL是最重要的髌骨稳定结构，对限制髌骨外移发挥50%~60%的作用。MPFL这一梯形的"静态"软组织稳定结构起自股骨内上髁和收肌结节之间，接受来自内侧副韧带（Medial Collateral Ligament，MCL）近端的交叉汇入，并包含在内侧软组织的第二层，在MCL浅层的水平上深入鹅足。MPFL扩张为2.5cm的宽度附着在髌骨近半部分和股四头肌腱远端部分。该韧带的直径不一，在特定的个体中对于限制髌骨外移可能只会提供23%的稳定作用。膝关节内侧的其他软组织稳定结构在屈膝早期的重要性较小，其中内侧髌骨半月板韧带（Medial Patellomeniscal Ligament，MPML）提供22%的力量、内侧髌胫韧带（Medial Patellotibial Ligament，MPTL）提供5%的力量来对抗伸膝时的髌骨外移。上述两个结构对髌骨稳定性的贡献随着屈膝角度的增加而增加，但只有在髌骨进入滑车沟以后才会提供大部分的软组织限制作用。在几乎所有髌骨脱位的病例中，这些内侧的软组织稳定结构以急性撕裂或因慢性不稳定而衰退的形式至少发生部分断裂，导致韧带完整但功能不全。

髌骨在屈膝大约30°时进入滑车槽，此时髌股关节的骨性结构，而非软组织稳定结构，将成为髌骨外移的主要约束。滑车外侧壁比内侧壁更向前方突出。股四头肌腱的后向向量增加了屈膝过程中的骨性稳定性，同时增加了髌骨和外侧滑车关节面的接触。

解剖上的不稳定倾向主要引起髌股关节正常生物力学的改变。髌骨高位使得复发性髌骨脱位的风险加倍，

因为髌骨需要在更大的屈曲角度时才能进入滑车沟。那么，在屈膝过程中，内侧的软组织限制装置必须抵抗股四头肌向后外侧的拉力，此时尚无股骨外髁提供的支撑作用，从而使这些内侧的软组织更容易面临断裂的风险。同样，在股骨外髁发育不全的情况下，滑车沟无法提供支撑作用——甚至在深度屈膝时亦为如此——导致限制髌骨外移的力量减小、髌骨脱位的风险也较高。整个下肢复杂的旋转异常可导致股骨颈前倾、股骨内旋和胫骨外旋角度的增加，通过一种被称为"严重力线异常综合征"（Miserable Malalignment Syndrome）的临床病变增加了髌骨不稳定的风险（图19-1）。

髌骨不稳定的分型

目前已经提出了多种分型系统来帮助理解和治疗髌骨不稳定，因为髌骨不稳定代表的是一个临床病种的多相性集合（尤其是在儿童群体中）。然而，我们对髌骨不稳定的分类方法与Parikh和Lykissas所描述的方法最为相似，并且主要基于疾病的时长与创伤程度。

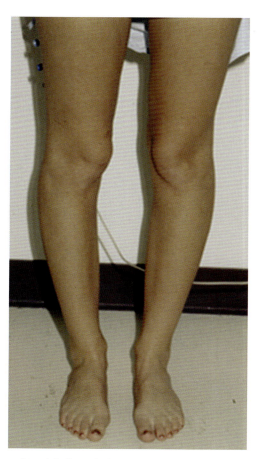

图 19-1 "严重力线异常综合征"的临床实例（摘自 Parikh SN. Patellar Instability: Management Principles and Operative Techniques. Philadelphia: Wolters Kluwer；2020. 转载授权）

急性髌骨脱位是指无髌骨不稳病史患者所发生的髌骨脱位，根据机制进一步细分为创伤性或非创伤性。在受到外伤时，没有明显不稳定解剖倾向且股四头肌力量良好的个体会因为来自髌骨内侧的暴力而导致外侧脱位。这种脱位常伴有创伤性关节积血和骨软骨损伤，其表现与急性前交叉韧带（Anterior Cruciate Ligament，ACL）断裂并无不同。继发性骨软骨损伤的风险与全身韧带松弛程度成反比。来自髌骨内侧的软组织约束带在其中间部分抑或从其髌骨或股骨止点处至少发生部分断裂。然而，也可能发生 MPFL 髌骨止点处的撕脱骨折。Hiemstra 及其同事将急性创伤性髌骨脱位的 STAID［身体强壮（Strong）、创伤性（Traumatic）、解剖正常（Anatomy Normal）、不稳定（Instability）、脱位（Dislocation）］病变比作肩关节不稳定的 TUBS［创伤性（Traumatic）、单侧（Unilateral）、Bankart 损伤（Bankart lesion）、需要手术（Surgery）］病变。相反，也可能在没有任何可识别的外伤情况下发生初次髌骨脱位。此类个体的髌骨脱位发生于身体转弯、旋转或扭转后。这些非创伤性脱位不太可能出现大范围的关节血肿或骨软骨损伤，更可能是继发于潜在的解剖倾向。Hiemsatra 及其同事将其称为 WARPS［脆弱（Weak）、非创伤性（Atraumatic）、高风险性解剖（Risky Anatomy）、疼痛（Pain）、半脱位（Subluxation）］。重要的是，这些一般描述仅仅为髌骨不稳定提供了一个概念性的框架，而实际的临床情况可能并不完全符合其中某个特定的分类。例如，一个创伤性脱位的患者也可能有解剖上的不稳定倾向。

在髌骨发生急性不稳定之后——无论是创伤性还是非创伤性——随后的半脱位和脱位最好被归类为复发性髌骨不稳定。从单纯的急性不稳定事件发展为复发性髌骨不稳定有许多危险因素。同时伴有髌骨高位和滑车发育不良且骨骼尚未成熟的年轻（< 14 岁）患者出现复发性不稳定的概率明显较高（88%）。急性不稳定和复发性不稳定之间的区别非常显著，目前对于初次脱位的治疗标准是在没有明显结构性损伤的情况下进行非手术治疗（下文讨论），而复发性不稳定是手术治疗的指征。

在不太常见的情况下，患者可能会在行走过程的每个屈膝－伸膝周期中发生髌骨脱位－复位。这种持续的脱位－复位被称为习惯性髌骨不稳定，其疼痛程度通常不及急性和复发性不稳定。髌骨外侧脱位发生于外侧软组织过紧和伸肌装置过短个体的屈膝过程中。这种重复

性的低能量创伤可导致年轻人严重的软骨损伤。在儿童中，先天性髌骨脱位发生于子宫内，并导致出生时膝关节即有屈曲挛缩。最后，在行走早期发生的髌骨脱位称为发育性髌骨脱位。后两种亚型非常少见，在常规临床中很少遇到，尤其是成年患者则更为少见。

病史与体格检查

病史

与所有的患者接诊一样，详细询问病史是患者评估的第一步。如上所述，了解损伤机制和脱位时正在进行的活动将有助于诊断。如果创伤暴力施加在髌骨上，应进一步详细询问病史，包括髌骨是自行复位还是需要手法复位，以及在初次脱位以后是否再次脱位。脱位后的打软腿（Giving-Way）、髌骨恢复（Catching）、弹响（Clicking）或绞锁感（Locking Sensations）的病史也很有参考价值，因为髌骨脱位通常伴有骨软骨损伤，导致关节内结构松弛。另外，在身体扭转、旋转或着地时的胫股关节不稳定表明不仅仅是髌股关节损伤，而可能存在 ACL、半月板或副韧带损伤。轻微创伤后即出现的髌骨不稳定表明存在更大程度的解剖异常，从而增加了再发脱位的风险。此外，由于髌骨不稳定影响年轻而活跃的患者，因此在询问脱位情况之前应了解患者平时的运动情况及整体活动水平。对过去手术史的评估可反映先前对力求髌骨稳定所做的尝试。髌骨不稳定的家族史可对同侧复发性脱位和未来对侧不稳定做出预测。

体格检查

我们体格检查的方法从步态的整体视诊开始，需重点关注下肢的动态力线以及足内旋的程度。患者以站立姿势接受体格检查。双足朝前，髌骨指向正前方。在肢体旋转对线不良的情况下，髌骨可能会呈现出朝内（"髌骨内视"）或朝外（"草蜢眼髌骨"）的显著病变。也应注意矢状面上后倾角度的增加。

患者仰卧时，下肢力线的常规视诊可显示整个肢体的对线情况，如膝外翻（图 19-2），并且可能发现髌骨长期不稳定下的股四头肌萎缩。虽然髌骨大致呈直线运动，但伸肌装置在冠状面上形成了一个夹角。这便是股四头肌角，通常称为 Q 角。该夹角包括一条连接髂前上棘和髌骨中心的线，近似于股四头肌的向量；另一条线连接髌骨中心和胫骨结节。当股四头肌收缩时，Q 角的存在使髌骨趋于外移，产生"弓弦"效应，类似于拉紧

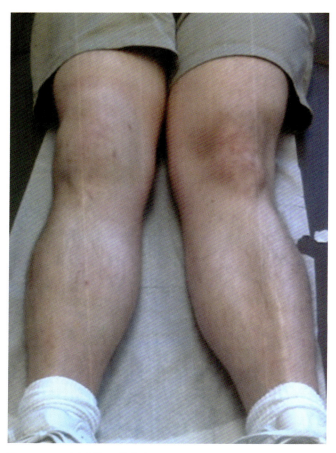

图 19-2 双侧膝外翻的患者

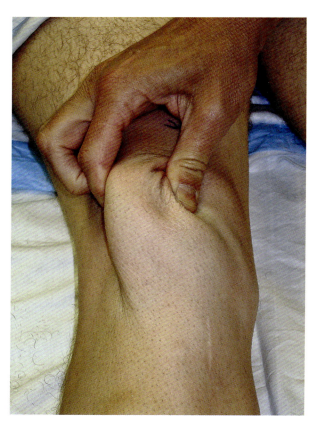

图 19-3 外侧支持带的紧张度可通过将髌骨外侧关节面抬离外侧滑车的能力来确定。正常情况下，膝关节完全伸直时，髌骨外侧关节面应抬高到至少与通髁线平行

松弛的绳索时可使其变直。Q 角与髌骨的外移倾向直接相关。虽然 Q 角值随着患者坐位、站立或仰卧而不同，但一般认为大于 20° 即为异常。一般来说，鉴于 Q 角的可变性以及假阴性测量的可能，必须对 Q 角的概念提出质疑。例如，由于明显膝外翻或软组织不平衡使得髌骨"高坐"于外侧滑车上而濒临脱位的患者，其 Q 角较小，将会被错误认为髌骨不稳定的风险较低。

对胫股关节和髌股关节进行系统性触诊，可能会发现关节积液和弥漫性压痛，提示膝关节出现非特异性结构损伤。然而，大多数髌骨不稳定的患者在股骨内髁的 MPFL 附着处有压痛，而髌骨内侧缘压痛不太常见。外侧支持带的紧张度可通过触诊髌骨外侧缘与滑车之间的间隙来确定。正常情况下，膝关节完全伸直时，可将髌骨外侧关节面从外侧滑车上抬而平行于通髁线（图 19-3）。紧张的外侧支持带可防止这种被动旋转，这可能是髌骨外侧不稳定的一个好发因素。全身松弛的患者很少有外侧支持带过紧的情况。

主动和被动的膝关节活动范围应通过评估髌骨轨迹和整个运动弧内是否存在髌骨后捻发音来测量。在主动伸膝时，由于股四头肌收缩可使髌股关节压力增高，故而捻发音更为明显。由于伸膝至屈膝过程中髌骨与滑车的接触部位从髌骨远侧移向近端，因此，与捻发音出现相关的屈曲角度可以提示髌骨软骨损伤的部位。髌骨轨迹通常双侧对称，位于滑车沟内；然而，当膝关节接近完全伸直时，突然的外侧弹跳（J 形征）表明髌骨出现外侧半脱位。

通过将髌骨纵向分为 4 等份，然后在屈膝 20° 时向髌骨施加向外和向内的作用力，以量化髌骨在冠状面上的横向移动（图 19-4）。重要的是，为了使髌骨进入滑车沟来评估真实的韧带松弛度，应在轻微屈膝时进行测量。正常情况下，髌骨不能横向外移超过两个象限，内侧不能超过一个象限。髌骨被动外移的增加与髌骨不稳定有关。过度的髌骨外移表明可能伴有内侧软组织约束的破坏或减弱。如果患者主动收缩股四头肌以试图对抗髌骨外移，或由于即将发生半脱位而产生焦虑感，他们会表现出明显的"恐惧征"。一些作者主张在整个膝关节屈伸弧内对髌骨施加这种外向作用力（"运动髌骨恐惧试验"），其对髌骨不稳定具有高度的敏感性和特异性。

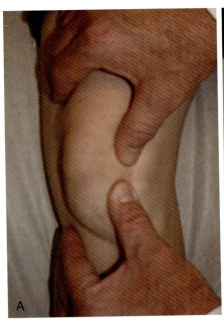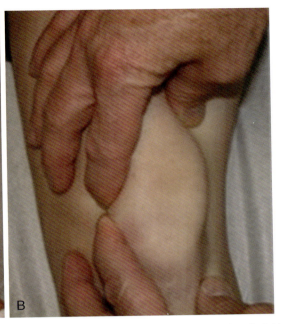

图 19-4　在屈膝 20° 时，通过将髌骨纵向分为 4 等份来测量髌骨的横向内移与外移。正常的髌骨内移距离为其中一个象限，而外移距离为两个象限。A. 内移。B. 外移

所有髌骨不稳定的患者都应使用 Beighton 标准来评估全身韧带松弛度。在这个 9 分制的量表中，4 分或 4 分以上表示存在全身性韧带松弛症，女性的分数通常比男性更高。

对于所有急性外伤的患者，都应进行半月板病变（即 McMurray 试验、Thessaly 试验和过屈痛）、ACL 功能不全（如 Lachman 试验、前抽屉试验和轴移试验）、MCL 和外侧副韧带损伤（分别在屈膝 0° 和 30° 时进行外翻和内翻应力试验）和后外侧角损伤（即胫骨外旋试验、反轴移试验和伸直 – 反屈试验）的检查。

最后，还要检查平卧位和俯卧位的被动髋关节活动范围。患者俯卧时，股骨前倾角的增加可能是髌骨不稳定的一个好发因素（图 19-5）。

影像学评估

X 线平片

在对髌骨不稳定的患者进行全面评估时，必须对整个下肢进行全面的 X 线检查。我们通常要拍 4 个角度的膝关节平片：前后位、45° 屈曲负重位（Rosenberg 位）、轴位（Merchant 位）和 30° 侧位。可以看到来自股骨外髁或髌骨内侧关节面的骨折碎片（图 19-6）。不

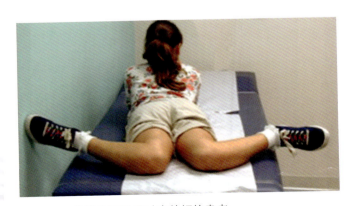

图 19-5　俯卧位时股骨过度前倾的患者

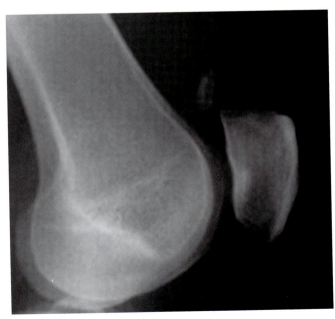

图 19-6　膝关节侧位 X 线片显示髌上囊内骨软骨游离体

规范量化下肢力线。"机械轴"是从股骨头中心到胫骨平台中心的直线。该轴应穿过位于胫骨嵴之间的膝关节中心。"胫股角"是两条分别穿过股骨和胫骨髓腔中心的直线所形成的夹角。其正常值男性为178°，女性为174°。

计算机断层扫描

计算机断层扫描（CT）可提供髌骨不稳定患者潜在损伤的三维细节，同时也能进一步了解滑车发育不良的情况。采用渐进屈膝下连续的静态 CT 图像可提供有关髌骨动态轨迹的信息（图 19-14）。这种成像方式的一大优点是能够计算胫骨结节–滑车沟（TT-TG）距离，定义为在叠加 CT 轴位片上从胫骨结节顶点到滑车沟最深处的距离。TT-TG 距离可量化胫骨结节相对于滑车沟的侧向位移，> 20mm 会显著增加患者髌骨复发性不稳定的风险（OR=2.1）。较大的 TT-TG 距离通常说明需要对胫骨结节（"远端"）进行重新对位。然而，在制订治疗计划时，不应将该值看作一个绝对的阈值，因为该测量值会随着成像模式（即 MRI）和屈膝角度的不同而存在一定的可变性。一般来说，CT 图像主要用于那些有明显滑车发育不良或骨软骨损伤而需要固定的患者。

磁共振成像

磁共振成像（MRI）最有助于确定内侧软组织约束带和髌股关节面的完整性、是否存在游离体，以及是否有并发的半月板或韧带损伤。它还可以提供有关骨性解剖的信息，比如滑车的几何结构以及 TT-TG 距离（图 19-15）。急性髌骨外侧脱位后的 MRI 显示约50%的病例中 MPFL 完全或部分断裂，成人的 MPFL 断裂最常发生在股骨止点处或 MPFL 中段（图 19-16）。在儿童中，MPFL 损伤最常见为髌骨止点处撕脱，而且股骨侧的撕脱骨折比 MPFL 中段断裂更为常见。此外，70% 的 MRI 显示髌骨内侧关节面软骨损伤，15% 显示髌骨外侧脱位后关节内游离体（图 19-17）。除了确定髌骨脱位导致的损伤程度外，还经常发现并发半月板撕裂（11%）和 MCL 损伤（11%），这将有助于规划手术分期、术前和术后的康复以及负重情况。考虑到软组织损伤和骨性解剖的不同、不存在电离辐射以及伴随损伤的高发生率，对于大多数髌骨不稳定的患者，MRI 优于 CT。MRI 适用于那些存在张力性积液、平片上显示有骨软骨游离体以及正在接受手术治疗的患者。

髌骨不稳定的治疗

非手术治疗

在髌骨半脱位的情况下，髌骨在滑车内自行复位而无须辅助。急性脱位时，仅行支持治疗即可。而髌骨完全脱位时则需手法复位（图 19-18）。随着膝关节被动缓慢伸直到最大程度（容易脱位的患者常有膝关节过伸），有时需要手动辅助使髌骨恢复正常位置。

在没有明显骨软骨损伤及游离体的情况下，非手术治疗是大多数初次髌骨脱位患者的标准治疗。尽管与年轻患者相关的复发性不稳定风险较高，但保守治疗对于年轻运动员的初次脱位来说也是可行的。该建议主要是由于手术和非手术患者队列研究的功能结果基本相同。此外，非手术治疗的患者实际上可能比那些接受手术稳定治疗的患者疼痛更轻、生活质量更高。在一般人群中，初次脱位的稳定性手术确实能将复发性不稳定的风险降低约50%。然而，早期施行的稳定性手术使髌股关节炎的发病率增加了 6 倍，而且生活质量没有得到显著提高。

非手术治疗可以从张力性关节积血的关节穿刺开

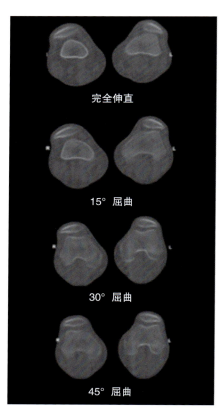

完全伸直

15° 屈曲

30° 屈曲

45° 屈曲

图 19-14 在渐进屈膝角度下的左、右侧髌股关节轴位 CT 图像显示，在屈膝过程中发生髌骨外侧半脱位

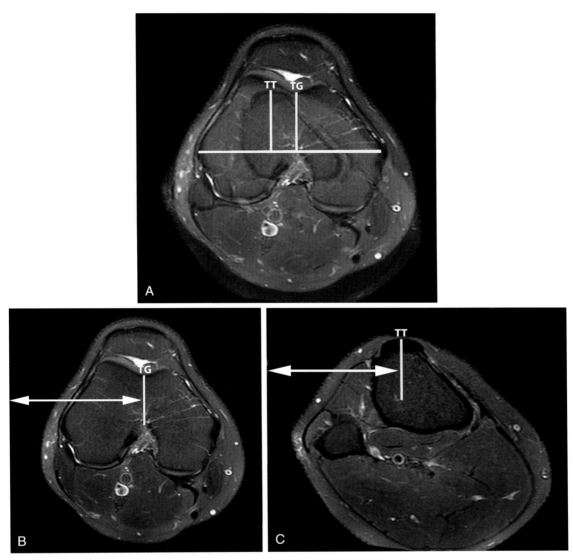

图 19-15　轴位 MRI 图像显示计算胫骨结节 – 滑车沟（TT–TG）距离的步骤。A. 胫骨结节（TT）和滑车沟（TG）的轴位 MRI 叠加图像。两线之间的距离表示 TT–TG 距离。B. 滑车沟的轴位 MRI 图像。C. 胫骨结节顶端的轴位 MRI 图像

始，以改善患者的症状。我们对大多数患者采用膝关节固定器或铰链式膝关节支具于伸膝位固定 7~10 天，以使受损的软组织愈合。要避免屈膝，以保护髌骨免受来自股四头肌的后外向拉力。可以通过间断冰敷、非甾体类抗炎药、关节加压和抬高患肢来减轻炎症反应。同时也要鼓励患者进行股四头肌等长收缩练习（即直腿抬高）。由于髌股关节在完全伸膝时所承受的应力很小，因此可允许于伸膝位负重。

在最初的 7~10 天之后，患者采用髌骨稳定支具进行固定，并且允许逐渐增加膝关节活动范围。可开始进行"闭合链"股四头肌力量锻炼（即弓箭步、压腿等），同时避免"开放链"（即伸膝）运动，因为后者会增加

髌骨关节面上的垂直应力。另外，可进行固定自行车锻炼、跑步机行走和核心肌群锻炼。在下肢力量和行走能力恢复后，允许行专项运动功能训练。当患者症状消失、屈伸膝活动范围无受限，并且等速测试中对侧下肢力量达到 85%~90% 时，可允许参加所有体育活动。

手术治疗

髌骨稳定化手术最常用于非手术治疗无效、多次发作的不稳定，或是伴有关节软骨损伤而产生软骨游离体，或较大骨软骨碎片的初次脱位的患者。复发性不稳定通常选择手术治疗，因为第二次脱位的患者发生再次脱位的风险比单次脱位的患者增加了 7 倍。

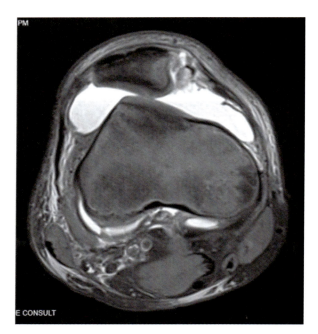

图 19-16　轴位 MRI 图像显示内侧髌股韧带撕裂

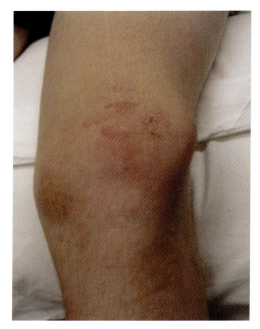

图 19-18　左膝髌骨脱位

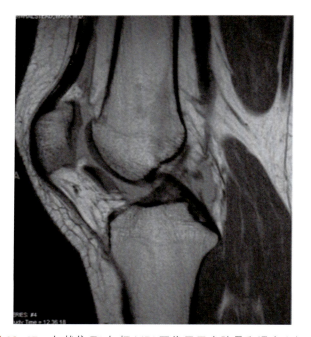

图 19-17　矢状位 T1 加权 MRI 图像显示在髌骨和滑车之间、髁间切迹前方有一软骨游离体

　　治疗髌骨不稳定有 3 种常规手术选择，可单独或联合应用，即修复或重建受损的韧带和 / 或改变髌骨与滑车之间的解剖关系。在美国，"近端重排"是主要的外科治疗手段，包括修复、恢复平衡及重建近端韧带，试图在屈膝过程中静态引导髌骨进入滑车沟。"远端重排"是指胫骨结节截骨术，将髌腱的附着点内移，从而使髌骨与滑车沟的关节匹配更为一致。最后，"股骨滑车成

形术"包括改变滑车的形状，增加滑车沟的深度或增加外侧滑车的支撑作用，这将有助于髌骨的外侧稳定性。由于每种手术技术都试图解决与髌骨不稳定有关的解剖因素，因此选择理想的手术方式取决于受损的特殊结构和 / 或导致不稳定的病理解剖。

　　在下列所有重建手术之前需进行诊断性关节镜检查。关节镜为外科医生提供了评估髌骨和滑车表面的能力，同时可清除软骨游离体、修复移位的骨软骨骨折、松解外侧支持带（如下所述），并可治疗任何伴发的半月板损伤（图 19-19）。

外侧支持带松解

　　对外侧支持带过紧的患者施行外侧支持带松解术（"外侧松解"），而外侧支持带过紧的依据是无法将外侧髌骨关节面手动抬高到轴位上与通髁线平行的位置。对于髌骨不稳定或全身韧带松弛症的患者，不应单独进行外侧松解。相反，对于外侧支持带过紧的患者，应选择性地将其作为整体手术规划中的一个组成部分。

　　外侧松解通常在关节镜下使用电灼法进行，注意不要灼伤外面覆盖的皮肤。采用弯型 Mayo 剪刀在外侧支持带剪出一个从前外侧通道至外上方通道的皮下间隙。关节镜从前内侧通道进入，朝向外侧。将液体流出道关闭以使关节腔扩张、髌骨上移远离股骨，从而改善视觉效果。使用电刀沿着外上方通道至前外侧通道方向线形

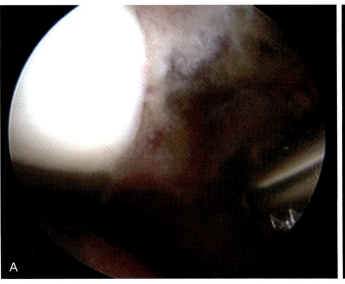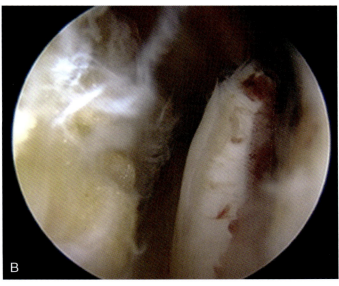

图 19-19　A. 关节镜下显示髌骨内侧关节面缺损。B. 内侧间沟内相应的游离体

切开滑膜和外侧支持带（图 19-20）。应注意避开膝上外侧动脉。除了避免皮肤电灼穿孔以外，为了防止医源性髌骨内侧半脱位，还应注意不要切断股外侧肌。松解之后，髌骨通常可以抬高 20°~30°，但外侧软组织会随着时间的推移而紧缩，必要时可采用其他手术方法（如下所述）进行治疗。

内侧髌股韧带修复

　　MPFL 的修复通常适用于单次脱位并伴有 MPFL 撕脱或撕裂且其他解剖结构正常的患者（图 19-21）。具体的手术方式取决于 MPFL 撕裂的部位。MPFL 在股骨或髌骨附着处的撕脱伤采用锚钉通过 2~3cm 的切口进行修复，以将撕脱的韧带固定在其解剖起点上。对于中间部位的断裂，可使用不可吸收的编织线进行端对端的修复。然而，由于韧带 - 骨骼的自愈能力较强，MPFL 中间部位的修复不如骨性撕脱的修复更为可靠。韧带的早期修复在一小群患者中被证明等同于重建手术；然而，对大量患者的 Meta 分析表明，MPFL 修复在预防复发性不稳定方面不如重建手术。因此，在多数情况下，我们更喜欢选择 MPFL 重建而非修复。

内侧髌股韧带重建

　　当 MPFL 因慢性不稳定而力量减弱或中间部分断裂无法修复时，内侧髌股韧带重建为首选术式。单纯的 MPFL 重建不仅可以治疗复发性不稳定，而且还可以恢复体育运动和其他活动。考虑到这些有利结果，无论是单独使用还是联合其他治疗，MPFL 重建被认为是治疗髌骨不稳定的主要方法。

　　成功的 MPFL 重建首先要选择合适的移植物，包括自体移植和同种异体移植。尽管患者报告的结果似乎更青睐自体移植技术，但与 ACL 重建不同，自体组织移植在 MPFL 重建方面并没有显示出明显的优越性。我们通常选择股薄肌或半腱肌作为自体移植物，需要在胫骨结节内侧做一个 2~3cm 的小切口。使用开放式或封闭式肌腱剥离器来获取肌腱。肌腱总长度一般为 20~24cm，具体取决于患者的身高。大多数患者选择股薄肌腱便足够了，但股薄肌可能太薄的娇小女性患者应考虑使用半腱肌。移植前应剥离肌腱上多余的肌肉（图 19-22）。在获取自体移植物时，应注意保护浅层 MCL 和隐神经（图 19-23）。由于理论上全身韧带松弛患者的韧带薄弱，同种异体移植物可能更适用于该类患者（由 Beighton 评分确定）。

　　选择合适的移植物重建部位对获得最佳疗效至关重要，因为位置选择不当可导致移植物松弛而引起复发性不稳定，或出现屈膝角度受限，以及由于移植物过紧而引发疼痛。MPFL 在股骨侧的起点位于收肌结节与内上髁之间的小凹内。Schöttle 及其同事于 2007 年首次描述了 "Schöttle 点"，它是一个影像学标志，代表 MPFL 在股骨起点的中心，位于股骨后皮质远端延长线的前方 1mm 处、股骨内髁后方起点以远 2.5mm 处；在两个后髁投影在同一平面的侧位片上，Schöttle 点位于 Blumensaat 线后点水平的近端（图 19-24）。我们强烈建

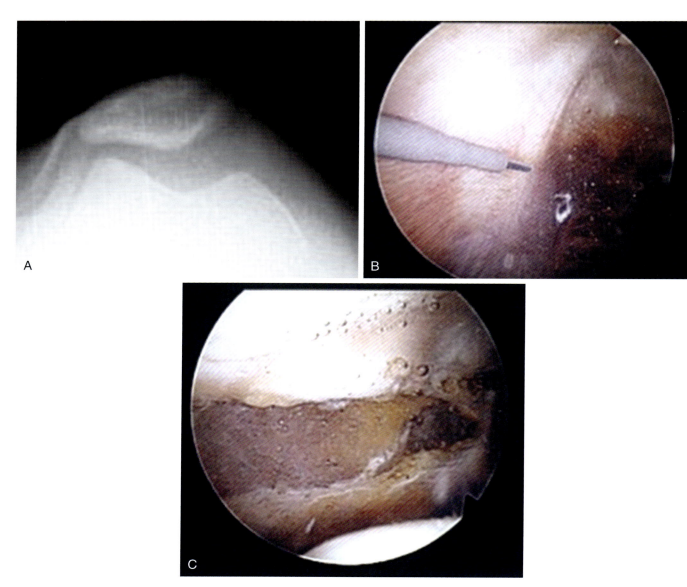

图 19-20 A. 轴位（Merchant 位）X 线片显示髌骨外倾。B. 关节镜下电切外侧支持带。C. "外侧松解"所切开的外侧支持带

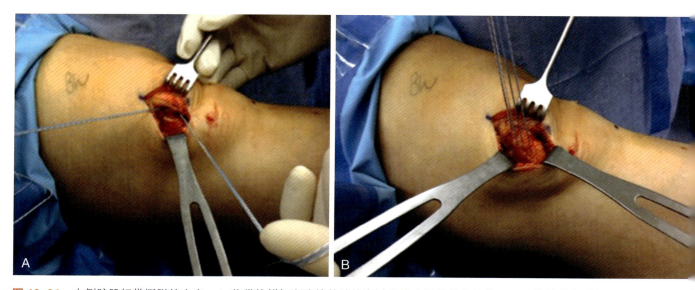

图 19-21 内侧髌股韧带撕脱的患者。A. 将带线锚钉所连接的缝线穿过髌骨内侧缘的非关节面。B. 将缝线穿过撕裂的内侧支持带和内侧髌股韧带

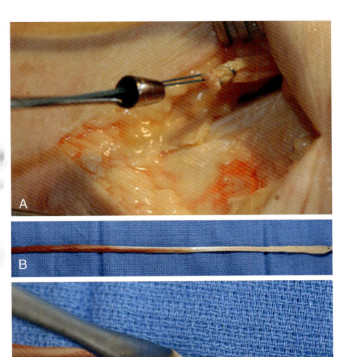

图 19-22 用于内侧髌股韧带重建的自体股薄肌的获取和准备。A. 用于移植物获取的封闭式肌腱剥离器。B. 获取的肌腱。C. 使用 Cobb 起子去除股薄肌腱上的所有肌肉

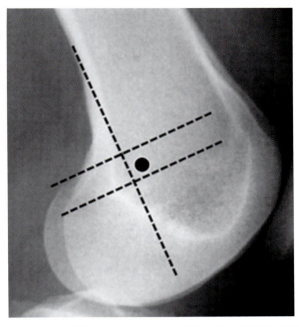

图 19-24 在膝关节侧位 X 线片上可见代表内侧髌股韧带股骨附着点中心的 Schöttle 点（黑色圆点）

议使用透视可视化来定位 Schöttle 点，而非仅依靠手动识别 MPFL 的起点以降低出错风险。在股骨侧太偏近端的移植物会阻碍膝关节完全屈曲和 / 或最终导致失败，而太靠远端则会导致韧带功能不全。可用缝线来检查屈膝过程中髌骨内侧缘与 Schöttle 点之间的距离，并估计移植物的长度。

不管选择何种移植物，我们都更喜欢双股重建，以便与原有 MPFL 的梯形结构相匹配。将移植物折叠成一半长度以确定其直径，大多数移植物很容易通过 5~7mm 的钻头套筒或尺寸导向器而适应股骨隧道的直径。使用不可吸收的 2 号缝线缝合移植物的游离端。Schöttle 点透视确定以后，在股骨远端钻一根 Beath 针。用合适大小的空心钻将 Beath 针钻至 3cm 深，以防移植物在股骨隧道中"触底"。移植物的末端可以用两枚 3.0mm 的双股缝合锚钉直接连接到髌骨上，而环襻端穿过股骨隧道（图 19-25）。或者，可用类似的锚钉将移植物的中心固定在髌骨近端 2.5cm 处内侧缘的非关节面上，而将移植物的游离端对接至股骨隧道中。通常，我们不会在髌骨上做大的钻孔（尤其是那些贯穿整个髌骨宽度的钻孔）以降低术后髌骨骨折的风险。在最终固定之前，将移植物自内侧软组织结构的第二层下方穿过。使用 Beath 针

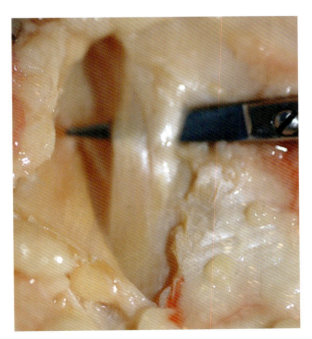

图 19-23 内侧副韧带的纤维常被误认为是腘绳肌腱

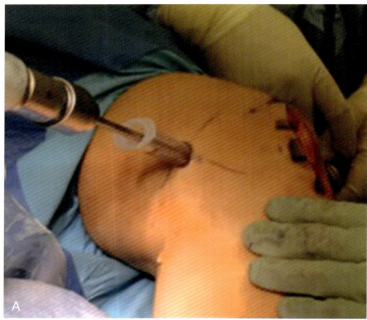
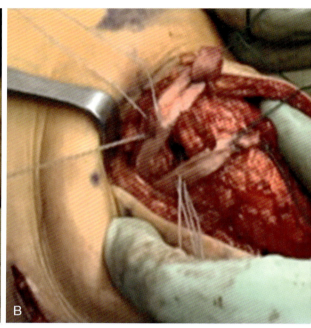

图 19-25   内侧髌股韧带重建。A. 在 Schöttle 点钻取股骨隧道。B. 双股结构

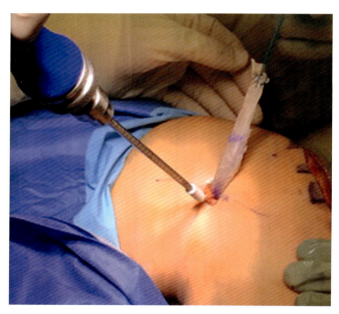

图 19-26   用生物可吸收空心螺钉将内侧髌股韧带固定于股骨上

将连接在移植物（游离端或环襻端）上的 2 号缝线穿过股骨远端，从而将移植物对接在股骨隧道中。股骨移植物的固定是借助于锚定在股骨外侧皮质以外的生物可吸收螺钉或缝合纽扣来完成的（图 19-26）。移植物应在屈膝 30°~45° 时被拉紧，使髌骨位于滑车沟中央，而且 2 号缝线所承受的张力极小。然后使膝关节进行全范围屈伸运动，以确保髌骨的正常轨迹及重建的稳定性。可将缝线系在股骨外侧皮质以外的一个聚丙烯小纽扣上，

以进行补充固定。

术后，使用铰链式膝关节支具将患膝于完全伸膝位固定 2 周。开始进行理疗来消除炎症、恢复膝关节运动和股四头肌力量，最终使患者恢复到不稳定以前的活动水平（表 19-1）。这些一般治疗的建议适用于 MPFL 修复和重建。

在骨骼发育尚未成熟的患者中，未闭合的股骨远端骨骺使治疗更为复杂，因为 MPFL 的解剖起点平均位于股骨远端骨骺以远 3mm 处，但这一解剖关系存在变异性。此外，移植物的位置是参照股骨标志点来确定的，这将随着持续的生长发育而改变。由于股骨钻孔与股骨远端骨骺非常接近，因此对于骨骼发育尚未成熟的患者应避免或谨慎使用界面螺钉。不过，MPFL 的解剖重建对于骨骼发育未成熟的患者来说仍是一种相对安全而有效的手术选择。

胫骨结节截骨术

虽然近端重排术恢复了髌骨的主要软组织限制，但远端重排术可通过纠正髌股关节对位不良来治疗髌骨不稳定。在伸肌装置过度偏外的情况下（即 TT-TG 距离增加、膝外翻、胫骨外旋），胫骨结节截骨术（Tibial Tubercle Osteotomy，TTO）可使胫骨结节内移，以减少主动伸膝时施加于髌骨上的外向拉力。

Elmslie-Trillat 截骨术是内移髌骨以改善其与滑车的

表 19–1 内侧髌股韧带重建或修复术后的康复

第一阶段：0~1 个月

屈膝角度（被动）

第 2 周：0°~70°

第 3 周：0°~90°

第 6 周：0°~120°

第 8 周：0°~135°

屈膝角度（主动）

第 2 周：允许主动伸膝，若能耐受，可主动屈膝

伸膝位支具固定下负重

0~2 周：足趾点地负重

2 周：负重 25%，每周增加 25%

6~8 周：完全负重

仪器治疗

冷冻疗法

股四头肌电刺激

锻炼

股四头肌、腘绳肌、臀肌的等长收缩练习

踝泵练习

髋关节四向活动范围练习

第二阶段：1~3 个月

屈膝角度

至少 120°

负重

拄拐，在允许的情况下弃拐

强调正常步态

仪器治疗

冷冻疗法

股四头肌电刺激

锻炼

双腿平衡与协调活动

8 周时固定自行车锻炼

上半身循环训练或测力计训练

力量强化

多个屈膝角度下股四头肌的等长收缩

封闭链

根据负重进行短弧力量锻炼

第 12 周：在屈膝 60° 时行等长肌力测试，股四头肌力量小于对侧肢体力量的 25%

第三阶段：> 3 个月

屈膝角度

完全屈膝

负重

完全负重

仪器治疗

冷冻疗法

锻炼

开始肌肉增强训练

座椅逐渐降低并增加阻力的固定自行车锻炼

慢跑

浅打水式游泳或使用健身器材锻炼

力量强化

单腿腿举

单腿平衡板与本体感觉训练

髋部和核心肌群的力量强化

回归运动：4~6 个月

从低速单平面到高速多平面过渡的动态神经肌肉控制练习

特殊运动的功能性训练

以对侧肢体力量 10%~15% 进行等速肌力测试

关节匹配的首选手术方式。这一方式平行于冠状面进行截骨，所有胫骨结节不会产生前移，而只是单纯内移。紧贴胫骨结节的外侧做一个 4~6cm 切口。使用电灼法松解前间室肌层的筋膜附着组织，在胫骨结节部位形成一个小筋膜套。确定髌腱止点，在轴位上用 0.5in 直形截骨刀紧贴髌腱止点近端进行截骨。使用 3.2mm 钻头在超过 6cm 的范围内进行连续钻孔，深度为 8~10mm。使用 1″ 弧形骨刀沿冠状面方向将这些钻孔连接起来。在内侧切开骨膜，可将截骨块内旋（而非内移）8~10mm 而使 TT-TG 距离（假设该值> 20mm）恢复正常便足够了。膝关节应在整个屈膝范围内进行被动运动，以检查髌骨轨迹，避免过度内移。骨对骨的良好接触对愈合来说至关重要。使用一枚低切迹的单皮质或双皮质螺钉进行固定（图 19–27）。我们更喜欢选用低切迹单皮质螺钉，因为可以避免钻入胫骨后方而引发的神经血管损伤的风险，同时避免了圆头螺钉对皮肤的刺激。将骨蜡涂在胫骨近端暴露的松质骨表面，并沿前间室肌层进行预

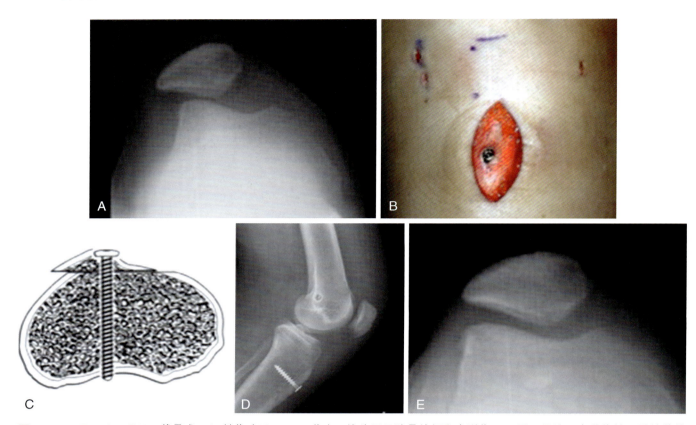

图 19-27 Elmslie‐Trillat 截骨术。A. 轴位（Merchant 位）X 线片显示髌骨外倾和半脱位。B. 用于最终固定移位的胫骨结节的切口。C. 图示将胫骨结节截骨块内移。D.Elmslie‐Trillat 截骨术联合内侧髌股韧带重建术后的膝关节侧位 X 线片。E. 同一患者联合行 Elmslie‐Trillat 截骨与内侧髌股韧带重建术后的轴位（Merchant 位）X 线片

防性筋膜切开；这将有助于前间室的筋膜再植于胫骨结节。对于同时接受近端 MPFL 重建和 TTO 的患者，应在截骨术前获取腘绳肌移植物，而在截骨以后再进行近端手术区域暴露并植入 MPFL 移植物。

对于髌骨外侧和 / 或远端软骨病的患者，Fulk-erson 所描述的胫骨结节前内侧移位可以减轻髌骨外侧和远端关节面的负荷，同时使髌骨稳定在滑车沟内。这需要徒手或使用截骨导向器进行三平面的截骨。该截骨面通常与冠状面成 45° 夹角，截骨长度超过 10cm，但也可以根据预期的前移距离进行调整。斜度较"缓"的截骨主要使髌骨内移，而较"陡"的截骨主要使髌骨前移。与 Elmslie-Trillat 截骨术不同，Fulkerson 截骨术由于产生了更大的截骨块，所以需用两枚皮质螺钉固定。创口的闭合类似于 Elmslie-Trillat 截骨术（图 19-28）。

在目前仅有的几项研究中，远端重排提供了临床上可接受的效果，复发性脱位率低于 10%。然而，胫骨结节移位使表面的皮肤有感染或裂开的风险，而截骨部位则有可能发生延迟愈合和不愈合。对于胫骨结节与胫骨干完全离断、在康复期间吸烟、使用糖皮质激素或过

度主动伸膝的患者，以上风险会更高。但不管怎样，在 TT-TG 距离超过 20mm 并且通常存在滑车发育不良的情况下，TTO 是解决髌骨不稳定的公认方法。

对于髌骨高位的患者，胫骨结节下移术可使髌骨更接近胫股关节线。这会使髌骨在屈膝时较早地进入滑车沟，外侧滑车在软组织韧带稳定装置的基础上进一步提供稳定作用。在这一手术中，需松解内、外侧支持带以使胫骨结节向远端移位。使用锯子或骨刀进行胫骨结节的矩形截骨（我们更喜欢使用骨刀以防止热坏死的发生）。然后将胫骨结节截骨块向远端充分牵拉来重建正常的 Caton-Deschamps 或 Blackburne-Peel 比值，该比值通过术中进行屈膝 30° 位透视来量化。临时用两根 0.62mm 克氏针固定胫骨结节。在胫骨近端做一个沟槽以容纳下移的胫骨结节，从而最大限度地实现骨对骨的接触。两枚单皮质或双皮质螺钉用于最终的固定。创口的闭合与其他截骨术类似。然后根据需要对 MPFL 进行近端修复或重建（图 19-29）。为了促进愈合，强烈建议吸烟患者在进行任何类型的 TTO 之前戒烟。可以通过监测血液、尿液和唾液中可替宁（尼古丁的活性代谢

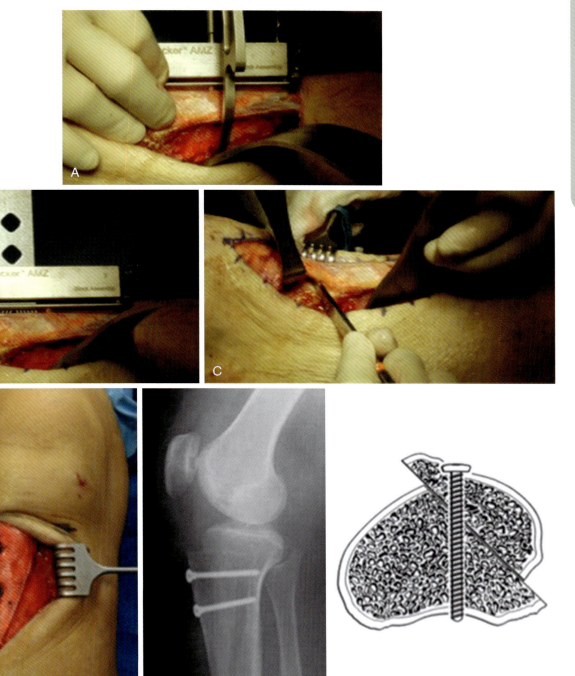

图 19-28　Fulkerson 胫骨结节前内侧移位。A. 用于胫骨结节前内侧移位的截骨导向器。B. 摆锯和截骨导向器。C. 用于截骨的 1″弧形骨刀。D. 使用 2 枚双皮质螺钉固定移位的胫骨结节。E. 术后膝关节侧位 X 线片。F. 图示胫骨结节截骨块的前内侧移位

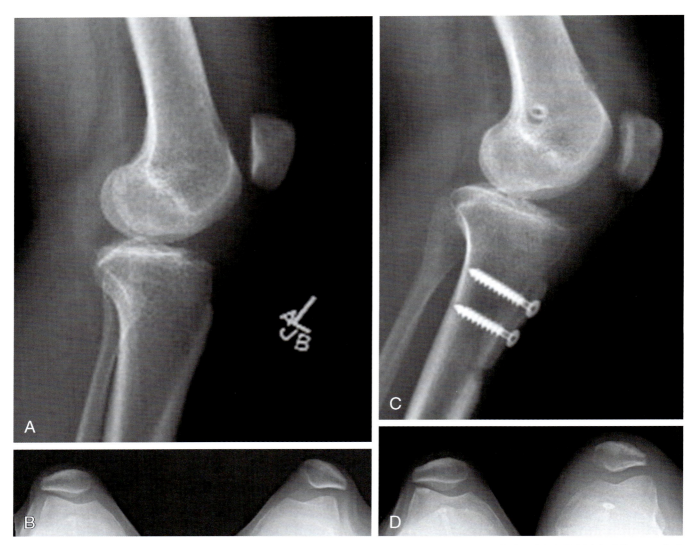

图 19-29 A. 膝关节侧位 X 线片显示髌骨高位。B. 轴位（Merchant 位）X 线片显示不对称性的左侧髌骨外侧半脱位。C. 膝关节侧位 X 线片显示胫骨结节下移联合内侧髌股韧带重建。D. 术后的轴位（Merchant 位）X 线片显示对称性左侧髌骨重排

物）的水平，以确认有延迟愈合风险的不依从性患者已经戒烟。

TTO 的术后康复比 MPFL 修复或重建后的康复限制更多。患者需持续佩戴铰链式膝关节支具，根据临床症状和愈合相关的 X 线表现逐渐增加活动。负重与股四头肌的力量强化应与截骨部位的压痛和 X 线愈合的水平保持高度一致（表 19-2）。

股骨滑车成形术

在滑车沟发育不良引起髌骨复发性不稳定的情况下，可采用股骨滑车成形术力求恢复正常的滑车结构。该术式通常使用高速磨钻去除滑车中央软骨下的一段三角形软骨下骨。然后，将滑车软骨以"青枝"骨折的

方式压断，从而加深中央关节面。或者，将外侧滑车抬高至 10mm，并在抬高的关节面下用结构性移植物支撑（Albee 截骨术）（图 19-30）。在欧洲，这些技术已被用于加深滑车沟并取得了很大成功，而且并发症很少（图 19-31）。然而在美国，滑车截骨术并没有得到广泛开展，而是将重点放在了解决 MPFL 功能不全和髌股关节对位不良之上。

小结

髌股关节不稳定表现为髌骨半脱位或脱位的单次或反复发作。不稳定是由于静态软组织约束带的急性断裂或慢性损伤和 / 或髌股关节对位不良引起的病理性生物力学所产生的结果。初次脱位通常采用非手术治疗，而

表 19-2　胫骨结节截骨术后的康复

第一阶段：0~1 个月

屈膝角度（被动）

第 2 周：0°~70°

第 3 周：0°~90°

第 6 周：0°~120°

第 8 周：0°~135°

屈膝角度（主动）

不允许主动伸膝，若能耐受，可主动屈膝

伸膝位支具固定下负重

只能在伸膝位支具固定下进行足趾点地负重

仪器治疗

冷冻疗法

股四头肌电刺激

锻炼

股四头肌、腘绳肌、臀肌的等长收缩练习

踝泵练习

髋关节四向活动范围练习

第二阶段：1~3 个月

屈膝角度

至少 120°

负重

4~6 周：在伸膝位支具固定下进行足趾点地负重

6~8 周：在伸膝位支具固定下根据承受能力部分负重

8~12 周：强调正常步态

仪器治疗

冷冻疗法

股四头肌电刺激

锻炼

双腿平衡与协调活动

8 周时固定自行车锻炼

上半身循环训练或测力计训练

力量强化

多个屈膝角度下股四头肌的等长收缩

封闭链

根据负重进行短弧力量锻炼

第 12 周：在屈膝 60°行等长肌力测试，股四头肌力量小于对侧肢体力量的 25%

第三阶段：> 3 个月

屈膝角度

完全屈膝

负重

完全负重

仪器治疗

冷冻疗法

锻炼

开始肌肉增强训练

座椅逐渐降低并增加阻力的固定自行车锻炼

慢跑

浅打水式游泳或使用健身器材锻炼

力量强化

单腿腿举

单腿平衡板与本体感觉训练

髋部和核心肌群的力量强化

回归运动：4~6 个月

从低速单平面到高速多平面过渡的动态神经肌肉控制练习

特殊运动的功能性训练

以对侧肢体力量 10%~15% 进行等速肌力测试

手术治疗则适用于伴有移位的骨软骨骨折的急性脱位或复发性不稳定。单独或联合应用 MPFL 重建、外侧支持带松解、TTO，偶尔还包括股骨滑车成形术，这些都是治疗髌骨不稳定的手术选择。最后，患者的年龄、病史、解剖、体格检查、影像学检查和运动期望都有助于制订理想的治疗计划，以解决髌骨不稳定并改善功能。

（于振国　蔡宏翻译；谢杰校对）

参考文献

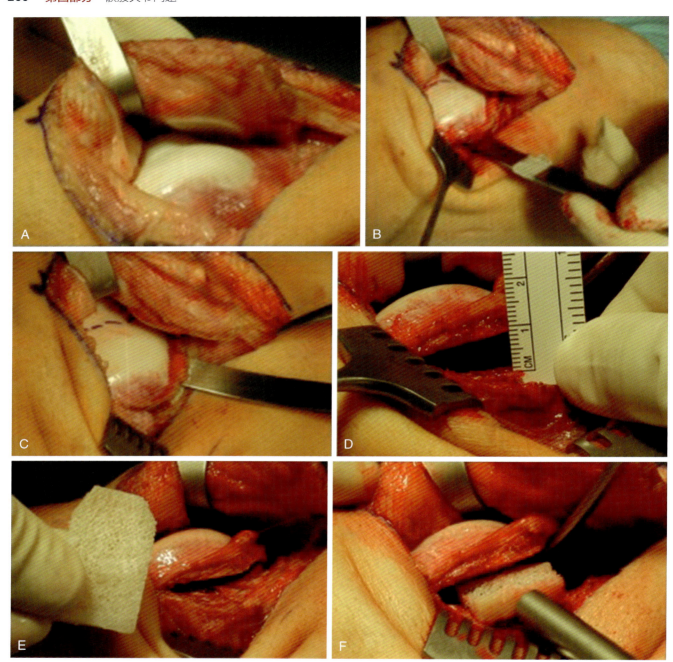

图 19-30 A. 切开一例滑车发育不良患者的关节。B. 外侧滑车的关节面外截骨。C. 滑车外上方截骨。注意虚线表示滑车的最深点。D. 测量截骨术后的上抬高度。E. 使用异体骨块支撑抬高的外侧滑车。F. 植入同种异体骨块

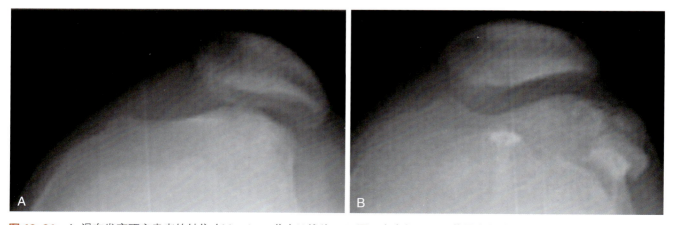

图 19-31 A. 滑车发育不良患者的轴位（Merchant 位）X 线片。B. 同一患者行 Albee 截骨术将外侧滑车抬高后的轴位 X 线片

第 20 章

髌股关节的软骨修复

Tom Minas, MD, MS | Takahiro Ogura, MD

引言

膝前痛常继发于股四头肌角度异常，膝外翻畸形，高位髌骨，滑车发育不良，以及其他可以造成髌股排列紊乱、轨迹不良，以及引起髌股关节的不稳定与疼痛的病因。在处理软骨缺损时，外科医生只有在进行软骨修复的同时发现软骨缺损的真正原因，才能获得一个较为满意的修复结果。Brittberg 等进行的髌骨自体软骨修复术中的早期结果预后较差，但当他们发现了上述的治疗原则之后，他们将髌骨轨迹不良的根本原因解决了，术后优良率也从 2/7（29%）提升到了 11/14（79%）。

本章节的目标是为骨科医生提供一个针对髌股关节单侧或双侧对吻软骨缺损的实践与综合性指南。可能是因为髌股关节的复杂解剖环境与复杂生物力学环境，所有的髌股关节软骨修复都不如胫股关节软骨修复的预后好。下述几点在髌股关节的修复中需要特殊考虑：评估缺损的区域大小与位置；选择的技术手段是否可以在此部位获得良好的手术预后；为了能够获得手术的成功，能否发现并纠正软骨缺损的原因。还有其他因素需要考虑，比如髌股关节的软骨厚度 5~7mm，而股骨髁的负重区域软骨厚度为 2~3mm，所以髌股关节的软骨缺损修复后恢复速度更慢，需要更长的康复进程。此外，对比于胫股关节，髌股关节长期处于剪切应力的压力下，导致髌股关节的细胞修复与再生组织的成熟也更难。

非手术治疗

髌股关节软骨缺损的非手术治疗方案包括物理治疗、非甾体类抗炎药物治疗，以及注射治疗，例如关节腔内激素注射、透明质酸注射、富含血小板的血浆注射、干细胞（衍生于骨髓/脂肪）注射。

物理治疗更多关注于减轻疼痛与肿胀。通过从近端到远端的人体动力学链的物理治疗可以更好地促进症状的缓解。以下措施可以减少髌股关节的压力：增强核心力量；增强髋关节的稳定性以阻止"动力性外翻"导致的髋关节外旋；拉伸髂胫束、股四头肌、腘绳肌腱；维持股内侧肌与股外侧肌的平衡。股四头肌的加强需要采用闭链式运动，而短弧状股四头肌也应该通过避免开链式运动的方式进行锻炼，因为屈膝角度在 40° ~70° 之间时髌股关节的接触压力最大。同时应该避免下蹲与跪姿的运动方式，因为上述动作会对髌股关节造成很大的压力。运动时采用的辅助支撑与绑带捆扎的作用机制还尚不明确。非手术治疗最少要在手术治疗之前实施 3~6 个月。在此期间，大多数的患者都会有疼痛缓解的趋势，这也可以减少手术治疗的必要性。在资深医生针对先前治疗失败的转诊患者的治疗中发现，约有 10% 的患者在接受软骨成形术和物理疗法后通过非手术治疗方式成功治疗。

手术治疗

软骨成形术

软骨成形术，或者清创术，是最常见的针对软骨缺损的手术操作。这些操作是有创的，通过关节镜来实现。此技术通过清除不稳的软骨组织直至周围稳定的软骨组织。通常来讲，此手术适应证包括较小面积（1~2cm²）的软骨缺损。关于软骨形成术在髌股关节应用的报道很有限。术后的物理治疗对良好预后有很重要的作用。最近，Anderson 等对分别实施单纯的机械软骨成形术后的患者进行了 2 年的随访，这些患者中大约半数的人有髌股关节软骨缺损，此次 2 年的随访结果表现出很好的预后，但是长期预后还待观察。

骨髓刺激术

此技术通过清创术将软骨的钙化层一并移除，进而加强软骨下骨的恢复功能，软骨下骨会释放骨髓中成分到缺损表面。这将会让干细胞与生长因子形成"超级血块"，并通过细胞修复刺激软骨修复。通常来讲，此技术的指征是急性（缺损时间 < 3~6 个月）小范围软骨局限性缺损（< 2~3cm²）。关节软骨面对吻缺损与非局限性缺损是此技术的禁忌证。严格遵守技术原则是此技术获得良好术后预后的关键。同时，术后严格的 6 周非负重计划并且持续 CPM 训练是术后获得良好预后的关键。Kreuz 等发现微骨折术后 2 年的效果逐渐变差。这可能是因为修复组织含有 Ⅰ 型胶原蛋白而不含有 Ⅱ 型胶原蛋白。他们还根据治疗部位（髌股关节与胫股关节）评估了微骨折术的预后。他们发现髌股关节的预后比胫股关节的预后更差。当患者年龄 < 40 岁，缺损 12 个月内进行手术以及 BMI < 30kg/m² 时，髌股关节能获得最好的预后。此外，尽管此项技术的操作并不难，微骨折同样需要一个较小的切口，同时髌骨缺损修复的情况也具有不确定性，因此术者必须有一项补救措施，比如自体同源的软骨细胞移植（ACI）手术。不幸的是，微骨折术后 ACI 的失败率越来越高。事实上，微骨折对于进一步的治疗可能会起到"过河拆桥"的作用。

骨软骨自体移植（OAT）

骨软骨自体移植主要的手术指征是 2~4cm² 的软骨缺损。此技术要从股骨髁上或者股骨滑车处取 10~15mm 深的自体骨软骨栓，并将其移植到软骨缺损的地方（图 20-1）。填充后，缺损地方将被透明软骨填充，并与软骨下骨形成一个"骨软骨单位"。然而骨软骨自体移植采用"拆东墙补西墙"的办法将会带来供体组织病变。骨软骨供体栓应从远端外侧和内侧滑车或髁间窝的边缘取材，并避免从髌股关节的承重部分取材。除了限制相

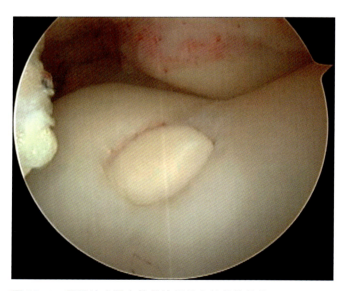

图 20-1 用于治疗滑车软骨缺损的自体骨软骨栓

对较小病变的缺损面积外，还需要进一步关注的问题包括宿主和供体软骨表面的形状匹配度。实际上，大多数外科医生把 1.5~2cm² 的病灶面积作为切除阈值，以避免引起供体部位问题。手术需要精确的移植物吻合技术，并为髌股关节制作光滑的关节表面，才能获得令人满意的结果。髌骨与滑车的特殊解剖结构特别给供体的关节几何形状与髌骨和滑车的配对带来了困难。此外，股骨表面的软骨厚度仅为 2~3mm，而髌骨的软骨厚度为 5~7mm。在匹配软骨表面形貌时，供体栓通常被关节软骨包绕而不是被软骨下骨包围，因此随着时间延长，移植物有被吸收和塌陷的倾向。

髌股关节骨软骨自体移植预后结果并不一致。Hangody 等报道了 79% 髌股关节缺损患者有优良的预后，股骨髁缺损患者的优良率则达到了 92%。另一方面，大多数人发现软骨自体移植在髌股关节中的应用是普遍失败的。Bentley 建议不应在髌股关节使用此技术，因为与自体同源软骨细胞移植（ACI）手术相比，OAT 的结果十分糟糕。Astur 和他的同事在最近的一项大样本研究中发现，OAT 在髌股关节 < 2.5cm² 的缺损中具有更好的预后结果。这些预后的不一致性可能存在以下原因：预后结果与手术的严格操作有密切关系；供体在垂直与水平方向与相邻软骨的位置关系对于获得髌股关节获得满意的预后结果也是十分重要的。

自体软骨细胞移植（ACI）/MACI

在 1997 年，美国食品和药品监督管理局（FDA）已经批准了使用自体同源软骨细胞移植术来治疗股骨髁与滑车的较大面积软骨缺损。尽管此技术未被推荐在上述领域之外，多项研究已经报道了此技术应用在单侧髌骨缺损或髌骨与滑车的对吻缺损中均获得了很好的预后效果。MACI（基质诱导的自体软骨细胞植入）是使用自体软骨细胞的第三代软骨修复技术，也于 2016 年 12 月获得 FDA 批准（图 20-2）。

基质诱导的自体软骨细胞植入（MACI）在三维膜中培养。此技术标称不仅对股骨表面而且对膝关节的所有表面都很适合。根据最新的研究显示，此技术对髌骨、股骨滑车单侧缺损或对吻缺损都有所改善。ACI / MACI 的优点在于针对较大病变缺损（> 3~4cm²），此技术更易于匹配髌骨和滑车关节表面的复杂轮廓。

ACI 技术分为两步。最初的手术包括关节镜下关节评估和确定缺损特征是否适合 ACI / MACI 技术。如果缺

损部位被很好地控制并且深度为 ICRS 3 或 4 级，则可以从非负重区域（通常是髁间窝或者滑车周围区域）获取 200~300mg 的关节软骨。然后将软骨组织消化，使软骨细胞可以被释放，后经培养然后冷冻保存。在获得保险批复后，术前将其融化并再培养后，待最终植入。然后进行二次手术切开关节进行移植。第一代 ACI 使用从胫骨近端或股骨远端获取的骨膜。第二代 ACI 不再使用自体骨膜，而是使用猪腹膜衍生物和皮肤的Ⅰ/Ⅲ型双层胶原膜。Ⅰ/Ⅲ型双层胶原膜在此领域的应用不在批准范围之内，但是均在患者知情同意的情况下使用。将骨膜或胶原膜放置在软骨缺损处，并用多条可吸收的缝线进行固定。在一些非局限性的缺损中，使用细金属丝在邻近的骨头上钻孔，然后将缝线穿过这些孔以固定膜。缝线使用纤维蛋白胶来防水，然后将自体培养的软骨细胞注射入膜内。

在查看髌股关节的最新研究时，一项研究脱颖而出。在一项多中心研究中，作者对 110 例接受 ACI 治疗的髌骨软骨缺损患者进行了研究，其中 92% 的患者表示他们将再次被实施该手术，83% 的患者认为他们的术后预后结果达到"好"或"优异"的水平，并且患者的平均术后预后改善时间达到 7.5 年。

在另一项针对 40 例滑车软骨缺损患者的多中心 ACI 研究中，Mandelbaum 等进行了平均 59 个月术后随访，患者的术后功能得到改善。我们最近的一项研究评估了对吻型髌骨 – 滑车缺损的研究（平均随访 9 年），研究结果显示与单侧缺损的预后有相近的结果（5 年和 10 年生存率分别为 83% 和 79%）。此外，以非负重截骨术作为主要手术治疗缺损时，其 10 年生存率为 93%。在使用 ACI "三明治"技术治疗髌股关节的软骨下骨异常病变，包括囊性病变，硬化性骨，骨髓水肿等时，可能需要自体骨移植技术。ACI "三明治"技术已经在髌股与胫股关节的队列研究中表现出极佳的预后效果。

同种异体骨软骨移植（OCA）

在 FDA 对同种异体移植组织的采购和存储提出更严格的准则之后，新鲜的同种异体骨软骨移植（OCA）术的应用增加了，同时这也降低了疾病传播的风险。通常，此手术的适应证包括大面积全软骨病变合并软骨下骨异常、外伤性骨软骨缺损、剥脱性骨软骨炎、缺血性骨坏死，以及经骨髓刺激术失败的软骨缺损，例如软骨下囊肿 / 软骨下骨硬化 / 骨内骨赘，或伴有骨丢失的非限制性软骨缺损（通常是由创伤引起的）（图 20-3）。与 OAT 相比，OCA 具有步骤单一的优点，并且能够用成熟的、多层次的、可实施的组织来治疗大型骨软骨病变，同时避免了供体部位产生潜在的病变。多项研究显示，髌股关节的 OCA 失败率高于胫股关节。在最近的系统性回顾中，Assenmacher 等发现 OCA 术后平均随访 12.3 年时，髌股关节的失败率为 50%，然而胫股关节只

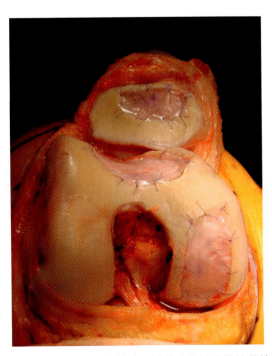

图 20-2 MACI 用于包括髌股关节在内的多处软骨缺损

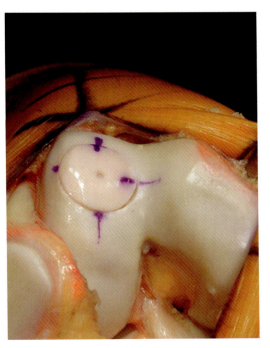

图 20-3 用于滑车软骨缺损的同种异体骨软骨移植

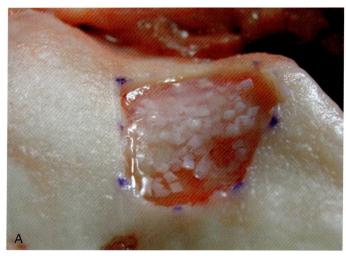
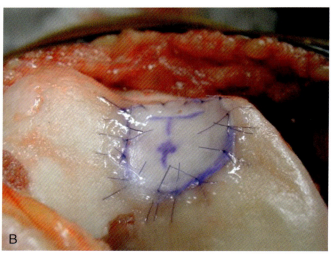

图 20-4　用于滑车软骨缺损的同种异体颗粒软骨。A. 标准技术。B. 由于髌股关节处的剪切应力，作者更倾向于在修复过程中包裹同种异体颗粒

有 24% 的失败率。另一方面，另一项系统性回顾（包含 5 个大样本中心）显示，髌股关节在术后 5 年和 10 年的存活率分别为 87.9% 和 77.2%。从技术层面上讲，OCA 术与 OAT 术类似，在于髌股关节的形态匹配难度都比股骨髁更难（但是 OCA 技术在软骨缺损面积越大的时候比 OAT 技术越难匹配）。垂直方向上镶入相邻软骨的精确度对于获得良好的术后预后至关重要，然而此精准度也十分依赖于外科医生的手术能力。对吻病变的研究报告显示结果较差。Mizayan 等在平均随访时间为 33.2 个月的一项研究中发现与单侧滑车或髌骨的骨移植相比，其结果与股骨髁的移植结果相当。如果医生的手术技术良好，则短期内 OCA 的术后预后较好，但长期效果往往会随着时间延长因为骨的爬行替代和同种异体移植的塌陷而下降。

软骨碎颗粒移植

在美国，颗粒化或碎末状的软骨移植因为其操作简便且比 ACI 更便宜，其使用频率正在增加。此技术的指征是 $1 \sim 6 cm^2$ 的局灶性全层软骨缺损。颗粒状的未成熟软骨同种异体移植物取自新鲜的供体组织，并植入缺损处，然后用纤维蛋白胶固定（图 20-4）。几项研究都报告了，短期随访中此技术具有良好临床预后结果。此外，Farr 等报道，术后 2 年修复的组织是透明质酸和纤维软骨的混合物，其中 II 型胶原占主导地位。长期的预后数据有望继续证实这些良好的预后结果。

此技术的缺点与新鲜的同种异体骨软骨移植相似，包括传染病传播的风险，组织排斥和同种异体移植物的可及性。

术后恢复

我们建议术后每天使用 CPM 机 6~8h。在手术当天进行髌骨活动（从近端到远端和从内侧到外侧），以减少髌前脂肪组织纤维化的风险。患者应使用伸直位锁定支具辅助，逐渐负重，至术后 6~8 周完全承重。建议在手术 12~18 个月后再进行膝关节扭转类运动。术后的恢复方案应根据目前的手术方式、移植物成熟程度和以前的活动水平进行个性化调整。

小结

尽管目前有多种手术方法，但髌股关节软骨缺损的治疗仍然很困难。任何手术都需要进行仔细的评估，在软骨修复手术前或术中发现疾病的根本原因，这样才能取得成功的手术结果。除了需要患者的依从性较高和良好的术后康复之外，细致的外科手术技术也是术后预后良好的必要条件。

为了使患者满意以及手术预期与实际结果相符合，术前外科医生与患者进行全面的讨论至关重要。

（杨滨　蔡宏翻译；谢杰校对）

参考文献

第 21 章

髌股关节置换术

Joseph A. Karam, MD | Jess H. Lonner, MD

引言

虽然有至少一半的膝关节骨关节炎患者存在髌股关节退行性改变，但孤立性髌股关节炎并不少见，最近的Meta 分析显示，17% 的健康人和 20% 的膝关节疼痛患者存在髌股关节炎的影像学证据。危险因素包括创伤、女性、高龄、身体质量指数（BMI）增高、股四头肌和外展肌无力，以及滑车发育不良、下肢外翻等局部解剖因素。这些患者生活质量可能会受到显著影响，因为髌股关节对膝关节前方负荷活动影响明显，但患者直立行走在水平面时影响较小。髌股关节炎的治疗有多种非手术和手术选择。髌股关节置换术（PFA）是治疗孤立性髌股关节炎的有效方法，尤其是在规律的非手术治疗失败后。在过去，全膝关节置换术（TKA）被认为是这些患者的标准和可重复的治疗方法；然而，它明显改变了膝关节的运动学，并会损害健康的胫股关间室。此外，考虑到 50% 的 PFA 候选者年龄在 50 岁或以下，对于许多孤立性髌股关节炎患者来说，TKA 可能是不可取的，特别根据最近的数据显示，与孤立性髌股关节炎的TKA 相比，PFA 术后的功能得到改善。因此，随着对选择标准的理解和假体设计的改进，PFA 获得了更广泛的适应证。

适应证和禁忌证

也许决定 PFA 成功的最关键因素依然是选择合适的患者群体。PFA 的适应证包括孤立性髌股关节炎（或 Outerbridge 分级 Ⅳ 级髌骨外侧关节和 / 或外侧滑车软骨软化症）的患者，其发病原因是原发性骨关节炎、创伤后关节炎或继发于滑车发育不良、髌骨脱位 / 半脱位，和 / 或髌骨关节不稳。非手术治疗措施可以选择物理治疗、减肥、非甾体类抗炎药、运动疗法、关节腔注射或是支具等。

另一方面，对于膝关节内侧或外侧疼痛，或胫股关节Ⅲ~Ⅳ级退变的患者，以及患有炎性关节病、假性痛风、固定性屈曲挛缩超过 10° 的患者，或无法矫正的髌股或胫股关节对线不良，不应进行此项手术，因为这些情况往往提示存在更多的弥漫性病变，无法通过单独的 PFA 进行充分的治疗。轻到中度的髌骨脱位或髌骨倾斜可以通过外侧支持带松解或良好的髌骨滑车对线来解决；如果临床检查或影像学发现严重的髌骨关节对线不良或旋转畸形，如果不能在 PFA 术前或术中纠正，则将成为 PFA 的相对禁忌证。髌骨牵拉、髌腱瘢痕和股四头肌无力也是 PFA 的相对禁忌证。值得注意的是，在胫股内侧或外侧退变性疾病患者中，PFA 可与单间室膝关节置换术（所谓的双间室膝关节置换术）结合使用。此外，术前磁共振成像（MRI）发现局灶性股骨软骨缺损或 PFA 时发现的股骨髁软骨病变可通过 PFA 和骨软骨移植联合进行有效治疗。

直觉上，由于髌股关节应力增加与体重增加有关，肥胖患者被认为在 PFA 术后失败的风险增加，但更大的问题是，肥胖患者更可能有轻微的或明显的胫股关节病变，这可能会影响 PFA 的术后结果。事实上，以前的研究已经证实肥胖患者（BMI > 30kg/m^2）由于各种原因具有更高的翻修风险。然而，到目前为止，还没有公认的 PFA–BMI 临界值。同样，目前对于接受 PFA 的患者最佳年龄还没有达成共识，尽管作者们普遍倾向于为年轻的患者群体（30~60 岁）手术。在一个系列研究中，50% 接受 PFA 的患者年龄在 50 岁或以下。尽管如此，即使是孤立性髌股关节炎的 80 多岁的患者也能获得良好的结果。我们通常不推荐 20 多岁的患者行PFA。

其他禁忌证包括活动性感染、复杂性局部疼痛综合征、过度疼痛以及髌股关节疼痛麻醉药物依赖。需要阿片类药物治疗髌股骨关节炎的患者通常被认为是 PFA 的不良候选者，在进行手术之前，应尽一切努力让他们停止使用这些药物。最后，之前的研究表明，并存的心

表 21-1 髌股关节置换术的适应证和禁忌证		
适应证	**禁忌证**	**相对禁忌证**
• 晚期原发性孤立髌股关节炎 • 外伤后髌股关节炎 • 继发于髌骨轨迹不良的髌股关节炎（伴有或不伴有滑车发育不良） • 髌骨轻度半脱位或倾斜 • 髌骨外侧关节面和/或滑车外侧面 Outerbridge IV 级软骨软化症 • 因下楼梯、跪、蹲而加重的髌骨后/髌骨周围疼痛	• Outerbridge III～IV 级胫股关节软骨软化症，存在胫股关节骨关节炎或骨赘 • 炎性关节炎或软骨钙质沉着症 • 膝关节不稳 • 下肢力线不良（外翻 > 8°，内翻 > 5°） • 屈曲挛缩 • 无法矫正的髌骨对线不良	• BMI > 40kg/m² • 髌骨内侧关节面和/或内侧滑车的孤立性 Outerbridge IV 级软骨软化症 • 术前阿片依赖 • 过度疼痛 • 在水平地面上行走与下楼梯、跪或蹲时的疼痛相当 • 年龄 < 30 岁 • 检查时胫股关节压痛

理困扰或精神疾病可能与术后更差的结果、更差的满意度相关。因此，在进行 PFA 之前，医生必须确定患者的精神状态，并设定每位患者适当和现实的期望值。表 21-1 进一步总结了 PFA 的适应证和禁忌证。

术前评估

术前评估包括完整的既往病史和体格检查。病史通常显示膝关节前疼痛（髌骨后或髌骨周围），在髌股关节受到特别压力的活动中，如下楼、跪、蹲、长时间坐着或从坐姿变为站姿时，这种疼痛会加剧。在平地上行走时应该不会有任何疼痛。可能有髌骨外伤、脱位或髌骨不稳的病史。非手术治疗措施和先前的治疗方案应记录在病历中。

体格检查的重点是评估髌股关节以及更全面地评估膝关节和下肢病情，以排除其他疾病。髌骨活动度的评估需要肢体悬垂在检查台边缘。通常，髌股关节可行触诊和/或视诊。当膝关节接近完全伸展时，可观察到髌骨外侧偏斜，表明肌肉不平衡或旋转畸形（J 形征）。对于有大 Q 角的患者，可以考虑在 PFA 之前或同时进行胫骨结节重建手术（前内侧化）。评估过度活动、高位髌骨和髌骨牵拉也是有用的。激发性试验应包括触诊髌周疼痛、髌骨恐惧试验、髌骨压迫引起的疼痛和捻发音，以及活动过程中和蹲位时检查到髌股关节捻发音和诱发髌骨后膝关节疼痛。

检查者还应寻找引起膝前关节痛的其他原因，如髌腱炎、鹅足滑囊炎、滑膜炎、复杂性局部疼痛综合征、髋关节或腰椎的牵涉痛等。即使不存在胫股关节炎的影像学表现，也应该在 PFA 术前评估关节内外侧的压痛，以除外 PFA 禁忌证。

术前影像学检查包括膝关节的 4 个视图（负重前后位、负重中度屈曲后前位、侧位和髌骨轴位）。在明确髌股关节退行性改变和无胫股关节炎的情况下，即使存在小的骨赘和轻微的股骨髁退变，只要胫股关节间隙正常和无临床症状是可以行 PFA 的。在髌骨轴位片评估髌骨倾斜、半脱位和髌骨适合度。应该在侧位 X 线片上评估髌骨高度。如果怀疑有明显的下肢成角畸形，则应行下肢全长站立位片。

应为准备做 PFA 的患者常规进行 MRI 检查。它可用于证实髌股关节退行性变（软骨变薄，骨水肿），更重要的是同时排除严重的胫股间室病变，如半月板损伤、软骨软化/关节炎或软骨下水肿等。更严重的胫股关节软骨疾病或水肿不宜单纯行 PFA，这些患者可以考虑联合双间室膝关节置换、PFA 和软骨移植，或行 TKA。如果既往有关节镜照片或视频，可能对诊断髌股关节疾病的程度以及排除其他疾病有重要价值。

假体设计

多年来，PFA 的假体设计取得了重大进展。20 世纪 50 年代开始时，假体设计为钴铬钼合金的髌骨表面植入物，而股骨滑车部分保持不变。20 世纪 70 年代后期的植入物置换了股骨滑车，成为第一代 PFA 假体。此类假体为"嵌入"设计，滑车假体取代关节软骨并与周围软骨一起放置。这些假体遵循解剖形态下滑车相对于股骨 AP 轴通常内旋 10° 的理念，这也是翻修率高和内嵌式滑车设计改良的主要原因，主要与髌股关节不匹配和不稳定有关。

认识到内嵌式滑车设计失败的病因，第二代假体发展为"覆盖式"滑车设计，其固定于股骨前皮质表面并垂直于股骨前后轴（Whiteside 线）。滑车假体旋转定位设计独立于原始解剖结构，大大改善了髌骨轨迹，降低了翻修手术发生率，并优化了功能，延长假体使用寿命。还有一些额外的改良设计有助于改善髌骨轨迹，包括限制较小的滑车槽，贴近解剖的曲率半径，近端延伸以改善髌股滑车一致性，以及内外侧不对称设计。

手术技术

手术技术的细微差别将随着外科医生的偏好、特定假体设计和器械的差别而发生变化。尽管如此，这里描述手术常规原则以优化手术结果。动态腿部支架可以帮助膝关节体位摆放。或者也可以替换为两个静态的定位器，固定在手术床上，以在屈曲 20° 和 60° 稳定膝关节。髌旁内侧入路切开关节进行显露（图 21-1）。也可以使用经股内侧肌或股内侧肌下方入路，甚至一些作者倾向于使用髌旁外侧入路。切口显露应保证有足够的空间容纳股骨截骨导向器。在显露期间应注意不要损伤或切开内侧半月板、膝横韧带、股骨髁关节软骨或前交叉韧带（图 21-2）。检查胫股关节以确保单纯行 PFA 是合适的。

髌骨外侧半脱位，切除髌骨和滑车的骨赘。确保近端的适当暴露，包括切除股骨前方从滑车表面近端边缘延伸 1.5~2cm 的滑膜，以充分显示股骨远端前部。膝关节处于中度屈曲位时安装截骨导向器准备前方截骨。旋转导向器，使股骨前截骨垂直于股骨 AP 轴；垂直放置，使截骨与股骨外侧前皮质贴合，形成所谓的"钢琴征"（图 21-3）。一方面应避免股骨前髁截骨过多，另一方面应避免截骨过少（形成前方偏心距）。这是优化髌股轨迹的第一步。

确定股骨假体型号大小也至关重要。滑车假体不应完全延伸至股骨边缘。相反，假体覆盖股骨表面应保证股骨边缘有几毫米"露出"，特别是在假体外形过渡边缘或边角（其向远侧弯曲到股骨髁间区域），当膝关节屈伸运动时，以减少关节囊和膝关节支持带组织形成摩擦的趋势。此外，假体的远端部分不应向下延伸至髁间水平，以避免在伸膝过程中撞击前交叉韧带。假体远端"舌"部以及股骨前髁剩余的软骨是否保留无明显差别，一般情况下，在膝关节屈伸活动过程中髌骨假体的中心部分不接触滑车表面的中央/远端。如果需要的话，可以行前翼成形术切除前翼多余的骨赘。一旦选择了合适的假体型号，即可进行髁间骨和关节软骨准备，安放时假体远端舌部与邻近髁的软骨相重叠，或是凹陷 1~2mm。在我们的病例中，更倾向于使用铣削导轨，这在截骨准备时最有效；其他系统需要更多的徒手技术（图 21-4）。随后将滑车试验部件安放到位。

根据外科医生的喜好，用徒手方法或器械做髌骨准

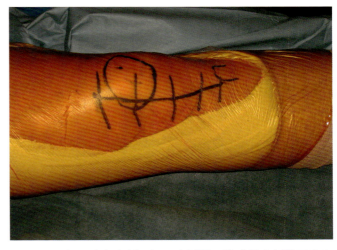

图 21-1 标记髌旁内侧，经股内侧肌入路或股内侧肌下方入路的切口（摘自 Lonner JH. Patellofemoral arthroplasty. In: Lotke PA, Lonner JH, eds. Master Techniques in Orthopedic surgery: Knee Arthroplasty. 3rd ed. Philadelphia, PA: Lippincott Williams & Wilkins；2008. 转载授权）

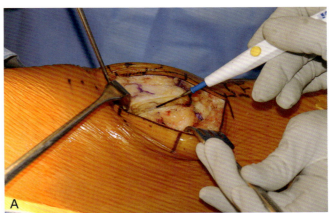

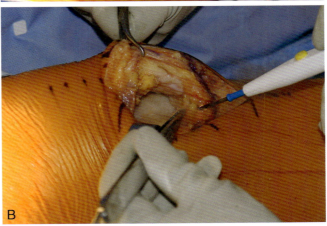

图 21-2 A. 进行关节切开时要注意不要损伤或切开内侧半月板、膝横韧带、股骨髁关节软骨或前交叉韧带。B. 可以切除部分髌下脂肪垫以帮助显露，而不损伤半月板或膝横韧带（摘自 Lonner JH. Patellofemoral arthroplasty. In: Lonner JH, eds. Master Techniques in Orthopedic surgery: Knee Arthroplasty. 3rd ed. Philadelphia, PA: Lippincott Williams & Wilkins；2008 . 转载授权）

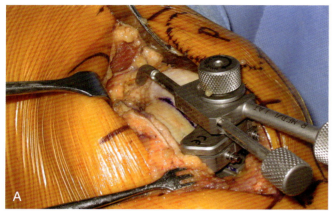

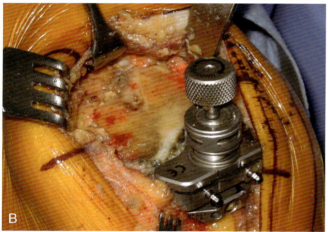

图 21–3 A. 股骨滑车截骨导向器可以旋转，使股骨前部截骨线垂直于股骨前后轴，并垂直定位，使截骨线与股骨外侧前皮质相吻合。B. 用摆锯完成截骨后，会看到一个"钢琴征"印迹（摘自 Lonner JH. Patellofemoral arthroplasty. In: Lotke PA, Lonner JH, eds. Master Techniques in Orthopedic surgery: Knee Arthroplasty. 3rd ed. Philadelphia, PA: Lippincott Williams & Wilkins；2008. 转载授权）

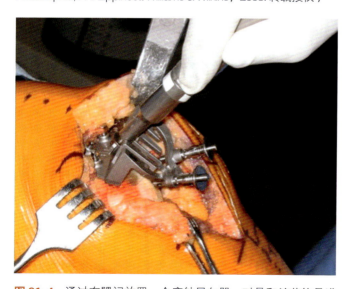

图 21–4 通过在髁间放置一个磨钻导向器，对骨和关节软骨进行磨锉（摘自 Lonner JH. Patellofemoral arthroplasty. In: Lotke PA, Lonner JH, eds. Master Techniques in Orthopedic surgery: Knee Arthroplasty. 3rd ed. Philadelphia, PA: Lippincott Williams & Wilkins；2008. 转载授权）

备。髌骨附近的股四头肌腱下滑膜予以切除。需要遵循髌骨表面置换的主要原则。第一，截骨线应平行于髌骨前皮质。第二，总的髌骨厚度（残余骨和假体）应与自体髌骨厚度相似。或许这并不总是可行的，因为髌骨磨损较重和发育不良的患者通常残留的髌骨较薄。在这些情况下，即使使用最薄的髌骨部件，也可能需要做轻微的髌骨填充，以避免髌骨截骨厚度 < 12mm。当然，理想的状况下，残留髌骨厚度应达到 14~15mm。第三，髌骨假体应尽量放在髌骨内侧，以优化髌骨轨迹。第四，应切除髌骨外侧未被髌骨按钮覆盖的部分，以松弛外侧支持带，并去除潜在撞击风险（图 21–5）。最后，应评估髌骨轨迹（图 21–6）。如果有轻微的髌骨倾斜或半脱位，首先确定假体安放位置和大小是否合适，并根据需要进行调整。然后松解髌骨外侧关节面外侧支持带连接部或松解外侧支持带。如果轨迹仍不理想（这在前述的表面处理方法中不常见）；如果 Q 角增大（ > 20°），则可将胫骨结节向前内侧移动；如果 Q 角正常，可进行近端软组织重排以恢复力线。一旦假体定位和髌骨轨迹满意，即可冲洗、干燥截骨表面，将假体用骨水泥最终植入到位。

术后并发症

PFA 术后早期并发症和 TKA 相似，包括血栓栓塞症、感染、死亡、神经血管损伤、骨折等，但发生率远低于 TKA。

在"内嵌式"PFA 术后即刻，常见的并发症是髌骨轨迹不匹配、嵌顿和半脱位，也是该手术失败的主要原因，需进行翻修手术。据报道，7%~36% 的患者在 PFA 术后发生早期髌骨不稳。登记系统资料显示，由于髌骨不稳定，与覆盖式假体相比，内嵌式假体早期翻修率显著增加。澳大利亚国家关节登记系统将内嵌式假体和覆盖式假体对比，内嵌式的 5 年累计翻修率超过 20%，而覆盖式 5 年累计翻修率低于 10%。这可能与假体滑车形态，以及股骨 AP 轴的定位有关。

另一方面，在大多数系列研究中，采用覆盖式假体髌骨不稳定发生率 < 1%。此外，如果出现髌骨轨迹不良的问题，可以将内嵌式假体改为覆盖式假体，往往即可解决问题。

关节炎进展是 PFA 术后晚期失败的最常见原因。Vander List 等最近对 36 项队列研究和 3 项注册研究进行了系统性回顾，发现最常见的术后失败因素包括关节

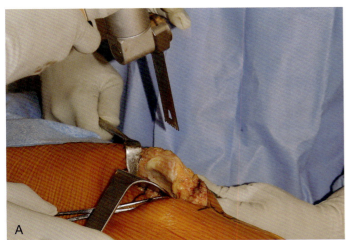
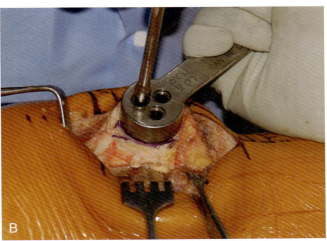
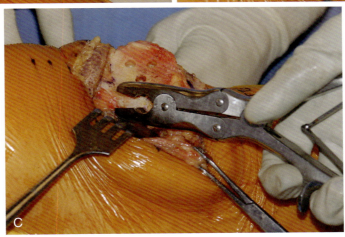

图 21-5　A. 髌骨截骨徒手截骨法，使用摆锯，如图所示或使用导向器。可在翻或不翻髌骨情况下进行截骨。B. 确定髌骨大小，钻孔，注意将髌骨部件偏内侧放置。C. 切除假体外侧的髌骨，以松弛外侧支持带，避免潜在的撞击（摘自 Lonner JH. Patellofemoral arthroplasty. In: Lotke PA, Lonner JH, eds. Master Techniques in Orthopedic surgery: Knee Arthroplasty. 3rd ed. Philadelphia, PA: Lippincott Williams & Wilkins；2008. 转载授权）

炎进展（38%）、疼痛（16%）、无菌性松动（14%）以及髌骨轨迹不良。术后早期（PFA 术后 5 年）与术后晚期（PFA 术后 5 年以上）失败原因有显著性差异。早期失败原因大多为疼痛（31%）、关节炎进展（24%）和髌骨轨迹不良（14%）。晚期失败原因则是关节炎进展（46%）、无菌性松动（18%）、疼痛（8%）和髌骨轨迹不良（7%）。不常见的失败因素包括磨损（占所有失败的 4%）、感染、僵硬和假体周围骨折。King 等报告，PFA 术后髌骨骨折的发生率为 9%，他们对所有病例进行了非手术治疗。最近对 28 项研究进行了 Meta 分析，比较了 PFA 和 TKA 治疗孤立性髌股关节炎后的并发症。作者发现 PFA 再次手术和翻修的可能性比 TKA 高 8 倍。然而，当只比较第二代覆盖式假体时，没有发现再次手

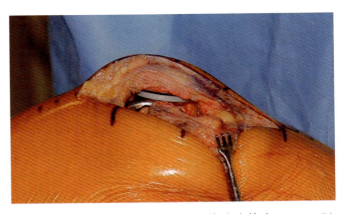

图 21-6　使用试模部件评估髌股轨迹（摘自 Lonner JH. Patellofemoral arthroplasty. In: Lotke PA, Lonner JH, eds. Master Techniques in Orthopedic surgery: Knee Arthroplasty. 3rd ed. Philadelphia, PA: Lippincott Williams & Wilkins；2008. 转载授权）

术、翻修、疼痛或机械并发症方面的显著差异，这表明假体设计和滑车部件的旋转定位有显著效果。在亚组分析中，第一代内嵌式假体并发症发生率是第二代覆盖式假体的 4 倍以上，如果将亚组合并这可能会影响整体结果。这些数据表明，现代覆盖式 PFA 假体和 TKA 假体在髌股关节炎患者群体中可能有相似的并发症发生率。

功能结果和生存率

PFA 术后的功能结果、满意度和假体的耐久性取决于多种因素，包括疾病类型、假体设计和患者特征（包括髌股关节炎的病因、身体习惯和基线心理健康水平）。事实上，采用上述严格的选择标准和手术技术，Kazarian 等发现在 PFA 术后平均 4.9 年的随访中，平均膝关节活动范围和 Knee Society 评分有显著改善。不到 4% 的患者需要关节置换翻修术，其病因全部为胫股关节炎进展，没有髌骨轨迹不良的。在最近的随访中，没有部件松动或磨损。虽然有这些改善，心理健康评分高的患者，手术更容易满足他们的期望；心理健康分数低的患者往往对他们的结果不满意，他们的期望没有得到满足，提示患者的心理健康可能是 PFA 的一个有效的选择标准。其他人发现滑车发育不良对进展性胫股关节炎导致的翻修是具有保护作用的，而肥胖和先前的髌股关节手术增加了失败的可能性。

通过对 PFA 和 TKA 对治疗孤立性髌股关节炎的平均 2.5 年的术后随访，Danhm 等发现 PFA 术后不适发生率更低，关节活动度更高。

Odgaard 等报道了一项随机对照试验的结果。11 例孤立性髌股关节炎患者通过临床和影像学评估确定，并随机接受覆盖式假体 PFA 或 TKA。对患者和临床评估者进行盲法（第一年），并在术后 2 年的定期随访中收集各种患者预后指标。作者发现 2 年后 PFA 患者的临床预后显著改善［SF-36 躯体疼痛评分、膝关节损伤和骨关节炎预后评分（KOOS）症状和牛津膝关节评分］。2 年时没有患者报告的结果有利于支持传统 TKA 术，PFA 组的 KOOS 评分和膝关节活动度较 TKA 组明显改善。总的来说，在翻修风险方面，PFA 和 TKA 之间没有统计学上的显著差异，尽管作者报告一名患者进行了 PFA 翻修，一名患者转为 TKA。

虽然与内嵌式假体相比，覆盖式假体滑车轨迹得到了优化，但主要由胫股关节磨损或无法解释的软组织疼痛引起的失败仍是可预见的。多年来，多个研究中心报告了他们在各种覆盖式 PFA 假体的临床预后，结果各不相同。Metcalfe 等最近使用英国国家联合注册中心报告的 Avon 覆盖式假体（Stryker Inc.）的长期结果。此研究包括 368 例患者（483 个膝关节），随访时间长达 18 年。他们发现翻修率为 21.7%，超过一半是由于其他膝关节骨关节炎的进展。总的来说，假体 10 年生存率为 77.3%，15 年生存率为 67.4%。作者发现，在整个研究期间，存活率逐渐开始上升，在术后 9 年进行的病例中，9 年生存率为 91.8%。Middleton 等还报道了一项大型独立中心研究，评估了相同的假体。他们的研究包括 85 例患者（103 个膝关节），平均随访 5.6 年。他们发现 5 年存活率为 89%，10 年存活率为 86%。Van der List 等最近对 PFA 的结果和生存率进行了一项 Meta 分析。研究包括 60 项研究（57 项队列研究和 3 项注册研究），大多数是 III 级和 IV 级研究。PFA 术后 5 年、10 年、15 年和 20 年的存活率分别为 91.7%、83.3%、74.9% 和 66.6%，而长期研究主要是关于第一代假体的。9619 例 PFA 翻修率为 9.4%，每年的翻修率约为 2%。在功能结果方面，在 5 年的短期随访中，有 87%~92% 的患者有良和优的结果，KSS 评分平均为 87.5%。在 15~20 年的长期随访中，79%~82% 的患者仍然报告了良和优的结果。远期失败的主要原因是进展性胫股关节炎，而不是髌股关节松动或磨损。Argenson 等发现，原发性髌股关节炎患者发生胫股关节炎的风险最大，而继发于髌股关节发育不良 / 半脱位或外伤的患者风险较低。

虽然许多人认为 PFA 术后行 TKA 类似于初次 TKA，Hutt 等将 PFA 术后行 TKA 的患者与初次 TKA 的患者进行比较，发现在 PFA 转 TKA 队列中功能结果得分降低。此外，Lonner 等发现对进展性胫股关节炎、髌骨不稳或两者兼而有之的患者，PFA 术后应用初次 TKA 假体（不含延长杆、垫块或移植骨）进行 3.1 年的随访，Knee Society 临床和功能评分有显著改善（$P < 0.001$），且无髌股关节不匹配、松动或磨损的临床或放射学证据。Parratte 等将他们的系列 PFA 术后行 TKA 与初次 TKA 病例进行对照研究，发现手术时间、出血量无明显差异。但是，他们确实发现，在初次 TKA 组中，功能结果评分较高，并发症减少。最近，Lewis 等根据澳大利亚骨科协会关节置换登记系统的资料进行了分析，并考虑了翻修的风险。他们共登记了 3251 例 PFA，482 例术后进行了 TKA 翻修。PFA 转换为 TKA 后的翻修风险显著高于初次 TKA 术后（危险比为 2.39），然而其风

险低于 TKA 翻修术后（危险比为 0.60）。PFA 转换 TKA 术后导致翻修的风险不受使用 CR、PS 假体或在转换为 TKA 时翻修髌骨的影响。

结语

应用新一代覆盖式假体行 PFA 对于孤立性髌股关节疾病患者是可靠的外科治疗方法。与 TKA 相比，这是一种损伤更小的手术，具有明显的功能改善效果，同时尽可能保存正常软骨和软组织，这对年轻患者尤为重要。适应证把控是最重要的，合适的假体位置安放和手术技术有助于降低髌骨不稳定引起的机械并发症风险，而髌骨不稳定对内嵌式假体影响较大。与内嵌式假体滑车部件不同，使用覆盖式假体与 TKA 相比具有相同的并发症发生率和手术翻修率。考虑到孤立性髌股关节炎患者为典型年轻人群，采用覆盖式 PFA 假体应被视为 TKA 的替代方案。

（赵然　蔡宏翻译；谢杰校对）

膝关节骨关节炎
关节置换的替代治疗

BRETT R. LEVINE

第 22 章

第五部分

口服及局部外用药物和注射剂

Kathleen Weber, MD, MS | Shannon Powers, DO

引言

骨关节炎是关节炎的最常见形式,是造成关节疼痛、功能丧失及残疾的主要原因。随着人口年龄的增长,这一疾病造成的花费、对医疗资源的占用将会呈指数级增长。对于此类骨关节炎的治疗需要包括个性化定制的综合诊疗措施(图 22-1),包括对于疾病本身和退变过程的宣教,以及对保守及手术治疗措施的介绍。保守治疗的最终目标是提高患者功能,减少疼痛,限制疾病进展。

保守治疗包括保持或达到合适的体重,配合相应的功能锻炼,包含有伸直、力量训练、有氧锻炼等内容。可适时考虑进行理疗、支具或限制活动。当上述治疗措施疗效欠佳或患者疼痛加剧时,可采用药物治疗。药物治疗包括口服或局部外用药物以及关节腔内注射。现阶段,有各类关节腔内注射剂被应用于骨关节炎的治疗,包括皮质类固醇、透明质酸以及各类生物制剂,如富血小板血浆、干细胞等。

最佳的保守治疗方案应采用个体化方案联合应用非药物、药物以及潜在天然物质(如姜黄、氨基葡萄糖等)进行治疗。本章将重点阐述针对骨关节炎的药物治疗和生物治疗。

口服药物

对乙酰氨基酚

当非药物干预失败或无法提供足够的疼痛控制时,初始口服药物治疗如对乙酰氨基酚,可作为一线用药以缓解症状(如疼痛、僵硬、肿胀)。美国风湿病学会(ACR)以及国际骨关节炎研究会(OARSI)关于膝关节骨关节炎的非手术治疗指南中建议对使用非药物治疗失败、无相关并发症且无禁忌证的患者使用乙酰氨基酚。应考虑其短期应用可能会产生的副作用,如血肝酶指标的升高、肝毒性及脏器衰竭等。如果对乙酰氨基酚无法

提供有效的疼痛缓解,应考虑使用其他口服药物。

非甾体类抗炎药(NSAIDs)

NSAIDs 用于骨关节炎的治疗已有几十年之久。此类药物建议于对乙酰氨基酚及非药物治疗失败后应用。NSAIDs 通过反向抑制环氧酶(COX)以减缓炎症和疼痛。环氧酶是前列腺素通路中重要的一环。NSAIDs 包括非选择性和 COX-2 抑制性两种。非选择性 NSAIDs 抑制剂同时抑制 COX-1 和 COX-2 环氧酶,而 COX-2 选择性抑制剂仅抑制 COX-2 的活性。非选择性 NSAIDs 抑制剂包括布洛芬、萘普生、吲哚美辛和双氯芬酸;COX-2 选择性 NSAIDs 抑制剂大多以"昔布"结尾,如塞来昔布和罗非昔布。

很多机构普遍认为,NSAIDs 可对膝关节骨关节炎提供合适的治疗,因其可在缓解疼痛的同时控制炎症。

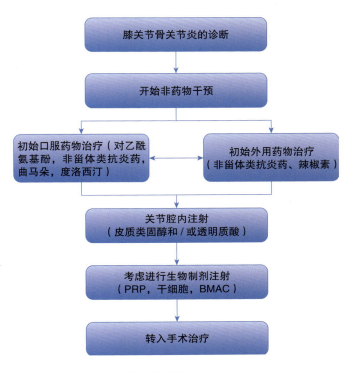

图 22-1 膝关节骨关节炎的治疗方法

但是，当治疗老年患者时，应考虑到这类药物在此类人群中有较高的并发症发生率，因此应从局部外用开始。

NSAIDs 可能会造成的副作用主要与消化系统、肾脏及心血管系统相关。在消化系统相关并发症中，患者服用 NSAIDs 后会增加胃炎、腹痛、溃疡、消化道出血以及肝脏损伤的风险。患者可能会抱怨消化不良、灼烧感、胃肠道反流或出现无症状的呕血或咯血。胃黏膜包含有 COX-1 受体，因此非选择性 NSAIDs 相较于 COX-2 选择性 NSAIDs，具有较大的可能性产生消化道副作用。除年龄之外，胃肠道并发症的潜在危险因素包括使用抗凝药物、既往的消化道溃疡病史、同时应用皮质类固醇或阿司匹林。对于有并发症的患者，可同时应用质子泵抑制剂以降低副作用产生的风险。COX-2 选择性 NSAIDs 在初次进入市场时，展现出了巨大的前景，因其可在缓解疼痛的同时产生较少胃肠道并发症。然而，后期临床应用过程中发现此类药物可产生较高的心血管事件发生率（心肌梗死、脑血管事件和死亡），继而将两种 COX-2 选择性抑制剂退出市场。美国食品和药品监督管理局将心血管事件发生的潜在风险扩展到了所有 NSAIDs，将选择性和非选择性 NSAIDs 均包括其中。在应用该类药物时，应权衡其风险和收益，对于患有或怀疑有心血管疾病的患者而言更是如此。对此类有并发症患者，应考虑使用多样化的治疗方案。此外，NSAIDs 应避免应用于已知有肾脏疾病或有肾损伤风险的患者。NSAIDs 在剂量和治疗时间得到有效监管的前提下，仍是治疗膝关节骨关节炎的一线用药。

其他口服药物

市场上仍存在较多的口服药物如度洛西汀、曲马朵和其他口服阿片类药物用于治疗膝关节骨关节炎引起的疼痛。度洛西汀，一种 5- 羟色胺 - 去甲肾上腺素再摄取抑制剂（SNRI），在慢性疼痛包括慢性膝关节骨关节炎治疗方面展现出临床效果。SNRI 作为一系列的治疗药物，可能与众多的药物产生相互作用并会产生较多的常见或严重的副作用。其常见副作用包括疲劳、恶心、便秘、眩晕、口干，严重副作用包括惊厥、高血压风险、自杀倾向。度洛西汀可用于治疗其他口服药物（如对乙酰氨基酚或 NSAIDs）效果不佳的患者，或用于治疗有其他药物使用禁忌证的患者。

曲马朵，一种非传统阿片类药物，可用于膝关节骨关节炎的症状控制。相关研究报道，此类药物在缓解关节僵硬、疼痛方面与口服 NSAIDs 类似。尽管曲马朵与其他阿片类药物可用于其他一线药物治疗效果不佳或有相应使用禁忌证的患者，但大多数机构不推荐甚至反对使用此类药物用于镇痛。此外，这类药物可能会产生副作用、滥用或成瘾。现阶段，为防止阿片类药物在美国的进一步流行，不鼓励使用此类药物治疗骨关节炎。同时，术前应用此类药物可能会带来不良的手术效果，并使患者在术后具有较大可能增加药物的剂量与应用时间。

局部外用药物治疗

局部 NSAIDs

局部应用 NSAIDs 可用于治疗膝关节骨关节炎。多项研究表明，局部使用 NSAIDs 与安慰剂对比可有效缓解疼痛，并可获得与口服 NSAIDs 类似的疗效。局部外用 NSAIDs 全身吸收显著少于口服 NSAIDs，其血浆药物浓度水平小于口服给药的 5%。尽管此类药物可能会增加皮肤科相关疾病的副作用如皮肤反应，但是其胃肠道不良反应发生风险显著降低。由于其胃肠道不良反应发生率降低，因此局部外用有时较口服 NSAIDs 更受到青睐，尤其对于老年人群而言。总之，局部外用 NSAIDs 对非手术膝关节骨关节炎患者而言是一个不错的选择。

局部应用水杨酸盐或辣椒素制剂

其他可用于治疗膝关节骨关节炎的外用药物包括外用水杨酸盐和外用辣椒素。与 NSAIDs 不同，支持或不支持此类局部疗法的证据尚不明确。这在一定程度上是由于有关此类药物与安慰剂或其他疗法进行对比的研究数量有限造成的。当与安慰剂进行对比时，外用水杨酸制剂没有在治疗膝关节骨关节炎方面展现出优势。文献中的观点褒贬不一，有些认为局部外用水杨酸类制剂与安慰剂相比会提高副作用发生率，而有些则认为应用该类药物不会提高副作用的发生率。

OARSI 指南推荐外用辣椒素作为膝关节骨关节炎的一种适当的治疗方法且不伴有并发症发生；然而，ACR 指南建议不要将其用于膝关节骨关节炎的治疗。其他文献支持使用外用辣椒素，但其外用效果和口服 NSAIDs 相比较小。与安慰剂相比，辣椒素有可能增加不良反应时间发生率。因此，一些医生仅在患者对于其他治疗措施存在并发症时，才转而使用外用辣椒素进行治疗。

关节内注射皮质类固醇

药理学及其作用机制

几十年来，皮质类固醇注射（CSIS）一直被广泛用作膝关节骨关节炎的主要治疗手段。Hollander 等在 1951 年记录了 CSIS 对炎性／类风湿性关节炎的抗炎作用。尽管 CSIS 已被长期使用，但其关节内注射缓解症状的确切机制尚不完全清楚。研究表明，CSIS 通过与免疫应答中招募的细胞因子相互作用，减少了给药部位的炎症过程。

目前存在有几种可用于注射的皮质类固醇配方。这些物质分为两类，水溶性（非颗粒性）和非水溶性（颗粒性）。可溶性皮质类固醇是非酯类制剂，在水中不形成微晶体。这些药物起效较快，但作用持续时间较短。磷酸钠制剂属于这一类，例如倍他米松、磷酸钠和地塞米松。非水溶性皮质类固醇是酯类制剂，在水中形成微晶体。这些制剂起效较慢，但作用持续时间较长，因为这些制剂在滑液中停留的时间更长。这一类中还包括醋酸制剂，例如醋酸倍他米松、甲泼尼龙和曲安奈龙。非水溶性注射剂的效力往往较低，因此与可溶性注射剂相比，需要更高的剂量才能达到类似的反应。根据美国风湿病学会的数据，首选的可注射皮质类固醇是醋酸甲泼尼龙、己曲安奈德和曲安奈德。有关常见的皮质类固醇制剂列表，请参阅表 22-1。

曲安奈德缓释剂（ER）是一种新的皮质类固醇制剂。其将类固醇被包装在可生物降解的颗粒中，与即刻释放的可注射皮质类固醇相比，可使得类固醇在关节内停留的时间更长。2019 年，Spitzer 等进行了一项研究，证明了曲安奈德可通过重复注射以缓解症状而不损害软骨。虽然 2017 年它才进入市场用于治疗，但此类缓释注射剂在早期骨关节炎的治疗中展现出了较好的前景。

由于文献中几项研究的差异，关节内注射皮质类固醇受益的持续时间是另一个争论的话题。一项 Meta 分析报告称，与对照组相比，关节内注射皮质类固醇在 3~4 周内有显著疗效，但在注射后 6~8 周没有显著疗效。在另一项 Meta 分析中，注意到患者可以从 1~24 周的干预中受益，但在 16~24 周时可能需要更高剂量的类固醇才能使患者受益。

适应证

当其他口服和外用药理和非药理方法不能充分缓解膝关节骨关节炎（包括疼痛和僵硬）的症状时，通常使用关节内注射皮质类固醇。如果存在口服和／或外用药物禁忌证，则可以进行皮质类固醇关节腔内注射。皮质类固醇关节腔内注射还用于治疗炎性关节病，如类风湿性关节炎、银屑病关节炎和痛风／假（性）痛风。

局部麻醉药，如布比卡因、利多卡因和罗比卡因，通常与皮质类固醇注射联合使用，提供即时的短期止痛。有一些文献表明，大量的局部麻醉药有可能导致软骨溶解，其中布比卡因有更大的潜在毒性。

美国骨科医师学会（AAOS）在 2013 年发布了关于膝关节骨关节炎治疗的最新指南。根据这些指南，AAOS "无法推荐或反对" 关节腔内皮质类固醇注射治疗膝关节骨关节炎，推荐强度被评定为 "不确定"。其他组织已经发布了更明确的建议。OARSI 建议使用皮质类固醇进行关节内注射治疗膝关节骨关节炎是 "合适的"，因其可以短期缓解疼痛。ACR "有条件地建议" 当患者经口服和局部药物干预治疗不成功时，可进行关节腔内皮质类固醇注射。

副作用

与手术干预相关的潜在并发症相比，关节腔内皮质类固醇注射一直是膝关节骨关节炎患者相对安全的保守治疗措施。也就是说，使用皮质类固醇实际上是有副作用存在的。最常见的副作用是注射后红斑，据各地相关记录，关节腔内注射后红斑发生率为 2%~25%。这会因炎症增加而导致急性疼痛，通常发生在注射后数小时内，持续时间可长达 48~72h。有人建议，如果怀疑关节内感染，或者如果注射后红斑的症状持续超过 24h，应该考虑关节腔穿刺抽液以排除感染。除了注射后红肿外，注射后疼痛也是一种常见的副作用。

关节腔内皮质类固醇注射最受关注的不良事件是化脓性关节炎，因为它具有很高的发病率和死亡率。然而，研究表明，注射后脓毒症关节炎的实际发生率低至 0.01%~0.03%。可能发生的其他并发症包括局部组织萎

表 22-1　常见用于关节内注射的皮质类固醇制剂	
水溶性	磷酸钠倍他米松 地塞米松
非水溶性	醋酸倍他米松 甲泼尼龙 强的松 曲安奈德

缩、皮肤色素减退和脂肪萎缩。这可能是由于关节内注射的进针位置不当（实际上并没有植入关节内），或者溶液沿着针路径从关节间隙流出造成的。一个受到广泛关注的问题是，与安慰剂相比，关节腔内皮质类固醇注射可能会加速膝关节软骨丢失和损伤。许多研究都展现出了相互矛盾的数据。几项长期研究和随机对照试验已经发表，表明长期进行关节腔内皮质类固醇注射对膝关节解剖结构或关节软骨没有明显的负面影响。此外，相关研究已注意到关节腔内皮质类固醇注射可显著改善疼痛、夜间症状和关节僵硬。2017 年，McAlindon 等进行了一项为期 2 年的研究，将膝关节腔内皮质类固醇注射与每 12 周注射一次生理盐水进行比较，结果显示，与对照组相比，干预组的软骨体积损失更大。应该注意的是，每 12 周注射一次的方案在临床实践中并不常用，这对研究结论的临床相关性提出了质疑。

全身性不良反应也已有相关记录。一种常见的全身性不良反应是面部潮红，它可以发生在高达 15% 服用曲安奈德的受试者身上。据信是由组胺介导的反应引起的，通常在 36h 内自我缓解。糖尿病患者的高血糖是皮质类固醇注射的另一个已知影响，可以持续 2~5 天。糖尿病患者在接受关节腔内皮质类固醇治疗之前应该就此进行咨询，对于此类患者在膝关节相同的位置进行多次关节腔内注射是不谨慎的。

禁忌证

有绝对或相对禁忌证的患者应避免或重新考虑关节内皮质类固醇注射。关节内皮质类固醇注射的绝对禁忌证是活动期的化脓性关节炎或浅表软组织感染。对于系统性感染（如菌血症）应避免关节内皮质类固醇注射。关节不稳定或关节内骨折的患者不应该接受关节内皮质类固醇注射，因为这可能会造成潜在的病理改变，并引起延迟愈合。考虑到可能出现的关节血肿，在服用抗凝药物的患者中，建议是否进行关节内皮质类固醇注射的文献意见不统一。这一般由术者自行决定，就像在手术前是否进行抗凝这个问题一样。相对禁忌证在过去 6 周内在同一关节内进行过，或在前一年内进行过 3 次关节腔注射。关节周围骨质疏松是该手术的另一个禁忌证。有关关节内皮质类固醇注射相关的不良事件和禁忌证的列表，请参阅表 22-2。

表 22-2 关节腔内皮质类固醇注射副作用及禁忌证	
副作用	**禁忌证（绝对禁忌证和相对禁忌证）**
面部充血	绝对禁忌证：
高血糖	关节腔感染
色素减退	浅表软组织感染
下丘脑 - 垂体 - 肾上	全身感染
腺轴抑制	
局部组织萎缩	相对禁忌证：
注射后急性炎症反应	接受抗凝治疗
注射后疼痛	骨质疏松症
关节腔感染	最近 6 周内接受过关节
肌腱断裂	腔内皮质类固醇注射
	最近 12 个月内接受过 3 次
	皮质类固醇注射

透明质酸注射液
药理学及其作用机制

透明质酸（HA）是一种天然的糖胺聚糖聚合物，是滑液的关键成分，以高分子量的形式存在。它的功能是提供减震性能，作为润滑剂保护软骨，并对关节具有抗炎特性。

关节腔内天然的 HA 随着时间的推移而减少，关节内注射 HA 的目的是补充滑液中的 HA，并帮助产生新的 HA。

此外，它还可以缓解疼痛并影响炎症介质的活性。

关节内注射 HA 有多种不同的剂型。不同配方的分子量组成（高、中、低）各不相同。其他差异包括它们的来源（生物合成或禽类）、注射量 / 体积，以及每个系列的注射频率（1~5 次）。人们经常研究高分子量 HA 注射剂和低分子量 HA 注射剂之间的疗效。大多数文献支持这样的说法，即高分子量 HA 注射剂对膝关节骨关节炎的治疗效果更好。虽然生物合成和禽源性 HA 注射剂显示出相似的疗效，但生物合成的 HA 注射剂表现出了更好的安全性，并因此越来越受欢迎。关于哪种 HA 制剂是治疗膝关节骨关节炎的最佳制剂，尚未达成共识。有关 HA 注射的详细组合，请参阅表 22-3 和表 22-4。

与安慰剂相比，关节腔内注射 HA 在膝关节骨关节炎疼痛和功能方面的疗效有统计学上的显著改善。比较关节腔内 HA 注射和关节腔内皮质类固醇注射疗效的研究较多，因为关节腔内皮质类固醇注射往往具有更快的症状缓解速度，但 HA 注射的症状缓解持续时间更长。通常，接受关节腔内皮质类固醇注射的人比接受 HA 注射的人在注射后第一个月内能获得更好的疼痛控制。然而，在注射后 4~26 周，HA 注射被证明比关节腔内皮质类固醇注射在症状缓解效果方面更有益处。

适应证

黏液补充注射仍然是针对膝关节骨关节炎的一种流行的治疗方式。当口服和局部药物的初步治疗不能充分缓解患者症状或患者对这些药物有禁忌证时，可用此法保守治疗膝关节骨关节炎，以缓解疼痛并改善功能，其已被证明比安慰剂有更好的疗效。关节内注射 HA 可以延长需要全膝关节置换手术治疗膝关节骨关节炎的时间。一项研究表明，对于接受 5 次或更多 HA 关节内注射的患者来说，全膝关节置换手术的时间推迟了 3.6 年。这一点很重要，因为一些患者存在全膝关节置换手术禁忌证，使他们无法接受手术。

有关使用 HA 关节内注射治疗膝关节骨关节炎的讨论仍在继续。这在一定程度上是由于各共识指导方针的意见不同。2013 年，AAOS 声明，他们"不推荐使用" HA 注射治疗膝关节骨关节炎，基于 Meta 分析的报告称关节腔内注射的治疗效果没有达到最小临床重要性差值（MCⅡ）；然而，其承认 HA 注射提供了"统计上显著的治疗效果"。美国运动医学会（AMSSM）反对 AAOS 的建议，并在进行了一项网络 Meta 分析后支持使用进行关节腔内 HA 注射，该分析显示接受关节腔内 HA 注射的患者有更好的疗效。ACR 还"有条件地支持"如果患者对对乙酰氨基酚的治疗反应不充分，应进行关节腔内 HA 注射。欧洲骨质疏松症和骨关节炎临床和经济方面（ESCEO）特别工作组也支持使用关节腔内 HA 注射。由于 Meta 分析的不同结论，2014 年的 OARSI 指南对关节内 HA 的使用有"不确定"的建议。

不良反应和禁忌证

与关节内注射皮质类固醇相似，关节内注射 HA 引起的一些最常见的副作用通常是局部的，包括由于炎症增加而导致的疼痛和红肿。这些副作用可以持续 48~72h，如果症状持续超过 24h，应该考虑关节液抽取，以排除化脓性关节炎或假性痛风的可能性。关节僵硬和

表 22-3　单剂注射黏性补充剂

药物名称	分子量（千道尔顿）	来源（生物合成 / 禽源）
Durolane（Bioventus, Durham, NC）	n/a	生物合成
Gel-One（Zimmer Biomet, Warsaw, IN）	n/a	禽源
Monovisc（Anika Therapeutics, Bedford, MA）	1000~2900	生物合成
Synvisc-One（Genzyme Corporation, Cambridge, MA）	6000	禽源

表 22-4　多剂注射系列黏性补充剂

药物名称	分子量（千道尔顿）	每周注射次数	来源（生物合成 / 禽源）
Euflexxa（Ferring Pharmaceuticals, Saint-Prex, Switzerland）	2400~3600	3	生物合成
Gelsyn-3（Bioventus, Durham, NC）	1100	3	生物合成
Genvisc 850（OrthogenRx, New Britain, PA）	620~1170（平均850）	5	生物合成
Hyalgan（Fidia Pharma, Florham Park, NJ）	500~730	3-5	禽源
Orthovisc（Anika Therapeutics, Bedford, MA）	1000~2900	3	生物合成
Supartz（Bioventus, Durham, NC）	620~1170	3-5	禽源
Synvisc（Genzyme Corporation, Cambridge, MA）	6000	3	禽源
Visco-3（Zimmer Biomet, Warsaw, IN）	620~1170	3	禽源

积液是黏性补充注射的其他常见不良事件。注射所带来的一些其他局部不良反应包括荨麻疹、出血、皮疹和红斑。关节内 HA 注射的副作用比关节内皮质类固醇注射的副作用发生率更高，可能与重复注射以及不同制剂的注射有关。其他可能发生的不良事件包括假性抽搐、感

染性关节炎或在接受 HA 注射后出现类过敏反应。与任何干预措施一样，存在使用黏性补充注射的绝对和相对禁忌证。关节内注射 HA 的禁忌证与先前讨论的关节内皮质类固醇注射相同。化脓性关节炎是关节内注射 HA 最严重的禁忌证。同样，膝关节周围存在浅表软组织感染也会被认为是一种相对禁忌证，因此要推迟注射直到感染消失。关节内注射 HA 之前就存在不良反应是进一步使用这种方法治疗的相对禁忌证。

骨科生物制剂

在过去的几十年里，生物制剂在骨科中的应用有了显著的增加，关于生物制剂的相关研究也是如此。预计这一趋势将继续下去，因为供应商和患者都在共同努力改善患者的功能和生活质量。有必要对生物制品的不同类型和配方以及当前的文献理解透彻，这样才能提供可能的最佳结果。本节将为您提供有关生物制品的最新信息，因为它与骨关节炎的治疗有关。

富血小板血浆

血小板来源于骨髓巨核细胞。正常的血小板数量为每微升血液 150 000~450 000。血小板不仅具有凝血和止血的功能，而且还参与调节愈合过程。血小板含有大量蛋白质，包括细胞因子、信号分子和生长因子。事实上，储存在血小板的阿尔法颗粒和致密颗粒中的活性蛋白超过 1500 种。阿尔法颗粒含有许多参与正常愈合反应的生长因子。这些生长因子包括血小板衍生生长因子、转化生长因子 -β1、表皮生长因子、血管内皮生长因子、胰岛素样生长因子和碱性成纤维细胞生长因子。当颗粒释放生长因子时，它们可以使修复细胞募集到损伤部位，最终导致血管生成、细胞增殖和组织再生的增加。

富血小板血浆（PRP）是一种与普通血浆相比具有较高血小板浓度的自体血浆。PRP 是通过初次抽血获得的。然后将自体血液离心，得到含有高浓度血小板的低体积血浆。血小板浓度的增加产生更多的生长因子和介质。PRP 对多种细胞类型有增殖作用，包括成纤维细胞、腱细胞、肌细胞、成骨细胞和软骨细胞。此外，PRP 可能通过改变和抑制对这些软骨细胞的炎症反应而发挥对软骨细胞的保护作用。激活 PRP 在治疗膝关节骨关节炎中的作用可能源于其影响细胞增殖、分化、血管生成和组织再生的能力。

有许多商用系统用于 PRP 的制备。产生 PRP 最终产物所需的血液量将取决于所使用的系统类型。商用系统公司的 PRP 配方在血小板计数、白细胞浓度和血小板活化过程等方面有所不同。Mazzocca 等在使用同一商用系统时发现，PRP 成分浓度在人与人之间存在显著差异，同一受试者在不同时间采集血液样本时也存在差异。其他人在不同浓度也证实了这一发现。

PRP 按白细胞浓度分类。根据中性粒细胞浓度高于或低于其正常基线水平，可分为富白细胞 PRP（LR-PRP）或低白细胞 PRP（LP-PRP）。使用 LR-PRP 或 LP-PRP 对靶组织的要求可能不同。Braun 等发现 LR-PRP、LP-PRP、RBC 浓缩液，在受控的实验室环境中，低血小板血浆（PPP）对人类滑膜细胞有不同的影响。LP-PRP 产生更多的抗炎细胞因子，而 LR-PRP 和 RBC 浓缩液则产生更多的促炎细胞因子，并引起更多的滑膜细胞死亡。作者的结论是，LP-PRP 应考虑用于关节内注射。其他研究者也证实了 LP-PRP 治疗膝关节骨关节炎的疗效。

血小板活化在不同 PRP 配方中存在差异。血小板的活化可以通过化学方法完成，例如，将凝血酶、氯化钙或 PRP 注射到靶区，通过局部组织因子内源性激活。任何一种技术根据供应商对血小板激活的偏好，都会导致血小板脱颗粒和介质与生长因子的释放。

根据商业 PRP 系统使用的协议，PRP 的收集和准备将会有所不同。一般来说，需要特定的全血浆才能获得目标血小板浓度。全血与抗凝因子混合后离心。然后将血液离心分离出 PPP 中的红细胞，以及浓缩的血小板和白细胞。根据所使用的商业系统，将确定产生 LR-PRP 或 LP-PRP 的白细胞成分。分离出浓缩的血小板层，丢弃 RBC 和 PPP 层（图 22-2 和图 22-3）。根据血小板激活的需要量，将 PRP 注射到目标治疗区域。

PRP 在骨关节炎中的应用

在本文发表时，PRP 注射用于治疗 OA 被认为是没被临床试验认可的，因为 PRP 目前还没有被 FDA 批准用于注射治疗。在过去 10 年中，涉及 PRP 治疗骨关节炎的研究有所增加。大多数膝关节骨关节炎的试验都将 HA 和 PRP 进行了比较。Khoshbin 等发表了一篇定量系统综述，对现有的随机对照试验（RCT）和前瞻性队列研究进行了评估，评估 PRP、HA 和生理盐水（NS）注射的疗效。相关文献表明，术后 6 个月西安大略和麦克马斯特大学骨关节炎指数（WOMAC）和国际膝关节文献委员会评分（IKDC）方面，PRP 注射患者的疗效比 HA 和 NS 注射治疗明显更好。Huang 等在最近的一项前瞻性 RCT 比较了 PRP、HA 和 CS 注射治疗早期膝关节骨关节炎的效果。其研究发现，术后 3 个月所有治疗组均获得了显著的 WOMAC 评分改善。然而，与 HA 和 CS 组相比，PRP 组在 6 个月、9 个月和 12 个月时都有显著改善。其他研究报告表明，注射 PRP 12 个月后 WOMAC 评分有所改善。

　　Shen 等对 14 项随机对照试验（RCT）进行了系统回顾，共有 1423 名参与者。PRP 组与使用 HA、生理盐水、臭氧和皮质类固醇等各种治疗的对照组进行了比较，随访时间为 3~12 个月。据报道，与对照组相比，伴随着身体功能的改善，PRP 注射在 3、6 和 12 个月时显著降低了 WOMAC 总评分和膝关节疼痛。作者还指出，与其他关节腔内注射相比，PRP 组的不良事件发生率没有显著差异。研究表明，与晚期 OA 患者相比，PRP 在较年轻的轻度膝关节骨关节炎患者中的疗效优于 HA。在骨关节炎晚期的老年患者中，PRP 和 HA 注射显示出类似的疗效。重要的是要注意，并不是所有比较 PRP 和 HA 的研究都可观察到膝关节骨关节炎患者在治疗后症状得到改善，这对于膝关节骨关节炎的控制而言仍是一个值得争论的话题。

不良反应和禁忌证

　　大多数研究显示，与 PRP 注射相关的不良事件较少，仅限于注射部位的一过性疼痛和肿胀。需要更大规模的研究来进一步确定与 PRP 注射相关的即时和长期不良事件。PRP 注射的禁忌证与皮质类固醇注射的禁忌证相似，包括注射部位浅表的蜂窝织炎、关节感染或脓毒症。其他可能影响 PRP 疗效的禁忌证包括血小板功能障碍和血小板减少。2013 年发表的最新的 AAOS 膝关节骨关节炎治疗指南指出，基于有限的、低水平的相互矛盾的研究结果，他们无法推荐或反对 PRP 作为治疗有症状的膝关节骨关节炎的方法。其建议术者在使用 PRP 时应结合新的证据与临床经验进行判断。

　　近年来，关于 PRP 在骨关节炎治疗中发挥作用的研究数量持续增多。PRP 似乎是治疗骨关节炎的一种安全而有前途的治疗方法。已发表的文献缺乏一致的方法学和 PRP 浓度记录，从而限制其无法进行相互比较。未来需要高质量的大型临床试验进一步探索 PRP 在骨

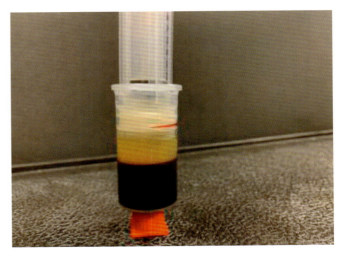

图 22-2　离心后的分离阶段

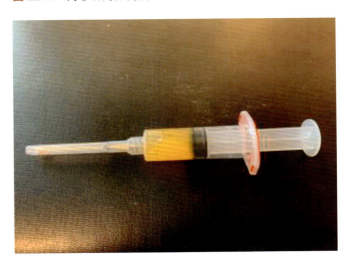

图 22-3　含有富血小板血浆的注射器

关节炎治疗过程中发挥的作用。

干细胞

　　间充质干细胞（Mesenchymal Stem Cell，MSC）治疗骨关节炎是一种很有前途的治疗方法。MSC 具有自我更新能力和多向分化为特殊细胞类型的能力，包括骨细胞、软骨细胞、成肌细胞和脂肪细胞。目前尚不完全清楚 MSC 是如何达到治疗膝关节骨关节炎效果的。症状的减轻和再生过程可能涉及多个过程，包括 MSC 刺激内源性细胞修复从而增强软骨和软骨下骨的增殖和再生的能力。此外，MSC 具有旁分泌信号功能，可以控制炎症、改善血流，从而使得 OA 症状得以减轻。

　　胚胎干细胞可以分化为多种细胞系，因此是用于再生治疗的理想细胞来源。但伦理和相关政策限制了胚胎干细胞在人体内的使用。此外，还有其他具有向软骨细

胞分化潜能的 MSC 来源，包括骨髓、脂肪组织、羊水衍生的羊水来源以及脐带。来自骨髓抽吸液的 MSC 仅占骨髓细胞含量的 0.001%~0.01%。根据不同的患者不同的病理状况，选择合适的 MSC 来源非常重要，因为 MSC 来源可能会影响其分化能力。

多项试验研究了 MSC 注射治疗膝关节骨关节炎。Vega 等报道了一项随机对照临床试验，试验对象为 30 例保守治疗无效的膝关节骨关节炎疼痛患者。一半的受试者接受关节内同种异体骨髓间充质干细胞注射，对照组接受单剂关节内 HA 注射。1 年的临床观察发现，与 HA 对照组相比，MSC 治疗组的生活质量结果有显著改善。此外，通过 T2 加权定量磁共振成像（MRI）评价关节软骨质量，显示 MSC 治疗组软骨质量改善，而软骨质量较差的区域明显减小。

Orozco 等报道了他们的预实验研究结果，该研究涉及 12 例没有对照的患者。与 Vega 等的研究结果一致，所有受试者都有 OA 引起的顽固性膝部疼痛。所有受试者均接受关节内注射骨髓间充质干细胞治疗。研究人员发现受试者在疼痛、功能和软骨质量方面有快速和进行性的显著改善。12 例中 11 例 T2 加权定量 MRI 显示软骨质量明显改善，软骨不良面积缩小。Wong 等报道，与对照组相比，接受 MSC 注射的受试者的临床改善和 MRI 结果相似。Kim 等对退行性骨关节炎［Kellgren-Lawrence（K-L）Ⅰ~Ⅳ 级］受试者进行了脂肪组织 BMAC 注射。结果显示，所有组的疼痛和功能结果评分都有显著改善，但 K-L Ⅰ~Ⅲ 级组比 K-L Ⅳ 级组有显著改善。这些发现表明，尽管关节内注射骨髓间充质干细胞可能对所有退变性 OA 组都有改善，但其对于早期 OA 可能更有效。

Cotter 及其同事对目前有关骨髓抽吸物浓缩物（BMAC）在膝关节局灶性软骨缺损中应用的临床数据进行了回顾性研究。作者在回顾了 1832 篇文献后发现，BMAC 在软骨缺损修复中表现出良好的临床疗效，无论是作为单独治疗还是作为辅助治疗都有良好的效果。

不良事件

Marenah 等发表了一篇系统综述，评估了再生治疗在膝关节骨关节炎治疗中的效果。他们将不良事件纳入了研究之中。在 152 项相关研究中选出 35 项研究。共纳入了 3101 例患者。他们报告说，在 35 项研究中，31

项研究（88.6%）报告了不良事件的发生，但一些研究缺乏对患者特征和确切副作用数量的准确描述。在综述中报道的不良事件包括注射部位疼痛、肿胀、僵硬、发热和感染。但这篇综述没有报告所使用的特定再生治疗方法，因此无法确定特定再生疗法与所发生不良事件的具体关系。同时，本综述还报道称，再生治疗所产生的不良事件与其他关节内注射所产生的不良事件相似。

由于骨髓间充质干细胞增强了血管生成和肿瘤增殖能力，人们担忧其诱发肿瘤的潜能。Yamasaki 等在评估了 10 年来接受自体骨髓间充质干细胞移植的受试者的临床前和临床研究数据后，没有观察到肿瘤或感染发生。此外，Lalu 和其同事发表的一项系统综述表明，MSC 疗法似乎是安全的。

总体而言，干细胞研究表明，此类治疗可改善功能结果，并可能对关节软骨产生积极影响。然而，目前的文献存在着局限性，临床试验的受试者数量相对较少，缺乏高水平的可重复性研究方法。在未来，需要大量高质量的临床试验来确定干细胞注射的最佳细胞来源、时机和频率，并需要进一步确定其对软骨的再生所产生的效果。为了确保安全，有必要进一步对不良事件进行监测和报告。

结语

对可用于治疗膝关节骨关节炎的药理和生物制品有很好的了解是很重要的。使用生物制剂治疗骨关节炎的决定应该基于当前的文献，并根据特定患者的需要进行个性化选择。本文作者想提醒读者，虽然近年来矫形外科生物学研究取得了重大进展，但这仍是一个不断发展的领域，因此鼓励您在提出治疗建议的同时尽量多地了解最新的文献。归根结底，骨关节炎的治疗应该个体化，以实现最佳的功能和疼痛控制。谨慎使用上述方法可以成功地处理膝关节 OA 症状，降低不良事件发生率，并可延缓病情发展，推迟手术时间。

（吴东　柴伟翻译；谢杰校对）

第 23 章

物理治疗和支具

Hassan Alosh, MD | P. Maxwell Courtney, MD | Roshan P. Shah, MD, JD

膝关节支具

自 20 世纪 80 年代以来，在治疗膝关节骨关节炎（OA）过程中，支具得到了广泛的应用。从那时起，以恢复膝关节骨关节炎患者下肢力线和缓解症状为目的各类膝关节支具被推广开来。临床和体外研究试图从不同角度阐明支具在解除骨关节炎间室压力和提供临床改善方面的有效性。在膝关节骨关节炎治疗过程中，由于相关研究数据繁杂，导致了支具使用方法的分歧，一项调查显示 29% 的医生经常使用减压支具，而 32% 的医生很少或从不使用。据估计，在美国，每年会售出超过 125 000 个膝关节支具，每个支具的平均成本估计为 700~1000 美元。从总成本出发，在选择支具治疗时权衡成本效益比是很重要的。考虑到支具使用率的增加和预计成本的提高，了解现阶段关于此治疗方式的临床循证是至关重要的。

适应证和设计

在没有任何明显矢状位关节挛缩的情况下，单间室骨关节炎理论上可通过减荷性膝关节支具支撑，并减少通过关节间室的应力。膝关节支具的适用对象是那些有轻度到重度膝关节骨关节炎引起的疼痛并可接受外部支具的患者。大多数制造商建议使用支具的膝关节冠状面畸形不超过 10°，而屈曲挛缩 > 10° 的患者可能不是理想的适用对象。冠状面畸形不一定需要矫正，因为有证据表明，支具发挥作用靠的是分担膝关节负荷或限制肌肉收缩，而不是改变膝关节冠状位成角。应避免将其应用于在支具力矩方向上存在韧带功能不全的患者（例如，将外翻减荷性支具用于内侧副韧带不稳定的患者），并应仔细评估有外周血管疾病或皮肤损伤的患者，以将并发症发生率降至最低。髌股关节疾病不是减荷性支具的禁忌证，严重的双间室骨关节炎可能会限制支具所发挥的作用。支具的最佳使用时间和持续佩戴时间缺乏共识；轻度 OA 可能只在从事高冲击性活动时能从支具支撑中受益，而严重骨关节炎可以通过更长的支撑时间受益，例如在日常生活活动中。

膝关节支具由一系列的结构构成，可产生不同方向的角力矩，并利用支撑支柱来提供支撑，防止患有关节炎的膝关节产生畸形（图 23-1）。这些支撑通过使用直立的支柱、杆、铰链、袖套等来产生机械杠杆。可增加支具杠杆作用的因素包括延长杆的长度、增加固定点的数量（4 个点的杠杆作用优于 3 个点）、提高支具的合身度和改善支具的材料特性。应用于皮下骨骼（如胫骨前内侧）上的点位比应用于软组织覆盖率较大的区域能提供更强的杠杆作用。

在最常见的情况下，利用 3 点式或 4 点式弯曲力矩在膝关节内侧间室骨关节炎中产生外翻的力量，可缓解膝关节内侧间室压力并使机械轴向外侧移动（图 23-2）。可沿着允许膝关节运动的铰链结构，设置单个或两个直立支撑以实现此效果。铰链机构的范围可以从允许矢状运动的基本结构，到旨在多个平面上提供更自然的膝关节运动的多中心设计。减荷性支具还可使用位移结构实现角度校正，可通过垫、带以及更精细调整外翻力矩的结构来实现。

放射学研究

之前的几项研究已经通过 X 线评估了可产生外翻应力的支具矫正畸形的作用。在一项早期研究中，使用跑步机对 15 例单间室 OA 患者进行了透视检查，以确定脚跟着地时冠状面对线和髁突分离的程度。然后，这些受试者佩戴了减荷性支具，并重复了透视检查。作者确定支具在平均髁分离距离（1.2mm）和平均髁分离角度（2.2°）时可产生微小的差异，尽管有 3 例受试者在这两个参数上都未测出任何差异。随后的一项研究提出，如果中间支撑减荷性支具确实可将下肢力线外移，那么提供外翻应力的支具可提高外侧间室周围骨密度。

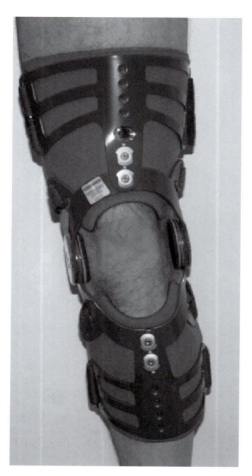

图 23-1　内侧减荷性支具示例，MOS 膝关节支具 [摘自 van Raaij TM, Reijman M, Brouwer RW, BiermaZeinstra SM, Verhaar JA. Medial knee osteoarthritis treated by insoles or braces: a randomized trial. Clin Orthop Relat Res. 2010;468 (7) :1926-1932. 转载授权]

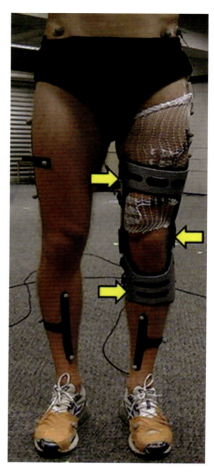

图 23-2　外翻减荷性支具 3 点式弯曲力矩方向示意图 [摘自 Ebert JR, Hambly K, Joss B, Ackland TR, Donnelly CJ. Does an unloader brace reduce knee loading in normally aligned knees? Clin Orthop Relat Res. 2014;472 (3) :915- 922. 转载授权]

其利用双能量骨密度测试，研究了一系列内侧间室骨关节炎患者在佩戴减荷性支具前和 3 个月后的情况。发现外侧间室骨密度具有统计学意义的增加，而健侧肢体的外侧间室骨密度没有明显增加。

动态三维成像技术的发展使得我们能够以亚毫米级距离的精度确定膝关节间隙的连续变化。既往研究在确定步态周期的离散点（例如脚跟着地、站立等）的两个平面上关节空间变化的能力有限。在一项纳入 10 例膝关节内翻 OA 患者的系列研究中，Nagai 等使用连续双平面 X 线片研究了使用减荷性支具患者的步态过程中内侧间室动态关节间隙（DJS），并测定了整个步态周期中地面反作用力（GRF）的变化。通过问卷调查确定患者使用支具的主观改善情况。结果显示，使用支具的膝关节内侧间隙（DJ）（0.3mm，$P=0.005$）的差异很小，但统计学上有显著差异，而 GRF 则没有差异。同时，问

卷调查表明使用支具后患者膝关节疼痛有所改善。

基于放射学的研究已经证明，膝关节骨关节炎的减荷性支具在放射学检查上适度但可辨别。从生物力学角度看，减荷性支具将机械轴向中立位方向移动的假设似乎有一些证据支撑，但其临床相关性尚有争议。

步态分析研究

之前的研究已经证实，如果减荷性支具改变了肢体的静态机械对位，那么减荷性支具也会在步态运动学上对患侧膝关节有所改善。除了矫正骨关节炎导致的膝关节冠状面畸形外，外侧冠状面力矩也是影响膝关节受力分布的重要因素。这个力矩或扭矩是在站立阶段步态时，脚接触地面产生的，地面反作用力向量落在内侧（膝内翻）或外侧（膝外翻）（图 23-3），也被描述为膝关节内收力矩，减荷性支具除了矫正冠状面畸形，还可

以对此力进行适当抵消。

一系列小的研究已经阐明在使用减荷性支具时，步态受内翻力矩影响所产生的变化。在一项研究中，5 例患有膝关节内侧间室骨关节炎的受试者被安装了定制的外翻应力负荷膝关节支具。使用三维分析与测力板数据相结合以计算膝关节受力。研究发现，在步态的早期站立阶段，当穿戴减荷性支具时，受试者膝关节受到的内翻力矩显著减少。在另一项使用三维步态分析的研究中，其试图量化 11 例骨关节炎患者在应用减荷性支具的情况下内翻力矩的减少程度。最终确定外翻支具减少了 13% 的膝关节周围的净力矩和平均 11% 的膝关节内侧间隙负荷。

最近，Ramsey 等将步态分析研究与肌电图相结合，以确定佩戴支具对降低膝关节肌肉承担力量所做的贡献。作者假设，减荷性支具通过稳定关节、减少膝关节周围的肌肉收缩和关节压缩来达到缓解的作用，而不是通过纠正患有骨关节炎的膝关节内翻力矩来实现的。作者进行了步态分析和动态肌电图检查，将受试者分为不戴支具、以中立位对线佩戴支具或外翻 4° 佩戴支具 3 组（图 23-4）。当在中立状态下佩戴支具时，患者比在减荷状态下佩戴支具时体验到更大的主观膝关节稳定性和功能改善。值得注意的是，与外翻力矩佩戴的支具相比，以中立位对线佩戴支具时膝关节内翻的力矩和肌肉协同收缩程度相似或有所改善，因此研究得出结论，支

具带来的临床症状改善可能来自肌肉收缩的减少，而非机械层面纠正内翻力矩。

Schmalz 等对 16 例佩戴减荷性支具 4 周的患者进行了步态分析。除了标准步态分析之外，其还使用了一种新型系统计算支具产生的外翻力矩，该系统可测量支具在站立阶段发生的形变以及其产生的反作用力。该研究发现，佩戴支具除了可减少行走时支具和对侧腿之间步态不对称的幅度外，还可减少大约 10% 的内翻力矩。

临床数据

对减荷性支具临床效果的调查已有相关数据，并可说明膝关节疼痛和功能得到了改善。在一项评估骨性关节炎患者疼痛和功能改善的前瞻性队列研究中，18 例受试者在开始使用支具后进行了长达 1 年的随访。采用辛辛那提膝关节评分系统和疼痛评分来分析症状和功能受限情况。此外，对受试者进行了步态分析，并与经过年龄和步行速度匹配后的非骨关节炎患者对照组进行了比较。患者的疼痛和临床结果评分在开始使用支具 9 周后出现明显改善，并持续到 1 年。在使用支具之前，78%的人认为他们的膝关节状况很差，而在 1 年的随访中，这一比例降低至 33%。值得注意的是，使用支具前后的步态动力学表现没有发现明显的差异。本研究的结论是，尽管减荷性支具对步态动力学没有明显的影响，但其显著改善了膝关节疼痛评分。

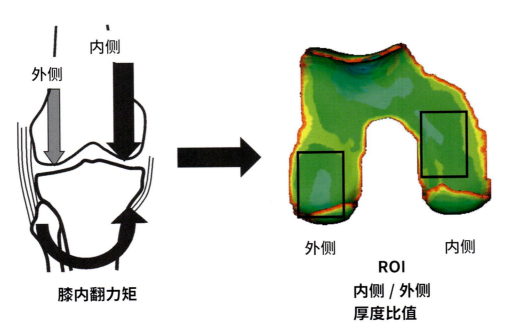

图 23-3 膝关节收肌力矩示意图。ROI，感兴趣区域 [摘自 Andriacchi TP, Koo S, Scanlan SF. Gait mechanics influence healthy cartilage morphology and osteoarthritis of the knee. J Bone Joint Surg Am. 2009;91（suppl 1）:95-101. 转载授权]

膝关节骨关节炎结果评分

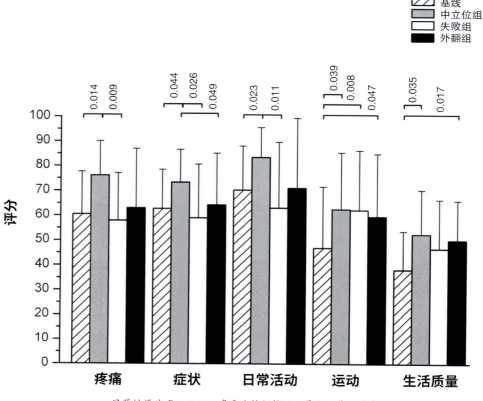

图 23-4　中立位佩戴膝关节支具与外翻减荷性支具在患有关节炎的膝关节中所带来的临床改善对比图 [摘自 Ramsey DK，Briem K, Axe MJ, Snyder-Mackler I. A mechanical theory for the effectiveness of bracing for medial compartment osteoarthritis of the knee. J Bone Joint Surg Am. 2007；89（11）:2398-2407. 转载授权]

在一项评估使用支具后获得临床改善的随机临床试验中，119 例膝关节内侧间室 OA 患者被随机分为氯丁橡胶护膝组和减荷性支具组，或者没有支具的对照组。采用西安大略省和麦克马斯特大学骨关节炎指数（WOMAC）和麦克马斯特 - 多伦多骨关节炎患者偏好残疾问卷（MACTAR）对其临床结果进行评估，采用 6min 步行和 30s 爬楼梯试验进行功能评估。在 6 个月时，使用氯丁橡胶护膝组和减荷性支具的队列的临床结果评分和功能均有显著改善。在 WOMAC 物理功能评分中，相对于氯丁橡胶护膝组，也有倾向于支持减荷性支具的显著性。

随后的随机试验并没有证明支具治疗可获得同样效果的临床改善。Brouwer 等随机对 117 例膝关节单间室骨关节炎患者进行保守治疗，包括使用药物、带支具和不带支具的治疗。主要观察指标是疼痛严重程度和膝关

节功能评分的变化。他们指出，虽然在佩戴支具组在 3 个月和 12 个月时有临床上的改善，但这些改善仅具有边缘性统计学意义。另一项比较 91 例患者的试验随机将患者分为外侧楔形鞋垫组和外翻支具组，并对疼痛评分和 WOMAC 评分进行评估。该研究还在患者的整个步态周期中，使用动态传感器来确定在插入时膝关节减荷性支具或外侧楔形鞋垫时，膝关节内收力矩或地面反作用力的变化（图 23-5）。作者发现，两组之间的 WOMAC 得分没有显著差异。在第二次研究中，作者发现使用减荷性支具对膝关节内收力矩或受到的地面反作用力没有显著影响。

在一项评估日常生活能力改善的前瞻性研究中，Larsen 等跟踪调查了一系列佩戴减荷性支具 2 个月的患者。他们发现，轻到中度的骨关节炎患者佩戴支具的同时，他们的活动量增加、膝关节疼痛减轻。他们没有发

现行走时膝关节内收力矩的显著差异。Dessery 等报道了 24 例患者的系列研究，将患者分为 3 组，佩戴不同类型的定制膝关节支具：外翻减荷性支具组，具有外部旋转功能的减荷性支具组，以及用于韧带损伤的功能性膝关节支具组。作者发现，在 2 周后，所有受试者的疼痛都有所减轻。其发现，外翻减荷性支具可以降低步态速度，所有患者均因支具较笨重而导致其有较强的负重感。作者得出结论，在缓解疼痛和改善功能方面，所有的支具都是相似的。

随后的研究评估了支具在长期骨关节炎治疗中的成本效益。在一个纳入 63 例患者的系列研究中，其对尝试药物和物理治疗（PT）后因内侧间室骨关节炎而使用支具的患者进行了评估，随访时间长达 8 年（平均 26 个月）。该研究发现，在治疗后 4 个月时，与手术治疗相比减荷性支具治疗性价比较高，并证明对于耐受减荷性支具超过 24 个月的患者，接受手术的机会显著降低。作者的结论是，减荷性支具在质量调整寿命年（QALY）方面具有明显的差异，并且在使用 4 个月后具有较好的性价比。

一项 Meta 分析对使用支具所获得的临床改善进行了评估，其回顾了有关使用外翻减荷性支具患者得到疼痛和功能改善的临床试验。作者纳入了 6 个符合标准的随机临床试验。也统计了术后并发症和治疗依从率。研究表明，外翻膝关节支具在改善患者疼痛和功能方面存在统计学上的差异。与使用中性矫形器的对照组相比，中性矫形器确实起到了减荷性支具的作用，对疼痛的影响显著降低，但在统计学结果上减荷性支具仍然更有优势。在整个研究中，使用说明在不断变化，依从率为 45%~100%。此外，大约 25% 的患者报告说，使用支具会导致轻微的并发症，包括起疱、皮肤刺激和肿胀。患者出现不依从的原因包括支具不匹配、支具滑脱或过大。Squyer 等开展了一项专门评估支具使用依从性的研究。他们对 110 例患者进行了一项调查，这些患者罹患单间室骨关节炎，并接受减荷性支具治疗 12~40 个月。在对受试人群的 1 年随访过程中，28% 的人规律使用支具，每周 2 次，一次 1h 或更久。对受试者而言，膝关节症状缓解不明显、出现不适和刺激是停止支具使用的原因。虽然临床数据表明，佩戴支具可以改善症状，而且可能具有成本效益，但调查表明，只有少数患者在 1 年后继续使用支具。

虽然大多数研究支撑的临床研究都表明疼痛和临床

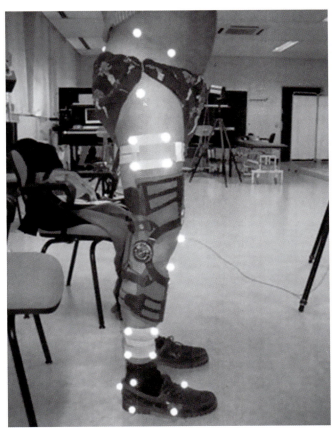

图 23-5 在支具支撑下使用动态传感器检测膝关节受到的地面反作用力和膝关节内收力矩 [摘自 Duivenvoorden T, van Raaij TM, Horemans HID, et al. Do laterally wedged insoles or valgus braces unload the medial compartment of the knee in patients with osteoarthritis? Clin Orthop Relat Res. 2015;473 (1) :265-274. 转载授权]

结果评分在改善，但这一领域少有高质量的随机临床试验。美国骨科医师学会《保守治疗骨关节炎的临床实践指南》（第 2 版）指出，"我们无法推荐或反对有症状的膝关节骨关节炎患者使用外翻应力支具。"因为只有 2 个高质量的随机临床试验对支具进行了研究，并且支具治疗的临床疗效和有效时间存在相互矛盾的数据。

总结

减荷性支具在 OA 的治疗中提供了一种非侵入性的方法，可以减轻希望推迟开展手术患者的疼痛并改善其功能。其作用机制可能是通过对骨关节炎间室减荷，也可能是通过限制患有骨关节炎的膝关节肌肉收缩来实现的。放射学和步态分析研究表明，膝关节骨关节炎的畸形程度和内翻力矩矫正与佩戴支具之间的关系不明朗。现阶段，患者的依从性问题以及业界对支具适应证缺乏共识，造成了对支具使用的做法各不相同。现有的少数评估支具疗效的高质量随机临床试验表明，支具在疼痛控制和功能恢复方面都有良好的效果，但仍需要更多的研究来确定其具体的治疗效果和持续时间。

康复与全膝关节置换术

膝关节骨关节炎是美国老年人慢性残疾的最常见原因。患者常见的主诉包括关节疼痛、功能减退、关节不稳定、肌肉无力和疲劳。这些症状的出现几乎总是隐匿的，其产生疼痛的发作频率和持续时间会增加。退行性关节疾病的患者表现为股四头肌肌力下降，本体感觉受损，活动度下降，活动范围减小。当关节无法吸收负载应力时，关节周围脆弱的肌肉、对应的关节软骨和松质骨会受到不成比例的冲击。据报道，股四头肌无力是骨关节炎最常见和最早的症状之一。关于股四头肌无力是否先于骨关节炎导致膝关节疼痛或残疾，目前尚有争议。病变关节传入信息异常会导致关节源性肌肉抑制现象，进而导致股四头肌活动量减少。肌肉功能对关节的运动、稳定、减震和本体感觉起着重要的作用。神经 – 肌肉机制的损伤会导致膝关节的异常负荷，从而损伤关节组织。

当非手术治疗失败时，患者会考虑接受全膝关节置换术（TKA）。对患者和外科医生而言，术后康复是TKA康复期最重要的工作。手术能否获得最佳的功能结果和患者满意度，取决于术后康复的过程。全膝关节置换术在某种程度上是独一无二的，在医学上很少有其他的干预措施需要在新鲜手术切口基础上，通过立即松解和伸展来获得良好的临床效果。

正如已经讨论过的，术前功能锻炼可有效减轻疼痛并实现功能改善。但是许多患者在接受手术时都伴有膝关节松弛、僵硬和疼痛。因此，术后康复不仅需要解决膝关节置换术带来的新鲜手术问题，还需要对此前的功能缺陷进行锻炼。

术前宣教

全膝关节置换术的康复在很多方面都是在手术前就已经开始的。有关研究已证明，手术团队或医院有关人员的强制性术前教育会对关节置换手术产生正面效果（如患者的出院状态、住院时间）。尽管一些研究对术前教育的直接好处提出了质疑，但由于其众所周知的成功，术前教育已被广泛采用为医疗保险捆绑支付计划的一部分。患者在充分预期需要进行的术后康复后，最有

可能积极参与康复、力量训练并实现阶段性的功能锻炼目标。在一项系统性回顾中，Louw 等发现，使用术前教育控制术后疼痛的效果也是有限的。并且术前教育受到患者性格类型的影响，某种性格类型的人会获得更好的术前教育效果，但向所有患者提供术前教育通常比评估患者是否具有此类性格类型更可行。

物理治疗的时机

随着越来越多的 TKA 患者转移到手术中心并作为门诊患者出院，人们对术后快速理疗（物理治疗）信任程度的认识发生了改变。许多手术中心的恢复室没有训练有素的治疗师。但在护士和便携设备的帮助下，患者可以在恢复室快速接受非系统化的步态训练、助行器使用教学和关节活动度（ROM）训练。在家中度过短时间的康复期后，患者就可以接受家庭理疗或门诊治疗。

对于传统的 TKA 住院患者，有充分的证据表明在手术当天接受理疗治疗有利于功能恢复并缩短住院时间。研究表明，当日接受理疗可改善功能、减少疼痛和阿片类药物的消耗，并缩短住院时间。然而，Bohl 等认为，快速理疗不一定要在手术当天进行。他们发现，当天接受理疗与术后第一天早上接受理疗在住院时间和患者满意度方面没有显著差异。

早期物理治疗的目的

虽然医院在住院 TKA 患者出院前所需的功能恢复阶段性目标可能不同，但有几个原则是相同的。理疗师在术后的分阶段康复活动中，教授患者安全的活动、活动范围练习并辅助神经肌肉训练。全膝关节置换术患者的阶段性康复目标如下：

1. 独立按照处方康复计划进行锻炼，加强肌肉控制并优化膝关节活动度。
2. 能完成从仰卧到坐姿和从坐姿到站姿的转换（包括上床和下床、坐下以及从马桶站立）。
3. 在助行器的辅助下安全步行至少 30m。
4. 顺利通过一段楼梯。

在住院期间，这些阶段性目标通常可以在手术 2 天后实现。物理治疗的第一天包括基线评估、生命体征监测、在辅助下的床上活动、从床到椅的移动和短距离步行。康复的进程取决于患者实现上述阶段性功能目标的能力，包括上下楼梯、30m 步行和自主如厕。

持续被动运动，或称 CPM，在美国基本上已不被

采用。主要原因在于其成本较高、会产生疼痛，其功能益处无法得到证实，而且会导致屈曲挛缩的进展（用于被动锻炼的仪器对患者伸膝锻炼效果不佳），并有可能导致并发症（如腓总神经瘫痪）发生。尽管 CPM 可能会降低患者术后手法松解率和不良事件发生率，但许多研究已经证明这一疗法缺乏临床价值。

物理治疗的长期目标

获得膝关节完全伸直能力是提高全膝关节置换术后满意度和功能效果的关键因素之一。因此，术后早期实现完全伸直至关重要，而这通常需要解决与屈曲挛缩相关的韧带问题。长期 ROM 以日常生活的功能 ROM 为指导。日常生活中，需要 105° 的站立角度、115° 的下蹲角度，以及大约 90° 的屈曲以成功通过楼梯。传统观点认为活动度应达到 125°。然而，术前屈曲程度是决定术后最终屈曲程度的重要因素。

屈曲运动锻炼是全膝关节置换术后的第二大康复重点，在创面愈合后可以进行被动和主动的锻炼。最初在伤口仍新鲜时，许多外科医生会将屈曲限制在 100°，这也最大限度地减少了患者围术期的疼痛。治疗师有几种辅助屈膝锻炼的方式，包括被动拉伸，使用拉力带以及通过特定的姿势来放松和伸直股四头肌。

股四头肌锻炼是康复的另一个主要组成部分，目标是股四头肌训练和结构化的主动练习。一些人主张电刺激，但根据现有资料无法对此法提出赞成或反对的建议。

膝关节置换术后康复的未来发展

正如所讨论的那样，全关节置换术正在向门诊手术方向发展。2018 年，联邦医疗保险（Medicare）将全膝关节置换术从仅适用于住院患者治疗的列表中删除，这为在手术中心进行 TKA 打开了大门。随着关节置换术从传统的住院手术到门诊手术的发展，相关技术将继续发展以优化康复过程。这些技术包括基于互联网的物理治疗、手机和智能设备应用程序以及可穿戴技术。Klement 等发现，一种基于网络的、自我指导的家庭物理治疗计划对初次 TKA 出院回家的患者展现出了良好的前景。

全美范围内已逐步倡导患者在院外接受康复治疗而非住院理疗。现已证实，家庭理疗可改善医疗保险受益者膝关节置换后的早期功能恢复。然而，Christensen 等发现，立即开始门诊理疗比先进行家庭健康理疗然后进行门诊理疗恢复得更快。

可以想象，随着快速康复理念的推广以及巨大成本压力的增加，术后康复将不再是 TKA 的局部成本和离散成本。随着疼痛控制措施的改进和现代 TKA 技术所带来的医疗压力降低，术后在线指导和在家中接受经培训过的照料将能助力患者康复。

致谢

我们感谢本书前版作者为本章节提供的基础内容。

（吴东　柴伟翻译；谢杰校对）

第 24 章

关节镜在治疗关节退行性病变中的应用

Andrew D. Carbone, MD | Yair D. Kissin, MD, FAAOS | Michael A. Kelly, MD

引言

膝关节退行性病变是当今最常见的需要治疗的骨科疾病之一。膝关节软骨损伤可表现为症状性疼痛、肿胀和相关的日常生活和娱乐活动障碍。在过去的 20 年中，随着婴儿潮一代的年龄增长、肥胖流行和运动损伤增加，人群患膝关节骨关节炎的风险持续快速增加，特别是女性群体。

不幸的是，由于膝关节骨关节炎的普遍性和致残性，没有一种特殊的药物或外科治疗能够有效地改变自然病程。尽管修复或再生膝关节软骨的手术方法有所改进，但主要集中在孤立的软骨损伤上，而不是普遍的膝关节退行性改变。与过去一样，今天的治疗策略仍然主要集中在疼痛控制和改善患者的生活质量上。

与膝关节骨关节炎（OA）相关的疼痛控制通常采用非手术治疗，包括改变活动方式、强化膝关节锻炼、非甾体类抗炎药、支架和助行器。关节腔内注射糖皮质激素和各类透明质酸衍生物也花费甚多。最近，生物疗法，如富血小板血浆和骨髓正受到广泛关注，其结果各不相同。根据严重程度和部位，有多种手术选择包括股骨或胫骨截骨，部分和全膝关节置换。本章将着重于设计用于治疗膝关节骨关节炎的关节镜技术。回顾过去 20 年来有关这些技术的已发表文献发现，这些患者关节镜技术的适应证更为有限。这与同期膝关节置换术的成功和耐久性不谋而合。

膝关节 OA 应用关节镜的历史

关节镜手术作为膝关节退行性疾病的一种治疗形式，最早出现在 20 世纪 20 年代。在 20 世纪 30 年代，Burman 等观察了 30 例膝关节镜治疗的患者，发现总体结果是积极的。Masaki Watanabe 医生在 20 世纪 50 年代帮助普及了关节镜灌洗术，使膝关节镜技术更加完善以及在治疗膝关节 OA 患者时也发现了积极的结果。

骨髓刺激（BMS）也被用于 OA 的治疗。BMS 最早是在 20 世纪 50 年代被设计成一种开放性手术，包括钻穿受损软骨表面直达软骨下骨，以刺激出血、血栓形成和干细胞迁移。虽然 BMS 已经发展为现在治疗局灶性软骨缺损的各种技术，但它们在治疗膝关节弥漫性骨关节炎方面并没有取得成功。

由于缺乏我们今天有幸获得的全膝关节置换术的长期结果数据，许多外科医生选择关节镜作为膝关节 OA 的治疗方法，尤其是在年轻患者中。TKA 被尽可能长时间推迟，常常以患者持续疼痛和功能下降为代价。对于那些本来可以选择 TKA 的患者，关节镜下清理曾被认为是一种微创的选择，它可以缓解疼痛，尽管是暂时的，而其他患者则是 TKA 的适应证候选者。其目的是推迟 TKA 的需要，直到患者年龄较大，活动较少。因此，随着 OA 发病率的增加，以及尽量减少对膝关节的手术创伤，关节镜技术变得越来越广泛。

最初的研究支持了关节镜下疼痛显著缓解的观点。Harwin 发现手术后疼痛评分改善了 63%，注意到具有更多机械轴更中立的患者有更好的结果。Fond 报告了类似的结果：36 例患者中有 25 例在术后 5 年时有满意的结果和 HSS 评分的改善，屈曲挛缩 > 10° 是预后不佳的因素。

然而，这些早期研究往往是小病例系列，缺乏强有力的对照组。为此，20 世纪 90 年代末和 2000 年进行了几项大型临床试验，对关节镜的疗效提出了质疑。其中最有影响力的一项研究是 2002 年 Moseley 等进行的一项大型前瞻性随机对照试验，比较了假手术与关节镜下清理及半月板切除术的疗效。这项发表在《新英格兰医学杂志》的研究发现，假手术组和治疗组在疼痛或功能方面没有差异。同样在 2006 年，Cochrane 的一篇综述文章发现了反对膝关节 OA 患者进行关节镜下清理的"黄金级证据"。Barlow 等随后的研究，比 Cochrane 更大宗的综述，也没有发现 OA 运用关节镜的适应证。尽管这些研究，尤其是 Moseley 研究，最初受到骨科界的质疑，他们合理地质疑了骨科医生，以评估膝关节 OA 患者关节镜检查的真正适应证。

随着 2000 年大规模对照试验的发布，膝关节退行性骨关节炎患者关节镜检查的适应证显著减少。影像学技术的进步，以及包括 CT 和 MRI 在内的先进成像设备的广泛应用，几乎完全排除了诊断性关节镜评估关节炎程度的需要。此外，大型研究，包括芬兰著名的大型随机对照试验 FIDELITY，已经证明了关节镜检查对骨关节炎或半月板退行性病变的患者没有任何益处，这曾是主要适应证之一。机械症状，曾经是关节镜检查的一个很强的适应证，但在最近的一篇综述文章也没有发现关节镜对这一群体的益处。事实上，2016 年挪威一组随机对照试验，比较了物理疗法和关节镜下半月板清理术联合物理疗法，没有发现长期结果的差异，并注意到物理治疗组倾向于改善大腿力量，而疼痛评分或功能没有差异。基于这些数据，以及其他研究，《英国医学杂志》上最近发布的临床实践指南强烈建议不要将关节镜作为退行性膝关节骨关节炎或退行性半月板撕裂的首选治疗方案。此外，在一项回顾性对照研究中，Su 等证明膝关节镜检查没有延迟或减少膝关节 TKA 事件，并且在 2 年内没有引起疼痛缓解。最近对 20 项不同研究的系统综述发现，膝关节镜检查并不能排除 TKA 的需要，膝关节镜检查和 TKA 之间的平均时间间隔仅为 2 年。结合这些研究，同时 TKA 长期结果数据公布显示术后 20 年甚至 30 年的良好结果，给予了外科医生信心，让他们能够将以前被视为关节镜技术的适应人群的更年轻和活动性更强的人群，作为 TKA 的合适人群。

尽管有文献反对关节镜在膝关节骨关节炎中的应用，但许多外科医生认为这些研究在声称关节镜在治疗模式中没有一席之地时，可能矫枉过正了。这些研究没有一项是针对新发膝关节疼痛或疼痛有急性变化的患者。事实上，在某些研究中，这一群体通常被主动排除在外。Lamplot 和 Brophy 最近的一篇文章回顾了 1975—2015 年的主要研究，发现尽管有证据表明关节镜检查不成立，但考虑到某些患者亚组缺乏特异性和效力，在某些轻度 OA 和有症状性撕裂的患者中，关节镜下清理仍有其特殊作用。

通常，长期稳定的骨关节炎患者，其症状在较长时间内得到控制，可能会经历非创伤性和创伤性的膝关节疼痛的急性变化。这些患者的磁共振成像可能显示翻转型半月板撕裂（Flipped Meniscus Tears），如图 24-1 所示，可能会卡在股骨和胫骨髁之间，引起剧烈疼痛，阻止膝关节伸直。类似地，如图 24-2 和图 24-3 所示的游离体可能会导致膝关节绞锁，这是关节镜下清理的另一个强有力的适应证，因为它们容易引起疼痛、机械症状以及可能对关节表面造成损害。移除这些游离体已经证明有可靠的疼痛缓解。对于这些疾病的患者，先前通过保守治疗缓解了他们的膝关节疼痛，关节镜下清理可以使他们的疼痛和功能恢复到基线水平。

禁忌证

存在严重的退行性改变是公认的关节镜清理的主要禁忌证。为了量化退行性疾病的严重性和程度，外科医生通常依赖于 Kellgren-Lawrence 分级系统。这是一个使用负重位 X 线片的 5 级分级系统，范围为 0（无疾病的放射线证据）~ Ⅳ 级（完全丧失关节间隙）。晚期疾病患者通常被分为 Ⅲ 级和 Ⅳ 级，而中度疾病的患者被分为 Ⅰ 级和 Ⅱ 级。Ⅱ 级以上的患者通常被认为是关节镜的禁忌证，因为这些患者在关节镜清理术后骨关节炎的进展比 Ⅰ 级和 Ⅱ 级的患者更快。

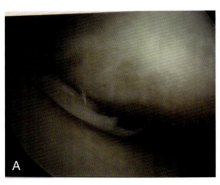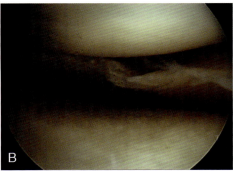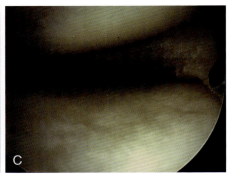

图 24-1　翻转型半月板损伤（A、B）是引起膝关节机械症状如绞锁的主要原因，可以通过关节清理（C）获益

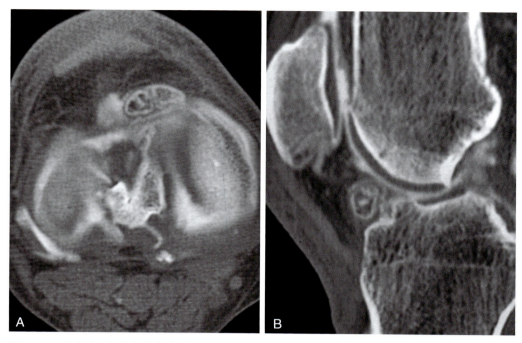

图 24-2 轴位（A）和矢状位（B）CT 切面显示骨关节炎患者的膝关节内大的游离体

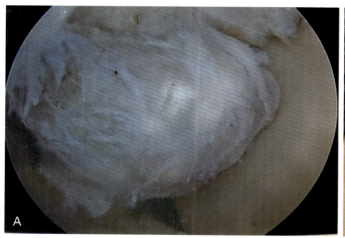
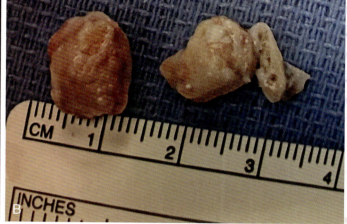

图 24-3 关节内游离体的关节镜下表现（A）和大体照片（B）

研究表明，冠状面成角畸形的患者进行关节镜清理的预后较差。外翻角度 > 3° 和内翻角度 > 5° 的患者可能预后较差。有明显成角畸形的年轻患者可能是截骨术的候选者，而年龄较大的患者则可能需要进行关节置换术。屈曲挛缩也是关节镜的禁忌证。研究表明，屈曲挛缩 > 10° 的患者在清理后的长期预后较差。

炎性关节病患者也是禁忌证，因为这些患者通常有多间室和多关节受累。这些患者应该转诊给风湿科医生进行药物治疗。如今，炎性关节病需要手术治疗的患者比过去少得多，因为这些患者的医疗管理取得了显著的成功。

术前评估

彻底评估患者包括相关症状、体格检查结果和影像学检查。需获得的关键信息是症状持续时间和发生的时间和方式，以及疼痛部位、辐射范围和任何加重因素。先前症状轻微或无症状但未接受膝关节疼痛治疗的患者，比罹患慢性疼痛和晚期疾病的患者术后疼痛减轻的可能性更大。其他需要问询的信息包括患者的日常活动水平、膝关节损伤史以及症状是否与工作有关。患者通常会描述机械症状，如绞锁或不稳定感和 / 或打软腿，这些都是需要注意的。最后，任何髋部或背部疼痛都应记录在案。

在检查中，首要重点应该是步态和对线。应注意明显的内翻或外翻畸形。应通过触诊对患者感觉到的疼痛进行定位。在触诊时发现多个间室弥漫性压痛或髌股压痛的患者应排除在考虑范围之外。膝关节大量积液有时是急性事件的征兆，应予以注意。膝关节的活动范围应与任何屈曲挛缩一起评估。还应做完整的韧带检查，注意是否有任何松弛。评估可能的半月板撕裂可以通过手法旋转操作进行，如 McMurray 试验。当检查者旋转和伸展膝关节时触及或听及"咔嗒"声，McMurray 试验被认为是阳性的。最后，评估同侧髋部和腰椎是很重要的。

对这些患者进行合适的影像学评估对于确定是否进行关节镜治疗至关重要。这包括负重的 AP 位片和侧位片以及髌骨轴位片。负重位影像在检测 OA 时更为敏感，并且比非负重位影像更为可取（图 24-4）。此外，Rosenberg 位是在负重位膝关节屈曲 45° 时由后向前投照的，对胫股关节间室 OA 的检测更为敏感，应获得该视图以评估邻近间室的关节炎情况，尤其是在早期或轻度疾病患者中。三关节全长片有时也会用到，如图 24-5 所示，能评估冠状面畸形，这在标准膝关节 X 线片中很难检测出来。

磁共振成像（MRI），尽管没有指示，通常在 OA 患者转诊至骨科医生前获得。这些研究通常是在轻度和非负重位放射照片显示 Kellgren- Lawrence 0 级或 I 级变化

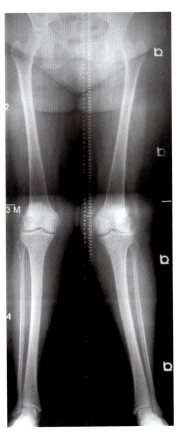

图 24-5　全长站立位机械轴影像能显示严重的冠状面成角畸形

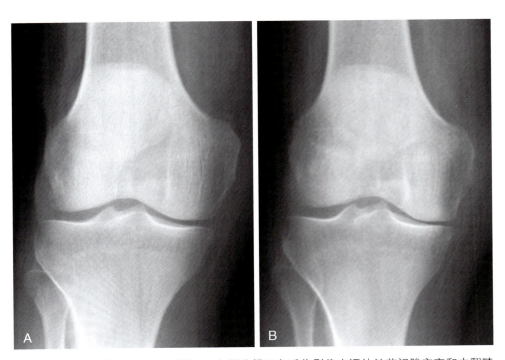

图 24-4　非负重位（A）与负重位（B）影像提示负重位影像在评估关节间隙变窄和内翻畸形方面增加敏感度

的患者中获得。除了对周围软组织结构的详细评估外，MRI 提供了更详细的疾病程度。MRI 对发现半月板撕裂、软骨损伤和关节内游离体非常敏感。骨髓水肿或骨髓病变（BML）（图 24-6），是膝关节外伤后常见的 MRI 表现。它们也存在于 OA 患者中，并且在空间上与疼痛的位置以及 OA 患者的膝关节持续疼痛有关。

迷你关节镜（In-Office Arthroscopy）是一个相对较新的工具，它提供了一种明确的、微创的方法，彻底检查所有的 3 个间室，而不让患者承担手术风险。这可能是 MRI 禁忌证患者的理想工具，例如患有幽闭恐惧症、金属植入物、起搏器等。

（In-Office 关节镜是一种连接了影像学系统仅通过 14 号穿刺针在局麻下的关节镜，用于一些 MRI 检查不满意的关节镜检查，可以在办公室内通过穿刺针所带的摄像头将关节穿刺在屏幕上直视膝关节内部情况，译者注）。

管理

OA 患者的初始治疗应该总是保守治疗，包括体重控制、非甾体类抗炎药和物理治疗。这些疗法的重要性不能低估。减肥对膝关节的机械负荷有很大的影响；生物力学研究表明，每减轻 1kg 体重，膝关节的负荷就会减少 1/4。这些负荷的减少以剂量依赖的方式转化为显著的疼痛减轻。此外，在对 Kellgren-Lawrence Ⅱ～Ⅳ 级患者的研究中，相当数量的半月板撕裂患者经过一个疗程的理疗后疼痛得到了很好的缓解。

如果这些治疗后得不到明显缓解，可以考虑尝试一次关节内注射皮质激素（CSI）。OA 患者在注射 CSI 后通常会有明显的疼痛缓解，并且可以间歇性地注射这些药物。关节内黏液补充虽然有争议，但在疾病早期也可能有效。

保守治疗不再有效就意味着值得讨论手术治疗。确定合适的外科手术干预取决于多个考虑因素。在进行关节镜清理手术之前，患者的年龄、症状的急性程度、机械症状的存在、严重程度、骨关节炎的位置和程度、有无成角畸形和膝关节活动度都是重要的考虑因素。然而，最重要的是患者的目标和期望，在计划任何外科手术之前，应广泛讨论这些目标和期望。对一定数量的患者来说，关节镜手术可能是一个合适的选择。然而，对于患者来说，对手术的预后有现实的期望是很重要的，并且患者了解关节镜的局限性也是至关重要的。

AAOS 在其治疗膝关节骨关节炎的临床实践指南中，对初步诊断为有症状的膝关节骨关节炎的患者，强烈反对进行关节镜灌洗和 / 或清理。但是，对于半月板撕裂的患者，他们发现没有确凿的证据，不能推荐或反对使用关节镜手术。膝关节骨关节炎非关节置换治疗的

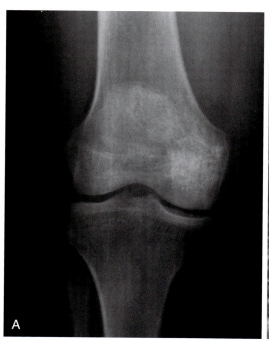
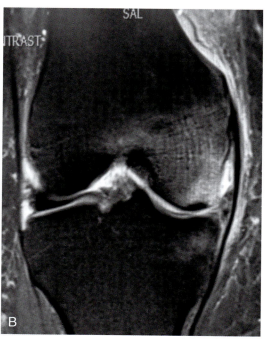

图 24-6 同一患者的 X 线片（A）和 MRI（B），X 线片（A）显示骨髓病变伴随相关的半月板和软骨损伤

适当使用标准治疗指南,《膝关节骨关节炎患者非关节置换治疗合理标准指南》(*The Appropriate Use Criteria Treatment guidelines for NonArthroplasty Treatment of Knee Osteoarthritis*,缩写为 AUC),是由 AAOS 根据临床实践指南汇编的证据创建的。它提供针对膝关节 OA 患者的多项非关节置换手术的治疗方案(手术或非手术)的推荐或反对的循证医学意见。其依据是不同患者标准,包括疼痛对功能的限制、关节活动度、韧带不稳、骨关节炎类型、关节间隙、下肢总体力线、机械症状和年龄。AUC 建议仅在特定条件下使用关节镜半月板切除术。患者必须有机械症状,一般为相对年轻或中年,伴有有限的影像学疾病,且明显的膝关节疼痛影响功能。

未来的治疗

新的研究让人们深入了解骨关节炎疼痛的根源,尤其是 BML。据信,这些是由于关节的应力异常和骨愈合能力的降低而发生的。这些损伤与软骨下骨的应力性骨折不愈合有关,并与骨关节炎患者的持续性膝关节疼痛和疼痛部位有关。此外,这些损伤与膝关节 OA 快速进展有关。与无 BML 的患者相比,MRI 观察到 BML 的患者在 3 年的随访期内,进展为 TKA 的可能性几乎增加 9 倍。最近,一种解决骨髓水肿和改善疼痛的方法是软骨下成形术。在这个过程中,在关节镜清理后,将磷酸钙骨替代物注入受损的软骨下骨(图 24-7)。在最近的一系列回顾性研究中,一项研究发现该手术后临床疼痛和功能有显著改善。巴西的另一项病例系列研究也发现了类似的结果。尽管如此,仍需要更大规模的研究来更好地评估该手术的疗效,目前适应证有限。

作者推荐的适应证

我们认为关节镜治疗膝关节 OA 在选择患者时仍存在局限性。然而,患者的选择对于改善患者的预后是重要的,应严格遵守已知的禁忌证(表 24-1)。这些患者包括轻度疾病患者,Kellgren-Lawrence Ⅰ级和Ⅱ级,伤前膝关节几乎没有疼痛,半月板撕裂导致绞锁 / 翻转。关节镜检查也可以用于去除关节内的游离体,这是导致顽固性疼痛和机械症状的原因。MRI 显示剩余关节间隙 > 2mm 比更明显狭窄更有利。再次强调,患者应充分认识到该手术是一种姑息性手术,其目的是减轻疼痛,并可能延迟 TKA 的需要。

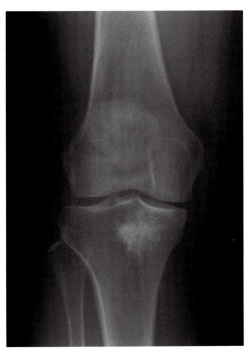

图 24-7　轻度骨关节炎患者行软骨下成形术的术后影像

表 24-1　膝关节骨关节炎患者进行膝关节镜的禁忌证
关节镜清理禁忌证
基线为中重度慢性关节疼痛
Kellgren-Lawrence Ⅲ~Ⅳ级
成角畸形(内翻 > 5°,外翻 > 3°)
屈曲挛缩 > 10°
炎性关节病

作者推荐的技术

我们更喜欢使用全身麻醉或短效脊髓麻醉,尽管有些外科医生也使用局部麻醉。建立前外侧诊断入口和前内侧工作入口,并进行大量灌洗。半月板部分切除术所用技术如图 24-8 所示,在需要清除游离体的情况下,根据其大小,用灌洗或其他适当的技术来清除它们。无症状的游离体偶尔可出现在膝后方,可留在原位。对关节病变进行保守的软骨刮除术,软骨下钻孔术(如微骨折)很少被推荐,对于孤立性缺损更适合。在取出关节镜设备之前,将松散的微粒碎片冲洗出膝关节,并在术后数天开始进行物理治疗,在可耐受的情况下继续治疗。

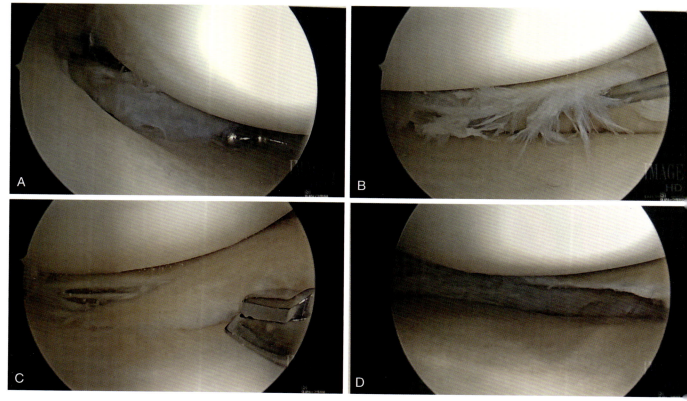

图 24-8 半月板放射状撕裂（A、B），显露（C）后，用关节镜钳清理，保留未受损的半月板边缘（D）

小结

关节镜下治疗膝关节退行性疾病仍然是我们治疗方法中的一个可行的选择。与早期开放式清理术相比，关节镜技术可显著降低发病率并促进术后恢复。在过去的10年里，这些手术的频率已经减少了。它们通常用于年龄小于60岁的对非手术治疗无效的膝关节退行性疾病患者。然而，TKA 在 20~30 年的随访中的耐久效果以及关节镜在缓解疼痛和恢复活动性方面的不稳定结果导致其适应证变窄。非手术治疗的选择也有所改善。

目前关节镜下清理的禁忌证比适应证更清楚，这种手术对某些患者仍然是有益的。针对少数存在任何骨髓刺激适应证的 DJD 患者，手术技术已变得更加保守。术前仔细讨论，强调关节镜清理术目标有限，对患者满意度至关重要。

（王胜群　柴伟翻译；谢杰校对）

第 25 章

膝关节软骨修复术

Neal B. Naveen, BS | Taylor M. Southworth, BS | Alex Beletsky, BS | William M. Cregar, MD |
Tracy M. Tauro, BS, BA | Kelechi R. Okoroha, MD | Toufic R. Jildeh, MD | Brian J. Cole, MD,
MBA | Adam B. Yanke, MD, PhD

引言

关节软骨是一种高度分化的结缔组织，它既扮演着承重结构的角色，又可减少摩擦力，对关节的运动功能至关重要。关节软骨覆盖在软骨下骨上，是 2~4mm 厚的一个薄层，由软骨细胞和细胞外基质（ECM）组成。它可分为 4 层，每层具有不同的形态、生化成分和生物力学特性（从深到浅）：钙化软骨层（CCL）、深区、过渡区和浅表区。3 个软骨区在胶原走行方向和含水量方面各不相同，而 CCL 是一层薄薄的层，可弥补软骨下骨和软骨区之间的刚度不连续，并将这些层固定在一起。水是 ECM 的最主要成分，含量从骨软骨单元深区的 65% 到浅表区几乎 80% 的范围内变化，起到滋养胶原蛋白网络的作用。

ECM 也由胶原纤维和蛋白多糖组成，同时还含有少量的其他蛋白质和糖蛋白。透明软骨中有 8 种以上不同类型的胶原纤维，其中 90% 以上是 II 型胶原。软骨细胞来源于间充质干细胞，主要负责合成 ECM。这种由软骨细胞、大分子和胶原纤维网构成的复杂结构使软骨本身具备了抗张强度和独特的结构。

关节软骨以扩散的方式从周围的滑液或偶尔从软骨下骨中获得营养和氧气供应。因此，未穿透软骨下骨的透明软骨损伤不能产生炎症反应，所以愈合能力低。全层软骨损伤时，则通过启动典型的炎症反应（包括血肿形成、有丝分裂软骨细胞激活和血管长入）出现一定程度的再生。不幸的是，由这种炎症反应产生的纤维软骨与健康的透明软骨相反，因为生物力学性能较差，会逐渐退化，带来进行性的骨关节炎（OA）。

关节软骨由于缺乏血管、神经，故内在愈合能力差，且常易因损伤和退化而发展为软骨病变。软骨下骨的关节面可能会变得不稳定，由此产生的剪切应力可能会磨损所谓的剥脱性骨软骨炎（OCD）过程中产生的碎片。造成软骨病变的原因里可能包括了反复的微小创伤、遗传倾向或血管缺血。如果不加以处理，这些病变会使活跃的患者变得虚弱，并导致 OA 的早期发病。发展一种治疗缺陷的适当方法是有挑战性的，原因之一在于健康透明软骨具有的复杂结构和功能，因为必须修复的是整个骨软骨单元，而不仅仅是关节表面。

软骨缺损的患病率为 15/103~30/103，其中大部分发生在膝关节。据报道，高水平运动员中有高达 89% 的人存在局灶性软骨缺损，这是活动过程中出现的重复性负重应力所致。然而，这些缺损并不局限于运动员，因为在接受膝关节镜检查的患者中，有超过 60% 的患者出现了局灶性软骨缺损。近 80% 的病例累及股骨内髁（MFC），15% 累及股骨外髁，5% 累及髌股区。

患者通常会抱怨关节出现了活动不灵活、疼痛、咯吱声和积液，这些症状常使患者无法参加日常活动，而且较大的病损常有显著的 OA 进展风险。如何恢复关节表面的一致性，是很有挑战性的任务，它能控制患者的症状，随着时间的推移能够承受膝关节内的应力，并防止局部软骨损伤发展成为终末期 OA。治疗方式的选择大多取决于病变的稳定程度；对于症状持续时间短且病损稳定的患者，只需暂停运动或高强度活动，治疗便可成功。在存在不稳定的病损或非手术治疗失败的情况下，有众多可用来修复病损的治疗方法，可分为姑息性、修复性、恢复性或重建性方案。

游离体去除或关节腔清理等姑息性治疗方法可使症状短期缓解。修复性治疗方法包括微骨折/骨髓刺激或钻孔术，它们通过对缺损区的刺激，用纤维软骨填充缺损。自体软骨细胞植入（ACI）等恢复性治疗方法产生的透明样软骨，由于具备优越的黏弹性和力学分布特性，可提供相比纤维软骨更好的长期耐久性。同种异体骨软骨移植（OCA）或自体骨软骨移植等重建性治疗方法则是将一个预制的骨软骨单元直接植入缺损区域。每种手术都有其适应证和禁忌证——为了选择最佳的治疗方式，患者的年龄、病损特点、活动水平以及期望值就成了几个必须考虑的因素。本章的目的是探讨结果，讨论每种技术的一般适应证、禁忌证和术后处理方法。

最近，依据病变位置、病变大小和患者的具体需求，人们进一步定义了不同技术的应用原则。虽然对于任何可固定在自然位置的软骨损伤，都首选一期修复，但症状中等、小到中度软骨损伤（即，< 2~3cm）和 Ⅲ / Ⅳ 级（改良 Outerbridge 分类法）的 OA，是微骨折术的适应证。对于病损 < 2~3cm 和低需求患者的股骨髁病变，微骨折是理想的治疗方法，但对于高需求患者、髌股关节病损或者较大的病损（> 2~3cm），微骨折的疗效不佳。对于股骨髁病损区大的患者，其治疗决策更为复杂。对于高需求患者，OCA 或 ACI 是首选治疗方案；然而，对于中等需求患者，微骨折可能是一个合理的选择。先前的外科手术史也可能指导适应证，对于微骨折治疗失败的患者，其问题病损区可能最适合于重建方案。因为明显侵及骨骼的较深的病损最好用 OCA 治疗，所以病损的深度也是要考虑的内容（图 25-1）。

整体的软骨适应证

软骨疗法（不包括软骨清创术）的一般适应证包括全层软骨缺损、不稳定的软骨下骨表面的软骨缺损和不稳定的非全层缺损，在软骨治疗的同时，还需要处理同时存在的膝关节成角畸形。其他可能需要同时治疗的韧带功能不全［前交叉韧带（ACL）］、后交叉韧带（PCL）和半月板疾病等，也是重要的考虑因素。虽然严重软骨损伤的患者进行半月板切除术后，其 OA 发生率会升高，但半月板损伤患者仍应考虑半月板部分切除术。此外，胫骨结节前内侧移位手术的作用已慢慢被人知晓，特别在髌股关节外侧面病损的情况下，更是如此。

软骨治疗的禁忌证包括容易诱发关节炎的全身性疾病（例如创伤后、感染后）、改变骨髓因子治疗释放的疾病（例如全身性、免疫介导性疾病）或可能改变关节软骨功能的原发性软骨疾病（例如多发性软骨炎，OCD）。全身退行性骨关节病、关节囊挛缩、滑膜炎、非全层缺损或关节前间隙瘢痕已被确定为禁忌证。对侧腿不能负重或无法遵循术后康复方案的患者，不应进行软骨手术。只有考虑到缺损部位、整体力线、缺损大小和患者需求，医生才能理解可用的适合患者的最佳治疗选择是什么（图 25-1）。

微骨折

微骨折最初是为创伤后软骨损伤发展为全层软骨缺损的患者而设计的一种外科治疗方法。该手术依赖于骨髓因子（即间充质干细胞、生长因子）的汇集，纤维蛋

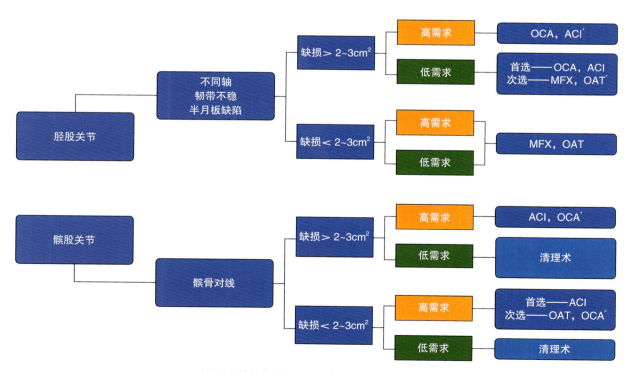

★ 对应于胫骨结节前内侧移位手术的常规伴随治疗病例

图 25-1　软骨治疗的适应证概述。ACI，自体软骨细胞植入；OCA，同种异体骨软骨移植；MFX，微骨折；OAT，自体骨软骨移植

白凝块的形成，以及随后的纤维软骨重塑过程。由于更多相关软骨技术的进步［如 ACI、基质诱导的自体软骨细胞植入（MACI）］以及有限的结果，微骨折在软骨缺损治疗中的作用并不大。由于其易于实施，微骨折常被用在与大型修复或重建方案不同的场景中。具体来说，矫正半月板缺损的适应证、对线和术后负重并不像其他软骨手术那样严格。目前的证据表明，病变 < 2~3cm²，既往无软骨手术，年龄 < 30 岁的患者可获得最佳结果。股骨髁病变比髌骨处的病变有更好的结果，后者应选择其他方法。

技术

在全身麻醉肌肉适当放松后，进行麻醉下的检查，以确认没有韧带松弛或可能提示半月板损伤的机械症状。患者通常是仰卧位。后方的病变常导致膝关节的过屈强迫体位，这在进行关节镜检查前就可得到解释。

诊断性关节镜检查需要一个标准的三入路系统，包括前内侧、前外侧和可选的近端流出入路。不需要使用止血带，可通过改变关节镜水泵的压力来优化视野。完整的诊断性检查应包括髌上囊、沟（即内侧、外侧）、髁间窝以及髌股和胫股（即内侧、外侧间室）关节。半月板下表面的撕裂可以用刻度探针进行检查。为确认 ACL 和 PCL 的稳定性，髁间窝是必须要探查的。不稳定的软骨病变应进行边缘清创，以形成一个适当稳定的软骨边界，不会形成游离体。最终，干净而稳定的病损区应能提供一个健康、有活力的软骨的垂直表面，以确保适当的血凝块生成和增殖。慢性病变则由于慢性软骨退变、骨质硬化和软骨下增厚而面临独特的技术挑战。在这些情况下，重要的是要建立一个稳定的软骨表面，软骨表面有均匀的点状出血，以确保血凝块易于在上面形成。退行性膝关节也可能需要通过半月板间隙的松解手术来松解前间隙，尤其是在手术的诊断阶段中就发现瘢痕化时，更应如此。通常情况下，当这些都是必须做的手术时，那么这个患者不适合做微骨折术。

微骨折传统上被认为是关节内的终末手术，希望优化骨髓释放和纤维蛋白凝块的形成。有两种重要的工具可被使用。传统方法利用微骨折锥在软骨下骨中形成 2~4mm 深的垂直穿孔。更新的利用微型钻机的技术可减少骨的压实；但却存在热坏死的问题（图 25-2A、B）。使用喜爱的器械行微骨折时，应首先在病变区域周边打孔，在区域中央结束。需要仔细估计好孔之间的距离，

避免出现正好穿透软骨下骨板的骨折（即 2~4mm）。骨折部位通常可见到脂肪滴，而骨的出血可用来测量穿透深度是否合适。一般来说，关节内不放置引流，这是由于担心引流会限制有效的骨髓因子释放，从而影响到纤维蛋白凝块的形成。Cole 及其同事先前曾将纤维软骨凝块描述为"超级血栓"，这是由于骨髓中释放的间充质干细胞在形成纤维软骨结构中具有多潜能性。微骨折区也可以用微粉化的同种异体软骨填充，这有助于作为支架来生成类透明软骨。这种同种异体软骨通常与富血小板血浆混合，可应用于较小的缺损处，然后用纤维蛋白胶密封（图 25-2C、D）。

结果

在文献中有大量讲述微骨折结果的文章，结果各不相同。表 25-1 总结了这些先前研究的结果。

针对微骨折的早期研究都显示出良好的短期结果。

Steadman 和相关详细的临床研究对 24 例接受微骨折术的患者进行了 24 个月的随访。研究中的患者平均年龄 38 岁，受伤时间从 1 天到 10 年不等。作者报道术后 3 年，75% 的患者（152/203）疼痛减轻，19% 的患者疼痛不变，6% 的患者感觉更糟。此外，作者发现术后结果的负面预测因素包括术前关节间隙变窄、年龄 > 30 岁、慢性病变、孤立性缺损和术后未应用持续被动运动（CPM）。本研究的结果不受病变大小的影响，手术存活率（有效率）在 7 年内有小幅下降（4 年 95%，7 年 92%）。

2000 年，Passler 报告了 162 例接受微骨折治疗的患者的主观结果。78% 的接受微骨折治疗的患者报告疼痛减轻，18% 的患者报告没有变化，4% 的患者在平均 4.4 年（范围，3~6 年）时疼痛加重。

虽然早期的结果令人鼓舞，但越来越多的人担心这些结果可能无法维持。Mithoefer 等对 3122 例微骨折手术进行了系统性回顾，并进行了长期随访。作者报告术后的膝关节功能显著改善，术后 24 个月的短期临床改善率为 75%~100%。然而，24 个月后，47%~80% 的患者报告主观功能结果下降。其他研究也证实了长期随访中疗效慢慢变差。最近 Solheim 和他的同事在一项随机对照试验中报告了长期（> 15 年）的结果，他们比较了微骨折和自体软骨马赛克成形术后，发现所有患者在 15 年后都有显著改善。然而，在术后各时间点 Lysholm 膝关节评分方面存在显著性差异，马赛克成形术呈现

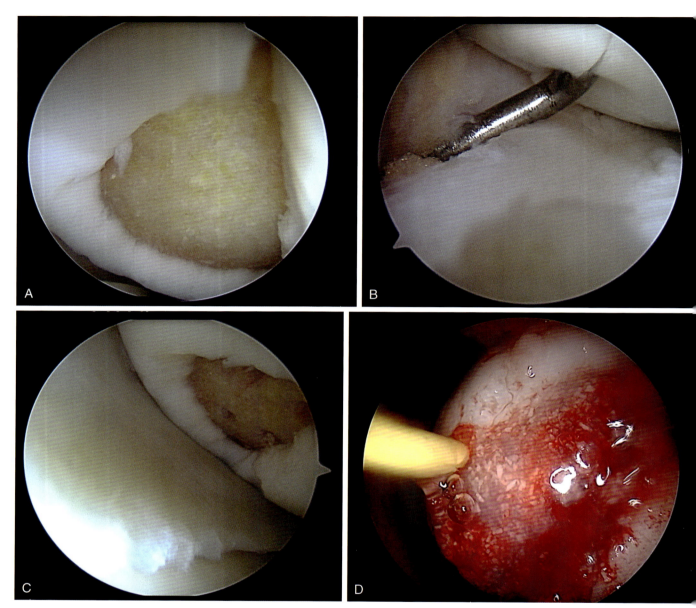

图 25-2 微钻孔和生物软骨在滑车和外侧胫骨平台的应用。A、B. 剥脱性骨软骨炎（OCD）病灶清创，并对骨进行多次微钻孔以释放骨髓成分。C. 富血小板血浆和同种异体软骨的混合物应用于微骨折部位。D. 在填充的缺损表面涂上一层薄薄的纤维蛋白胶

出更好的结果。更高的 BMI（>30kg/m²）、更大的缺损（>2.5cm²）和更高的体力活动水平等患者因素，与微骨折后的预后结果降低相关。Kraeutler 和他的同事对 3 项 1 级研究和 2 项 2 级研究进行了系统性回顾，报告了微骨折或 ACI 后 5 年的结果。作者发现，在术后平均 7 年的疗法失败方面，两组没有差异。此外，研究发现两组患者的 Lysholm 评分、膝关节损伤和骨关节炎转归评分（KOOS）均有改善，但两组之间的改善无显著差异。在诸如美国职业篮球联赛（NBA）等职业运动员中，重返运动方面有很高的失败率（21%）。在这些高水平运动员中，微骨折与运动效率的降低、每场的比赛时间、每场的比赛得分相关。显然，骨髓刺激的诱导产生出的纤维软骨并不能再造出透明关节软骨的自然结构和强度。这使得表面更不耐用，更容易随着时间的推移而磨损，特别是在承受高冲击强度的活动时更是如此。值得注意的是，在最近的随访结果不良的研究中发现，手术是用软骨缺损治疗中有潜在局限性的骨锥和打压技术完成的。目前利用微型钻机的骨髓刺激技术理论上可以使骨的压实减少，这有利于间充质干细胞更多地进入缺损处。未来的研究应该采用随机对照试验和前瞻性研究的

表 25–1　微骨折术后的临床和功能结果

研究	方法	患者数量	评估结果	结果	发现
Dzioba（1 年随访）	钻孔	48	疼痛	69% 无痛；31% 持续疼痛和 / 或渗出	
Rodrigo 等	微骨折	77	病变外观（关节镜复查）	术后应用 CPM 能更好地填充缺损（P=0.003）	填充程度与功能结果无关
Levy 等（1 年随访）	仅清理钙化软骨层	15 名足球运动员	Brittberg 评分系统	6 优，9 良，0 中，0 差	高需求人群
Steadman 等（5 年随访）	微骨折		主观问卷：疼痛，日常生活能力，工作，体育参与	疼痛：改善 75%；20% 不变；5% 变差。ADL 和工作：提高 67%；不变 20%；差 13%。体育：改善 65%	
Blevins 等	微骨折	38 名"高水平"运动员和 140 名休闲运动员	主观问卷：疼痛、肿胀、移位、绞锁。病变外观（二次镜检）	两组术后各项功能指标均明显改善。两组病变分级均有改善（P > 0.05）	伴随诸多相关的诊断和操作
Passler（3~6 年随访）	微骨折	162	主观问卷：疼痛	78% 改善；18% 不变；4% 变差	
Steadman 等（3 年随访）	微骨折	203	主观问卷：疼痛	75% 改善；19% 不变；6% 变差	负面预测因素：年龄 > 30 岁 慢性 孤立缺陷 无 CPM 尺寸 > 300mm² 不是一个负面预测因素

ADL，日常生活活动；CPM，持续被动运动

方法，比较新一代微骨折技术与替代性表面修复技术的长期效果。

骨软骨移植（同种异体 / 自体）

同种异体骨软骨移植（OCA）和自体骨软骨移植系统（OATS）是用于恢复缺损部位固有的骨和软骨结构的手术。OCA 使用供体与关节结构匹配的同种异体骨、软骨和成熟的透明软骨来重建，而 OATS 则需要从膝关节的非承重部分（如滑车的极近端或极内侧 / 外侧或髁间窝外侧）获取骨和软骨，并将其转移到缺损部位，将组织植入局灶性关节缺损处。OCA 通常被认为是一种补救手术，由于破坏了固有的软骨下结构，因此不应作为一线治疗。

这些手术可以用于主要修复大的骨软骨损伤，也可以作为先前软骨修复失败（例如失败的微骨折或 ACI）后的挽救手术。OCA 和 OATS 在重建大面积全层骨软骨缺损的解剖结构方面特别有用，且在创伤后的局灶性病变、软骨下深部骨损伤或 OCD 方面，具有独特的能力。

该手术的理想候选对象是那些髌骨、滑车或股骨髁等单侧病变的患者，且体力需求高，力线居中，BMI 低到正常（图 25-3A）。

对大于 4cm² 的病变，OCA 手术是有用的，供者移植物尽可能与患者的解剖结构相匹配。自体骨软骨移植（OAT）适用于 < 2.5cm² 的病变。由于供区组织有限和相关的供区并发症，OAT 手术仅限用于较小的病变。对于 OA、缺血性坏死、炎性关节病、BMI > 30kg/m² 或年龄 > 45 岁的患者，这些手术是相对禁忌的，在计划对这些人群进行手术干预时必须仔细考虑。

同种异体骨软骨移植术

销钉技术是治疗股骨 OCA 损伤的首选技术。该技术的基本原理是将宿主软骨缺损转变为圆柱形插槽，进一步用同种异体骨软骨栓体将其填充。首先钻入一根垂直于关节曲面的导针，将其置于定位销的中心（图 25-3B）。用扩孔器去除剩余的关节软骨和 3~4mm 的软骨下骨，总深度不超过 8~10mm。移除导针，在移植物的 4

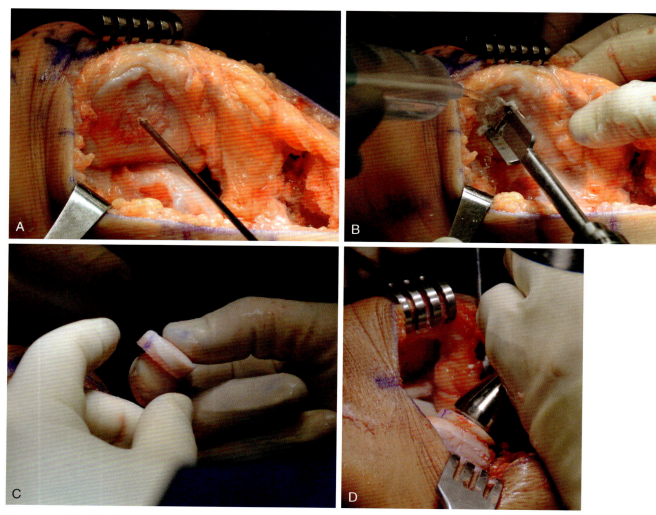

图 25-3 同种异体骨软骨移植。A. 测量缺损，并在缺损中心放置一根导针。B. 宿主组织中的圆柱形插槽是用扩孔器扩到 6~8mm 的深度后形成的。C. 从供体移植物上获取栓体加以修剪以确保与受体部位一致。D. 移植物与周围软骨齐平

个象限进行深度测量。在移植物上标识出来相应的解剖部位，在移植物采集区获取移植物，且垂直于关节面，并与受体部位的解剖轮廓相匹配。多余的部分用锯修整，以确保移植的深度合适（图 25-3C）。植入前须用持续的脉冲灌洗处理移植物以清除具有移植物免疫原性的骨髓成分，这一点非常重要。最后，以线对线的方式徒手压配移植物，这时要特别注意旋转。可以轻轻地夯实移植物，并通过一定的关节运动使移植物完全坐实。要尽可能地避免打压移植物，以保持移植物的活力。需要注意的是，在打压过程中可能会损伤软骨细胞，因此移植物必须在与周围软骨齐平的状态下，非常小心地夯实。一般不需要另行固定；但如果需要，可以在移植物的中心放置一个生物可吸收的加压螺钉（图 25-3D）。

OAT 技术

根据缺损的大小，将一个或多个自体骨软骨组织栓体（即"马赛克成形术"）从非负重关节面转移到软骨缺损区域。可用的供区包括靠近界沟或髁间窝的股骨内髁或外髁。单个移植栓体的最大切取直径为 1cm²；但较大的病损可用多个栓体处理。如果准备这样做，可利用一个小的关节切口，通过调整屈曲 / 伸直角度，从膝关节的同一侧髁上（即内侧 – 内侧、外侧 – 外侧）切取多个栓体。全关节镜技术是可能的；但是，病损的位置、大小和外科医生的偏好 / 舒适度决定了是否需要正式的关节切开术。通常情况下，股骨髁的病变更易通过关节镜卫星入路进行，而髌股关节或胫骨病变较难通过关节

镜进行，可能需要关节小切口。如果可能的话，我们希望通过一个小的侧方切开术获得供体栓体，并将其于关节镜下植入。对于很少做此类手术的医生，作者建议以开放的方式进行手术，以便获得垂直植入。

诊断性关节镜操作是 OAT 的第一步。患者取仰卧位，患肢置于 ACL 腿托中，床脚下垂，使腿部能够轻松地完全伸直和过度弯曲至少 120°。使用大腿定位器有助于控制肢体并保持肢体的位置，这在需要过度屈曲才能进入关节病变的情况下尤其适用。在患肢的大腿上放置一个包裹良好的、不消毒的止血带。对侧的腿被放置在一个碎石术式的护腿支架上，以确保腓总神经得到良好的保护。麻醉下检查并记录四肢的活动范围和韧带稳定性，以便进行比较。患侧腿无菌准备后铺单。一个完整的诊断性关节镜检查操作使用标准的前内侧和前外侧入口。注意力应转向已充分识别并分类了的软骨缺损区。使用关节镜探针来评估病变的边界和稳定性。清理掉任何松动的软骨瓣，并确定其缺损大小。根据所使用的特定系统，选用特定尺寸的套管或测量探针来确定病变的大小。外科医生便可以规划出所需的移植物的数量和大小。用腰穿针定位后制作卫星入路，保证垂直于关节缺损区进入。

一旦确定了所需移植物的大小和数量的计划，就可以在供体部位开始移植物的获取。这可以通过关节镜或小切口术（2~3cm）来完成。我们更推荐通过小切口来获得供区的骨软骨组织。在髌骨外上侧切开小口，用两个拉钩显露出滑车的外上方。目前已经有许多商品化的系统，仅在提取和制作压配植入物的方法上略有不同。一般情况下，根据病损区的大小组装好管状采集拉钩，垂直关节面打入 12~15mm 的深度，取出完整的组织栓体，从而获得移植物。在垂直于关节表面获取移植物是非常重要的，因为它有助于创造出一个界限清晰的垂直壁，从而使供区栓体更适合匹配。测量移植物的深度后将注意力转向受体部位。

这时可能需要重新摆放膝关节的体位，且可能需要另建一个卫星入口，以便能垂直进入受区并钻孔。选取与移植物直径大小相对应的扩孔器，然后将受体孔打到比供区移植物长度短 2mm 的深度。使用电动刨刀或刮匙获得稳定的垂直边缘，这有助于移植物的对合一致。如果使用多个移植物，则每个受体孔之间至少要留出 1~2mm 的骨桥。然后将移植物放置在输送管中，垂直安装在扩好的受体孔内。为了避免软骨细胞损伤，应轻轻

敲击撞击器以压配的方式植入移植物。最终的移植物应与邻近的关节软骨齐平，因为突出的移植物会导致关节接触压力增加。充分清理膝关节内的所有碎屑，以标准的分层缝合方式闭合切口。

OAT 的结果

总的来说，文献中 OAT 的结果通常是好的；然而，最大的局限性在于关节软骨缺损区的大小以及供区的并发症。Braun 等报道病变范围 > 4cm² 时，应用自体骨软骨移植技术在术后 5.5 年显示了良好的临床效果，其他文献则报道了在 8cm² 的病损中也获得了成功。尽管如此，尺寸 < 2cm² 的病损的临床治疗结果更加优越。Lynch 等的系统性回顾显示，术后 6 个月内，607 例患者恢复运动的比率很高，病损 < 2cm² 的患者的治疗效果更佳。Pareek 等 2016 年发表了系统性回顾，包括 10 项研究，共 610 例患者，平均随访 10.2 年。他们发现 72% 的患者的国际膝关节文献委员会（IKDC）和 Lysholm 评分有显著的改善，然而，再手术率达到了 19%。同样，Riboh 等比较了 OAT、微骨折和第二代 ACI 手术的再手术率。他们发现，与 ACI 相比，OAT 的再手术率稍高，但与微骨折相比，再手术率更低。Hangody 等于 2010 年发表的最大型的研究中，描述了 383 例接受自体骨软骨马赛克成形术的运动员，通过近 10 年的随访发现，91% 的股骨髁部病变的结果为好到优，胫骨病变（86%）和髌股病变（74%）的结果稍差。总体而言，OAT 对于一小部分患者（关节内小的孤立病损，力线居中，BMI 正常），仍然是一个可行的选择。然而，供区的并发症仍然是一个主要的缺点。

同种异体骨软骨移植术结果

同种异体骨软骨移植（OCA）主要用于全层骨软骨缺损。总的来说，有很好的证据表明 OCA 有很好的远期成功率，术后 12.3 年 75% 的患者在主观上有所改善，10 年后总的移植物存活率为 85%，OCA 在高活动力的个体中前景良好。Krych 和他的同事报告说，经过 2.5 年的平均随访，职业运动员的总体重返运动率为 80%。同样，Cotter 等报告了自我识别为运动员的患者在术后平均 14 个月时重返运动率为 81.6%。重要的是，OCA 可作为先前失败的软骨干预（即微骨折、ACI、OAT）手术后的高度有效的后续治疗。Gracitelli 及其同事报告说，作为微骨折失败后的翻修手术，接受 OCA 治疗的

患者的 10 年生存率为 86%。他们还报告了在先前软骨手术失败后接受 OCA 治疗的患者的总体满意率为 97%。OCA 可作为一种与其他手术同时进行的解决软骨缺损的有效治疗方法。Saltzman 等报告说，与接受 OCA 的同种异体半月板移植（MAT）的患者相比，接受单独异体半月板移植的患者在预后或生存率方面没有差异。

自体软骨细胞移植

对于尺寸 > 2cm²、深度 > 8mm 的全层可能孤立性软骨缺损的患者，碎片清理、软骨下钻孔、微骨折等技术是不够的，因为这些技术带来的纤维软骨的机械强度低于透明软骨。这些深部的缺损需要同时更换表面软骨和软骨下骨，ACI 可用于形成透明软骨层，并在超过 5 年的随访中被证明取得了良好的效果。该手术通常包括两个阶段，首先在关节镜下采集软骨细胞，并在软骨诱导基质中培养至少 4 周，然后通过二次手术将其植入病变处。

适应证 / 禁忌证

ACI 适用于没有明显 OA 的、至少 2.5~3cm² 的症状性全层软骨损伤患者。虽然大多数研究报告平均缺损区应 < 5cm²，但 ACI 已被用于 10cm² 大小的病变。缺损区可能位于股骨髁、滑车、髌骨或胫骨平台。虽然 ACI 在传统上被看作是适用于年轻患者的治疗方法，但在 45 岁以上的患者中并没有显示出不良的临床结果。ACI 通常不会用于 BMI ≥ 35kg/m² 或严重退行性关节病的患者，这一点非常重要。

ACI 技术有三代。第一代是指向植入缺损处的骨膜瓣下注射软骨细胞，第二代 ACI 技术则使用胶原支架替代了骨膜瓣。目前前两代技术已被第三代 ACI 技术或基质诱导的自体软骨细胞移植（MACI）所取代，后者是指先将培养细胞种植到软骨诱导的 Ⅰ / Ⅲ 型胶原凝胶支架上，然后在手术时植入。一些第三代 ACI 技术最近采用了一步到位的方法，它们采用了同种异体胎儿软骨细胞，从而减少了供区的并发症；然而，目前美国并没有批准使用这一技术。

手术入路 / 初次活检

首先通过一个前外侧入口，进行诊断性关节镜检查，以评估所有的关节表面、半月板和游离体。用刨削刀清理病损区域后，测量缺损大小，于关节镜下从髁间窝内获取 200~300g 软骨并送至实验室进行扩增。通过酶消化组织后，释放出软骨细胞，在软骨诱导基质中扩增细胞，至少 4 周，便能获得 1500 万 ~2000 万个细胞计数。

植入

采用髌骨内侧或外侧入路，显露出对应的软骨损伤区（图 25-4A）。用新的 15 号手术刀或锋利的环形刮匙将软骨缺损区的周围受损软骨进行清理，直至软骨下骨板的水平，但不能进入软骨下骨板内（图 25-4B）。最后应形成一个有垂直壁的缺损区，它能够更好地分散损伤区的应力，并能贮存植入的细胞。然后，使用无菌尺或锡箔测量缺损区的大小，用来精确地切割出所需的薄膜尺寸和形状。也可以用一个定制的卵形切割器来清创，准备适当尺寸的膜（图 25-4C），以确保线对线的适配和最小限度的组织处理。最后，用少量的纤维蛋白胶固定支架，并用 6-0 Vicryl 线加强，细胞接种侧面向软骨下骨（图 25-4D）。胶水固化后，立即活动膝关节，以检查植入物是否存在严重的不稳定。然后分层关闭切口，并在膝关节敷上柔软的无菌敷料。

"三明治"技术

ACI "三明治" 技术首先由 Jones 和 Peterson 发明，包括在软骨下骨中进行自体骨移植，然后将细胞放置在两层 Ⅰ / Ⅲ 型胶原之间，用 8mm 的高速钻将缺损处显露出健康的骨骼，为了加强自体骨移植部位的血液供应，用一根克氏针在缺损底部的多个部位钻孔。一旦将自体骨芯放入准备好的缺损处，将纤维蛋白胶涂在植骨块表面，第一层胶原层位于纤维蛋白胶层上。最后，将第二层胶原细胞层缝合并粘在表面，然后将培养的软骨细胞注入两层胶原膜之间，从而完成 ACI "三明治" 手术。

结果

已经有大量的研究发现，MACI 可获得良好的临床结果，但在重返运动和竞技水平的恢复方面有较大的差异。Ebert 等报告了 MACI 术后 5 年，可显著改善临床结果，患者术后膝痛的缓解满意率为 98%，MRI 上的软骨缺损填充优良率为 89%。在一项前瞻性随机研究中，Bartlett 等将 MACI 与 ACI 进行了比较，发现两种治疗方法均能改善改良辛辛那提膝关节评分、国际软骨修复学会（ICRS）评分和视觉模拟评分（VAS）评分，并在

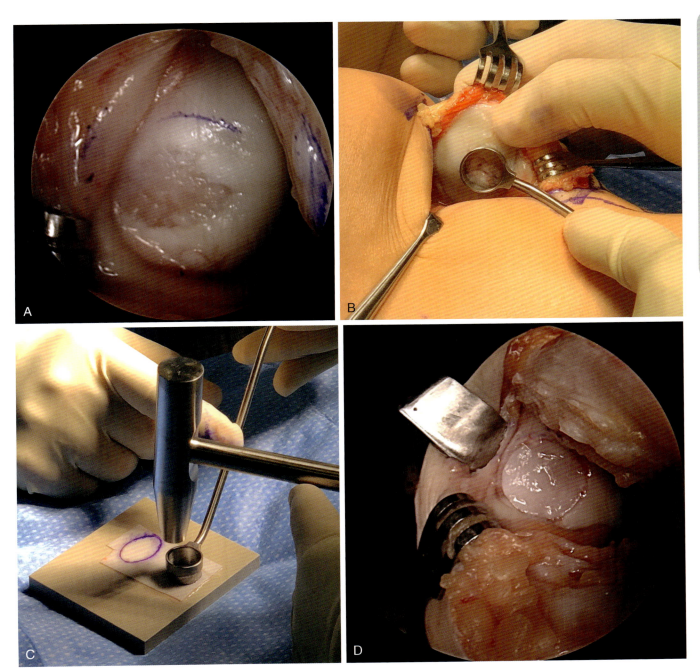

图 25-4　基质诱导的自体软骨细胞植入髌骨和股骨外髁。A. 对病变进行识别和测量。B. 使用环形刮匙和大小测定器清理并测量缺损的面积。C. 圆片是用来最大限度地减少缺损的。D. 纤维蛋白胶是用来辅助植入物固定的

1 年随访中通过活检发现了伴或不伴纤维软骨的透明软骨。Ventura 等报道了 53 例孤立性或多发性 2~10cm² 骨软骨病变患者，在接受 MACI 治疗后，通过 2 年的随访发现有显著改善，88% 的患者在 MRI 上发现其与周围天然软骨完全整合。

据 Niemeyer 报告，尽管患者的运动持续时间和术后每周的运动次数显著减少，但重返运动率可高达 73.1%。尽管只有 31% 的患者能够恢复到以前的竞争水平或工作强度，但活动水平与缺损的位置和大小无关，这使 ACI 有望应用在大中型的软骨缺损的治疗中。Zaffagnini 等记录了接受 MACI 治疗的患者的长期结果，随访 10 年后，64.5% 的运动员能恢复到竞技水平，58.1% 的患者恢复到伤前的运动水平，有无既往手术史是患者是否能恢复到先前水平的最重要影响因素。因此，虽然 MACI 可以在普通患者中获得良好的结果，但很难恢复运动员的高需求的活动水平。BMI 高、退行性

疾病、老龄化等因素，都会降低重返运动率。

许多研究对骨髓刺激术和 MACI 的疗效进行了比较研究。Kon 等对 ACI 和微骨折进行了比较研究，随访 2~5 年后发现微骨折组的临床结果和运动活动出现了慢性退化，而 ACI 组则保持不变。尽管 MACI 组术后康复和恢复通常比微骨折慢，但最近的研究表明功能结果和移植物愈合，如果不是更高的话，与接受体重控制和康复方案的患者是一致的。

MACI 术后并发症的发生率为 0~6.3%，其中最常见的问题是移植物的肥大。由于 MACI 的并发症发生率低，且患者的结果显著改善，因此对于中大面积的软骨缺损患者，很有吸引力。虽然 MACI 在长达 10 年的随访中取得了令人鼓舞的结果，但它并不是所有软骨病变的最终治疗方法。对于那些有大面积全层症状性软骨损伤的患者，了解期望值和活动水平，以及其他术前因素，是确定是否使用 ACI 的至关重要的因素。

伴随手术

关节软骨缺损患者常有多因素的病理改变，如韧带不稳、半月板损伤或对线不良。不对这些异常状况进行纠正，会加剧现有的软骨缺损状态，并导致软骨修复手术后的不良结果。因此，必须进行全面的物理检查和诊断成像，以确定综合病理。为了避免延长康复进程，应在软骨手术时进行相应的矫正手术，从而优化软骨修复后环境的生物力学和稳定性。

同种异体半月板移植术

半月板在胫股关节中起着多方面的作用，有助于维持稳定性、负荷传递以及本体感觉。健康的半月板对预防 OA 至关重要，半月板切除后，与对侧膝相比，OA 的发生风险会增加 4~5 倍，后期膝关节置换的风险增加了 132 倍。因此，在内侧或外侧半月板基本缺失和出现症状的软骨病变患者中，治疗应着重通过同时进行同种异体半月板移植（MAT）来恢复这两种缺陷。如果进行了伴随的 MAT 手术，为了保护异体半月板，8 周内必须避免胫骨的旋转，这时就必须注意调整康复的方案。

对线不良（DFO/HTO）和轨迹不良（TTO）

传统上认为，膝关节在生理条件下处于内翻 3°~4° 的位置，内侧间室承担大约 60% 的承重力。因此，任何程度的内翻畸形都会增加内侧半月板 /MFC 上的负荷，外翻畸形则会导致相反的结果。这种增加的负荷可能导致半月板和软骨损伤，增加退行性关节疾病的风险。可使用标准的负重位射线照片系列和下肢力线片来确认是否存在对线不良。在接受 OCA 和 / 或 MAT 的患者中，如果机械轴在手术侧的同一间室中穿过，则应同时进行矫正手术。一般适应证包括年龄 < 60 岁，韧带状态正常，单侧骨关节炎。在这位资深作者的实践中，超过 5° 的对线不良需要进行外科手术矫正，即内翻畸形用内侧开放楔形胫骨高位截骨术治疗，外翻畸形用外侧开放楔形股骨远端截骨术矫正。

生物力学数据显示，截骨术可有效降低膝关节内侧间室的峰值压力，从居中到 3° 内翻位时可最大限度地降低压力。Bode 等通过比较 1°~5° 内翻和伴随的关节软骨缺损的患者的结果，研究对线不良对软骨修复手术的影响。结果发现，接受 HTO/ACI 联合治疗的患者在 6 年的随访中有较高的生存率、较低的再手术率和更好的临床结果，因此显示在软骨手术中恢复正常生物力学环境的重要性。

结论

在当今运动员群体如此庞大的情况下，软骨缺损是一种需要及时诊断和治疗的重要病理学改变。有许多手术和非手术技术可用于治疗软骨缺损，以及在选择治疗方式之前应考虑的重要因素，包括病变的大小和等级、患者的特定需求、韧带稳定性、对线方式，以及病变的位置和稳定性。一个稳定的病变可以通过简单的活动中断或非负重状态来处理，而不稳定和大的病变可能需要进行 MACI、OCA 或 OAT。不管病变如何，关键是要将患者的期望与综合病史和检查结果相结合，以确定最佳治疗方案。

（王胜群　柴伟翻译；时志斌校对）

参考文献

第 26 章

股骨和胫骨截骨术治疗退行性膝关节病

Stephanie Swensen, MD | Niv Marom, MD | Scott A. Rodeo, MD

引言

治疗年轻而高活跃患者的膝关节退行性骨关节炎（OA），一直富有挑战性。由于下肢内外翻畸形的存在，该患者人群中软骨退行性变通常与膝关节内侧或外侧间室压力升高有关。重新调整力线的股骨远端和胫骨近端的截骨术能卸载受累间室的压力，从而避免软骨发生进一步退变并改善疼痛。尽管膝关节置换术的使用率在不断提高，但较高的早期翻修率和难以恢复高负荷活动能力的风险，限制了全膝关节置换术在年轻患者人群中的使用。由于截骨术可以保留自身的关节，而且可能更有助于恢复到高水平的活动和工作能力，作为一种令人向往的膝关节置换术的替代方案，近年来重新受到了人们的关注。此外，膝关节周围截骨术还可以与各种韧带重建术、半月板和软骨修复手术联合使用，从而提高这些手术的成功率。

治疗退行性膝关节病时，最常用到两种截骨术：处理内翻畸形的胫骨近端截骨术（"胫骨高位截骨术"，HTO），处理外翻畸形的股骨远端截骨术（DFO）。技术和固定装置的进步不断改善了术后的功能结果。本章的目的是回顾各种截骨术治疗退行性膝关节病或软骨修复/重建手术中调整力线时，其适应证、术前规划以及不断发展的外科技术。

患者选择

要想在截骨术中获得理想的疗效，选择适当的患者是至关重要的。尽管股骨和胫骨截骨术的具体适应证有所不同，但在进行截骨术时都要考虑一下患者的一般特征。理想的患者应该是相对年轻（<60岁）、有活力、不吸烟的，且膝关节仅存在局部疼痛；患者必须能够耐受平均6个月的术后恢复期并能够依从于康复方案。目前公认的截骨术的禁忌证包括炎性关节炎，严重的三间室骨关节炎，多平面韧带不稳，重度关节畸形和重度骨质流失。前交叉韧带（ACL）或后交叉韧带（PCL）功能不全不属于绝对禁忌证，因为这些韧带缺陷可以通过截骨术同时解决。

截骨术的患者选择中，肥胖的影响一直备受争议。肥胖的定义是标准体重的 1.32 倍以上，身体质量指数（BMI）> 30kg/m^2。多项研究表明，肥胖与下肢截骨术后的不佳疗效之间存在着相关性。Coventry 等报道，肥胖患者 HTO 术后 5 年和 10 年可靠率仅为 38% 和 19%，而平均体重患者的可靠率分别为 90% 和 65%。Liska 等的最新研究表明，吸烟者和 BMI > 30kg/m^2 的 DFO 术后患者的骨不连发生率明显更高。但另一些作者却认为，相对于肥胖患者膝关节置换术后更高的并发症发生率，截骨术显得更可取一些。

是否进行截骨术时应该考虑到每一位患者的个人情况。必须向患者告知其相关的特别风险，并使其总体的健康状况得到优化。

病史和体格检查

医生应该对所有准备施行截骨术的患者都进行周密的病史和体格检查。退行性关节病中的疼痛发作通常是隐性的。应注意膝关节外伤史和手术史。若发现冠状位和矢状位畸形，那么通常会伴有半月板、韧带或软骨损伤。一般情况下，患者应该能够指出疼痛的具体间室，而在发生弥漫性膝关节疼痛时应怀疑骨关节炎涉及了多个间室。另外，任何主观的不稳定性感觉可能是韧带慢性损伤所致。医生应该评估患者当前的活动水平和对所建议的手术的总体期望值。

体格检查应从整体检查开始，并对冠状面、矢状面和旋转对线进行仔细评估。关节线的触诊可能会引起受累间室的压痛。膝关节活动范围的评估也至关重要。> 15° 的屈曲挛缩和 < 90° 的膝关节屈曲活动是截骨术的相对禁忌证。韧带检查对于确定交叉韧带功能缺陷，内翻或外翻松弛以及是否有固定畸形方面非常重要。术

前步态评估是鉴别动态内翻或外翻畸形的关键。一些研究发现，HTO 有可能改变步态的力学机制，因此建议对术前步态存在膝关节内收力矩过大以及相关的膝外侧突（Lateral Thrust）增加的患者的机械轴进行过度矫正，以改善预后。完整的体格检查还应包括评估可能导致膝关节疼痛的髋部和脊柱病变，以及神经血管状态。

影像学

退行性膝关节病的影像学评估包括负重的膝关节前后位、侧位和髌骨影像。膝关节屈曲 45° 后前位负重 X 线片（Rosenberg）有助于识别胫股间室后部的早期骨关节炎改变，因为与标准的完全伸直的前后位 X 线片相比，前者在检测早期胫股内侧或外侧间室改变方面具有更高的敏感性。应密切观察 X 线片所示是否有细微的关节间隙变窄、骨赘，以及软骨下骨形态和关节面几何形态的早期变化。我们考虑应用 HTO 来卸载退行性膝关节内侧间室压力时，也应仔细评估外侧间室，这对确保手术后的最佳结果非常重要。同样，当计划行内翻截骨术来卸载外翻膝时，应仔细检查内侧间室。侧位片有助于检查胫骨的后倾，尤其是在交叉韧带缺陷时更应如此。此外，考虑到 HTO 术后存在低位髌骨的风险，应在侧位片上评估髌骨的高度。下肢髋关节到踝关节的全长位片有助于测量肢体机械轴和畸形程度，以协助手术前的规划。

先进的影像学检查可以用来识别出伴随的关节内病变，并进一步发现关节软骨和半月板的状态。MRI 是 X 线片之外的一个有用的辅助检查手段，它可以通过显示软骨下骨水肿、软骨下骨几何形状和结构的早期变化以及关节软骨状态来描绘出骨关节炎的进展。计算机断层扫描（CT）可用于评估肢体旋转对线不良。然而，这些先进的影像学检查方式非常昂贵，而且显著增加了与 CT 相关的影像学风险。

术前准备

要找到最理想的矫正截骨术，明确退行性膝关节病的畸形特点是至关重要的。外科医生必须要首先确定畸形的位置、方向和大小。通过测量站立位片的下肢机械轴和解剖轴，可分析出膝关节力线。通过从股骨头中心到距骨中心的直线可测量膝关节的负重力线，正常对线的膝关节中，它从距离胫骨近端内缘 48%~62.5% 的点穿过胫骨平台。我们可以根据膝关节的中心相对于负重

线的位置来确定畸形的种类（图 26-1）。

截骨术的施行位置通常是根据消除关节线倾斜的原则而确定的。通常用 HTO 来治疗伴有内侧间室磨损的内翻畸形，而外翻畸形则用 DFO 处理来减轻外侧间室的负担。然而，施行截骨术的最佳位置和类型最终还是要取决于患者的个体特征和畸形程度。确定畸形究竟是在胫骨侧还是股骨侧是极其重要的，因为这决定了截骨的部位。股骨远端外侧机械角和胫骨近端内侧角的测量可以准确地确定出畸形的部位（图 26-2）。例如，外翻畸形通常在股骨侧进行矫正，因为它与股骨外髁发育不良有关，但 Eberbach 等在 420 例外翻畸形患者的站立位下肢 X 线片上测量了冠状位对线后发现，41% 的外翻畸形是源于胫骨的，24% 是源于股骨的，27% 是胫骨和股骨共同作用的，9% 是关节内 / 韧带因素的，这意味着可能需要在胫骨侧进行内翻截骨术，或进行双平面截骨来消除关节线的倾斜。严重的冠状面畸形（> 10°~15°）通常需要胫骨和股骨联合截骨以消除关节线的倾斜。Schroter 和他的同事使用双平面截骨术治疗严重内翻性骨关节炎（平均 11°），疗效很好，同时看到了关节线的恢复和改善的角度测量。

对于内翻和外翻畸形，开放楔形截骨术是目前文献中首选的技术，开放楔形截骨技术具有理论上的优势，它可以通过简化了的一次切骨手术操作，从而更好地控制矫正程度。其潜在的缺点是存在骨的延迟愈合或不愈合风险。对于吸烟和肥胖等可能增加骨不连风险的共病患者而言，闭合楔形截骨术被认为是一种更有优势的技术。闭合楔形截骨术的另一个优势是能够比开放楔形截骨术更早负重；然而，随着能让两种技术都能更早负重的新型内植物的开发，这些差异现已逐渐消失。闭合楔形截骨术的缺点包括骨丢失和技术上实现精确的角度矫正时遇到的挑战。

胫骨高位截骨术
适应证

HTO 的主要适应证是伴有内翻畸形的症状性内侧间室骨关节炎。外侧闭合楔形 HTO 最初由 Coventry 在 20 世纪 60 年代推广，并显示出良好的长期功能结果。内侧开放楔形 HTO 在过去的几十年内也被越来越多地接受，并获得了同样成功的结果。此外，该技术避免了暴露小腿外侧以及与暴露腓神经、胫腓关节破坏、腓骨截骨术和前间室切开等操作相关的风险。内侧开放楔形

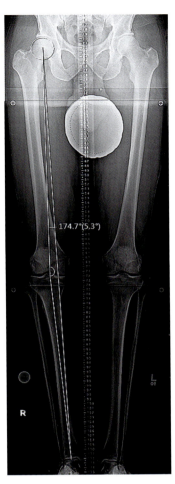

图 26-1　站立前后位（AP 位）X 线片。右下肢机械肢体轴落在膝关节的内侧间室，与内翻畸形相关。根据各长骨的机械轴，测量出内翻角度为 5.3°

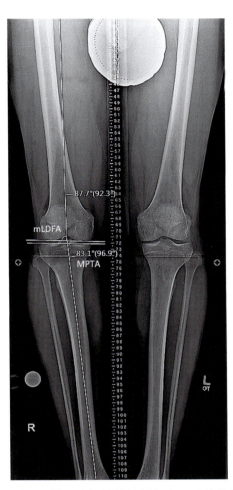

图 26-2　测量股骨远端机械轴外侧角 (mLDFA) 和胫骨近端内侧角 (MPTA) 以确定畸形的来源。本例中，MPTA 低于正常范围 (85°~90°)，表明胫骨内翻

HTO 确实存在着较高的骨不愈合率、髌骨下移和胫骨后倾增大的潜在缺点。当需要矫正的度数超过 10°~15°时，由于已超过了标准的开放或闭合楔形截骨术的上限，可以考虑使用穹隆形胫骨截骨术。还可以考虑使用一种从胫骨前近端到胫骨后远端进行冠状面切骨的冠状面截骨术。这种截骨术从胫骨结节的近端开始。内翻和外翻矫正都可以通过冠状面切割完成，同时进行腓骨截骨手术以达到矫正的目的。

矫正程度

　　胫骨截骨术的畸形矫正计划以负重位 X 线片上的下肢测量为基础，近年来随着新技术的发展而不断发展起来。总体目标是将机械轴横移到膝关节中心，以减轻退变的内侧间室的压力。一般来说，相比于更严重的内侧间室骨关节炎时进行的截骨术，同期进行软骨修复或内侧半月板移植时矫正术应该更加温和一些。

　　Dugdale 和 Colleauges 等描述了一种测量矫正角的方法，该方法既可用于外侧闭合楔形 HTO，又可用于内侧开放楔形 HTO 技术。该方法包括确认胫骨平台上距离内侧皮质 62.5% 的参考点。然后从该点画直线到股骨头中心，并从该点画第二条线到脚踝中心。这两条线的交点是矫正角，也称为 α 角（图 26-3）。矫正角与胫骨内侧皮质截骨后的牵张量成正比。术中精确测量角度并非易事，相反，开放或闭合楔形底部的高度却是可以测量的。楔形高度的计算方法是截骨水平处的胫骨宽度乘以所需矫正角度的正切。作为一个粗略的指导，1° 矫正通常相当于大约 1mm 的张开距离。

　　该计算方法既可用于开放楔形截骨术，也可用于闭合楔形截骨术。

　　在计划矫正角度时，也要考虑到韧带性的不稳定。内翻韧带不稳定需要额外矫正 2°~3° 以矫正关节内的内翻畸形。在存在前方不稳定和 ACL 缺乏的情况下，可

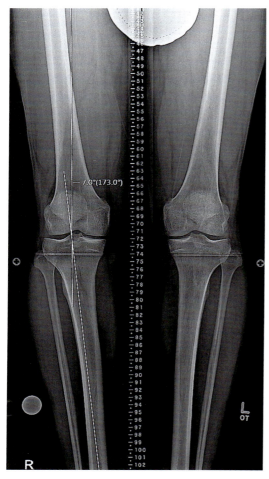

图 26-3 计算矫正角。该方法涉及识别胫骨平台上的参考点，该参考点距离内侧皮质 62.5%。然后，从该点到股骨头中心绘制一条线，从该点到脚踝中心绘制第二条线。这两条线的交点是矫正角，也称为 α 角

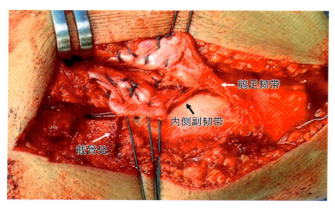

图 26-4 截骨处附近的鹅足韧带和内侧副韧带 (MCL)

以减少胫骨后倾以恢复对线并可能改善稳定性而无须重建 ACL。同理，在 PCL 功能不全的情况下进行 HTO 时，可以增加胫骨后倾，以潜在地减少后方不稳定。在同期重建 ACL 或 PCL 时，也要考虑到胫骨后倾的改变。生物力学研究表明，胫骨后倾增加会导致 ACL 植入物受

力增加，而随着胫骨后倾减小（变平），PCL 植入物受力则会增加。

大量的技术进步发展了术前计划 HTO 矫正的新方法。最近已经开发了使用数字图像的计算机术前计划软件程序。这些程序表现出了与真实尺寸的纸张模板方法一样的极好的可靠性和良好的一致性。

新技术还开发了新的术中评估方法来评估是否达到了术前计划的矫正角。传统的矫正角度评估方法是在术中使用力线杆或线缆和透视来确定是否对准。这些方法下的术中矫正评估需要多次的透视，不仅增加了放射线暴露，还存在着很高的可变性和测量误差。Kim 和他的同事评估了三维（3D）打印模型在开放楔形 HTO 手术中的实用性。基于术前 CT 的模型可对畸形进行 3D 评估，并随后进行矫正。然后将打印出的 3D 截骨楔形块用作术中引导，以获得所希望的矫正角度。作者使用 3D 打印模型对目标点进行精确校正后，获得了满意的结果。以类似的方式，衍生出了针对患者的截骨指南。人们还开发了计算机辅助导航技术，用来改善 HTO 的准确性、精密度和可靠性。最近一项 Meta 分析表明，导航式 HTO 与传统 HTO 治疗膝内翻骨关节炎的疗效比较显示，导航式 HTO 可提高力线矫正的准确性和精确度。然而作者指出，两组之间的临床结果没有差异。

手术操作

内侧开放楔形截骨术

一个标准的内侧开放楔形截骨术，需要一个大约 5cm 的纵向切口，切口从关节线下 1cm 延伸到胫骨结节的内侧边缘。切开缝匠肌筋膜，识别鹅足（PES）肌腱，然后将其掀起成为 L 形皮瓣或向远端牵开。远端浅层内侧副韧带（MCL）既可以从胫骨内侧骨膜下剥离，也可以在截骨处切开（图 26-4）。一项生物力学研究表明，采用内侧开放楔形 HTO 进行骨性外翻矫正，内侧间室的压力会升高，完全松解 MCL 才可以将其降低。

显露胫骨后内侧皮质，分离至胫腓关节后内侧，注意保护神经血管结构。在前方，识别髌腱并用牵开器保护。获得充分的暴露后，就可以使用多种新开发出的夹具和导向器来测量和截取所需的角度。传统的矫正通常以导针为模板。第一根导针对准腓骨头，在胫骨结节近缘水平从胫骨前内侧缘插入。第二根导针从第一根导针的后方插入，以确定截骨平面的矢状位夹角。该导针放置的位置越高，胫骨的后倾角就越小。

随后，沿着先前放置的导针水平，用摆锯在胫骨的前内侧皮质开始截骨。用骨刀一直截到距离胫骨外侧皮质 1cm 的位置。骨刀的尖端距外侧胫骨平台的距离应是距胫骨外侧皮质距离的 1.25 倍，这样才可将医源性骨折的风险降至最低。完成截骨后，施加一个温和的外翻应力将其打开。将叠加的骨刀或校准过的楔形块打入截骨部位，以达到所需的矫正角度。透视评估力线后，用标准的 HTO 钢板和螺钉来固定截骨处。

外侧闭合楔形截骨术

外侧闭合楔形截骨术是一种相对简单的手术，需要对胫骨近端外侧进行更广泛的剥离。在胫骨近端做前外侧切口，通常呈倒 L 形，水平支正好在关节线的远侧。从胫骨近端外侧的骨膜下掀起前间室的肌肉。牵开器从前方保护髌腱。

为了避免腓骨造成的拴系效应，必须对上胫腓关节施行松解截骨术。有 3 种可选的方法：破坏胫腓关节，腓骨头的截骨和切除，或在截骨平面的远端任意一点进行腓骨干截骨以缩短腓骨。剥离腓骨近端时有潜在的损伤腓总神经的危险。保持膝关节屈曲位可以使神经落向后下方，从而提供一定程度的安全性。破坏上胫腓关节的方法有利于降低损伤腓总神经的风险；然而，该技术可导致腓骨的上移和继发的外侧不稳定。腓骨近端头颈部截骨术通常是首选方法，人们发展出了多种的骨切除技术，可保留腓骨头的后方皮质从而保护腓总神经。腓骨干截骨术会合并多种神经血管并发症，但在腓骨干近端 20mm 内的截骨已被证明是一个相对安全的区域。

在处理完上胫腓关节后，同样用两根导针作为模板来进行截骨术。第一根导针与胫骨关节面方向平行，置于关节线下方 2~2.5mm 处。第二根导针以测量好的矫正角度放置在第一根导针的远侧。倾斜角度前进至胫骨内侧皮质处并与第一根导针相交。摆锯和骨刀切除掉所需的骨量后，在胫骨内侧皮质上截骨线的深处钻孔，以降低此处的应力。随后去除楔形骨块；施加外翻应力以压缩截骨处，然后用钢板固定。

穹隆截骨术

胫骨穹隆截骨术常用于矫正较大的畸形（＞20°）。这是一种具有技术挑战性的手术，需要使用外固定架来稳定截骨处。需要在倒 U 形的截骨面中截骨，在畸形的中心进行矫正。用斯氏钉或专门的导向器标记出所需的矫正角，开始时先从前方向后方排列钻孔。最后通过骨刀完成截骨，这时要注意保护好后方的神经血管结构。

该技术有利于缓解髌股关节疾病，因为它可以使结节向前平移，从而保持髌骨高度。此外，它还可以使腿的长度保持不变，并可在手术后调整力线。这种截骨术的缺点是复杂手术导致的手术时间增加，以及与外固定装置相关的钉道感染等其他并发症。

固定

胫骨截骨术中固定内侧开放楔形和外侧闭合楔形胫骨截骨术的方法仍在不断发展，并且在当前的文献中还在争论不休。在历史上，胫骨截骨术是通过石膏固定而不是内固定来固定的。石膏带来了长时间制动的并发症，如关节僵硬和肌肉萎缩，这进一步加重了先前存在的膝关节问题。外科医生最终不再使用石膏，转而使用了可维持矫正力线且允许早期活动的内固定装置。

Coventry 及其同事描述了使用门形钉固定外侧闭合楔形 HTO 的方法。这种内固定的形式应该增加支具的辅助支撑，以进一步稳定结构。门形钉需要依靠外侧闭合楔形截骨术的完整的内侧合页才能发挥作用。

钢板和螺钉的坚强内固定已经成为稳定内侧开放楔形 HTO 和外侧闭合楔形 HTO 的首选方法（图 26-5）。除穹隆截骨外，研究表明钢板在胫骨截骨手术中优于外固定装置。钢板固定可以维持矫正，并允许早期活动范围和部分负重。生物力学研究发现，与传统钢板相比，锁定钢板的刚度明显更高，截骨矫正度数丢失也更少。

聚醚醚酮（PEEK）植入物是最近发展起来的一种植入物，越来越多地用于内侧开放楔形 HTO。这种植入物切迹较低，弹性模量更接近皮质骨。此外，PEEK 材料可以被钻穿，从而更容易进行韧带重建和随后的全膝关节置换术（TKA）。这种植入物也是放射透明的，在 MRI 上不会产生伪影。早期的报道表明 PEEK 植入物改变矢状面倾斜度的能力有限，并且没有足够的刚度来维持较大的矫正。然而，最近的一项多中心研究比较了金属植入物和 PEEK 植入物在内侧开放楔形 HTO 中的应用，结果表明，这两种植入物在获得和维持畸形矫正方面都很有效，5 年内总的无关节置换生存率为 88%，金属植入物的内固定拆除率更高。

临床结果

内侧开放楔形 HTO 和外侧闭合楔形 HTO 治疗退行

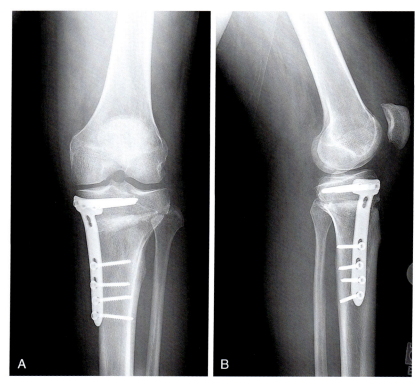

图 26-5 胫骨开放楔形截骨术后锁定钢板固定，前后位片（A）和侧位片（B）

性膝关节内翻畸形的临床疗效都是优良的。在 < 50 岁、术前膝关节屈曲 > 120° 的患者中，闭合楔形 HTO 的 5 年生存率为 95%，15 年生存率为 60%。类似地，Hantes 等发现，内侧开放楔形 HTO 术后 12 年生存率为 95%，OA 无明显的影像学进展。Nerhus 和他的同事进行了一项前瞻性、随机对照试验，比较了闭合楔形 HTO 和开放楔形 HTO，并报告了两种技术之间的临床结果评分没有显著差异。一项为期 6 年的随访随机对照试验比较了闭合楔形 HTO 和开放楔形 HTO，也发现两组患者在疼痛或功能结果上没有差异。然而，开放楔形组的并发症发生率较高（38%：9%），闭合楔形组有 22% 的患者需要在 6 年内改用 TKA，而开放楔形组仅为 8%。一项比较开放楔形组和闭合楔形组的影像学结果的研究显示，两种技术在胫骨后倾角和腿的长度变化方面有显著差异。闭合楔形组平均后倾角降低 2.5°，而开放楔形组无明显变化。闭合楔形 HTO 的腿的平均长度减少 5.7mm，而开放楔形 HTO 增加 3.1mm。

HTO 术后不成功的结果往往与不准确的手术计划和技术有关。负重力线的矫正不足导致了内侧间室的退行性变进展，而过度矫正可能会导致外侧间室的渐进性磨损退变。最近的一项有限元模型研究表明，将负重轴矫正为胫骨宽度的 55%（外翻 1.7°~1.9°）是分配内外侧间室压力的最佳方式。

并发症

在文献中，因手术方法而异，HTO 术后的并发症发生率为 2%~55%。外侧闭合楔形 HTO 与腓神经损伤、前间室综合征、腓骨截骨不愈合、外侧副韧带功能不全和胫骨内侧皮质骨折相关。内侧开放楔形 HTO 的并发症包括内固定刺激（高达 40%）、内固定失败、MCL 损伤、外侧皮质骨折、胫骨平台骨折和骨不连。Han 等研究了使用锁定钢板的内侧开放楔形截骨术的相关并发症。他们指出，30.6% 的并发症发生在术中，40.3% 的并发症发生在术后 3 个月内。研究中最常见的并发症是无移位的胫骨外侧合页骨折（12%）。

股骨远端截骨术

适应证

DFO 的主要适应证是疼痛性外侧间室退行性疾病和外翻对线不良。内侧闭合楔形胫骨近端截骨术被认为是矫正外翻畸形的另一种选择。然而，对于较大的畸形（> 12°）不应进行胫骨截骨，因为它们可能导致胫股关节线倾斜。此外，冠状面的胫股关节上外侧倾斜不能通过胫骨截骨术来矫正。DFO 能够在不影响胫股关节稳定性的情况下矫正复杂的外翻畸形。

矫正程度

与内翻畸形的 HTO 治疗相似，外翻畸形的矫正程度是根据下肢全长位片的测量结果来确定的。Dugdale 最初描述的方法通常用于确定矫正程度，膝关节的负重线为从胫骨内侧皮质起的平台宽度的 48%~50%。从股骨头中心到计划的负重线绘制一条线，然后从胫骨远端关节面中心到负重线绘制第二条线，两条直线相交的角度即为矫正角。

理想的矫正程度在文献中一直存在争议。与 HTO 不同的是，传统上不鼓励过度矫正畸形。之前的作者曾建议在机械轴和解剖轴之间产生 0°~2° 的差值。然而，最近的生物力学研究表明过度矫正可能更有益。在一项尸体研究中，Quirno 等发现，随着矫正角度的增加，外侧间室在完全伸直状态下逐渐卸载，建议将截骨过度矫正 5°，使外侧间室恢复到接近正常的接触压力。Wylie 等研究了 DFO 对从完全伸直到屈曲 75° 的胫股接触压力的影响。结果表明，当膝关节处于完全伸直状态时，DFO 对外侧间室压力的卸载效应最大，并且会一直持续到膝关节屈曲到更低的角度。

手术技术

内侧闭合楔形截骨术

内侧闭合楔形截骨术是最早、最常用的 DFO 技术之一。该手术具有降低骨不连风险的优点，而且该手术入路的内侧部分可以很容易地扩展到后续的 TKA 中。然而，内侧闭合楔形截骨术需要两个截骨切口，因此增加了技术复杂性。

McDermott 及其同事首次报道了内侧闭合楔形 DFO 技术。手术需要做一个 10~15cm 的正中切口。内侧皮瓣形成后，股内侧肌向前内牵拉以暴露股骨内髁。必须注意在该区域进行骨膜下解剖，以避免损伤内收肌管内的血管。在内收肌结节的近端做一个小的关节切开术，以显示髁间窝和关节线。然后平行于股骨远端关节面，于膝关节屈曲 90° 位，在关节面近端 1cm 处从内到外放置一根导针。第二根导针插在第一根导针近端约 2cm 处，以便于刀板凿的进入。在凿子近端 1cm 处做闭合楔形截骨术。从内侧到外侧植入汇聚导针，以标记计划的截骨程度。摆锯切割两个截骨切口后，90° 的刀钢板沿股骨内侧皮质使用以稳定矫正。

外侧开放截骨术

由于技术简单和术中精度提高，外侧开放楔形 DFO 手术越来越多。该技术还避免了股内侧神经血管结构损伤风险。外侧钢板固定还有作为张力带的力学优势。

外侧开放楔形 DFO 是通过股骨远端外侧 10~15cm 的纵向切口进行的，从外上髁下方约 2 指宽开始，向近端延伸。切开髂胫束，将股外侧肌从外侧肌间隔处分离出来，使其向前牵开，与内侧开口楔形 DFO 相反，该手术不需要切开关节。暴露股骨远端外侧皮质并保护好神经血管结构后，将一根导针放置在外上髁上方约 3 指宽处，从近端到远端朝向内上髁倾斜 20°。另外平行于关节线放置第二根导针以供参考。截骨以第一根导针作为模板，首先用摆锯，然后用截骨刀完成截骨，内侧保留 1cm 皮质作为合页。施加温和的内翻应力使截骨部位张开，此时注意保持矢状位的对线。与 HTO 描述的方式相同，在透视下矫正并确认机械轴线。然后用钢板或外固定架固定。

穹隆截骨术

股骨远端的穹隆截骨术的手术方法与胫骨近端的穹隆截骨术相似。文献中描述了多种技术，包括开放式和经皮穿刺技术。在股骨皮质上钻孔，并进行半圆形截骨术。可以用股骨远端钢板、外固定器或逆行钉和外固定相结合来稳定矫正。穹隆截骨术适用于较大的畸形矫正（最大 20°），并具有骨对位紧密和可以早期负重的优点。

固定

与 HTO 的技术类似，DFO 的固定方法已经被多次描述。固定方法包括石膏、门形钉、钢板和外固定。Mathews 等用管形石膏、门形钉加石膏和 AO 刃钢板坚强内固定等 3 种不同的固定方式对内侧闭合楔形 DFO 的疗效进行了评估，对于外侧间室 I～III 级骨关节炎，外翻畸形得到适当矫正（解剖轴线距离中点 2° 以内），使用坚固的内固定以允许患者术后早期活动，效果令人满意。

外固定架能逐渐地矫正较大的畸形，并可减少软组织的损伤。然而，活动范围受限和钉道感染是外固定的潜在缺点。在比较了 DFO 后使用外固定架和外固定架辅助钢板固定的病例后，Seah 等得出结论，这两种技术都可以获得精确的矫正。因此，固定方式的选择要因人而异。

除了固定装置的选择，外侧开放楔形截骨术的移植物选择也是计划膝关节周围截骨术时的一个重要考虑因素。Puddu 等认为，较小矫正的间隙可以不填充，但＞7.5mm 的间隙应该用自体植骨、同种异体植骨或合成材料进行骨移植。髂骨移植仍是 DFO 的植骨材料金标准。这是种理想的移植物，因为它具有骨传导性、骨诱导性和成骨特性；然而，它会带来明显的供区并发症和疼痛。

越来越多的替代移植物已经被使用在了临床，包括各种类型的同种异体骨移植和合成骨替代物。经验丰富的作者经常使用同种异体股骨头移植治疗 DFO，效果良好。只有在预期骨愈合受损的情况下才会考虑自体骨移植，例如吸烟者或因骨不连而翻修时。同时，富血小板血浆和其他生物材料，如骨形态发生蛋白，也被认为能促进截骨间隙愈合。

临床效果

总体而言，内侧闭合楔形截骨术和外侧开放楔形截骨术的结果都是从良到优的。两种技术生存结果的研究表明，对于退行性关节病的患者，接受 DFO 后能够推迟患者的 TKA 需求。

文献中的大多数结果研究都集中在内侧闭合楔形DFO 上。多位作者报道了 McDermott 技术使用 90° 刃钢板进行内侧闭合楔形 DFO 的良好效果。Wang 等用该技术获得了 83% 的满意结果和 87% 的 10 年生存率。Backstein 等发现了类似的 10 年生存率，但指出 15 年的生存率会显著下降至 45%。Kosashvili 等最近的一项研究也显示在最初的 10 年内取得了令人满意的结果，但他同时指出，预计 50% 的患者需要在平均 15.6 年的时间内转为 TKA。使用可塑的半管型钢板和角度稳定的锁定钢板也显示出了良好的功能效果。

虽然关于内侧闭合楔形 DFO 技术的成果数据较少，但该技术已得到越来越多的应用，并取得了良好的效果。许多作者已经报道了 Puddu 等设计的 T 形齿板从良到优的结果。Dewilde 等使用 Puddu 钢板和磷酸钙骨水泥来填充截骨间隙的 7 年随访显示，患者的膝关节功能结果评分有显著改善，生存率为 82%。与使用 Puddu 钢板和髂骨植骨术后 5 年的功能结果和 88% 的生存率相似。在使用这种技术 6.5 年的随访中，发现随后的影像

学检查上没有发生骨关节炎的恶化，同时植骨已完全融合，且没有内固定并发症。由于生物力学稳定性的增加以及早期负重的受益，新型的外侧开放楔形 DFO 钢板固定也显示出了良好的功能结果

随着年轻患者群体中截骨手术数量的增加，患者的期望和重返工作岗位的能力变得越来越重要。总体而言，患者对 DFO、HTO 和双水平截骨术后的工作能力、疼痛缓解和膝关节功能恢复有很高的期望。Grunwald 等对 264 例接受膝关节周围截骨的患者进行了调查，发现他们对手术结果的各个方面都有很高的期望。相当大比例的研究人群都低估了骨关节炎的自然进程以及需要转为 TKA 的可能性。大约 62% 的患者认为手术可以阻止骨关节炎的进展，32% 的患者认为截骨术可以避免后期的 TKA。因此，术前对患者的预后和生存率进行说明是很重要的。尽管有一些不切实际的期望，但最近的研究还是表明了 DFO 后可以重返工作和高水平运动的良好能力。Hoorntje 等证明恢复运动的比率为 77%，其中 71% 的患者在 6 个月内恢复运动。复工率也很高（91%），77% 的患者能在 6 个月内复工。

并发症

在文献中，DFO 的并发症发生率很低，与 HTO 的报道相似。外侧开放楔形 DFO 常见的术中并发症有内侧合页骨折和截骨端的移位，这可以用内侧门形钉来补救。术后并发症风险是骨不连和髂胫束下的外侧钢板的刺激。内侧闭合楔形 DFO 术中有损伤神经血管结构的风险，但不愈合或需要术后取出内固定的风险较小。

Ilizarov 技术

Ilizarov 技术是指通过放置一个专门的外固定器和支架，并在骨皮质截开后逐渐牵开、平移或旋转至远端。该技术可用于复杂的多平面矫正。该技术可随时间的推移进行逐渐矫正，且可矫正内翻或外翻畸形。期间可使用 X 线评估以验证矫正的精确性。如果有必要的话，可将肢体延长与角度矫正同时进行。缺点是有钉道并发症的风险，且需要患者佩戴几个月或更长时间的支具。

小结

重新调整力线的股骨远端和胫骨近端截骨术是强大而有效的工具。无论是用于改善患者疼痛、减缓关

间室软骨的退化，还是在软骨或半月板手术后保护和卸载关节间室的压力方面，已经证明的是在正确的适应证下，通过适当的术前规划和精心的手术实施，截骨术都可以提供理想的结果，而且有很低的并发症发生率。而随着技术和固定装置的进步，手术操作更加精确，并发症发生率会更低，功能结果会更加优越。

（陈群群　柴伟翻译；时志斌校对）

初次全膝关节置换术

AARON G. ROSENBERG,
BRETT R. LEVINE,
HARRY E. RUBASH,
HANY S. BEDAIR

第六部分

第 27 章

全膝关节置换术的经济学

Jorge A. Padilla, MD | James E. Feng, MD, MS | Zlatan Cizmic, MD | Richard Iorio, MD

引言

全膝关节置换术（TKA）可以成功改善重度骨关节炎引起的关节疼痛和功能障碍，是美国最常见的外科手术之一。据估计到 2030 年，美国初次全关节置换术（TJA）会呈指数级增长，预计将达到每年 405 万例，其中 348 万例为 TKA。几个关键因素促成了这种日益增长的需求，包括"婴儿潮"人口的老龄化、日益严重的肥胖和代谢综合征、向年轻患者不断拓宽的手术适应证以及治疗标准的持续改进。然而，随着医疗费用以前所未有的速度增长，对患者、医生和支付者来说，成本控制已经成为讨论的前沿话题。2016 年，美国医保支出 3.48 万亿美元，仅 TKA 住院费用就超过 90 亿美元。

在这一章中，我们描述了与 TKA 相关的经济成本，包括新假体等设备、住院治疗、急诊后诊疗以及该领域新技术对财务的影响。此外，我们将详细介绍目前创新的替代支付模式（APM），这些模式已被证明可以提高 TKA 的成本效益。

全膝关节置换术花费

2015年，在Blue Cross Blue Shield健康保险公司的一项研究中，私营保险公司对选择性初次TKA的平均报销额估计为每例34 124美元。然而，在同一项研究中，尽管在患者安全和治疗方面的结果相似，TKA赔偿额还是因地理位置有很大差异。在纽约，TKA的平均费用约为61 266美元（56 945~69 654美元）；同时，在亚拉巴马州各城市，每例手术平均费用为16 096美元（11 317~20 984美元）。这些巨大的差异表明，目前所提供的TKA治疗是非常低效的。

假体花费

假体成本是初次 TKA 手术花费增加的主要因素，占每位患者总花费的 40%~50%。然而，价格大幅上涨

的新假体是否比上几代的产品具有更好的临床或功能结果，仍有争议。因此，一些医疗组织已授权开展了基于价值取向的治疗举措，这导致了假体价格的大幅度调整。2011 年，纽约大学兰贡骨科医院（New York University Langone Orthopedic Hospital，NYULOH）开发了一项假体控费计划。设定了一个固定的假体价格上限，迫使供应商争夺医院的市场份额。最终，所有供应商都决定满足所制定的假体价格。通过该方案，NYULOH 降低了 TKA 的平均假体成本，有效地降低了 25.94% 的 TKA 总体成本。在第一年之后，NYULOH 仅通过 TJA 的假体价格谈判就节省了 200 万美元。同样，在与供应商进行价格谈判后，Lahey Clinic 诊所的财务业绩有所改善。该模型开发了每例手术的单一采购流程。不管在手术中用了何种假体，都要求供应商提供所有患者膝关节假体的单一标准谈判前价格。该价格的制定是基于该机构所基于假体的历史数据。据此他们成功地将膝关节假体的成本降低了 23%。

在 TKA 成功的财务经验推动下，供应商在不断创新的同时，每年还大量设计出新型的医疗器材。然而，这些新型医疗器材都是以较高的成本进入市场的，人们随之对成本效益和安全性提出了疑问。大多数器材通常是通过美国食品和药品监督管理局（FDA）第 510（K）审批程序批准的。而后者作为 FDA 医疗器材修正案（MDA）的一部分，是 1976 年国会通过的一项授权。第 510（K）项审批程序是保证医疗器材创新安全性的务实举措。这一流程允许了与市场上先前存在的医疗器材具备相似作用的新医疗设备得到批准。然而让人非常担忧的是，市场上先前存在的大多数用来比较的器材，也是在 1976 年安装 MDA 的部分合理化流程，使这些未经管制的器材获得批准。因此，这些设备的耐久性、安全性和结果的支持数据都是缺乏依据的。支撑这些现有器材的研究可能完全缺乏临床试验。而且在某些情况下，先前已存在的器材也可能是通过第 510（K）放行过程获

得批准的。由于新医疗器材相对简单的获批程序，FDA每年大约可批准 35 个膝关节假体系统，这进一步加重了 TKA 的财政负担。虽然无科学证据能表明，新的医疗器材比目前使用的器材具有明显的临床优势，但还是被不断地推向了市场。

随着医疗成本的上升，与现有的安全和有效的传统医疗器材相比，评估新的医疗器材的价值至关重要。医疗器材的创新应该针对未解决的临床问题，或者应该证明在诸如活动度的改善、患者满意度和假体在位率等方面，比以前的迭代有所改进。此外，引进这些新的医疗器材可能会导致新旧假体之间的价格差异。因此，机构成本控制应着重在新的医疗技术提供出来时维持已议定的价格，特别是当其无法提供临床上优于先前产品的确切证据，只能提供理论上优于当前治疗标准的临床判断或未经证实的使用经验时。

导航花费

现代技术的进步改变了医学的方方面面。在骨科手术中，通过减少人为误差和提高手术精度来改善患者的临床和功能预后的做法已被证明具有光明的前景。目前的创新技术核心是应用计算机和机器人辅助骨科手术来提高 TKA 的精度、重复性、力线及假体位置。然而，最近一些关于使用计算机和机器人辅助手术的研究并未能证实患者的临床或功能结果的改善具有可重复性。此外，尚不明确这些骨科手术的长期临床结果和这些技术创新所带来的经济学方面影响。绝大多数现有文献未能证明计算机和机器人辅助手术带来的下肢力线的改善，在诸如更优越的患者报道结果、活动度、假体在位率或翻修率方面，有任何实质性的临床优势。此外，增加的手术时间、初始的资本投入以及使用计算机和机器人辅助手术所需的额外培训造成的经济负担，也使人们对常规使用这些新技术持保留意见。导航技术可实时提供截骨精度及假体位置反馈，这些可能有助于外科医生的教育和学习曲线的改善。

计算机辅助导航

计算机辅助导航系统可将主观经验转换为精确的、可计算的、个性化的外科手术。与机器人辅助手术系统相比，计算机辅助系统需要较少的初始资本投入。然而，Beringer 等研究了计算机辅助导航的额外费用，每例关节置换病例为 600~2000 美元。已有报道证实计算

机辅助 TKA 后的良好临床和功能结果。虽然影像学结果有所改善，但与传统方法相比，仍不清楚计算机辅助导航是否能改善临床结果或患者满意度。

机器人辅助导航

据报道，机器人辅助手术系统比计算机辅助导航系统能更精确地恢复假体力线，但缺乏支持临床和功能结果改善的证据。此外，机器人技术需要对机器人、培训和软件进行大量的资本投入。目前在美国有 4 个常用的机器人系统，包括 Mako（Stryker，Mahwah，NJ）、Navio（Smith and Nephew，London，UK）、THINK（THINK Surgical Inc，Fremont，Ca）和 OMNI（OMNI life Science Inc.，Raynham，MA）。每种机器人的成本各不相同，差异很大。其资本投入 40 万 ~250 万美元。例如，目前用于骨科手术的 Mako 机器人系统（Stryker，Mahwah，NJ）的成本可能超过 93 万美元，但预期寿命仅为 5 年，且每年还有额外的固有相关服务费用，估计总费用为136.2 万美元。此外，机器人辅助设施的软件许可和版权维护费用为 4 万 ~25 万美元。机器人辅助系统固有的另一项额外费用是一次性手术用品。Moschetti 等的一项研究报告，使用 Mako 进行单髁关节置换术，每例手术的费用增加 2743 美元。Belleman 等类似的报告发现，每例机器人手术的辅助设备费用会增加额外的 1360 美元。大多数常用的机器人辅助手术系统都需要术前影像学资料来与术中的局部解剖相互匹配，这进一步增加了支出、辐射暴露、术前计划时间和经济花费。目前尚不清楚使用这些机器人系统在精度理论上的改进是否一定可以转化为 TKA 的客观结果上的改进。因此，在这些技术进步的成本效益方面仍存争议。

其他支付模式

2007 年，TKA 是美国总费用最高、住院费用增长最快的 10 类外科手术之一。2005—2011 年，医疗保健和医疗补助服务中心（CMS）支付的 TKA 的平均住院费用从 36 756 美元增加到 52 175 美元，增加了 15 419美元。而在此期间，CMS 对医院的平均报销只从 26 136美元增加到 39 882 美元，增加了 13 746 美元。每例TKA 手术的医院收费和医疗补助之间的赤字从 10 620美元增加到 12 293 美元。去除掉通货膨胀的因素，CMS报销的增长率为 0.1%。此外，TKA 手术期间发生的不良事件或术后治疗期间的平均总费用可能进一步增加，

最高可达 31 000 美元。

服务收费和均摊模式是传统上用于 TKA 的主要支付模式，它激励了手术的数量，而不是手术的质量。为了应对 TKA 需求的上升和医疗结果的不确定性，CMS 迎来了 APM 的时代。医疗改善绑定支付（BPCI）、关节置换综合治疗（CJR）和高级 BPCI 是最近的 3 项举措，在努力提供高质量的医疗和改善结果的同时，降低医疗保健的总支出（表 27-1）。令人满意的是，早期的研究证实，在实施这些捆绑支付模式后，医疗支出的减少并没有对手术质量产生负面影响。更重要的是，作为美国医疗支出的主要投资者，CMS 报销模式的调整有可能使医疗保健的经济格局发生明智的改变。

医疗改善绑定支付（Bundled Payments for Care Improvement，BPCI）

BPCI 计划由 ACA 旗下的医疗保险和医疗补助创新中心（CMMI）于 2013 年发起。BPCI 是一项早期尝试，旨在减轻医疗保健的经济负担，激励主动的改善优质医疗，鼓励医疗保健提供者之间的相互协调。最初，CMMI 决定进行为期 3 年的 BPCI 试验。由于大获成功，CMS 又额外延长了两年。在 BPCI 的倡议下，医疗保健组织和 CMS 针对每个医疗事件协商了一个固定的意向付款"目标价格"。由既往医院的报销金额推导出付款目标价格，并折扣 2%~3%，这从根本上保证了 CMS 的成本节约。医疗保健机构坚持通过提供低于目标价格成本的服务而获益，这使它能在每个医疗事件的 30 天后，与 CMS 协商拿到补偿。同时，对于效果不好的患者，这些机构承担了其财务责任——如果每个治疗期间所提供服务的总花费超出了目标价格，则它有责任将多出来的费用返还给 CMS。医疗机构成为患者医疗过程中的利益相关者，患者疗效与他们的报销直接相关。

为了激励医疗机构之外的医生，CMS 支持收益分成的做法。如果机构降低的成本大于确定的目标价格，则它可以通过收益分成向参与了每个医疗事件的医疗服务提供者分配 CMS 的报销收益。随着时间的推移，大量的财务资金将推动参与者之间的协作，创新并坚持进一步降低成本的策略，以维持或改善当前的医疗标准。

根据所选择的模型，治疗时间可能包括术前 72h、急性住院服务以及计划外的再次手术，直至术后 90 天（表 27-2）。必须明确其中每个参与者的纳入和排除标准，以及可能包括的诸如住院患者康复服务、专业护理机构、住院和门诊医生服务等急诊后诊疗服务。而且可以根据医院选择的模式，预先或事后向医院支付报销的款项。

在 BPCI 倡议下，机构可以从 4 个模型中进行选择。支付方式可以是事后的也可以是预先的，每种模型的

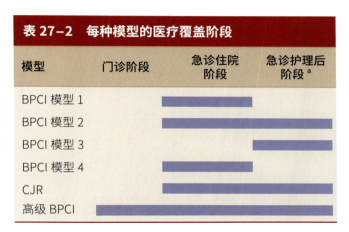

表 27-2　每种模型的医疗覆盖阶段

模型	门诊阶段	急诊住院阶段	急诊护理后阶段 a
BPCI 模型 1		▬	
BPCI 模型 2		▬▬▬	
BPCI 模型 3			▬
BPCI 模型 4		▬	
CJR		▬▬▬	
高级 BPCI	▬▬▬▬▬▬▬		

BPCI，医疗改善绑定支付；CJR，关节置换的综合治疗
a：对 BPCI 而言，急性护理后阶段持续时间可以是 30 天、60 天或 90 天。对 CJR 和高级 BPCI 来说，持续时间是不容商议的 90 天

表 27-1　替代支付模型

模型	描述	条件	付款
BPCI 模型 1	医疗事件仅包括住院医院设置	所有 MS-DRG	回顾性
BPCI 模型 2	医疗事件包括住院医院设置和急性护理后阶段。出院后的治疗可能包括 30 天、60 天或 90 天，由医疗机构确定	48 个 MS-DRG	回顾性
BPCI 模型 3	医疗事件仅包括 30 天、60 天或 90 天的早期治疗，开始于出院后	48 个 MS-DRG	回顾性
BPCI 模型 4	医疗事件仅包括住院医院设置	48 个 MS-DRG	前瞻性
CJR	医疗时间包括住院设定和 90 天的急性护理后阶段	2 个 MS-DRG	回顾性
高级 BPCI	医疗过程包括住院医院设置和急性护理后阶段。急性护理后阶段是标准的出院后 90 天	3 个门诊 HCPCS 和 29 个住院 MS-DRG	回顾性

治疗阶段定义如下：模型 1 是事后支付给医疗机构的费用，仅支付急诊住院患者住院期间的全部医疗费用。在模型 1 下，医疗事件包括所有的医保严重疾病诊断相关分类（MS-DRG）。模型 2 是另一种事后付款方式，其中医疗事件包括 48 种特定 MS-DRG 的住院时间和急性护理后阶段。医疗保健组织可以选择将急诊后医疗时间范围定义为术后 30 天、60 天或 90 天。短于 90 天的最低折扣价格为 3%。同时，将 90 天急诊后诊疗的最低折扣定为 2%。模型 3 是另一项事后付款，其中医疗事件仅涵盖 48 个特定 MS-DRG 的预定急诊后诊疗时间（30 天、60 天或 90 天）。同样，CMS 要求的最低折扣为 2%~3%，具体取决于医疗机构采用的急诊后诊疗计划。模式 4 是唯一的预先付款模式。模型 4 的医疗事件与模型 1 相似，因为它涵盖了急诊住院医疗。但是，模型 4 下的医疗事件仅涵盖 48 种特定的 MS-DRG。模型 2 是卫生组织最常指定的 TJA（包括 TKA）模型。在实施此计划之后，医疗服务提供者之间必须进行相互之间的协作才能实现降低成本和医疗质量控制的共同目标。

主要 Medicare 支出类别中，急诊后诊疗的医疗费用是增长最快的，因此这为大幅减少医疗支出提供了机会。BPCI 参与者的成本控制计划已将急诊后诊疗的医疗费用中的几个要素作为目标，包括但不限于再入院和出院安排。急诊后诊疗的医疗费用占总医疗费用的很大一部分，约占 TKA 总费用的 40% 以上。Dundon 等的一项研究表明，机构遵循了成本控制计划，包括风险因素优化计划、改善的医疗协调、静脉血栓栓塞和感染方案以及妥善的出院安排可以使 TKA 的费用降低 20%。相同的作者报告了通过减少急诊诊疗后患者的医疗设备使用而促进了出院安排，使 TJA 的总成本降低了 88%。

为了降低医疗保健成本并保持或提高医疗质量，医疗保健机构实施了多种基于价值的医疗措施。减少使用不必要和临床上不重要的常规检查方法以及减少术后住院时间已被视为降低每个医疗事件的医疗费用的潜在方式。此外，通过实施循证医学、多学科、标准化的临床路径，成功降低了住院时间、再入院率和住院康复设施的使用率，从而降低了医院和 CMS 每个医疗事件的总费用。其他几项研究也发现实施 BPCI 后可实现成本的节约。TKA 术后的疼痛管理是另一个可能影响住院时间的因素，应予以考虑。适当控制术后疼痛已被证明可改善恢复时间并减少 TKA 术后的住院时间。

急诊后诊疗的并发症通常是无法预测的，可能导致再次入院，进一步增加了经济负担。2004 年，Medicare 的再入院费用约为 174 亿美元。据报道，在术后 30 天内，初次 TKA 导致再入院的患者平均财务负担超过了 13 000 美元。术后静脉血栓栓塞（VTE）事件就是其中的一个原因。Luzzi 及其同事最近发表的一篇文章报道了 TKA 术后最常见的并发症是深部感染，心肌梗死和肺栓塞。虽然可以采取积极的预防措施来预防 VTE 等并发症，但必须谨慎地与诸如出血增加风险和积极抗凝带来的感染风险等医源性并发症保持平衡。随着研究不断对预防 VTE 的最佳方案进行评估，目前的循证指南已确信常规的术后监测并不能改善可疑 VTE 患者的预后。

由于 TKA 术后医疗设施的过度使用是医疗费用增加的重要原因，因此适当的出院时机是另一个引起关注的领域。通过对并发症的优化、适当的患者选择和出院处置的优化进行综合考虑来减少再入院的做法，已在现代 APM 的发展中发挥出了重要的作用。在 BPCI 中，急性护理后阶段为术后 0~90 天的再入院。在此期间，医疗机构不会获得医疗服务的额外报销，因此会适当减少不必要的术后医疗服务。从 BPCI 计划实施后的早期结果看，在保持相同水平的医疗质量的同时，再入院率、出院到急诊后诊疗机构的比率以及医保的总体花费均降低了。

APM 中的翻修 TKA

2010 年，翻修 TKA 的平均医院成本超过 49 000 美元，并且类似于初次 TKA，其具体的花费因地区不同而有较大的差异。由翻修 TKA 继发的医院经济负担在 2012 年为 29 亿美元，预计 2030 年将超过 130 亿美元。与初次 TKA 不同，捆绑支付模型在翻修 TKA 中的应用一直存在争议。翻修 TKA 增加的技术复杂性、患者群体的异质性和更多的共病等因素进一步增加了每个医疗事件的费用。在目前的支付模式下，一些离群病例可能会对规模较小的农村医院造成严重的财务影响，因为这些农村医院没有足够的财政资源来承担这些费用。

关节置换综合治疗

在 BPCI 模型 2 成功的基础上，CMS 开发了 CJR，这是一项更为大胆的 5 年 TJA 成本控制计划，主要致力于降低两种最常用的住院程序 MS-DRG 469 和 MS-DRG 470 的成本。CJR 的开发旨在增加医院的参与度，改善医疗质量并降低与 TJA 相关的总医疗费用。在 CJR 中，治疗始于入院时，并在术后 90 天完成。与 BPCI 相似，医疗期间发生的所有费用可通过服务付费模式在年末以3% 折扣返还。但是，CJR 中的目标价格也是通过与基于大城市统计区（MSA）的区域定价进行比较后来确定的。与 BPCI 一样，节省的成本可以通过收益分成在供应商之间分配。同样，如果医疗保健组织未能达到目标价格，则将承担财务损失的风险。

尽管与 BPCI 模型 2 相似，CJR 还是因为一些关键的差异，而受到了广泛的批评。自实施以来，对属于67MSA 范围之内的 802 家医院，CJR 成为第一个实施强制注册的捆绑支付计划。实施不到一年，CMS 就取消了MSA 的 33 个参与的强制性规定。此外，CJR 还成为第一个将付款与质量指标收集联系起来的 APM，以激励医院达到质量阈值，从而在成本节约中受益，而未达到质量阈值的医院将蒙受财务损失。作为保障，CMS 不要求医院在其第一个绩效年度内承担风险。从第二个绩效年度开始，以 5% 作为止损限额防止医院遭受严重的财务损失。到该计划的第 3 年、第 4 年和第 5 年的止损增加到 10% 和 20%。同样，第一年和第二年实施的止盈限制为 5%，第 3 年为 10%，第 4 和第 5 年为 20%。超出止盈限制所节省的额外成本将由 CMS 收回。医生不能担任 CJR 的发起者。医生主导的 BPCI 对 CMS 是最具成本效益的。

高级 BPCI

2018 年 BPCI 计划结束后，CMS 宣布推出一种被称为"高级 BPCI"的新的捆绑支付模式，这是一种在先前 BPCI 计划的成功和经验基础上创建的自愿参与模式。与 BPCI 相似，此计划的主要目标是减轻 CMS 的财务负担并提高患者的医疗质量。此外，高级 BPCI 将继续作为自愿性风险分担模型，CMS 会在开始之前确定医疗事件的目标价格。收益分成将继续激励医疗组织和提供者以继续提高医疗效率和质量。

然而，BPCI 和高级 BPCI 之间存在一些差异。高级 BPCI 仅包含一个单一模型，该模型类似于 BPCI 的模型 2。尽管急诊后医疗继续构成整个医疗事件的一部分，但现在对于每个参与者而言，将采用 90 天的标准时间；因此，将不允许医疗保健组织选择 30 天或 60 天的计划。此外，付款将与所提供的医疗质量挂钩。最初，在实施高级 BPCI 之后的前两年中将有 7 项质量措施，此后 CMS 可以选择修改或添加其他措施。在高级 BPCI 实施下，通过将付款与这些质量控制措施联系起来，CMS 就可提高医疗质量和使用循证医疗。没有达到已有的质量标准的机构将被要求返还高达 10% 的赔偿款项，从而遭受到财务损失。相反，符合质量标准的医疗机构却将获得最多 10% 的补偿。另一个主要区别是临床事件的类别有所减少，现在仅包括 3 个门诊事件和 29 个住院事件。住院事件将通过 MS-DRG 进行识别，而门诊事件将通过医疗保健通用程序编码系统（HCPCS）进行识别。此外，与 BPCI 模型 2 入院前的 72h 医疗规则不同，整个治疗过程从患者进入急诊医院就诊或开始住院后就已经开始，在住院 90 天后或门诊手术 90 天后终止。高级 BPCI 还采用了其他激励措施，包括 20% 的止损保护，这减轻了经济负担，否则可能会对规模较小的农村医院造成严重影响。现在，这个新模型将成为一种先进的 APM，CMS 也将提供 5% 的额外奖励给那些符合条件的参与者。

结语

医保费用在各种医学领域中持续增长，TKA 也不例外。CMS 通过实施 APM 做出了回应，APM 激励了医疗机构和医疗服务提供者采取节约成本的措施来降低医疗费用，同时使他们对医疗质量承担财务责任。作为响应，医疗机构整合了新的循证医疗计划，有效地降低了成本，并保持了医疗质量。此外，在医疗器械行业继续推广未经验证的新技术的同时，医保提供者和机构也强调了对具有与基于价值的医疗一致的可靠记录的医疗器械的使用。TKA 的技术创新需要在广泛应用之前证明其价值。

（孔祥朋　柴伟翻译；时志斌校对）

参考文献

第 28 章

全膝关节置换术的适应证

Alex J. Sadauskas, MD | Brett R. Levine, MD, MS

引言

几十年来，全膝关节置换术（TKA）一直是治疗终末期膝关节骨关节炎的主要手段，并且手术量在世界范围内不断增长。近年，TKA 在聚乙烯磨损、手术成功率和总体预后等方面均有所改善，但只有在严格把握手术适应证前提下，才能体现这些精进之处。John Insall 曾言："不言而喻，膝关节症状和功能障碍必须很严重才能保证关节置换术的效果。接受过不满意的关节成形术的患者会进一步寻找该领域专长的外科医生的帮助，因此，我见过不少初次手术适应证把握不准确的病例"。尽管 TKA 对骨科医生和患者来说是一种革命性的手术，但严格把握适应证和患者选择标准仍然很重要。目前膝关节置换术呈现出门诊手术和住院时间短的特点，这变得尤为重要，因为它需要更高水平的风险分层和更严格的适应证选择，才能获得同样程度的成功。

继发于骨关节炎的膝关节退行性疾病是一种常见的、高花费和致残性的疾病，其影响超过 10% 的 60 岁以上的人群。膝关节骨关节炎会引起生活质量（QoL）下降，并且在疼痛没有得到充分控制时会引起抑郁症状。虽然疼痛是指示患者进行膝关节置换的一个重要的决定因素，但最近的研究表明，那些疼痛较轻但骨关节炎影像学分级（Kellgren–Lawrence 分级）更晚期的患者在 TKA 后有更好的功能和疼痛控制结果。清晰的临床图像的概念将贯穿本章。本章中将使用大量清晰的照片从临床、影像学和功能多个方面来说明目标患者膝关节疾病的严重性。只有当以上这些标准同时满足时，我们才有最好的机会为我们的患者提供最佳的治疗结果。尽管有报道称 TKA 的 20 年生存率非常不错，但也有报道称，在 TKA 之后有高达 17%~41% 的不满意率。预测 TKA 后并发症和满意度情况一直是当前研究的焦点，并在过去的 10 年里开发了几种评分系统。其中某些评分系统已成功帮助指导筛选 TKA 手术的适应证和禁忌证，但目前也有一些评分系统还没有被广泛接受。与预测工具相似，期望管理也可对适合接受 TKA 的患者进行筛查。外科医生和患者之间都可能发生期望不匹配的情况。手术前充分调整患者预期很重要，以免因达不到 TKA 的预期收益，从而增加患者不满意率。目前美国每年进行的 TKA 超过 70 万例，这一负担预计到 2030 年将增加到 93.5 万~125 万，因此寻找某种算法来指示患者是否应该进行手术是很重要的。"授人以鱼不如授人以渔"，本章将通过介绍预测模型、期望管理和患者选择方法来阐述 TKA 禁忌证和最佳手术患者，以在手术中取得较高的成功率。最后，必须意识到需要将患者/家属、骨科团队和初级保健医生之间作为一个团队看待，可以使这个团队的成员更好地掌握 TKA 的适应证、禁忌证和手术风险。合作将使我们取得最大限度的成功，并进一步为短住院期和门诊 TKA 手术打开大门。

适应证

TKA 是一类较为独特的骨科手术，因为它完全是择期手术。这意味着临床医生必须确定这种择期（不危及生命的）手术的适应证与禁忌证。文献表明，个体期望在术后患者满意度中起着重要作用。为了减轻患者的不满，临床医生在确定 TKA 的候选者时应该有一个普适的指南。TKA 的主要适应证是疼痛，次要因素是膝关节不稳定、活动范围减小或关节挛缩。但最大的问题是，疼痛完全基于患者的感知；换句话说，它是一个主观感受，人群差异性大。为了在手术决策过程中尽量减少这种主观性，需要其他参数作为疼痛主诉的补充，如影像学严重程度和对非手术治疗方式的反应等。

影像学图像是描述骨关节炎时膝关节周围组织客观变化情况的极佳工具。但并不能仅凭此作为 TKA 的适应证。影像学上所见的骨关节炎改变的程度并不总是与临床表现相关，但如果临床表现与影像学所示相同，影像学结果将是非常重要的参考。此外，有疼痛症状的膝关节骨关节炎患者在进行手术治疗之前必须接受非手术治疗。非手术治疗不仅能明确疼痛原因，也能在进一步明确治疗方案的过程中暂缓疼痛。

TKA 的目标

TKA 的目的是减轻疼痛，恢复功能，提高患者的生活质量。为了实现这些主要目标，患者必须接受彻底的评估，以确认治疗骨关节炎能否完全缓解他们的不适。患者还应该清楚地了解与手术相关的所有风险和局限性。虽然严重的屈曲挛缩可能在 TKA 中有所缓解，但应理解术后活动范围可能不会完全恢复。TKA 术后，膝关节功能确实会因疼痛缓解而得到改善。这使得日常生活活动可以相对无痛地进行，并提高了整体生活质量。然而，它不能将患者的膝关节恢复到正常的自然膝关节，当与患者讨论手术目标时，必须考虑这一局限性。在解释手术目的时，可以提供一些网上或者文献中关于 TKA 后的体育活动的数据供患者参考。

患者选择

膝关节置换术的潜在患者

有慢性膝关节疼痛、功能受限或两者兼而有之的患者是将 TKA 作为一种潜在治疗方案的最佳人选。一般来说，60 岁以上的患者是更好的选择，因为这部分人群术后期望较低，对剧烈活动的要求也较低。此外，由于膝关节假体的寿命有限，因此较为年轻的患者可能还需要接受 1~2 次翻修术。接受 TKA 手术的患者必须接受评估，以确保他们的病史、体格检查和影像学结果一致，并确定 TKA 可以缓解其疼痛症状，满足其手术预期。内科医生也应该了解相对的和绝对的禁忌证（见下一节），这样可以更好地排除不适合手术的患者。

手术时机

患者应在满足以下两个标准的情况下进行 TKA。首先，他们必须符合 TKA 手术的适应证。其次，他们已经接受过治疗膝关节退行性改变的各种非手术治疗方法，且治疗效果不佳。

门诊患者选择

在过去 5~10 年间，我们的医疗保健系统已将重心转移到控制成本上。决定 TKA 成本的最大因素是住院时间和出院后护理。为了降低这些费用，在医院和独立

的外科中心进行门诊或日间 TKA 逐渐成为关节外科医生热门之选。虽然这一新趋势降低了手术的总成本，但 TKA 仍存在着不容忽视的重要风险，仍然需要谨慎选择患者。虽然目前还没有达成共识，但医生必须采用强有力的筛查指南来选择合适的患者进行门诊 TKA。

目前，研究门诊 TKA 或住院时间少于 24h 的 TKA 的文献很少。Sibia 等的一项研究发现，有房颤病史或有过对侧 TKA 手术史的老年女性患者与没有这些问题的患者相比，在 TKA 后住院的时间往往更长。此外，ASA 评分为 3~4 分的患者或 TKA 当天不能下地行走的患者术后恢复时间更长。其他几项研究证实了年龄、性别、房颤的存在和术前步态与术后住院时间的增加有关。令人惊讶的是，身体质量指数（BMI）的升高并未显示出与术后住院时间增加有关。

Meneghini 等的另一项研究构建了门诊关节置换术风险评估（OARA）评分，以期帮助确定适合门诊全关节置换术（TJA）的个体。他们根据高年资的关节置换术外科医生和围术期内科医生的意见将患者风险分为低中风险者（评分 ≤ 59 分）和不宜提前出院者（评分 ≥ 60 分）两类。以前，用于 TKA 安全性的主要分类系统是 ASA-PS（美国麻醉医师协会身体状况分类系统）和 CCI（Charlson 并发症指数）。前者（ASA-PS）是麻醉师创建的一种筛查工具，用于确定手术风险，但研究表明，医生归因评分之间存在很大差异，这降低了此评分的有效性。后者（CCI）在预测 1 年内患者死亡率方面有效，但它没有具体考虑症状的严重程度。这使得该量表在预测门诊 TKA 患者时可信度减低很多。OARA 评分是专门为确定谁可以安全地接受门诊或短期 TKA 而创建的。它考虑了与 TJA 相关的并发症，并已在 2000 多名患者中成功应用。这项最新的研究报告称，如果 OARA 评分为 0~79，预测门诊手术患者的阳性预测值和特异度为 100% 和 98.8%。

随着更多关于门诊患者选择标准的研究浮出水面，患者的指南将继续完善，以便于平衡进行门诊 TKA 的所有风险和收益。

预后预测工具

为了削减医疗成本，捆绑支付和按效付费的模式在骨科医生中被广泛推广。在这种付费模式下，再入院、再手术和出院到护理机构都是额外的费用，导致医生在选择 TKA 等择期手术的目标人群时更加挑剔。为了防

止医生和诊所首当其冲地承担经济负担，预测 TKA 患者术后满意度的工具是必不可少的。由于卫生保健领域的这种经济转变是相对较新的，因此这些预后预测工具仅有寥寥几种。如果我们能预测哪些患者最满意，并发症最少，这样才能得到最佳的结果。此外，可以据此对那些并发症风险较高或可能不满意的人进行进一步宣教或进行其他治疗，以增加手术机会。毕竟，医生和患者之间应该是合作伙伴关系，双方都必须努力成功进行 TKA。

Van Onsem 等建立的最早的 TKA 满意度预测工具是由患者回答的 10 个问题的问卷组成的。这个模型在内部验证时显示出高灵敏度和阳性预测值，但两项独立的外部验证无法验证此模型的有效性。研究之间发现的差异表明很难找到合适的结果预测工具。此外，Van Onsem 的问卷只包含不可调整的风险因素，这对患者手术风险把控没有帮助。Kunze 等最近发表了一项包含 11 个问题的问卷，其中 8 个问题由可调整的风险因素组成。如果患者没有达到最初满意的手术阈值，可以据此在 TKA 之前对患者进行相应调理。要想进一步建立更好的预测模型，必须考虑所有的因素，因为我们的目标不仅是减少院后进入护理机构的概率，更重要的是增加 TKA 成功的可能性。

在医学领域，患者满意度是至关重要的，因此预后预测工具仍需继续使用和改进，以帮助减少并发症发生率，并为所有 TKA 患者取得尽可能好的结果。同样也必须明白，虽然患者自评的结果是一项重要的衡量标准，但医生也必须考虑包括影像学随访资料在内的整体情况，因为即使得分较高，但其他结果也可能预示着手术失败。

其他治疗方案

对于某些患者，TKA 可能不是最好的选择。慢性疼痛的患者，可能并不完全与膝关节本身有关，应该考虑去疼痛门诊寻求替代方案来治疗他们的疼痛，因为 TKA 可能无法解决他们的症状。严重类风湿性关节炎患者在进行 TKA 前应考虑风湿科治疗。对于 TKA，也有几种可供选择的手术方式，包括截骨术、单间室置换术和关节融合术。每种手术都有各自的风险和好处，在进行任何一种手术之前都应该仔细权衡这些风险和好处。

膝关节截骨术适用于早期退行性关节病患者，此时患者仍具有良好的活动范围和膝关节稳定性。这个手术的目的是将关节的承重部分从退化的软骨区域转移到健康、完整的软骨。单髁置换术适用于无韧带不稳、无炎性关节炎以及髌股关节病变较轻的孤立内侧或外侧间室骨关节炎患者。膝关节融合术很少有适应证（年轻、重体力劳动者是典型的候选者），但对于有 TKA 禁忌证的个体，如活动性的化脓性骨关节炎，仍是一种选择。

期望值管理

术者期望

可以肯定地说，对于 TKA，外科医生有几个期望，但归根结底，如果我把假体放在正确的位置，而且固定得很好，那么我就会"期待"得到一个成功的结果。但这个期望是建立在以下这些假设上的：患者将遵循锻炼的医嘱、努力做康复工作、戒除止痛药、遵守静脉血栓栓塞（VTE）症预防、每隔适当的时间进行随访，并为自己的护理和预后投资。然而这些假设不一定会成立，Dr Leopold 提出了以下问题，"TKA 是骨科最常见的手术之一，有没有可能，一位经验丰富的外科医生可以直接根据他自己的经验就能很好地预见手术的价值？"正是 Ghomrawi 等的研究激发了这个问题的提出，因为他们对 8 例高年资关节外科医生的前瞻性研究表明，对于 TKA，外科医生的期望评分在预测"谁会在手术后有所改善"这一方面并不可靠。这就是为什么开发评分系统来帮助预测患者从 TKA 中受益情况是至关重要的，这样外科医生就不会仅仅依赖于一种感觉或直觉来判断这名患者术后满意度或手术效果。

在这个充斥着数字技术的时代，外科医生的期望似乎可以在手术前通过多种方式进行沟通，以确保患者清楚地知道医生对他们的"期望"是什么。同样明显的是，外科医生意识到了这一需求，因为大多数人都转向了全面的联合课程、手册、数字应用程序、建立教练、可穿戴设备等，以接触患者并试图设定期望。

由于患者自评的结果与报销挂钩，因此有更大的压力是不仅要确保各方达成一致而且达到双方的预期。确保患者明白你的期望需要时间和沟通，这与现代的高年资外科医生的做法正好相反。然而，患者往往想要取悦他们的医生，并向他们表明他们恢复得很好，所以使用工具设定康复目标，医生应及时提醒患者他们是领先或落后康复进度的，对于进一步发展这种关系可能是相当有价值的。Gautreau 最近发表了一份 TKA 的医患沟通核对表，这可能会为患者和医生提供另一种途径，让他们为彼此设定明确且精心设计的期望和目标。这可能有利于提高满意度，并有助于减少不满意的患者（目前约为20%）。

患者期望

虽然两位作者均未接受过 TKA，但可以自信地说患者期望无外乎以下几点：膝关节疼痛得到缓解、膝关节功能能得以改善、具备 ADLS 能力、睡眠质量改善，以及恢复某些体育活动的能力。这些显然都是可以实现的期望，但是可能与其想象中的不一样：术后一点也不疼，可以恢复他们年轻时可以做但多年没有做过的活动的能力，可以顺便治愈其他部位的疾病，以及术后能够进行高强度活动。如果患者术前膝关节功能障碍情况还受脊柱或者其他膝关节外因素的影响，这些因素在手术后很可能会继续影响膝关节功能，需要让患者明白这可能会与患者预想的不同。此外，手术结果是没有人可以百分之百肯定的，应该让患者了解他们的风险状况以及要实现他们预期状况的话是需要多么大的工作量。如果以上没有与患者交代清楚，可能会出现手术效果达不到患者预期的情况，并最终导致患者不满意。另一个需要注意的问题是术后康复时间表，因为许多人可能会产生这样一种错觉，即 TKA 作为门诊手术，其术后康复一定是简单并快速的。其实不然，最近的一项研究表明，TKA 后想要真正实现"遗忘膝"身心两方面的康复都很重要，而这可能需要花费至少 1 年以上的时间。

Lützner 等报道了一项包含有 103 例随访时间超 5 年的患者的前瞻性随机对照试验（RCT）。他们发现，膝关节功能评分越高，术前期望实现程度越高，患者满意度越高。因此，为每个患者建立更为现实的术前期望，以及设立术后康复时间表是很重要的。作者倾向于描述一条艰难而相对痛苦的康复之路。这会使患者对康复重视起来。比起让患者觉得康复过程比想象的难，让他觉得想象得简单更好。

期望的最后一个方面涉及假体的耐用性和寿命。患者使用假体的情况对假体寿命影响很大，正确的使用可以延长假体寿命（低强度活动，保持健康的生活方式，定期随访）。跑步、跳跃和高冲击性活动等活动会导致假体寿命缩短。虽然目前预计 TKA 后假体寿命可达 15~20 年，但确保患者在 10 年后复诊是很重要的，因为在完全无法避免翻修之前可能不会出现明显症状。作者喜欢在初次手术前便设定随访预期，为患者建立起关

节置换术后康复的责任心。及早让患者了解到术后康复与随访的重要性，有助于患者和外科医生确定他们是否真的准备好接受 TKA，或者是否应该再尝试其他治疗方案。

术前评估

术前评估很重要，需要充分回顾每名 TKA 患者的病史、体格检查结果和影像学结果。以下是德国近期一项共识提出的 TKA 适应证。这是从大量接受 TKA 的患者中总结出来的，病因不全是终末期膝关节退行性病变：

1. 间歇性或持续性疼痛至少 3~6 个月。
2. 膝关节 X 线片示与症状相关的结构性损害（骨坏死或退行性关节病）。
3. 非手术治疗（药物治疗或非药物治疗）3~6 个月后未能缓解。
4. 生活质量受到负面影响至少 3~6 个月。
5. 因膝部疼痛 / 状况减低患者自评结果。

病史

在符合 TKA 标准的患者中，最常见的主诉是患侧膝关节疼痛加重并影响生活质量。进一步应该确定疼痛的部位、症状出现的时间和特定的加重因素。通常疾病早期膝关节疼痛位置较为局限，但终末期骨关节炎疼痛范围可扩大至膝关节上下数厘米。如果出现大腿前部、腹股沟或足部疼痛，则可能并非由膝关节病变引起，需要对邻近关节进行彻底的评估。大腿前部和腹股沟疼痛应考虑髋关节病变，而出现膝下部分放射性疼痛应该考虑神经根性疼痛。疾病早期，患者通常仅在白天活动时感觉膝盖疼痛和活动受限，但随着骨关节炎的进展，会出现夜间痛或静息痛。如果患者主诉膝部突发持续性疼痛，且对非手术治疗反应差或伴有夜间疼痛，则需要考虑化脓性关节炎或肿瘤（骨或软组织）。

首先，如果主要在活动时出现膝关节疼痛，应进一步确定疼痛影响的具体运动或功能障碍情况。同时，医生应该与患者共同确定日后是否还有可能继续进行这些运动，例如滑雪、篮球比赛等。这可以帮助确定适当的治疗方案，假如患者想要继续参加某些活动，但 TKA 后可能不允许如此，那这种情况下应该考虑是否继续为患者手术。其次，其他引起膝关节疼痛的因素也需列举出来，并评估其对患者所关心的活动的影响程度。再

次，需要询问患者进行日常生活受影响情况，如打扫卫生、驾驶、爬楼梯、洗漱和睡眠状况。在对最终活动目标以及目前活动情况有了很好了解之后，医生可以据此决定目前是否适合进行 TKA（参见上面的期望部分）。

　　患侧膝关节的既往手术史或非手术治疗史都是非常重要的。既往手术史会影响 TKA 入路及术中决策，因此应该尽可能地获得既往手术记录。既往手术记录中可能会提供有关交叉韧带完整性的信息，以及膝关节各间室退行性病变情况［这决定着是否保留膝关节前交叉韧带（ACL）/后交叉韧带（PCL），以及是否单间室置换术（UKAS）时可能很重要］。非手术治疗可以分为 3 个不同的领域：生活方式管理、药物治疗和介入治疗。在生活方式管理中，应该了解体重变化情况，因为这可能会改变骨关节炎变化的进程。药物治疗方面，应该了解用于治疗疼痛或炎症的用药史。通常包括非甾体类抗炎药和对乙酰氨基酚。不建议使用阿片类药物来治疗膝关节退行性改变，因为这可能会使术后疼痛控制变得更加困难。AAOS 临床实践指南也建议不要使用阿片类药物，因为缺乏确凿的证据表明阿片类药物对膝关节骨关节炎有任何益处。介入治疗包括物理治疗和膝关节注射治疗。需要明确最近一次注射的时间，特别是皮质类固醇注射，因为这可能会影响 TKA 的时间安排（可能延迟 6 周到 6 个月）。此外，如果注射治疗后效果不佳，应该谨慎考虑患者膝关节疼痛病因。总之，在接受 TKA 之前，应该确定已经进行过所有合适的非手术措施，且这些措施对疼痛缓解和功能改善已经无效。

　　以上观点主要集中在与膝关节直接相关的骨科病史上，但其他关节外病史也同样重要。任何药物的不良反应，特别是对抗生素的不良反应，对于避免潜在的手术并发症都是至关重要的。提前了解遗传性出血障碍或凝血异常病史可以进一步帮助预防术中和术后的问题。并发症，如糖尿病、高 BMI 和下腰痛，会导致术后功能评分降低、手术风险升高，因此所有并发症都应在患者首次就诊时记录下来。此外，类风湿性关节炎相关病史可能是引起膝关节病理改变的潜在原因。如果患者有类风湿性关节炎，应记录所有治疗疾病的抗风湿药物（DMARDs）、受影响的关节、全身表现以及关节术前的活动范围。有趣的是，Kobayashi 等发现，尽管类风湿性关节炎患者在 TKA 后整体功能活动度仍然较低，但他们的满意度比那些骨关节炎的患者更高。出血性疾病、并发症、类风湿性关节炎和 DMARDs 是每个 TKA

候选者的重要病史，其他尚未提及的问题会在下文个案的基础上加以探讨（见下文的禁忌证部分）。病史提供了关于病理变化情况的宝贵信息，但它只是确定患者是否适合接受 TKA 的 3 个方面中的第一个。

体格检查

　　体格检查应侧重于整体步态、皮肤状态、关节触诊、神经血管状态、活动范围以及膝关节和邻近关节的韧带稳定性。

　　患者通常表现出避痛步态。若由于髋关节病变引起膝关节牵涉性疼痛，可能出现 Trendelenburg 步态。需要注意外翻或内翻畸形，尤其是引起内外翻应力改变的畸形。足部异常可能引起旋前或旋后畸形，会引起下肢力线异常，加重膝关节畸形，应该对足部进行评估，症状严重时应该在 TKA 术前矫正足部畸形。观察患者的起立和行走情况都很重要。从椅子上站起来的动作（或不能这样做）以及最开始行走的几步，都可以反映患者功能受限的严重程度。

　　下一步，应该检查膝关节周围皮肤是否有任何活动性病变、既往手术切口或其他异常情况。有些皮肤病变可能可以反映膝关节病变的病因，如银屑病性骨关节炎。应该密切监测膝关节周围所有活动性的皮肤病变，因为在存在此类病变的情况下进行手术会导致很高的术后感染率。通常情况下，可以忽略标准的关节镜手术入口瘢痕，但必须重视膝关节开放手术造成的瘢痕，并尽量将这些瘢痕（特别广泛的贴骨瘢痕）整合到 TKA 切口中。如果有多个瘢痕，尽量使用外侧入路进行手术。

　　接下来应该对关节进行触诊，以确定膝关节周围有压痛的部位，并判断其与其他阳性结果的相关性。虽然膝关节骨关节炎可能表现为全关节广泛压痛，但某些特定的压痛区域可以帮助外科医生决定适当的手术治疗方式。最常见的情况是，膝前和髌骨周围疼痛可能表明需要进行髌骨置换，因为并非所有的外科医生在 TKA 中都会常规进行这项手术。此外，应评估髌骨稳定性和髌骨外侧压力情况。之后，从足背动脉和胫后动脉触诊开始进行神经血管检查。搏动异常可能提示血管疾病，这可能会限制 TKA 中止血带的使用，并且需要术前血管外科会诊。注意检查术前有无神经损伤，以与术中新发的神经损伤相区分。

　　最后，应该评估活动范围和韧带情况。术前活动范围是术后活动范围的重要预测指标。此外，应注意测量屈曲挛缩、伸肌迟滞或者膝过伸的情况（这可能会影响术中决策或假体选择）。患者经常想当然地以为 TKA 后可以完全恢复至以前的活动范围，然而实际并不一定如此，医生应该在术前便解释清楚，并将活动范围恢复目标精确到 ±10° 内（具体可能取决于术后是否进行功能锻炼，以及强度如何）。在评估活动范围后，应测试韧带稳定性，以确认内侧副韧带（MCL）、外侧副韧带（LCL）、前交叉韧带（ACL）和后交叉韧带（PCL）等的完整性，以及在内外翻应力下关节活动情况，并务必将以上内容精确记录下来，与病史及影像学资料对比，看所反映信息是否一致。

除了检查膝关节外，医生还应该对背部和髋关节进行评估，因为这些区域的病变可能引起膝关节牵涉痛。完成病史和体格检查后，医生应该进入第三步，也是最后一步，以确定合适的 TKA 候选者——影像学评估。

影像学检查

影像学资料是确定膝关节疼痛的骨关节炎病因的关键。但需要注意的是，有研究表明骨关节炎改变的严重程度和最初的临床症状之间几乎没有相关性。因此，虽然影像学很重要，但不能仅凭影像学作为手术的适应证。影像学上显示的退行性疾病越严重，患者术后感觉越好。如果影像学显示没有骨关节炎改变，则应考虑其他诊断，因为这样的患者可能没有 TKA 的指征。

膝关节骨关节炎确诊的常规 X 线检查包括站立正位、Rosenberg 位（屈膝的后前位片，Skier's View）、侧位和髌骨轴（Merchant）位（图 28-1）。正位片必须站立拍摄以便于观察负重时关节间隙变化情况。屈膝后前位 X 线片可以显示股骨后髁关节间隙情况，这在任何其他视角下都很难观察到。侧位片可以显示患侧膝关节后方骨赘或软骨下囊肿。髌骨轴位可以显示与髌骨相关的骨关节炎改变，以及髌骨轨迹。这一点很重要，因为如果髌骨受到的影响小，一些外科医生可能会选择不置换髌骨。下肢全长位 X 线片可以用来确定机械轴偏差、骨骼畸形，以及快速查看患者髋关节和踝关节的情况。应注意骨缺损、骨密度或其他骨骼异常，因为这可能会决定患者适不适合手术和 / 或手术中可能需要的假体等植入物。

获得合适的拍摄位影像学资料后，骨关节炎的特征表现为关节间隙变窄、软骨下囊肿、软骨下硬化和骨赘。Kellgren-Lawrence（K-L）分级按骨关节炎严重程度分为 0（不存在骨关节炎）~ Ⅳ（存在严重骨关节炎）

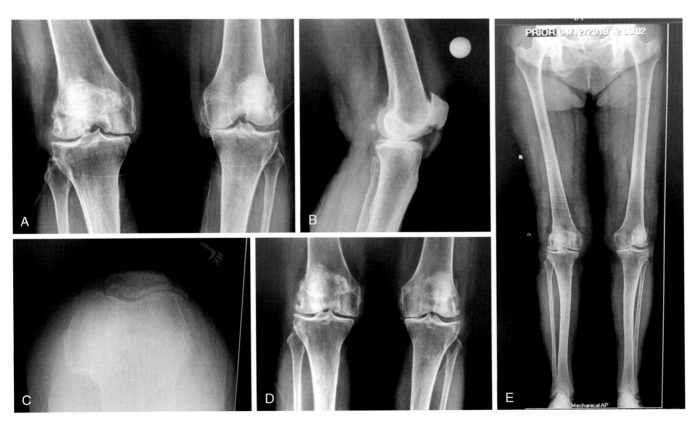

图 28-1 A. 正位。B. 侧位。C. 屈膝后前位。D.Merchant 位。E. 下肢全长位

级。这一量表让临床医生以简单的方式对膝关节进行分级。K–L分级也作为评分标准之一加入了最近发表的TKA后患者满意度预测结果量表。总的来说，影像学证据有助于确认骨关节炎进程，但不应将其用作疾病的唯一筛查工具。Alosh等最近的一项研究探索了可以预测患者满意度的影像学结果，发现外侧间室和髌骨外侧骨赘与患者满意度密切相关。

下文将描述综合考虑患者病史、体格检查和影像学资料以决定需要进行TKA后需要特别考虑的情况。然后将讨论TKA的禁忌证，这将再次决定患者是否可以接受手术。

特殊考量

当患者满足初次TKA的条件时，有几个与患者相关的因素和条件可能会改变患者接受手术的资格和/或改变一些术中决策。以下仅描述了部分主要的特殊注意事项。

年龄

尽管材料、入路和手术技术都在精进，但假体寿命问题一直是个坎，因此考虑患者接受TKA的年龄是很重要的。Charette等最近报告说，与年龄>55岁的患者相比，55岁以下的患者的累计翻修率更高，1年（3.4%∶1.8%）、2年（5.0%∶2.4%）和5年（7.3%∶3.7%）。Karas及其同事的另一项以所有原因翻修为终点事件的研究发现45~54岁的患者术后13年生存率为83.9%。他们共纳入的298例TKA中，其中20例死亡、30例失访，剩余248例。在平均13年的随访中，翻修原因如下，9例为胫骨松动，8例为深部感染，7例为聚乙烯磨损，3例为非骨水泥型股骨假体植入失败。基于年轻患者将来可能需要翻修的事实，再加上一些对早期失败的担忧，在进行TKA之前让患者意识到这些风险是很重要的。尽管总体成功率较高，但这种早中期失败一旦出现，还是难以接受的。虽然年轻并不是TKA的绝对禁忌证，但在手术前必须考虑并与患者讨论，因为他们可能会在有生之年再接受1~2次额外的手术。

另一个极端是，在老年人中，TKA术预后报告良好；然而，这些患者通常健康状况不佳，需要重点关注他们术后的并发症。对于资深作者（BL）来说，在考虑患者进行TKA的适应证时，不仅仅是需要注意年龄，而是生理年龄和伴随的并发症。合适老年患者的手术效果往往比年轻患者更好；如果手术标准把握得当，80岁甚至90岁的患者在TKA后也可以恢复得很好。Kodaira等报告了1003例手术时大于80岁的患者的TKA，发现在结果评分的改善方面较年轻患者没有差异。但在他们的研究中，老年患者住院时间延长、精神异常、伤口愈合延迟和急性心力衰竭等并发症发生得更频繁。

总之，对于较年轻的患者，可以考虑通过使用非骨水泥技术，确保实现合适的下肢力线等方式尽可能地延长TKA假体寿命。对于老年患者，精心护理软组织（敷料护理，谨防皮肤撕裂），严格控制和治疗并发症，注意骨质疏松，使用骨水泥型假体，即使是80多岁和90多岁的患者也可以取得成功的结果。

身体质量指数（BMI）

肥胖在美国发病率日益增高，这是每年进行的TKA数量增加的部分原因。事实上，预计到2030年，世界上将有37%的成年人，即11.2亿人出现临床肥胖症，尤其是在发达国家。Clement和Deehan报告了4740例TKA，发现身体质量指数越高接受手术时年龄越低。许多超重患者也面临着在无法进行更高强度体力活动的情况下减肥的艰巨任务。这些患者中有相当数量的人使用减肥手术来减肥，这带来了有争议的结果，人们担心减肥手术后会出现发病率升高、吸收不良和营养不良等状况。关于减肥手术时机也仍然存在争议，对于患者来说，在不进行减肥手术的情况下减肥可能会更好。资深作者（BL）建议推荐身体质量指数（BMI）>40kg/m^{2}的患者进行营养咨询和锻炼计划咨询。尽管他们的体重超重，但许多肥胖患者总蛋白和白蛋白水平低于正常水平，反而会出现营养不良的情况。理想情况下，一个可持续的有针对性的减肥计划将比暴饮暴食更可取，减肥目标是将BMI降至40kg/m^{2}以下，最好接近35kg/m^2。Keeney等报告说，即使在TKA前仅减掉9kg，也可缩短住院时间和降低术后出院到护理机构的概率。此外，如果存在任何其他并发症，如睡眠呼吸暂停综合征、外周血管疾病（PVD）、淋巴水肿和糖尿病，都应该在术前进行治疗。让患者要了解肥胖会显著增加手术的风险，而不是单纯拒绝手术很重要。单纯限制TJA以促进减肥在这一人群中不能取得很好的效果，需要更好的激励措施和计划来管理这些患者。择期手术前为患者提供他们需要的帮助（具体减肥建议），也是一个"授人以渔"的好机会。

尽管对病态和超病态肥胖患者实施 TKA 存在顾虑，但有报道称采用妥善处理后预后可以接受，并发症的发生率仅略微升高。Hakim 等认为病态肥胖患者是可以接受 TKA 手术的，并且仍然可以从手术中获得明显益处。许多研究报道肥胖患者的功能在术后得到极大改善，但同时也确实存在更高的假体周围感染率。肥胖患者 TKA 后其他相关并发症还包括更高的再住院率、伤口愈合延迟 / 愈合不良、浅层和深层感染、MCL 损伤和伸膝装置损伤。应该与所有类型肥胖的患者讨论肥胖的风险和减肥带来的益处（表 28-1）。肥胖症患者的特殊注意事项包括小心处理膝关节周围韧带和皮肤 / 软组织。延长切口以获得更好的显露，以免过度牵拉并损伤 MCL 和髌腱。进一步的考虑包括在股骨和 / 或胫骨上增加延长柄，避免置换髌骨，以及使用髓内导向器定位导航（因为胫骨和脚踝可能很难触及）。

糖尿病

许多研究均认为糖尿病患者 TKA 术后有着更高的并发症发生率，包括：伤口并发症、深部感染、医疗并发症，甚至再麻醉率。这可能与血糖升高后影响体内中性粒细胞和单核细胞活性有关。虽然许多人试图使用血红蛋白 A1c 作为并发症的标志物，但 Ryan 等在他们对 506 例糖尿病患者和 900 例非糖尿病患者的比较研究中发现，血糖控制标志物并不能预测 TJA 术后假体周围感染（PJI）的风险。虽然很难确定最佳的血红蛋白 A1c 临界值，但一项多中心研究回顾了 1004 例 TKA，确定优化 TKA 术后不良结局的合理临界值为 7.7%（低于和高于这一临界值感染率分别为 0.8% 和 5.4%）。最近有报道称糖化人血白蛋白可更好地预测 TKA 术后的不良结局。Shohat 等研究认为 293μmol/L 为最佳阈值，高于这一水平的患者发生 PJI 的可能性将提高 11.2 倍。他们建议，超过这一阈值应该重新评估患者 TKA 风险收益比。

糖尿病患者不仅感染率和医疗并发症发生率更高，特别是在他们的日常血糖控制较差的情况下（日均血糖＞10mmol/L），而且有报道称他们功能及功能评分结果常常更差。Cheuy 等发现糖尿病患者在 4m 步行试验、30s 坐立试验和计时起立试验中表现更差。Teo 等发现糖尿病患者与非糖尿病患者相比，虽然满意率更高，但功能评分更差。综上，笔者认为有必要密切监测和严格控制糖尿病患者的围术期血糖情况。对这些患者的特殊注意事项包括广泛暴露（因为皮肤的张力差），内分泌 / 医疗咨询血糖控制，使用抗生素骨水泥，鼻筛查 MSSA/MRSA，以及重视术后伤口管理（限制活动范围以保护伤口）。

营养不良

营养不良是一个相对来说可干预的危险因素，它与手术部位感染（SSI）和 PJI 的风险增加有关。Black 等报告，在单个机构 4047 例 TJA 病例中，白蛋白水平为 3.94g/dL 临界值，营养不良患病率为 3.6%，营养不良患者住院时间更长（3.5 天：2.2 天），再住院率更高（16%：5%），出院可能性更高（30.8%：14.7%），急诊就诊率更高（30.8%：9%）。虽然营养不良的诊断通常

表 28-1　世界卫生组织肥胖等级修订版

BMI（kg/m²）	分级	示例	
		身高（in/cm）	体重（lb/kg）
＜18.5	消瘦	65/165	100/45.4
18.5~24.9	正常	65/165	145/65.7
25~29.9	超重	65/165	175/79.4
30~34.9	Ⅰ级肥胖	65/165	200/90.7
35~39.9	Ⅱ级肥胖	65/165	225/102.1
≥40	Ⅲ级肥胖	65/165	250/113.4
修订版			
≥35	重度肥胖	65/165	225/102.1
≥40	病态肥胖	65/165	250/113.4
≥50	超级肥胖	65/165	305/138.3

以白蛋白 < 3.5g/dL 为标准，而前述研究使用了一个较高的临界值，但重要的是其结果，术前筛查营养不良患者并做出干预可能可以改善预后。Schroer 等发现，在手术前让营养不良患者进行高蛋白抗炎饮食，可以改善结果（降低花费，减少再入院，缩短住院时间）。因此术前对患者营养状况进行干预是很重要的。笔者建议以白蛋白 < 3.5g/dL，前白蛋白 < 15mg/dL，转铁蛋白 < 200mg/dL，作为需要干预的阈值，达到此阈值的患者需要改善营养状况，必要时可请营养科会诊，以减少 TKA 术后并发症。总之，对营养不良患者的特殊注意事项包括改善术前和术后的饮食（即补充维生素和铁贮量），以及考虑到这些患者有更高的风险，可能会使用抗生素骨水泥，并在术中、术后注意软组织护理。

骨坏死

根据病因不同，伴有骨坏死的患者症状各异。膝关节是第二易患骨坏死的关节，仅次于髋关节。受骨坏死的发病机制和病因影响，一般情况下继发性骨坏死（年轻患者，多病灶 / 全身性）较原发性（自发性，老年患者，孤立性病灶）预后更差。例如，原发性、自发性或关节镜检查后的骨坏死与长期炎性关节炎和类固醇诱导的骨坏死有很大的不同。其他会引起膝关节骨坏死的多数系统性疾病也是如此。最近，Curtis 等报告了长期免疫抑制的患者（通常为继发性骨坏死），出现伤口裂开、感染、深静脉血栓形成、肺炎、尿路感染以及脓毒症的风险更高。这些患者在手术前不仅必须仔细进行医疗检查，而且还要检查坏死的程度和坏死累及股骨和胫骨的深度（这些因素可能使手术变复杂）。目前文献多数关注于通过关节镜手术或 UKA 治疗的孤立的骨坏死病灶。此外，有一些文献，建议采用替代方案治疗膝关节骨坏死，如软骨下干细胞疗法，这种疗法对继发性膝关节骨坏死的年轻患者来说风险较低，效果也较好。

1997 年，Mont 及其同事报道了 31 例非骨水泥 TKA（TKA），这些患者年龄在 50 岁以下，患有股骨髁或胫骨平台坏死。他们发现系统性红斑狼疮患者的无菌性松动率为 37%，PJI 的发生率为 10%，成功率为 44%。尽管存在这些令人失望的结果，Mont 等继续进行了 49 例初次非骨水泥 TKA 治疗膝关节骨坏死，术后平均随访 44 个月，具有 97.9% 的非感染性生存率和 95.9% 的全因生存率。他们把效果改善的原因归功于新一代非骨水泥植入物，并正在等待长期数据来验证生存率。总体而言，关于 TKA 治疗骨坏死效果仍不明确，预后好坏与病因有关。这些患者需要谨慎对待，必要时需要医疗干预。手术的特殊注意事项包括仔细处理软组织，因为相关的慢性疾病可能损害这些组织活性，较大的骨坏死可能需要使用额外填充物（Cone，Sleeve）以取得良好的关节线位置，以及使用抗生素骨水泥。

血友病

血友病是一种遗传性凝血功能异常的慢性出血性疾病，反复的关节积血会导致严重的关节破坏、瘢痕形成和疼痛。此外，与输血相关的并发症，如肝炎和 / 或艾滋病病毒的传播，可能会进一步增加这些患者膝关节疼痛的外科治疗难度。以往认为，血友病伴有艾滋病与高感染率有关，特别是在艾滋病处于活动期，CD4 计数低的情况下。现代医学已经能相对良好地控制艾滋病进展，减少病毒载量，降低感染率。对血友病患者行 TKA，需要对并发症进行密切的医疗管理，并密切关注凝血因子的水平，必要时请血液科会诊。此外，还需确定患者是否正在使用纤溶抑制剂，因为这可能是手术的禁忌证。

据报道，血友病患者接受 TKA 治疗后疼痛缓解情况和患者满意度非常好。然而，与出血相关的并发症和其他并发症的发生率也很高。最近的一项关于血友病患者的 TKA 的随访研究，最初共纳入 30 人，43 个膝关节，经过平均 18 年的随访，15 人（21 个膝关节）未失访。以全因翻修为事件终点 20 年生存率为 59%，30% 的患者因感染或无菌性松动而需要翻修手术。尽管翻修率很高，但患者术后功能改善明显，且长期随访的满意度很高。Zingg 等在 2012 年的一项研究中报告了 43 例血友病患者的 TKA。他们发现，在平均 9.6 年的随访中，94% 的患者认为手术效果良好或优秀，以全因翻修为终点，10 年生存率为 86%。Westberg 等描述了他们在 107 例 TKA 中的结果，平均随访时间为 11.2 年，5 年和 10 年生存率分别为 92% 和 88%。总体感染率高达 6.5%，末次随访时，93% 的患者无膝关节疼痛（TKA）。尽管功能得到了改善，疼痛有所减轻，但血友病患者 TKA 的总体临床结果仍然不如骨关节炎，术后并发症的发生率更高（高达 31.5%）。已有一些报道称，计算机辅助和 / 或机器人辅助下为血友病患者行 TKA 取得了相当成功。特殊注意事项包括维持适当的凝血因子水平，可能需要使用关节内引流，由于膝关节僵硬而需增加手术暴露范围（股四头肌切断术或胫骨结节截骨术），使用翻修假体（以平衡膝关节、处理骨质较差问题），以及使用抗生素骨水泥。

同侧髋关节融合术

在接受同侧髋关节融合术的患者中，高达 50% 的患者可能会发生膝关节骨关节炎改变。在有同侧髋关节融合史的患者中，可能很难确定他们的膝关节疼痛主要是继发于髋关节融合术还是原发于膝关节。此外，对于有髋关节融合术的人来说，膝关节置换可能是一个相当大的挑战。因此，可首先考虑解除髋关节融合，观察膝关节疼痛是否仍存在，或者通过其他非 TKA 方法解决膝关节疼痛。究竟是先做髋关节手术还是先做膝关节手术是有争议的。这方面的文献有限，De la Hera 等报告了 2 例同侧髋关节术后成功的 TKA。Garvin 等报告了，9 例在伴有髋关节融合术情况下进行 TKA，78% 预后为良好或极佳，但并发症也较多，其中 7 个膝关节总共手术了 15 次，2 例神经麻痹和 1 例感染。

Koo 等提出了以下在髋关节融合术后膝关节置换的技巧：垫高手术同侧髋关节（或者术侧腿可以悬空于手术台边），然后将手术台朝向术侧倾斜。Goodman 等报告说，将手术台向 Trendelenburg 征阳性侧倾斜，并适时调整手术台角度有利于截骨和膝关节暴露。他们使用这种方法在 2 例患者中获得了成功的结果（随访 2 年），这 2 例患者在 TKA 术前均有解除关节融合的相对禁忌证。总之，对伴同侧髋关节融合的特殊注意事项包括：确认下肢力线，合理调整手术台以便于暴露，在 TKA 前考虑解除髋关节融合，以及制定术前计划，包括采用机器人或其他辅助导航措施来协助截骨以及安放假体。

畸形性骨炎

畸形性骨炎（Paget Disease of Bone，PDB）是一种以局部骨组织破骨与成骨、骨吸收与重建、骨质疏松与钙化并存为病理特征的慢性进行性骨病，在 40 岁以上人口中发病率为 2%~4%。其确切病因仍不清楚，一些人认为遗传易感宿主中的病毒感染是其病因。病程发展分为 3 期：溶骨期、溶骨 / 成骨混合期和成骨 / 硬化期。成骨期形成的是高度血管化的新骨，比正常骨更脆，更容易骨折。PDB 患者常见症状包括疼痛、皮肤温度变化或骨折，10%~12% 的患者会出现骨关节炎症状。TKA 手术前应首先治疗 PDB，包括使用双膦酸盐和降钙素，

减轻疼痛的同时，可能可以避免手术。如果需要手术，这种内科治疗也可以在围术期减少与 PDB 相关的一些并发症。膝关节的继发性退行性改变首先应按常规骨关节炎进行保守治疗。保守治疗失败后再考虑手术治疗，由于病变骨内血管过度增生且伴大的囊肿和硬化骨，处理起来可能很有挑战性。

在最新的关于 PDB 患者进行 TKA 的系统综述中，Popat 等报道了 4 项研究，共 54 例患者，平均随访 7.5 年，其中有 2 例出现无菌性松动，5 例髌腱撕脱，以及数例对线不良、骨丢失和软组织挛缩等。总体而言，PDB 患者特殊注意事项包括：重视术前计划，评估肢体对线 / 畸形，可否使用髓内导向器，以及如何处理骨缺损。术中鼓励广泛暴露，以减轻髌腱的张力；使用翻修假体来处理骨缺损和韧带不稳定，并可能需要高速磨钻来处理硬化骨。此外，还应通过使用氨甲环酸或血液回收技术等进行术中血液管理。如果处理得当，可以使PDB 患者通过初次 TKA 改善功能，减轻疼痛。

创伤性骨关节炎

创伤性骨关节炎可继发于骨折、韧带损伤和 / 或脱位等疾病。膝关节骨折后创伤性骨关节炎的发生率为21%~44%，可能继发于损伤本身、半月板撕裂、畸形愈合和膝关节韧带不稳。这种情况下，既往手术切口、内固定和既往损伤可能会影响 TKA 手术计划与预后。在术前可能需要考虑以下问题：设计合适的手术切口（利用最外侧的瘢痕设计切口，避免平行切口），考虑关节外科会诊，分期取出内固定，排除感染，注意既往创伤损伤的组织（图 28-2）。

在最近的一项研究中，Khoshbin 等将骨关节炎（375 例）与创伤性骨关节炎病例（75 例）进行了 5∶1配对。他们发现创伤性骨关节炎不会导致更高的翻修率或更差的功能。另外两项以全因翻修为事件重点的研究显示，在 69 个月和 15 年时假体生存率分别为 88.6% 和82%。这与之前的研究所报告的不同，以前的研究报告伤口并发症的风险更高，手术时间更长，出血增加，蜂窝织炎、感染、翻修等发生率更高，功能评分更低。这可能与假体设计、软组织处理，以及翻修假体等多方面精进等原因相关。这些技术的改进使假体脱位、出血、骨折、磨损、骨溶解、神经血管损伤或伸肌结构断裂等并发症发生率下降。总体而言，如果精心制订术前计划、仔细处理软组织、术中广泛暴露和根据需要使用翻

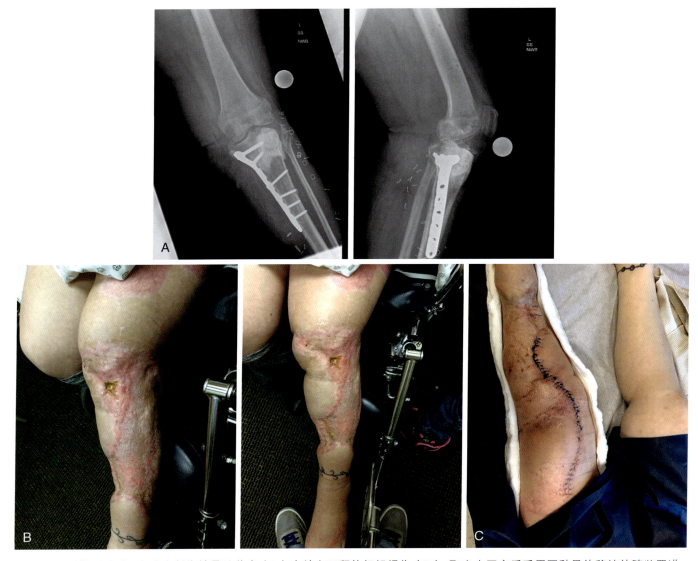

图 28-2 　分期手术（C）治疗创伤性骨关节炎（A）合并大面积软组织损伤（B），取出内固定后采用同种异体移植伸膝装置进行复杂初次 TKA（D）

修假体，是可以获得良好的生存率的。然而，仍需要告知患者术后翻修、感染等并发症发生的风险。

神经功能障碍

　　膝关节周围的神经功能障碍会对 TKA 的适应证、手术决策和预后产生重大影响。神经系统疾病也可能伴随着全身性肌张力低下、韧带松弛、肌肉痉挛 / 僵硬、膝下垂、屈曲挛缩、肢体过度对齐和骨骼畸形。当股四头肌功能受到严重影响时，可能是 TKA 禁忌证（下文进一步讨论）。许多神经系统疾病都是进行性的，重要的是不仅要考虑患者目前的情况，还要考虑未来的情况（如多发性硬化症、帕金森病、Charcot-Marie-Tooth 综

合征等）。最近也有研究表明，帕金森病患者的预后很好，住院时间和住院死亡率增加幅度不大。Ergin 等在他们的病例对照研究中证实了这一观点，在 TKA 术后平均 4 年的随访中，帕金森病患者显示出与普通人群相似的结果。虽然在相当数量的病例中取得优异的结果，但根据笔者个人经验，快速进展性帕金森病往往会出现肌强直和膝关节屈曲挛缩，而这两种情况在 TKA 后可能会更加严重。

　　脊髓灰质炎是一种高度传染性的病毒性疾病，它影响运动神经元，导致瘫痪、肌肉萎缩和反射减退。虽然脊髓灰质炎和脊髓灰质炎后综合征在美国不再常见，但它影响着全世界大量的儿童和成人。Prasad 等最近对文献进行了系统性回顾，共 6 项研究，82 例 TKA，平均

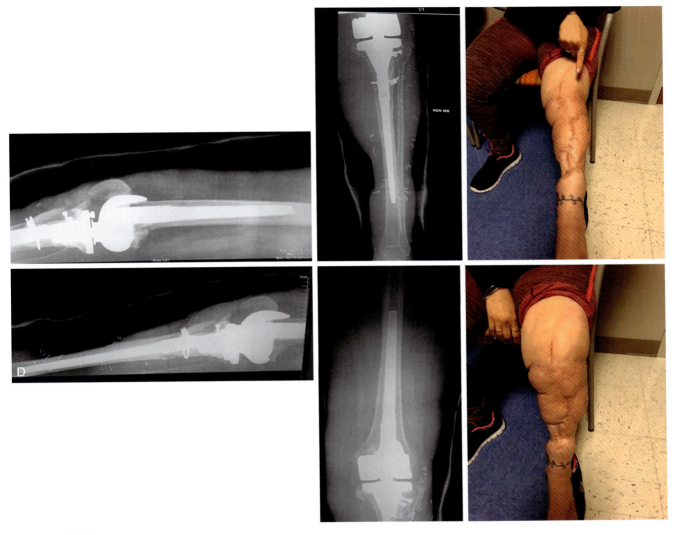

图 28-2 （续）

随访 5.5 年。他们发现在平均 6.2 年随访时间中翻修率为 7%，而在 36 例在术前存在膝过伸的病例中，有 10 例（28%）在 TKA 后再次出现膝过伸现象。虽然这些患者的功能在术后可能会得到改善，但评估术前股四头肌的肌力是很重要的，因为这是一个重要的预后预测因素（那些肌力不足以支撑肢体对抗重力的患者应该使用限制型假体）。这些因素可能加大手术难度；因此，详细进行术前计划并做好最坏的准备是很重要的。关节线的管理是至关重要的，因为对于那些有神经功能障碍的人来说，过伸（可能减少股骨远端截骨）或屈曲挛缩（增加股骨远端截骨和后关节囊松解）的情况可能会很严重，需要改变手术技巧。准备延长杆、加强块和铰链型膝关节很重要。由于这些疾病常常呈渐进性，笔者通常建议增强限制性或使用生物固定的植入物（Cone 或 Sleeve），以减少膝关节假体的压力。

工伤赔偿

在为具有工伤赔偿（Workers' Compensation，WC）患者进行 TKA 时，了解患者的手术动机，明确患者期望并保证手术过程合理合法是很重要的。WC 本身并不是 TKA 的禁忌证，尽管这些患者的主观感受往往比客观指标更糟糕。Styron 等报告了 TKA 后患者返回工作岗位的情况，发现恢复时间的中位数为 8.9 周，但返回工作岗位的时间更多地取决于患者本人的意愿而不是工作本身对体力的要求。

Clyde 及其同事回顾了 WC 患者，发现初次全关节置换术后平均重返工作岗位的时间为 16.4 周，实际恢复工作的比例仅为 70.2%。这使预测 WC 患者手术动机以及返回工作岗位的时间更加困难。此外，其他研究表明，与传统途径相比，通过 WC 通路接受 TKA 的患者预后较差（更高的疼痛评分，更低的功能评分，以及更小的活动范围）。作者建议不能急于为这部分患者进行 TKA，手术前需要详细了解患者期望，确认手术是会使患者受益的，且需计划好术后早期的物理治疗和疼痛管理，避免患者期望与医生期望之间出现较大差异。最后，笔者建议不要将主治医生作为索赔因果关系确定的一部分，以便消除外科医生和患者之间的偏见和利益冲突。

TKA 的禁忌证

了解 TKA 的适应证很重要，了解手术的绝对禁忌证也同样重要。通过积极的术前管理，在存在相对禁忌证的情况下也是可以手术的。这些相对禁忌证包括病态肥胖（减重）、深部感染（分期手术）、吸烟（戒烟计划）、营养不良（营养咨询）和神经功能障碍（限制型假体）。由于 TKA 是一个择期手术，在这些具有潜在风险的病例中权衡风险和收益是至关重要的。一般来说，最好是将患者期望和术中、术后并发症结合作为一个整体进行分析。下文将讲述 TKA 的绝对禁忌证。

活动性感染

为了与膝关节置换术是一种择期手术的概念保持一致，作者建议在以下情况时推迟手术时机：活动性脓毒症、膝关节感染，甚至是可能引起血液播散的远处感

染。近期，Everhart 等开发了一项包括下肢骨髓炎、化脓性骨关节炎和葡萄球菌败血症病史等疾病的 SSI 风险评分作为预测初次 TKA 后 SSI 的工具，评分表总分 35 分，得分 6 分及以上时为阳性。一般来说，既往感染史会增加未来感染的风险，因为可能有一些残留的细菌，或者这可能意味着宿主免疫系统功能差或天生存在感染倾向 / 易感性。Jerry 等报道在有脓毒症或骨髓炎病史的患者中，术后感染的风险高达 7.7%。但最近一项研究，Lee 及其同事在治疗 20 例膝关节化脓性骨关节炎或骨髓炎的患者时发现，术后深部感染复发率仅为 5%。他们将其成功归功于 TKA 时使用抗生素骨水泥以及仔细的术前和术中评估。

活动性感染可能相对容易诊断，但陈旧性化脓性骨关节炎或骨髓炎病史很难诊断和处理。在手术前，常规评估手段如红细胞沉降率（ESR）、C- 反应蛋白（CRP）和膝关节穿刺结果可能不能明确诊断。Seo 等在他们的研究中强调了这一点，研究包括了 62 例既往化脓性骨关节炎或骨髓炎患者，他们严格遵循相关临床路径对这些患者进行治疗（图 28-3），但术后仍存在 9.7%（6 例）的感染率，其中有 5 例微生物培养结果与既往感染相同。假体周围感染的一个独立危险因素是治疗膝关节疾病所需的手术次数。在持续感染的情况下，或者如果不能明确远处感染是否已治愈，那么推荐进行二期 TKA。这包括彻底的清创，切除所有的软骨并适当进

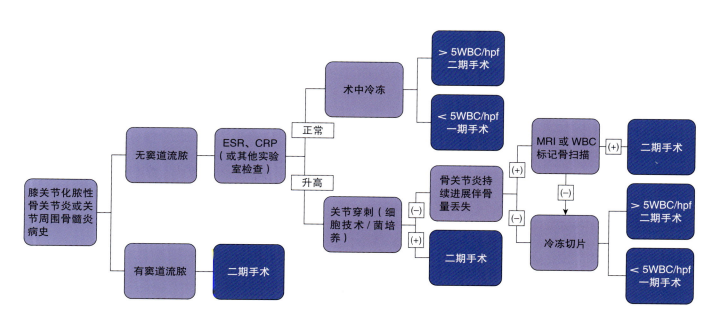

图 28-3 膝关节化脓性骨关节炎或关节周围骨髓炎病史患者治疗流程图。CRP，C- 反应蛋白；ESR，红细胞沉降率；WBC/hpf，每高倍镜视野白细胞数 [摘自 Seo JG, Moon YW, Park SH, Han KY, Kim SM. Primary total knee arthroplasty in infection sequelae about the native knee. J Arthroplasty. 2014;29（12）:2271-2275，转载授权]

行骨切除为将来的 TKA 做准备。放置占位器，治疗感染，然后二期手术置换为 TKA 假体。Shaikh 等在报道采用这种二期手术治疗后未发现感染，其研究样本量为15 例患者，平均随访时间为 4 年。这种治疗难治性感染的分期手术方法得到了 Nazarian 等的支持。他们报告了 14 例患者在平均 4.5 年的随访中没有出现感染复发的情况，两期手术之间的平均间隔时间为 3.1 个月。如果患者不愿意接受分期手术，或者不能接受失败的高风险和 / 或多次手术干预，那么关节融合术可能是更好的选择。Chalmers 等报道，既往感染史与远期并发症有关，他们发现存在髋关节或膝关节 PJI 病史的患者，进行其他关节初次 TKA 的患者，术后发生假体周围感染的风险与配对对照组相比高出 3 倍。这些事实都说明了制订详细术前计划，严格按标准治疗存在既往感染史、化脓性骨关节炎或膝关节周围骨髓炎的重要性（图 28-3）。Bedair 等进一步强调了这一点，他们指出，如果有 PJI 病史的患者进行其他关节的 TJA，术后发生关节感染的风险更高。在他们的配对研究中，有 TJA 感染史的患者相较对照组，感染率分别为 11% 和 0，而在女性和有葡萄球菌感染史的患者中，第二次手术后 PJI 的发生率更高。因此，对于存在任何感染史的患者，应详细与患者解释手术风险并极其谨慎地处理这些病例。

伸膝装置不全

　　伴随伸膝装置不全的 TKA，术后可能出现持续存在的膝关节不稳和功能障碍。因此，禁止在伸膝装置不全，尤其是由神经系统疾病引起的患者中进行 TKA。当

伸膝装置发生机械性破坏时，可以在使用移植修补的情况下（Mesh、同种异体移植物、合成材料）进行初次 TKA（图 28-2）。但这类手术通常需要使用翻修假体，难度更大，并发症发生率更高，类似手术例子较少。然而，在翻修手术中使用部分同种异体移植物、完全同种异体移植物和人工网片重建伸膝装置方面的例子较多。

神经性关节病

　　神经性（夏科氏，Charcot）关节病是由于无痛觉而导致承重关节塌陷、破坏的一种慢性、进行性的退行性病变。通常见于糖尿病、神经梅毒和脊髓空洞症患者。Charcot-Marie-Tooth 综合征、多发性硬化症、麻风病、淀粉样变性和先天对疼痛不敏感也可导致 Charcot 关节病。这类患者通常表现为关节不稳定，影像学上可见明显骨质破坏（图 28-4），但关节活动范围常表现出与影像学资料不符的良好。当患者症状疑似 Charcot 关节病，但又找不到确切病因时，在考虑手术之前，应该请神经科会诊以明确病因。此外，Charcot 关节病可表现出与化脓性骨关节炎类似的症状，术前应进行实验室检查和 / 或关节穿刺以鉴别诊断。以往认为 Charcot 关节病是 TKA 的绝对禁忌证，但随着现代假体和技术的发展，这一点已变得更具争议性。

　　首先应采用非手术治疗方法如佩戴支具等治疗 Charcot 关节病。当治疗失败时，应就关节融合术与关节置换术进行讨论，以评估这两种手术的潜在风险和益处。患者的骨质量经常受到影响，可能会给关节融合术和初次 TKA 带来巨大的挑战。随着现代技术和假体的

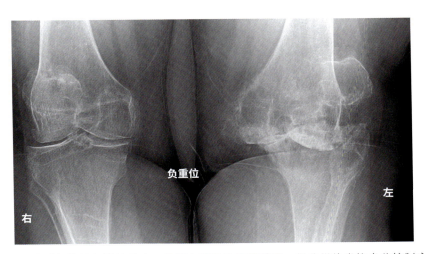

图 28-4　糖尿病长期控制不佳引起的神经性关节病。尽管有明显的骨质破坏，但非甾体类抗炎药控制疼痛症状后，患者膝关节活动范围从 10° 恢复到 105°

出现，关节融合术已逐渐成为备选手术方式，TKA作为膝Charcot关节病的一种治疗方案也越来越为人所接受。Tibbo等报告了一项包含37例Charcot关节病的随访研究，以发生感染性松动为事件终点，10年生存率为88%。他们发现通过选择性地使用限制型假体并加强干骺端固定，可提高生存率。但同时，他们也报道了较高的并发症发生率（16%）、翻修率（16%）和再手术率（8%）。Zeng等报道称使用髁限制型膝关节或旋转铰链型膝关节以及自体骨移植处理骨缺损治疗了8例Charcot关节病，术后效果良好。不同病因的Charcot关节病均存在大量报道，且治疗成功率各异。Bae等报道了11例TKA治疗神经梅毒所致的Charcot关节病患者，平均随访12.3年，术后有3例发生并发症，他们认为这种手术技术要求很高，强烈建议使用旋转铰链型膝关节。如果要在这些病例中尝试TKA，必须准备多种型号的限制型假体、延长杆、骨移植物、垫块，还有其他固定工具，如钛缆、钢板和螺钉，以应对骨缺损、骨质差和韧带不稳定等情况。如果严格按翻修关节处理，可能可以取得非常理想的手术结果。随着手术技术和假体的进一步发展，将来可能会从禁忌证的部分移除这种疾病。

膝关节融合

既往一直认为膝关节融合是TKA"理所当然"的禁忌证，但近年开始变得有争议起来。大多数人认为完全性关节融合是初次TKA的禁忌证，因为完全性关节融合通常伴随肌肉萎缩、活动范围差、伤口愈合并发症和韧带不稳定等情况。最近的一篇综述试图回答这样一个问题，对膝关节融合患者来说TKA的收益和风险是什么？作者发现，解除融合并进行TKA可以提高关节功能，但同时也存在一定的并发症和术后疼痛的风险，他们不确定这样的风险收益比是否会影响患者满意度。Jauregui等在一项类似的Meta分析中（纳入从1998—2008年的10项研究），报告了98例（121个膝关节）TKA，平均随访5年，总并发症发生率为47%，翻修率为25%，总失败率为11%，尽管并发症发生率高，但术后满意率也很高。Kernkamp等回顾了6篇文献，共123例TKA，发现65%的病例出现了并发症，最常见的是皮肤坏死（25%）、关节纤维化（13%）、感染（11%）、翻修（11%）以及再融合、截肢和死亡（<5%）。总之，关节融合后进行TKA，重要的是利用翻修技术，重视软组织处理（可能需要进行整形手术），并就膝关节融合后

TKA的高并发症发生率向患者解释。最后，由于并发症发生率约为50%或更高，应该谨慎建议关节融合患者接受TKA。

禁忌的合并疾病（Prohibitive Medical Comorbidities）

正如本章前面几节所提到的，并发症会影响患者接受选择性TKA的总体可能性。所有患者都应该评估危险因素，并尽可能加以干预，以使患者有最大的机会获得成功的结果。近年来已经开发了几个评分系统来帮助预测预后和患者满意度。机器学习和人工智能是建立预测模型的两个新方法，可以收集并快速解释数据，输出TKA后预后、功能和患者满意度等结果。这些技术目前还处于早期阶段，但预计在未来几年将有重大进展。

许多并发症可以在考虑手术前进行干预，这对预后和患者满意度来说很重要。例如，纠正营养不良，减肥，戒烟，减少术前阿片类药物使用，糖尿病管理（HbA1c或糖化人血白蛋白监测），免疫抑制药物的管理，丙型肝炎的管理/治疗，控制血压和胆固醇，以及围术期的抗凝管理等。部分并发症虽然需要干预但很难在手术前短时间内改善病情，这使得它们成为TKA手术的禁忌证，如淋巴水肿、过敏、抑郁症、纤维肌痛和神经系统疾病（如：帕金森病）。在这种情况下，如果术前干预不能降低手术风险，且风险大于收益，那么应谨慎考虑手术治疗。此外，如果无法改善功能缓解疼痛，且并发症发生率和死亡率很高，则不应推荐TKA。

周围性血管疾病

严重的周围性血管疾病（Peripheral Vascular Disease, PVD）增加伤口延迟愈合或灾难性肢体缺血的风险，可能成为TKA的禁忌证。Gronbeck等回顾14 185例全关节置换术（其中8934例为TKA）的数据后发现，PVD的诊断是医疗并发症和再次手术最重要的危险因素。Abu Dalka及其同事回顾了有关文献，发现与PVD和TKA相关的研究很少，但他们确实建议有PVD表现的患者应进行术前血管评估，如果最终需要手术，应避免使用止血带。但Walls等最近报告了40例接受TKA的患者，其中中度PVD的发生率为7.5%，他们发现只要血管闭塞小于50%，那么在术中使用止血带也是可以的。一般来说，如果有血管搏动弱或可疑PVD，则应该检查踝肱指数，如果小于0.9，则有必要进行血管会诊。

Calligaro 等在回顾两项各 4097 例和 11 953 例 TKA 的研究中称，四肢血管急性缺血的发生率为 0.17%，他们发现由于这些患者通常患有慢性闭塞性动脉粥样硬化性疾病，单独的血栓切除效果不佳，通常需要行急诊搭桥手术治疗。此外，内膜斑块破裂很可能是由膝关节运动和／或止血带压迫引起的。PVD 的一些更常见的表现包括远端脉搏不对称或微弱，术前 X 线片上可见钙化的血管，既往血管手术，或远端动脉功能不全，当确诊 PVD 时应请血管外科医生会诊。虽然 PVD 不再被认为是绝对禁忌证，但仍需要重视。术前确诊后，积极与血管外科团队合作进行个性化管理与治疗。

患者期望不现实

正如前面几节所讨论的，患者和外科医生对 TKA 后的预期结果必须有相似的期望。如果双方 "期望" 发生不匹配的情况，可能会导致患者不满意、再入院或并发症。应该仔细与患者交代各并发症发生的可能性，以及未来活动的限制和长期随访的重要性。最重要的是，需要让患者明白 TKA 后不可能让他们的膝关节再变回和年轻人一样，术后仍会有部分功能受限，一部分源自膝关节本身，另一部分原因是受到身体其他部分的限制。如果在任何时候，外科医生或患者之间没有建立起信任的医患关系，可以考虑更换主治医生。

Deakin 等使用特种外科医院膝关节置换期望值评分量表（Hospital for Special Surgery Knee Replacement Expectation Score）收集了 200 例 TKA 患者的结果，他们发现，术后 6 周内 30% 患者的期望得到了满足，1 年后这一比例增加到了 48%。缓解疼痛、提高活动能力是影响术后患者满意度最关键的期望。但此研究没有涉及更高难度的活动，如跪、蹲、工作和性生活。回归高强度体育活动的期望实现可能性小，而进行低强度的有氧运动的期望实现可能性大且是值得鼓励的。Ghomrawi 等发表了一项包含 2279 例 TKA 患者的研究称，患者存在跪、压腿和参与娱乐运动能力的期望与术后不满意相关。这提示应该在术前就预期与患者进行全面讨论，以确保医生和患者对术后将发生的事情达成一致。

结语

只要严格把握手术适应证与禁忌证，TKA 是一种非常成功的择期手术。挑选合适的患者并判断是否可以手术通常是一项复杂的、多方面的任务。有效的沟通是至关重要的，这样患者和外科医生才能组成一个团队，有助于手术的成功。知情同意是手术的关键部分，包括设定期望，详细说明潜在风险，并在手术前确定个人的具体利益。技术的进步推动了门诊 TKA 的发展，这类手术的患者选择可能遵循一套不同于住院患者的规则。详细而正确的病史、体格检查和影像学评估结果，是做出术前诊断，判断手术适应证和禁忌证，以及规划术后康复进程的重要基础。熟知特殊注意事项以及各项禁忌证是保证高质量手术的基础。最后，作为医生，重要的是我们应该尽自己的一份力，增强与患者的沟通交流，精心进行术前管理，努力为那些可以从 TKA 中受益但条件不佳，甚至存在禁忌证的患者争取手术机会。那些明白手术目的并有严格的 TKA 适应证的患者往往在术后最满意。

（杨敏之　柴伟翻译；时志斌校对）

第 29 章

初次全膝关节置换术前准备

Nathanael Heckmann, MD | Kevin Bigart, MD | Aaron G. Rosenberg, MD

引言

现代全膝关节置换术（TKA）让膝关节退行性疾病的治疗发生了革命性的变化。如今，全膝关节置换术为外科医生和患者提供了治疗这些疾病的可靠方法。与其他内科和外科方法相比，全膝关节置换术在提高患者的年生存质量方面的获益是无可比拟的。

现代全膝关节置换术材料耐用性的提升使外科医生拓宽了该手术的适应证。第一代全膝关节置换假体超过 20 年的长期随访显示生存率为 77%~91%。随着手术技术、器械和假体设计的进一步改进，以及对假体植入失败机制的更好理解，全膝关节置换术的长期假体生存率进一步提高。新的膝关节假体随访研究显示 20 年假体生存率达 87%~97%。鉴于 TKA 手术方式的成功，外科医生拓宽了手术适应证，曾经面向老年人和低需求患者的手术现在可以给更年轻、要求更高的患者实施。正确把握手术适应证对于取得成功的结果至关重要。随着人口不断老龄化，膝关节退行性疾病患者的数量将继续增加。此外，最近在 45~64 岁的患者中应用的全膝关节置换术的增加继续改变着接受此类手术的患者的总体人数。这些人口结构的变化和适应证扩大要求骨科医生、患者和初级保健医生必须了解全膝关节置换术的局限性。

患者选择

随着最近人口结构的变化和适应证的扩大，全膝关节置换术已经成为最常见的外科手术之一。然而，全膝关节置换术适应证的把握需要更加审慎，与老年患者相比，年轻患者 TKA 后翻修率增加了 2~5 倍，假体长期生存率降低，但在改善功能与减缓疼痛方面仍可取得较好的效果，因而，对患者实施全膝关节置换时做的任何医疗决策都需要慎重权衡风险和获益，尤其是患者合并有罕见但灾难性的并发症。

决定是否进行全膝关节置换术前需要仔细评估患者的主诉、疾病病理情况和整体健康状况，以预估可能影响手术的风险或手术预后情况。最后，综合考虑这些风险与收益决定手术的必要性。手术与否的判断必须与患者一同决定，因为对手术获益的准确评估取决于患者的期望和对全膝关节置换术局限性的理解。

另一个需要注意的是实施择期手术的围术期事件相对风险，这些事件会显著增加患者的病情或死亡率。在人们认知到可能引起致命性肺栓塞的血栓栓塞性疾病的风险之前，全膝关节置换术就已经开展起来。虽然现如今致命性肺栓塞的发生率已经下降，感染率和其他严重术后并发症的发生率也有所下降，但人们仍必须对减轻疼痛和功能改善的潜在长期好处与死亡和其他并发症的短期风险进行权衡。

全膝关节置换术的风险和收益分析除了取决于潜在的病理因素外，还取决于几个因素，包括患者的年龄、活动水平和并发症情况。在外科医生决定是否进行全膝关节置换术之前，必须考虑到以下前提：全膝关节置换假体的寿命有限、非手术治疗无法减轻疼痛，以及患者膝部退行性疾病导致活动受限。在确定是否需要进行全膝关节置换术时，这 3 个前提应该成为任何风险 – 收益分析的依据。

第一个前提：受限于对假体寿命、材料磨损和植入失败，膝关节置换术是一项有时限的手术。虽然年轻和活跃运动的患者的假体生存率有所改善，但毫无疑问在任何情况下正常年轻人寿命都会比膝关节假体寿命更长。因此，鉴于全膝关节置换术中假体使用寿命有限，年龄成为是否行全膝关节置换术的一个重要因素，特别是在非常年轻的患者中。因此，在其他条件相同的情况下，老年患者仍然是更好的全膝关节置换术的候选对象，因为随着年龄的增长，假体比患者存活更久的可能性更大，从而不需要翻修手术或多次后续的手术干预。然而，随着手术技术的改进，现代假体的设计，以及材料性能的提高，许多外科医生开始寻求给年轻患者进行膝关节置换术，这在以前要考虑假体使用的年龄相关因素，是"不得越过的界线"，受限于假体的使用时间年限。但儿童和青壮年患者显然应该尝试其他备选治疗方法，如截骨术或软骨修复治疗，如果这样的治疗可以充分缓解症状，便可推后关节置换术，使后续治疗不会变得过于复杂。

第二个前提：在进行关节置换术之前，应该尝试非手术治疗。包括截肢术后使用助行器、减重、系统性的或局部用药、理疗、护具和调整运动量。与老年人相比，非手术治疗对于年轻患者更为合理，因为在老年人中，长时间的尝试与缓解症状和改善功能方面的时间获益比较低。在某些情况下，即使患者以前没有接受过非手术治疗，根据症状、体格检查结果和影像学结果显示病情足够严重，应考虑进行全膝关节置换术。例如，对于一位膝关节局部疼痛逐渐加重和影像学显示重度骨关节炎（即关节间隙消失、大量边缘骨赘、软骨下硬化或囊性改变等）的老年患者，考虑到非手术治疗提供持久缓解的可能性很小，可以直接考虑手术治疗。然而，在大多数情况下，特别是在年轻的患者中，在推荐更具实质性并发症风险的手术治疗之前，建议患者先保守或非手术治疗并观察症状缓解或功能改善情况可能是更明智的。

患者的活动水平和症状严重程度是决定是否进行关节置换术时要考虑的第三个前提。在许多情况下，疼痛症状与活动有关。如果患者的疼痛症状可通过运动量的调整来缓解，且由于年龄、并发症、期望不匹配或其他因素进行全膝关节置换术不是最佳选择，外科医生应该选择通过调整活动治疗而不是手术干预。如果个人活动调整后症状很轻或没有症状，那么限制活动可能是一个合理的方案。但需要注意，了解患者对日常生活活动的要求在这一决定中是至关重要的。患者工作、做家务和维持个人卫生的能力可以用来衡量膝关节功能对患者生活质量的影响。老年人且功能明显受限可能更适合进行关节置换术。步行耐量，定义为一个人不休息的情况下可以步行的时间或距离，可以作为评估疾病严重程度和功能限制的重要基准。一般来说，尽管老年患者接受非手术治疗后仍不能完成日常生活活动，那么这意味着膝关节功能已经下降到需要干预的地步。在较年轻的患者中，如果患者和外科医生在术后功能、假体寿命和术后并发症方面有现实而合理的期望，则可能需要进行手术

以满足年轻患者较高活动度的需求。

总而言之，全膝关节置换术的手术适应证往往是膝关节疼痛严重的骨关节炎患者，患者活动受到限制或改变，且对其生活质量形成负面影响。然而，外科医生应该记住，最终确定是否适合进行膝关节置换术应该遵循风险–收益分析，需综合考虑患者的年龄、并发症、功能限制和手术后的期望。在这一分析之后，患者与外科医生应该共同决定是否手术，其中外科医生仔细与患者沟通，确保患者在手术后有合理的期望，了解全膝关节置换术的局限性，并意识到与手术和未来可能的手术相关的风险和收益。

患者期望值

外科医生经常遇到对手术治疗抱有不切实际期望的患者。而外科医生必须让患者对术后效果有充分的理解以使患者对预后建立合适的期望。患者必须明白，膝关节置换术的目的是减轻疼痛和改善功能，而不是让患者的膝关节恢复到患骨关节炎前的状态。患者还必须了解膝关节置换术后仍可能存在功能限制。由于长久的活动受限和大量的屈曲挛缩，手术后可能无法恢复正常的关节活动度。在某些患者中，手术后的活动范围可能比手术前小。在进行任何手术干预之前，应与患者详细交代这些事项，若手术结果与患者期望不符，会引起患者对全膝关节置换结局不满意。

最后，重要的是必须让患者接受这是一个假的膝关节。患者必须明白，这种假体是一种行走装置，旨在减轻疼痛，因此患者必须改变他们的活动习惯，以避免早期的假体力学失败。某些活动，如散步、游泳和打高尔夫不会影响假体长期使用率，但更高强度的运动，如长跑，则可能影响假体寿命。让患者为自己的行为承担责任，患者必须意识到，特定活动可能会导致膝关节假体寿命缩短，紧随着需要进行翻修手术。在同一时间线上，在开始手术干预之前，外科医生必须有信心，患者愿意并有能力遵从必要的术后康复计划，从而获得成功的结果。

患者评估

与大多数骨科手术一样，确定某一患者是否适合进行全膝关节置换术需要了解患者的病史，包括疼痛和功能障碍，并结合确凿的体格检查和影像学结果综合判断。在外科医生建议进行全膝关节置换术之前，这 3 种

对患者的评估都应该确认终末期膝关节骨关节炎的存在。如果其中任何一项评估不能支持此诊断，外科医生应警觉错误诊断的可能性，或者患者所主诉的情况不能通过手术解决。

病史

全膝关节置换术的主要适应证是退行性关节疾病引起的膝关节顽固性疼痛。疼痛是膝关节骨关节炎患者TKA术后最常抱怨的症状。记录疼痛的性质、程度以及是否夜间痛或休息时疼痛很重要。如果没有其他疾病，夜间痛或休息疼痛通常预示着终末期膝关节骨关节炎，非手术治疗可能效果不佳。炎性关节炎也可能引起休息和夜间的严重不适。如果膝关节疼痛与腹股沟或大腿前部疼痛相关，则需考虑髋关节疾病引起的牵涉痛。膝关节骨关节炎的疼痛通常延伸到膝关节以下，但是足部的疼痛必须与神经根性疼痛相鉴别。

与膝关节骨关节炎相关的疼痛通常与活动有关，医生应该确定患者的疼痛对他们日常生活活动（如购物、清洁和个人卫生）的影响情况。患者个人的主诉在确定影响程度方面很重要，因为疼痛是一种个人主观感受，对每个人日常生活的影响情况均不同。同时表现出剧烈疼痛和功能障碍的患者将从全膝关节置换术中获益最多。同样重要的是要辨别那些对全膝关节置换术抱有不切实际期望的患者，例如对于那些只在剧烈活动后才感觉疼痛和功能障碍的患者，限制活动量可能比手术更合适。

既往非手术治疗史。如前所述，对大多数患者来说非手术治疗即可解决问题。非手术治疗，包括调整活动、使用非甾体类抗炎药物、注射透明质酸或皮质类固醇，以及使用辅助设备，都应作为膝关节骨关节炎非手术治疗的方法加以考虑和讨论。非手术治疗失败，结合已有体格检查和影像学检查结果可以作为手术治疗的良好指征。

既往手术史。各种其他手术治疗可能会影响手术方案和预后。如果可能，应该回顾以前的手术报告，以确认既往手术的治疗方式与结果。

患者一般健康状况以及任何其他并发症。术前改善医疗并发症病情是很重要的一步，必要时可请相关专科会诊，同时应确认并发症情况以排除手术禁忌证。注意患者有无免疫受损状态相关的病史（如糖尿病、肾功能衰竭、获得性免疫缺陷综合征等），对于这样的患者，

应仔细评估以及与患者交代术后感染的风险。还应评估其他可能引起菌血症的潜在疾病，例如女性反复的尿路感染，男性尿道梗阻或牙科疾病，应尽可能在术前对这些情况进行干预。

药物过敏史或金属过敏史。全膝关节置换术前存在青霉素过敏的患者中，有一小部分人实际上对头孢菌素也会发生过敏反应。考虑到过敏反应的危险性，骨科医生应该在使用术前第一代头孢菌素之前，与过敏专科医生进行术前皮肤测试或术前剂量测试。但近期有报道称接受非头孢菌素抗生素的患者发生假体周围关节感染的风险可能会增加，临床医生应该谨慎权衡各类型抗生素使用的风险与收益。最后，如果患者有金属敏感史或金属过敏史，外科医生应该考虑将患者送到过敏专科医生那里进行金属斑贴测试或要求进行淋巴细胞转化测试。在这些患者中，可以考虑不含钴或铬的替代假体。然而，需要注意，缺乏数据支持使用术前变态反应测试和替代假体可减少金属过敏患者并发症发生。

体格检查

步态评估。中度到重度骨关节炎患者通常会出现避痛步态；出现 Trendelenburg 步态时应注意是否存在同侧髋关节疾病或神经肌肉疾病。患者的步态一定程度上可以反映功能障碍情况，并帮助外科医生确定患者的骨关节炎是否需要进行全膝关节置换术。如果确实需要全膝关节置换术，还应注意下肢力线，以为韧带松解提供参考。

软组织囊情况检查。应注意先前切口的位置和瘢痕新旧程度，因为它们可能会影响后续膝关节置换术中使用的手术入路。如果不确定软组织情况是否可接受手术，建议术前咨询整形外科医生。同样应注意皮损的情况，因为它们可能表明骨关节炎（如银屑病性骨关节炎）的原因，或者可能影响是否可手术的决定，因为对于皮肤病变活跃的患者，手术需要推迟，直到软组织病变愈合，以避免术后高感染率。

神经血管检查。包括足背和胫后脉搏的触诊。如果不能触及搏动，可能需要血管外科会诊，并考虑避免术中使用止血带。神经系统检查可以提醒医生注意术前神经功能缺陷的情况，并且还可以确定神经根病是否是导致患者疼痛的原因。其他非肌肉骨骼疾病，如静脉功能不全、复杂性局部疼痛综合征和糖尿病神经病变，可以通过全面的体格检查来确诊并加以注意，因为它们可能会影响患者的预后。

膝关节体格检查。膝关节活动范围一般来说是减小的，需注意，术前的活动范围一定程度上可以预测术后的活动范围。某些患者希望进行全膝关节置换术主要原因就是增加膝关节活动范围，手术前必须与患者仔细讨论改善其活动范围的能力。评估术前屈曲挛缩的情况也很重要，以便在手术时得到适当的处理。接下来对膝关节进行触诊，以确定压痛最明显的区域。如果患者疼痛的部位与影像学显示的位置不一致，可能需要考虑其他诊断。接下来应该测试韧带稳定性，仔细检查内侧和外侧副韧带，以及交叉韧带。应注意下肢力线情况，并与对侧肢体进行比较。如果存在外翻或内翻畸形，应评估并计划术中矫正这些畸形的方法。

下背部和髋关节体格检查：以确保疼痛并非由其他部位的疾病引起。最后，应进行足部体格检查。扁平足畸形可以在术前加重外翻畸形，并导致术后外翻不稳定。在患者疼痛原因不明的情况下，可以采取关节内注射利多卡因作为诊断性治疗方法，以确认疼痛是由膝关节本身引起的。

影像学分析

膝关节骨关节炎在影像学上的确诊对于全膝关节置换术的决策很重要。然而，临床症状往往与影像学发现的严重程度没有直接关系。当影像学征象与患者目前症状和体征无关时，不应进行全膝关节置换术。当没有明显阳性影像学征象时可能提示有其他诊断。

X 线评估方法包括站立正侧位和髌骨轴位。站立位 X 线片是发现关节间隙狭窄的重要手段。屈膝站立位在识别不明显的关节间隙狭窄，特别是股骨后髁处的狭窄改变方面可能帮助更大。影像学征象不明显的患者在术中却发现存在广泛软骨破坏的情况也不少见。因此，必须根据临床症状来解释 X 线片结果。髌股关节位同样重要，因为单纯靠前后位及侧位片容易低估髌股关节炎的程度。站立位下肢全长片可反映冠状位畸形的情况。最后，如果使用数字影像学资料进行术前模板测量，应注意使用标准参照校准尺寸以提高准确度。

膝关节置换术的禁忌证和替代治疗方案

禁忌证

虽然全膝关节置换术是大多数严重膝关节骨关节炎患者的合适治疗方法，但外科医生必须意识到可能对某些患者其他替代疗法更合适。全膝关节置换术的替代治疗方案包括截骨术、单间室关节置换术和关节融合术。膝关节截骨术适用于有症状的单间室骨关节炎患者，这部分患者膝关节有局部的生物力学紊乱，可重新调整力线使相邻区域的完整软骨来承重。截骨术可以在关节的胫骨或股骨侧进行。但协调、稳定的膝关节和良好的活动范围是进行截骨术先决条件。截骨术通常用于早期退行性骨关节炎的年轻患者，病变仅局限于内侧或外侧间室。单间室关节置换术适用于无明显畸形、髌股病变、韧带不稳或炎性关节炎的单间室胫股关节炎患者。膝关节融合术并不常见，除非有明确的全膝关节置换术的禁忌证，如活动期的脓毒症。

膝关节镜在治疗膝关节骨关节炎中的作用非常有限，因其疗效不佳，使用的频率越来越低。退行性骨关节炎伴机械性症状的患者可能会从关节镜手术中受益，但外科医生应该意识到，手术后症状也可能会恶化。关节镜滑膜切除术在严重软骨破坏发生之前能起到一定作用，但其长期收益有待证实。

与患者相关的注意事项

年龄

当考虑为患者进行全膝关节置换术时，一定要记住，关节置换术的效果是有时间限制的。虽然在年轻、活跃的患者中应用全膝关节置换术接受极好的结果，但正如前面所讨论的那样，对于预期寿命较长的患者，必须考虑翻修手术的必要性甚至可能需要多次翻修手术。年龄较小不应被认为是绝对的禁忌证，因为在炎性关节病的青少年患者中已报道了良好的结果。

高龄患者也有良好的结果，同样，高龄本身也不应被认为是全膝关节置换术的禁忌证。但功能改善情况可能比更年轻的患者要差。在这一患者群体中，内科并发症可能会增加，这使得围术期并发症的风险更高。

体重

许多膝关节骨关节炎的患者都是肥胖的，虽然手术前的减重可能会减轻围术期并发症的风险，但这对患者来说往往是具有挑战性的。肥胖患者比非肥胖对照组有更高的并发症风险。不过据报道，这些患者在全膝关节置换术后也可以获得满意的结果，仅有肥胖不应被视为全膝关节置换术的禁忌证。即使病态肥胖的患者也有较多先例，尽管这一亚组患者的功能结果往往会更差一些。肥胖患者围术期并发症的发生率比非肥胖对照组更高，特别是伤口愈合、表面感染和内侧副韧带撕裂等。正因为如此，应注意细致处理软组织问题。此外，必须在术前向肥胖患者仔细交代他们全膝关节置换术中术后可能发生的并发症。

糖尿病

由于中性粒细胞和单核细胞活性异常而继发免疫功能障碍，糖尿病患者更容易发生感染。临床研究表明，这类患者在全膝关节置换术后伤口并发症、假体深部感染和尿路感染的发生率明显较高。由于这些患者围术期并发症的风险增加，对这类患者术前管理受到了重视。严格控制糖尿病患者的血糖（糖化血红蛋白 ≤ 7%）可能会降低术后感染的风险。然而，寻求择期全关节置换术的糖尿病患者中有很高比例的患者可能无法实现这一目标，但 98% 的患者能达到 HbA1c ≤ 8%。一项包含 1645 例接受全关节置换术的患者（1004 个膝关节和 641 个髋关节）的多中心回顾性研究报告感染率为 1.3%。作者发现，糖化血红蛋白水平 > 7.7% 的患者的感染率为 5.4%，而糖化血红蛋白水平 < 7.7% 的患者的感染率为 0.8%，并建议将 7.7% 作为术前糖化血红蛋白目标。使用抗生素骨水泥和延长口服抗生素疗程一定程度上可以将糖尿病患者术后感染的风险降低到接近非糖尿病患者的水平。然而，这些额外的措施并不能替代术前优化血糖控制的措施。

骨坏死

膝关节骨坏死患者的骨质量可能较差，不能充分支持假体部件，导致失败率较高。然而，重要的是要记住，膝关节的骨坏死是一种异质性疾病；特发性或自发性的膝关节骨坏死更常见于老年患者，且预后相对较好，而在皮质类固醇诱导（继发性）骨坏死或伴有系统性红斑狼疮等疾病的年轻患者中预后较差。对于后者，红斑狼疮等疾病可能会使患者更容易发生感染，围术期医疗并发症，以及预后更差。虽然全膝关节置换术在这一人群中的结果可能不像骨关节炎患者那样可预测，但关节严重受累的患者可能没有其他合理的治疗选择。

Mont 等报道了 21 例（31 个膝关节）50 岁以下的膝关节骨坏死患者，这些患者接受了全膝关节置换术并服用了皮质类固醇，作者发现只有 55% 的患者结果表现为良好到极佳，平均 8 年的随访中，有 37% 的无菌性松动率，需要翻修。Seldes 等报道了 31 例类皮质固

醇诱导的骨坏死患者的 TKA，随访为 5 年，翻修率为 16%，其中有 3 例无菌性松动和 2 例深部感染。在 Mont 等后来的一项研究中，接受全膝关节置换术治疗非创伤性膝关节骨坏死的 48 个膝关节的临床结果也同样令人失望，9 年随访成功率仅 71%。然而，Mont 等的一项后续研究，使用骨水泥假体治疗存在干骺端骨坏死的 32 名患者，4~12 年的随访中有 31 例（97%）取得良好的结果。

血友病性骨关节炎

在受血友病影响的患者中，可能会发生严重的关节破坏和僵硬，且存在骨骼质量差和严重的软组织纤维化的问题，这导致高并发症发生率，特别是与没有血友病的患者相比，感染风险增加。手术前后的血液科会诊对于维持围术期凝血因子水平至关重要。存在针对缺陷因子的抗体是全膝关节置换术的相对禁忌证。

Figgie 等报告了 19 个膝关节，平均随访 9.5 年，发现 32% 的结果为一般和较差。Thomason 等在 15 例血友病患者的 23 例全膝关节置换术中，也报告了较差的结果，平均随访 7.5 年，19 个膝关节被评为一般或较差，4 例伴有人类免疫缺陷病毒感染的患者发生假体周围感染（17%）。Norian 等报告了 38 例（53 个膝关节）全膝关节置换术，平均随访 60 个月，感染率为 13%。除了感染的风险，还有研究报道较高的影像学松动证据或无菌性松动导致的假体完全失败的风险。尽管存在诸多问题，但患者对全膝关节置换术后生活质量和功能的显著改善感到高度满意。

同侧髋关节融合

髋关节融合的患者可能会同时遭受腰椎、同侧膝关节或对侧髋关节的疼痛和关节疾病。一般来说，建议在全膝关节置换术之前进行髋关节置换，因为部分患者在解除髋关节融合后膝关节疼痛可能会得到显著缓解。此外，同侧髋关节融合会增大全膝关节置换术的难度。如果患者同侧髋关节融合过度内收或外展，可能会存在膝关节冠状面畸形，同时韧带不稳很常见。

Romness 和 Morrey 报道了同侧髋关节融合的 16 例患者，其中 12 例在髋关节置换术后接受全膝关节置换术，4 例在髋关节置换之前接受了全膝关节置换术，平均随访 5.5 年，16 例患者中有 15 例没有疼痛或轻微疼痛，且翻修率为 0。Garvin 等报道了 9 例伴有同侧髋关

节融合的膝关节置换病例，其中有 8 例在 7 年时效果良好或非常好，但所有患者都至少有一个并发症：7 例因活动范围差而需要在麻醉下推拿，2 例腓神经麻痹，1 例深部感染。尽管有这样一些问题，伴有同侧髋关节融合的患者即使不能先解除髋关节融合，也能在全膝关节置换术后获得良好的功能效果。

畸形性骨炎

畸形性骨炎（Paget 骨病）是一种以局部骨组织破骨与成骨、骨吸收与重建、骨质疏松与钙化并存为病理特征的慢性进行性骨病。50 岁以上的人群中有 3%~4% 的人会发现这种病，通常无明显症状，多于体检时偶然发现。骨内血管过度增生使骨骼变脆，这会对关节置换术产生影响。X 线片放射状的骨小梁，并伴有多层骨膜新生骨，使骨干增粗、弯曲、畸形。股骨和胫骨经常受累，可导致严重的髋关节和膝关节畸形、疼痛和退行性关节疾病。

有时，可能很难将继发于疾病过程的疼痛与继发于邻近关节继发性骨关节炎的疼痛区分开。在这些病例中，膝关节内注射利多卡因可能有助于鉴别疼痛的来源。突然增加的疼痛可能预示着病理性骨折或病变转化为肉瘤，在进行全膝关节置换术之前应排除这一点。在这些病例中，X 线片可能显示皮质破坏，CT、MRI 等进一步影像学检查可显示相关的软组织肿块。建议在手术干预之前进行药物治疗，因为这可以减轻疼痛，从而可能避免手术。此外，如果需要手术干预，医疗管理可能会减少与在这块高度血管化的骨骼上进行手术相关的失血量。

畸形性骨炎患者的全膝关节置换术的临床经验较少。这些研究报告具有继发性畸形的患者难以获得合适的对线。对于严重、多处畸形的病例，可能需要髓外导向器辅助对线。此外，暴露可能具有挑战性，一个系列报道 21 例中有 3 例（14%）由于暴露过程中髌骨活动困难而发生部分髌腱撕脱。尽管存在这些技术挑战，但仔细操作，仍可获得良好的临床和影像学结果，这些患者预后与骨关节炎对照组之间几乎没有差异。

创伤性骨关节炎

膝关节创伤性骨关节炎的患者可能以前曾接受过手术干预或有可能使全膝关节置换术复杂化的严重软组织损伤。应注意以前切口的位置，以及皮肤等软组织袖套的整体状况。这些患者也可能有严重的畸形、骨缺损或相关的韧带缺失，这些可能需要在手术时一并解决。此外，取出内固定植入物可能会使手术入路复杂化，并要求使用带延长杆的部件来覆盖潜在的薄弱部位。如果有既往手术史，则必须考虑是否存在感染。

保持年龄和性别相同的情况下，有胫骨平台骨折史的患者需要 TKA 干预的可能性是没有骨折患者的 5 倍以上。因此，这些关节外科医生经常遇到此类患者。Saleh 等报告了 15 例胫骨平台骨折切开复位内固定后行 TKA 的病例，术后 4 例伤口愈合不良，3 例深部感染，2 例髌腱断裂，3 例因膝关节僵硬需麻醉推拿操作。术后平均随访 6 年，15 例患者中有 12 例效果优良。考虑到以上情况，作者建议术前进行关节穿刺和使用抗生素骨水泥来降低感染率。Weiss 等报告了 62 例全膝关节置换术，结果显示功能和疼痛显著改善，但并发症发生率为 10%，再次手术发生率为 21%。

神经功能障碍

神经系统疾病会影响全膝关节置换术的效果。帕金森病患者在全膝关节置换术后可能获得良好的效果，但病情严重或手术后病情恶化的患者的功能评分可能较差。脊髓灰质炎可能同样会影响全膝关节置换术的结果，特别是在存在明显的膝关节不稳或股四头肌无力情况下。随着脊髓灰质炎发病率的持续下降，这类患者接受全膝关节置换术的报告仅限于小的病例系列。这些患者在全膝关节置换术后往往疼痛缓解不明显，膝关节功能进行性恶化。综上所述，慢性神经系统疾病的存在与全膝关节置换术后较高的并发症发生率和较差的功能结果相关。

工伤赔偿

在全膝关节置换术后，接受工伤赔偿的患者比没有接受工伤赔偿的匹配受试者的预后要差得多。有趣的是，虽然术后活动范围和影像学表现与配对患者相似，但接受工伤赔偿的患者主观指标，特别是疼痛指标，总体要差得多。虽然接受工伤赔偿并不是全膝关节置换术的禁忌证，但外科医生应该在术前花大量时间了解这类患者，与他们建立牢固的医患关系，并试图了解他们寻求手术干预的动机。

结语

全膝关节置换术的手术计划难易不一。然而，外科医生的工作是评估手术计划中涉及的所有与患者相关的因素，包括手术干预的患者特定风险和挑战。与患者就围术期风险、预后和术后局限性进行清晰的沟通对于成功的手术结果和良好的患者满意度至关重要。花在交流上的时间越多，患者越能完全理解手术目标，能够更好地配合医生康复并更好地理解预期结果。根据我们的经验，这往往会使医患双赢，患者有良好的手术体验，医生也能安心手术，这可能是外科医生的最终目标。

（杨敏之 柴伟翻译；时志斌校对）

第 30 章

植入原则：屈曲 / 伸直

Joseph A. Karam, MD | Jess H. Lonner, MD

引言

全膝关节置换术（TKA）的主要目的是减轻疼痛和改善功能，同时恢复力线、平衡和膝关节运动。事实上，优化全膝关节置换术结果的最有力的技术因素之一是在冠状位（内翻 / 外翻）以及矢状位（屈曲和伸直）间隙中软组织的适当平衡。在截骨及表面准备后，在屈曲和伸直位建立相等的矩形间隙，确保膝关节在整个运动范围内稳定，同时提供充分的伸直和最大的屈曲。

大多数罹患骨关节炎的膝关节会出现一些潜在的软组织失衡，通常伴有屈曲挛缩，这需要在手术时纠正。平衡的膝关节对于获得适当的膝关节功能，适应积极的生活方式都是十分重要的，并且通过避免不均匀的应变（Strain）来优化假体的寿命，因为不均匀的应变可能会导致植入物松动或聚乙烯垫片的磨损而导致早期失败，这种情况即便在截骨良好的情况下亦是如此。本章将重点介绍屈曲 / 伸直间隙平衡的标准方法。

术前评估

在术前评估时，应在屈伸间隙平衡方面进行适当的术前计划。体格检查应注意（并记录）术前膝关节的活动范围，特别要注意屈曲挛缩、伸膝迟滞或反屈畸形的存在和程度，评估冠状位和矢状位不稳定性以及冠状位的力线情况。标准影像学检查应包括负重前后位、屈曲后前位、侧位和日出位 X 线片。评估包括冠状位畸形、骨赘的存在和大小、游离体、胫骨相对于股骨的平移和冠状位力线。综上所述，这些评估将帮助外科医生制订截骨计划，并预计所需的软组织松解和可用的植入物类型。

术中评估

术中屈伸间隙的评估可以通过使用间隙试块、量化韧带张紧器或压力传感器、撑开器或手动牵引进行可视化评估。目标是在完全伸直和 90° 屈曲角度上都获得大小相等且平衡的矩形间隙（冠状位平衡）。在截骨后，通过手动内翻 / 外翻应力和前 / 后抽屉测试来评估间隙，并进行试模假体植入。Scott 和 Chmell 用无延长杆的胫骨假体描述了 "Pull–Out Lift–Off 测试"（POLO 测试），用于在交叉韧带保留型（CR）TKA 中适度平衡后交叉韧带（PCL）的紧张度。拔出测试阳性反映了松弛的屈曲间隙：胫骨试模在屈曲 90° 时可以很容易地拉出和 / 或滑入。相反，胫骨试模在膝关节屈曲的情况下从胫骨表面前方抬起，反映 PCL 太紧（抬起试验阳性）。或者，股骨假体过度后滚也表明屈曲间隙过紧（图 30-1）。在评估抬起试验时，应复位外翻的髌骨，因为髌腱在胫骨上的偏近心端的牵引可能导致假阳性结果。

关于冠状位和矢状位的充分平衡，也可在术中借助带传感器的胫骨垫片进行适当的评估。这些设备可以量化伸直和屈曲位时内侧和外侧间室的接触压力，确定内侧和外侧间室的最大接触点，并帮助指导软组织松解或截骨的调整（图 30-2）。动态跟踪可以识别被动屈曲时股骨后滚的模式。膝关节屈曲 90° 矢状位足够平衡时，接触点会聚集在承重面的中 1/3 处。在屈曲间隙很紧的情况下，进行后抽屉试验时，接触点将位于后方，此时负荷增加，后抽屉试验偏移最小。另一方面，屈曲间隙过于松弛时，后抽屉试验和股骨接触点前移，股骨接触点的偏移会增加。这项技术被一些外科医生用来客观地评估软组织平衡，而非只靠主观感觉。Elmallah 等的确证明了电子传感器在改善平衡方面优于经验丰富的关节置换外科医生的手动平衡。但这方面的进步否能转化为运动学和功能结果的改善尚不明确。

实现膝关节矢状位平衡

如前所述，"平衡的膝关节" 的目标是在整个运动范围内的内侧和外侧张力相同。这是通过在伸直（股骨远端截骨和胫骨截骨之间）和屈曲（股骨后方和胫骨近

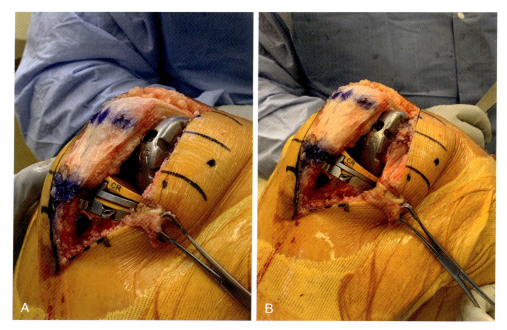

图 30-1 A. 插入试模后过紧的屈曲间隙。胫骨垫片前部有抬起以及过度的股骨后滚。B. 在局部松解后交叉韧带后，试模被适当固定并且股骨假体相对于胫骨垫片的位置趋于完美

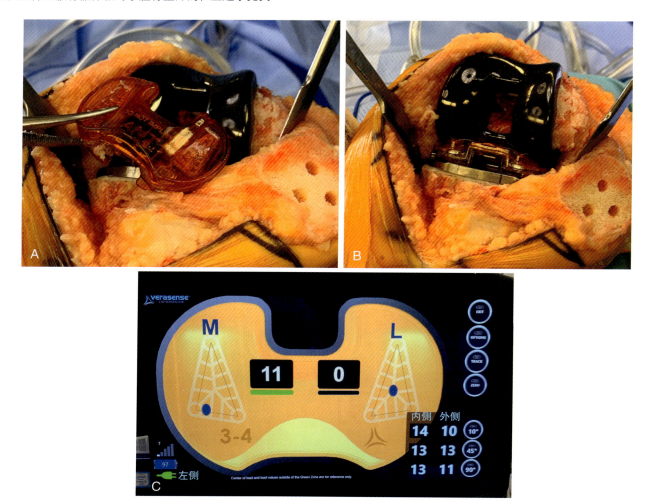

图 30-2 带传感器的胫骨垫片可以通过检测伸直、90°屈曲和中段屈曲时的内侧和外侧间室压力来帮助平衡间隙。A. 选择与植入系统和大小相匹配的带传感器的胫骨垫片。B. 带传感器的试模与标准塑料垫片类似，置于胫骨托上。C. 屏幕显示不同屈曲程度的内侧和外侧间室的压力值和最大接触点（图片由 George Branovacki，MD，Chicago，IL. 提供）

端截骨之间）截骨面之间获得相等的矩形间隙来实现的（图 30-3）。实现膝关节平衡有两种传统技术：测量截骨技术和间隙平衡技术。在测量截骨中，外科医生的目标是切除与假体等量的骨和软骨，并且截骨是参照解剖学标志进行的。而在真正的间隙平衡法中，截骨是基于软组织张力进行的，而不是基于解剖学标志。最重要的区别在于股骨假体旋转的确定方式。在测量截骨中，决定股骨假体外旋的股骨截骨模块是参照 Whiteside 线、后髁轴线和 / 或通髁线放置的。在间隙平衡中，使用张力装置或间隙试块将截骨导向放置在与胫骨截骨平行的位置。事实上，无论承认与否，大多数外科医生把这两种方法组合起来使用，尽管顺序上可能有所不同。无论如何，在截骨之后，松解软组织可能仍然是必要的，以保证适当的平衡。事实上，一个平衡良好的膝关节正是通过调整截骨、软组织松解和 / 或调整假体（大小、补块、对线和旋转）结合起来才能实现。

Matsumoto 等使用导航检查了 135 例间隙平衡的 TKA，并将它们与 120 例测量截骨的 TKA 进行了比较。他们发现，在两种方法中，PCL 牺牲 / 替代型（PS）膝关节的矢状位间隙不平衡明显高于 CR 膝关节，主要包括屈曲间隙增大。同样，在两种方法中，CR 膝关节相对于 PS 膝关节在屈曲和伸直上更容易达到一个相等的矩形间隙。尽管存在这些差异，但在至少 2 年的随访中，两组患者的功能结果和活动范围都是相似的。Moon 等进行了一项 Meta 分析，比较了间隙平衡和测量截骨方法之间的软组织平衡、股骨假体旋转和关节线变化。他们发现两种技术之间在屈曲和伸直间隙方面没有显著的总体差异，尽管使用间隙平衡可以在伸直位的内侧 / 外侧间隙更容易达到平衡。与测量截骨技术相比，间隙平衡法导致更多的股骨假体外旋和更多的关节线抬高。这些改变的临床相关性很小，因为它们通常在 1mm 或 1° 范围内。2017 年的另一项 Meta 分析发现了类似的结果，在两种方法之间的屈曲间隙、伸直间隙或屈曲 / 伸直差异方面没有任何不同，但在间隙平衡时关节线出现了抬高现象。然而，该研究发现，采用间隙平衡技术接受全膝关节置换术的患者在术后 2 年的功能评分明显较高。相反，Babazadeh 等对他们的随机对照试验的 5 年随访报告显示，尽管间隙平衡组关节线抬高较大，但测量截骨和间隙平衡技术之间的功能结果没有差异。值得注意的是，关节线抬高最好低于 8mm，这是经典描述的关节线抬高 TKA 术后最佳或较差功能结果的阈值。

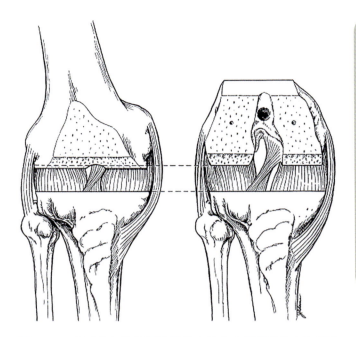

图 30-3　合适的矢状位间隙平衡应能产生相等的伸直和屈曲间隙。在本例中，伸直间隙比屈曲间隙更紧，需要增加后方松解或股骨远端截骨来平衡间隙

屈伸间隙的相互影响：先平衡哪个间隙?

根据个人喜好，外科医生可以选择先平衡伸直间隙，再平衡屈曲 90° 时的屈曲间隙，或者也可以选择先进行屈曲间隙的平衡。大多数外科医生首先平衡伸直间隙，因为截骨通常（但不总是）独立于软组织。股骨远端截骨通常是以相对于股骨轴线的预定外翻角度进行的，尽管它可以根据术前力线措施来个体化或基于计划的胫骨截骨是垂直于机械轴还是使用运动学对线的方法。另一些人可能更喜欢首先准备屈曲间隙，他们认为这可以降低关节线抬高的风险；然而，现代植入物的大小型号间隔、适当的股骨假体型号和股骨后髁偏心距的保持都可以降低这种风险。

处理过紧的伸直间隙以及屈曲挛缩的阶梯式管理

临床上，紧张的伸直间隙会表现为不能完全伸直，导致屈曲挛缩。术后持续性屈曲挛缩对全膝关节置换术的预后有不利影响，包括疼痛增加，步态改变，功能评分降低，步态能量消耗增加，生活质量下降。股骨后髁的骨赘可能会使后方关节囊绷紧，并可能阻止最终的膝关节伸直，在术中可首先切除它来解决轻微的屈曲挛缩。如果后髁骨赘是单侧的或一侧大于另一侧，它们也可能导致冠状不对称（图30-4A）。切除股骨后方骨赘必须小心，要避免后髁去除过多（这可能会影响植入物的支撑）或无意中损伤神经血管束。通常情况下，膝关节屈曲，胫骨和股骨后部之间放置撑开器。胫骨后部向后推（就像做后抽屉试验时一样）也可以扩大术野并接近后方的骨赘以及游离体。骨赘已用3/4in弧形骨刀去除（图30-4B）。

除了影响伸直间隙，后方骨赘在深屈时还会通过撞击胫骨假体的后方来影响屈曲范围。事实上，Yau等表明，除了术前活动范围有限和髌股关节过度填充外，TKA术后1年残留的后部骨赘是PS TKA术后屈曲下降的独立危险因素。Sriphirom等在最近一项针对接受计算机辅助TKA的患者的前瞻性研究中显示，移除后部骨赘后屈曲和伸直间隙均显著增加。

这进一步强调在手术中尽早切除这些骨赘的必要性，以避免不必要的软组织松解和过度的截骨，特别是在使用间隙平衡法且在这些骨赘还存在就进行张力评估的情况下。

如果后部骨赘和后隐窝游离体切除后屈曲挛缩仍然存在，则使用Cobb骨膜剥离器从股骨后部以可控制的方式在骨膜下松解后关节囊，以避免损伤膝上动脉或腘神经血管束（图30-5）。严重内翻畸形合并屈曲挛缩时，在后方过度松解之前，应确保充分的内侧松解，应包括后内侧囊和半膜肌止点，这样将有助于减少伸直间隙的紧张度。在翻修病例中，可能需要对后方瘢痕组织进行切除。

最后，如果后方软组织得到充分松解后，屈曲挛缩仍然存在时，可增加股骨远端截骨来帮助完全伸直膝关节。Bengs和Scott指出，股骨远端每切除2mm，能平均矫正9°的屈曲挛缩。其他人则发现矫正较为有限：股骨远端每切除1mm，矫正1.8°。最近一项使用计算机导航的研究结果介于上述两项研究之间，需要切除3.5mm的股骨远端来纠正10°屈曲挛缩。最严重的屈曲挛缩时，最大可以增加截骨至髁上止点，但是，可能需要增加限制性，来解决关节线大幅提高所引起的中段屈曲不稳定。Kim等为解决屈曲挛缩观察了单独软组织或骨结构干预的影响，这些病屈曲挛缩超过15°均获得伸直。通过观察发现，最初增加的5°是在内侧松解后出现的，标准截骨和软组织松解（包括PCL松解和后关节囊松解）后又可增加9°，股骨远端加截2mm后，最后又增加了4.8°，这一步对于标准软组织松解和截骨后仍然存在明显挛缩的患者来说是必要的。

综上所述，Lombardi根据畸形程度将屈曲挛缩分为3个等级，并且以下算法是解决TKA中这一常见问题的有效途径（图30-6）：

· Ⅰ级（轻度）：< 15°屈曲挛缩。

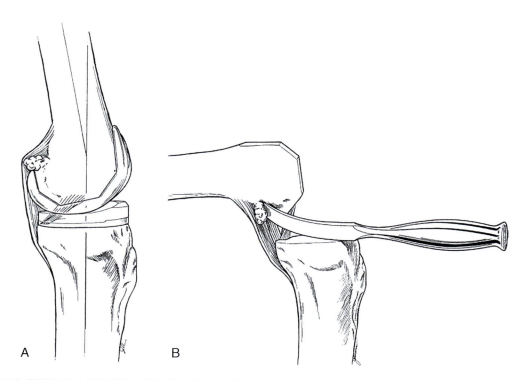

图30-4　A.后方骨赘使后关节囊绷紧，阻止膝关节完全伸直。B.屈膝使用弯骨刀去除后方骨赘

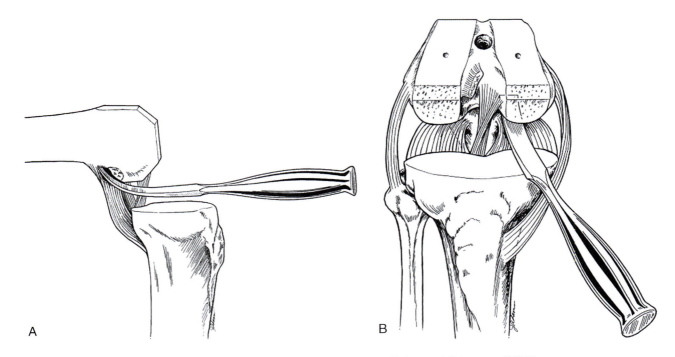

图 30-5　后方骨赘切除后残余屈曲挛缩患者股骨远端后关节囊骨膜下松解技术。A. 侧视图。B. 前视图

· Ⅱ级（中度）：15° ~ 30° 屈曲挛缩。

· Ⅲ级（重度）：> 30° 屈曲挛缩。

　　Lombardi 建议，如果使用 CR 膝关节设计，远端增加截骨的上限为 2mm，因为进一步加截会显著改变 PCL 的运动学，并需要改用 PS 假体。Ⅱ级屈曲挛缩不适合使用 CR 膝关节设计，而Ⅲ级挛缩由于难以平衡屈曲和伸直间隙或中段屈曲不稳定，需要使用限制型或铰链型 TKA 假体。严重的Ⅲ级畸形可能会出现伸膝装置的冗余（Redundancy），这可以在 TKA 时将股内斜肌（VMO）向远端和外侧覆盖而得以解决。这些患者的术后康复方案应侧重于伸膝训练，术后早期夜间使用伸直支具可有助于限制挛缩复发。

　　与之相反，少数患者会在术前出现膝关节反屈畸形。这通常是由于股四头肌无力，步态时膝关节代偿性过度伸直所致。在严重的反屈畸形病例中，应评估神经病变原因。矫正这种畸形需要收紧伸直间隙，这可以通过减少股骨远端截骨来实现，在一些严重的情况下可能使用股骨远端补块。严重股四头肌无力的患者可能不希望完全矫正反屈畸形，因为这会剥夺他们在步态中锁定膝关节的能力。对于这些患者，尤其是在患有神经肌肉疾病，如脊髓灰质炎或脊髓痨（Tabes Dorsalis，脊髓梅毒类型，造成局部运动共济失调，译者注）的情况下，可能需要使用限制型或铰链型膝关节结构。Prasad 等最近对脊髓灰质炎患者的 TKA 进行了系统性回顾。44% 的患者术前有反屈畸形，股四头肌力量被发现是影响 TKA 功能预后的重要因素。尽管翻修率较高（7%），但这些患者的功能改善和结果与普通人群相当。

处理屈曲间隙

　　紧张的屈曲间隙可能导致屈曲时关节应力增加，活动范围受限、疼痛，以及聚乙烯垫片后部的早期磨损。虽然通过松解后方组织和调整股骨远端截骨来处理伸直间隙相对简单，但屈曲间隙的处理更具挑战性，需要基于诸如植入物设计、股骨植入物厚度、固有后方偏心距和 PCL 处理（CR 与 PS TKA）等多种因素和不同方法的相互作用。事实上，Scott 和 Chmell 在描述他们的 CR TKA 手术技术时，建议将股骨远端截骨比假体所替换的股骨少 2mm，以避免出现屈曲间隙比伸直间隙更紧的情况。同样，由于 PCL 切除导致额外 2mm 的屈曲间隙松弛，一些外科医生在使用 PS 或高形合度假体（UC）设计时，会常规地多截 2mm 的股骨远端以匹配间隙。尽管如此，这些额外截骨的需求因患者而异，并且可以通过固有的系统特定的植入物改进来解决，例如在伸直表面和屈曲表面之间的一些 PS 中的可变厚度设计。因此，在截骨或软组织松解之前，了解每个病例中使用的假体的几何细节是很重要的。

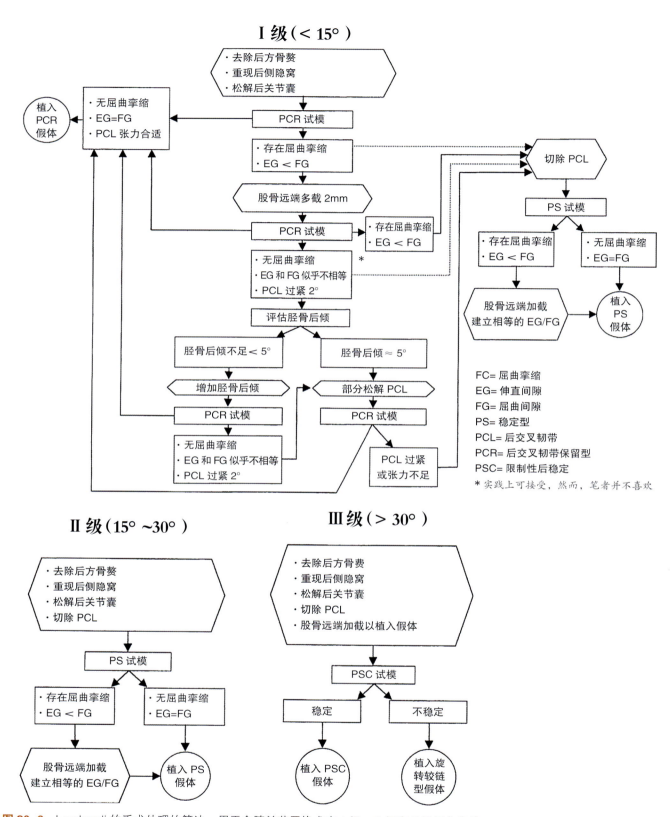

图 30-6 Lombardi 的手术处理的算法, 用于全膝关节置换术中 I 级、Ⅱ 级和 Ⅲ 级屈曲挛缩

In 等试图确定 CR TKA 屈曲间隙过紧的危险因素。在他们的病例中，21% 的膝关节接受了 PCL 后徙（Recession）术来处理过紧的屈曲间隙。在研究了各种人口学因素和术前因素后，经多因素分析发现，唯一与屈曲间隙紧密程度显著独立相关的因素是胫骨后倾不足。其他因素，如术前屈曲挛缩程度较低和使用后参考技术，在双变量分析中与紧密的屈曲间隙显著相关，但在多变量分析模型中失去了意义。Fujimoto 等还评价了多种手术因素对 CR TKA 患者屈伸间隙变化和术后活动范围的影响。多因素分析显示，胫骨后倾斜度和深屈时的内/外侧平衡对全屈和深屈间隙变化有显著影响。在最近的一项研究中，Hatayama 等评估了 CR TKA 屈曲间隙过紧的危险因素。在他们的系列研究中，30% 的患者由于屈曲间隙过紧而不得不接受 PCL 松解术。单因素分析显示 PCL 松解的危险因素有：术前膝关节屈曲范围受限、术前前交叉韧带（ACL）断裂、股骨后髁偏心距减少、股骨胫骨力线内翻、术前胫骨后倾较大、术后胫骨后倾较小，以及胫骨后倾角从术前到术后明显减小。在这些危险因素中，ACL 断裂对患者的影响最大，接受 PCL 松解的可能性是后者的 4 倍。多因素分析显示，PCL 松解的独立危险因素为：内翻力线和胫骨后倾角

减小。当胫骨后倾减小超过 5° 时，PCL 松解的优势比为 2.65。Okazaki 等量化了胫骨后倾对屈曲间隙的影响，CR TKA 中胫骨后倾增加 5°，屈曲间隙则增加 2mm。他们还观察了 PS TKA 设计，发现胫骨后倾增加 5°，屈曲间隙增加 1mm。

解决 CR 膝关节屈曲间隙狭窄的方法包括 PCL 松解或后徙、增加胫骨后倾角或减小股骨假体大小。已经描述了 3 种松解 PCL 的技术：将 PCL 从股骨内髁锐性松解，从胫骨近端后侧骨膜下松解 PCL，最后从胫骨近端后侧取出一块包括 PCL 远端附着点的 V 形骨块（图 30-7）。在后一种情况下，这块骨在后方仍然有囊状附着物，并在延长的位置愈合。临床上，尚不清楚哪种屈曲间隙处理方法是最佳的。一项尸体研究建议，在屈曲过紧的膝关节中，如果试图使用 CR 衬垫，应增加胫骨后倾而非 PCL 后徙术。另一项利用有限元分析的研究在有限元研究中也主张增加胫骨后倾，而不是 PCL 后徙术，主要是基于 PCL 后徙术后膝关节运动学有较明显的改变，以及股骨后滚的矛盾前移。CR TKA 术后胫骨后倾角是否存在最佳范围或上限尚不清楚。最后，减小股骨假体的尺寸可能并不是最好的选择，除非所选定的股骨假体向内侧和外侧悬出，或者股骨的各型号假体的间隔只有

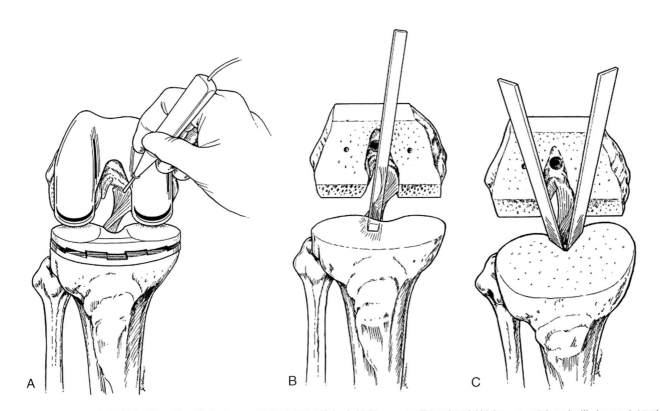

图 30-7 后交叉韧带松解的 3 种可能方法：A. 股骨内髁近端起点松解。B. 胫骨近端后侧松解。C. 后交叉韧带（PCL）远端松解，胫骨后方近端 V 形截骨术，保留后方软组织附着点

2~3mm。否则，尺寸间隔过大的情况下，如果选择减小股骨假体，会对股骨后髁的偏心距产生较大的影响。

在 PS TKA 设计中，屈曲间隙的处理有很大的不同，屈曲间隙的相对松弛是很常见的。Mihalko 和 Krackow 发现，在切除过 ACL 的尸体中，PCL 切除后的屈曲间隙尺寸显著增加（静息状态下约 5mm，张力下超过 6mm），伸直间隙没有变化。Kadoya 等在 TKA 中使用导航来量化他们的测量结果时发现了类似的结果。PCL 松解后，屈曲间隙也增加了类似的 5mm，伸直间隙的差异不到 1mm。当屈曲间隙比伸直间隙更紧时，作者建议使用 PCL 松解的方法来解决屈曲／伸直间隙不平衡的问题，而不必截取更多的骨或更换假体。Park 等再次复制了这些结果，他们进一步显示了 PCL 切除对导航计划改变的影响：大多数患者需要增加股骨假体的尺寸（减少后髁截骨和增加后髁偏心距）和／或在适当处理伸直空间的情况下增加聚乙烯垫片尺寸。

基于这些发现，Mihalko 和 Whiteside 在假设股骨假体远端和后方厚度相等的情况下，建议在切除 PCL 后增加股骨远端的截骨，用来补偿增加的屈曲间隙。另外一个解决方法是，假体设计时 PS 股骨假体的后部厚度比 CR 股骨假体稍大，因此了解这些特征是非常重要的。严重内翻畸形的膝关节，后内侧松解可能导致屈曲间隙进一步增加。减小胫骨截骨后倾角度可能有助于减少 PCL 切除后继发的过度屈曲间隙松弛，降低凸轮立柱跳跃的风险。需要提醒的是，在大多数情况下，PS 膝关节的胫骨后倾角一般不应超过 5°，以便将伸直时凸轮立柱撞击的风险降至最低。

术中矢状位平衡的算法

考虑到以上所有因素，表 30-1 提供了一个指南，用于解决在平衡屈曲和伸直间隙的同时，术中可能出现的各种情况。

中段屈曲不稳定：平衡被遗忘的间隙

中段屈曲不稳是 TKA 术后持续性疼痛的一个重要、但定义尚不明确且诊断不足的原因。一般认为，患者出现疼痛继发于中段屈曲时软组织袖套上的异常应力，导致细微不稳定，并且常有反复积液。他们在日常生活中可能存在活动困难，如走楼梯或从座位上站起来，而且会有细微的不稳定感。这些患者的膝关节在完全伸直和屈曲 90° 时是平衡和稳定的，但在中段屈曲时会有一定程度的不稳定。

PS 膝关节设计中出现中段屈曲不稳定的风险更高，特别是在关节线抬高的情况下，因为凸轮立柱机制在中段屈曲时没有啮合，不能提供原本由 PCL 提供的额外稳定性。事实上，Hino 等使用计算机导航对 PS 和 CR 膝关节进行了比较，发现 PS 膝关节在屈曲 10° 和 30° 时内翻外翻的松弛显著增加。两种设计之间完全伸直和 90° 屈曲时的关节松弛没有统计学差异。

未能达到适当的矢状位间隙平衡和用抬高关节线来处理过紧的伸直间隙可能会导致中段屈曲不稳定。Minoda 等发现，植入前屈曲间隙比伸直间隙松弛的患者会表现出更多的中段屈曲不稳定性。为了将中段屈曲不稳定降至最低，作者建议假体植入前的屈曲间隙应小于

表 30-1 屈伸不平衡不同情况的处理

		伸直		
		过紧	平衡	松弛
屈曲	过紧	减小胫骨垫片和／或切除更多的胫骨近端	• PCL 后徙术或切除 ± 转为 PS 或 UC TKA（CR TKA） • 切除更多后髁并缩小股骨假体大小 • 增加胫骨后倾	缩小股骨并和远端增大
	平衡	• 松解后关节囊 • 切除更多股骨远端 • 逐渐减小胫骨后倾至 0°	任务完成！	股骨远端增大
	松弛	• 增大股骨假体和后方垫块 • 逐渐减小胫骨后倾至 0° • 切除更多股骨远端并使用更厚的垫片	• 增加股骨假体的大小和后方垫块 • 切除更多股骨远端，使用更厚的垫片	使用较厚的聚乙烯垫片（±胫骨垫块）

CR，交叉韧带保留型；PCL，后交叉韧带；PS，PCL 稳定型；TKA，全膝关节置换术；UC，高形合度型假体

伸直间隙。

Martin 和 Whiteside 在一项尸体研究中表明，将股骨假体置于更近端、更偏前的位置会导致膝关节在屈曲超过 30° 时发生不稳定。他们是最早提醒大家注意这一事实的学者，即便屈伸间隙平衡，但如果关节线明显抬高，中段屈曲时仍可能出现不稳定。事实上，关节线抬高是中段屈曲不稳的最主要原因之一，特别是严重屈曲挛缩或屈曲间隙过于松弛，股骨远端截骨过多时，股骨远端截骨的增加以及随后的关节线抬高会导致屈曲时副韧带的张力降低，从而导致中段屈曲不稳定。这一点由 Cross 等在尸体膝关节标本上得到证实，在使用计算机导航和测量截骨技术进行标准的截骨后，残留了 10° 的屈曲挛缩。虽然增加股骨远端截骨有助于减少屈曲挛缩畸形，但它会导致中段屈曲时冠状位不平衡情况加重：股骨远端加截 2mm 会导致屈膝 30° 时 4° 的内外侧松弛，股骨远端加截 4mm 会导致屈膝 30° 时 6° 的内外侧松弛。一些具有中等程度限制型的新股骨假体设计有可能减少中段屈曲不稳定性，可以在关节线抬高的情况下考虑使用。

因此，维持关节线的位置是防止中段屈曲不稳定最重要的技术因素之一。除了中段屈曲不稳外，抬高的关节线还会改变 CR 膝关节的 PCL 运动学，并可能导致低位髌骨和胫骨假体前缘与髌骨撞击，从而导致膝关节疼痛、磨损增加和可能的髌腱侵蚀。为了确保术中关节线处于合适的水平，需要了解几个解剖学标志：关节线应在半月板切迹水平（如果存在），完全伸直时髌骨下极远端 1cm 处，股骨内上髁远端 25~30mm，股骨外上髁远端 20~25mm，腓骨头尖端近端 10~15mm。尽管如此，考虑到平衡屈曲和伸直间隙的重要性，有时需要做出不太理想的决策来妥协运动学，比如通过将股骨移到更近端来增加伸直空间（股骨远端加截，抬高关节线），或者通过减少后髁偏心距来增加屈曲空间（增加后髁截骨）。

结语

总之，重建矩形且相等的屈伸间隙，同时避免关节线的明显移位，对于成功的全膝关节置换术至关重要。了解不同的软组织松解、截骨和植入物选择的影响可以帮助医生解决术中特定的矢状位和冠状位不平衡的情况。在处理屈曲挛缩时，为了避免股骨远端过度截骨和关节线的抬高，在可能的情况下，有必要采取循序渐进的方法。具有一定中段屈曲约束的假体可能会有所帮助。CR 膝关节的屈曲间隙过紧时，调整胫骨后倾、PCL 后徙术和/或重建后髁截骨都是合适的平衡方法。在 PS 膝关节的设计中，屈曲间隙略松弛时可能需要减小胫骨后倾和增加股骨远端截骨。为了避免中段屈曲不稳以及其他的膝关节运动学和生物力学改变，在任何情况下，都应当尽可能地恢复正确的关节线。在屈曲和伸直间隙严重不匹配的罕见情况下，特别是在翻修病例中，应该考虑限制型或铰链型假体，以获得平衡和稳定的膝关节。

（钱文伟翻译；时志斌校对）

参考文献

第 31 章

植入原则：测量截骨法

Hiba K. Anis, MD | Trevor G. Murray, MD | Robert M. Molloy, MD

引言

除了缓解疼痛，全膝关节置换术（TKA）的目标是实现关节的稳定，功能和活动范围改善的平衡的膝关节。目前，植入物位置不佳是 TKA 术后失败和翻修的主要原因。植入物的存活历史上曾受限于聚乙烯的磨损和骨的溶解；然而，对于现代的 TKA 来说，不稳定和对线不良才是最常见的翻修指征。由于许多稳定结构在植入定位的过程中都被移除或损坏掉，出现不稳定的风险并不会让人感到意外。

全膝关节置换术的成功有赖于平衡对称的屈伸间隙。精确的截骨和准确的软组织平衡决定了正确的股骨假体对线和旋转。虽然患者满意度很少与全膝关节置换术后正常的膝关节运动学相关，但有大量文献将不稳定和旋转不良与患者的预后不良和早期植入失败联系起来。股骨旋转和对线不良的特定临床后果包括膝前痛、髌股不稳、屈曲间隙不稳定和关节纤维化，在许多情况下有必要翻修。测量截骨和间隙平衡是外科医生在全膝关节置换术中，为了获得正确的对线和稳定性，而采用的两种不同的手术技术。

目前，关于最佳的植入方法存在着争议。测量截骨技术依赖解剖学标志来确定股骨假体的位置。如果用这种方法，就需要在软组织平衡之前先进行固定的截骨。相反，间隙平衡技术首先处理软组织平衡，因此韧带松解通常在股骨截骨之前进行。这两种技术的支持者都认为，在实现对线和正确的股骨假体旋转方面，一种技术比另一种更有效。在这一章中，我们将讨论测量截骨技术及其优缺点，并回顾目前有关该方法的证据。

手术技术

测量截骨技术是由 Hungerford，Kenna 和 Krackow 在 20 世纪 80 年代开发和引入的。为了在整个活动范围内平衡膝关节，该技术强调通过精确的假体对线保持术前的关节线位置。由于基本保持了关节线的位置，就保持足够的后交叉韧带（PCL）张力，因此交叉韧带保留的植入物最初就是与测量截骨技术相关联的。然而，测量截骨的原则也可以用于后稳定植入物，外科医生现在可以使用这一技术处理任何设计的植入物。

采用这种方法时，需根据患者的解剖结构和植入物的尺寸进行固定的截骨。通常，外科医生从股骨远端截骨开始，调整股骨假体的大小。然后，进行股骨前后方截骨和斜面截骨，再进行胫骨近端截骨。最后，植入试模假体，评估韧带平衡，并通过合适的软组织松解来纠正任何不平衡或松弛。为了实现股骨假体的最佳定位和旋转，需要用从骨性标志物获得的 3 个解剖轴来指导截骨。

通髁轴

通髁轴（TEA）将外上髁隆起连接到内上髁最突点（临床 TEA）或内上髁凹（外科 TEA）。这些骨性标志物标记了股骨侧副韧带的起点，因此对确定股骨假体的中立旋转方向很有用。外科 TEA 在屈曲 90° 时垂直于胫骨机械轴，并与膝关节的最佳屈伸轴线接近。

在测量截骨中，股骨假体与外科 TEA 平行放置，几位作者发现这种定位可以产生理想的膝关节运动学。具体地说，它改善了髌骨轨迹，Miller 等证实了这一点，他们发现，使用 TEA 作为旋转标志可以产生最正常的髌骨轨迹和最小的髌股剪切应力。此外，Insall 等发现，在股骨假体与 TEA 平行放置的患者中，股骨髁部抬离的发生率较低，因此聚乙烯偏心磨损的风险较低。此外，使用 TEA 作为股骨假体定位的基准也已被证明能够始终如一地实现平衡的矩形屈曲间隙。

前后轴

前后（AP）轴，也被称为 Whiteside 线，将滑车沟的中心向前连接到髁间窝后部的中心。在正常患者解剖学中，AP 轴在膝关节屈曲时容易辨认，且垂直于外科 TEA。通过测量截骨技术，目标是通过放置垂直于 AP 轴的股骨部件来建立垂直于 AP 轴的股骨旋转。AP 轴已被发现是建立正确的股骨旋转对线和改善髌骨轨迹的可靠参考，特别是在外翻膝关节或难以识别外科 TEA 的情况下。

后髁轴

　　后髁轴（PCA）是第三个常用于测量截骨的标志，指的是连接股骨外髁和内髁后部的一条线。在解剖正常的患者中，相对于 PCA，外科 TEA 外旋 3°~4°。因此，将股骨部件从 PCA 向外旋转 3°~4°，可以产生对称的矩形屈曲间隙。此股骨对线参考最适合于膝关节中立位对线或内翻且几乎没有或很小畸形的患者。值得注意的是，PCA 应该与其他解剖参考一起使用，因为研究表明，由于患者解剖学的不同，外科 TEA 和 PCA 之间的外旋范围为 -1°~10°。

　　总而言之，测量截骨技术需要将股骨假体定位放置在平行于外科 TEA、垂直于 AP 轴、从 PCA 向外旋转 3°~4° 的位置上，以实现最佳的假体对线和旋转。与间隙平衡技术不同，胫骨近端截骨独立于股骨截骨。在这些固定的截骨完成后，用试验性植入物在整个运动范围内评估关节的稳定性和平衡性，并用选择性韧带松解术进行相应的矫正。

　　测量截骨技术通常产生较大的外侧屈曲间隙；然而，几位作者已经注意到，某些外侧松弛是天然膝关节固有的，因此许多外科医生允许这种残余的外侧松弛。此外，Hungerford 认为外侧间室由周围的几个结构（腘肌、髂胫束、股二头肌和腓肠肌外侧头）起到动态稳定作用，事实上，略微增大的屈曲间隙允许外侧的旋转自由，这与正常膝关节运动学相似。

优点

　　测量截骨的原则有利于保留正常的膝关节运动学和解剖学；该技术的主要优点在很大程度上基于这一概念。关于测量截骨和间隙平衡技术的关节线高度的对比研究一致表明，前者保持了更具生理性的关节线。关节线升高与 TKA 术后不良的功能结果相关，包括 PCL 功能受损、中段屈曲不稳定和活动范围减少。PCL 生物力学研究表明，在 30° 以上的所有屈曲角度，PCL 应力随着关节线逐渐升高而增加，在提升 4mm 或更高的高度

观察到统计学上的显著增加。Martin 和 Whiteside 研究了关节线位置对膝关节稳定性的影响，发现 5mm 的抬高会导致中段屈曲松弛度的显著增加。此外，对 100 例 TKA 患者的回顾发现，关节线抬高 5mm 或更高时，患者的活动范围和下跪的能力降低。

　　由于保持了关节线的位置，测量截骨技术也与髌骨轨迹得到增强有关。关节线的升高与髌骨撞击和髌股接触应力增加有关，这可能会导致术后疼痛和加速假体磨损。因此，有人建议，对于术前髌腱短缩的患者或低位髌骨的患者，应考虑采用测量截骨技术。

　　一些作者发现，与间隙平衡相比，测量截骨技术提供了更可靠和更准确的植入物定位。这可以从使用了多种参考来得到解释，因为它们提供了评估股骨假体对线和旋转的多种方法。已经发现，使用前面讨论过的解剖轴线相互结合方法的外科医生更有可能实现准确的股骨对线和足够的旋转稳定。由于只实施了根据患者解剖而进行的固定截骨，被截除的只有将被金属取代的骨头，这也有助于准确地植入假体。

缺点

　　对这项技术的主要批评是，对解剖学参考的依赖使得它很容易由于对骨性标志的错误识别或患者之间的解剖变异而发生错误。一些作者已经发现识别 TEA 可能是困难和不精确的。Jerosch 等在 8 名经验丰富的骨科医生之间检查了尸体标本上 TEA 的个体间重复性，发现他们标记的参考点在内上髁的变化最大为 22.3mm，外上髁的变化最大为 13.8mm。Yau 等比较了 4 种对线方法的旋转对线精度：TEA、从 PCA 外旋 3°、垂直于 AP 轴或屈曲间隙平衡。作者发现，使用 PCA 时，旋转对线不良（与中立位对线误差 >5°）的发生率最高（72%）。AP 轴（60%）和 TEA（56%）方法的旋转误差率也高于屈曲间隙平衡法（20%）。

　　采用测量截骨技术时经常会出现屈曲 / 伸直间隙的不对称。用软组织松解来平衡屈曲 / 伸直间隙可能会导致难以纠正的不对称和松弛，这是因为固定的截骨是无法修改的。Moon 等进行了一项 Meta 分析，发现与间隙平衡相比，测量截骨的内侧和外侧伸直间隙的平均差异显著更大（-0.58mm；95%CI：-1.01~-0.15mm；P=0.008）。一些作者认为，由此产生的屈曲间隙不对称可能会带来股骨髁的抬离和不均匀的聚乙烯磨损模式。

测量截骨法的优势与缺点

优点	缺点
关节线位置很大程度上被保留	术中识别解剖学标志可能很困难
中段屈曲稳定性	试模测试之后的韧带松解可能导致间隙不对称与松弛
最佳的髌股关节生物力学	
参考多个解剖学标志精准定位植入物	

临床研究

测量截骨和间隙平衡技术是用于实现相同目标的两种截然不同的技术。这两种方法的支持者和反对者都基于大量专注于膝关节生物力学的研究，论证了一种方法之于另一种方法的优越性。然而，绝大多数临床研究已经证明，两者之间的患者预后是相似的。

Moon 等对 8 项研究进行了 Meta 分析，比较了初次全膝关节置换术中测量截骨和间隙平衡之间的膝关节生物力学。作者发现，虽然这两种技术之间的屈曲间隙对称性没有差异，但测量截骨会导致更大的伸直间隙不对称性。间隙平衡与较大的股骨假体外旋和关节线抬高有关。作者的结论是，虽然在统计学上有显著性，但这些差异很小（大约 1mm 或 1°）。

Babazadeh 等进行了一项随机对照试验，比较了 103 例患者在 2 年内的结果和膝关节运动学。研究小组发现，股骨假体旋转没有显著差异；然而，间隙平衡导致更好的间隙对称性，而测量截骨技术与关节线位置的变化较小相关。在这项研究中，临床结果和生活质量采用国际膝关节协会评分（IKSS）和生活质量评定量表 12（SF-12）问卷进行评估。在术后 2 年，两种技术在这些临床结果上没有观察到差异。

同样，最近对 214 例由单一外科医生进行的初次全膝关节置换术的回顾分析发现，采用测量截骨和间隙平衡治疗的患者结局相似，无菌性生存率高（98%）。在平均 3 年的随访中，两组患者的平均活动范围（123°：123°，$P=0.990$）、膝关节协会（KS）功能评分（86 分：85 分，$P=0.829$）和 KS 疼痛评分（93 分：92 分，$P=0.425$）相似。

小结

对于现代全膝关节置换术，不稳定和旋转不良是患者预后差和假体失败的重要原因。尽管已知 TKA 是一种成功的手术，但多达 1/5 的患者在手术后仍不满意。这种测量截骨技术已被全球外科医生使用了数十年，是实现股骨假体精确对线和旋转稳定性的宝贵工具。然而，与许多技术一样，测量截骨和间隙平衡都存在缺陷。最终外科医生必须在彻底了解每种技术以及患者个体是否适用的基础上，做出最合适的技术选择。

近年来，人们发展出了一种混合技术，它结合了这两种技术的优点，努力在 3 个平面上实现最佳的植入物定位以及精确的间隙平衡。虽然一些小规模的临床研究已经比较了测量截骨和间隙平衡技术之间的结果，但对于混合技术与这些传统方法的比较方面还缺乏证据。未来有必要进行大规模的研究来明确在相当大的研究人群中的长期结果，以便有效地比较测量截骨、间隙平衡和混合技术之间的结果。

（钱文伟翻译；时志斌校对）

参考文献

第 32 章

器械和假体对线原则

Anthony P. Gualtieri, MD | Jonathan M. Vigdorchik, MD | Ran Schwarzkopf, MD, MSc

引言

目前所用的全膝关节置换工具使关节外科医生能够进行可复制的、准确的截骨、一致地准确恢复下肢机械力线。此外，截骨工具还具有多功能性，可针对骨缺损、畸形、韧带不平衡、解剖变异做出调整。本章着重介绍 TKA 中所用工具的作用及其应用。

正常解剖

正常肢体的对线有着巨大变异。身高、体重、骨形态等的个体差异会影响到膝关节的静态对线，骨关节炎相关的关节退化所导致的偏心和非对称退变将会进一步影响到这些差异。

正常膝关节冠状面的机械轴定义为由股骨头中心经过膝关节中心止于踝关节中心的连线，解剖轴则是指股骨干与胫骨干轴线的夹角（图 32–1）。膝关节的解剖轴平均为 5°~7° 外翻。此角度为股骨髁外翻对线（平均 7°）和胫骨平台内翻对线（平均 3°）二者的组合。

股骨的旋转轴（屈曲位）也有较大的差异，因为位于通髁轴下方的后髁的大小也会有较大的差异。这一点对于我们在行 TKA 时胫骨做完横向截骨之后在屈曲位建立矩形空间非常重要。

屈曲轴的旋转比较复杂，通常认为是横穿内外上髁的两侧副韧带起始处。它横穿胫骨长轴。在 90° 屈曲位时，股骨内髁比外髁向下（更靠后）延伸约 3mm（1°~6°）（图 32–2）。

生物力学

下肢解剖对线有 7° 外翻，在正常步态中，站立相时 60%~70% 的体重负荷通过膝关节的内侧间室向下传导。力线的微小变化将会导致每个间室的负荷分布发生实质性变化，最终可能导致关节发展成为骨关节炎。这就可以解释为什么进展性内外翻畸形的骨关节炎患者常有非对称的软骨退化。

TKA 中下肢整体力线和假体的力线恢复正常就使得植入物的力学分布正常化，从而提高假体生存率和性能。Lotke 和 Ecker 率先确立了 TKA 中确立下肢力线及随后的软组织平衡的整体重要性。Hsu 等证实 5° 的对线不良会导致高达 40% 的负荷分布异常。这些结论也经 Ritter 等证实，后者的研究表明胫骨假体内翻超过 5° 会导致膝关节早期失败。

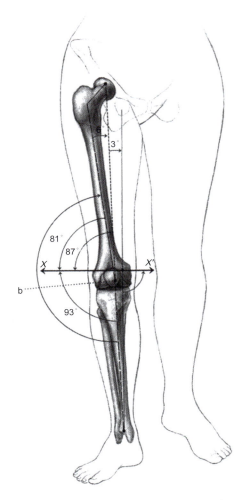

图 32-1 正确对线的参考轴线是沿骨干的解剖轴以及从股骨头到踝关节中心的机械轴

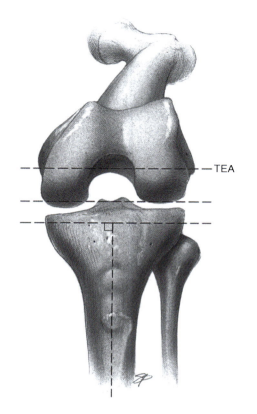

图 32-2 屈曲时股骨内髁后侧在 TEA 下方比股骨外侧后髁多出约 3mm 距离；内侧胫骨平台后倾比外侧多 3°（3mm）。如果做完胫骨横向截骨，为获得膝关节屈曲位矩形间隙，需要从股骨内侧后髁上截取更多的骨质

植入物的轴向对线理论

当我们考虑到股骨和胫骨的每个部件在植入时都有 6° 自由度时，假体植入错误的可能性是很大的：内外翻、伸直屈曲位、向近端或向远端移位、内旋或外旋、前后移位、内外移位。整体下肢力线和髌骨各有 3° 的自由度。将假体植入发生失误的可能性与另一因素匹配，将有 11 000 种假体对线失误的可能性。幸运的是，在一个范围内的假体适当的位置和对线都可以被认为满意的位置；并且坚持已被证实的 TKA 原则，假体植入发生的错误可以最小化。

将下肢力线恢复至中立位是 TKA 的一个主要目标。TKA 有 3 种主流的对线技术：机械对线法、解剖对线法、运动对线法。机械对线法和解剖对线法首次提出是在 20 世纪 80 年代，运动对线法则是在 2000 年中期首次提出的。为了对使用何种对线技术做出明智的决定，必须深刻领悟每种对线技术的理念。

机械对线

TKA 的机械对线法是 John Insall 于 1985 年首次提出。如前所述，机械轴指的是从股骨头中心到踝关节中心的连线，在膝关节水平，机械轴通过胫骨髁间嵴内侧。机械对线法依赖于股骨远端截骨和胫骨截骨，截骨面均垂直于各自的机械轴。这就意味着股骨远端截骨需外翻 6°，胫骨近端截骨为内翻 / 外翻 0°。

机械对线法的原理是基于 Insall 的信念，他认为按解剖对线法行 TKA 有内侧胫骨平台固定失败的风险，已有事实证明解剖对线法会增加膝关节内侧的应力。Insall 指出，尽管站立时加载的应力平均分配在膝关节的内外侧间室，但在行走时由于侧向的地面反作用力，负荷将是不均匀的。

解剖对线

下肢的解剖轴是根据股骨、胫骨的髓内管腔来定义的。如前所述，胫骨解剖轴与机械轴相吻合，而股骨的解剖轴与机械轴成 8°~9° 的外翻角。此外，必须记住，正常膝关节相对于下肢机械轴成 2°~3° 内翻。因此综合起来下肢的整体力线为 5°~7° 外翻。

1985 年 Hungerford 和 Krackow 描述了 TKA 的解剖对线技术。解剖对线技术的目的是恢复解剖学上的关节线。胫骨侧截骨与胫骨解剖轴或机械轴成 2°~3° 的内翻。股骨远端截骨则是保留外翻 8°~9°，与前面提到解剖轴 / 力学轴之间的差异一致。因此，植入假体的整体力线约为外翻 6°，与正常股胫角 5°~7° 基本吻合。据称，这种解剖对线技术通过减少膝关节屈曲时外侧支持带的拉伸，改善了胫骨假体上的应力分布，同时改善了髌骨的生物力学。

与解剖对线技术相关的问题包括在内翻 2°~3° 处获得胫骨截骨和创建倾斜关节线的困难。始终如一的获得 2°~3° 的胫骨截骨需要一定的精确度，可能只能通过计算机辅助技术才能实现。关节线是倾斜的而不是平行于地面的，有更高的早期失败的风险。

运动对线

运动对线技术是 TKA 3 种技术中最新的一种对线技术，在 2000 年中期被提出并实施。TKA 的运动对线技术概念的提出是建立在 Hollister 及其同事所从事的研究工作上的，他们对膝关节的运动学进行了大量基础研究。此外，运动对线技术大部分基本概念都基于解剖对线技术，特别是通过切除和替换尽可能少的骨量来重建正常的膝关节运动学。运动对线技术被认为是患者个体化的，并保留正常韧带特征。

理解 TKA 的运动对线技术的关键在于理解膝关节的 3 个运动轴。这 3 个运动轴描述了髌骨和胫骨相对于股骨的运动。

- 第一条轴线，也是最基础的轴线，是膝关节从 10°~160° 屈曲时穿过与股骨髁关节面相配的圆形中心的横轴。这是胫骨绕其屈曲和伸直的轴线。
- 第二条是髌骨围绕股骨远端屈曲和伸直的横轴，该轴与第一条横轴平行并位于其近端及前方。
- 第三条是纵向的，位于胫骨中心，胫骨围绕此轴在股骨远端做内外旋运动。它垂直于第一条和第二条轴线。

TKA 运动对线方法的主要目标是使股骨假体的横轴与胫骨绕其屈伸的股骨的主要横轴相匹配。通过对线这些轴线，并恢复其固有的胫骨 - 股骨关节面，运动对线法使用骨切除来维持侧副韧带、支持带、后叉韧带的固有静息长度，从而免除任何韧带松解的需要。

虽然运动对线技术通过恢复膝关节的固有运动学特征使临床结果得以改善，但这项技术也存在一定风险。这是一项相对较新的技术，因此缺乏长期随访数据。此外，如前所述，此技术将胫骨假体置于其固有的内翻位置理论上来讲是早期失败的危险因素。

机械对线

结果

数十年来机械对线技术一直是 TKA 的主流对线技术。机械对线技术的目的是将髋膝踝角置于中立位，从而在膝关节内外侧间室获得更平衡的负荷分布。这种经典方法显示出可预见的良好结果和可靠的高生存率数据。2009 年一项对 6000 多例 TKA 的回顾性生存率分析表明，术后对线是失败和翻修手术的主要预测因素，而与术前力线无关。该研究为下肢外翻力线提供了一个理想的范围：即 2.4°~7.2° 的冠状位外翻对线可获得最佳的整体生存率。Jefferey 等一项较早的研究报告表明，当 TKA 机械轴落在膝关节中内 1/3 处时，无菌性松动的发生率要明显低于机械轴偏离此位置（3%∶24%），比

如更偏内或更偏外的位置。另一项关于计算机辅助手术机械对线的前瞻性研究发现，术后对线在中立位 3° 以内的患者术后 6 周和 12 个月 KSS 评分、SF–12 机体评分都增加了。综上，这些翔实的数据形成了这样的认知，即如果做得好，TKA 机械对线技术能可产生良好的结果和生存率。

不幸的是，机械对线技术 TKA 之后仍有很多患者对临床结果不满意。一项研究调查了加拿大 1703 例患者，大约 20% 的患者对他们的 TKA 不满意。这些数据也与美国一份关于 10 000 多例患者的报告结果相符，这份报告显示约有 18.2% 的患者对临床结果不满意。大量的研究结果显示，这样的结果相当普遍，11%~18% 的患者对其 TKA 结果不满意。造成这种不满意的结果原因是多因素的，但根本的原因可能是下肢的对线发生了变化，从自然的外翻纠正为中立位对线，随之而来的还有韧带张力的改变。最后，似乎有很大一部分患者在接受了机械轴对线的 TKA 术后感到满意，但每 5~6 例患者中就有 1 例对手术结果感到不满意。

器械工具

TKA 机械对线法经典的截骨工具是采用髓外定位和髓内定位截骨工具进行胫骨和股骨截骨。对于胫骨截骨，髓外定位工具和髓内定位工具效力相当（图 32-3）。对股骨侧截骨而言，尽管研究表明髓内定位相对准确率更高，已成为首选，但髓内定位和髓外定位均在临床使用。此外要注意的是，股骨侧有两处重要的截骨。股骨远端的截骨依赖于髓内或髓外定位器械，设置轴向对线；股骨前后截骨则决定旋转对线，这将在后面章节讲到。

胫骨近端截骨时，髓外定位截骨器械在冠状面上是平行于胫骨嵴放置的，并能够对后倾进行调整。髓外定位系统绕过了任何可能的胫骨干的畸形，因为这会使对线产生偏差。髓外定位减少了脂肪栓塞综合征的风险并允许在所有平面上轻松调整对线。尽管此技术高效而准确，Cates 等回顾了使用髓外定位器械进行胫骨近端截骨的病例，发现有相当比例的对线误差，尤其是肥胖患者，其解剖学标志模糊，髓外定位容易出错。

髓内定位截骨是重复性很高的一项操作。此技术可用于除有明显的胫骨畸形的、既往有骨折的或内固定物导致髓腔封闭之外的绝大多数的膝关节。髓内定位器械通过在胫骨平台上钻孔后植入，引导孔位于前交叉韧

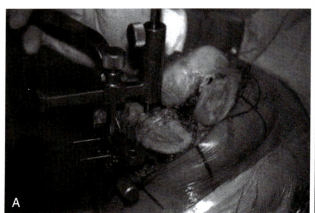
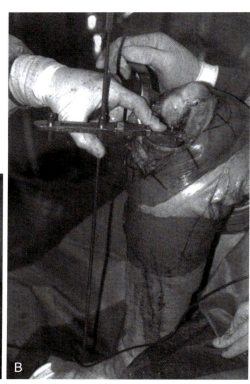

图 32-3 髓内（A）或髓外（B）定位截骨导向器可用于胫骨的横向截骨

带止点和外侧半月板前角的交界处。近端所钻的孔应该足够宽，这样导向器在这个水平上就不会有偏差，髓腔压力也能在插入髓内杆时得以释放。已有研究表明，使用允许髓腔内排气设计的 8mm 髓内定位杆时，钻孔至 12.7mm 可以减少术中血氧饱和度降低的风险。研究还表明，沟槽和空心髓内定位器显著降低了髓腔内的压力，这也为减少脂肪栓塞的机制提供了解释。

髓内定位和髓外定位截骨导向器都有可伸缩器件，用于将截骨导板放置在所需的截骨水平（图 32-4）。调

整内翻及外翻程度，使其与胫骨机械轴平行，将胫骨截骨导板推入，使其接近胫骨平台的天然后倾。截骨导板置于恰当的截骨水平进行截骨。测量指针可用于帮助确定需要截骨的厚度，通常从受骨关节炎影响比较小的那一侧平台测量并截取约 10mm 厚的骨和软骨（取决于植入物和解剖结构）。如存在软骨下骨缺损和平台轮廓异常时可能需要调整探针的位置。

股骨远端截骨采用机械对线法，按照外翻 4°~7° 进行截骨。髓内定位和髓外定位均可用于股骨远端截骨。绝大多数的医生股骨侧截骨使用髓内定位系统，认为其更简单方便、可重复性更高，可用于绝大多数的病例（图 32-5）。Cates 等回顾了 200 例 TKA 手术，125 例使用的是股骨髓内定位系统，75 例使用的是股骨髓外定位系统。约 28% 采用髓外定位系统进行股骨远端截骨的患者其股骨远端外翻角度超出可接受范围（4°~10°），而采用髓内定位系统的这一比例仅为 14%。采用髓外定位组关节线方向也超出正常范围 2 倍之多。因此作者建议髓内定位系统可提高股骨远端截骨的准确率。Teter 回顾了 201 例采用股骨髓内定位系统进行截骨的病例。X 线片显示股骨远端对线不正确的比例为 8%。其危险因素包括股骨远端髓腔宽大、弓形股骨。无论采用何种技术，无论是髓内定位还是髓外定位，关注细节、反复

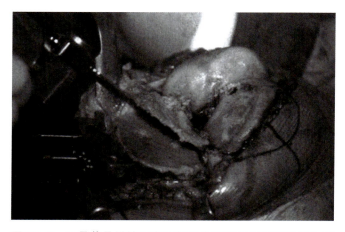

图 32-4 胫骨截骨模块固定于相应位置用于引导胫骨横向截骨

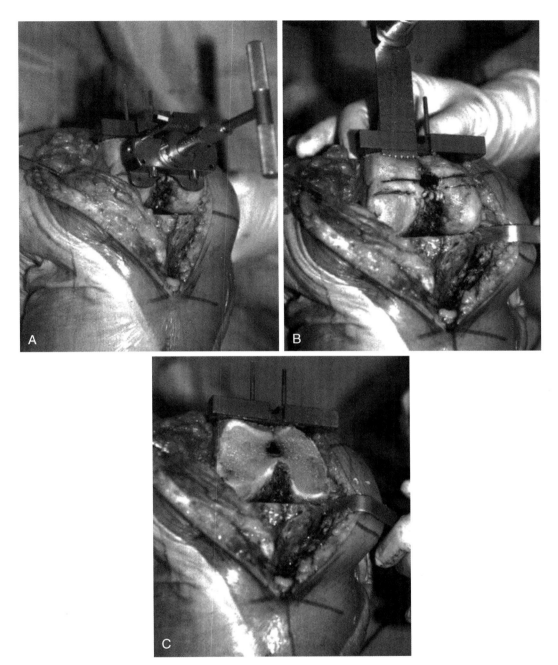

图 32–5　髓内定位截骨导向器设定为 4°~6° 外翻植入股骨（Ａ）。定位杆已移除，进行股骨远端截骨（Ｂ）。截骨面的轮廓近似 8 字形（Ｃ）

确认、评估才是使对线误差最小化的关键所在。

如果选择髓内定位系统进行手术，将膝关节屈曲，于后交叉韧带止点切迹前方进行开口。标准股骨全长片可以显示钻孔进入股骨髓腔的最佳位置，这个位置通常位于股骨髁间窝最高点偏内侧。髓内定位杆植入太靠内侧易于导致内翻截骨，太靠外侧将会导致外翻截骨。在开口点将入口扩大，可以引导髓内定位器械不至于偏置，允许髓内杆与髓腔紧密贴合，这也使得髓内容物充分释放，并将髓内压力降至最低；髓内定位杆设置

凹槽可以显著降低髓内压力，并可能降低脂肪栓塞综合征的发生率。大多数截骨器械允许股骨远端截骨角度在 4°~7° 之间调整。

作为一个技术要点，当放置股骨远端截骨器械时，有一个重要的注意事项就是要确保截骨导板稍偏内侧，并且稍稍抬离外髁。如果截骨导向器偏外，可能因为过度切除股骨远端而带来关节线抬高的风险。同样重要的是要确保股骨远端截骨不要处于一个过伸或过屈的位置上，这将极大地影响后续四合一截骨导板的放置。

运动对线

结果

前面章节讨论了机械对线法的结果，患者的固定比例的不满意促进了对线技术的变更和替代。此外，最近的研究表明，下肢力线的个体差异是很大的，实际上大部分患者的膝关节都存在固有性内翻。因此，机械对线法对每一个患者都是将其力线恢复为中立位，这将改变部分患者的自然对线和膝关节运动学。这种不满意和对膝关节"正常对线"理念的不断理解，促成了近年来TKA运动对线技术的兴起。

Countney 等进行了涵盖 9 项关于运动对线和机械对线技术对比研究的系统性回顾和 Meta 分析，结果显示：与机械对线相比，运动对线法的 TKA 38 个月生存率相似，膝关节 KSS 评分结果有所提高。在一项随机对照研究中，患者被分配到使用 PSI 器械进行运动对线法 TKA 和传统的机械对线法 TKA 两组中，结果显示在两年的随访中，疼痛缓解、功能恢复和活动范围均得到改善。放射学分析显示运动对线法和机械对线法在髋膝踝角方面结果相似，但运动对线法股骨侧假体外翻程度、胫骨侧假体内翻程度均有所增加。在一项不使用 PSI 截骨器械进行运动对线法 TKA 或者使用传统器械进行运动对线法 TKA 的研究中也证实了良好的结果。

虽然这些研究证实与机械对线相比，运动对线的短期结果均有所改善，但并不是所有关于运动对线 TKA 的结果和文献都如此积极。另一项针对 95 例患者的随机对照试验无法复制 Dossett 等的结果。这项由 Young 等进行的试验显示，两年后，运动对线和机械对线的膝关节疼痛或功能评分没有统计学上的显著差异。此外，应该注意的是，运动对线是近年兴起的，相对时间较短，缺乏运动对线 TKA 的长期数据。尽管一项对 219 个膝关节的 6 年随访研究显示有 97.5% 的存活率，但缺乏任何长期结果的重要数据。这是很重要的，因为在运动对线技术中，胫骨假体置于内翻的位置上，理论上可能影响假体的寿命。如前所述，胫骨假体置于过度内翻位有较高的早期失败风险。此外，据报道运动对线 TKA 股骨假体与机械对线 TKA 相比，内旋了 2°。这种股骨假体的相对内旋，理论上会导致髌股关节轨迹不良，尽管报告显示运动对线 TKA 与机械对线 TKA 髌股关节问题上并无统计学差异。总之，虽然短期数据的结果显示运动对线似乎很有希望，但仍需进一步的长期数据支持。

器械工具

机械对线法 TKA 与运动对线法 TKA 两者所用的截骨器械主要区别在于前者所用器械是经典的、通用的，而后者所用器械是个性化的或者说是定制的。运动对线技术的目的是植入物的位置与患者骨关节炎前的解剖结构相匹配，这就需要利用到个性化器械的优势。此技术主要是利用截骨来替代和重新恢复其自然的关节面，其终极目标在于保留自然的膝关节解剖结构。

如前所述，大多数关于运动对线技术施行 TKA 的报告均是采用患者个性化定制的截骨器械来进行截骨。这就需要术前进行 CT 或者 MRI 的高级成像。由于制造患者个性化截骨导向器的成本、对先进影像的要求以及外科医生增加的术前计划时间，患者相关的仪器、成本相应增加。运动对线的支持者认为，患者个性化定制器械可以减少手术时间，改善假体对线，从而提高假体生存率。因此，这些个性化定制截骨器械可能在成本经济上不划算，但从长远来看，这还是值得的。有一个报告是关于是采用通用的或者传统的截骨器械施行运动对线法 TKA。此研究是 Howell 等进行的，采用的是固定平台交叉韧带保留型假体，结果显示无论是在假体对线和功能方面，与那些采用 PSI 器械施行手术的结果同样优秀。Howell 在本研究中采用的技术和他使用 PSI 器械进行运动对线技术施行 TKA 的其他研究中使用的技术是类似的。

假体旋转定位

股骨假体旋转定位

股骨假体外旋是使屈曲间隙形成矩形间隙、改善髌骨轨迹很重要的措施。有几种方法用于确定股骨假体的旋转定位。每一种方法都有效但又有其固有缺陷（图 32-6）。

1. 通髁轴：内髁和外髁之间的连线。很多医生认为术中很难辨认这些解剖学标志（图 32-2）。
2. 前后轴或 Whiteside 线：滑车最低点与髁间窝中心之间的连线。画一条与此线相垂直的线，此线被认为可有效确定股骨假体外旋定位（图 32-6）。但此线必须依赖稳定无变异的滑车解剖结构，此结构在髌股关节、严重的胫股关节骨关节炎时会发生扭曲变异。
3. 后髁轴：连接内后髁、外后髁的连线，采用 3°

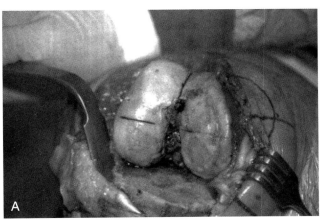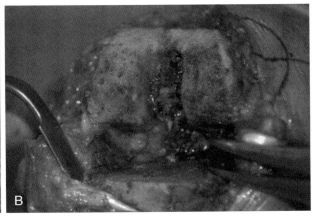

图 32-6　股骨远端所画的通髁轴和 Whiteside 线（A）。股骨后髁截骨后，在撑开器一定张力下，屈曲间隙应该呈矩形（B）

外旋作为股骨假体外旋程度的定位（图 32-2）。但因为股骨后髁骨和软骨不同程度的磨损，此方法的可靠程度较低。

4. 间隙平衡技术：放置一个撑开器在一定张力下撑开屈曲间隙。截骨是为了建立屈曲时的矩形间隙。如果此前有严重的韧带不平衡时，此技术比较困难，可能不适用。此外，胫骨截骨不准确同样会影响股骨假体的旋转（图 32-7）。

这些不同的对线方法均有一些支持者和批评者。Olcott 和 Scott 前瞻性的分析了 100 例 TKA 并比较了术

中这些股骨侧旋转标志的可靠性。以张力下屈曲矩形间隙为目标，他们比较了通髁轴、Whiteside 线、股骨后髁 3° 外旋，以通髁轴为标志能比较恒定的产生平衡的屈曲间隙，而以股骨后髁为标志 3° 外旋表现最差，尤其是术前外翻的患者。Akagi 等也报告了使用后髁轴作为定位标志类似的不准确性。他们对 111 例有症状的膝关节骨关节炎患者进行了 CT 扫描并评估了通髁轴线（临床通髁轴和外科通髁轴）、后髁轴线和前后轴。然后将这些数据与相应患者的胫股角、股骨外翻角进行比较，作者发现，当股胫角外翻超过 9° 时，股骨后髁轴会变得

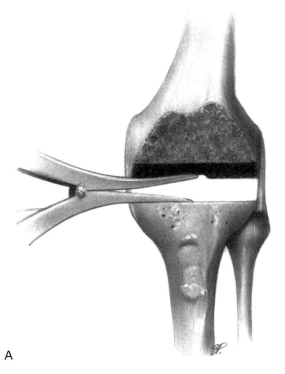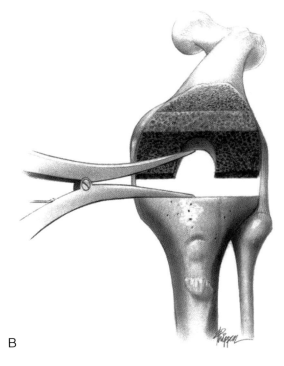

A   B

图 32-7　间隙平衡技术首先进行胫骨近端横向截骨（A）。股骨侧截骨则是在张力下确保伸直间隙、屈曲间隙为相等的矩形间隙下进行截骨（B）

越来越不可靠。在 25% 的病例中，术中由于股骨内上髁沟无法识别，因此外科通髁轴无法重建。对于外翻程度更大的患者，作者们相信前后轴更加可靠。作者们建议对于严重外翻的患者行 CT 扫描以帮助确定股骨假体的旋转定位。Katz 等的研究表明，张力法最为可靠，而通髁轴变异较大。

任何一种技术都存在变异和误差，大多数外科医生都会在每个病例中联合使用几种技术来评估股骨假体旋转定位。我们发现对于常规的、没有太多畸形的 TKA 来说，我们更多地依赖 90° 屈曲位张力技术来确定一个矩形的屈曲间隙。

另一个检查旋转是否正确的方法是股骨前髁截骨后的"印记"（钢琴征）。它应该是一个高低双峰曲线（图 32-8）。如果获得一个合理的轮廓线，它可以是适当的旋转的一个粗略的估计。

股骨假体的外旋直接影响髌骨轨迹。股骨假体的外旋使滑车更接近髌骨中心。此外，内旋将会导致股骨内髁切除不足，内侧屈曲间隙紧张。如果没有发现这种旋转不良，就会进行不必要的内侧结构的松解。髌骨轨迹不良或内侧软组织袖套紧张可能是股骨假体内旋的表现。过度外旋对于髌骨轨迹没有太多不良影响，但这会

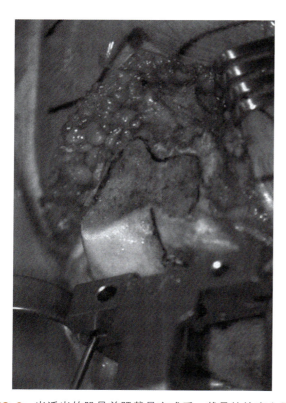

图 32-8　当适当的股骨前髁截骨完成后，截骨的轮廓应具有"双峰"形状，并有足够的面积容纳股骨假体的前翼

形成梯形屈曲间隙和屈曲位不平衡。因此，适当的外旋对于完美的 TKA 至关重要。

胫骨假体旋转定位

胫骨假体旋转对位会影响胫股关节的运动学和髌骨轨迹。因此胫骨假体旋转对位不良将会导致 TKA 术后的不良结果。有大量文献关注股骨假体的正确的旋转对位，但较少关注胫骨假体的正确的旋转对位。部分原因可能是胫骨假体的旋转对位难以评估。有很多关于将下列解剖学标志作为胫骨假体旋转对位的定位标志：①胫骨结节内侧缘；②胫骨结节中内 1/3；③胫骨前嵴；④髌腱内侧缘；⑤后交叉韧带中点；⑥第二足趾。

通常来讲，按照 Insall 的主张，胫骨假体的旋转定位是以胫骨结节中内 1/3 来确定的。然而，至少有 3 个研究表明，这种经典的技术可能会导致过度的胫骨假体外旋。Akagi 等利用术前 CT 扫描，将髌腱的内侧边缘确定为可靠而准确的解剖学标志。Ikeuchi 等将股骨假体、胫骨假体安装到位后活动膝关节后获得的前参考定位点进行比较，认为胫骨假体最佳旋转定位点是靠近髌腱附着点的内侧缘附近。

无论采用哪种技术，文献中已经确定的是胫骨假体过度内旋的危险。据报道，在回顾性的先进成像分析中，约有 5% 的 TKA 胫骨假体有明显的内旋。Nicol 和 Rowley 进行的同一项研究中，TKA 后胫骨假体内旋超过 9° 与术后疼痛和功能缺陷明显相关。Barrack 等对 100 多例 TKA 患者术后随访 5 年发现 TKA 后伴有膝前痛的患者胫骨假体平均内旋为 6°，无痛膝关节的胫骨假体平均外旋 0.4°。另一项 Bedard 等进行的研究发现，34 例 TKA 后合并僵直需要翻修的病例中，33 例膝关节胫骨假体平均内旋达 13.7°。所有的这些研究都以偏离胫骨结节轴的旋转程度为基础，中立位的定义都是以胫骨假体相对于胫骨结节内旋 18°。

在技术上，有一些特殊情况需要特别考虑。在胫骨结节有极度外旋的情况下，这些技术中的一些情况要实现是不可能的。例如，如果胫骨结节有过度外旋，外旋胫骨假体至胫骨结节中内 1/3 则会将胫骨假体移位以至于胫骨假体不能在股骨假体下方实现二者的对位。另一个需要考虑的问题是，在使用 PS 假体时，必须确保胫骨假体的外旋定位确定后，胫骨假体立柱仍然与股骨假体立柱很好地匹配。

髌骨对线

膝关节的运动学不仅包括股骨和胫骨的运动，也包括髌骨的运动，记住这一点至关重要。髌骨是伸膝装置中的籽骨，通过增加股四头肌的效率促进膝关节的伸直。自然的髌骨或者置换后的髌骨其运动是复杂的，由外在稳定机制、肌肉、软组织加强，以及髌骨后表面所决定的内在稳定性同样重要。当股四头肌收缩时，由于它相对于髌骨的斜向方向，就会产生一条水平方向的分力。股四头肌与髌腱之间的角被描述为 Q 角，是导致髌骨向外侧移位的原因。在自然膝关节中，这种侧向力由更突出的股骨外髁和更远处附着的股内侧肌纤维来抵消。

不对称的天然的髌骨后表面有一个自然的较高点，其位于内侧而不是外侧。因此，当使用穹顶状髌骨假体进行髌骨置换时，需要将对称的穹顶状髌骨假体内置与截骨面内侧缘对线以重建这个自然高点，髌骨后表面外侧截骨面则有较多裸露。解剖型髌骨假体内侧面较小，这克服了这一缺点，但需要确定其正确的旋转对位，以使髌骨后高点与滑车沟保持正确对线。由于目前使用的绝大多数髌骨假体要么是穹顶状的，要么是解剖型的，所以最普遍接受的位置是相对于髌骨后表面中心偏中上部的位置，因为这最接近于自然髌骨后表面最高点的位置。

将髌骨假体在尸体膝关节内置 2mm，可以使侧方剪切应力峰值降低 10~15N，但在膝关节屈曲 < 25° 时，可以观察到相应的剪切应力。这项生物力学研究已经在临床数据中得到了反映。临床数据显示髌骨假体内置时外侧支持带松解率为 13%~17%，而髌骨假体中心放置时此数据为 46%~48%。

Anglin 等针对髌骨假体内置的进一步尸体研究表明，髌骨假体内置增加后在膝关节屈曲 60° 以上时，髌骨股骨接触应力显著降低。然而，我们注意到，当髌骨内置增加时，髌骨有相对于股骨更向外倾斜的趋势。这种向外侧倾斜的趋势被认为是由于内外侧力矩造成的，伸膝装置本来作用点位于髌骨中心并向后方起作用，髌骨假体内置后，其作用点和机制将偏离髌骨中心。为了最大限度地降低髌股关节接触应力同时减小髌骨倾斜的程度，Anglin 等建议髌骨假体内置程度最大不宜超过 2.5mm。髌骨假体过度内置同时也会导致髌骨截骨面外侧过度暴露，其与股骨外髁碰撞也成为疼痛的一个潜在来源。人们建议将裸露的髌骨缘斜切以降低这种撞击的风险。

新技术

19 世纪 90 年代，Theophilus Gluck 使用象牙植入进行了有记录以来最早的 TKA 手术，自那以来，技术取得了显著进步。在最近的几十年里，计算机科学的进步引导了计算机导航和当前的"机器辅助 TKA"从幻想变成现实。这项新技术是使用扩张最为迅速的工具之一，从医疗保险数据库中可以看出，在过去的 20 年里，这一趋势稳步增长。TKA 的效果一直都很好，而这项新技术旨在改善这些已经很好的效果，创造一个更持久、更自然的膝关节。

计算机辅助导航系统已用于 TKA，以提高假体安装的精度。如前所述，对位不良会对患者报告的结果和假体生存率产生负面影响；计算机辅助 TKA（CATKA）旨在消除这些误差和错误。一些研究利用术后影像证实了计算机辅助 TKA 在准确定位假体方面的优势。Matziolis 等进行的一项随机对照试验发现，与传统的 TKA 相比，计算机辅助 TKA 在假体安装的冠状位和矢状位对位方面更为精确和准确。Mizu-uchi 等的研究也证实了这些结果，结果显示计算机辅助 TKA 显著改善了假体的定位，尤其是在旋转定位方面。另一项由 Perlick 等进行的前瞻性随机对照试验发现，与传统技术相比，计算机辅助 TKA 更容易将术后下肢力线控制在中立 ±3° 内（92% ∶ 72%）。

除了提高假体术后影像定位的准确性之外，计算机辅助 TKA 同样显示出临床效益。至少有两项不同的研究表明，与传统技术相比较，计算机辅助 TKA 可显著减少失血量。这很可能是因为计算机辅助 TKA 中不会使用到髓内定位截骨器械，减少了输血的风险，表明计算机辅助 TKA 对于那些不能接受输血的患者是一种很有用的技术。此外，计算机辅助 TKA 还与术中、术后即刻减少栓塞风险有关。Church 等利用术中经食管心电图测量血栓负荷，发现计算机辅助 TKA 栓塞评分明显低于传统技术。另一项关于 TKA 术中、术后即刻的系统性栓塞的研究表明，经颅多普勒超声监测与传统技术比较，计算机辅助 TKA 系统性栓子显著减少。这种栓子负荷的减少也归因于计算机辅助 TKA 中没有使用髓内定位截骨工具。此外，一项针对超过 10 万例 TKA 患者的全国性数据库研究发现，接受计算机辅助 TKA 治疗的患者心脏并发症的概率在统计学上显著降低，也有非统计学差异的缩短住院时间、减少术后血肿的趋势。

计算机辅助 TKA 在假体定位、失血量、血栓和其他临床因素方面的优势已得到确认，但对功能结果的益处仍存在争议。Seon 和 Song 对约 100 个膝关节的研究显示，与传统技术比较，计算机辅助 TKA 术后 1 年的患者有着更好的功能评分、疼痛和活动度。有趣的是，在接受计算机辅助 TKA 和常规技术 TKA 进行双侧 TKA 的患者中，患者更倾向于选择计算机辅助 TKA 的一侧，而不是常规的一侧。Hoffart 等对近 200 个膝关节进行的另一项随机前瞻性研究发现，在近 5 年的时间里，计算机辅助 TKA 组的 KSS 评分比常规技术组有所提高。另一方面，其他研究未能显示出显著的功能结局差异。Kim 等进行了一项为期 10 年的前瞻性随访研究，其中接受分期双侧膝关节置换术的患者，一侧采用计算机辅助 TKA，另一侧采用常规技术，在功能、疼痛评分、活动评分或假体生存率方面没有显示两种技术之间的显著差异。这个研究小组用同样的方案重复了这些结果，在 12.3 年的随访中，所有结果都没有显著差异。另一项回顾性研究观察了新西兰国家关节登记系统的 9000 多例 TKA 患者，发现使用计算机辅助 TKA 的患者与使用传统技术的患者在功能结果或假体生存率方面没有差异。

综上所述，关于计算机辅助 TKA 在几方面的积极影响的数据似乎已经得到确认，这包括影像学显示的对位、失血、栓子和心脏事件；然而，计算机辅助对 TKA 患者的功能结果和假体生存率的影响仍然是一个有争议的话题。

结语

近 10 年来，全膝关节置换术的对线方式不断发展，更好的器械使外科医生能够在进行全膝关节置换术时更加稳定可靠。以上所述的技术是帮助我们取得正确对线和正确植入股骨和胫骨假体的参数。理解恢复肢体对线的目标和原则对于建立一个良好平衡的全膝关节置换至关重要，并将最终有助于假体植入的成功；当前的工具有助于实现这些目标。

（卿忠 马建兵翻译；钱文伟校对）

第 33 章

患者个性化器械

Jessica Morton, MD | Ran Schwarzkopf, MD, MSc | Jonathan M. Vigdorchik, MD

背景

随着技术进步，患者个性化器械（PSI）已经经历数次迭代。起初它基于三维影像制造，用来精确放置常规截骨导板的固定钉，以及术前确定植入物尺寸。现已发展到现代工程化定制截骨导板，使用一次性包装器械，单次使用，来部分实现截骨。不像机器人或计算机导航手术，计划在术前就完成，无须注册骨的位置，手术室也无须计算机系统。

该器械基于诸如计算机断层扫描（CT）或磁共振成像（MRI）的三维影像。首先建立患者解剖三维模型；然后使用模型软件，模拟截骨和确定假体尺寸。手术医生与公司技术人员一起，复核、编辑计划的截骨，确定植入物尺寸。最后，手术医生确认方案后，使用 3D 打印逐层沉积树脂制造定制化导板，消毒备用。

PSI 诞生背后的驱动力是改善截骨精度，提高可重复性，减少血液丢失，改善临床结果，减少手术时间，通过减少术中决策、减少器械包装数量和周转时间来减低成本。已有研究证实 PSI 的可靠性、安全性和精准性；然而，与传统的全膝关节置换器械相比，它们并没有提高患者的治疗效果和成本效益，围绕这个话题的争论仍在继续。

对线

15%~25% 的初次 TKA 患者对他们的结果不满意。不满意的来源仍存争论，但机械对线的偏差被认为是不满意的一个潜在因素。

虽然不在本章的范围内，机械对线还是运动对线，哪个是最好假体位置放置方法，仍存在争论。对线在我们理解影像学结果和 PSI 的建议上意义重要，我们将简要讨论这两种类型的对线方式。

运动对线

运动对线使用膝关节运动轴，试图将个体对线恢复到得骨关节炎前的状态。运动对线旨在恢复膝关节原来的三维对线和正常膝关节的 3 个运动轴。运动对线的具体目标是恢复原有的胫骨 - 股骨关节面、原来的膝关节和肢体对线，以及原有的松弛度。这种自然对线在个体之间存在显著差异，被认为是 TKA 术后不满意的一个来源。使用三维影像模拟得骨关节炎前的状态，恢复自然解剖以及定制截骨导板，使用 PSI 允许医生重现患者的运动对线。

机械对线

下肢机械轴是从股骨头中心到距骨中心的连线。股骨机械对线大约 3° 外翻，胫骨机械对线通常与肢体的机械对线平齐。术后肢体机械轴重建在中立位 3° 以内，已被视为 TKA 成功的预测因素。据报道，假体对线不良高达 20%~40%，那些超出中立位 3° 以上的离群值，失败风险更高。冠状位对线不良，内翻或外翻超过 3° 会增加假体无菌性松动比例，与中立位 3° 以内的患者（比例为 3%）相比，这一比例高达 24%。对线不良也会导致聚乙烯磨损加速和内侧骨塌陷。

确定患者的机械轴需要用下肢全长位 X 线片，精确测量髋膝踝（HKA）角、胫骨机械轴（TMA）、股骨机械轴（FMA）。虽然有研究表明机械轴和解剖轴之间存在相关性而采用普通 X 线片测量，但下肢全长位 X 线片是金标准（图 33-1）。

髋膝踝角

虽然深入研究和多个 Meta 分析均关注了该主题，但传统器械和 PSI 相比，偏离中立机械轴超过 3° 的离群值无显著差异。

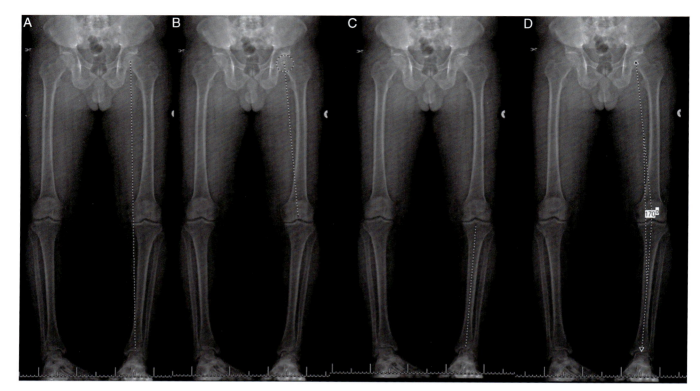

图 33-1 同一患者术前评估的机械轴（A）、股骨机械轴（FMA）（B）、胫骨机械轴（TMA）（C）和髋膝踝角（HKA）（D）。膝关节机械轴测量是从股骨头中心到距骨中点。这个患者机械轴通过膝关节中心的内侧，提示内翻畸形（A）。FMA 定义是股骨头中心到髁间窝中点的连线（B）。TMA 定义是胫骨中点到距骨中点的连线（C）。HKA 定义为 TMA 和 FMA 的夹角（D）

冠状位对线

胫骨和股骨假体的冠状位对线是假体定位和 TKA 成功的关键。多个研究已报道胫骨冠状位对线结果不一。Thienpont 等和 Zhang 等的 Meta 分析均发现对线不良的风险显著增高，而 Cavaignac 等发现无明显差异。PSI Meta 分析对股骨假体冠状位对线略友好，但很少达到统计学差异。

矢状位对线

矢状位对线判断仍然比较困难，这方面的评估和报告较少。股骨假体屈曲超过 3°、胫骨假体矢状位对线不到中立位，以及胫骨后倾大于 7° 被认为是失败的危险因素。矢状位不稳定可继发于这一对线不良。文献中评估不多，Zhang 等的 Meta 分析发现与常规器械相比，使用 PSI 会出现更多的胫骨后倾离群值，Thienpont 等发现使用 PSI，胫骨假体矢状位对线不良的可能性明显更高，虽然以上研究均未达到统计学显著差异。Boonen 的一项多中心随机临床试验发现：使用定制化截骨导板的股骨假体矢状位离群值明显增高。

模板和术前计划

PSI 的术前计划依赖于系统，但通常从三维成像开始，可以使用也可不使用下肢全长位片，生成膝关节的工作模型。将向外科医生提供一份包括截骨和植入物尺寸的手术计划，外科医生进行调整并将该计划返回给制造商。然后在场外制造截骨导板，并发送给外科医生以供术中使用。包含定制化打印截骨导板的膝关节三维模型如图 33-2 和图 33-3 所示。

制造商

目前有数家 PSI 全膝系统已商用并可用，每个都匹配自有的模板生成软件和假体选项。制造截骨导板的平均费时为 18~30 天。表 33-1 列出了一些目前可用的 PSI 系统、首选的影像学特征和平均花费工作日时长。

CT 与 MRI

建模和生成截骨导板更好的成像方式仍然存在争议。CT 成像时间较短，成本较低，即便使用低剂量方案也存在辐射增加的风险。辐射仍然与年标准本底辐射

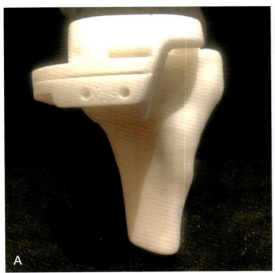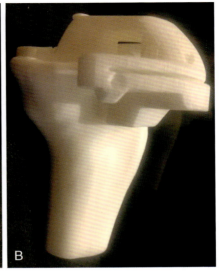

图 33-2　包含定制截骨导板的胫骨三维模型的冠状位（A）和矢状位（B）视图

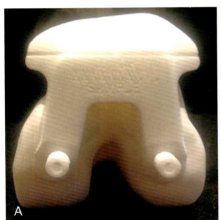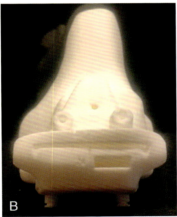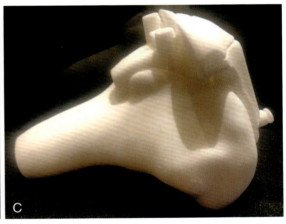

图 33-3　包含定制截骨导板的股骨三维模型的轴位（A）、冠状位（B）和矢状位（C）视图

剂量相当，或大约为 70 次胸部 X 线透视。MRI 不使用电离辐射；然而，方案通常需要同时使用站立位全长 X 线片。MRI 耗时更多，在大多数医疗系统中也更昂贵。MRI 的优势在于能提供有关软组织结构的额外信息，包括韧带和残余软骨的厚度，这些厚度会影响导板匹配和截骨厚度。

在动物模型中，White 等发现 CT 生成的骨模型优于 MRI 生成的骨模型，具有更高的准确性和骨性标志分辨率。然而，Rathnayaka 等使用类似的绵羊模型发现，使用 CT 或 MRI 生成的 3D 模型无显著差异。Ensini 等和 Pfitzner 等在人类患者中进行了随机对照试验，证明与使用 MRI 生成的模板相比，使用 CT 生成的模板在冠状位有更多的离群值。而 Cenni 等和 Schotanus 等发现 MRI 和 CT 生成的 PSI 模板在准确性上无显著差异。An 等的 Meta 分析表明，MRI 生成的 PSI 机械轴离群值比例较低；然而，胫骨和股骨假体的冠状位和矢状位对线无显著差异。

尽管更优的成像方式仍存在很大争议，但对于减少术中调整和截骨导板精度而言，重要的是外科医生对手术计划的复核和修正。手术医生确认的 MRI 和 CT 模板能准确地预测术中 93.9% 的股骨尺寸和 91.1% 的胫骨尺寸。手术医生确认的基于 MRI 的模板，预测植入物尺寸的精度分别为 95.5% 和 93%。没有医生参与的工程师模板精度稍差，术中尺寸调整较多。手术医生对模板的复核修正，对术前精确计划制定、预防术中调整和放弃来说是必需的。

表 33-1　可用的患者个性化器械产品名称、公司、系统基于 CT 还是 MRI 图像，是否需要下肢全长位片以及制作 3D 打印的导板平均花费的时间情况的一览表

公司名称	系统	CT/MRI	站立位全长 X 线片	平均花费工作日时长（天）
邦美（Biomet）	Signature	CT 或 MRI	无	20
强生 - 辛迪思（DuPuy-Synthes）	Trumatch	CT	无	30
Medacta	MyKnee	CT 或 MRI	无	21
施乐辉（Smith and Nephew）	Visionaire	MRI	有	28
怀特医疗（Wright Medical）	Prophecy	CT 或 MRI	有	20
捷迈（Zimmer）	PSI	MRI	无	18

术中调整与放弃

外科医生参与模板和近期精准的三维成像是防止术中调整和放弃 PSI 的关键。此外，和所有的技术一样，使用 PSI 有一个学习曲线，外科医生报告了对外科医生偏好的调整。Stronach 等报告：由于胫骨和股骨截骨导板匹配差，"术中频繁改变对线和植入物大小"，平均每个膝关节有 2.4 个改变，导致数例 PSI 病例放弃并转为使用传统器械。很多最近的文献报道已减少，PSI 和传统器械之间少有交叉，植入物的尺寸和对线很少发生调整，这可能有赖于更好的模板和导板稳定性增加。最终假体大小和对线由外科医生负责，为了达到理想的手术效果，需要保持一个较低的阈值来进行调整或放弃 PSI。

临床结果

目前还没有前瞻性研究表明使用 PSI 行 TKA 术后结果明显优于常规器械。数个研究中，PSI 在早期康复 2 天、2 个月或 2 年，均没有优势。

Abane 等对接受 PSI 和常规 TKA 的患者进行了一项多中心随机试验，发现牛津膝关节评分（Oxford knee scores，OKS）或膝关节功能评分（Knee Society Scores，KSS）没有差异。Pietsch 发现在 2、6 和 12 周时膝关节功能评分（KSS）无区别，达到的膝关节屈曲或术后肿胀和疼痛也没有差异。Nam 等也发现，运动范围、牛津膝关节评分（OKS）、加州大学洛杉矶分校活动（University of California Los Angeles Activity，UCLA）评分和 SF-12 健康状况问卷评分（SF-12），也无差异。

Zhu 等发现术后 6 个月和 24 个月临床结果无明显区别。Abdel 等在三维步态分析中发现，使用 PSI 或常规器械行膝关节置换术后 3 个月患者的步态模式无显著差异。然而，Thienpont 等的一项 Meta 分析发现：PSI 组术后膝关节功能评分（KSS）更高，平均 1.5 分，但没有达到统计学意义（$P=0.93$）。功能评分 PSI 也增加了 4.3 分（$P=0.003$），尽管他们证明了这些研究结果是初步结果，因为 Meta 分析中的大多数研究未能被纳入评估。目前，文献并不支持使用 PSI 改善临床结果。

围术期血液丢失

髓内器械被认为是 TKA 围术期和术后明显血液丢失的一个来源。PSI 避免髓腔干扰和减少手术时间，支持者认为它可以减少失血。然而，临床研究对这一说法的支持并不一致。

Pietsch 等发现，仅在骨水泥凝固中使用止血带时，TKA 的术中失血量有差异，但术后血红蛋白下降或输血需求方面无显著差异。Boonen 等发现，PSI 组术中出血量比常规 TKA 组少 100mL，但在输血或术后血红蛋白下降方面无显著差异。Rathod 等发现血红蛋白有下降减少和输血率降低的趋势，但无统计学意义。Thienpont 等和其他研究发现：PSI 和常规 TKA 在出血量、血红蛋白或红细胞压积下降或术后输血率上没有统计学上的显著差异。Voleti 等的一项 Meta 分析也发现：术中血液丢失无显著差异。

虽然 PSI 能不干扰髓腔、减少手术时间，现有数据不足以证明其在术中和术后血液丢失方面有显著差异。

经济评估

手术时间

患者个性化导板、术前模板和假体大小可以减少外科医生术中需要做的决策数量，从而减少手术时间。减少器械包装、更少的打开时间和组装器械也有助于减少手术时间和周转时间，多项研究已发现：与传统器械相比，PSI 能减少手术时间。Nunley 等发现止血带使用时间相似，但手术室内时间减少。然而，Hamilton 等和 Voleti 等发现：与传统 TKA 相比，PSI 没能减少手术时间。Thienpont 对最近一项 3480 个膝关节的 Meta 分析发现：平均手术时间减少 4.4min（P=0.000 2），平均止血带使用时间无明显差异。尽管 PSI 有减少手术时间的趋势，但每台手术节省的几分钟并未转化为手术室内每天手术量的增加，并且经常未纳入手术时间节省的分钟数，因为工作人员往往还在手术室内。

成本考量

根据手术时间的减少、器械的减少和一次性使用的器械包装，可以想象 PSI 具有制度上的成本效益优势。然而，在捆绑支付时代，这些操作效率的节省必须与定制导板和三维成像的成本相平衡。

文献一致性地报道了 PSI 器械盒数量的显著减少。Ng 等报道器械包装盒从 10 个减到 5 个（50%），Watters 等把包装盒从 6 个减到 1 个（83%），Tibesku 等也报道称从 6 个减少到 2 个（67%），一个明显的不同是，每台手术的周转时间节省 20min，减少手术器械包装也减少了处理成本。Barrack 等发现，无菌处理节省了 90min 的时间，每个器械包装节省了 30.96 美元的总成本，这些节省的时间和成本可能未被纳入所有医院或外科中心

的系统。

Renson 等的一项前瞻性试验发现：PSI 的确显著减少了手术时间、手术室内时间和所需手术器械包装数量（55%）。然而，手术器械包装和手术时间的减少，可能不能减少医疗系统的总成本，包括三维成像和定制导板生成的费用。Barrack 等发现：术前成像成本和定制截骨导板成本，会导致每台手术的净成本增加约 1775 美元；这个发现加上 PSI 冠状位对线没有优势，他们得出结论：PSI 价值待估（Unproven Value）。

未来方向

当前数据显示：与常规器械相比，使用 PSI 假体 HKA 的对线并不占优势，术后即刻到两年间的临床结果也不是更好。正如在运动学对线膝关节中简要提到的，三维建模和个体解剖发挥了更大的作用，定制导板可能对试图做运动学对线的外科医生来说是有益的。Schoctanus 等最近发表了 163 例患者 5 年的中期随访数据，无显著临床差异。常规组的翻修数略有增加（PSI 组 1 例，常规组 3 例），但无统计学差异。目前尚缺乏比较 PSI 和常规 TKA 长期结果的研究；然而，进一步的随访研究可能会揭示长期结果的不同。

从财务的角度来看，植入物的成本和三维成像可能使 PSI 在一些医疗机构推广不顺利。然而，使用 PSI 所需的空间较少，器械无须保存在室内或者医院 / 手术中心，能减少现场的无菌处理，在减少器械盒的情况下，外科医生可以使用 PSI 做更多的手术，提高了手术效率，这在经济学上可能是有益的。最后，必须评估医疗系统的总成本，并且与患者的长期结果取得平衡，才能确定 PSI 能否获益。

（张维杰　马建兵翻译；钱文伟校对）

第六部分　初次全膝关节置换术

第 34 章

计算机导航

Hiba K. Anis, MD | Nipun Sodhi, MD | Joseph O. Ehiorobo, MD | Michael A. Mont, MD

引言

现代全膝关节置换术（TKA），导致失败的常见机制是力线不良和关节不稳。假体位置不良和下肢力线不良常会导致假体松动以及最后的翻修，这两者都是临床结果不良的高危因素。计算机导航 TKA 是在 20 世纪 90 年代发展起来的，这种方法可以提高假体对线的精确性，并改善假体长期的生存率。经过多年的研究，第一台导航 TKA 的计算机于 1997 年由法国的 Saragaglia 完成。此后，计算机导航在全世界范围内被广泛应用于 TKA、单室膝关节成形术（UKA）和 UKA 转 TKA 的手术。

TKA 术中的计算机辅助可分为被动、半主动或主动。计算机导航是一种被动系统，其中的术中测量由系统进行，以引导假体的定位；然而，医生可完全控制手术计划的执行。在半自动系统中，虽然外科医生可以控制手术工具，但是截骨被限制在由计算机软件确定的三维（3D）空间内。计算机辅助主动系统是在没有外科医生干预的情况下完成术前计划和外科手术的。虽然它们是最早开发的系统之一，但目前还没有通过美国食品和药品监督管理局（FDA）的批准。

计算机辅助技术和传统器械在 TKA 术中的对比，诸多机构均投入了很好的研究。过去和现在的许多研究都报道了力线不良对患者临床结果和假体生存率的负面影响。计算机辅助 TKA 目的是通过即时的信息反馈来提高截骨和假体位置的准确性，从而最大限度地减少因外科医生自身对假体定位的影响。与传统技术相比，计算机辅助 TKA 已被证实可以将下肢力线的准确性提高到中立位的 3° 以内。在早期的前瞻性研究中，Bäthis 等发现采用传统技术可获得中立位对线的比例为 78%，而计算机导航技术可以将这一比例提高到 96%。

尽管计算机辅助手术目前只占 TKA 的一小部分，但在相对较短的时间内，这一领域已经取得了很大的进步。技术的快速发展和越来越多的有利结果证明，计算机导航有可能会成为 TKA 的主流。因此，对于关节外科医生来说，了解计算机辅助外科手术的基本概念并评估其在实践中的适用性是很重要的。在这一章中，我们将讨论不同类型计算机辅助 TKA 的特点，并回顾目前的文献结果。

计算机导航系统

虽然有许多手术应用程序，但一些部件对所有计算机导航的 TKA 系统都是通用的：计算机平台、跟踪系统以及注册系统。计算机平台从手术视野获得数据，并将其与假体数据和医学图像进行整合。将结果信息以 3D 图像的形式实时显示在屏幕上，以便在整个过程中进行持续监控。跟踪器放置在患者的骨头上或截骨模板的适配器上，并由跟踪系统检测。医生将这些被跟踪的器械注册到计算机系统上，并以此达到识别 3D 解剖模型，实时导航的效果。

计算机导航可大致分为基于影像的系统和不基于影像的系统。基于影像的导航系统，需要术前计算机断层扫描（CT）或术中透视来重建手术区域的 3D 图像，以供术中参考。不基于影像的计算机辅助手术是目前使用最广泛的形式，可能涉及光学或基于加速度计的导航系统。

基于影像的计算机导航

基于术前影像的计算机导航可以进行详细的术前计划，包括手术前患者解剖与植入假体的匹配。这些系统主要由两个关键部分组成：术前影像计算机重建生成模型和术中匹配与注册。

利用术前影像，矢状位和轴位的 CT 扫描可以建立术前患者的数字 3D 模型。手术计划软件利用这些模型获得精确的解剖轴测量值，包括机械轴和通髁轴以及其相关的参考点。然后根据这些测量值，计算出植入假体的尺寸、假体的位置和术中截骨量，以实现最佳的下肢力线。这些虚拟的计划在术前会让外科医生进行核查，因此，除了精确的假体对线好处外，这些方式还可以通过精确预测假体型号来提高手术室的效率。在手术过程中，股骨远端和胫骨近端的 3D 模型通常被显示，注册后与患者解剖结构的位置和方向相匹配。为了在术前计划中确定截骨量，系统使用跟踪技术来指导截骨工具的放置。

不基于影像的计算机导航

与基于术前影像的系统相比，不基于影像的导航系统应用更为广泛，原因很简单，因为前者避免了与额外成像相关的成本和辐射暴露。不基于术前影像的系统不进行术前扫描，而是根据患者的解剖结构，通过术中运动和骨表面注册，构建手术区域的 3D 模型。然后利用术中获取的患者解剖信息，包括骨囊肿、骨赘和骨密度测量，并将其整合到手术计划和实施过程中。

动态注册

解剖轴和标志点精确的注册和匹配提供了可靠的虚拟骨骼 3D 模型，这对于恢复下肢中立位对线是至关重要的。运动学注册以利用重要的解剖学标志为参考，这些解剖学标志在膝关节置换术中不被暴露或被手术单覆盖，包括股骨头中心和胫骨远端的中心。

外科医生可以通过稳定骨盆和进行髋关节活动来注册股骨头中心。这种股骨的被动圆周运动会形成一个圆锥的底部，该圆锥的顶点则接近髋关节的中心。因此，计算机可以整合股骨上的动态参考点，由光学照相机跟踪，并通过计算圆周运动的投影顶点来确定股骨头中心的位置。胫骨远端中心的确定可以用运动和表面注册来完成。多种胫骨远端运动学的参考方法已经被描述，其中一种方法是根据踝关节从背伸到跖屈曲的被动运动来评估踝关节中心，另一种方法将踝关节看作球窝关节。

表面注册

表面注册包括外科医生用校准的探针在股骨远端表面和胫骨近端表面注册几十个点。为了缩短患者表面和虚拟图像之间的匹配时间，参考区域被限制为小块或云点。计算机系统利用这些参考点来识别并建立解剖轴所需的其他标志。

光学导航系统

基于光学和加速度计的系统是膝关节置换术中最常用的两种不基于影像的计算机导航系统。自从计算机辅助置换术开始使用以来，光学导航系统就已经被广泛应用，并且作为外科领域和计算机平台之间的链接。在一个独立的塔架上，2 个或 3 个电荷耦合器（CCD）摄像机被放置在离手术区域大约 2m 远的地方，用来接收股骨和胫骨上传感器发出的信号，而不是骨头本身。这些标记被称为"刚体"，可以是主动的，也可以是被动的。主动标记是发光二极管，而被动标记是反射球，两者都可以被摄像机检测到。在无源系统中，红外闪光从摄像系统发出，并被球体反射回来。光学导航系统具有很高的精确度（100 次测量 /s，2m 时精确度 < 0.1mm），并提供详细的术中数据，可即时计算出膝关节屈伸间隙、冠状位的力线、矢状位的力线和假体的尺寸。这种系统的主要缺点是要求跟踪器和电荷耦合器之间的视线不受阻碍，这可能迫使外科医生调整他们的手术技术，随着摄像机和跟踪器之间距离的增加，精确度就会下降。

加速度计系统

与光学系统不同，最近研发的基于加速度计的导航系统不需要在股骨和胫骨上安放标记。取而代之的是，将显示力线信息的手持加速度计设备连接在胫骨和股骨的截骨器械上。胫骨和股骨的机械轴通过联合表面和运动学注册来确定。例如，为了确定股骨机械轴，该装置被固定到股骨机械轴的远端解剖位置，并通过外科医生对股骨的多次被动运动来检测股骨头中心。该系统不需要手术区域和远程计算机系统之间的无障碍视线，因为它有效地将导航系统放置在了手术区域内。值得注意的是，基于加速度计的系统只能引导股骨远端和胫骨近端的截骨，因此对于剩余的截骨、假体尺寸和旋转对位等需要用传统器械来完成。

机器人辅助膝关节置换术

近年来，机器人辅助膝关节置换术越来越受到人们的关注，一部分原因可能是越来越多的文献证明了机器人辅助膝关节置换术可提高假体位置精度，从而可能提高假体的生存率和患者的临床结果。根据特定的机器人辅助膝关节置换系统，使用基于术前影像或不基于影像的导航系统来确定手术计划。与计算机导航系统不同，机器人辅助手术将术前定制的手术计划与触觉反馈相结合，以实现手术的安全性和准确性。一旦手术计划确定，机器人手臂或手术器械注册，外科医生能够在规定的"安全区"内钻孔或截骨。当接近该区域的边界时，外科医生会接收到触觉反馈，该触觉反馈可以是听觉的、视觉的或触觉的。因此，来自手术计划的定量数据被用来实施触觉约束，以便提高截骨的准确性。此外，将截骨工具限制在精确的 3D 参照系统内可以更好地保护周围的软组织和韧带。利用图像导航的机器人辅助膝关节系统得益于术前阶段的解剖与假体匹配和定位计划。假体系统的兼容性取决于使用封闭平台还是开放平台。对于封闭平台，只能使用特定制造商的假体。有了开放平台，可以使用不同厂商的假体和设计；然而，在这样的系统中，一定程度的特异性和预测价值可能会丧失。

临床结果

计算机导航

自 20 世纪 90 年代末开始，计算机导航膝关节置换术的潜在优势就已在各种临床研究、综述和 Meta 分析中得到了广泛的研究（表 34-1）。与传统技术相比，计算机导航技术可以获得更好的假体位置和下肢力线。在一项对 80 例 TKA 患者的前瞻性队列研究中，96%（$n=77$）的计算机辅助组患者获得了中立位的机械对线，而传统技术组 78%（$n=62$）的患者获得了中立位的机械对线，其中，中立位对线定义为 HKA 角 3° 以内的内翻或外翻。此外，股骨假体获得中立位对线的患者计算机导航组为 92%（$n=72$），而传统组为 86%（$n=69$）。

在 McClelland 等的一项前瞻性研究中，对 121 例患者进行了影像学和步态的分析，这些患者被分为计

表 34-1　计算机导航及常规膝关节置换术后临床研究报告的结果

研究	导航类型	系统名称	结局	结果
Saragaglia 等（2001）	无图像的、光学的	OrthoPilot（Aesculap, Tuttlingen, Germany）	●髋膝踝（HKA）角（目标 180° ±3°） ●股骨机械轴（90°） ●胫骨机械轴（90°）	●导航 $n=25$；传统 $n=25$ ●HKA：180° ±3°导航 84% vs 传统 75% ●HKA：导航 179.0° ±2.5° vs 传统 181.2° ±2.72°（$P > 0.05$） ●股骨角：导航 89.6° ±1.6° vs 传统 91.1° ±2.1°（$P = 0.048$） ●胫骨角：导航 89.5° ±1.3° vs 传统 90.2° ±1.6°（$P > 0.05$）
Jenny 等（2001）	无图像的、光学的	OrthoPilot（Aesculap, Tuttlingen, Germany）	●胫股机械角 177° ~183° ●冠状位股骨假体 88° ~92° ●矢状位股骨假体 88° ~92° ●冠状位胫骨假体 88° ~92° ●矢状位胫骨假体 88° ~92° ●整体植入：所有 5 项标准均符合	●导航 $n=30$；传统 $n=30$ ●股胫机械角：导航 83% vs 传统 70%（$P > 0.05$） ●冠状位股骨力线：导航 93% vs 传统 83%（$P > 0.05$） ●矢状位股骨力线：导航 90% vs 传统 63%（$P > 0.05$） ●冠状位胫骨力线：导航 93% vs 传统 80%（$P > 0.05$） ●矢状位胫骨力线：导航 83% vs 传统 67%（$P > 0.05$） ●优化整体植入：导航 77% vs 传统 27%（$P < 0.001$）
Perlick 等（2004）	基于图像的术前 CT	VectorVision CT-Based Knee 1.1（BrainLAB, Munich, Germany）	●下肢力线 ●3°以内的下肢力线 ●冠状位股骨假体 3°以内的下肢力线 ●冠状位胫骨假体 3°以内的下肢力线	●导航 $n=50$；传统 $n=50$ ●下肢轴线：导航 +0.4° ±1.8° vs 传统 -1.2° ±2.9°（$P=0.01$） ●3°以内的下肢力线：导航 92% vs 传统 72% ●股骨力线：导航 96% vs 传统 88% ●胫骨力线：导航 96% vs 传统 94%

（接下表）

表 34-1（续）

研究	导航类型	系统名称	结果	结果
Bäthis 等（2004）	无图像的、光学的	VectorVision CT-free Knee（BrainLAB, Munich, Germany）	●机械轴的偏离 ●3°以内机械轴线	●导航 $n=80$；传统 $n=80$ ●平均偏离：导航 0°（-1~+1°）vs 传统 1°（-2°~+2°）（$P=0.016$） ●机械轴 3°以内：导航 96% vs 传统 78%
Victor 等（2004）	基于图像的、术中荧光	FluoroKnee（Smith & Nephew, Memphis, Tennessee, USA, Medtronic SNT, Louisville, Colorado, USA）	●2°以内的冠状位力线 ●冠状位机械力线 ●股骨外侧角 ●胫骨外侧角	●导航 $n=50$；传统 $n=50$ ●机械对线：导航 100% vs 传统 73.5% ●传统组对线变异更大（$P < 0.0001$） ●机械对线：导航 $-0.1°\pm2.1°$ vs 传统 $-0.0°\pm1.2°$（$P > 0.05$） ●股骨外侧角：导航 $2.4°\pm1.5°$ vs 传统 $2.9°\pm1.8°$（$P > 0.05$） ●胫骨外侧角：导航 $3.4°\pm1.4°$ vs 传统 $2.9°\pm1.1°$（$P > 0.05$）
Mullaji 等（2007）	无图像的、光学的	Ci navigation system（BrainLab, Munich, Germany）	●机械轴恢复到 $\pm1°$，$\pm2°$，以及中立位的 $\pm3°$	●导航 $n=282$；传统 $n=185$ ●机械轴 $\pm1°$：导航 49% vs 传统 30%（$P=0.000\ 1$） ●机械轴 $\pm2°$：导航 79% vs 传统 53%（$P=0.001$） ●机械轴 $\pm3°$：导航 91% vs 传统 78%（$P=0.001$）
Martin 等（2007）	无图像的、光学的	CT-free VectorVision Knee navigation system（BrainLAB, Munich, Germany）	●机械轴对线 3°以内 ●胫骨后倾角 3°以内 ●股骨假体远端外侧角（LDFA）3°以内 ●胫骨假体近端内侧角（MPTA）3°以内	●导航 $n=100$；传统 $n=100$ ●中立机械轴线：导航 92% vs 传统 76%（$P=0.002$） ●胫骨后倾角 3°以内：导航 98% vs 传统 80%（$P < 0.001$） ●LDFA 3°以内：导航 95% vs 传统 86%（$P=0.008$） ●MPTA 3°以内：导航 97% vs 传统 85%（$P=0.003$）
Choong 等（2009）	无图像的、光学的	Ci System（Depuy, Leeds, UK）	●3°以内的下肢力线 ●股骨踝上轴的旋转力线	●计算机导航 $n=57$；传统 $n=52$ ●中立对线：导航 88% vs 传统 61%（$P=0.003$） ●BMI ≥ 30kg/m² 的患者的对线：导航 93% vs 传统 53%（$P=0.003$） ●股骨旋转中位数：导航 0.2°内旋 vs 传统 0.6°外旋（$P=0.061$）
Liow 等（2016）	无图像的、基于加速度计的	iAssist（Zimmer Incorporated, Warsaw, Indiana, USA）	●股骨与胫骨机械轴夹角（MA） ●股骨假体和机械轴夹角（CFA） ●胫骨平台与机械轴夹角（CTA） ●大于 3°的机械力线偏离	●导航 $n=92$；传统 $n=100$ ●MA：加速度计 $1.9°\pm1.4°$ vs 传统 $2.8°\pm2.0°$（$P=0.001$） ●CFA：加速度计 $1.6°\pm1.3°$ vs 传统 $2.1°\pm1.5°$（$P=0.035$） ●CTA：加速度计 $1.6°\pm1.2°$ vs 传统 $2.1°\pm1.5°$（$P=0.024$）

（接下表）

表 34-1 （续）

研究	导航类型	系统名称	结果	结果
Goh 等（2016）	无图像的、基于加速度计的与光学对比	Accelerometer: iAssist (Zimmer Incorporated, Warsaw, Indiana, USA) Optical：Ci Mi TKR version 1.0（BrainLAB/Depuy Orthopaedics Inc., Leeds, UK）	●股骨与胫骨机械轴夹角（MA） ●股骨假体和机械轴夹角（CFA） ●胫骨平台与机械轴夹角（CTA） ●大于 3°的机械力线偏离	●导航 $n=38$；传统 $n=38$ ●MA：加速度计 1.8°±1.3° vs 光学 2.0°±1.5°（$P=0.543$） ●CFA：加速度计 1.3°±1.1° vs 光学 1.9°±1.6°（$P=0.074$） ●CTA：加速度计 1.6°±1.3° vs 光学 1.3°±1.0°（$P=0.265$）
McClelland 等（2017）	无图像的、光学的	Image Free BrainLAB Navigation System（BrainLAB, Munich, Germany）	●机械轴 ●负重位力线与内侧平台边缘的关系 ●步行速度	●正常对照 $n=40$；导航 $n=42$；传统 $n=39$ ●机械轴：正常 180°，导航 179°，传统 177°（$P<0.01$） ●负重线：正常 50°，导航 46°，传统 32°（$P=0.01$） ●步行速度：正常（1.27±0.02）m/s，导航（1.24±0.02）m/s，传统（1.14±0.02）m/s（$P<0.01$）
Gharaibeh 等（2017）	无图像的、基于加速度计的	KneeAlign navigation system（OrthAlign, Aliso Viejo, California, USA）	●3°以内髋膝踝角 ●3°以内冠状位股骨角（FCA） ●3°以内矢状位股骨角（SFA） ●3°以内冠状位胫骨角（TCA） ●3°以内胫骨后倾角（TS）	●导航 $n=89$；传统 $n=90$ ●中立位 HKA：导航 87% vs 传统 82%（$P=0.54$） ●中立位 FCA：导航 99% vs 传统 94%（$P=0.21$） ●中立位 FSA：导航 100% vs 传统 98%（$P=0.50$） ●中立位 TCA：导航 98% vs 传统 99%（$P=0.62$） ●中立位 TS：导航 98% vs 传统 99%（$P=0.62$）
d'Amato 等（2019）	无图像的、光学的	Image-free knee navigation system（Stryker-Leibinger, Freiburg-im-Breisgau, Germany）	●10 年假体的失败率 ●下肢机械轴线的偏离 ●10 年 KSS 评分 ●10 年功能评分 ●10 年 KOOS 评分	●导航 $n=60$；传统 $n=60$ ●假体失败：导航 4.2%（无菌性松动）vs 传统 6.4%（无菌性松动）（$P=0.9$） ●机械轴的偏离：导航 1.7°±2.4° vs 1.5°± 传统 2.8°（$P=0.7$） ●KSS-K：导航 85.9±11.1 vs 传统 85.0± 9.7（$P=0.42$） ●KSS-F：导航 82.2±19.3 vs 传统 83.8±18.0（$P=0.74$） ●KOOS：导航 82.3±14.3 vs 传统 78.6±14.4（$P=0.12$）

算机辅助 TKA（$n=42$）、传统 TKA（$n=39$）以及正常对照组（$n=40$）。与传统组相比，计算机辅助组患者的膝关节生物力学更接近正常膝关节。理想的机械轴力线（180°）和负重位的下肢力线相对于胫骨内侧边缘的位置（50%），与传统组（分别为 177° 和 32%，$P<0.01$ 和 $P=0.01$）相比，计算机辅助组（179° 和 46%）的下

肢力线更接近理想状态。通过步态分析，发现计算机辅助组的患者平均行走速度[（1.24 ± 0.02）m/s]高于传统组[（1.14 ± 0.02）m/s，（$P < 0.01$）]。矫正速度因素后，与正常膝关节相比，传统 TKA 组患者在站姿和弯腰过程中的屈曲明显减少（$P < 0.01$）；然而，在计算机辅助组和正常组之间没有观察到显著差异。

计算机导航被认为是比传统膝关节置换术中采用髓内定位更精确的替代方法，特别是在伴有畸形的患者中，骨性标志的识别和轴线的测量更容易出现偏差。研究表明，伴有关节外畸形的患者采用光学和加速度计的导航系统完成 TKA 会有更大的获益。一项合并有关节外畸形患者接受导航下 TKA 的研究报告显示，KSS 评分从术前 62 分提高到术后 92 分（$P < 0.05$）和功能评分从 52 分提高到 83 分（$P < 0.05$），以及在至少 1 年的随访中，活动范围从术前的平均伸直 4° 到屈曲 74° 改善到伸直 0.6° 到屈曲 98°。

计算机辅助导航避免了髓内定位的扩髓，从而可以降低脂肪栓塞和失血过多的风险。有研究报告称，使用计算机导航的 TKA 可以有效减少失血量。McConnell 等对 136 例 TKA 患者的失血量进行了统计分析，其中采用计算机导航不开髓 68 例和常规股骨髓内定位 68 例。计算机导航组平均总失血量为 1137mL，明显少于常规组的平均失血量 1362mL（$P=0.016$）。另一项 Tabatabee 等的研究显示，作者从国家数据库比较了 2005—2011 年间 787 809 例常规全膝关节置换术和 13 246 例计算机辅助全膝关节置换术的并发症，计算机导航辅助组与传统手术组进行对比，在校正基线数据变量后，传统手术组输血风险（OR=1.15，95%CI 1.06~1.24，$P < 0.001$）和围术期并发症的总体风险（OR=1.17，95% CI 1.03~1.33，$P=0.01$）显著增加。更有意义的是，研究没有发现基于影像的导航系统和不基于影像的导航系统之间在并发症发生率上有显著差异（3.41%：3.47%，$P=0.34$）。

不同研究对计算机导航 TKA 后的功能结果也进行了评估，但是，目前的证据是不确定的。Panjwani 等对 2018 年以前所有的前瞻性研究进行了 Meta 分析，一共包括 3060 个膝关节，其中 1538 个接受了计算机辅助 TKA，1522 个接受了常规 TKA，在 5~8 年的随访中，计算机辅助 TKA KSS 评分（$P=0.03$）和西安大略大学和麦克马斯特大学骨关节炎指数（WOMAC；$P < 0.001$）评分均有显著提高。相反，d'Amato 等进行的一项为期 10 年的随访研究报告称，计算机辅助 TKA（$n=60$）和常规 TKA

（$n=60$，$P > 00.05$），患者之间的 KSS 评分、WOMAC 评分以及膝关节损伤和骨关节炎结果评分（KOOS）没有显著性差异。此外，在一项 33 篇包括 3423 例患者的 Meta 研究分析中显示，计算机导航并不会对功能结果产生显著影响。然而，来自同一 Meta 研究的分析发现，计算机导航显著降低了机械力线偏离的风险，包括力线偏离大于 3°（风险比 RR=0.79，95%CI 0.71~0.87，$P < 0.001$）的风险和大于 2°（RR=0.76，95%CI 0.71~0.82，$P < 0.001$）的风险。

机器人辅助全膝关节置换

机器人辅助 TKA 也被证明会获得良好的临床结果（表 34-2）。几项临床研究和随机对照试验表明，机器人辅助技术提高了假体定位的准确性和精度，从而在 UKA 和 TKA 之后可以获得更好的下肢力线和假体生存率。最近的一项配对研究包括 246 例机器人辅助的 UKA 和 492 例常规 UKA，术后 2 年的随访表明，机器人组的翻修率比常规组显著降低（0.8%：5.3%，$P=0.002$）。

一项对 100 例 TKA 患者进行了 5 年随访的前瞻性随机对照试验的结果表明，机器人辅助 TKA 减少了机械轴偏离（定义为 > 3°）的数量，并可降低屈曲 / 伸直间隙的不平衡。在一项 330 例机器人辅助全膝关节置换术的前瞻性队列研究中，Marchand 等报告，所有术前内翻畸形小于 7° 的患者术后均获得了满意的机械力线（0° ±3°）。此外，术前有严重内翻畸形（> 7°）患者（占 64%）和所有严重外翻畸形（> 7°）的患者在术后也获得了满意的中立位下肢力线。

结果评分系统和随访时间的不同，导致现有的关于机器人辅助技术对患者临床功能改善结果的证据受到了限制。然而，一些研究表明，利用机器人辅助技术实现假体精确安装往往会获得更好的临床功能结果。Khlopas 等报告的一项多中心研究的早期结果发现，在 2016—2018 年间接受 TKA 手术的 252 例患者中（150 例机器人辅助和 102 例传统），机器人辅助 TKA 的患者术后 3 个月时，90% 的 KSS 评分明显改善。在另一项前瞻性研究中，将 53 例机器人辅助全膝关节置换术后 1 年的结果与 53 例传统全膝关节置换术后的结果进行了比较，所有这些手术均由一名资深的骨科医生完成。机器人辅助组的总 WOMAC 评分[（6±6）分：（9±8）分，$P < 0.05$]和功能评分[（13±5）分：（14±5）分，$P < 0.05$]明显优于传统组；调整年龄、性别和身体质量指数后，这些

表 34-2　机器人辅助及常规膝关节置换术后临床研究报告的结果

研究	手术类型	系统名称	结果	结果
Cobb 等 (2006)	UKA	Acrobot System (The Acrobot Co. Ltd., London, UK)	●冠状位 2°以内胫股角 ●18 周时 AKS 评分的改善 ●18 周时 WOMAC 评分的改善	●机器人辅助 n =13；传统 n =15 ●2°以内胫股角：机器人 100% vs 传统 40% (P=0.001) ●AKS 评分：机器人 65.21±8.36 vs 传统 32.5±27.46 (P=0.004) ●WOMAC 疼痛评分：机器人 8±2 vs 传统 6±2 (P > 0.05) ●WOMAC 僵硬评分：机器人 3±2 vs 传统 2±2 (P > 0.05) ●WOMAC 功能评分：机器人 24±10 vs 传统 17±11 (P > 0.05)
Lonner 等 (2010)	UKA	Tactile Guidance System (MAKO Surgical, Fort Lauderdale, Florida, USA)	●胫骨后倾误差 ●冠状位胫骨力线误差	●机器人辅助 n =31；传统 n =27 ●胫骨后倾误差：机器人 1.9° vs 传统 3.1° ●传统组胫骨后倾变异度比机器人组大 2.6 倍 (P=0.02) ●冠状位胫骨力线误差：机器人 +0.2° ±1.8° vs 传统 +2.7° ±2.1° (P < 0.0001)
MacCallum 等 (2016)	UKA	RIO Robotic Arm system (Stryker Orthopedics, Mahwah, New Jersey, and MAKO Surgical, Fort Lauderdale, Florida, USA)	●胫骨平台冠状位力线（目标 0°~3°内翻） ●胫骨矢状位后倾（目标 3°~9°）	●机器人辅助 n =87；传统 n =117 ●胫骨平台力线：机器人 2.6° ±1.5° vs 传统 +3.9° ±2.4° (P < 0.0001) ●胫骨平台后倾：机器人 2.4° ±1.6° vs 传统 +4.9° ±2.8° (P < 0.0001) ●机器人辅助很少出现冠状位力线的偏倚 (P < 0.0001) ●机器人辅助很少出现后倾的偏倚 (P < 0.0001)
Liow 等 (2014)	TKA	ROBODOC Surgical System with software version 4.3.6 (Curexo Technology Corp, Fremont, California, USA)	●冠状面机械轴线 ●超过 3°的轴线偏离 ●关节线偏差 ●关节线偏差 > 5mm ●股骨前方切口 ●6 个月时伸直 ●6 个月时屈曲 ●6 个月时 OKS 评分 ●6 个月时 KSS 评分	●机器人辅助 n =31；传统 n =29 ●机械轴：机器人 1.3° ±0.9° vs 传统 +1.8° ±1.2° (P > 0.05) ●机械轴的偏离：机器人辅助 0 vs 传统 19.4% (P =0.049) ●关节线偏差：机器人 (1.9±1.1) mm vs 传统 (3.5±2.8) mm (P=0.010) ●关节线偏差 > 5mm：机器人 3.2% vs 传统 20.6% (P=0.049) ●股骨前方切口：机器人 0 vs 传统 10.3% (P=0.238) ●伸直：机器人 5.3° ±4.8° vs 传统 4.5° ±4.0° (P=0.499) ●屈曲：机器人 116.0° ±17.8° vs 传统 122.4° ±10.7° (P=0.112) ●OKS 评分：机器人 18.8° ±5.7° vs 传统 19.6° ±6.8° (P=0.619) ●KSS 评分：没有统计学差异 (P > 0.05)

（接下表）

Callies 等已经证实，运动对线与 PSI 全膝关节置换术的效果相当。此外该研究也发现，PSI 运动学定位组会存在更多的结果较差的离群值。

　　机器人辅助膝关节置换也可以进行精准截骨，把假体部件按照医生的预设位置精确植入。作为一项独特的技术，它还能实现患者个性化的假体对线，并且术前和术中均可调整。它还能让外科医生在他们想要的参数范围内（偏离中立力线）自信地调整力线，以平衡膝关节并减少软组织松解。

机械臂辅助全膝关节置换术（MAKOSTRYKER 骨科）

概述

　　该系统通过与机械臂相连的锯来保证手术精度（图 35-1）。这是一套半自动系统，需要外科医生按下启动键才能激活。首先，外科医生操纵机械臂将锯尖端靠近目标区域，然后按下按钮，将锯尖端定位在准确的平面及位置之上以进行截骨。锯尖端只在触觉边界内工作，其中触觉边界由假体位置的边缘确定（图 35-2）。这种触觉边界显著降低了行截骨过程软组织损伤的可能性。外科医生可以根据从计算机断层扫描（CT）获得的三维（3D）虚拟模型的术前规划来确定假体的位置、大小以及轴向和旋转力线。该 CT 扫描方式与在髋、膝、踝关节进行的 CT 常规扫描式相同。其中，辐射照射约为 4.0MSv，相当于腹部 CT 剂量的 1/2，冠状动脉造影剂量的 1/4，或职业剂量限值（50mSv）的 1/13。根据切口长度和外科医生习惯，可以将股骨和胫骨红外线跟踪器阵列置于切口内或切口外，以确保膝关节部位的手术视野清晰。使用探针配准不同的解剖点与髋关节中心，让患者解剖与术前 CT 扫描的虚拟模型实现同步。

　　视野区可见骨赘清除后，通过在膝关节屈伸过程中施加内翻和外翻应力，以保证间隙和软组织平衡，并使假体力线按照术前计划的方式定位。采用混合间隙平衡及测量截骨技术。外科医生在可接受的参数范围内改变假体的位置和力线状况，适当修改术前计划，以促进更好的软组织平衡，并最大限度地减少软组织松解（图 35-3）。由于软组织松解程度无法预测，并可能在术后会发生进一步的拉伸，因此改变假体力线可能比软组织松解更可取。待初始截骨完成并安装试模假体后，在膝关节屈伸过程中再次分别施加内翻和外翻应力，以观察关节间隙和软组织平衡状况。或者，在安装试模之前，

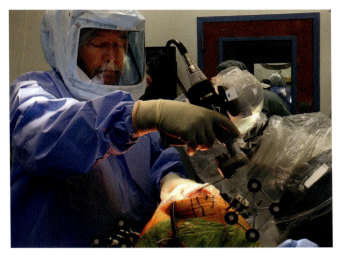

图 35-1　在机械臂辅助定向的协助下将锯置于合适的截骨平面和位置

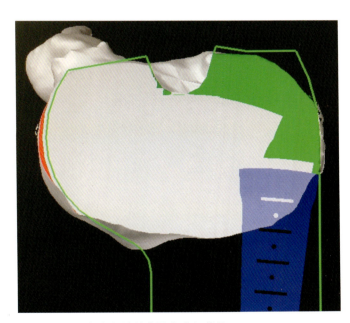

图 35-2　锯尖端在触觉边界内进行截骨

调整截骨，并使用张力器来观察间隙平衡状态。可以考虑进一步修正假体的位置和力线，并在触觉引导下行额外截骨，以促进软组织平衡。一般来说，如果屈伸间隙平衡都需要调整，调整胫骨侧，如果只需要调整伸直平衡，就调整股骨假体对线。只要假体力线和位置仍在外科医生可接受的范围内，就优先使用该方法。我们的最终目标是冠状面力线角度在外翻 2° 到内翻 3° 之间。否则，将行软组织松解，以进一步平衡膝关节。使用传感器试验，检查整个运动范围内间室的载荷平衡的、最大负荷接触点和跟踪模式，来确定软组织的松解程度，并辅助确定假体力线调节的程度（图 35-4）。

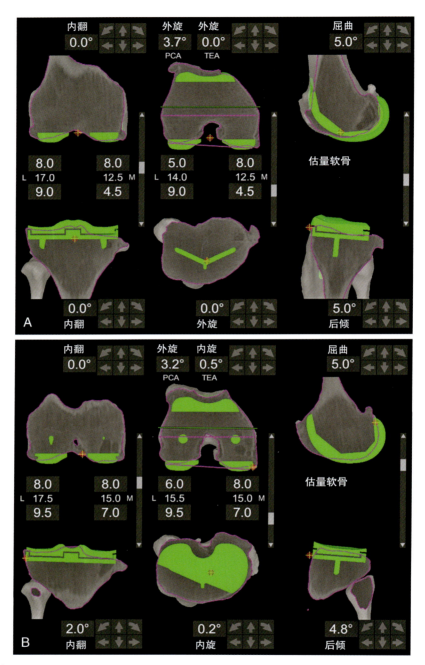

图 35-3　A. 最初术前计划包括中性冠状位机械力线和胫骨假体力线定位。B. 改良术前方案，增加胫骨假体内翻 2° 截骨，减少股骨外旋 0.5°

适应证

　　该项技术适用于所有患有严重三间室关节骨关节炎的患者。当处理更多孤立间室骨关节炎时，人们也可以采用同样的机械臂技术和装置对患者行单间室、髌股或双间室关节置换术。不过，需要注意的是，医生在进行相关手术前，应根据所需的关节置换类型对术前计划进行修改。

术前计划

　　外科医生如果选择使用后叉保留型或替代型假体时，将会改变后叉韧带周围的触觉切割边界。此外，在后叉替代型假体中，股骨屈曲和胫骨后倾的联合角度不应超过 8°，否则在膝关节伸直时，可能会出现胫骨前缘撞击股骨髁间切迹的问题。

　　如图 35-3A 所示，在正常情况下，外科手术医生

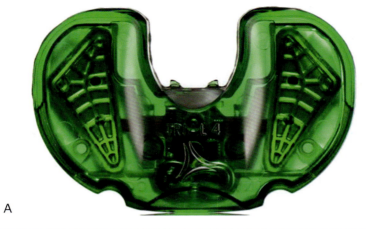

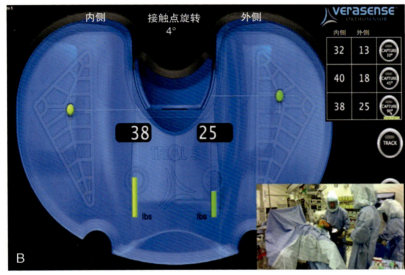

图 35-4 A.Stryker Triathlon 全膝关节系统的传感器试验。B. 接近完全伸直、半屈曲和屈曲 90° 时的内侧间室压力。最大压力接触点的位置

会像使用常规器械和中立位关节力线定位一样，将假体放置在与传统截骨位置相同的位置。胫骨假体位于中立机械轴线之上，其中受累最轻的胫骨平台的切除水平为 7mm，后交叉韧带保留型关节的后倾角为 3°；后稳定型关节的后倾角为 0°。胫骨假体选择基于无假体悬出的同时保证最佳覆盖。股骨假体位于中立位内翻范围之内，从磨损最轻的股骨远端髁起，股骨远端截骨水平为 8mm。将股骨假体屈曲安装 3°~5° 以避免股骨前皮质损伤。同时需要考虑软骨厚度，将股骨假体放置在髁磨损较少侧 CT 尺寸外 2mm，并平行于股骨旋转通髁线。

如果需要倾斜关节线，那么胫骨假体可以内翻几度，股骨假体可以外翻几度。除此之外，还可以减少股骨假体的外旋。如果膝关节存在固有性内翻，并且术后内翻尚可接受，为了更好地保证软组织平衡，最好将胫骨假体轻度内翻安装。作者喜欢的术后冠状面力线范围

是内翻 3° 至外翻 2°，胫骨内翻 0°~3°。对于固有性内翻膝来说，大多数胫骨假体冠状位力线需进行调整。如果胫骨原始后倾 > 5° 且保留后交叉韧带，则可适当增加胫骨后倾截骨角度。如果膝关节本身就存在固有性外翻，那么可以通过增加股骨外翻和股骨外旋来更改术前计划，胫骨和 / 或股骨远端截骨也要少一些。

患者体位

机器置于患者患肢一侧，调整其高于髋关节高度。计算机监视器以及红外摄像机置于手术台对面。确保待手术患肢可以像传统全膝关节置换术体位一样自由下垂，手术台安放腿部支架与否均可。同时，将一个专门的腿部固定器（Stryker Orthopedics）固定在手术台远端，位于手术患肢远端侧（图 35-5）。手术台远端 1/3 下降，术侧肢体固定在脚蹬之上。这使得外科医生或助

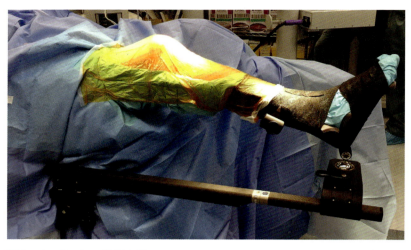

图 35-5   Stryker 腿部支架

手可以站在患者下肢之间。使用这种特殊的腿部支架的同时也可以使用自动牵开器（图 35-6）。

手术显露

通常按照外科医生习惯进行膝关节显露。完成骨准备以后，方可清除骨赘。

追踪器阵列放置

如图 35-6 所示，根据切口长度和外科医生的习惯，可以将股骨和胫骨追踪器阵列置于切口内或切口外。通过使用胫骨或股骨稳定器作为指导，为每个追踪器阵列就地钻出两个长度为 3.2mm 的螺钉孔以进行双皮质固定。并将固定器保持在合适的位置，以进一步稳定追踪器阵列。切口内股骨追踪器螺钉从前内侧向后外

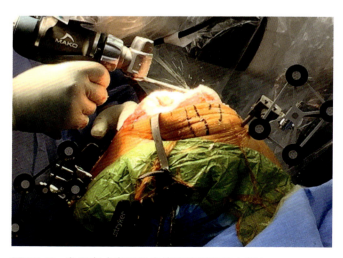

图 35-6   自固定式牵开器直接连接到腿部支架上

侧以 45° 角置于干骺端 – 骨干交界处，使其与股骨远端关节面平行。切口外的股骨螺纹钉也以相似的角度安置在远端骨干。将切口内胫骨追踪器螺钉置于胫骨内侧干骺端，在做胫骨侧骨准备之前，可能需要调整锯的手柄位置以利于截骨，在做延长杆时要去除螺钉。将切口外的胫骨螺钉置于胫骨中部近端的胫骨干。将夹具和阵列与螺钉相连接，使追踪器阵列呈略微内收的角度进行排布。检查膝关节伸直和完全屈曲状态，确保红外摄像机可以捕捉到追踪器阵列。

在股骨内侧和胫骨干骺端插入检查点螺钉，用于在手术过程中验证追踪器阵列未发生移位。

骨骼注册

通过旋转髋关节以记录股骨头旋转中心位置。绿色探头分别用于记录胫骨内、外踝最内侧和最外侧的检查点。蓝色探头用于按照监视器屏幕上记录的模式对股骨和胫骨进行校准（图 35-7）。在残留软骨区域，通过锐尖探头刺穿软骨直接连接到骨骼之上。通过将蓝色探头尖端放置在较大的蓝色球形内来确认配准精度。

姿态捕捉

需要注意的是，外科医生可以取消这一步骤，根据术前计划的假体位置，直接进行截骨。然而，借助机器人技术辅助间隙平衡，能够调整假体力线，以实现更为接近最佳状态的软组织平衡，并减少软组织松解步骤。

所有暴露在手术视野区的胫骨和股骨的骨赘都需要去除。并且能够使膝关节从完全伸直到屈曲 10°~20° 的

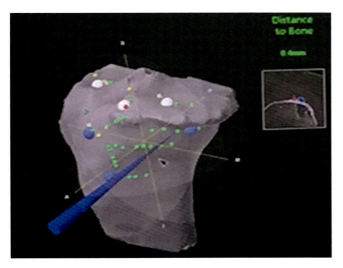

图 35-7 骨骼注册点

范围内施加应力使膝关节内翻和外翻（图 35-8A）。除此之外，还应对内侧和外侧间隙进行记录（图 35-8B）。在膝关节屈曲 90° 时施加膝关节内翻应力和外翻应力。需要注意的是，在手术过程中，医生可能无法获得精确的间隙数据，这是因为在旋转股骨时可能会导致追踪器的可视化难以维持。但是，通过插入以 1mm 递增的撑开装置，以最大限度地显示内外侧间室。同时记录膝关节屈曲、内侧和外侧间隙相关数据。理想情况下，内侧间隙在膝关节伸直和屈曲时应该相等，或外侧间隙在伸直时应等于内侧间隙，而在屈曲时，外侧间隙要比内侧间隙宽 1~2mm。如果股骨或胫骨内侧及后方仍存在较大骨赘，内侧间隙可能不能完全伸直。在这种情况下，内侧的伸直间隙可能比屈曲间隙要窄 1~2mm，因为预期这些骨赘被移除后内侧伸直间隙会增加。只要假体和轴向力线定位仍在可接受的参数范围内，就可以在术前计划中修改假体位置和力线，以获得所需的间隙平衡。但是，如果膝关节不能通过在首选参数内改变假体位置来保持平衡，应该对患者进行必要的软组织松解。

应用测量截骨技术进行截骨

在这一点上，外科医生可以继续借助测量截骨技

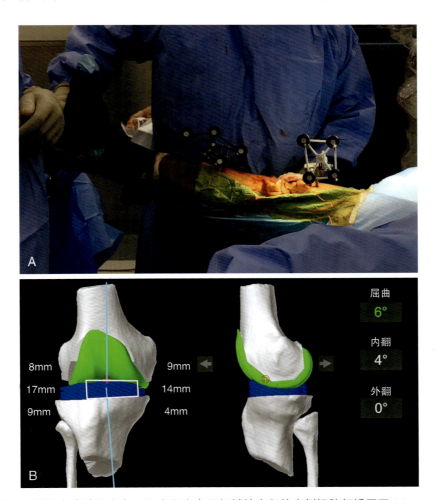

图 35-8 A. 对膝关节施加内翻应力或外翻应力。B. 内翻应力示机械性内翻的内侧间隙仅矫正至 14mm，冠状面力线角度矫正至 4°

术完成所有的截骨，或仅进行部分截骨，并结合更多的间隙平衡信息来完成最终的截骨。沿关节线内侧应用弯的牵开器以保护内侧副韧带。在行股骨截骨时，沿关节线外侧放置牵开器，尤其是在行胫骨截骨时在胫骨前外侧放置尖端牵开器，以保护髌腱。需要注意的是，所有截骨都需要在机械臂的引导下进行，以确保合适的截骨角度，并应用触觉引导尽可能地减少软组织损伤，直至所有后方残余骨赘都被移除。如果手术采用后稳定型假体，则切除后交叉韧带。在施加内翻应力和外翻应力或插入以 1mm 递增的撑开装置的同时，装入试模假体，并评估接近完全伸直和屈曲 90° 的内侧和外侧间隙。传感器胫骨试验可以用来调整软组织平衡，但需要注意的是，这并不是机器人辅助全膝关节置换术的必备步骤。

在上述情况下，外科医生能通过软组织松解或通过假体重新定位来平衡膝关节。可以在平面上对力线定位进行调整，以平衡膝关节在屈曲和伸直时的内侧间隙，当膝关节处于伸直状态时，其外侧间隙等于内侧间隙，而处于屈曲状态时，与内侧间隙相比，外侧间隙应与之相等或宽 2mm。当后交叉韧带过紧时，可以通过增加胫骨倾斜度，馅饼皮拉花松解术或使用后交叉韧带替代型（CS）胫骨衬垫，或切除后交叉韧带并使用后稳定型假体来解决。使用机械臂沿着触觉边界进行新的截骨术。而这种进行多平面截骨的能力只有通过机器人辅助技术方能实现。这次再次植入试模假体。如果仍然存在不平衡，并且假体和轴向已经超过外科医生可接受的参数的极限，则需要进行软组织松解来平衡膝关节。

应用胫骨优先技术行截骨术

在机器人机械臂的辅助下行胫骨截骨。首先清除胫骨骨赘。如果患者膝关节后交叉韧带已被切除，那么胫骨截骨会更容易些。去除股骨后方骨赘。在屈曲 90° 处插入板状撑开器，增大屈曲间隙。需要注意的是，进行这个步骤时，不得向外翻髌骨。理想情况下，与内侧屈曲间隙相比，外侧屈曲间隙会略微松弛（1~2mm）。可以对股骨假体旋转和 / 或胫骨假体力线进行整修来获得平衡。股骨外旋可接受范围的参数是经股骨通髁线内旋或外旋 3° 之间。记录屈曲时内侧和外侧间隙。在膝关节接近完全伸直的情况下插入板状扩张器，以增大伸直间隙。同时，进行这个步骤时，不得向外翻髌骨。根据计划就股骨假体力线和截骨水平进行调整，以便外科医生获得可接受的内侧屈伸间隙。在机械臂的引导下完成

剩余的截骨。随后插入具有或不具有传感器的胫骨试模假体。如果内外侧间隙仍不平衡，并且已经进行了最大限度的力线调整，则应行软组织松解术。通常这种情况下，软组织的松解压力最小。

应用胫骨和股骨远端优先技术行截骨术

在机器人机械臂的辅助下对胫骨和股骨远端行截骨。在膝关节伸直过程中清除胫骨骨赘，然后切除股骨后方骨赘。在该技术的辅助下，人们在去除胫骨骨赘、保留后交叉韧带和去除后方骨赘方面将获得更大的空间。在膝关节接近完全伸直的情况下插入板状扩张器，以增大伸直空间。需要注意的是，进行这个步骤时，不得向外翻髌骨。如果存在不平衡，可以根据计划调整股骨远端或胫骨近端截骨，以便外科医生获得可接受的伸直间隙。如果内、外侧间隙仍然不平衡，并且进行了最大限度的力线调整，则需要进行软组织松解。并记录内侧和外侧伸直间隙。在屈曲 90° 处插入板状扩张器，以增大屈曲空间。需要注意的是，进行这个步骤时，不得向外翻髌骨。膝关节内侧的屈曲间隙应等于伸直间隙。理想情况下，与内侧屈曲空间相比，外侧屈曲间隙会略微松弛（1~2mm）。在此情况下，可以调整股骨假体的旋转和前后位置来获得平衡。股骨外旋的可接受范围通常在通髁线内旋或外旋 3° 之间。随后在机械臂的引导下进行剩余的股骨截骨。随后插入具有或不具有传感器的胫骨试模假体。如果内外侧间隙仍不平衡，并且已经进行了最大限度的力线调整，则应行软组织松解术。

应用股骨优先技术行截骨术

所有的截骨步骤均根据术前计划进行，如计算机捕捉到应力间隙变化，则在术前计划基础上进行调整。随后去除胫骨和股骨后方骨赘。在膝关节接近完全伸直的情况下插入板状扩张器，以扩大伸直间隙。需要注意的是，进行这个步骤时，不得向外翻髌骨。如果仍然存在不平衡，可以调整胫骨近端截骨，以便外科医生获得可接受的伸直间隙，并记录内侧和外侧伸直间隙数据。在屈曲 90° 处插入板状扩张器，以增大屈曲间隙。需要注意的是，进行这个步骤时，不得向外翻髌骨。膝关节内侧屈曲间隙应等于伸直间隙。理想情况下，与内侧屈曲间隙相比，外侧屈曲间隙会略微松弛（1~2mm）。可以调整胫骨后倾截骨角度，以达到平衡。这就完成了胫骨截骨。随后插入带或不带传感器的胫骨试模假体。如果

内外侧间隙仍不平衡，并且已经进行了最大限度的力线调整，则应行软组织松解术。

假体植入

如果使用后方稳定型假体，则使用标准器械对患者行髌骨截骨，并进行股骨髁间的骨准备。最终的假体可以是骨水泥或非骨水泥固定型。记录最终力线和内、外翻应力下伸直和屈曲间隙。

早期临床结果

通过对最初应用半主动触觉引导系统连续进行的100 例机器人辅助全膝关节置换术所得结果进行分析后发现，该手术安全可靠，并能够为患者带来良好的临床效果。平均随访时间 1.54 年。通过对手术后 2 周、6 周、12 周和 1 年的随访报告进行回顾性分析，并没有发现截骨工具对内侧副韧带、髌腱或神经血管结构的医源性损伤。没有任何病例因任何问题而部分或完全终止手术。结果分析显示，膝关节协会评分（Knee Society Knee Scores）和膝关节协会功能评分（Knee Society Functional Scores）均有改善，术后 1 年分别从 44.7 分和 50 分提高至 98.1 分和 87.8 分，2 年分别为 93.8 分和 83.1 分，3 年分别为 98.5 分和 87.7 分，4 年随访时分别为 99 分和 85 分。

小结

机械臂辅助系统能够使外科医生以个性化方式实现假体力线的精确定位，明显提高假体固定的精度，更好地重建下肢力线，以达到平衡患者膝关节软组织的目的。在术前使用 CT 导出的 3D 虚拟模型，在关节切开之后和截骨之前，即可获得患者有关的软组织平衡信息，在进行部分或全部截骨之后亦可获得，术中也可以随时调整假体的定位参数。通过比对可以看出，使用机器人辅助实现的股骨和胫骨力线定位明显比徒手技术精确得多。除此之外，通过对比术后 X 线片，术中力线定位足够准确，因此外科医生可以相信该技术。使用机械臂辅助技术以及触觉引导技术，是能够辅助外科医生进行截骨的安全方式，并且比使用传统器械造成的软组织损伤更少。早期数据显示，与单纯软组织平衡技术相比，机器人辅助技术对膝关节平衡的改善更为明显。

需要注意的是，由于机器人辅助全膝关节置换术的使用时间较短，目前尚缺乏关于该技术的长期临床随访数据。不过，一项相关研究显示，与传统的全膝关节置换术相比，该技术在减轻疼痛减轻，改善早期功能，缩短住院周期方面具有一定优势。除此之外，对机器人辅助全膝关节置换术 IDE 研究所涵盖的初始病例进行的一项为期 3 年的回顾性研究显示，KSS 评分为 98.8 分，KSS 功能评分为 87.5 分。

除此之外，当前机器人使用成本昂贵，且 CT 扫描、骨钉和阵列垫也会为患者带来额外成本，这些是机器人技术成为全世界广泛接受的标准治疗的障碍。然而，考虑到预期改善的结果，该技术在减少手术和翻修次数方面的优势将促使人们逐步接受这一新技术。

（王曦　马建兵翻译；钱文伟校对）

第 36 章

Ａ 后交叉韧带保留型全膝关节置换术

J. Joseph Gholson, MD | Brett R. Levine, MD, MS

在软组织平衡良好的全膝关节置换术中，后交叉韧带（PCL）保留型假体仍然是其他假体设计对比的标准。关于后叉韧带稳定型（PS）和后交叉韧带保留型（CR）的设计哪个能提高患者满意度，改善关节运动学的争论从未停止过。PCL保留的支持者指出，在全膝关节置换术（TKA）中，相比去除后交叉韧带，保留后交叉的膝关节可以获得更大的运动范围、强度、稳定性和耐用性。而PCL稳定型（PS）的倡导者认为，切除PCL后可以更容易地进行关节暴露和畸形矫正，减少聚乙烯磨损，提供可靠的矢状位稳定性。对两种系统的大量研究都证明了，无论是PCL替代型还是保留型假体，在术后10年的随访期内都表现出良好的耐用性（表36A-1），且许多队列研究显示，两者在术后20年生存率均约为90%。此外，TKA中，后交叉韧带保留可保留更多的骨量，在维持PCL的完整性同时减小屈曲间隙的截骨量。而且在多种假体登记数据显示CR假体的长期翻修率最低。正是如此，后交叉韧带保留型（CR）TKA继续作为全世界主流的假体设计而存在。在本章中，我们回顾了与CR TKA相关的解剖学，讨论了CR TKA的运动学，解决了CR TKA中存在的争议，介绍了CR TKA的手术技术，为继续使用CR TKA而非其他设计提供理论依据。

后交叉韧带解剖学

PCL起自股骨内髁外侧面，呈略倾斜方向胫骨髁间后方外侧延伸，止于胫骨关节面以下2cm处（图36A-1）。宽大而广泛的止点让TKR时能保留PCL、平衡PCL变得更为可行。在解剖上，PCL由两条不可分离的带状束组成。屈膝时大的前外侧束紧张，伸膝时更小的后内侧束收紧。前交叉韧带（ACL）穿过PCL前方，从股骨外髁的内侧面延伸到胫骨髁间区前方的内侧。关节滑膜覆盖PCL的前表面，然后呈扇形向外延伸到关节囊的表面。在炎性关节炎中（如类风湿性关节炎），通常不累及PCL，因为滑膜不能包裹韧带，使其成为滑膜外结构。相反，类风湿性关节炎患者通常ACL阙如，因为ACL完全被滑膜组织所包绕。

后交叉韧带相关运动学

骨性轮廓对膝关节几乎没有天然的稳定性。外侧胫骨平台在矢状位和冠状位上呈凸形。内侧胫骨平台略大于外侧平台，而在矢状位和冠状位上均呈凹形。膝关节的稳定性是由肌肉、韧带和关节囊结合起来而提供的。对PCL的连续断层切片研究表明，PCL韧带在提供内翻/外翻和旋转稳定性方面作用有限，而在防止胫骨相对于股骨的前后移位方面起着很大的作用。假体设计必须从假体几何角度考虑到这些稳定性，例如通过是凸轮机制，或是PCL保留机制。

正常膝关节的运动是滚动、滑动和旋转的结合。这些运动的同步性取决于胫骨、股骨形态、半月板及关节囊以及未患病的自然膝关节ACL/PCL的完整性。在膝关节屈曲初始30°期间，运动主要发生在胫骨和股骨表面相对的滚动。当膝关节进一步屈曲时，收紧PCL导致关节接触面出现滑动。这种滑动，也被称为股骨后滚（Femoral Rollback），可防止在最大屈曲时胫骨和股骨后方撞击，允许正常膝关节屈曲角度达140°。与凹面的内侧平台相比，凸出的外侧胫骨平台允许更大的滑动范围。这也导致膝关节在屈曲的过程中，胫骨相对于股骨发生强制性内旋。股骨的后滚运动也相应延长了力臂，改善了股四头肌的拉力方向，从而在屈膝过程中增加股四头肌的力量。

后交叉韧带保留型全膝关节置换的发展和演变

在20世纪70年代早期，涌现出了许多不同设计理念的膝关节假体。早期的铰链型膝关节假体设计经历了许多早期和晚期的并发症，包括感染和松动，其日常使用满意率无法令人接受。早期的膝关节表面置换术包括

表 36A-1　后交叉韧带保留型全膝关节置换长期随访

研究	假体	厂家	患者 / 膝关节数量	平均随访（年）	平均年龄（年）	骨关节炎比例 (%)	类风湿性关节炎比例 (%)	10 年生存率 (%)	感染比例 (%)	影像学透亮线比例 (%)	不稳定 (%)	除感染外的再手术率 / 翻修率 (%)
Dennis 等	Posterior cruciate condylar	Howmedica	35/42	11	62.8	50	50	n/a	0	75	2.3	4.7
Schai 等	Press-Fit Condylar	Johnson &Johnson	122/155	10.5	68	62	33	90	1.2	胫骨 16 股骨 3 髌骨 3	0	13.5
Berger 等	Miller-Galante II	Zimmer	92/109	9	72	94.4	4.6	100	2.8	胫骨 13 股骨 11 髌骨 1.4	0	1.8
Parker 等	Miller-Galante I	Zimmer	67/67	12.8	66	100	0	90	6	n/a	0	52
Gill 和 Joshi	Kinematic condylar	Howmedica	177/216	10.1	68	88	11	98.2	11	股骨 4.5 胫骨 8.3 髌骨 4	0.5	3
Buechel 等	Low contact stress (LCS) meniscal bearing	Depuy 骨科	116/140	12.3	65	89	6.5	100	0.7	股骨 0 胫骨 6.6 髌骨 0	0.7	5.7
Ritter 等	Anatomic graduated compo nents	Biomet	3054/4583	n/a	70.4	87	n/a	98	1.30.	n/a	n/a	n/a
Sextro 等	Kinematic condylar	Howmedica	118/168	15.7	65.2	64.9	31	96.5	1.2	n/a	0.6	7.7

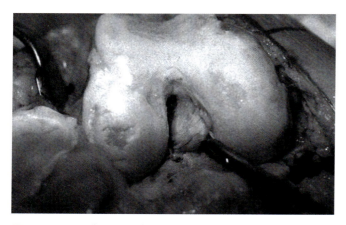

图 36A-1 全膝关节置换术中后交叉韧带的解剖。注意后交叉韧带从髁间切迹外侧延伸至胫骨后方

多曲率模式（Polycentric）（1970）、模块化（Modular）（1972）、UCI（1972）、McKeever（1960）、几何形（Geometric）（1971）和双髁形（Duocondylar）（1973）。这些表面置换设计有赖于完整的自体韧带和关节囊来提供膝关节稳定性。这些假体由内侧和/或外侧的聚乙烯胫骨部件组成，而这些部件之间则通过一根小杆分开或连接。早期的技术保留了前后交叉韧带，对髌股关节未做任何处理。早期 TKA 中，设计师的设计理念不同，关节面的形合度（Conformity）也不同。不太协调的关节运动无法模拟正常的膝关节后滚和其他运动模式（多曲率和双髁假体）。其他设计则注重稳定性，并提供了形合度更好的股骨和胫骨关节面（几何形）。而胫骨假体下沉和松动、髌股关节疼痛和胫骨假体外侧半脱位等问题使这些早期设计变得越来越复杂（图 36A-2）。

这一设计提供了一个带股骨前翼缘（Anterior Femoral Flange）的股骨假体并允许髌骨置换，而胫骨假体则采用一个整体式全聚乙烯假体，但需要牺牲 PCL。这种全髁型假体经久耐用，结果可靠。而假体的局限性则与运动范围和胫骨相对于股骨的后方半脱位有关。为了克服这些缺点，1978 年后稳定型全膝关节应运而生。这些装置具有内置的后方约束部件，并通过凸轮机构而实现股骨的后滚。许多作者随后报道了这种 PS 假体设计的优良结果。在同一时期内，尝试 PS 假体的医生或多或少经历了像 Duocondylar、McKeever、Modular 等在膝关节置换术中所经历的假体局限性问题，进而 TKR CR 设计的拥护者不断增加。

作为早期的 PCL 保留设计的例子，双髁骨置换演变自双髁假体行 TKR 的经验。Robert Breck Brigham 医

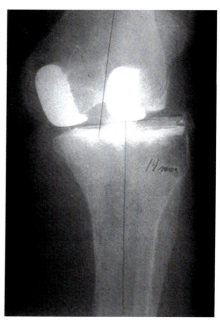

图 36A-2 早期膝关节置换术（Marmor）显示胫骨假体外侧半脱位

院于 1974 年开始植入双髌骨假体。最初的股骨假体提供一个前凸缘以利于髌骨轨迹滑动，胫骨假体由独立的内侧胫骨和外侧胫骨部件组成，保留 ACL 和 PCL。胫骨矢状位上由平面改为曲面，以增加关节的约束。1978 年，双髌骨被重新设计为一个带柄的胫骨假体，以更好地分配负重力（图 36A-4）。该胫骨假体要求切除 ACL，但保留 PCL。

在接下来的 7 年里，随着股骨、胫骨和髌骨假体的逐步完善，膝关节双髌骨置换发展成为 Robert Breck Brigham 医院和运动学全膝关节系统。这些假体的目的是增加活动范围，改善胫骨假体的固定，并保持先前设计的良好临床效果。将股骨假体滑车沟加深并对准至外

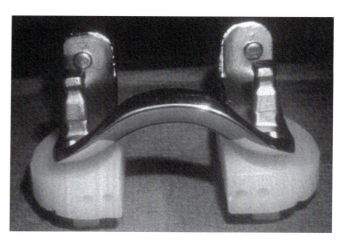

图 36A-3 双髁全膝关节置换

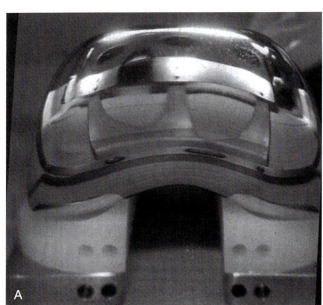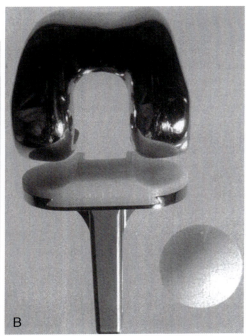

图 36A-4　A. 双髌骨全膝关节置换。B. 设计改变：一体的、带延长杆胫骨假体

翻 7°，改善髌骨轨迹。1980 年，胫骨假体改为金属支撑设计，并恢复矢状位为平坦表面，以允许后滚。股骨和胫骨髓内杆可用于骨缺损的情况。运动学全膝关节的经验延续了以往设计的成功，并在力线重建、假体位置和固定技术等方面积累了宝贵的经验。

后交叉韧带保留的支持者们担心聚乙烯与 PCL 发生摩擦或运动学冲突，此外，后交叉韧带张力是可变的，难以与胫股顺应性匹配。这种担忧促进了平面对平面（Flat-On-Flat）的交叉韧带保留设计的发展。但是这些设计并没有弥补步态中外展 / 内收力矩，并造成边缘负荷和聚乙烯磨损。如果 PCL 过紧，会出现后滚异常和后方聚乙烯磨损；如果 PCL 太松，随机接触会导致剪切应力异常，甚至在屈曲过程中出现反常的前滚（Paradoxical Roll Forward）。

认识到运动学冲突和平面对平面设计的问题后，学者们提出了一个后交叉韧带保留的新方向。压配髁（Press- Fit Condylar，PFC）设计包含了不同的胫骨接触模式（后唇状和弧形），以适应不同的后交叉韧带张力（图 36A-5）。通过胫骨或股骨的后移平衡 PCL，保留后交叉韧带，并提供足够的形合度来降低接触应力。我们机构一系列采用 PFC 系统进行 CR TKR 的患者中，Schai 等在 10 年以上的随访中未发现胫骨或股骨松动。同样，Buehler 等在随访 9 年的 PFC 系统中发现术后交叉韧带

保留的生存率为 98.7%。PFC 模块之后也引入了后交叉韧带替代设计来匹配 PCL 保留和 PCL 替代原理。1996 年，PFC Sigma 设计取两家之所长，增强翻修能力，并消除空气中 γ 辐射对聚乙烯的影响。从那时起，多个 CR 设计就加入形合度更好的聚乙烯，运动学、活动范围更好、存活率更高。

目前关于后交叉韧带保留型和后交叉韧带替代型全膝关节置换术的争议
后滚和运动学

无论是保留后叉韧带或替代后叉韧带的膝关节都不能重现正常膝关节的运动学。事实上，膝关节独特的关节软骨、交叉韧带、内侧半月板和外侧半月板的材料特性与金属 - 塑料的髁设计有很大的不同。半月板承载面和旋转平台膝关节均尝试更接近地模仿正常膝关节，但没有达到这个目标。大多数半月板承载设计显示出了矛盾的运动，而旋转平台设计则围绕一个固定的中心轴旋转，而非正常膝关节中所完成复杂的运动那样。人们最初认为，通过合适的形合度与活动承载设计就能实现正常的运动学。

最近的荧光透视和步态实验室数据与这些早期信念出现对比差异。透视研究表明，后交叉韧带保留和后交叉韧带替代设计不能重现正常的后滚。应变测量研究也

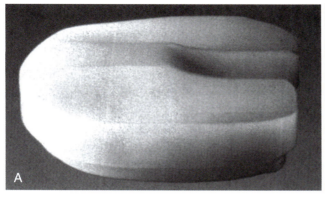
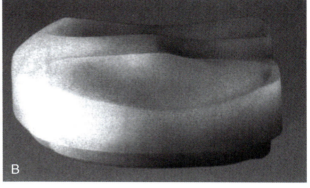

图 36A-5　A. 后唇状聚乙烯衬垫。B. 弧形聚乙烯衬垫

表明 TKR 无法复制正常的韧带紧张情况。正如这些研究所预测的那样，临床比较表明两种设计在运动范围上几乎没有差别。同样，股四头肌效率和爬楼梯能力的差异在交叉韧带保留和交叉韧带替代装置上也显得模棱两可。通过平衡 PCL 和形合度更好的聚乙烯衬垫，可以获得良好的临床结果和运动范围。

目前，临床和实验室数据并未显示 PCL 保留或替代在实现股骨后滚或股四头肌功能方面具有明显优势。两种设计都能产生可预测的运动功能范围和临床结果。

磨损和松动

过去，后交叉韧带保留的支持者认为保留完整的 PCL 可以减少磨损和松动。自然 PCL 理论上能吸收剪切应力。如果这种能吸收剪切应力的生物结构丧失了，前后方向的剪切应力就会改变方向，通过金属 - 聚乙烯和骨水泥界面，会导致更高的磨损和松动率。

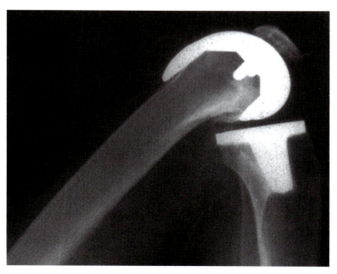

图 36A-6　后交叉韧带松解后 CR TKR 患者屈曲侧位 X 线片

研究 CR 设计关于聚乙烯过度磨损的文献报道与 PCL 保留的理论好处形成对比。然而，大多数聚乙烯失效病例都累及平面对平面的关节面，并且 PCL 平衡不佳，聚乙烯就会受到边缘载荷和高接触应力。这些失败也发生在 TKR 以下这一进程中，即使用热压聚乙烯薄的胫骨衬垫。

形合度更好的关节面加上 PCL 保留的关节并没有如此高的磨损率。聚乙烯进步和 PCL 平衡的关注将能最小化 CR 设计的磨损失效。长期随访显示：聚乙烯磨损并不是交叉韧带替代设计的主要问题。长期随访显示：无菌性松动在交叉韧带牺牲、交叉韧带保留和交叉韧带替代设计中并不多见。

活动范围

在比较 CR 和 PS 的活动范围时，许多研究发现了相互矛盾的结果，最近的一些研究发现，使用相似植入物情况下，CR 衬垫比 PS 衬垫的活动范围更大。然而，最近的一项 Meta 分析和系统回顾发现，PS 膝关节的活动范围略有改善，尽管这种微小改善的临床意义尚不清楚。最有可能的情况是，当 TKA 设计相同，只是衬垫存在 CR 和 PS 的不同时，运动范围是相似的。无论如何，手术良好且平衡的 TKA，CR 和 PS 设计活动范围同样优异（图 36A-6）。

本体感觉

保留 PCL 内的机械感受器是保留 PCL 的一个论点。从理论上讲，保留 PCL 可以改善膝关节的本体感受，并提供一个更好的"正常感觉"的膝关节。大多数作者同意骨关节炎状态会导致韧带内的组织学改变，并显著改变本体感觉。希望 TKA 能恢复正常的关节本体感觉是不现实的。对膝关节置换术患者本体感觉的评价表明，植入后本体感觉有所改善。然而，就本体感觉而言，这些研究并未指出交叉韧带保留或交叉韧带替代设计哪个具有明显的优势。

稳定性

保留 PCL 可为膝关节提供前后稳定性。使用 PCL 保留型假体的关节中，若聚乙烯衬垫形合度不高，则需要完整的 PCL 来保持关节稳定。许多作者报告如果 PCL 没有适当平衡或发生晚期破裂，就会出现屈曲或伸直不稳定。这是一个罕见的并发症，即使在类风湿患者中亦是如此。后交叉韧带替代膝关节置换术依靠立柱凸轮机制提供前后稳定。这种设计需要仔细平衡屈曲和伸直间隙，以防止脱位。此外，凸轮啮合可能导致金属背衬胫骨假体的立柱磨损或背侧磨损。无论 TKR 采用何种设计，都需要小心地平衡软组织，以避免这些缺陷。平衡满意的情况下，TKR 的后交叉韧带保留和后交叉韧带替代设计均能提供可靠的矢状位稳定性。

作者对后交叉韧带保留的观点

平衡屈曲和伸直间隙

PCL 替代的支持者认为切除 PCL 可以充分暴露手术视野，有助于屈伸平衡。我们的经验是，PCL 是屈曲间隙的一个系绳。如果切除 PCL，只有后关节囊能平衡屈曲空间。后关节囊会存在迟发性衰减。保留 PCL 更容易平衡屈曲间隙，防止后关节囊衰减及随后出现的晚期不稳定或立柱磨损。

宽而长的内侧副韧带从股骨到胫骨固定膝关节的内侧面。相比之下，膝关节的外侧则受到从股骨到腓骨的不那么紧致的圆形外侧副韧带的约束。PCL 有助于平衡这些不同的结构，作为膝关节内侧间室的外侧约束。

骨保留

我们认为 PCL 保留是有利于保留骨质，让翻修时的股骨处理更轻松。保留 PCL 可以保留髁间骨质。切除 PCL，会增大屈曲间隙。外科医生必须切除股骨远端相应增加的部分，以平衡增加的屈曲间隙。因此，在 PCL 保留的 TKR 股骨远端截骨量比 PCL 替代设计要少。

髌骨撞击和后脱位

PCL 在 CR 设计中提供前后稳定性。相比之下，后

交叉韧带替代型 TKR 则是立柱凸轮机制提供这一平面的稳定性。膝关节间隙不平衡时立柱会出现脱位。

髌骨撞击的并发症也与 TKR 的后交叉韧带替代设计有关。最新的设计可以降低这些并发症的发生。CR TKR 的使用可以在不影响髌骨轨迹的情况下，避免上述问题。最近关于 PCL 保留 TKR 的报告显示，髌股关节并发症的发生率非常低，外侧松解率也很低。

股骨髁上骨折的处理

TKR 周围的股骨远端骨折是一种少见但难以治疗的并发症。使用 PCL 保留 TKR，更容易处理股骨髁上骨折。后交叉韧带牺牲设计中，这些骨折可以使用髓内钉治疗，而不需要使用封闭的髁间保护器。然而，最近发明的髁上钢板可解决这个问题。此外，当使用股骨远端关节周围钢板进行骨折固定时，由于髁间切迹缺少一个髁间假体，为螺钉植入提供了更大的区域。

避免立柱磨损和断裂

最新的研究表明，对于不平衡的交叉韧带替代膝关节，立柱磨损是一个问题。如果软组织在屈曲时不平衡，股骨前移位被聚乙烯凸起阻挡，导致立柱后磨损。如果后关节囊紧张度不足，或胫骨假体明显后倾过大，则会发生假体过伸，导致立柱前磨损。此外，由于软组织平衡所致的任何旋转不匹配或部件间旋转增加都可能导致旋转立柱磨损和断裂。当使用金属背衬胫骨假体时，所有这些约束都会导致背侧磨损。

评估后交叉韧带保留和后交叉韧带替代设计之间的背侧磨损差异是困难的。很少有研究涉及背侧磨损问题，而且混杂变量让不同系统的比较变得不可能。Schai 和同事关于 PFC CR 设计的 10 年随访研究，未见骨溶解现象。

生存率

最近的登记系统数据库研究表明，与 PS 设计相比，CR 植入物存活率更好，特别是高交联聚乙烯设计的 CR 植入物。在控制了患者和外科医生的变量后，澳大利亚骨科协会登记的一系列研究发现，在 13 年的时间里，使用 PS 植入物比使用 CR 植入物的翻修风险高 45%。同样，荷兰关节登记系统的一项研究也发现，TKA 术后 8 年内，PS TKA 患者需要翻修的可能性是 CR TKA 患者的 1.5 倍。这些研究支持使用 CR TKA 胜过 PS TKA，因

为其可以减少限制，从而改善植入物的生存率。

手术技术

保留 PCL 不会对手术暴露造成阻碍。做垂直正中切口，从股骨远端至胫骨结节的内侧，然后在关节囊处做一个内侧髌旁切口或股直内侧肌下切口（图 36A-7）。然后屈曲膝关节，髌骨半脱位，切除前交叉韧带和半月板前角。接下来，使用电灼或锐性剥离术对胫骨近端进行骨膜下内侧松解，在内侧副韧带下方的关节线处进入半膜肌滑囊（图 36A-8）。内侧剥离可根据畸形的程度和类型进行调整。对内翻畸形行更大、更广泛的剥离，对外翻畸形行最小量的剥离。内侧剥离加上残余前交叉韧带切除，使得胫骨近端外旋、相对股骨向前方半脱位，有助于显露和松弛髌腱。接下来，去除半月板的后角，使用 PCL 牵开器方便胫骨向前移位。无论是先做胫骨还是股骨侧，该方法都能为截骨提供良好的暴露（图 36A-9）。

在 PCL 保留设计中，先截胫骨还是先截股骨并不重要，只要进行测量截骨并恢复固有关节线即可。对于胫骨截骨，在胫骨结节的内侧 1/3 和外侧 2/3 的交界处标记出胫骨近端的一个中心参考点。虽然在胫骨截骨时，可选择在 PCL 前用骨刀做出三角形或方形骨块，以保护韧带。但 PCL 止于胫骨远端，让胫骨近端切除而不损伤韧带成为可能。近端截骨是为了保留尽可能多的胫骨近端，截骨深度与预期的胫骨假体厚度相等，在矢状位留几度后倾。选用覆盖最大且无悬出的胫骨假体。

股骨截骨使用髓内引导，通常外翻 5°～7°。外翻膝的股骨外翻不超过 5°。注意确保股骨前皮层无切迹

（Notch）。截骨同样基于解剖学考量，以恢复关节线。远端截骨正好落在股骨内髁外侧的 PCL 止点的远端。内翻膝的远端截骨会在切除的内髁和外髁之间留下一座完整的桥。相比之下，外翻膝的远端截骨，由于股骨外髁缺陷，内髁和外髁截骨是独立去除的。股骨假体的旋转对线要综合髁上轴、前后轴（Whiteside 线）、股骨后髁以及之前的胫骨截骨而定。在外翻膝必须非常小心，因为参照缺陷的股骨后外髁会导致股骨假体相对内旋，对髌骨轨迹产生不利影响。

评估髌骨厚度，用聚乙烯髌骨表面置换，厚度与切除的骨量厚度相当。使用导板和徒手技术均可。髌骨截骨应从内侧和外侧穿过软骨-骨交界处，并完全切除内侧和外侧关节面。近端截骨经过股四头肌止点表面，远

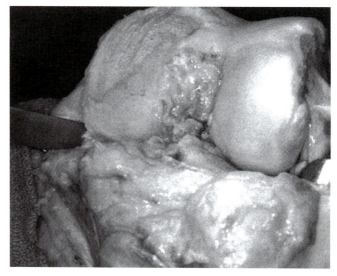

图 36A-8 用窄骨刀穿过内侧副韧带下方进入半膜肌滑囊进行内侧松解

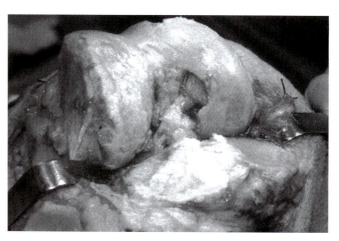

图 36A-9 松解髌股韧带、内侧剥离、切除前交叉韧带和残余内侧半月板，在后交叉韧带完整的情况下，获得股骨和胫骨关节面截骨的良好暴露

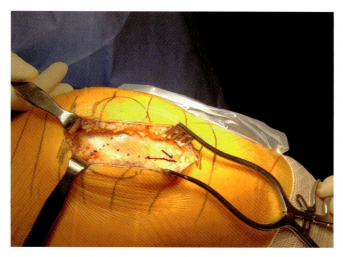

图 36A-7 股内侧肌下入路切口位置

端穿过髌骨下极。足量髌骨切除后不应残留软骨。

试模假体植入后进行复位（图 36A-10）。侧副韧带在全程活动时应保持内侧与外侧平衡。内侧紧张可在必要时通过骨膜下进一步剥离内侧副韧带浅层来缓解。外侧紧张的话，首先在膝关节完全伸直时用拉花方式松解髂胫束。虽然不常用，可以将外侧组织从髁上骨膜下剥离进一步松解外侧。

在许多膝关节设计中，为适应形合度更高的胫骨聚乙烯衬垫以增加接触面积，需要后移松解 PCL。同时也有专门为低活动需求的患者设计的形合度低的衬垫，避免了 PCL 后移松解的需要。最初的松解将 PCL 止点从保留的胫骨骨岛上剥离或在胫骨截骨水平处去除胫骨骨岛。初步松解后，屈膝 90° 检查 PCL 张力。在此位置，股骨假体应位于内侧聚乙烯的 1/3 关节面处。如果 PCL 太紧而产生过度后滚，股骨后髁则骑跨在胫骨衬垫后

唇，导致膝关节屈曲时胫骨托前部从胫骨抬离。为了确保 PCL 和屈曲间隙张力足够，外科医生在屈曲 90° 时应无法将胫骨托拔出（图 36A-11）。手术医生可以在假体在位时来触诊 PCL，韧带应是可形变的，但又不至于过松或过硬。

如果初步松解后 PCL 仍然过紧，则可从胫骨后侧进一步松解韧带（图 36A-12）。同样，也可将韧带从股骨远端附着处松解，选择性地松解紧张的束（通常是前外侧束）。如果再次松解后韧带仍过紧，则可能在聚乙烯衬垫的后唇和保留的股骨后骨赘之间发生撞击（图 36A-13）。这些骨赘必须去除（图 36A-14）。

髌骨轨迹要在内侧关节囊不缝合或不夹紧的情况下进行。屈膝时髌骨应保持在滑车内，无须手部稳定——此即"无拇指试验"。屈膝过程中髌骨内侧关节面和股骨内髁应接触良好。如果髌骨脱位、半脱位或向外侧倾

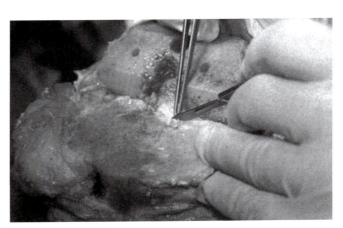

图 36A-12　从胫骨后侧松解过分紧张的后交叉韧带

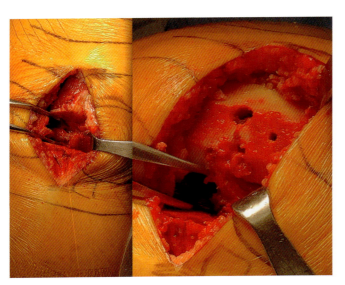

图 36A-10　试模复位前，可以使用撑开器紧张内侧和外侧软组织，以评估屈曲和伸直平衡

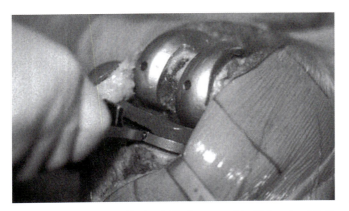

图 36A-11　拔出 / 抬离试验（Pullout/liftoff Test）。屈曲 90°，手术医生不能拔出胫骨托，胫骨托前缘也不出现抬离

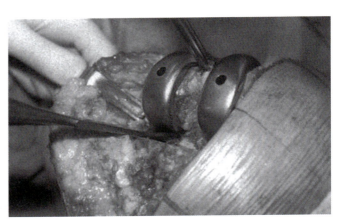

图 36A-13　用弯骨刀取出后髁骨赘

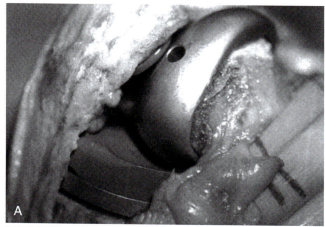

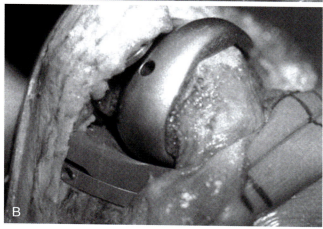

图 36A-14 A. 后交叉韧带过紧时股骨过度后滚，胫骨托前缘抬离。B. 后交叉韧带后移松解、去除骨赘后，后滚正常无胫骨托前方抬离

斜，应进行外侧支持带松解。松解时，膝关节要伸直，并略施加外翻应力。从关节线向髌骨近端延伸纵向切开滑膜和外侧支持带。膝上外侧血管位于股外侧肌的下

缘，在松解时注意保护。

在内外间隙平衡、PCL 张力满意、伸膝装置轨迹合适后，用脉动冲洗器冲洗并干燥骨面。按照先胫骨后股骨的顺序涂抹骨水泥并植入假体，然后伸直膝关节，植入聚乙烯衬垫。随着膝关节的伸直，胫骨和股骨假体受压，将髌骨假体固定到位。仔细清理骨和骨水泥碎屑，然后松开止血带。仔细止血和彻底冲洗后，缝合支持带切口，将膝关节关闭，关节囊、皮下层和皮肤层均独立缝合（图 36A-14）。

结语

PCL 保留和 PCL 替代 TKR 发表的结果是相同的。在 20 世纪 80 年代，保留 PCL 的设计在平面对平面胫骨关节面、金属托髌骨、无骨水泥固定和热压聚乙烯方面表现不佳。这些因素，再加上强调截骨而忽略重要软组织平衡技术，导致了 PCL 替代优于 PCL 保留的误解。目前的技术具有适当的软组织平衡，必要时 PCL 后移松解，使用弧形聚乙烯衬垫，这些都能产生良好的长期临床效果。相比其他设计，PCL 保留的主要好处包括保留骨量，获得更小的屈曲间隙以及更低的长期翻修率。

致谢

我们衷心感谢本章前一版的作者 Creg A. Carpenter 博士和 Thomas S. Thornhill 博士，他们从第 1 版就保持了优秀的原创章节，我们只需有限更新。

（支力强　马建兵翻译；钱文伟校对）

B 后稳定型全膝表面关节置换术

Giles R. Scuderi, MD, FACS | Douglas Vanderbrook, MD

历史回顾

当今的后稳定型（PS）全膝表面关节是 20 世纪 60 年代的设计产物。在 20 世纪 60 年代后期，帝国学院伦敦医院设计的 Freeman Swanson 假体，需要切除前后交叉韧带。这一设计创新与假体的多曲率和几何设计是同期的。已证实这些设计早期部件松动、断裂、下沉发生率高，早期感染发生率比较高。早期的失败并未能阻止其他创新者们继续坚持下去，于是出现了两种截然不同的思想流派：解剖学派和功能学派。

解剖学派涉及的假体保留一根或两根交叉韧带。双髁和随后的双髌骨假体是美国第一个此类植入物，是由特种外科医院（HSS）的 Peter Walker 和 John Insall 共同开发的。双髌骨设计显示出良好的 HSS 效果。交叉韧带保留型（CR）TKA 在波士顿的 Robert Breck Brigham 医院得以推广。

功能学派旨在通过切除并最终替代交叉韧带来简化关节置换术的生物力学设计。第一个功能性设计是与 1973 年 HSS 研制的全髁假体（TCP）。全髁关节设计虽然是成功的；但在这种早期设计中，由于缺乏股骨凸轮和胫骨立柱机制，导致股骨在胫骨上的向前移位，偶尔会导致胫骨假体松动和屈曲不稳定。当时认为，这些并发症是手术技术的原因，而非假体设计缺陷。此外，早期的 TCP 设计屈曲受到限制，平均只有 90°。Insall 和他的同事重新设计了 TCP，并在 TCP II 设计中加入了一个胫骨立柱以防止股骨前移。TCP II 只在 1976 年和 1977 年使用，由于胫骨假体出现早期松动而被停用。1978 年，Insall–Burstein（IB–I）型假体出现，解决了 TCP 设计中的问题。设计上的改变包括用胫骨立柱和股骨凸轮装置以及盘状形合关节面来替代后交叉韧带的作用。股骨凸轮在大约屈膝 70° 时与胫骨立柱接触，并产生稳定的股骨后滚，有利于膝关节获得更大的屈曲角度，平均达 115°。最初的 IB–I 型胫骨假体是一体的全聚乙烯设计，研究表明，金属支撑的胫骨假体负荷分散更均匀，随后设计很快改变，引入了胫骨金属托。

IB–I 的临床表现和生存率历史记录是优秀的，最近的报告显示，以翻修作为终点时，15~19 年的随访显示假体生存率为 92.4%（图 36B-1）。该设计在 1988 年进行了改进，IB–II 被推向市场，IB–II 提供了组配式的胫骨假体（图 36B-2）可以在胫骨假体上增加垫块和延长杆。这些新的设计改变让外科医生在处理骨缺损的同时更容易获得最佳下肢力线和关节稳定性。IB–II 设计在改进之前的 10 多年里一直表现出色。

在 20 世纪 90 年代中期，NexGen 的后稳定型假体（LPS）（Zimmer，Warsaw，印第安纳州）和随后的 NexGen Legacy 后稳定型高屈假体（LPS– Flex）（Zimmer，Warsaw，印第安纳州）均继承了 Insall 的 PS 设计。LPS 设计的进步在于解剖型的股骨假体，包括拉长的股骨外髁前翼和延长加深的滑车沟。这些设计改进的目的是改善髌骨轨迹以及此前在 IB–II 设计中报道的

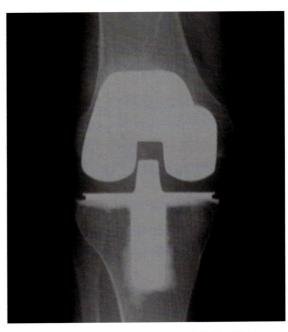

图 36B–1 使用 30 年的 IB–I 型假体的前后位片

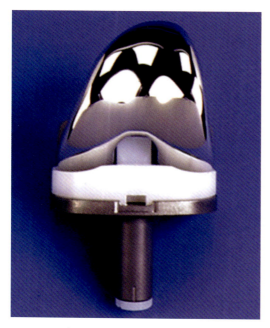

图 36B-2 IB-Ⅱ组配式假体的前面观

髌骨撞击问题。滑车沟的延长使股骨凸轮在股骨假体上更靠后。这样会对凸轮立柱的运动学产生一个好处，同IB-Ⅱ型假体一样，在屈曲 70° 后凸轮立柱开始接触，但LPS 假体中二者接触位置更低，从而增加跳出距离，提供屈曲稳定性。像 IB-Ⅱ型设计一样，股骨凸轮装置对股骨后滚，膝关节屈曲有良好的影响，胫骨立柱在膝关节屈曲 70° 时作用于股骨凸轮，在 LPS 假体中，股骨凸轮沿胫骨立柱下行，从而增加跳出距离，提供屈曲的稳定性。Fuchs 等 LPS TKA 2~6 年的随访报告显示，膝关节 KSS 评分为 96 分，多项研究报告了这种假体设计的良好生存率结果。

Insall 希望把 TKA 推广到中东和亚洲，这两个地区的社会和宗教活动都需要更高程度的膝关节屈曲，这就引导了 LPS-Flex 全膝关节的发展。在膝关节极度屈曲时，增加股骨后髁与胫骨发生撞击的距离，并优化股骨后髁的几何形状，从而提供更大的接触面积。对胫骨聚乙烯衬垫前唇进行调整，增加屈曲的同时不出现髌腱撞击。LPS-Flex 的设计可获得 140° ~150° 的屈曲，而传统的 PS 假体只能满足 120° 屈曲。后来，这些假体又增加了窄版，以更好地适应性别之间的解剖学差异。从这时起，其他厂商也加大了假体设计的调整，更多的假体设计出现，主要以高屈曲和性别友好设计的股骨假体为主。

运动学

在 CR 设计中保留后交叉韧带（PCL）是为了保持接近正常的膝关节运动学并促进股骨后滚。然而，文献并不支持这一主张，并认为保留后交叉韧带的膝关节在体内的运动学是不可预测的。CR 植入物常导致股骨在胫骨上的反常前移，人们认为是不正确的后交叉韧带平衡造成的。由于难以合适平衡后交叉韧带，以及晚期的后交叉韧带失效和随后不稳定的报道，假体设计倾向替代而非保留 PCL。生物力学研究表明，与 CR 设计相比，PS 设计可以产生更接近于正常膝关节的后滚。这进一步演变成一种相对较新的超形合或引导后滚设计类别，牺牲 PCL，但不替代凸轮立柱机制。

具体设计特征

凸轮立柱机制（Post Cam）

IB-Ⅰ是第一款加入胫骨立柱和股骨凸轮装置的设计，这个装置替代了 PCL 的功能，以引导股骨后滚增加膝关节活动范围。膝关节屈曲 70° 时胫骨立柱与股骨凸轮接触，在可控范围内引导股骨后滚。透视研究表明，与之前的 CR 设计相比，PS 股骨后滚更能重现自然膝关节生理活动。值得注意的是，凸轮立柱装置在设计特点上是高度可变的，并非所有 PS 膝关节设计都按照相同的方式发挥作用。Arnout 等的研究显示，凸轮立柱接触时屈曲角度、最大接触应力、接触压力和接触位置具有很大的变异性。他们发现凸轮立柱装置在屈曲角度较小时就介入的能提供更接近正常的后滚和胫骨旋转。

IBPS 的股骨凸轮最初作用于胫骨立柱的最低部分，随着屈曲增加，凸轮沿着立柱后侧逐渐爬升。当屈曲不超过 115° ~120° 时，这不成问题，但当患者需要更大的膝关节屈曲角度时，就出现高屈曲的稳定性问题。IB-Ⅰ改为 IB-Ⅱ时凸轮立柱机制的高屈曲不稳定性变得明显。最初使用 IB-Ⅱ之后，出现了一系列膝关节脱位。为了解决这个问题，将胫骨立柱向前移动 2mm 并增加 2mm 的高度。这种设计增加了股骨凸轮越过胫骨立柱顶端的难度。在后来的设计中进一步改进了凸轮立柱装置。在 20 世纪 90 年代中期，Insall 在其 IB-Ⅱ设计的基础上改进了 NexGen LPS 假体。将股骨凸轮移至更靠后的位置，好处在于，在屈曲 70° 时凸轮立柱接触，股骨凸轮沿胫骨立柱下移，而非上移。这一特点增加了跳出距离，从而增加了膝关节深度屈曲时的稳定性。施乐辉 Genesis Ⅱ 和强生 Attune 也采用类似的设计，即在膝关节屈曲 60° 前这个阶段依靠假体表面几何形状和软组织平衡来实现稳定性，在屈曲 60°~75° 阶段凸轮立柱接触。随后的进步在于立柱的几何设计。例如获得专利的 Attune 的 "S-Shape" 凸轮立柱设计，这种设计在凸轮与立柱接触时提供一个更大的接触面积，随着膝关节深屈的过程，将接触应力从立柱向远端传下来。达到高度屈曲时，此设计通过胫骨龙骨产生一个穿过衬垫向胫骨近端的压力矢量，而非可能导致聚乙烯磨损和断裂的剪切应力。

关节形合度

PS 设计中形合度高的关节面是有益的，它能增加接触面积，从而减少聚乙烯的接触应力。PS 假体这种提高的关节协调性设计，剪切应力较低，这已经在股骨反常前移的 CR 膝关节中得到证实，剪切应力可能影响聚乙烯磨损。

已经证实关节形合度增加对股骨髁抬离也是有益的。透视运动分析研究证实了股骨髁的抬离。在股骨髁抬离的情况下，股胫关节形合度高的关节能降低胫骨边缘载荷。Lee 等双侧配对的 CR 和 PS TKA 患者的前瞻性研究发现，股骨髁抬离分别占到 28% 和 67% 的比例。他们认为 PCL 的屈曲限制作用的阙如导致了股骨髁抬离。Insall 等研究了 LPS 股骨假体对位与股骨后髁抬离的相关性，报道称经通髁线平行放置股骨假体能降低股骨后髁抬离的发生率。经 CT 扫描确定，有 69.2% 的受试者股骨后髁抬离与股骨假体相对于通髁线的对线不良存在相关关系。我们认为这一现象是多因素的，需要考虑韧带平衡、假体位置、下肢静态和动态对线等变量，PS 设计的好处是有益的。

高屈曲设计

外科医生对患者活动、生活方式和文化传统的考虑推动了高屈曲设计的创新，继续成为外科医生必须考虑的一个因素。需要高屈曲的活动包括蹲坐、盘腿坐、跪坐。这些活动需要最高达 165° 的屈曲。此外，诸如爬楼梯、坐在椅子上、进出浴缸等日常活动需要 90°~135° 的活动范围。

由于独特的假体设计和旨在防止胫骨关节后缘和股骨干骺端后髁撞击的手术技术，PS 膝关节始终表现出更大限度的屈曲。高屈曲的传统定义为 TKA 术后屈曲超过 125°。然而，目前的高屈曲假体的设计是允许 135°~155° 的屈曲。为了获得更大屈曲角度，假体的设计调整包括：

- 股骨假体后髁表面向近端增厚和伸展（增加股骨后髁偏心距和曲率半径，防止后方撞击）。
- 深屈时髌骨接触区域向远端移动，为防止髌骨被髁间窝卡住，需要加长滑车沟。
- 胫骨聚乙烯前部的凹陷设计（防止深屈时髌骨-聚乙烯撞击）。
- 胫骨立柱后置（凸轮能更早地接合立柱，允许股骨更大地后滚）。

除了假体设计，为了实现膝关节高屈曲，一些手术技术也很重要。最重要的是软组织平衡，关节在屈曲和伸直需要稳定和平衡。后髁偏心距的恢复是平衡的关键，手术技巧绝不能低估。此外，必须注意去除后方阻挡的骨赘来恢复后隐窝。假体大小的匹配和位置选择也会影响最终的临床结果。目前的假体设计采用了更符合解剖学形状的股骨假体和胫骨假体，可以更精确地匹配假体，减少术中妥协（图 36B-3）。假体对线不良必须避免，偏离最佳对线会对髌骨轨迹、股骨后髁抬离、股胫关节的磨损造成不利影响，也和关节纤维化相关。准备髌骨置换时，必须注意避免髌股关节过度填充。髌骨假体过厚或股骨假体滑车高度抬高均被证明会限制屈曲。

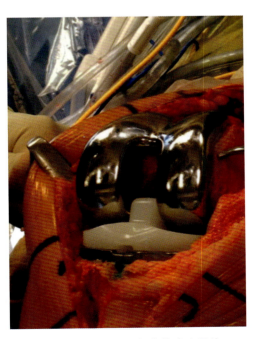

图 36B-3　Persona PS 假体的术中照片

恰当的软组织平衡和假体位置可以维持术前关节线，这对于获得高屈曲至关重要。相对于术前的关节线抬高会造成的低位髌骨，导致屈曲早期撞击，引起屈曲活动度减少。

多项研究已证实，一些高屈曲设计膝关节高度屈曲时接触应力增加，有可能产生不利的磨损特征。然而，现代生物力学研究对比了 PS 高屈曲设计和 CR 高屈曲设计，结果表明，尽管 CR 假体的股骨后滚范围不如 PS 假体，但在高度屈曲时，假体的负载是相当的。这种有限的股骨后滚可能是 PCL 平衡不佳所致，这可能是在 CR 假体设计中考虑高屈曲假体的一个局限性。

适应证

PS TKA 的具体适应证仍然是一个有争议的话题。CR 支持者称，除了严重屈曲挛缩外，几乎所有的畸形都可以用 CR 来矫正。最近引入超形合聚乙烯衬垫，特点是前唇升高和更深的底盘，手术医生可以扩大使用 CR 假体，这些人群在以前是不适合保留 PCL 的。然而，传统的 PCL 替代适应证仍是主流。

首先，严重屈曲挛缩最好采用 PCL 替代型。严重屈曲挛缩定义不明确，但大多数的对照研究都在 CR 组排除了挛缩大于 15° 的患者。严重屈曲挛缩的病例保留 PCL 时需要做大量的松解，这可能会影响功能并容易导致早期失败和 / 或随后断裂。PS 假体在这种情况下更容易获得平衡。

PCL 替代更适用于术前存在炎性关节炎、髌骨切除术后、关节周围截骨术和 PCL 阙如的情况。炎症性关节炎，最常见的是类风湿性关节炎，伴有广泛的滑膜炎。正是这种炎症性滑膜炎导致组织松弛乃至韧带功能不全。有报告显示类风湿性关节炎行 CR 置换患者后期不稳定和关节反屈的发生率增加。目前抗风湿治疗取得巨大的进展，已经大大降低了这种疾病的严重程度，但病理条件仍然存在，在考虑行 TKA 时仍需考虑。

以前的髌骨切除术，大多是在创伤和骨折后进行的，由于膝关节运动学遭到破坏，PCL 承载的应力更大。这类患者中，如果 PCL 已经受损出现胫骨后方半脱位，已经被破坏的伸膝装置将面临更大的股四头肌无力风险。然而，Mayo 诊所最近发表的数据证明髌骨切除术后 PS 膝与 CR 膝患者在术后并发症或翻修方面不存在统计学显著差异，这就挑战了长期以来认为此类病例需要 PS 假体的教条说法。

关节周围截骨术后或创伤性关节外畸形的患者最好选择 PS 假体。PS 假体植入简化了软组织平衡的过程，成角畸形的病例中软组织的平衡往往是一大难题。由于畸形原因在软组织平衡过程中可能会影响关节线的位置，保持关节线对优化伸膝装置的力臂至关重要。

手术技术

后交叉韧带替代型全膝关节技术的前提是假体对位良好，需要冠状位内外平衡、屈伸间隙平衡、侧副韧带在膝关节屈伸运动过程中保持恒定张力。软组织平衡是至关重要的。术前的影像学检查和体格检查将指导截骨和软组织松解。PS 技术的特点在于 PCL 切除和股骨髁间窝的截骨。在进行股骨髁间截骨时必须小心，因为误切、撑开器放置或屈伸操作不当都可能导致股骨髁骨折。股骨髁骨折是有报道的，特别在骨质疏松骨和股骨发育较小的个体中，这种并发症通常是手术技术上的失误。Alden 及其在 Mayo 诊所的同事报道，PS 与 CR 膝关节股骨远端骨折的相对风险为 4.74。PS 骨折发生率高与截骨后内、外髁骨量减少有关，其危险因素包括髁间截骨、骨质疏松、患者性别以及股骨假体偏外或偏内放置。当然，这项研究的结果必须考虑到选择偏倚，因为外科医生通常选择使用 PS 膝关节来处理复杂的病例，因为它可以方便软组织平衡。此外，假体设计的进步促进了股骨髁间截骨后骨量的保存。

临床结果

PS 全膝关节有着较好的患者满意度和较长的假体生存率（表 36B-1）。目前，对不同设计的假体均有随访时间超过 15 年的数据。在老年患者中，骨水泥 TKA 已被证明具有良好的性能和假体生存率，但是直到最近，面对日益增多的接受 TKA 的年轻和活跃的患者临

表 36B-1　多种现代后稳定型设计全膝关节置换的 KSS 评分和生存率数据

	KSS 评分（平均值）	生存率
LPS	96.0	10 年，94.3%
Genesis II	93.2	15 年，98.1%
Vanguard	92.0	7 年，97.8%
Attune	89.4	3 年，98.8%
PFC Sigma	90.7	15 年，90.6%
Triathlon	89.5	10 年，94.5%

床结果信息还很少。Meftah 等最近评估了年龄小于 60 岁且 University of California Los Angeles（UCLA）活动评分为 5 分或更高的年轻患者的 PS TKA 的长期影像学结果、临床结果和功能质量。在平均 12.3 年的随访中，发现在他们的研究系列中没有患者因骨溶解或松动而进行翻修，KSS 评分平均为 93 分，Kaplan Meier 生存率为 98%。此外，在随访后期，仍有 68% 的患者参加定期的娱乐活动。这些结果与 Diduch 等之前的文献所报道的一致，55 岁或者更小的活跃患者 PS TKA 初次置换 18 年的假体生存率达到 94%。Long 等对同一组患者进行了继续随访研究，发现假体存活 30 年且无任何原因的翻修率为 70.1%。

患者报告结果

Patient-Reported Outcome Measures（PROM）患者报告结果是一个越来越重要的工具，记录患者的满意度和期望的实现。PROM 已持续且充分地证明接受 PS TKA 的患者术后屈曲得到明显改善。

近年来，多项 Meta 分析和 Cochrane 综述回顾分析了 PS TKA 的疗效指标包括 KSS、KSFS、HSS、WOMAC。KSS 是一种广泛使用的、经过验证的结果评分，涵盖了以患者活动和满意度为重点的客观和主观变量。自 2012 年以来数个随机对照试验 PS TKA 的 KSS 评分范围为 83~93.5 分，每个研究结果都在极好范围内。Fuchs 等发表了他们的第一批 NexGen LPS 假体的数据，平均 48 个月的随访报告了 KSS 的改善，从术前平均 48 分提高到术后平均 96 分。同样，Wang（2004）、Kim（2009）报道了 KSFS 分别为 87 分和 83.7 分。HSS 是一种早评价 TKA 结果的评分系统，用于术前患者评估，也用于患者术后功能的评估和监测。文献中报道的 PS 关节成形术的 HSS 膝关节评分均超过 90 分，≥ 85 分被认为是优秀的。由 Bellamy 等制定的 WOMAC 评分，是最常用的 PROM 之一。问卷涵盖了疼痛、活动和功能 3 个方面，而且已经在效度、信度、可行性和随时间变化的反应度方面进行了验证。自 2001 年以来，已有 5 个随机对照研究使用 WOMAC 评估 PS TKA 后的效果。这些结果显示了良好的效果，平均 WOMAC 得分从 4.9 分上升到 27.9 分。

生存率

生存分析提供了一个预测假体成功植入概率和估计失败时间的工具。PS 假体长久以来具有良好的假体生存率。Long 等记录了 IB-I 假体最少 20 年的随访（平均 25.1 年）。数据分析显示，将失败定义为胫骨假体或股骨假体无菌性翻修，30 年的生存率为 82.5%。现代和未来假体与 IB-I PS 假体为基准进行长期生存率比较，当前的 PS 设计显示出良好的生存率（表 36B-1）。

Bozic 等回顾了他们使用 NexGen LPS 的经验。NexGen LPS 假体 5 年和 8 年生存率分别为 100% 和 94.6%。在 148 例患者中，只有 1 例患者因为无菌性松动进行了翻修。同样，Martin 等最近报道了他们关于史赛克 Scorpio 假体的长期随访结果，他们发现假体的 10 年生存率高于 96%。

登记信息

2017 年美国关节置换登记系统第四年度报告显示，2012—2016 年接受膝关节置换术的患者中，大约有 50% 为 PS TKA 患者。同期，CR 假体植入下降 5%，约占 2016 年膝关节总数的 35%（译者注：最新的 AJRR 关节登记数据显示，CR 假体已超过 PS）。

澳大利亚骨科协会国家关节置换登记系统 2017 年度报告初次 TKA 的累计翻修率。骨关节炎为主要诊断，初次 TKA PS 假体 16 年的翻修率为 8.4%（表 36B-2）。当将翻修数据进一步分析并反馈给假体生产厂家时，发现翻修率存在巨大差异，这意味着假体设计可能影翻修率。例如，NexGen LPS 和 LPS-Flex 的 10 年翻修率分别为 3.3% 和 3.6%。这与同期 6.1% 的翻修率形成鲜明对比。

特有的并发症

TKA 术后并发症很少。然而，一旦发生，就有可

表 36B-2　澳大利亚骨科协会国家关节置换登记报告的后稳定型假体累计翻修率

后稳定型全膝关节累计翻修率（初次诊断为 OA）
总数：142 780，翻修总数：5786

时间段	累计翻修率 %
1 年	1.2
3 年	3.1
5 年	4.1
10 年	6.1
15 年	8.1
16 年	8.4

能产生灾难性的结果。大多数的风险可以被精湛的手术技术最小化。例如，感染风险已被证明可以通过缩短手术时间和减少术间人员流动来降低。合适的软组织平衡可以预防关节不稳和聚乙烯异常磨损。PS 和 CR 设计多数并发症是共有的，但在 PS TKA 中也有一些特定的并发症。

衬垫立柱磨损

胫骨垫片立柱是 PS 假体设计的独特之处。胫骨立柱与股骨后凸轮之间的接触摩擦可能产生聚乙烯颗粒。这些颗粒碎片会导致骨溶解和最终假体的失败。1994 年，Scott 及其同事发表了 PS 假体翻修取出物的磨损分析研究，在所有标本中均发现了胫骨衬垫立柱的磨损证据，包括那些因感染而翻修的假体。不同设计之间的磨损程度和磨损模式的变化可能是由于凸轮立柱的结构、位置和几何形态的差异而造成的（图 36B-4）。在极端情况下，胫骨衬垫立柱可能断裂，这表明关节非常不稳定，胫骨衬垫立柱随着时间的推移发生疲劳，最终导致灾难性的失败。此外，在股骨假体安装在屈曲位会增加前方与凸轮发生撞击的风险，即便在相当稳定的膝关节

中也可能导致立柱磨损和断裂。

假体旋转对位不良可能致使整个运动过程中衬垫立柱的撞击引起异常磨损。此外，膝关节过伸可导致股骨假体在衬垫立柱的前部撞击。这可能是由于胫骨聚乙烯衬垫尺寸过小、股骨假体屈曲位放置或胫骨截骨后倾过大造成的。

近来聚乙烯性能的提升改善了其磨损特性。2011 年发表了一份关于高交联聚乙烯（HXPE）和传统聚乙烯磨损、分层和立柱耐久性的体外性能比较报告。该研究中，HXPE 衬垫在 PS 假体用模拟器测试，磨损颗粒碎片量显著减少了 67%~75%。在磨损测试中，除了磨损减少外，HXPE 衬垫立柱前表面仅观察到轻微变形，而传统聚乙烯衬垫立柱则有分层和严重的变形。与传统聚乙烯相比，HXPE 具有更好的抗磨损性能，但它的缺点是抗疲劳分层能力降低。由于这些机械性能上的差异导致膝关节相对于髋关节的推广使用相对缓慢。虽然 HXPE 自使用以来表现良好，但仍需长期随访研究以获得更明确的结论。

髌骨撞击

髌骨撞击是一种与 PS 假体设计相关的并发症，最初由 Hozack 等描述。髌骨撞击是由纤维结节引起的，这种纤维结节位于股四头肌腱和髌骨上极交界处，所幸出现较少。该结节屈曲时可能卡在股骨髁间窝内，伸膝时，结节在 30°~45° 时回归髌上区域。正是这种回位导致了疼痛并且可听到的髌骨撞击声。这种并发症在早期 PS 设计中较为常见，在最初的 IB 设计中高达 21%。是由于股骨滑车较短并急剧过渡到髁间切迹所致。IB-Ⅱ型假体中股骨假体矢状面几何形状的改变将髌骨撞击降低到 3%~8%。最近一项评估第三代 NexGen Legacy PS 假体髌骨撞击发生率的研究中，238 例膝关节均未见这种并发症出现。人们认为，对现代假体所做的修改，包括延长的髌骨滑车，侧别区分的假体，以及多种尺寸假体，让这一并发症几乎成为历史。

早期患者可以使用物理治疗，对于顽固的并发症状的患者可以采取关节镜清理治疗。70% 以上的病例通过关节镜清理可以成功消除软组织撞击和髌骨撞击，且无复发情况。在手术前应对撞击产生的原因进行检查，需排除由于松动或对位不良所造成的撞击。

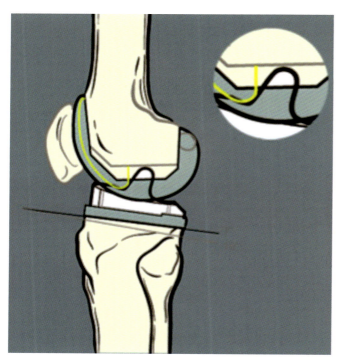

图 36B-4 股骨假体安装在屈曲位或胫骨后倾增加会导致胫骨立柱撞击

小结

从长期的表现来看 PS TKA 是成功的。其结果可重复性和对所有畸形的广泛适用性得到了广大外科医生的认可，这使得它在美国的使用越来越广泛。过去 20 年的进展进一步改进了后稳定型假体的设计。随着登记系统数据不断收集假体信息，包括临床结果和假体生存情况，后稳定型 TKA 的优点将进一步成为共识。

（姚舒馨　马建兵翻译；钱文伟校对）

参考文献

C 内轴膝

Mark Oyer, MD | Ryan E. Harold, MD | Richard Nicolay, MD | Matthew D. Beal, MD

作者个人观点

本章在全膝关节置换术中对内轴膝的偏好可能会产生严重的偏倚。本章资深作者在他目前的关节置换术中会首先采用内轴膝。我们承认本章中展示的结果可能存在偏倚，但我们相信生物力学研究的结果是准确的，并对 Dr. Freeman 在这方面所做的工作表示感谢。

引言

在美国每年进行的膝关节置换手术（TKA）超过70万例，据估计，到2030年，初次 TKA 将增加600%。TKA 已被证明可以降低患者疼痛水平和改善功能；然而，患者的满意度82%~89%，这就给骨科医生和研究人员留下了改进的空间。现在患者的期望已经超越了减轻疼痛和满足日常生活的活动，因为一些患者需要更高的活动水平来满足日常活动，从以前的研究报道，合格的术后影像学和充足的活动度不能保证满足患者。许多患者抱怨膝关节不稳定。试图用"反常运动"假说解释这些症状，"反常运动"是指股骨假体在胫骨平台上的异常前移，特别是在屈曲早期。"屈曲中程不稳定"也会导致差的结果，Vince 将其描述为 TKA 在完全伸展和90°屈曲时稳定，但在这两个位置之间不稳定。TKA 后的不稳定让我们对是否假体的设计复制了自然膝关节的运动学产生怀疑。内轴膝是在20世纪90年代早期引入的，其设计的理念是复制正常的股胫关节运动学。本章将讨论膝关节的运动学以及这些生物力学如何影响内轴膝关节假体的设计，潜在并发症，还将介绍手术流程、病例分享和回顾现有文献。

运动学

膝关节运动测量的演变

测量膝关节的运动已被证明是一项具有挑战性的工作，我们的测量工具近年来不断发展，初期主要采用测角器进行测量；然而，这种测量技术只适用于静态膝关节的测量，是不准确的，并未进行内翻/外翻的测量。为了捕捉膝关节运动变化的角度，测角器被固定在钉入运动骨头的针上，并与反光标记相结合获得角度变化，这些结果更可靠；然而，伦理问题导致研究对象较少。在尸体研究上利用固定在膝关节周围骨骼上的电磁传感器，已经能成功地测量膝关节运动变化的角度。影像学成像方式的发展变化使得研究人员能够研究膝关节表面的相对运动，运动过程中的移位可以通过摄影 CT（cine-CT）成像发现，静态 CT 结合计算机成像图像的匹配，CT 结合荧光透视，X 线结合荧光透视，或放射测量分析（RSA）加 CT。为了避免辐射，采用了磁共振成像（MRI），但它仅用于跟踪静态或准静态膝关节运动，今天，三维成像和运动可以使用3种技术来测量：RSA 结合 CT 或 MRI，荧光透视联合 CT、MRI 或射线照相检查，或者单独采用 MRI。

为了测量运动中的膝关节，必须建立一个坐标系。McPherson 等在2004年提出了基于股后圆形的坐标系。该系统将原点置于股骨内髁后球形部分的中心，使坐标轴的原点近似与膝关节旋转中心重合。Iwaki 和 Pinskerova 将屈曲面的中心（FFC）定义为矢状面股骨内外髁后关节面的中心（图36C-1）。通过股骨屈曲面的中心（内外髁）的横向线标记 McPherson 坐标系的第一个轴。Iwaki 和 Pinskerova 也描述了胫骨的屈曲关节面，即胫骨关节面的后缘。坐标系的第二轴线垂直于第一轴，并垂直于胫骨屈曲关节面。第二轴线穿过股骨内侧屈曲面中心，并向远端延伸至胫骨后皮层。该坐标系中的第三轴线与第一和第二轴线在前后方向上均为90°。它也穿过股骨屈曲关节面的中心。所提出的坐标系允许测量各个屈曲度下相对于胫骨关节面的 FFC（图36C-2）。Hill 等和 Johal 等在他们的 FFC 中也显示了股骨髁在每个膝关节间室的运动情况（图36C-3）。

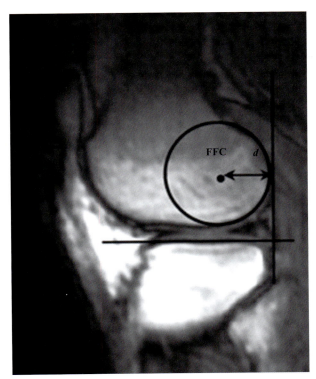

图 36C−1　膝关节矢状面磁共振成像，描绘了屈曲面中心（FFC）和从 FFC 到胫骨平台后缘的距离（*d*）［摘自 Johal P, Williams a, Wragg P, Hunt D, Gedroyc W. tibio−femoral movement in the living knee. a study of weight bearing and non−weight bearing knee kinematics using "interventional" MRi. J Biomech. 2005;38(2):269−276, 转载授权 ］

髁的运动

　　许多人研究报道了股骨髁在整个膝关节运动范围内的运动。这些研究依赖于通过测量股骨髁后关节面中心与胫骨后缘之间的距离来追踪股骨髁的运动。一些研究者定义屈曲 10°~30° 至屈曲 110°~120° 为主动功能活动弧（屈曲度）。在这段弧形活动中，股骨内髁可以被视为一个球体，其旋转产生不同的屈曲和纵向旋转（如果外髁抬起，则可产生最小内翻）。股骨内髁在这个活动弧中前后方向上平移较小，其测量值为 ±1.5mm（图 36C−2 和图 36C−3）。股骨外髁也发生旋转，但与内侧相比，它往往通过滚动和滑动的混合方式向后移约 15mm（图 36C−2 和图 36C−3）。结果在整个主动功能活动弧中，股骨具有向外旋转的趋势，而胫骨则有向内旋转的趋势。这种运动表现在非负重活动的膝关节运动中。在负重状态下膝关节下蹲过程中，虽然在屈曲时股骨外髁的向后运动可能发生得更早，但总的运动模式还是一样的。

接触区域的运动（Movement of Contact Area）

　　胫股关节的接触区域不应与股骨髁的运动相混淆。在影像学研究中，"接触区"被定义为胫股关节中胫骨和股骨软骨下骨板接触最近的点。1990 年，O' Connor 等回顾了关于接触区域为主题文献和通过尸体研究，结论认为接触区伴随着膝关节内外侧的屈曲运动向后移动，但在外侧向后移动更多（图 36C−4）。Pinskerova 等在一项 MRI 尸体研究中发现，膝关节在 0°~30° 的范围内，内外侧接触区的移位均可达 8mm，但当屈曲大于 30° 时，发现内侧接触区保持静止，外侧接触区向后移动达 15mm。Komistek 等和 Kanisawa 等使用荧光镜对膝关节各种活动中的接触区进行动态研究，如上下楼梯或从椅子起立坐下。两组患者均显示，超过膝关节屈曲前 10° 时，内外侧接触区向后侧运动。Komistek 等研究发现，在所有活动中，接触区域后移只有 2mm，但根据进行活动的类型，后移范围 4~14mm。Kanisawa 等研究发现，在 0°~60° 之间内侧接触区域没有变化，但在 60°~80° 之间内侧接触区域后移可达 4mm。Kanisawa 发现，侧面方向，在 10°~30° 外侧接触区域向后移动 5mm。令人惊讶的是，从屈曲 30°~80° 时，外侧接触区域向前移动了 5mm。这些结果显示了在膝关节运动中接触区域的变化以及接触区域与股骨髁运动之间的差异。图 36C−4 展示了在屈曲过程中 FFC 的最小运动和接触区域向后运动的概念。

假体设计

基本原理

　　TKA 术中稳定性是一个关键原则。侧副韧带可以提供冠状面稳定性，矢状面稳定性由保留的 PCL、ACL 和 PCL 两者提供，或切除交叉韧带后由凸轮和立柱装置提供稳定性。从过去对膝关节的认识，膝关节的运动学被认为是一个"四杆交叉相连"模型。在这个模型中，在屈曲过程中股骨在胫骨上向后平移，在伸直过程中向前方平移。这种现象被称为"股骨后滚"。因此，以前假体的设计，为了避免与这一运动理论相冲突，胫骨衬垫几乎是非形合的，Dennis 等认为在 TKA 患者中可能不会真正发生股骨后滚。本研究的患者在屈曲时并不总是出现股骨后移，事实上，一些人在屈曲时表现出向前移位。这个运动被称为"反常运动"。这一想法，再加上相对较低的 TKA 满意度，导致研究人员质疑假体设

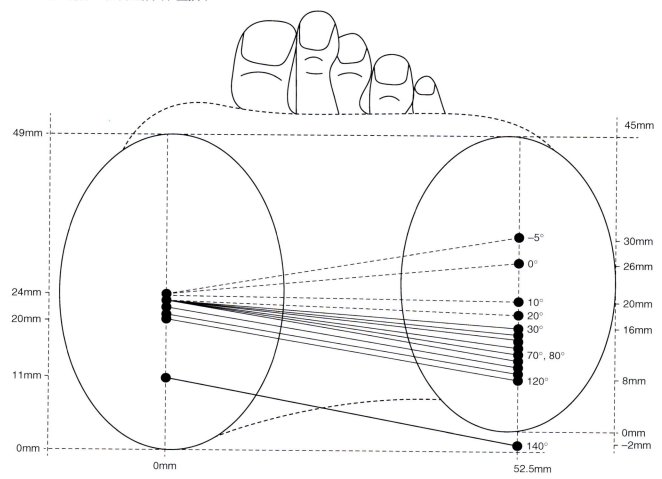

图 36C-2 显示胫骨关节面和不同屈曲程度下股骨屈曲面中心（FFC）之间几何轴位置。线末端的点显示了 FFC 在内侧和外侧相对于同侧胫骨后皮层的位置（单位为 mm）。[摘自 Johal P, Williams a, Wragg P, Hunt D, Gedroyc W. tibio-femoral movement in the living knee. a study of weight bearing and non-weight bearing knee kinematics using "interventional" MRi. J Biomech. 2005;38(2):269-276, 转载授权]

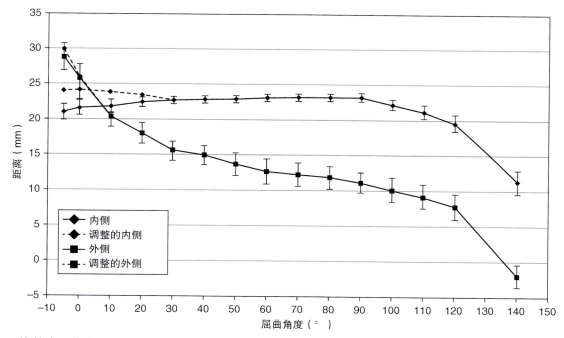

图 36C-3 旋转中立位负重状态下股骨内髁和外髁前后的平移（摘自 Johal P, Williams a, Wragg P, Hunt D, Gedroyc W. tibio-femoral movement in the living knee. a study of weight bearing and non-weight bearing knee kinematics using "interventional" MRi. J Biomech. 2005;38(2):269-276, 转载授权 ）

计是否能提供足够的前后稳定性。图 36C-5 显示在 PCL 保留的 TKA 中没有提供矢状面稳定性在步态中会发生什么。当足部放平和膝关节施加负荷时，股骨的前移或反常运动可能会发生。PCL 是唯一可以阻止这种运动的结构，然而，在正常的膝关节中，屈曲至少 45° 时 PCL 才会紧张，因此不能防止向前滑动。患者可以改变他们的步态模式，以防止股骨向前滑动。负重时，他们可以

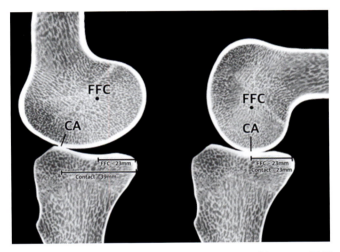

图 36C-4　屈膝 -5° 和 90° 内侧间室矢状面断层。股骨髁无运动（FFC：屈曲面中心），但接触区域（CA）在屈曲过程中向后移动 [摘自 Pinskerova V, Johal P, nakagawa S, et al. Does the femur roll-back with flexion? J Bone Joint Br. 2004;86(6):925-931, 转载授权]

通过限制膝关节屈曲，也可以向前倾斜将身体中心前移，从而避免屈曲力矩，这种步态即"股四头肌逃避步态"，因为站立期股四头肌挛缩是有限的。患者还可能走得更慢，步长更短，站立相时间更短，以限制反常运动。

后交叉韧带替代型设计假体的凸轮立柱装置试图防止这种反常运动的发生。凸轮和立柱的接合（啮合）常发生膝关节屈曲 20°~65°，因此，在负重状态下膝关节屈曲的早期阶段，股骨在胫骨上向前滑动可能会发生（图 36C-6）。股骨向前滑动的大小取决于凸轮和立柱的设计，小部分还取决于植入假体的位置。

CR 和 PS 设计的膝关节假体都可能出现反常运动。前后位不稳定可能是 TKA 不满意的部分原因。这一理论连同在本章提到的运动学研究引出内轴型膝关节设计的基本原理。内侧球窝形关节提供前后稳定，以防止反常运动发生（图 36C-7）。

聚乙烯衬垫

胫骨衬垫的设计将内轴型膝关节设计与传统设计的后稳定型（PS）膝关节和后交叉韧带保留型（CR）膝关节区别开来。从技术上来讲，内轴型设计膝关节是一个 PS 膝关节假体，归因于它在内侧凹面的后唇提供了限制。然而，不像传统的 PS 膝关节假体，内轴型膝

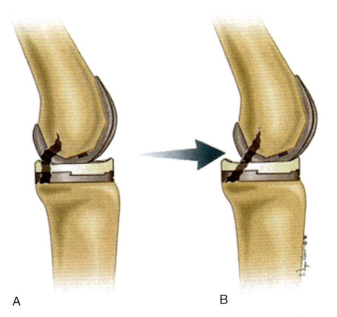

图 36C-5　A. PCL 保留型假体，在接受负荷前股骨髁位于胫骨平台中心。B. 在接受负荷时，股骨和胫骨假体关节面缺乏形合度一致性使得股骨向前滑动产生反常运动 [摘自 Blaha JD. the rationale for a total knee implant that confers anteroposterior stability throughout range of motion. J Arthroplasty. 2004;19 (4 suppl 1):22-26, 转载授权]

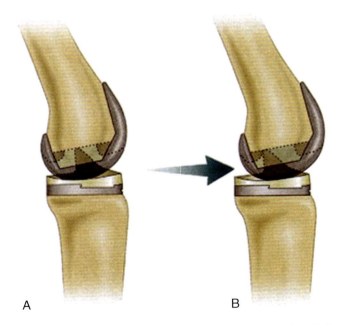

图 36C-6　A. 负载时，PCL 替代型假体没有发生凸轮立柱接合。B. 股骨假体向前运动直到凸轮立柱接合 [摘自 Blaha JD. the rationale for a total knee implant that confers anteroposterior stability throughout range of motion. J Arthroplasty. 2004;19(4 suppl 1):22-26, 转载授权]

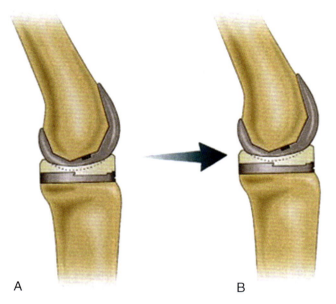

A　　　　　　　　　　B

图 36C-7　形合度一致的内侧球窝形关节面可防止股骨髁在胫骨上向前滑动 [摘自 Blaha JD. the rationale for a total knee implant that confers anteroposterior stability throughout range of motion. J Arthroplasty. 2004;19(4 suppl 1):22-26, 转载授权]

关节假体没有凸轮立柱装置。不像 CR 设计的膝关节假体，交叉韧带是切除的。内轴膝聚乙烯衬垫内侧间室包含一个凹槽结构，这一凹槽形态的球窝形关节面可以稳定股骨内髁。除了内侧球形的凹槽，胫骨衬垫的内侧还包括前唇和后唇，在整个运动中提供前后稳定（图 36C-8）。胫骨衬垫是不对称的，因为外侧间室衬垫的形合度较差，在膝关节屈曲过程中，股骨外髁可以从前向后轻微滚动。

股骨假体

第一个内轴型假体股骨的曲率半径是单曲率半径。这种设计被认为可以增强股四头肌的力量，特别是在膝关节屈曲的早期，通过促进股骨的早期滑动实现。防止向股骨前滑动和缩短股四头肌杠杆 / 力臂，可以保持伸膝装置更大的杠杆作用。这也可以在屈曲的早期通过髌骨与股骨的接合来改善髌股关节的机械力学。较新的股骨假体设计包括内髁的单曲率半径和外髁的 J 形曲线。J 形曲线的特征是，从完全伸直到屈曲，半径逐渐减小。

一些公司已经开始在 CR 和 PS 设计的膝关节假体，植入内侧形合度一致的聚乙烯衬垫，来模拟生物力学研究的结果，类似于严格的内轴型胫骨衬垫，这些衬垫通过其前唇和凹槽的内侧间室使衬垫内侧形合度具有更高的一致性。外侧间室的相似之处在于，外髁在弧形的运动过程中可以自由地活动。尽管胫骨衬垫具有保留后叉韧带 CR 或是 PS 设计的特点，但衬垫具有内侧凹槽结构通常被称为"内侧形合度一致"膝关节。

手术技术

内轴膝的手术技术与传统的 PS 或 CR 膝关节没有本质区别。膝关节的入路根据外科医生个人的喜好而定。图 36C-9 为标准膝关节中线切口，髌旁内侧入路。胫骨和股骨切骨取决于外科医生的喜好以及假体器械操作说明书。内轴型假体不需要外科医生改变股骨或胫骨的切骨方式。应该注意的是，当使用内轴膝系统时，需要切除交叉韧带，完全切除 PCL 是至关重要的。图 36C-10 展示从股骨外髁上完全剥离 PCL 止点。保留部

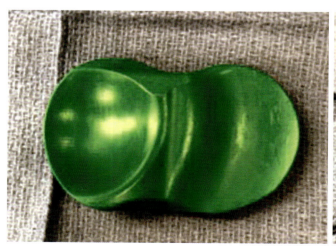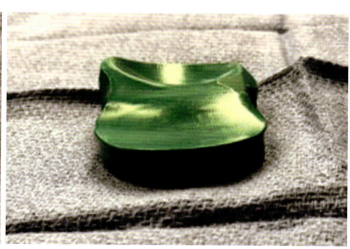

图 36C-8　胫骨聚乙烯衬垫试模：内侧具有凹槽和前后唇。外髁具有较低的形合度，但允许股骨外髁在屈曲时向后滑动

分 PCL 止点将影响内轴膝的预期效果。内轴膝系统中保留 PCL 在理论上认为 PCL 妨碍股骨外髁后移。值得注意的是，争议在于 PCL 是应该被切除还是保留。Bae 等报道，内轴膝系统中，PCL 被切除或保留没有临床差异。他们确实注意到在评估屈伸间隙时使维持 PCL 适当的张力存在困难。对于内轴膝胫骨托和股骨假体的植入没有特殊要求。聚乙烯衬垫的尺寸类似于传统的 PS 和 CR 膝关节假体。外科医生应了解各系统中聚乙烯衬垫内外侧厚度。一些系统中聚乙烯衬垫内侧较厚，使膝关

节内侧软组织紧张。使用这些膝关节假体时，内侧软组织松解可能更广泛。重要的是膝关节在屈曲、伸直和半屈曲位达到平衡。

当植入膝关节假体试模植入测试时，外科医生应认识到，当膝关节从伸直到屈曲活动时，股骨假体在内侧轴上旋转。同时，股骨外髁向后发生移位。观察到不符情况时应该引起外科医生对软组织平衡或假体位置的怀疑。图 36C-11 描绘了膝关节的伸直和屈曲。膝关节在屈曲过程中内侧面像球窝一样旋转，而外侧面向后平

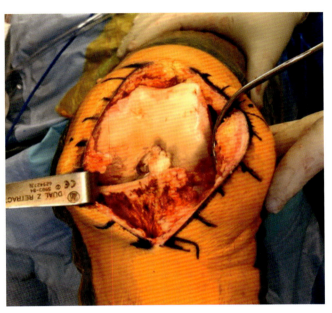

图 36C-9　标准膝关节中线切口和髌旁内侧入路

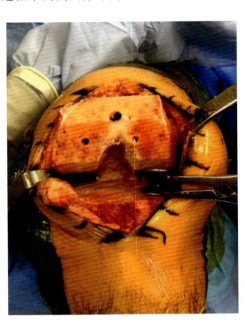

图 36C-10　膝关节前面观显示内轴膝置换从股骨外髁剥离后交叉韧带的重要性

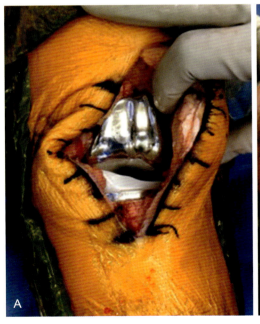
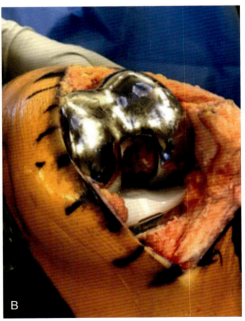

图 36C-11　A. 伸直位的内轴膝假体。B. 屈曲时膝关节显示股骨外髁后滚

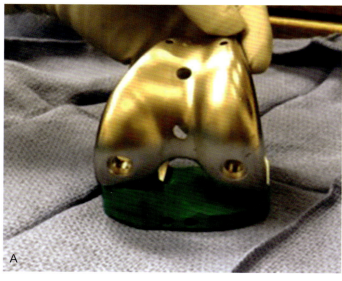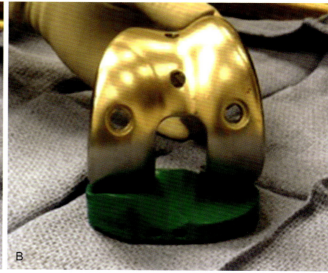

图 36C-12　膝关节从伸直（A）到屈曲（B）股骨外髁向后平移

移。图 36C-12 更容易地可视化了这个机制。

病例

作者使用标准的膝关节前后位和侧位负重 X 线检查。目前没有研究比较内轴膝治疗内翻和外翻畸形。也没有研究显示畸形程度大小对内轴型 TKA 结果的影响。目前，尽管膝关节内翻或外翻角度不同，但只要膝关节能够获得平衡，作者仍使用内轴膝。如果膝关节不能获得平衡，下一个选择将是半限制型假体（也有内轴型聚乙烯衬垫）。图 36C-13 展示一个内翻膝关节术前和术后的 X 线片。图 36C-14 展示一个外翻膝关节术前和术后的 X 线片。

结果

生存率研究

内轴型 TKA 的临床结果研究仍在继续进行，在 2016 年，Karachalios 等对 284 例连续进行 TKA 患者的生存分析，平均随访时间为 13.4 年，生存率为 97.3%。在他们失败的病例中包括无菌性松动、感染和创伤性脱位。Fitch 等对 8 项使用 Advanced Medial Pivot（AMP）TKA（MicroPort Orthopaedics Inc.，Arlington，Tennessee）的研究进行了系统性回顾和 Meta 分析，其中包括 1146 例 TKA。术后 5 年和 8 年生存率分别为 99.2% 和 97.6%。英格兰、威尔士和北爱尔兰联合国家登记的报告显示，5985 例 AMP TKA 患者 10 年生存率为 96%。

到目前为止，内轴型 TKA 的生存率数据被证明是与 CR 和 PS TKA 相同的。对于内轴型 TKA，长期生存研究和随机对照试验仍然需要进一步研究来得出结论。

比较研究

2017 年，Samy 等回顾性地比较了内轴型 TKA 和 PS TKA 关于患者的报告结果（遗忘关节评分）和影像学结果。1 年的随访，两组之间在膝关节活动度或生存率之间没有显著差异。内轴膝患者遗忘关节评分明显更好；然而，这一组术前膝关节活动度明显更好。

2011 年，Pritchett 进行了一项随机前瞻性研究，对 440 例接受双侧分期 TKA 的患者进行了研究，采用不同设计类型的膝关节假体。使用的假体有保留前后交叉韧带（ACL/PCL）假体、后交叉韧带（PCL）保留型假体、内轴型（MP）假体、后交叉替代型（PS）假体和活动平台（MB）假体。患者被问他们更喜欢哪个膝关节。当 ACL/PCL 保留膝关节与 MP 膝关节相比较时，两组之间无差异。MP 膝关节优于 PCL、PS 和 MB 膝关节。

患者给出如下他们喜欢其中一种类型设计的膝关节的原因：感觉更正常；上下楼梯更有力；更好的单腿负重站立能力；屈曲稳定；整个屈伸活动感觉更稳定；更少的膝关节弹响声；不知道的原因。还应该注意的是平均随访时间 6.8 年，在疼痛评分、KSS 评分、膝关节活动度、功能评分、影像学假体松动的透亮线方面没有统计学差异。

在 2018 年，Benjamin 等比较了内轴膝和髁假体就患者报告的结果和步态参数的功能。他们结论是，与传

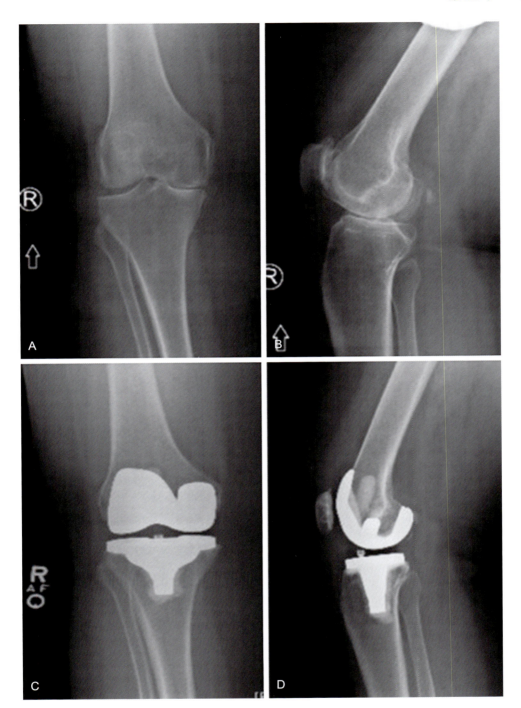

图 36C-13 内翻膝的正位（A）和侧位（B）X 线片。内轴型 TKA 术后正位（C）和侧位（D）X 线片

统的 PS 设计膝关节相比，内轴型膝关节在整个活动范围内提供了前后方向的稳定性。然而，他们也总结说，当比较传统的单半径曲率设计和内轴型膝关节的步态分析和临床结果时，结论是两组之间没有差异。

影像学评估

2003 年，Schmidt 等报告，在荧光透视下进行内轴型 TKA 术后的评估，内侧间室维持限制，而外侧间室

向后平移（在步态站立期）。值得注意的是，本研究中股骨外髁平均后平移小于 3mm。

Warth 等在术中使用嵌入胫骨试模的传感器发现了内轴膝的运动学模式。他们在术中比较了有内轴型模式的患者和没有内轴型模式的患者。作者得出的结论是，使用现代假体旨在复制生理膝关节的运动，只有 40% 的 TKA 产生了术中内轴型运动学模式。在至少 1 年的随访中，在 KSS 评分、患者满意度、膝关节功能、行

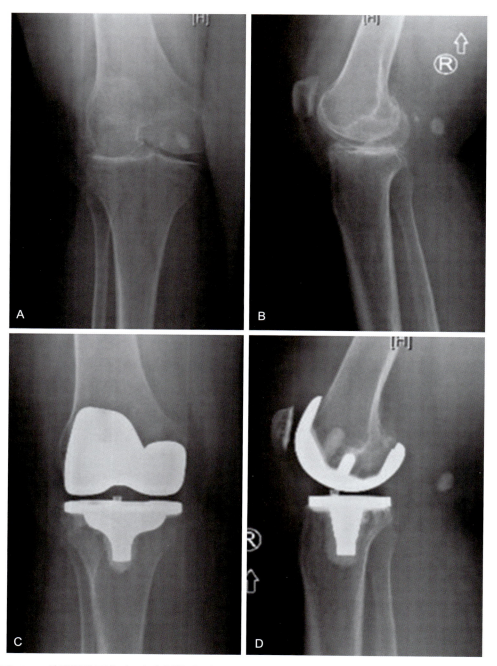

图 36C-14　外翻膝的正位（A）和侧位（B）X线片。内轴型 TKA 术后正位（C）和侧位（D）X线片

走疼痛、上下楼梯疼痛和加州大学洛杉矶分校（UCLA）的活动水平上没有差异。

并发症

　　从理论上讲，内轴膝系统在假体 - 骨界面值得担忧。这一理论是由于股骨内侧半球形凸形髁与内侧聚乙烯衬垫凹槽面匹配的限制性作用，从而增加了假体 - 骨界面应力转移。目前没有数据资料支持这个理论。如果这一理论被证明是正确的，应当预期看到假体的力线和位置的改变没有凸轮立柱装置或保留交叉韧带，理论上存在脱位的风险。然而，在这一点上，文献没有这类病例的报道。

结语

　　20 世纪 90 年代末和 21 世纪初对生理膝关节的研究表明，在整个屈曲过程中，股骨内髁前后运动较小，而外髁则围绕内髁在做轴向运动。生理膝关节这些运动学的特性，推动内侧形合度一致的球窝关节，即内轴膝概念的产生。生存率研究表明，内轴膝设计与传统 PS 和 CR 设计假体没有差异。Pritchett 指出：与传统的 PS、CR 和活动平台膝关节相比，患者更喜欢内轴膝设计或双交叉韧带设计膝关节。然而，影像学研究对内轴膝是否具有临床或功能意义产生了质疑。与全髋关节置换术相比，TKA 的满意率相对较低，外科医生和研究人员继续对膝关节设计进行研究是至关重要的，比如内轴膝，为患者提供最好的全膝关节置换满意度。

（潘文杰　马建兵翻译；钱文伟校对）

参考文献

D 高形合度全膝关节置换

Adolph V. Lombardi Jr, MD, FACS | Noah T. Mallory

引言

全膝关节置换术（TKA）是一种非常成功的手术方法，可以用于治疗严重的膝关节骨关节炎病例。TKA 的成功很大程度上归功于其不断发展和完善的手术方法和植入物，每一次进步都让外科医生距离恢复健康的解剖学膝关节的稳定性和功能更近一步。有关初次 TKA 存在最多争议的一方面是后交叉韧带（PCL）的保留或牺牲。骨科医生在如何选择方面分为不同的阵营：①始终保留一个或两个交叉韧带并使用双交叉韧带保留型或后交叉韧带保留型（CR）植入物的解剖性方法；②使用后稳定型（PS）植入物并牺牲和替代交叉韧带的功能性方法；③根据病理状况选择。尽管尚无明确答案，但普遍认为，保留 PCL 或在切除 PCL 后恢复其功能可获得最佳的临床效果。特别是，植入物必须允许股骨后滚，防止股骨髁向前半脱位，并恢复膝关节的前后稳定性。PS 植入物以凸轮立柱机制替代 PCL，但这些假体也有并发症，包括立柱脱位和断裂，髌骨弹响综合征和髌骨撞击音，股骨远端髁间骨折，立柱周围磨损增加，以及凸轮与立柱接触产生的噪声。高形合度（UC）假体被设计为 PS 假体的替代品，可替代 PCL 但没有上述并发症。

UC 假体有时被称为前稳定或髁稳定假体，具有深盘形聚乙烯垫片，较大的前部增强和更贴合的关节面，以防止股骨髁向前半脱位。这种前部增强替代了立柱的功能，消除了与立柱相关的并发症。由于 UC 是与 CR 股骨组件一同使用的，因此无须髁间截骨以容纳 PS 股骨假体，并且手术所需使用止血带的时间更短，而止血带使用时间可能是术后疼痛的一个因素，这使得 UC 成为 PS 的一种保留骨量的替代选择。根据最新的美国关节置换登记系统的年度报告，PS 植入物仍然是美国在初次 TKA 中最常用于的假体，但随着时间的推移，UC 假体的使用稳步增长，从 2012 年的 1.1％ 增至 2018 年

的 4.5％。2018 年，51.6％的初次 TKA 采用了 PS 设计，其次是 43.8％的 CR 设计，虽然 UC 假体已开始形成发展势头，但其使用仍然相对有限。

UC 不仅是 PS 假体的替代品，而且也是标准 CR 假体的值得关注的替代品。植入 CR 植入物的主要困难之一是软组织的平衡，但是当 PCL 被切除时，这会变得相当容易。在使用标准 CR 假体的膝关节时，PCL 也会出现断裂或功能不全，患者会因不稳定而需要翻修，这是另一个与 UC 无相关的并发症。

适应证和手术技术

关于保留 PCL 的争论很多，每位外科医生会因其偏好和培训而持不同的立场；UC 的使用亦如此。不管 PCL 的状况如何，一些外科医生都会切除它，而另一些外科医生会尝试平衡它。资深作者的观点是，在可能的情况下都应保留 PCL，并尽可能减少稳定膝关节的限制程度。当前的 TKA 系统提供了一系列不同程度的限制，从具有可变后倾的 CR 设计、无后倾的 CR 高边设计、UC 深盘形前稳定型假体、PS 假体、中等程度具有一定内翻／外翻限制的 PS 假体，到超稳定的限制型假体，最后到旋转铰链型膝关节假体。初次和翻修 TKA 的目的都是获得平衡的屈曲／伸展间隙。

在一个特定的系统中，CR 标准假体有 3° 的后倾（图 36D-1）。允许外科医生胫骨截骨至大约 5° 的后倾。当植入物中内置了额外的 3° 后倾，并且胫骨截骨至 5° 后倾时，膝关节的后倾约为 8°。这样就可以满意地保留 PCL，并将平衡 PCL 的需求降至最低。因此，当 PCL 完整，内侧和外侧副韧带完整且平衡，并且屈曲和伸展间隙平衡且相等时，可以使用 CR 标准假体。在完成股骨远端和胫骨近端的准备以及内侧和外侧副韧带的平衡后，偶尔会出现屈曲间隙略小于伸展间隙的情况。一种解决方法是增加后倾，这将增加屈曲间隙。

这样外科医生就能适当地平衡内侧和外侧副韧带。

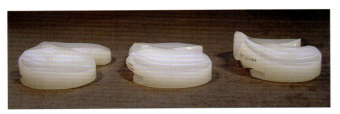

36D-1　从左至右，可与交叉韧带保留股骨组件一同使用的 3 种假体选项是：标准的后交叉韧带保留型假体，其中内置了 3° 的后倾，以促进韧带平衡；交叉韧带保留型高边假体，无后倾，后部厚度约为 2mm；高形合度的深盘形假体，其前部聚乙烯增强以提供稳定性

将髓外定位夹具再次应用于胫骨，并通过增加后倾来改善胫骨截骨，从而增加屈曲的空间。将试模放回原位后，进行前后（AP）抽屉试验。膝关节应在多个屈曲角度保持稳定，并应在内侧和后 1/3 的交界处进行关节运动。完全伸直时，膝关节的伸直应保持平衡。膝关节屈曲间隙紧张且伸直间隙平衡良好的时候，可以通过增加后倾来解决，外科医生可继续使用标准 CR 假体。

　　CR 高边假体的适应证包括完整的 PCL、平衡的内侧和外侧副韧带以及屈曲间隙稍大于伸直间隙。CR 高边假体无后倾（图 36D-1）。因此，CR 高边假体比具有 3° 后倾的标准 CR 假体厚约 2mm。在植入 10mm 厚的 CR 标准假体的情况下，前后抽屉试验显示膝关节屈曲松弛，则采用 CR 高边假体可为外科医生带来益处。当膝关节完全伸直时，可以保持平衡、稳定，并可以完全

伸直。内侧和外侧副韧带稳定。当膝关节屈曲时，有不稳定感。外科医生当然可以通过增加假体的厚度（从 10mm 增加到 12mm）来缩小屈曲间隙，但是这会对伸直产生什么影响呢？

　　它可能使膝关节有轻微的屈曲挛缩。放置 12mm 的假体后，屈曲和伸直测试，显示膝关节伸直时呈弹跳（Springy），不能完全伸直。膝关节屈曲时是平衡的，屈曲稳定，并且抽屉试验非常令人满意。对于这种情况，CR 高边假体可以提供解决方案。外科医生可以植入一个 10mm CR 高边假体，其屈曲时将比内置 3° 后倾斜度的 CR 标准假体厚约 2mm（图 36D-1）。相对于 CR 标准假体，插入 CR 高边假体后，将减小屈曲间隙，应能平衡屈曲 / 伸直间隙。外科医生寻求的是具有稳定的内侧和外侧副韧带的伸直位完全稳定状态。当膝关节屈曲时，前后抽屉试验将变得最为适合。只需放置 CR 高边假体即可平衡膝关节。

　　采用 PCL 保留设计行 TKA 时，如同平衡内侧和外侧副韧带一样，有时也需要平衡 PCL。有 3 种技术可以使用（图 36D-2）。其一是从胫骨后侧松解 PCL。其二是进行股骨侧部分剥离。最后是施行 V 形截骨。

　　对于平衡 PCL 的股骨侧剥离技术，当膝关节屈曲时，外科医生进行 AP 抽屉试验，膝关节在屈曲时显得紧张。要区分紧张是由于内侧副韧带还是由于 PCL 导致的。如果内侧副韧带看起来满意但 PCL 过紧，则外科

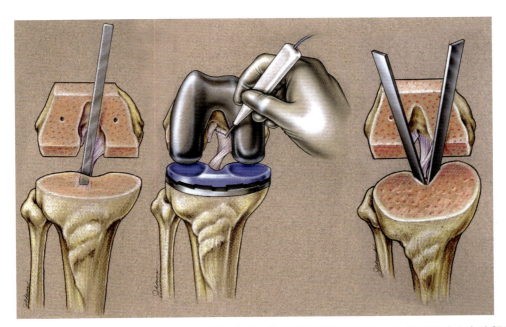

图 36D-2　从左至右，平衡后交叉韧带（PCL）的 3 种方法是：从胫骨后侧松解 PCL、从股骨远端止点选择性地剥离部分纤维、施行 V 形截骨

医生可以使用电刀从 PCL 股骨止点选择性地松解韧带纤维。这就能够平衡 PCL，就像在 TKA 中平衡内侧和外侧副韧带一样。随着纤维的选择性剥离，外科医生轻轻地推动胫骨以确定是否已获得合适的平衡。此时缩小髌骨，对膝关节进行一系列运动，首先进行屈曲位检查，检查前后抽屉试验，注意前后抽屉试验是否良好。膝关节应感觉平衡。触诊 PCL，应该大致满意且更正常。然后伸直膝关节，并评估内外翻的稳定性。当恢复到屈曲状态时，适当的抽屉试验可验证膝关节是平衡的。PCL 已部分松解，从而实现稳定的关节置换。

在通过 PCL 胫骨止点的截骨术来平衡 PCL 时，在试模就位的情况下对膝关节进行屈曲位检查。内侧副韧带应看起来满意，但触诊时 PCL 过紧。进行前后抽屉试验确认 PCL 过紧。膝关节伸直平衡，屈曲紧张是由于 PCL 过紧。因此，取掉试模，放置适当的牵开器暴露胫骨近端。用亚甲蓝标记勾勒出 PCL 的止点。然后，外科医生需要用 1/4in 的骨刀，仔细进行该止点的半月形截骨。骨凿的移动在 1~1.5cm 范围内，并且稍微向后倾斜。然后，用更宽的骨凿和骨锤来移出碎片，完成截骨术。这将松解 PCL 止点。再次放置试模。屈曲位评估膝关节的稳定性。通过施行截骨术，止点会自动调节，张力也会自动调节。前后抽屉试验现在适用于完整 PCL，该 PCL 已释放至适当的张力以便进行良好的抽屉试验，并具有良好的屈曲和伸直稳定性。在多个屈曲角度和伸直角度对膝关节进行检查，以确保其平衡和稳定，并且关节活动良好。

UC 前稳定型假体的适应证与 PS 假体相似（图 36D-3）。鉴于这些假体出色的结果，许多外科医生更愿意坚持使用 UC 或 PS 假体，避免 CR 标准假体所需要的韧带平衡，而其他外科医生，包括资深作者，则仅将 UC 和 PS 应用于无法实现 CR 标准假体所需的韧带平衡的情况。对于偏好使用选择性限制的外科医生，当 PCL 缺陷但内侧和外侧副韧带平衡且屈曲和伸展间隙相等时，使用 UC 假体。

当采用标准 CR 假体显示屈曲不稳定，但伸直时膝关节良好平衡且稳定时，UC 前稳定型假体适用。当膝关节屈曲时，PCL 存在缺陷，外科医生可以通过使用 UC 假体来替代有缺陷的 PCL，同时依然使用 CR 股骨假体，避免更换 PS 假体所需要额外的截骨。

UC 假体的设计是通过一个长而宽的前方缓冲来提供稳定性。当膝关节处于屈曲状态时，这种增强的聚乙烯前部衬垫可以防止胫骨后半脱位。当植入了 UC 试验假体并伸直膝关节时，无论内侧或外侧都是稳定的。在屈曲时，UC 假体可阻止后方半脱位。膝关节在屈曲和伸直取得平衡。通过 UC 假体可获得高屈曲度，前方缓冲提供稳定性。将试模更换为最终的 UC 假体，插入并最后评估稳定性。通过适当的前后抽屉试验，屈曲和伸直均应保持稳定，再次注意 UC 假体的前方缓冲是对后方半脱位的防护。

施行 CR TKA 时必须平衡 PCL。这就需要对胫骨进

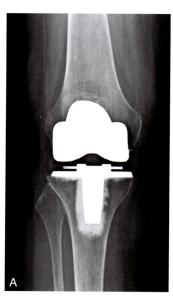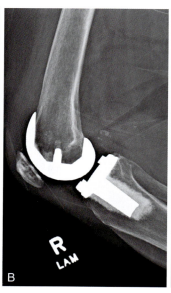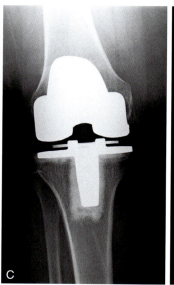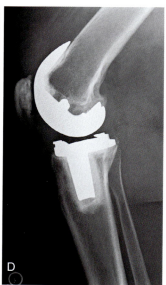

图 36D-3 高形合度植入物［正位（A）和侧位（B）］与后稳定型假体［正位（C）和侧位（D）］用于全膝关节置换术的影像学图像比较

行适当的后倾截骨。也需要熟悉 PCL 平衡的各种技术，例如股骨侧剥离或止点截骨。可能需要利用各种程度的限制，包括 CR 标准假体、CR 高边假体和 UC 前稳定型假体，以解决在初次 TKA 中遇到的不稳定和畸形问题。

结果

来自随机对照试验、队列对照研究、Meta 分析和系统评价的大量数据和文献支持，CR 和 PS TKA 手术均有出色的疗效。然而，一些大型登记系统研究报道，PS TKA 手术后假体生存率较低。在一项对 Mayo 诊所登记的回顾性分析中，包括 1988—1998 年进行的 8117 例 TKA 手术（5389 例 CR 和 2728 例 PS），CR TKA 的 15 年生存率为 90%，而 PS TKA 的为 77%（$P < 0.001$），并且在校正年龄、性别、术前诊断和畸形后，CR 膝关节结果仍然更好。一项针对 6 个国家和地区的登记系统进行的比较评估中，包括 2001—2010 年 371527 例固定假体 TKA 植入治疗骨关节炎的病例，结果发现非 PS TKA（无论髌骨表面置换与否）的表现都优于 PS TKA，其效果在最初 2 年最为显著。在一项涉及来自澳大利亚国家关节置换登记系统的 63416 例 TKA 和 138 位高手术量医生的研究中，研究人员检查了外科医生对 PS 与微稳定 TKA［Minimally Stabilized TKA，包括叉韧带保留型（Cruciate-Retaining）、前稳定型（Anterior-Stabilized）、（内轴膝 Medial Pivot），译者注］的偏好对长期生存率的影响。13 年时，与采用微稳定 TKA 的外科医生相比，偏好 PS TKA 的外科医生的患者翻修风险高出 45%。荷兰关节登记系统最近对 2007—2016 年进行的 133841 例骨水泥固定平台初次 CR 和 PS TKA 的 8 年翻修率进行了研究，结果发现与 CR 膝关节相比，PS 膝关节的翻修可能性增至 1.5 倍（95%CI 1.4~1.6）。

几项队列研究已检查了使用一系列不同制造商 UC TKA 器械的临床结局，结果不一（表 36D-1）。Sathappan 等的一项早期研究报告了 77 例 UC 植入患者（114 次 TKA）中 10 年生存率为 95%。平均随访 8.3 年，3 例患者（4 个膝关节）进行了翻修；2 例患者因外伤性跌倒，1 例双膝病变者因聚乙烯磨损而更换假体。同样，Yoon 和 Yang 最近的一项研究报告了使用导航辅助间隙平衡技术的 233 例 UC TKA 患者 8.1 年的生存率为 100%。Chavoix 的一项小型研究报告，使用活动平台设计 UC TKA 器械的 28 例患者中 5.6 年时生存率为 100%，这与他所在的中心使用活动平台 PS TKA 的经

验相似。相反，其他队列研究报告了 UC 假体的不良结果。最大宗的研究来自 Marion 等，121 例患者植入了常规 γ 射线辐照聚乙烯制成的 UC 植入物的 TKA，9 年时的生存率仅为 88% ±17%，骨溶解和无菌性松动的发生率令人担忧。他们认为该假体不如 PS TKA，因此停止使用。虽然作者认为，与深盘形设计相关的剪切应力可能会增加背衬磨损并破坏锁定，但主要的失效机制似乎是聚乙烯质量差，而不是 UC 假体概念的低劣。在两项涉及术中运动学和稳定性测量的较小规模研究中，作者报告了与 UC 植入物相关的结果并不满意。Massin 等在 10 个 UC 植入物膝关节进行了导航下术中测试，得出的结论是后稳定性不理想。同样，Akkawi 等对 20 例患者实施了导航辅助下 UC TKA 治疗，并在 6 个月后随访。他们观察到 UC 植入物未能阻止股骨前移，因而导致临床评分较低。

一些已发表的报告比较了 UC 假体与标准 CR 假体用于 TKA 的结果（表 36D-2）。PCL 切除后，UC 高的前方增强部分恢复了正常的膝关节运动学，并提供了与 CR 相当的结果。一些研究支持标准 CR 和 UC 植入物的功能结局和术后活动范围没有显著差异，而一些报道说 UC 更好。在最早发表的 UC 假体报告中，Scott 和 Thornhill 比较了使用单一 TKA 系统行 CR TKA 的患者，其中 50 例采用平坦后唇植入物（CR），50 例为矢状弯曲的、更贴合的植入物，保留并平衡 PCL。1 年时，胫骨的活动范围和放射性透亮线是相似的，作者得出结论，UC 植入物在交叉韧带保留和交叉韧带替代两种类型之间形成了一种有吸引力的折中方案，最大限度地发挥优势，同时减少不利因素，并保留骨量。

同样，Song 等最近的一项研究比较了在单一 TKA 系统中采用 CR 的 38 例患者和采用 UC 植入物的 38 例患者，发现 3.7 年时两组患者的临床和功能结局以及体内稳定性相似，并得出结论，当 PCL 受损时，UC 植入物是一个很好的选择，不需要进行 PS 假体髁间开槽。有趣的是，Roh 等使用与 Song 等相同的假体进行了一项研究，在 2 年以上的随访中比较了使用 UC 植入物时 PCL 的保留与牺牲问题。42 例 PCL 保留的患者与 43 例 PCL 牺牲的患者相比，保留 PCL 的膝关节在 90° 屈曲时内翻旋转更多，在所有屈曲范围内股骨前移更多，并且翻修更多——两例因不稳定性，另一例因 PCL 过紧，而 PCL 牺牲组中无 1 例进行翻修。作者得出结论，保留 PCL 不利于改善 UC TKA 的运动学和临床结局。

表 36D-1 关于使用高形合度假体行全膝关节置换术的队列研究

研究	# UC TKA	器械	结局	结论
Sathappan 等	114	Osteonics Series 7000	10 年生存率 95%	无论是保留还是牺牲 PCL，UC 植入物都能提供良好到极好的中期结果
Chaidez-Rosales 等	66	Consensus	92% 的患者对手术感到满意	建议将 UC 作为可选方案，以防止 PS 可能引起的并发症
Massin 等	10	Natural II	1 年时，4 例有持续的反常移位，1 例因不稳定而更换为较厚的聚乙烯	UC 可部分稳定屈曲时股骨髁，但后部稳定性不理想
Chavoix	28	E-motion	5.6 年时生存率 100%；KSS 功能和临床评分分别为（68.1±31.5）分和（91.7±7.2）分	UC 假体显示了有前景的疗效，与 LCS（金标准）的历史对照相当
Roh 等	42[a] 43[b]	E-motion	保留[a]与牺牲[b] PCL 的 UC 比较。保留组在 90°时的内翻旋转更多，整体前移也更多；PCL 保留组 3 例：PCL 牺牲组无 1 例在 ≥ 2 年时进行翻修	保留 PCL 不利于改善活动平台 UC TKA 的运动学或临床疗效
Marion 等	121	Wallaby I	9 年生存率 88%±17%，担忧骨溶解	Wallaby I 不如 PS，不应该再使用，并且应对植入器械的患者进行 CT 随访；对聚乙烯质量差的担忧
Ko 等	76[a] 155[b]	E-motion UC[a]，LCS-RP[b]	5 年时，ROM、疼痛、临床评分或影像学检查结果无差异	较新的活动平台 UC 可被视为具有理论优势以及与现有 LCS-RP 相当的疗效
Akkawi 等	20	Gemini-Light	髌腱角和前移显著增加，与临床评分较低相关；ROM 降低	UC 植入物不能阻止前移，因而导致临床评分较低
Yoon 和 Yang	233	Columbus	8.1 年时生存率 100%	采用偏距型力控撑开器系统的严格间隙平衡技术，可获得满意的短期效果

CT，计算机断层扫描；KSS，膝关节协会评分；LCS，低接触应力；PCL，后交叉韧带；PS，后稳定型；RP，旋转平台；TKA，全膝关节置换术；UC，高形合度

Hofmann 等将 100 例初次和翻修 UC TKA 患者与 100 例 CR TKA 患者的配对组进行了比较。在平均 5 年的随访期间，两组之间的运动范围和临床结局评分相似，但 CR 组因前后不稳定性和 PCL 功能缺失的翻修率较高（100 例中 5 例），UC 组无翻修。同样，Peters 等报告了 CR 与 UC TKA 相比翻修率更高。对在单一 TKA 系统中采用 UC 假体的 228 例患者和采用 CR 假体的 240 例患者进行对比，平均随访 3.5 年，UC TKA 患者中 3.1% 需要翻修，而 CR TKA 患者为 8.8%（P=0.03），有 6 个 CR 膝关节因不稳定而翻修，而 UC 膝关节没有因此因素而翻修的。两组之间的膝关节协会评分、影像学检查结果、非手术并发症发生率和麻醉下手法松解率相当。在来自当前作者中心 Berend 等的一项研究中，使用与 Peter 等相同的 TKA 系统，将 312 例采用 UC 假体的患者与 1334 例采用标准 CR 假体的患者和 803 例采用 CR 高边假体的患者进行了比较。平均随访 2.3 年，UC 组的 ROM 改善最多（5.9°），与之相比标准 CR 组和 CR 高边组分别为 3.1° 和 3.0°，尽管 UC 组的术前 ROM 较低，胫股畸形和屈曲挛缩较重，但其手法松解率最低。与 Hofmann 等和 Peters 等的较长时间随访中发现相反，在所有组均没有因膝关节不稳定而翻修的。Mont 等报告了在单一 TKA 系统中采用 UC 假体的 29 例患者的 32 个膝关节和采用 CR 假体的 124 例患者的 139 个膝关节，观察到了相似的优秀临床和功能结果。UC 组 2.7 年时假体生存率为 100%，CR 组 2.9 年时生存率为 99%，其中有 1 个膝关节在 6 个月时因不稳定而翻修。该研究的作者

表 36D–2　关于使用高形合度假体与标准交叉韧带保留型（CR）或高边假体行全膝关节置换术的比较研究

研究	# UC TKA	# CR TKA	器械	结局	结论
Scott 和 Thornhill	50	50CR-L	Press-Fit Condylar	两组术前和 1 年时 ROM 相同，胫骨放射线透光率相同（每组 4 例，非进行性）	使用 UC 植入物在交叉韧带保留和替代两种类型之间提供了一种有吸引力的折衷方案，可最大限度地发挥其优势，同时最大限度地减少劣势
Hofmann 等	100	100	Natural Knee	没有 UC 因不稳定性而翻修：5 例 CR；5 年生存率为 98%：92%	支持 UC 植入物作为初次和翻修 TKA 的可行替代方案
Uvehammer 等	20	20	AMK	2 年时，RSA 检查、临床评分和患者满意度没有差异；UC 组有更好的稳定感（$P = 0.04$）；ΔHSS 为 16 CR：27 UC	CR 或 UC 植入物的临床结局相似
Daniilidis 等	9	22	Genesis II	UC 有较低的 AP 平移和非生理性的回滚；两种植入物都没能恢复膝关节的固有运动学特性	虽然 UC 减少了 AP 平移，但接触压力集中会导致非生理性回滚
Argenson 等	38 FB 199 MB	76 FB 63 MB	多种植入物	UC FB 和 MB 的 10 年生存率分别为 94% 和 93%，而 CR FB 和 MB 的 10 年生存率分别为 95% 和 91%；UC 的 KSS 为 87 分 /89 分，CR 的 KSS 为 73 分 /75 分	10 年生存率大于 90%，与设计或机械应力水平无关。不同模型之间无显著差异
Peters 等	228	240	Vanguard	3.5 年时翻修率为 8.8% CR：3.1% UC；5 年时生存率为 88% CR：97% UC	UC 具有与 CR 相当的临床和影像学结果，而翻修较少，因此成为有吸引力的选择
Berend 等	312 UC	1334 CR-S 803 CR-L	Vanguard	2.3 年时，ΔROM 在 UC 组最高（5.9°），相比 CR–S（3.1°）或 CR–L（3.0°），并且操作率最低	即使存在 PCL 缺陷，也可能不需要以 PS 设计形式替代 PCL
Mont 等	32	139	Triathlon	UC 在 2.7 年时的生存率为 100%，CR 在 2.9 年时的生存率为 99%，其中有 1 例 6 个月时因不稳定而翻修	虽然资深作者通常使用 CR，但偶尔需要增加 UC 限制以维持稳定性
Lützner 等	39	39	Columbus	切除前在同一膝关节进行术中测量，先进行 CR，然后进行 PCL 切除和 UC，最后在 1 年时测量 UC 结局	CR 和 UC 具有相似的稳定性和 ROM。如果需要替代 PCL，则 UC 植入物是保骨解决方案
Emerson 等		930 CR-S 228 CR-L	Vanguard	在 3 年时，CR–S 的 KSS 为 92.4 分，CR–L 的为 92.1 分，CR–S 的 ROM 弧度为 2.1°～116.2°，CR–L 的为 0.9°～114.4°	各植入物组之间的临床结局和生存率无差异
Song 等	38	38	E-motion	3.7 年时 UC 和 CR 的 KSS 相似，为 92.3 分和 89.6 分，UC 的 ROM 为 130.8°，CR 的为 128.7°	UC 具有与 CR 相当的功能结局和稳定性，当 PCL 受损时 UC 是一个很好的选择，无须进行骨开槽
Rajgopal 等	105	105	Persona	2 年时无翻修；UC 的改良 KSS 为 79.7 分，CR 的为 72.8 分（$P < 0.001$）	UC 的功能结局明显优于 CR，但步态参数无差异

AMK，解剖髓腔锁定膝关节；AP，前后；CR，交叉韧带保留；CR-L，后交叉韧带保留型高边假体；CR-S，后交叉韧带保留型标准假体；FB，固定平台；HSS，美国特种外科医院评分；KSS，膝关节协会评分；MB，移动平台；PCL，后交叉韧带；ROM，活动度；RSA，放射立体测量；TKA，全膝关节置换术；UC，高形合度；Δ，改善或改变

优先使用 CR 假体，偶尔需要 UC 以达到稳定性。有人担心，UC 的形合度和限制性的提高可能导致聚乙烯磨损的增加。在 Rajgopal 等最近的一项研究中，对 105 例同时接受双侧 TKA 治疗且一侧使用 UC 假体、对侧使用 CR 假体的患者进行了为期 2 年的随访比较，他们的报告称，在统计学上，使用 UC 假体的膝关节在 WOMAC 评分、改良 KSS 评分和 ROM 方面均优于使用 CR 假体的膝关节。两组均无翻修手术，步态分析测量的足部压力和步长提示两组之间无差异。

考虑到 PS 和 UC 在替代 PCL 时的作用相同，因此在使用 PS 和 UC 之间做出决定可能会很困难。两种植入物各有其优缺点。PS 存在机械性问题，如立柱脱位或断裂、髌骨弹响综合征、髁间骨折和立柱磨损增加，所有这些对于 UC 设计都不是问题。一些研究直接比较了 UC 和 PS 假体（表 36D-3）。Laskin 等在 2000 年报道了一项前瞻性、随机对照试验（RCT），该研究包括在同一 TKA 系统中使用 UC 假体的 114 例患者和使用 PS 假体的 62 例患者。随访时，两组之间 ROM（均为 116°）、爬楼能力、疼痛或膝关节评分无差异。他们得出的结论是，使用 UC 假体避免了股骨髁间截骨，因而降低了骨折可能性并保留了骨量。Parsley 等比较了 88 例 UC 假体的患者和 121 例 PS 假体的患者 1 年

表 36D-3		关于使用高形合度假体与后稳定假体行全膝关节置换术的比较研究			
研究	# UC TKA	# PS TKA	器械	结局	结论
Laskin 等	114	62	Genesis II	ROM（均为 116°）、爬楼、疼痛或膝关节评分（均为 94 分）无差异	使用 UC 避免了股骨髁间截骨的需要，降低了骨折可能性并保留了骨骼
Uvehammer 等	25	22	AMK	2 年时，每组各有 1 例患者进行了翻修；UC 和 PS 的 HSS 评分分别为 88 分和 90 分；UC 和 PS 组符合预期的患者为 91% 和 83%	如果切除 PCL，两种设计之间的选择可以由外科医生的偏好决定
Parsley 等	88	121	Apollo PS, Natural Knee-II UC	PS 术后 1 年的最低随访 ROM 稍好，但所有其他指标相似	没有明确的证据证明 PCL 牺牲的 TKA 具有优势和需要更多后稳定
Wajsfisz 等	26	24 PS 22 PS-Flex	SAL UC, NexGen PS	软组织关闭前的术中屈曲测量：UC 124°，PS 130°，PS 134°	PS 的术中屈曲好于 UC。但是，高屈曲 PS 并不优于标准 PS
Argenson 等	38 FB 199 MB	216 FB 254 MB	多种植入物	UC FB 和 MB 的 10 年生存率分别为 94% 和 93%，而 PS FB 和 MB 的 10 年生存率分别为 90% 和 94%；UC 的 KSS 为 87 分/89 分，PS 的 KSS 为 77 分/92 分	10 年生存率大于 90%，与设计或机械应力水平无关。不同模型之间无显著差异。
Bignozzi 等	30[a]	30[b] 30[c]	[a]Gemini UC, [b]FIRST PS, [c]HLS Noetos PS	在 2 年时，ROM、运动学、临床评分或影像学结果无差异	由于队列之间没有临床差异，作者不能指出某一种设计胜过另一种
Scott 和 Smith	55	56	Triathlon	3.8 年时，功能和影像学结果相似；采用 UC 时，男性输血率和使用止血带时间总体较低	研究结果为 UC 作为 PS 的替代品提供了具体的支持，具有可比的结果、更短的止血带使用时间和减少失血的趋势
Sur 等	22	22	Triathlon	5 年时，功能和影像学结果无差异；然而，UC 的 AP 松弛度大于 PS	UC 不能通过牺牲 PCL 来恢复 AP 稳定性
Appy Fedida 等	35[a] 36[b]	43[a]	[a]Triathlon8 (UC 和 PS)；[b]BalanSys (UC+)	2 年时，UC 和 UC+ 的矢状面松弛度相似，但 PS 的较低（$P < 0.0001$）；UC+ 的 IKS 低于 UC 或 PS（$P=0.0007$）	理想的矢状面松弛度尚不可知；然而，UC 组更大的松弛度会引发对并发症（与功能和磨损相关）长期风险的担忧

研究	# UC TKA	# PS TKA	器械	结局	结论
Machhindra 等	103	99	E-motion	2 年时，功能结局和满意度相似，但 UC 的运动弧度小于 PS	MB-UC 可以被认为是 MB-PS 的一个安全可行的替代方案，但预期最大屈曲度较小
Kim 等	45	45	E-motion	3.3 年时，ROM、临床或影像学结局无差异	尽管术中的运动学有差异，但 UC 和 PS 的临床结局相似。UC 可被视为 PS 的替代品
Singh	21	26	Natural Knee II UC，多种 PS	3 个月后，UC 患者术后屈曲挛缩较重，膝关节评分较低	在印度人群中 UC 器械的非对称胫骨托无法提供足够的骨覆盖；仅 21 例病例停止使用
Biyani 等	43	39	Triathlon	1 年时，UC 和 PS 的功能评分和满意度均相当	对于接受 PCL 切除的 TKA 的患者，UC 是 PS 的适当替代品
Lützner 等	63	64	Columbus	术中或术后 1 年的 ROM，或 1 年时的结局评分无差异。PS 在 90° 屈曲时矢状位平移减少了 5mm，后回滚增加。UC 的 OR 时间缩短 7min	对于 UC，减少股骨后回滚对短期临床结局无不利影响。UC 似乎是替代 PCL 的 PS 的一个实用替代方案
Fritsche 等	40	40	Columbus	40 例 UC 植入患者的术中运动测量显示 AP 稳定性和屈曲均低于 PS	外科医生在选择其中一种替代 PCL 的方案时，应注意 UC 和 PS 植入物之间的差异
Scott	55	56	Triathlon	5 年时，21% 的 PS 和 9% 的 UC 患者有无痛性机械感觉（咔嚓声、弹响声或爆裂声；$P=0.01$）	UC 的临床、功能和影像学结果与 PS 相当，机械性感觉的发生率较低

AMK，解剖髓腔锁定膝关节；AP，前后位；FB，固定平台；HSS，美国特种外科医院评分；KSS，膝关节协会评分；MB，移动平台；OR，手术室；PCL，后交叉韧带；PS，后稳定型；ROM，活动度；SAL，自定位移动平台膝关节；TKA，全膝关节置换术；UC，高形合度；UC+，前缘增高的高形合度

后随访的情况。虽然 PS 患者的术后 ROM 119.9° 大于 UC 患者的 116.7°（$P= 0.04$），但相比术前水平的改善相似（9.7° PS：11.5° UC；$P= 0.46$）。同样，两组之间的 KSS 评分、功能评分或患者满意度没有差异，作者得出结论，没有明确的证据证明牺牲 PCL 的 TKA 具有优势或需要更多的后稳定。Machhindra 等前瞻性地收集了在相同活动平台 TKA 系统中使用 UC 假体的 103 例患者和使用 PS 假体的 99 例患者的数据。2 年随访时，他们观察到与 PS 患者相比，UC 患者的术后 ROM 较低（126°：131°），ROM 改善也较低（-2°：6°），但在功能结局、满意度或不良事件发生率方面无其他差异。他们得出结论，活动平台 UC 是 PS 的一种安全、可行的替代方案，但预期术后 ROM 较小。在 Kim 等报道的包括 45 例 UC 患者和 45 例 PS 患者的前瞻性 RCT 中，采用与 Machhindra 等所研究的相同活动平台 TKA 系统，平均随访 3.3 年，作者发现 ROM、临床和功能评分以及影

像学结果没有差异。导航下术中运动学测量显示，UC 和 PS 膝关节之间股骨反常前移和股骨反常内旋存在差异；然而，尽管运动学有所不同，但临床结局相当使得 UC 设计成为可以考虑的替代方案。在 Lützner 等的前瞻性 RCT 中，比较了单一 TKA 系统中 63 例 UC 患者和 64 例 PS 患者，导航下术中测量再次显示出 UC 植入物和 PS 植入物之间的运动学差异，但这些似乎对短期结果无负面影响。两组之间术中或术后 1 年 ROM 无差异，KSS 评分相近，UC 组牛津膝关节评分更好。此外，UC TKA 手术时间缩短了 7min。作者的结论是，UC 似乎是替代 PCL 的现有 PS 的一个实用替代方案。

两项研究报告了前瞻性 RCT 的 5 年结果，试验比较了相同单一 TKA 系统中使用 UC 和 PS 假体的患者。在一项由 Sur 等进行的包括 22 例 UC 患者和 22 例 PS 患者的研究中，观察到功能结局和影像学结果没有差异，但发现在最近的随访中 UC TKA 具有更大的前后松

弛度（9.8mm UC：3.0mm PS；$P > 0.001$）和更大的后移（–9.5mm UC：–1.7mm PS；$P < 0.001$）。前后松弛度的增加与 UC 膝关节的 KSS 评分较低相关。作者得出的结论是，尽管中期功能结果相似，但 UC 不能通过牺牲 PCL 来恢复前后稳定性，因此对于 TKA 术后的膝关节稳定性没有益处。在另一项 5 年随访和早期至少 2 年报告的随机对照试验中，Scott 等研究了 55 例 UC 植入的患者和 56 例 PS 植入的患者。他们观察到两组间基本相同且优秀的临床评分和影像学结果，UC 膝关节术后无痛性机械感发生率显著降低（9% UC：21% PS；$P=0.01$），例如咔嗒声（Clicking）、金属撞击声（Clunking, 哐啷声）或弹响声（Popping）。与 Sur 等相反，Scott 等得出的结论是其研究结果支持 UC 假体用作 PS 的替代。

综上所述，一些研究显示，与 PS 相比，UC 的前后松弛度和后滚更多，虽然存在这种松弛，两种植入物的功能评分也没有显著差异，这表明前后松弛可能对患者无不利影响。Bae 等在对 13 项研究的 Meta 分析中比较了 UC 假体（$n=757$）和 PS 假体（$n=1040$），得出的结论是，尽管报道两组之间的临床结局无显著差异，如疼痛和功能评分相似，但 PS 植入物因其更好的术中运动学和稳定性，比 UC 更为可取。多项研究表明，UC 和 PS 植入物在运动范围方面没有差异。UC 假体消除了凸轮立柱 PS 设计的缺点，这些缺点包括髁间截骨导致骨折的风险，以及可能的磨损、立柱变形、断裂或脱位以及髌骨弹响。最后，一些研究表明，UC TKA 的手术流程更简化，手术和使用止血带时间更短，输血需求减少。总体而言，数据表明 PS 和 UC 植入物均适用于 PCL 缺陷的情况，但 UC 提供了一种保留骨量的选择，且临床结局无明显差异。

（孙相祥　马建兵翻译；冯尔宥校对）

参考文献

E 活动平台膝关节置换

Humza S. Shaikh, MD | Malcolm E. Dombrowski, MD | Richard A. Wawrose, MD | Lawrence S. Crossett, MD

活动平台膝关节的历史和发展

在对膝关节固定平台置换失败原因进行分析后，活动平台得以发展。在使用不到 2 年的时间里，早期的固定铰链装置和形合度（Congruity）固定平台非铰链装置便出现了明显的假体松动。为了避免松动问题而发展的非形合度（Incongruent）的膝关节置换在 5 年内也出现磨损相关的问题。此后，模块化的固定平台聚乙烯衬垫得以开发，它允许术中对假体的稳定性进行调整。但是交锁机制又产生了新的磨损颗粒来源，加剧了已存在的磨损问题。

研究证明，无论是缺少活动性的形合度还是缺少形合度的活动性，都是有缺陷的设计概念，会导致过早松动或过度磨损。具有活动性的形合度已然成为理想的应力和运动概念，目的是尽量减少松动和磨损问题。换言之，没有了绞锁机制的活动平台在避免过去 30 年中固定平台已存在的问题方面，成为最有效的途径。

动态的胫股运动要求胫骨承载面使用球形的上接触面和平坦的下接触面，从而来适应各种运动。对于股骨假体以及半月板上承载面，牛津半月板膝关节使用了球形的表面设计；而对于胫骨假体及与其接触的半月板下承载面，则采用了平坦的表面设计。

这种首选的几何结构似乎可以很好地用于内侧单髁置换，但在其他临床应用中却存在脱位的问题。这很可能是由于股骨假体比正常的单曲率半径大，在屈曲时，后交叉韧带（PCL）的牵拉使假体向后移动过多所致。对于面临交叉韧带问题的牛津膝关节，低接触应力（LCS）股骨假体的设计展示了一个很好的解决方案。它在内外侧采用了相同的旋转球形面，但在伸直到屈曲的过程中，曲率半径逐渐递减，从而在 0°~45° 承载的活动范围时，可以使衬垫上表面 – 股骨假体保持全区域接触，此外，在较大的弯曲角度也可以保持最小的球面接触。这种几何结构表面通过减少 PCL 的张力，使股骨假体在屈曲时处于更中央的位置，同时减少 PCL 过度拉伸时对股骨的后牵作用。另一种防止半月板衬垫脱位的设计方案是在 LCS 胫骨假体上使用径向轨道。这些轨道可实现轴向旋转和可控制的前后平移，并可以依托后方的交叉韧带骨桥以及前方的髌腱以防止直接脱位。结合手术中稳定的屈伸间隙，无论两个交叉韧带均完整或仅 PCL 是完整的，LCS 半月板假体均可安全使用。

在 PCL 无功能或缺失的情况下，具有轴向旋转能力的中心稳定性是必不可少的。长期生存研究表明，超过 90% 以上的低负荷需求的老年患者，中央稳定的全髁式膝关节置换预计可使用 15 年。这些重要的研究证明，在低活动需求情况下，交叉韧带功能对于成功的长期固定和功能并非必需。

因为磨损随着负荷和活动需求的增加而增加，使用经证实的具有固定和中心稳定概念的全髁假体看起来是最适合的，它可以提供一个更耐磨和防脱位的承载表面，实现更好的长期生存和减少磨损相关失败。这些观念推动旋转平台全膝关节假体的发展，它使用了与半月板衬垫相同的球形几何表面（图 36E-1）。

髌股关节的设计流程与胫股关节设计流程类似，旨在行走、爬楼梯、深蹲时提供合适的关节运动，并把接触应力维持在理想的 5MPa 以下。纽扣形或非旋转的解剖型髌骨置换会受到点或线接触应力或过度限制性。高接触应力将导致早期的磨损失效，而过多限制性将导致早期松动失败。基于以上原因，人们研制出可旋转平台髌骨置换假体，它可以在使髌骨内外侧保持球形接触面的同时，也与股骨深凹的旋转面相匹配。LCS 设计的旋转平台髌骨置换大大减少了在其他类型假体中所遇到的接触应力。

美国新泽西州低接触应力活动平台膝关节的演变

首个活动平台是在肩关节置换中率先应用的，它使

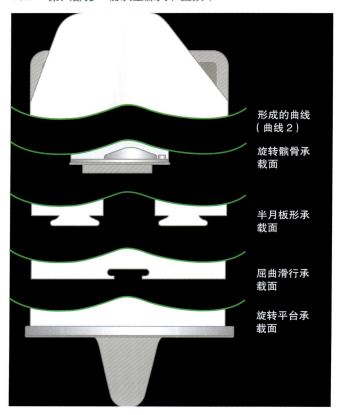

图 36E-1 LCS 旋转平台轴承设计：球形几何表面匹配半月板平台设计 + 旋转平台在髌骨内外侧面保持球面接触，同时与股骨深凹旋转面保持匹配形合度

用了两个偏心放置的球形件，大大改善了简单的球 - 窝系统的运动范围。1974 年，这些"浮动窝"假体开始研制，并在 1975—1979 年投入临床使用。后来，膝关节和踝关节假体也采用了类似的设计理念。

第一款使用半月板承载面的接近于全膝关节置换（TKA）的系统是在 1977 年推出的 LCS 全膝关节系统。当时，LCS 系统通过提供 3 种选择来治疗单间室、双间室和三间室的疾病，即保留前后交叉韧带、保留后交叉韧带和不保留交叉韧带的旋转平台 3 种类型的设计。此外，1977 年发明的第一个金属基座旋转平台髌骨置换假体为髌股关节提供了保持形合度的活动能力。经美国食品和药品监督管理局调查器械豁免（FDA-IDE）批准，这款 LCS 全膝系统在 1980 年开始用于骨水泥型膝关节的临床试验，1983 年非骨水泥型膝关节用于临床试验，并于 1985 年首次上市。1986 年，Buechel 和 Pappas 发表了最早使用骨水泥型 LCS 的临床结果。结果显示，在 2~7 年的随访中，前 123 例骨水泥型膝关节中 88.3% 表现良好或非常好，未见机械性失效或垫片脱位的报道。无论是骨水泥型还是非骨水泥型，LCS 仍然是美国唯一一款在正式发布用于临床使用之前接受正式的 FDA-IDE 临床试验的膝关节系统（图 36E-2）。

早期结果

虽然早期 LCS 膝关节假体大多是后交叉保留型半月板平台设计，但早期临床结果对其有效性提出了质疑。2001 年，Buechel 报告了 373 例 LCS 假体至少 10 年的随访结果。非骨水泥型后交叉韧带保留半月板平台组的生存率为 83%，骨水泥型交叉韧带牺牲旋转平台组的生存率为 97.7%，非骨水泥型 - 后交叉韧带牺牲旋转平台组的生存率为 98.3%。因此，随访结果肯定了大家多年来的发现，旋转平台假体不仅使用起来更容易，而且生存率也比半月板平台型假体更好。

生物力学因素
假体几何学表面

表面形合度对于提高超高分子量聚乙烯平台的磨损寿命至关重要，特别是在主要的重复性承重活动中。如

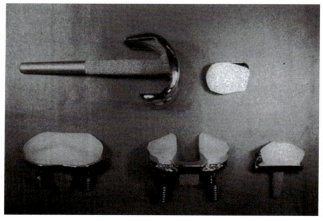 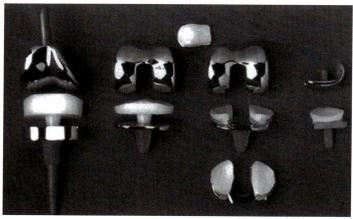

图 36E-2 活动平台膝关节设计的历史，从右到左：单髁、双髁、LCS RP、翻修型 LCS RP

步行，产生 2.5 倍体重的重力；爬楼梯，可产生 8 倍体重的重力。然而，除了直接的压力承载，胫股关节承载面在交叉韧带保留时必须能够屈曲 155°、内外翻 10°、轴向旋转 30°、前后平移 15mm。同样，髌股关节也主要承载关节压力，同样要适应相似的 155° 屈曲、6° 轴向旋转，以及在股骨滑车中向外侧和内侧倾斜而不脱位或出现边缘摩擦。

LCS 膝关节的设计就是为了适应这些参数。医用级别聚乙烯制造商建议最好把接触应力保持在 5MPa 以下，不超过 10MPa（图 36E-3A）。通过最大程度的形合度，使股骨假体和聚乙烯衬垫之间的接触面积最大，从而实现这个目标（图 36E-3B）。LCS 膝关节独特的几何形状通过匹配股骨假体和胫骨假体、股骨假体和髌骨假体之间的曲率半径，最大限度地实现了形合度。在步态中，股骨与胫骨的形合度为 0° ~30°，股骨与髌骨的形

合度为 0° ~110°。在股骨假体负重部分，如第 2 部分，前后曲率半径等于内外侧曲率半径（图 36E-4）。因此，在步态中，股骨假体和胫骨假体之间的接触面，是面积为 877mm^2 的球形面。

Kuster 和 Stachowiak 等通过研究形合度和承载之间的相互作用，阐明了最大接触表面积对最大形合度的重要性。一个 0.99 的形合度比率表示股骨和胫骨假体完全形合，比率为 0 则代表股骨髁和平坦的胫骨假体。作者使用有限元模型，发现与减少负载相比，增加形合度比率对聚乙烯应力的影响更大。在他们的分析中，正如预期的那样，平坦的胫骨假体负载 1000N（站立）比具有形合度的假体负载 6000N（跑动）所产生的聚乙烯应力还要高。然而，形合度从 0.95 增加到 0.99 对表面应力和剪切应力的影响却大于负载增加 3000N。因此，他们认为在非形合度的全膝关节置换术（TKA）假体设计

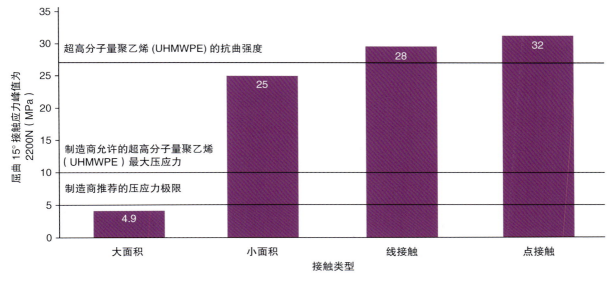

A

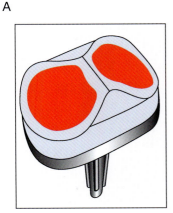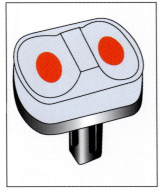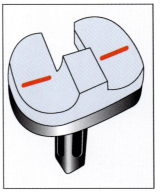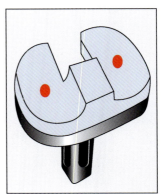

B

36E-3　A. 行业建议股骨植入物与聚乙烯之间的接触应力最好保持小于 5MPa，不超过 10MPa。B. 通过最大程度的形合度、减少接触应力，使股骨假体和聚乙烯植入物之间的接触面积最大化来实现此目标

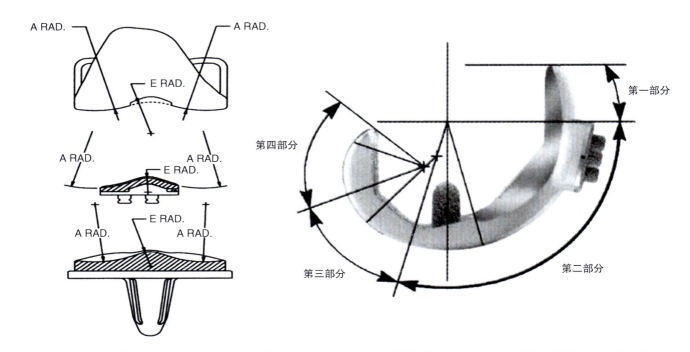

图 36E-4 LCS 膝关节股骨假体与胫骨假体间的曲率半径，股骨假体与髌骨假体匹配。步态时股骨与胫骨的形合度发生在 0°～30°，股骨与髌骨的形合度发生在 0°～110°。在股骨假体负重的第 2 部分，前后曲率半径等于内外侧曲率半径

中，与活动改变导致的负荷限制相比，高形合度更能显著降低胫骨聚乙烯衬垫的分层和加速磨损。LCS 全膝关节系统步态的形合度为 0.99。

磨损性能

最新的进展大大提高了聚乙烯衬垫的质量。真空中的伽马射线照射取代了空气中的伽马灭菌，以及从聚乙烯树脂中去除了硬脂酸钙，都降低了聚乙烯氧化的可能性，从而增加了聚乙烯衬垫的机械性能。尽管如此，假体取出物研究证明，与固定平台假体相比，LCS 全膝关节在高负荷下的体积磨损相对更少。类似的对半月板平台型、旋转平台型和髌骨旋转型的分析均表明，这些设计类型的假体磨损明显小于固定平台。虽然活动平台可以减少接触应力，但由于过度承载、过度活动、对线不齐或这些因素的组合，均可使其发生过载失效。然而，由于它们的特性，在不过载的情况下与固定平台相比，球面形活动平台更易于适应对线不良的情况。无论膝关节整体力线是否处于中立位（5°外翻），与平对平的承载面相比，球面形承载表面与股骨假体的接触总是一致的。平对平的承载面在正常髁抬离（Liftoff）时会产生过载。通过设计，旋转平台将股骨假体与胫骨聚乙烯衬垫之间、胫骨衬垫与胫骨托表面之间的旋转力交联在一起。对于 LCS 膝关节，旋转主要发生在聚乙烯远端表面

和胫骨托之间，产生一个单向的磨损模式。同样，股骨假体和聚乙烯界面的旋转主要发生在屈伸过程中，同样为单向磨损。因此，LCS 旋转平台设计将复杂的膝关节运动学简化为主要的单向运动（图 36E-5）。各种研究表明，单向运动可以降低聚乙烯的磨损率，尤其对于新型、高交联聚乙烯衬垫（图 36E-6）。

在生物力学研究中，Wang 等分析了现代聚乙烯关节表面产生的微观磨损颗粒的来源。他们发现，聚乙烯链由于股骨假体的运动产生表面张力而重组。当受力时，分子链在轴向承载时反应良好，在离轴承载时反应不佳。多向关节模拟器，通过模拟固定负重的股骨假体-胫骨托之间的相互作用，创建复杂的轴外负荷。他们发现，这种多向运动主要通过 3 种机制导致失败，按照离轴运动的增加程度可分为：拉伸破裂、剪切破裂和横向分裂。这些机制都产生纤维样的磨损颗粒，离轴运动程度愈大，相关的磨损愈增加。在另一个生物力学研究中，Marrs 等通过比较单向运动和多向运动，研究了聚乙烯的磨损率。类似的，他们发现，单向运动可以减少超高分子量聚乙烯的磨损（图 36E-7）。许多研究直接比较固定平台和活动平台设计类型之间的磨损率，进一步证实了这些生物力学的发现。McEwen 等通过使用各种全膝关节假体并在膝关节模拟器中对其施加应力，来观察聚乙烯的磨损情况。结果发现，与固定平台相

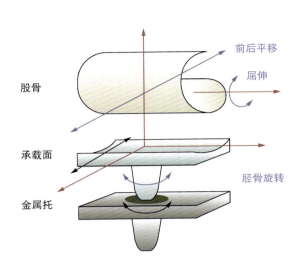

图 36E-5 旋转平台解耦了股骨承载面和胫骨承载面的活动性，以减少假体 – 骨界面应力以及聚乙烯应力

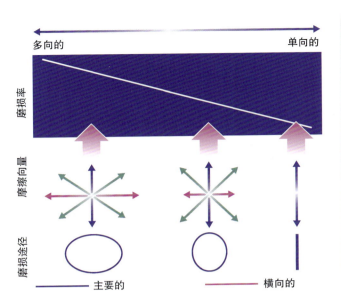

图 36E-7 多向磨损模式在不同的平面引入了摩擦矢量，增加了聚乙烯衬垫的磨损率。当运动为单向时，摩擦矢量对齐，从而使聚乙烯磨损率最小

比，旋转活动平台植入物的磨损率较低。对磨损模式的测试表明，该假体磨损特征的改善是由于膝关节运动重新分布到两个关节界面，在每个界面产生更多的线性运动。

活动平台的固定

1977 年第一款 LCS 单间室半月板平台假体以及后来的双间室和三间室假体最初均使用甲基丙烯酸甲酯作为骨质黏附的辅助手段。

LCS 单间室膝关节的胫骨固定表面有一个平的胫骨承载平台和一个小角度柄来对抗倾斜和剪切载荷。PCR LCS 半月板平台和 LCS 旋转平台的胫骨平台在胫骨近端

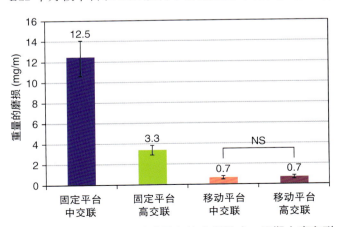

图 36E-6 固定平台与活动平台的磨损模式，早期中度交联与较新的高度交联。结果显示，当使用高交联聚乙烯衬垫时，固定平台假体的磨损率显著提高，但固定平台和活动平台膝关节之间两种衬垫的磨损率没有显著变化

使用了一个短的，圆锥形的干骺端固定杆。所有股骨假体均使用较浅的骨水泥锁定袋和股骨中心固定柱。

旋转平台髌骨置换假体采用了交叉鳍形几何结构固定，这种几何形状加固了薄的金属盘，以防止扭转失效，加强了残余的髌骨部分防止骨折，同时充分保留髌骨骨量防止松动。

1981 年初首次在临床中使用非骨水泥固定假体，通过在钴铬钼基质上烧结具有相同的关节和几何固定结构的钴铬钼多孔涂层制造。交叉韧带保留和旋转平台的胫骨假体设计有 4 个螺钉孔和球形基座。这些植入物使用 6.5mm 松质骨螺钉来加强固定。

考虑到摩擦腐蚀、螺钉断裂、骨溶解和螺钉穿透可能造成的神经血管损伤，研究者们在同年晚些时候放弃了螺钉固定。这些早期的担忧现在已见之于一些作者在其他非骨水泥型膝关节的并发症记录。

自 1981 年以来，具有多孔涂层的压配 – 非螺钉固定 – 活动平台膝关节假体已在临床中获得成功的应用。Jordan 等在对 473 例非骨水泥型交叉韧带保留型半月板型假体的生存分析中发现，3.6% 假体是因机械故障而翻修、2.5% 为聚乙烯失效翻修、1% 为韧带不稳定和随后的胫骨半脱位而翻修，仅 0.04% 是因为假体无菌性松动而翻修。术后 8 年，生存率达到 99%，失败均是由机械松动所致。对于旋转平台膝关节长达 20 年的研究表明，这些关节假体的总生存率为 99.4%。

活动平台假体的临床应用

单间室膝关节置换

单间室半月板平台假体非常适合膝关节置换术，因为它们可以保留交叉韧带，具有高形合度的假体接触面，允许股骨在胫骨上进行正常的向前和向后平移、轴向旋转和内外翻运动。牛津半月板单髁假体进行内侧单髁置换术取得了非常大的成功，但由于存在严重的脱位问题，应用于外侧间室的置换效果不太确切。

1991 年 8 月，非骨水泥型 LCS 单髁置换术取得了 FDA 骨科咨询专家组的批准，在成功完成 FDA-IDE 的临床试验后，FDA 于 1992 年 11 月通过了一般使用许可。通过采用严格的膝关节评分量表，在对 122 例患者进行 2～6 年（平均 3.3 年）的随访中，98.4% 的患者取得了良好或优秀的结果。翻修包括 1 例创伤后假体骨折患者，1 例伴随创伤后骨质疏松性骨缺失的胫骨假体松动的患者。对侧膝关节间室的疾病进展是翻修的另一个原因。这类疾病代表了目前该假体的失效机制，现在被认为是禁忌证。长期的研究表明，虽然严重的外侧髌股关节退变仍然是内侧单间室膝关节置换术的禁忌证，但在 15 年的随访中，轻度的外侧髌股关节和退变不严重的内侧髌股关节病并不影响单间室膝关节置换术的生存率或整体功能。

牛津单间室半月板假体显示每年的最低磨损率为 0.02mm，证实了增加形合度可以降低磨损率的观念（图 36E-8）。在研发人员的系列研究中，骨水泥型假体 10 年生存率为 98%；瑞典国家关节置换登记研究显示，骨水泥型假体 5 年生存率为 90%。在这两项研究中，假体脱位是导致失败的主要原因。有趣的是，这些植入物的低磨损率和良好的假体生存率，常被认为与固定 - 单间室半月板型假体预期的磨损模式是相反的。由于是单一的半径设计，牛津假体允许正常的前后平移和旋转。这种设计应遵循固定平台膝关节设计中看到的相同的多向模式。因此，一个健康、有功能的前交叉韧带对于维持牛津膝关节所需的磨损模式是至关重要的。由于内侧和外侧间室的运动受到限制，因此聚乙烯表面上的多向磨损实际上沿着一个均匀的弧形重复出现，从而形成一个单向磨损模式。

双间室膝关节置换

股骨假体的关节形状对髌骨假体的成功或失败至关

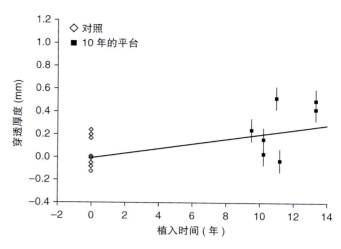

图 36E-8 牛津单髁半月板平台显示最小磨损率，平均每年 0.02mm

重要。一个双球面的、具有连续旋转表面的股骨沟与一个具有形合度双球面轨迹的髌骨假体相匹配时，允许髌骨假体长时间使用。同样的股骨沟可以匹配髌骨的解剖形状，并允许保留自然的髌骨。在一个对 52 例患者长达 10 年的临床研究中，使用 LCS 设计的独特的股骨沟，其中一组患者髌骨被置换，另一组保留，Keblish 等未发现双间室（保留自然髌骨）和三间室（置换髌骨）膝关节置换结果之间存在差异。

这种可预测性允许为农民或工人等患者保留髌骨，因为他们需要重复的蹲起负重，而这可能增加髌骨假体的磨损。此外，在低位髌骨、高位髌骨或发育不全情况下保留髌骨可以促使髌骨保持中位轨迹，而不用担心早期膝关节置换术的失败。最后，那些既往髌骨切除的患者可以进行髌腱 - 骨移植，并进行具有良好功能的双间室膝关节置换，改善股四头肌的杠杆作用和胫股关节防脱位功能。

旋转平台髌骨置换

旋转平台髌骨置换术后的失败是罕见的，通常与髌骨骨折移位、脱位、半脱位或过度的、重复的屈曲承载有关。对 515 例旋转轴承髌骨置换膝关节 6 个月至 11 年的随访中，目前随访时间为 8~19 年（平均 12.5 年），研究者发生需要翻修的并发症的膝关节为 5/515（0.97%）。衬垫的侧面磨损和横向断裂是导致机械失效的主要机制。这些都与未被认可的劣质聚乙烯和伽马辐射氧化有关，这也对过去 20 年的胫骨衬垫产生不利影响。

在对活动平台髌骨置换假体的回顾研究中，Jordan L 和 Dowd J 等随访了 256 例初次非骨水泥半月板平台 -LCS 金属托 - 解剖型活动髌骨 - 全膝关节置换术患者，在平均 11.5 年的随访中，没有因髌骨脱位或半脱位而翻修。在他们的系列研究中，只有 1 例髌骨假体由于聚乙烯磨损而被翻修，还有 1 例功能正常的髌骨假体在 TKA 翻修时被移除，以促进活动范围和伤口愈合。术后 12 年，作者发现假体存活率仍为 99.5%。类似地，Tarkin 等在他们的 70 例 LCS RP 膝关节长期系列研究中发现，以无菌性松动为指标，术后 17 年的生存率为 97%，在此期间只有 1 例膝关节因无菌性松动而翻修。然而，假体整体生存率仅为 76%，这主要是由于金属托旋转型髌骨的失败。与金属托固定型髌骨假体的高失败率相比，解剖 - 旋转型髌骨提供了持久的长期结果和较低的并发症发生率。

生存率

有几个 Meta 分析尝试汇总大型国家登记中心和系统评价的数据，以比较不同 TKA 假体之间的生存率和功能结果。Carothers 等试图比较 LCS MB 膝关节、LCS AP 滑动膝关节、PFC Sigma 旋转平台膝关节和 LCS RP 膝关节的性能，结果发现旋转平台膝关节（PFC Sigma 和 LCS RP）比 LCS MB 膝关节假体生存率更高。通过对 3506 例全膝关节置换患者的综合分析，他们发现旋转平台与半月板平台类型的假体 15 年生存率分别为 96.4% 和 86.5%。

最近，Hopley、Crossett 和 Chen 报道了 LCS 旋转平台膝关节假体的生存和功能，并将 RP 假体与固定平台假体的结果进行了比较。他们的分析包括 1980—2005 年发表的 29 篇论文，其中 I 级随机对照试验 4 篇，共计 6437 例 LCS RP 全膝关节置换患者。他们的 Meta 分析结果包括膝关节协会评分（KSS）和累计翻修率（CRR）。作为比较，他们合并了来自两个独立系统评价（卫生保健、研究和质量局 AHRQ 和安大略总署）和瑞典膝关节置换登记系统的生存数据，总计超过 10 万个假体，其中 94% 是固定平台或骨水泥型设计。

关于临床结果（KSS），LCS RP 研究和固定平台系统评价在术前和术后的评分上没有显著差异。尽管差异在所有时间点都不显著，对于 LCS RP 研究的术后 KSS 评分，2~3 年和 7~10 年膝关节评分更高，2~3 年和 13~15 年功能评分更高。

关于假体生存，在 1981—1997 年和 1988—2005 年期间，LCS RP 膝关节假体的平均生存率低于（即高生存率）瑞典膝关节登记系统在同一时期报道的固定平台骨水泥型膝关节。据报道，LCS RP 膝关节 15 年生存率分别为 98.3%、98%、96.5%、92.1% 和 76%。此外，两篇研究报道 LCS RP 假体 18 年的生存率分别为 98.3% 和 96.5%。最长时间的研究报道称，LCS RP 膝关节 20 年假体生存率为 96.5%。

这些数据表明，与固定平台膝关节假体相比，LCS RP 假体具有同等的临床效果。此外，LCS RP 假体的汇总数据显示，12 年的假体生存率为 94%~97%，18 年的假体生存率为 96%~98%。根据手术日期，生存数据可以进一步分为两个时期：1981—1997 年和 1998—2005 年。虽然这些间隔和瑞典膝关节登记报告的时间间隔并不完全相同，为了分析，他们已经尽可能匹配。对于不完全匹配的队列，LCS RP 膝关节的结果与时间最接近的瑞典登记结果进行比较，以提供更严格的比较。大致上，9~12 年的所有报道的时间，LCS 组膝关节合并 CRR 平均低于对照组瑞典膝关节登记系统的 CRR（图 36E-9 和图 36E-10）。在更现代的研究（1988—2005 年）中，存活率大大高于早期的研究，瑞典登记系统在类似时间报告的生存率也有类似的提高。这些数据最终表明 20 年的假体生存率非常高，而且，在第二个 10 年中与磨损相关的翻修发生率也非常低。作为一个类别，LCS RP 膝关节的长期临床疗效（KSS）与最近报道的 AHRQ 和安大略系统评价的 TKA 假体具有可比性。

后稳定型低接触应力 (PS LCS) 活动平台膝关节

后稳定型 LCS RP 设计的基本原理遵循了 LCS RP 运动学的深入分析。Dennis 等进行了体内运动学研究，测试了多种设计类型的 TKA 假体，包括 LCS。他们发现，在步态分析中，LCS RP 膝关节在平移上的变异性最小，主要原因在于其矢状面的形合度能阻止前后移动。然而，在膝关节深度屈曲时，形合度的降低导致股骨前端出现小的平移。他们还注意到，受试者在膝关节深度屈曲时前后平移存在高度变异性。这种矛盾前移是一个明显的问题。在屈曲时，由于股骨后皮质与形合聚乙烯衬垫后唇相接触，股骨髁的前移会导致早期的股骨后撞击发生。Dennis 等还发现，在后稳定型假体中，凸轮立柱装置迫使股骨屈曲时后滚，从而限制股骨后皮质与聚乙烯的接触程度，增加了这些植入物屈曲可能性。

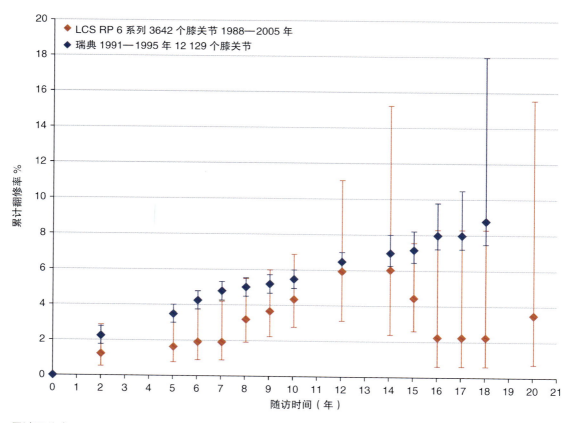

图 36E-9 累计翻修率：1981—1997 年期间置换的 LCS RP 膝关节和 1991—1995 年瑞典登记系统置换的膝关节

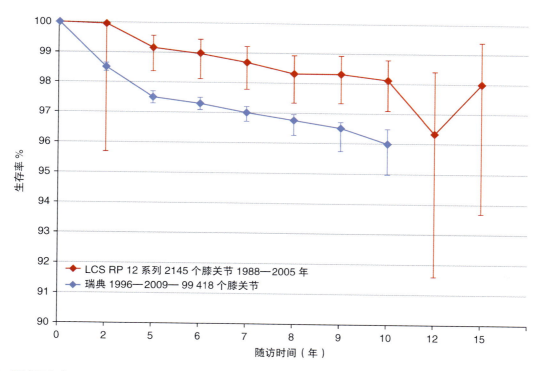

图 36E-10 累计翻修率：1988—2005 年置换的 LCS RP 膝关节和 1996—2009 年瑞典登记系统置换的膝关节

他们注意到，在本研究中，PS 假体强制股骨后滚的屈曲运动学是最可预测的。事实上，本研究证实 LCS RP 的平均体内活动度最低，被动和负重时体内活动度分别为 108° 和 99°。与之相比，天然膝关节为 139° 和 135°、固定平台 PS 膝关节为 127° 和 113°、LCS MB 膝关节为 121° 和 100°。

至此，LCS RP PS 设计类型膝关节诞生了。最早于 2000 年推出的第一代 LCS RP PS 的早期临床试验由于前方撞击和关节血肿问题而终止，早期临床数据显示了 8%~10% 的关节出血率。高度形合的聚乙烯的大的前唇被认为是造成这一并发症的主要原因。

2005 年，人们开始研发另一种设计的 LCS RP PS 膝关节（图 36E-11）。这种假体的设计目标是可预测的屈曲运动学、有限的髁间骨质切除、防止髌骨产生捻发音和敲击音、有限的聚乙烯磨损，并提供足够的防止半脱位能力。设计团队试图保留 LCS RP 的每一个设计特点和几何形状，同时增加了一个立柱来反映自然的 PS 假体的运动学，此即 Insall-Burstein PS 假体。屈曲运动学的设计是为了限制股骨后滚，因为过度的后滚被认为会增加偏心力，偏心力会导致胫骨托抬离，特别是对于非骨水泥型假体，下文将对此进行讨论。采用开放的有限髁间切除术也是非常重要的，既可以保存自体骨量，防止股骨髁骨折，也可以插入髓内钉固定假体周围骨折。设计团队通过髁间体积的对比研究发现第一代 LCS

RP 的髁间容积为 10.3mL，而 IB-Ⅱ 型股骨假体的髁间容积为 17.0mL。最后，为了减少髌骨股骨撞击，将滑车沟向前和远端进一步延伸。将更良好的前翼结构与解剖型髌骨设计相结合，改善股骨后滚运动学，有助于减少膝关节屈曲时髌骨的拉伸（Extension），而减少髌骨的拉伸被认为可以减少髌骨撞击的发生率，减少髌骨假体上极撞击股骨髁间前部的可能性。

第二代 LCS RP PS 设计的预期效果在随后的体内运动学研究中得到了证实。这些研究表明，凸轮立柱（Cam Post）机制在膝关节不早于 60° 屈曲时发生，并将股骨保持在原有位置直到屈曲 90°，之后股骨假体开始后滚。限制后滚的设计是为了防止胫骨和聚乙烯的偏心力，这会导致抬离以及股骨和胫骨假体的无菌性松动。对于 LCS RP PS 假体，在超过 90° 停留点后，后滚的限制最多到 3~4mm。

Stiehl 等在 1999 年已经证实，在保留交叉韧带和牺牲交叉韧带的设计中，步态中均发生了髁抬离，这表明 85% 的 LCS RP 假体发生了髁抬离，41% 在内侧平台上，59% 在外侧平台上。然而，考虑到 LCS 关节的内外侧形合度，这仅表现为股骨假体半脱位，而不是旋转的髁抬离。因此，LCS RP PS 的立柱采用了独特的设计，立柱的基部略窄于顶部，以适应股骨假体的平移。由于立柱较窄，因此放置了一根加固杆来支撑立柱。在放射学上，金属立柱应向外科医生表明使用的是 PS 设计，

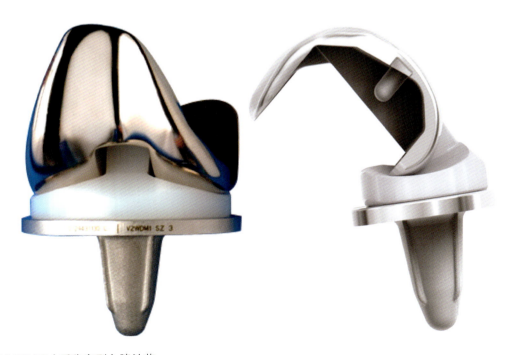

图 36E-11　LCS RP PS（后稳定型）膝关节

而不是限制型设计（图 36E-12）。

一项由设计的外科医生进行的小型室内研究证实，LCS RP PS 的设计改善了疗效。通过对 LCS RP PS 假体 TKA 患者术前和术后 KSS 和 ROM 评分进行评估，设计的外科医生发现，在术前和术后 12 个月，临床评分从 40 分增加至 86 分、功能评分从 59 分增加至 89 分、疼痛评分从 15 分增加至 45 分、阶梯评分从 32 分增加至 44 分、活动范围从 109° 增加至 120°（图 36E-13）。

虽然 LCS RP PS 假体的长期结果不多，最近非设计的外科医生已经开始公布他们此种假体的结果数据。Ulivi 等报道了 112 例 LCS RP PS 膝关节，术后 10 年假体生存率为 96.6%。他们的队列研究报道，回形滑行或影像学上的骨溶解发生率均为 0。Maniar 等对 88 例 LCS RP PS 膝关节报道了迄今为止最长期（13 年）的随访结果。他们发现，平均屈曲度从 107° 增加至 127°，KSS 膝关节评分由 28 分提高到 96 分，功能评分由 53

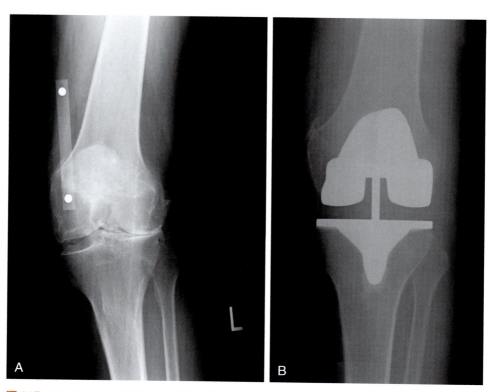

图 36E-12 A、B. LCS RP PS 后置金属加强杆型设计的 X 线片

	术前（SD）	术后 3 个月（SD）	术后 6 个月（SD）	术后 12 个月（SD）
临床评分（100 分）	40（16）	82（14）	86（12）	86（13）
功能评分（100 分）	59（19）	78（19）	85（19）	89（15）
疼痛评分（50 分）	15（10）	40（12）	43（10）	45（9）
阶梯评分（50 分）	32（7）	38（9）	41（9）	44（8）
活动范围（°）	109（18）	112（13）	116（12）	120（9）

图 36E-13 设计者外科医生进行的 LCS RP PS 假体的室内功能结果研究

分提高到 78 分。在他们的队列中没有报道衬垫旋出（Spinouts），没有骨溶解的影像学证据，也没有任何翻修，即假体生存率为 100%。

值得注意的是，衬垫旋出是旋转平台半月板假体的独特并发症，包括股骨髁在聚乙烯前缘前侧半脱位。采用 PS 设计后，这种现象就没有了。

全膝关节置换翻修术

如果你相信 LCS TKA 的概念，将这些概念应用于临床妥协的情况难道不符合原则吗？

——Lawrence S. Crossett，MD

在膝关节翻修术中旋转平台假体的好处可以归结为两个：旋转和固定。

旋转

在翻修中，旋转有助于减少聚乙烯磨损、减少松动的力以及立柱磨损。在 TKA 翻修失败案例中，聚乙烯磨损占 24.5%。正如本章前面所讨论的，固定平台假体的多向运动会加速聚乙烯的磨损，而单向运动的假体会减少聚乙烯的磨损（图 36E-1）。任何减少聚乙烯磨损和骨溶解的努力都应该在 TKA 翻修中发挥核心作用。其次，膝关节置换术中的无菌性松动可能导致大量骨丢失和不稳定，使后续手术愈加困难。在所有 TKA 翻修失败中，胫骨松动占 22%。活动平台假体可减少胫骨近端 68%~73% 的扭矩，减少假体 - 骨界面的旋转力，从而最大限度地减少松动的力。长期研究证实了这些发现。Callaghan 等对用骨水泥型旋转平台膝关节进行了 15 年的随访，在 119 例患者中未发现胫骨松动。同样

Sorrels 等对 528 个非骨水泥型 RP 膝关节进行了 5~12 年的随访，这项队列研究只报道了一例胫骨松动。最后，立柱磨损和撞击仍然是翻修设置中的重要问题。对翻修的膝关节的取出物研究发现，100% 的立柱会有一些磨损，平均 40% 立柱会显示出一些磨损。他们还注意到，较宽的立柱内外侧尺寸（即限制型）显示出更多的磨损。据骨科行业估计，目前美国 80% 的关节翻修手术是使用限制型聚乙烯衬垫完成的。自然膝关节在膝关节深屈和行走时分别允许 16.5° 和 5.7° 的内旋。相比之下，限制型假体最多有 4.3° 的旋转，而根据设计，翻修型旋转平台假体应允许必要的旋转。磨损测试同样发现，与旋转平台假体相比，固定平台翻修假体表面聚乙烯磨损更大（图 36E-14）。

固定

对翻修假体进行固定的目标包括填充大量的骨缺损、提供牢固的结构基础、恢复关节线以及骨的压缩承载。胫骨和干骺端套筒的设计是基于已证实的 S-ROM 袖套的概念，拥有可活动平台铰链，而且已展示了良好的中期结果。在活动平台关节置换术家族中，袖套装置假体的模块化概念仍然是独一无二的。在 Attune 固定和活动平台翻修系统的发展过程中，由于担心过度的旋转应力会转移到胫骨和股骨假体上，研究者决定不提供固定平台假体的袖套固定。

本章的资深作者坚信，干骺端袖套在关节翻修术中具有诸多优势。第一个优点是对大量骨丢失的处理。大的胫股骨质缺损可以用具有多孔长入物的钛袖套填充，实现翻修假体的所有目标。第二个优点是增加了假

TC3 固定平台　　　　　　　　　　　TC3 旋转平台

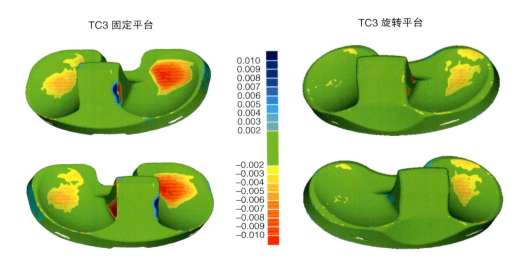

0.010
0.009
0.008
0.007
0.006
0.005
0.004
0.003
0.002

-0.002
-0.003
-0.004
-0.005
-0.006
-0.007
-0.008
-0.009
-0.010

图 36E-14　和相同时间的旋转平台相比，固定平台翻修聚乙烯衬垫显示厚度减少、磨损更多

体的相对稳定性。Jean-Louis Briard 在 2008 年指出，全膝关节置换翻修失败的原因是股骨侧。在健康的天然膝关节中，股骨后髁控制屈曲 90° 时的旋转稳定性（图 36E-15A）。轻度的后髁缺损会形成更大的楔形（股骨后髁偏心距不足，译者注），加大屈曲时的不稳定性（图 36E-15B）。同时，后髁完全缺损导致在屈曲 90° 时

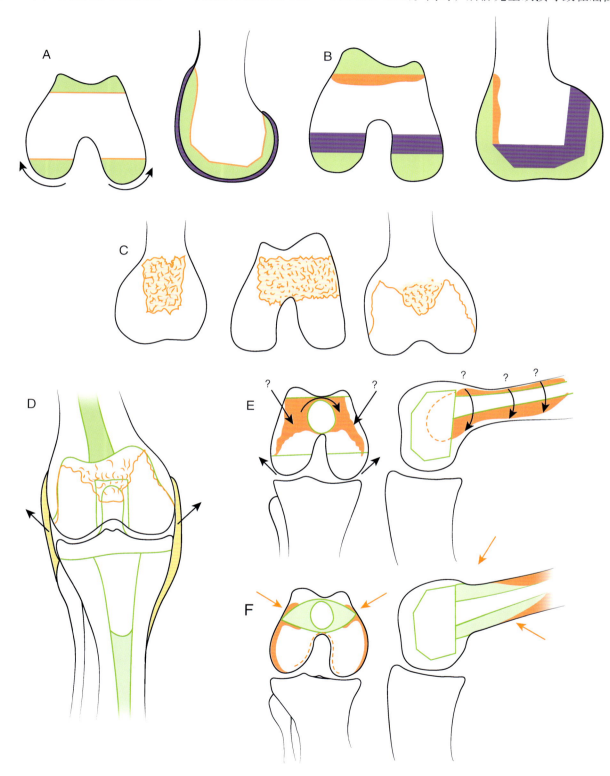

图 36E-15 A. 股骨后髁在屈曲 90° 时控制旋转稳定性。B. 轻度的后髁缺损会形成较大的楔形，导致屈曲时更大的不稳定性。C. 完全的后髁缺损导致在屈曲 90° 时股骨扭矩完全失控。D、E. 延长杆有助于完全伸展时内翻 / 外翻的稳定性，但对旋转稳定性的贡献不大。F. 袖套显著提高旋转稳定性，控制屈曲 90° 时的股骨扭矩

股骨扭矩的完全失控（图 36E-15C）。尽管延长杆有助于完全伸直位的内翻 / 外翻稳定性，但它们对旋转稳定性的贡献不大（图 36E-15D、E）。袖套显著提高了旋转稳定性，控制了屈曲 90° 时的股骨扭矩（图 36E-15F）。最后，袖套在关节翻修中的第三个优点是可以进行非骨水泥型的长期固定。虽然缺乏长期数据，但与全髋关节置换术中非骨水泥固定相似，资深作者认同以下观点：骨长入能增加稳定性，翻修假体预期能长期生存。

活动平台膝关节置换未来的发展方向

　　行业趋势表明，未来的活动平台 TKA 将从单纯的间隙平衡发生一个转变。早期的 LCS 设计只有 3 种股骨假体型号（小、中、大），我们已经取得了很大的进步，而现代 Attune TKA 系统提供 10 种尺寸，每 3mm 递增。资深作者认为，在伸直截骨后，改善运动学和消除中型不稳定的关键是在进入屈曲和股骨后髁切除之前矫正所有屈曲畸形。这包括彻底的后内侧松解，去除后内侧大的骨赘，这些骨赘会撑起关节囊并残留屈曲畸形。通过最小量伸直间隙截骨和小心处理屈曲间隙，我们有望可靠地、可重复地、最大限度地实现 TKA 中 MCL 的等距要求。

（王建朋　马建兵翻译；冯尔宥校对）

参考文献

F 双交叉韧带保留型全膝关节置换术

Christopher E. Pelt, MD, FAAOS

引言

全膝关节置换术（TKA）最初用于低要求的老年患者并取得了好的临床结果，而现在用于年轻、活跃患者的全膝关节置换术越来越普遍。除了患者有更高的需求、更长的预期寿命和更高的期望外，还有相当大比例的患者对TKA有一定程度的不满意。对于TKA引发不满的原因有很多理论，但没有一个单一的原因被确定。最终，较轻微的骨关节炎、较低的年龄、较高的活动量、要求较高或期望值较高的患者往往会被归入这一类。外科医生、植入物制造商和其他有思想的专业人士致力于改善不良的效果，他们将植入物设计视为不满意的潜在来源，或改善的途径。

关于保留或切除交叉韧带植入物设计的历史讨论主要是围绕着后交叉韧带（PCL），在过去的几十年里，后交叉韧带保留型（CR）和后交叉韧带替代型（PS）的假体设计一直是膝关节置换术设计的主流，但数据仍然不能证明其中哪种设计更具优势。最近人们对保留两条交叉韧带（包括前交叉韧带）的可能性产生了兴趣，这可能会改善治疗结果并解决不满意的问题。

很少有人讨论ACL在TKA中的重要性。最近的研究表明，许多接受常规TKA的患者保持了完整的前交叉韧带。如果在TKA中保留前交叉韧带能够重建更多正常的膝关节运动学，使膝关节感觉更自然，那么患者可能会对他们的TKA更加满意。与传统的依赖于植入物的稳定性不同，保留膝关节的天然软组织可以减少植入物的机械磨损。通过适当的植入技术和材料，在双叉韧带保留型TKA中通过更正常的运动学和感知觉来减少对假体的限制，可以潜在地帮助解决不满意的问题，甚至可以帮助解决植入物存活问题。

有了这些理论上的好处，对了解双交叉韧带保留型TKA的背景和目前对其的理解是很重要的。

历史

虽然双交叉韧带保留型（BCR）全膝关节置换术的概念起初似乎是一个新的概念，但早在20世纪60年代全膝关节置换术的设计就包括保留两个交叉韧带的植入物。Gunston Polycentric 膝关节中心是最早实施 BCR 膝关节置换术的公司之一，其目标是更自然地模拟膝关节的固有运动学。Polycentric Knee 采用骨水泥固定的独立半球形不锈钢股骨髁设计以及独立的胫骨内外侧聚乙烯组件。之后的设计，如 Duocondylar knee、Geomedic knee，逐步发展为单独股骨髁假体以改善股骨侧骨床的准备，继续保留 ACL，尽管胫骨侧骨床的准备和假体的植入，以及持久的胫骨固定仍然存在问题。早期生存前景看好这些最早的 BCR TKA 设计，可能与降低限制水平有关。长期的结果，就像许多早期的 TKA 设计一样，由于材料属性限制，植入物的设计和手术技术导致松动、聚乙烯磨损、骨溶解、髌股关节的问题以及术后活动度差等问题，其结果并没有那么好。

随着植入物材料性能的增加和改善，更多的双交叉韧带保留型 TKA 被设计并投放市场。其中最成功的包括 Cloutier bicruciate TKA（Hermes 2C）。虽然在临床上成功，但由于复杂的韧带平衡和手术技术，该植入物并未被广泛接受。

关于 BCR TKA 的使用，就要谈到 Pritchett 使用 Townley Anatomic TKA 和后来的 TKO Bicruciate Knee 的应用（BioPro，Port Huron，MI，USA），这可能导致了最近对 Bicruciate TKA 的热衷度增高。所有因素导致翻修的长期生存率为89%，排除聚乙烯磨损的长期生存率为94%（这是早期设计失败的最常见原因），其结果看到了该设计的希望。然而，他进一步发表的文章显示，与 CR 或 PS 假体相比，患者更喜欢 BCR 假体，作为提高 TKA 术后患者满意度的潜在机会，这可能是再次使用双交叉韧带保留型假体最令人信服的理由。

运动学

为了解在 TKA 中保留 ACL 的潜在好处，了解其在自然膝关节和置换膝关节中的功能和运动学可能有所帮助。自然膝关节是一个复杂的关节，有多个静态和动态结构，它们共同工作来引导运动并提供稳定性。交叉韧带在整个运动弧线中提供旋转和平移的稳定性。前交叉韧带有两个束，有助于限制胫骨前移，引导膝关节旋转。前内侧束在屈曲时变紧，后外侧束在伸展时变紧。由于股骨髁之间的不对称和紧绷的前交叉韧带的约束，使得胫骨相对于股骨进行外旋，锁扣机制（Screw Home）进一步帮助膝关节伸直时稳定。在屈曲时，当 PCL 收紧并驱动胫骨上的股骨髁向后方并向内旋转胫骨时，此时就会发生股骨后滚。后滚提高屈曲能力，也进一步加强了股四头肌杠杆臂和改善髌骨轨迹。

除了由交叉韧带提供的引导运动外，ACL 还可能在膝关节中提供本体感受性感觉反馈，因为它已被证明包含机械感受器。Fuchs 等比较了 BCR 关节置换术的患者与健康人群对照组之间的本体感受，并得出结论："保留所有关节内韧带的全膝关节置换术获得的本体感受效果与健康受试者相当。"BCR TKA 的拥护者表明改进的结果可能都意识到由于潜在的更接近正常的膝关节运动学以及人工膝关节更自然的本体感受保留下来的结果，这可能更类似于单髁关节置换术。

为了进行 BCR TKA，ACL 的存在显然是手术的必要条件。接受 TKA 手术的患者其前交叉韧带经常缺失。然而，与这一观点相反，Johnson 等发现 78% 的接受全膝关节置换术的患者存在完整的 ACL。当麻醉下单独使用 Lachman 检查时，其灵敏度较低，为 33%。当不确定是否完整时，MRI 敏感性为 90%。矢状位磨损可通过侧位 X 线片进行评估，内侧胫骨平台的前部磨损具有完整的 ACL，所有胫骨内后侧磨损的患者其 ACL 功能不良。在此之前，Sabouret 等在他们的系列研究中得出结论，只要存在功能性 ACL，即使退化或磨损，也足以进行 BCR TKA。

一些研究着眼于早期 BCR TKA 设计的运动学、步态和运动。Andriacchi 等进行了步态分析，发现异常步态在上楼或下楼时比在水平行走时更明显，并且根据全膝关节植入设计不同，约束增加时异常步态出现更多，而包括 BCR 设计在内的交叉韧带保留，异常步态出现较少。Stiehl 等对 16 个 BCR TKA 和 6 个 PS TKA 进行了体内透视，结果显示 BCR 膝关节表现出更自然的运动外观，在屈曲时逐渐出现股骨后滚和有限的前后移动。后来研究平地行走时，透视下观察 PS 的受试者和 ACL 保留型 TKA，再次得出结论：ACL 保留型 TKA 呈现的运动模式更类似于自然膝关节。可能是因为保留的 ACL，限制了胫骨前移（ACL-Retaining TKA 前接触点发生在 67%，而 PS TKA 发生在 80%）和增加的轴向旋转，这都与保留的四连杆结构有关。同样，Moro-oka 等进行荧光透视的步态分析 BCR 和 PCL 保留型（CR）TKA，发现 BCR TKA 在最大屈曲和楼梯活动时，表现出更大的股骨外后髁的运动，在步态站立相、摆动相和半屈曲阶段出现的双髁运动，并认为 BCR TKA 保持更多的自然膝关节特性，比 CR TKA 更能模拟自然膝关节的运动学。

随着最近 BCR TKA 兴趣的复兴，以及最近 BCR 植入物的两个商业介绍（Vanguard XP，Zimmer Biomet，Warsaw，IN 和 Smith and Nephew Journey Ⅱ XR，Memphis，TN），另有研究关注了这些新设计的运动学。Heyse 等在移植前后的 7 个尸体标本发现，BCR TKA 与固定负重的单髁关节置换术的运动学相似，未负重 BCR TKA 与自然膝关节运动学非常相似，包括保留后滚机制。他们继续指出，在 BCR TKA 中，胫骨内旋的丧失和股骨内髁的轻微矛盾反向前移运动可能原因是半月板和胫骨软骨的形合解剖结构的丧失，平坦的聚乙烯替换的结果。他们团队还研究了通过在内侧和外侧放置不同厚度的衬垫模拟自然胫骨内翻的影响，以及增厚或减少衬垫厚度以后所致的关节的过度填充或填充不足的影响，这些影响都是有限的，他们再次得出结论，去除半月板和软骨，用一个扁平的植入物和股骨假体取代，对胫股运动学的影响比植入物的大小影响更大。在另一项尸体研究中，Halewood 等发现了与传统的 CR TKA 相比，在 BCR TKA 中可见的前后位的松弛更为少见，更类似于未植入前的膝关节。如上所述，Wada 等 6 个标本的尸体研究发现，使用更多限制内轴膝和外侧平坦的衬垫，比内侧和外侧均平坦的衬垫，更能做出内侧限制的设计，这能重建更自然的膝关节运动学，这表明可能有一个作用，在内侧关节表面增加一些形合度，可能解决半月板和关节形合度丢失的问题。同样，Hamada 等显示，BCR TKA 甚至半月板切除术的膝关节的旋转运动学都保留下来，但切除胫骨和置换胫骨的关节面这种旋转运动就消失了，这提示 BCR TKA 应用于专注于增强前后稳定性，而非旋转运动学。

为数不多的体内研究，现代 BCR TKA 运动学设计、Simon 等收集运动和肌电图数据，对比 12 个 BCR TKA 和 15 个传统 CR TKA，在水平行走时没有发现显著差异，但 BCR TKA 确实会带来一些获益，如下坡活动期间肌肉活动，足跟着地期间的屈曲力矩与膝关节屈曲。他们的结论是 BCR TKA 可能为稳定膝关节提供了一些神经肌肉的益处。

总之，许多关于历史的甚至现代的 BCR TKA 设计的研究都支持这样一种观点，即 BCR TKA 可以重建更多自然的膝关节运动学，并保留一些本体感觉。大多数 BCR TKA 研究的运动学显示，与传统的 PS 或 CR TKA 设计相比，运动学更接近于在单髁关节置换术中看到的运动学，甚至是在自然膝关节中看到的运动学。当然，这些发现听起来令人鼓舞，但为了更广泛地考虑 BCR TKA，这些发现需要与增加的手术复杂性进行权衡，并需要得到临床结果的支持。

临床结果

上述 BCR TKA 早期设计的结果显示了许多有前景的特点，包括与传统 TKA 设计相比，患者对 BCR TKA 的偏好增加，本体感觉改善，更自然的运动学，以及良好的存活率，特别是在排除与聚乙烯磨损相关的失败后。失败可能与材料属性缺陷（如聚乙烯磨损和骨质溶解）、缺乏考虑髌股关节或增强的胫骨固定的不良设计，以及富有挑战性的手术技术有关，现代植入物制造商和外科医生设计师认为这些可能是改进过去缺点的机会。

Baumann 等在研究 Forgotten Joint 评分和 Joint Awareness 评分时得出了一个较好的结果，他们的现代 BCR TKA 结果是类似于单髁关节置换术，优于传统的 PS TKA。截至目前，与传统 TKA 设计相比，很少有其他研究能证明 BCR TKA 的患者报告结果更优。

Alnachoukati 等在仅 12 个月的随访中观察了 146 组 BCR TKA，并发现了较高的满意度，两次翻修（1.4%）和一次麻醉下松解。我们自己的研究小组之前发表了使用类似手术技术的相同种植体的早期结果，在使用新型植入物的第一年，我们的 78 例 BCR TAK 中有 66 例使用了类似的手术技术，但结果不太理想。在 12 个月的随访中，我们发现 3/66（5%）的翻修和更多的影像学透亮线。鉴于这些发现，限制了我们治疗组继续使用该植入物，但我们在继续随访所做过 BCR TKA 的患者。

我们中心总结了最新的现代 BCR TKA 全部使用经验（已投稿未发表），对 2013 年 5 月至 2015 年 10 月本中心实施的 175 例 BCR TKA 进行了研究，试图观察更长期临床结果是否有潜在的改善，以及早期翻修率较高的原因是否受学习曲线的影响。我们排除了 2 年内失访的 34 例膝关节（19%）。随访时间为 12 个月内或以翻修为随访终点，平均随访时间为 3 年（范围 0.043 4~4.9 年）。3 年生存率为 88%（范围 82%~93%）。翻修对象为：单纯的胫骨松动（5/19）、ACL 撞击（3/19）、疼痛（4/19）、原因不明（3/19）、股骨和胫骨均松动（2/19）、ACL 阙如（1/19）和关节纤维化（1/19）。使用 NIH PROMIS 系统评估患者报告的结果，平均身体功能计算机适应性测试（PF CAT）T 评分为 45 分（范围 23~63 分），这与我们传统 CR/CS TKA（数据来自之前的综述）相似。早期经验未出现集中翻修的情况，翻修率也没有随时间升高，这表明翻修与学习曲线效应没有相关性。3 年无翻修生存率为 88%，主要失败与胫骨松动、ACL 撞击、疼痛有关，与传统 TKA 相比 BCR TKA 的 PRO 评分并无不同。我们目前的结论是，在广泛使用这种或类似的植入物设计之前，可能需要对植入物设计或外科技术进一步完善。

并发症

我们的经验与其他人的经验一样，已经确认与传统的 TKA 设计相比，使用 BCR TKA 时引入了一些独特的失败模式和挑战。现代设计增加了各种适应性设计，包括交联聚乙烯解决聚乙烯磨损的问题。尽管这种变化的长期结果尚未得到证实。牺牲前交叉韧带可以使暴露范围更广，手术技术更容易，避免髁间撞击，改善矫正内外翻畸形及屈曲挛缩的能力。然而，牺牲交叉韧带的设计可能会增加手术技术的易用性和可重复性，换取正常膝关节运动学的丧失。

由于在 BCR TKA 的设计中，恢复正常的关节线对于适当平衡所有 4 根保留的韧带非常重要，因此与 PS 和 CR TKA 相比，经常需要增加胫骨切除。如果切除不充分，可能会出现关节线抬高。改变关节线（主要是关节线抬高或过填充）可导致伸展时 ACL 张力增加，术中和晚期韧带失效和骨岛骨折也有报道。此外，在整个手术过程中，必须保护 ACL 不受医源性损伤，通常需要使用额外的切割工具、较小的锯片和保护性导板。前交叉韧带插入处的中央骨块决定了胫骨假体的旋转，这是另一个可能导致手术技术错误的步骤。胫骨固定的问题，导致胫骨松动是主要的失败原因。在一些患者中可能会发生韧带平衡不良和异常运动，特别是特殊畸形的患者不能通过非个性化的手术技术重建时。胫骨松动也可能受到骨水泥技术的影响，由于在保留胫骨中央骨块的同时增加中央龙骨的挑战，骨水泥技术在减少胫骨显露或减少胫骨固定时可能实施更加困难。最新引进的现代 BCR TKA 设计（Smith and Nephew Journey Ⅱ XR，Memphis，TN）的临床研究尚未能说明添加这样的骨岛以及其他操作是否可以解决胫骨固定问题。虽然大多数现代的 BCR TKA 设计都采用了将胫骨内外侧切除和种植体与单底板设计相结合的方法，但内外侧胫骨平台之间的连接处是胫骨植入物存在机械疲劳断裂风险的区域。术前僵直患者出现术后僵直，认为在 BCR TKA 中

比 PS TKA 更为常见。此外，Cyclops 病变被认为是 BCR TKA 术后发生机械性撞击和僵直的来源。

小结

随着人口统计学、TKA 患者需求和期望的改变，不满意仍是一个问题，假体设计者都希望通过植入物的设计来改善它。相信本体感觉的改善和更自然的运动学可以改善这个问题，BCR TKA 设计再次引起了人们的兴趣。尽管引入现代 BCR TKA 设计旨在改进之前植入材料属性和设计方面的缺点，但 BCR TKA 独特的技术复杂性，以及少有研究证明 BCR 患者报告的结果优于传统 TKA，这可能会最终限制该植入物在 TKA 中的广泛应用。

（王志远　马建兵翻译；冯尔宥校对）

参考文献

第 37 章

骨水泥固定的全膝关节置换术

John B. Meding, MD

在历史上，骨水泥一直是膝关节外科医生在全膝关节置换术（TKA）中首选的固定方法。尽管一些非骨水泥 TKA 设计在功能和生存率方面为患者提供了优秀的结果，骨水泥 TKA 继续作为判断 TKA 非骨水泥固定成功与否的标准。一方面，非骨水泥后稳定型（PS）TKA 的中期结果显示 8 年生存率为 98%~99.5%。此外，非骨水泥后交叉韧带保留型（CR）TKA 的更长期结果报告了良好的生存率，12 年生存率为 93%，20 年生存率为 97%。另一方面，大量关于骨水泥 TKA 的研究，包括各种模块化、非模块化、CR 和 PS 设计，已经证明了骨水泥的良好的临床和影像学结果：10 年生存率为 98%，25 年的生存率为 94%，有些病例在第 4 个 10 年的生存率超过 92%。此外，7174 例 TKA 的登记数据显示，与非骨水泥固定相比，骨水泥 TKA 有更高的 5 年生存率（95.9%），非骨水泥固定早期失败的风险是骨水泥固定的 2.2 倍。最后，一项 Meta 分析对 15 个比较全膝关节置换术骨水泥和非骨水泥固定的研究进行了分析，发现在 2~11 年的非骨水泥全膝关节置换术中，无菌性松动导致的手术失败的综合优势比为 4.2。因此，几乎没有研究能支持非水泥 TKA 优于骨水泥 TKA，在 TKA 中选择非骨水泥固定而非骨水泥固定时需要仔细考虑。

骨水泥 TKA 的相关适应证可包括骨质量差、必须立即获得刚性假体固定的病例（多下肢关节炎或炎症性关节病）以及需要在骨水泥中添加抗生素的情况。然而，由于担心骨水泥界面会随着时间的推移而恶化，所谓的生物固定非骨水泥 TKA 可能被认为是有吸引力的，特别是在相对年轻、较重和可能更活跃的患者中。

在使用骨水泥 TKA 时，获得坚固的植入物固定是外科医生的首要目标，也是长期存活的基本前提。在保持足够骨存量的同时实现植入物稳定是一个关键目标。外科技术从适当的显露开始。这不仅需要适当的截骨和骨赘去除，而且也需要骨床准备和骨水泥加压。植入假体，去除骨水泥赘生物。一般情况下，将胫骨半脱位于股骨前，翻髌骨与否均可。因为最佳的植入物固定需要 3~4mm 的骨水泥渗透入骨，所以此时可以钻硬化骨，形成多个孔，让骨水泥穿透更多的松质骨（图 37-1A）。血液和骨碎片会阻止骨水泥的渗透，使骨水泥界面的剪切强度降低 50%（图 37-1B）。这种交锁（Interlock）是影响界面强度的主要因素。因此，必须用高压、大容量、脉冲冲洗来彻底清洗骨表面。简单的手动注射器冲洗已被证实不利于骨水泥渗透到骨内。Ritter 等清楚地证明，与单独手动冲洗相比，适当的骨准备、脉冲冲洗、吸力干燥和骨水泥加压（手指按压或骨水泥枪）可降低骨水泥界面的透亮线率，并提高假体的 5 年生存率（98%：82%）。用吸引器和/或海绵保持骨表面清洁和干燥（图 37-1C）。大多数外科医生认识到，膝关节最大屈曲可以减少出血。尽管如此，在这个过程中使用止血带仍然存在争议，并留给外科医生选择。一些作者建议使用止血带来减少出血。然而，Ejaz 等前瞻性地将 70 例患者随机分为止血带组和非止血带组，使用放射体测量分析来评估植入物的运动。2 年时两组间胫骨移位无显著性差异。通常，对骨水泥混合物来说，医生有充足的时间将骨水泥涂在所有 3 个表面上（根据假体的大小和/或外科医生的喜好，最常用的是一袋或两袋 40g 骨水泥。在许多情况下，一袋骨水泥就足够了）。在将骨水泥加压至股骨后髁时，要特别注意手指按压（图 37-1D）。在将骨水泥直接应用于股骨和胫骨假体后，将植入物打压到位，取出多余的骨水泥，植入测试试模，完全伸直膝关节，以增强骨水泥的渗透（图 37-1E）。如果需要，同样根据外科医生的偏好，先或后对髌骨进行准备、黏合和夹紧。此时要注意避免假体错位，即避免股骨假体屈曲或胫骨假体旋转。伸直膝盖，直到骨水泥硬化。应该避免在骨水泥硬化中检查膝关节活动范围，因为这些步骤可能会破坏骨-骨水泥，特别是假体-骨水泥界面。清除所有多余的骨水泥，需要充分地显露以清除股骨后髁和胫骨托周围所有多余的骨水泥（图 37-

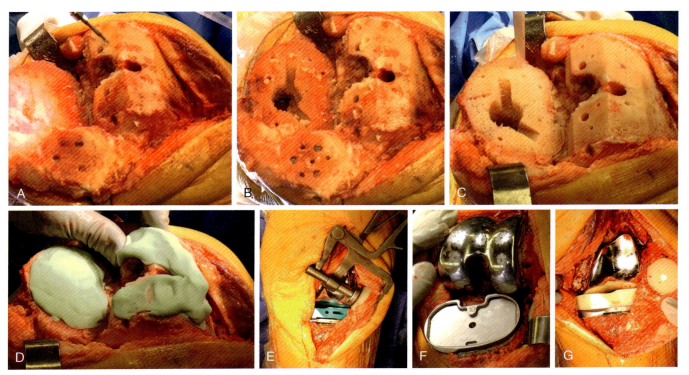

图37-1　TKA 中骨水泥技术的照片。A. 胫骨半脱位于股骨前，外翻髌骨获得所有骨表面的最佳最小化。可在硬化骨上钻孔，形成多个孔，让骨水泥渗透到较深的松质骨。B. 血液、骨碎片和软组织会阻止骨水泥的渗透，降低骨水泥界面的强度。骨表面必须用高压、大容量、脉冲冲洗彻底清洁。C. 清除所有血和骨碎片后，用吸引器或纱布保持骨表面的清洁和干燥。D. 用骨水泥枪或手指加压的压力达到骨水泥要求的渗透深度。仅仅在骨表面放置骨水泥是不够的。要特别注意将骨水泥压入股骨后髁。E. 在植入物打压到位后，除去多余的骨水泥，将膝关节完全伸直，插入胫骨衬垫试模提高骨水泥的渗透性。为避免假体移位，要固定膝关节直到骨水泥硬化。F. 清除所有多余骨水泥。需要充分显露清除股骨后髁以及胫骨托周围后方任何多余的骨水泥。G. 如果使用垫片试模，只有在用脉冲冲洗去除残留骨屑颗粒后才能插入衬垫

1F）。如果采用试模，则在放置胫骨植入物之前，使用大量的脉冲冲洗来去除残留的颗粒碎片（图 37-1G）。术后摄片可在恢复室或术后早期或二者同时进行。它们不仅可以作为监测植入体迁移或松动迹象的基线，而且还可以就外科医生的骨水泥技术提供公正、客观的反馈（图 37-2）。

随着骨水泥技术的发展，植入体的设计也会影响骨水泥或骨水泥假体界面的耐久性、质量和剪切强度。植入物在龙骨形状和长度、表面粗糙度以及其他改善骨水泥渗透和假体固定方面有所不同。外科医生应该仔细评估并熟悉每个厂商推荐的基于特定假体设计的手术方案和骨水泥技术。例如，骨水泥是只在胫骨托表面涂，还是在胫骨托和龙骨全面涂抹，虽然有些争议，可能会也不会影响胫骨假体的整体固定。虽然只在固定近端胫骨，看似有利于提高近端承载能力，但可能增加微动，随后出现松动。Ryd 等认为，表面胶结不足可能导致密封脱胶，导致液体渗入骨水泥 – 假体界面，导致固定不充分（图 37-3）。

最近，在美国，使用高黏度水泥（HVC）在膝关节置换术中越来越多。据推测，这种变化是由于与低黏度水泥（LVC）相比，HVC 增加了工作时间。然而，由于 LVC 在多种压力下侵入骨骼的深度几乎是 HVC 的 2 倍，一些作者对某些情况下 HVC 的常规使用提出了担忧。虽然 TKA 无菌性松动的病因是多方面的，但骨水泥的选择和骨水泥技术取决于外科医生。对于所使用的每种骨水泥类型，都需要对骨水泥的工作时间和渗透质量有一个实际的理解和评价。骨水泥的选择会影响假体的固定。疲劳强度、骨渗透深度和骨水泥孔隙度的微小差异都会影响骨水泥和假体 – 骨水泥界面，导致植入物早期松动。

常规使用含抗生素骨水泥（ALBC）也是有争议的。在美国，ALBC 只有在感染治愈后才被美国食品和药品监督管理局（FDA）批准用于关节置换术后感染的第二阶段再植入。尽管如此，一些外科医生还是常规地将 ALBC 作为预防深部假体周围感染的辅助手段，特别是对于深部感染风险增加的患者。虽然最令人信服的证据

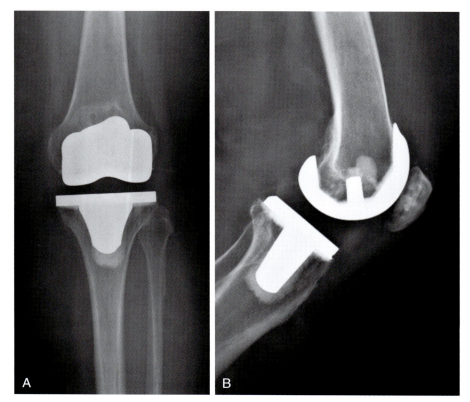

图 37-2 术后正位（A）和侧位（B）X 线片。对骨水泥渗透质量进行了评价。请注意骨水泥在侧位片显示已渗入股骨后髁

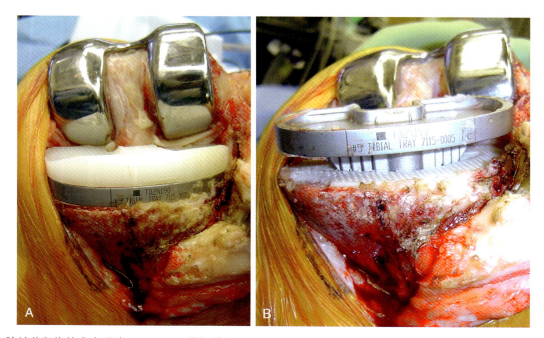

图 37-3 全膝关节翻修的术中照片，A. 显示胫骨假体表面骨水泥和随后的松动。膝关节最大屈曲后，将胫骨向前半脱位。骨水泥和胫骨假体之间的间隙在内侧很容易看到。B. 骨水泥未能附着在胫骨托的下表面。胫骨假体很容易摘除。C. 只在骨床进行表面黏合，假体龙骨区域不使用任何骨水泥。这会导致液体、脂肪或血液有可能渗入骨水泥假体界面，导致固定不充分

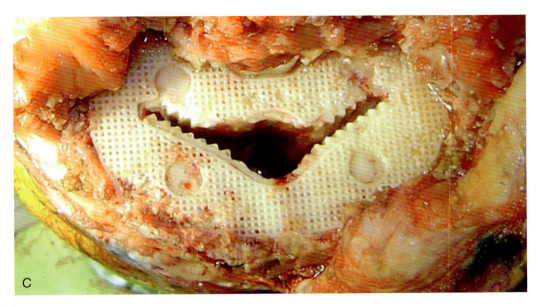

C

图 37-3 （续）

来自全髋关节置换术（THA）的数据，多项研究发现，在预防深部感染方面，ALBC 至少和全身抗生素一样有效。回顾挪威髋关节置换登记中心数据，发现感染率最低的是使用全身抗生素和 ALBC 者。Malchau 等，在一项对 92 675 例 THA 的回顾中，发现使用层流手术室和使用庆大霉素 ALBC 的髋部翻修率最低，感染风险较低。相反，Tayton 等指出对 64 566 例 TKA 病例进行回顾，新西兰关节登记系统显示，ALBC TKA 反而相对增加了感染的风险。最近对 7 项对照试验的回顾研究，比较了 ALBC（8189 TKA）和普通骨水泥（26 475 TKA），显示在深部感染率方面二者无显著差异（分别为 1.1% 和 0.9%）。作者的结论是 TKA 的 ALBC 可能是医疗保健系统不必要的成本。相反，Chiu 等随机选取 340 例 TKA 患者，分别接受头孢呋辛骨水泥或普通骨水泥，作者报告了 ALBC 的一个显著优势，头孢呋辛组的感染率为 0，对照组的感染率为 3.1%。

在作者所在的机构，在加入液体单体之前，在每袋 40g 的骨水泥中常规添加 750mg 头孢呋辛（图 37-4）。将头孢呋辛制备成白色细粉，与骨水泥粉充分混合。热稳定性好，洗脱效果满意。在不影响骨水泥的抗拉或抗压强度的情况下，可向每袋 40g 的骨水泥中添加最多 2g 的粉末。ALBC 在我们的机构不用于有过敏史的患者。常规使用 ALBC 的其他潜在和理论上的担忧包括耐抗生素细菌的发展和抗生素毒性。虽然很难证明所有 TKA 患者常规使用 ALBC 的合理性，但在高危患者中选择性

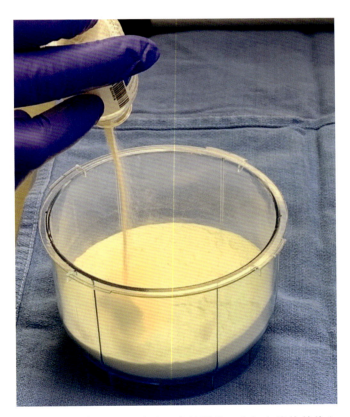

图 37-4 混合 750mg 头孢呋辛的照片，在加入液体单体之前，先将骨水泥粉倒出，充分混合，可以代替使用商用低黏度抗生素骨水泥（ALBC）

使用仍是值得的。

许多作者报道了骨水泥型 TKA 的长期成功，并特别关注了无菌性松动的存活情况。全髁型 TKA 已被广泛研究。特别是，Gill 等报道 20 年生存率为 99%，Ma

等报道的 20 年生存率为 92%，Rodriguez 等报道的 20 年生存率为 94%，Pavone 等报道的 23 年生存率为 93%。Buechel 等随访了 223 个低接触应力 TKA，20 岁生存率为 98%。Ritter 及其同事在一项多中心研究中发表了 5649 例 Anatomic Graduated Component（AGC）TKA 的结果，发现 25 年的生存率为 94%，30 年假体存活率高达 92%。同样，Huizinga 等在 15~20 年间对 211 个解剖型 TKA 的随访研究只发现了 12 例无菌性翻修（94%）。McCalden 等研究了 469 例 Genesis Ⅱ TKA 15 年生存率为 97.5%，在 55 岁以内和更年轻的患者中，Diduch 等

报告 114 例骨水泥型 PS 和 CR TKA 的 18 年生存率为 94%。最后，压配髁（Press-Fit Condylar，PFC）旋转平台 TKA 117 例患者 10 年生存率为 98%，203 例固定平台 PFC TKA 的患者的 15 年生存率为 92%，101 例固定平台 PFC TKA 20 年生存率为 91%。

骨水泥 TKA 的寿命的影响是多因素的，有患者，假体，外科医生等因素。包括合适的患者选择，合适的假体选择，精细、耐心手术技术。显然，基于整体成功的骨水泥型 TKA 和已证实的骨水泥固定的耐久性，常规使用骨水泥作为固定全膝关节置换术的选择是很合适的。

（肖琳 马建兵翻译；冯尔宥校对）

参考文献

第 38 章

非骨水泥固定的全膝关节置换术

R. Michael Meneghini, MD | Lucian C. Warth, MD

引言

全膝关节置换术（TKA）的非骨水泥固定技术最初在 20 世纪 80 年代开始普及，在过去的 30 年中，其成功率差异较大。历史登记数据显示，在国际上 TKA 中非骨水泥固定的使用比例相对较小，与非骨水泥固定相比失败率略高。虽然关节置换医生对 TKA 中非骨水泥固定技术接受相对缓慢，但最近人们对非骨水泥固定 TKA 的兴趣却激增，这主要是因为 TKA 在年轻活跃和要求更高的患者中的使用率越来越高。此外，最近生物材料和植入假体设计上的改进，增强了初始假体的稳定性和骨整合，改进聚乙烯，以及对过去设计的失效机制的更好理解，预示着 TKA 中非骨水泥固定的光明前景。而骨水泥固定术有良好的使用历史，仍然是目前的金标准，无菌性松动伴碎裂、骨水泥界面脱黏仍然是主要的失败机制。这尤其与年轻患者的 TKA 有关，更持久的生物固定方法有望延长使用寿命。此外，通过消除骨水泥固化时间来提高手术操作效率可以提高手术室效率，并直接转化为节省的医疗费用。减少手术时间对术后感染率有积极影响，这可能是 TKA 非骨水泥固定的潜在优势。此外，生物长入界面的寿命比传统骨水泥固定寿命长，可降低患者的长期翻修负担，尤其是年轻活跃的患者。

尽管有潜在的优势，改进的材料和先进的设计，非骨水泥固定仍然存在争议。早期非骨水泥内植体设计的失败是有详细记录的，通常直接归因于各种设计缺陷或较差的生物材料。较差聚乙烯，不良聚乙烯锁定机制，胫骨多孔涂层片，胫骨螺钉增强，股骨假体疲劳骨折，髌骨失败都是导致不良结果的原因。尽管存在这些早期的失败，但某些非骨水泥 TKA 设计已经产生了与骨水泥 TKA 相同的长期效果。随着多孔骨长入金属和改性聚乙烯的出现，新一代非骨水泥设计是 TKA 固定的一种诱人的选择。

早期非骨水泥设计：从历史失败中吸取教训

与早期非骨水泥全髋关节置换术（THA）一样，密切的临床随访发现了几个与设计相关的早期非骨水泥 TKA 系统相关的失败。随着新技术和非骨水泥 TKA 设计被引入市场，早期设计的这些意想不到的缺点强调了密切临床随访的重要性。非骨水泥 TKA 的历史有些曲折，给我们留下了大量的知识，这些知识可以用来改良未来的设计。在大多数系统中，在混合型和非骨水泥 TKA 结构中，股骨假体已实现可靠的长期固定，而胫骨和髌骨假体在许多设计中仍然存在问题，被认为是成功的非骨水泥 TKA 的"致命弱点"。

股骨侧的成功固定并不成问题，这归功于多平面压配所获得的固有机械稳定性。虽然固定不是问题，但是一些早期的病例显示，非骨水泥型股骨假体的设计由于植入物薄弱区域的疲劳断裂会出现灾难性失败。另外，多孔涂层设计股骨钉已经被证明可以引起应力遮挡，在非骨水泥 TKA 系统的翻修手术中，这可能导致股骨前骨质丢失。早期的股骨假体，无论是骨水泥的还是非骨水泥的，都不是为了优化髌骨轨迹而设计的，很可能导致聚乙烯磨损和金属背衬在一系列早期设计中经常观察到髌骨假体失效。

非骨水泥 TKA 的胫骨假体固定和设计仍然是优化性能和结果的主要关注领域。早期的设计实现了短钉固定，这并没有达到足够的初始机械稳定性的骨整合，而是允许不利的微动、抬起和下沉。在生物力学研究中增加柄或螺钉以增加最初的胫骨假体稳定性，已经被证明可以最大限度地减少微动和防止胫骨假体抬起。虽然辅助螺钉固定可以提高初始稳定性，但有报道发现骨长入和干骺端的失败以胫骨螺钉的钉道周围溶骨性病变为主。Berger 等报告了连续 131 例的非骨水泥 Miller-Galante 具有胫骨骨长入界面和螺钉增强的病例，平均 11 年的随访中，发现 8% 的胫骨无菌性松动是由于骨长入失败，螺钉孔周围的溶骨性病变的发生率为 12%。据报道，在一些非骨水泥胫骨假体设计中，螺钉孔骨溶解的发生率超过 30%，这是由于螺钉孔作为微粒碎片进入胫骨近端干骺端的通道所致。

虽然螺钉孔提供了进入的通道可能与聚乙烯质量、聚乙烯厚度和聚乙烯的锁定系统完整性有关，但溶骨过程可能是多因素的。Hofmann 等报告了 176 个非骨水泥 Natural 膝关节假体在至少 10 年的临床随访中无螺钉轨迹骨溶解病例。Ferguson 等在 Natural 第二代设计中发现的螺钉并不是必要的。这项研究评估了 116 个连续的 TKA 研究，证明了非骨水泥 TKA 平均 67 个月后的稳定性和骨长入与是否用螺钉固定无关。

在胫骨托的下表面上，含有补丁多孔涂层和 / 或光滑金属轨道的胫骨基板将多孔涂层与胫骨托隔开，使得颗粒磨损碎片的排出和随后胫骨近端的骨溶解形成提供最小阻力的路径。Whiteside 等报告了第一代 Ortholoc 模块化胫骨假体中的骨溶解率很高，其中包含这种结构。与下一代 Ortholoc II 胫骨假体相比利用连续多孔涂层，675 例非骨水泥 TKA 未发现骨溶解病例。研究结果支持，在非骨水泥 TKA 胫骨设计中，保持一个环形和全多孔涂层的非骨水泥胫骨托对于有效地封闭胫骨干骺端与颗粒碎片的接触是非常重要的，并且可以防止颗粒物流出和随后的胫骨松动。

早期非骨水泥 TKA 设计中最常见的并发症是非骨水泥金属背衬髌骨假体的失效。失败机制包括金属 - 聚乙烯界面的分离、由于基板缺乏骨整合而导致的短柱 - 基板连接分离、聚乙烯过度磨损以及随后的金属 - 金属关节、增生性滑膜炎和疼痛。这些并发症既与假体设计有关，也与错误的手术技术（如股骨假体过度内旋）有关。Berger 等报告了失败的 Miller-Galante 的非骨水泥

髌骨假体有 48% 的失败率需要再次手术，两种失效机制是骨长入失败和过度聚乙烯磨损及金属沉积症。

早期非骨水泥设计的成功病例

尽管非骨水泥 TKA 早期设计失败和并发症报道，但仍有许多设计获得了长期成功 10 年后的结果与骨水泥 TKA 相似生存率大于 95%（表 38-1）。Hofmann 等报道了使用带杆螺钉增强的胫骨托和防下沉金属被衬髌骨的前交叉韧带保留型（CR）非骨水泥 Natural 膝关节系统，其股骨、胫骨和髌骨的 14 年生存率分别为 99.1%、99.6% 和 95.1%。与大多数非骨水泥系统一样，大多数的失败都是由于髌骨边缘磨损造成的，作者将长期的良好结果归因于不对称的胫骨假体，在骨表面覆盖自体骨浆和防下沉髌骨假体。

Whiteside 报告了 163 个 CR Ortholoc I 非骨水泥胫骨和股骨假体的 10 年结果。胫骨假体的下表面有一层全多孔涂层，中心柄光滑，短光滑柱，而股骨假体的远端表面有多孔涂层；前后倒角的前后髁突凸缘不那么粗糙，相对光滑，以避免轴向力传递到这些骨区域。以松动和感染为失败的标准，Whiteside 报告的 10 年随访成功率达 97%。然而，在最初的 256 个膝关节中，91 个出现失随访或者在此系列后续报道前就已离世。Buechel 等报道了 20 例低接触应力（LCS，Depuy，Warsaw，IN）非骨水泥 CR 旋转平台设计的半月板衬垫、有旋转平台设计的非骨水泥支撑的髌骨假体。因任何机械原因而翻修，包括界面磨损，非骨水泥 CR 半月板膝关节 10 年生存率为 97%，16 年随访为 83%。非骨水泥旋转平台膝关节假体在 10 年和 16 年的存活率均为 98%，胫骨假体为全多孔涂层，无须螺钉增强。在 309 例非骨水泥胫骨和股骨组成部分中，仅有 1 例报告胫骨部分松动，无

表 38-1 传统非骨水泥 TKA 设计的长期随访

作者	患者数量	膝关节系统	胫骨固定	10 年生存率	建议
Buechel 等	309	LCS	延长杆	97%	1 例胫骨假体在 0.9 年出现无菌性松动
Hofmann 等	176	Natural	延长杆和螺钉	95.1%	无螺钉相关骨溶解
Ritter 等	73	AGC	延长杆	98.6%	2 例胫骨假体失效，20 年生存率 98.6%
Eriksen 等	114	AGC	延长杆	97%	20 年生存率 84.4%
Watanabe 等	54	Osteonics	延长杆和螺钉	100%	
Whiteside	163	Ortholoc	延长杆和光滑柱体	94.1%	23% 失访

股骨假体松动。一篇 76 例 CR 非骨水泥 Osteonics 3000 全膝关节置换术的报告记录了 10 年生存率为 100%，13 年生存率为 97%。股骨和胫骨假体均由钴铬合金制成，其底面有钴珠，胫骨假体用柄和加强螺钉固定。

非骨水泥 AGC 膝关节系统（Biomet）已经证明了良好的长期效果。该系统包括一个 CR，非模块性胫骨假体，其下表面有多孔涂层，以及一个无螺钉固定的中央喷砂杆。在先前报道的队列中，一系列 73 例非骨水泥 AGC 全膝关节置换术由最初的设计师至少随访了 10 年。研究人员发现，在 20 年时累计存活率为 97%，只有两例胫骨假体在第 1 年和第 9 年时发生松动。12 例髌骨金属背侧骨折伴金属沉积症需翻修。Eriksen 还报道了 AGC 膝关节系统的研究，发现该系统在 20 年时所有假体的存活率为 84.4%，其中大多数故障都是由髌骨假体失败引起的。令人印象深刻的是胫骨和股骨的 20 年生存率分别为 97.2% 和 100%。

很明显，某些非骨水泥 TKA 系统提供持久的长期结果。在这些成功的系统中常见的植入物设计特征包括胫骨假体，该假体通过柄、辅助螺钉固定或两者兼而有之。采用非模块化设计的高质量模压聚乙烯可避免骨溶解问题，如果需要髌骨表面处理，则使用埋头或活动髌骨假体可产生满意的长期效果。

现代非骨水泥 TKA 设计：生物材料和设计进步

最新开发的生物材料包括羟基磷灰石（HA）、多孔钛、多孔钽和改性的聚乙烯分别表现出增强的固定性和改善的磨损特性。这些生物材料已经在髋关节和膝关节置换术的临床应用中获得了广泛的认可，并且有望将其转化为改善初次非骨水泥 TKA 设计和结果。

羟基磷灰石（HA）是一种优良的表面涂层材料，可促进假体的骨整合。Soballe 等记录到，与没有 HA 的钛合金相比，涂有 HA 的植入物的界面剪切强度高出 3 倍。Gejo 等研究了一个前瞻性队列患者，这些患者使用非骨水泥 NexGen 膝关节系统进行 CR TKA 治疗，该系统采用多孔钛胫骨假体和辅助螺钉固定或 HA 涂层无螺钉的胫骨托。作者对 92 个膝关节进行了 12 个月的随访，作者记录了非 HA 组 32% 的胫骨假体下的 X 线片透亮带，而 HA 包覆的胫骨假体仅在一个胫骨托内侧下方显示单一透亮带。作者认为 HA 提供了额外的界面强度和骨生长，并允许胫骨无螺钉固定。

多孔金属，尤其是多孔钽和最近的多孔钛，已经成为生物和机械友好的选择，在膝关节置换手术中有许多应用。除了快速的骨生长和增加的界面强度，多孔钽提供了更好的材料弹性和更大的表面摩擦系数。多孔钽在松质骨上的摩擦系数（0.88~0.98）显著大于先前报道的传统多孔涂层和烧结珠状材料（0.50~0.66）。此外，多孔钽的弹性模量介于皮质骨和松质骨之间，明显低于钛和钴铬材料。多孔钽的这种弹性可能会产生更多的生理应力转移到假体周围骨，这可能会影响初始的机械稳定性和适应性骨反应，同时在长期内最大限度地减少应力屏蔽。

高多孔钛也被开发出来，通过更生物友好的宏观和微观结构来提高对骨骼的固定强度。通过犬类研究，确定了传统钛珠（孔隙率 30%～35%）、钴铬珠（孔隙率 35%～40%）和新开发的多孔钛表面处理（孔隙率 65%～70%）的固定强度。作者报告说，与其他两种传统的多孔表面相比，多孔钛骨长入量和机械强度要大得多。最终，这些新开发的生物材料的优势，如多孔金属，通过更大的初始机械假体固定和更快速的骨整合，可能会改善非骨水泥固定和膝关节置换术中患者的长期预后。

现代非骨水泥 TKA：早期临床表现

虽然目前市场上有许多使用多孔金属的现代设计，但评估这些植入物短期和中期临床结果的文献很少。一个例外是非骨水泥单块多孔骨小梁金属胫骨假体（Zimmer），已经显示出良好的初始机械稳定性，用 2 枚六角钉进行无螺钉固定，并已出现了令人鼓舞的早期临床结果（表 38-2）。

在一项随机对照试验中，Fernandez-Fairen 比较了 74 例利用多孔钽金属的非骨水泥 TKA 单体胫骨假体与 71 例混合型 TKA 的胫骨骨水泥假体。接受非骨水泥胫骨置换的患者膝关节评分（KSS）和 WOMAC 评分略有改善，平均 5 年随访发现并发症、再次手术或胫骨松动的发生率没有增加。Kamath 等报道了 100 例年龄小于 55 岁的患者，他们接受了带多孔钽单块胫骨假体的非骨水泥 TKA。在这个队列中至少 5 年的随访，没有假体相关的失效、明显的射线透亮带、骨溶解或假体位置的改变。在一项随机临床试验中，Pulido 等比较了 106 个非骨水泥多孔钽单体胫骨假体和 115 个部分骨水泥多孔钽单体胫骨假体和 126 个传统模块化胫骨假体。

随访至少 2 年，所有原因的翻修生存率在各组之间没有差异，并且传统骨水泥模块化胫骨组的 5 年无菌性胫骨松动的累计风险比非骨水泥组大（3.1%：0）。

表 38-2　现代非骨水泥 TKA 设计的短期随访

作者	患者数量	膝关节系统	PS CR	平均随访	胫骨假体生存率
Fernandez-Fairen 等	74	NexGen（Zimmer）	CR	5 年	100%
Kamanth 等	100	NexGen（Zimmer）	PS	5 年	100%
Meneghini 等	106	NexGen（Zimmer）	PS	3.4 年	84.9%
Pulido 等	106	NexGen（Zimmer）	PS	5 年	100%
Unger 和 Duggan	108	NexGen（Zimmer）	CR	4.5 年	100%

Unger 报道了 108 例采用金属小梁单体胫骨假体非骨水泥 TKA 的平均 4.5 年随访数据，无胫骨翻修，无进展性透亮带。

Meneghini 和 de Beaubien 在对 106 个连续使用多孔钽块胫骨假体的非骨水泥 TKA 的研究中发现了一些早期的失败病例。在这个队列中，9 个胫骨失败发生在平均 18 个月后，主要是体形较大的男性患者。虽然没有统计学上的显著性，作者发现失败组有一个趋势，即术后内翻胫股角增大。在患者选择、植入物设计和手术技术方面仍有待改进。多孔钽材料在初次膝关节置换术中的早期成功和接受，开创了非骨水泥 TKA 设计和策略的新时代。

一个成功的现代非骨水泥 TKA 系统已经出现并取得了良好的短期效果。该系统（Triathlon, Stryker）由 3D 打印的高多孔胫骨假体组成，具有坚固的中央龙骨和 4 枚外周钉，与钴铬股骨假体匹配，固定表面为 HA 涂层珠。通过坚实的生物力学基础和设计验证，多孔钛植入物在短期内表现良好。Nam 等报告了 66 例采用这种设计的非骨水泥全膝关节置换术，平均 1.4 年没有失败，其结果与 62 例相同设计的骨水泥型全膝关节置换术相似。Miller 等报告了 200 例这种设计的非骨水泥 TKA（与 200 个相同设计的骨水泥 TKA 相匹配），平均随访 2.4 年，报告了 1 例胫骨假体无菌性松动病例。这些早期临床结果是有希望的，虽然仍需要长期随访，但它们支持现代生物材料上市前科学和生物力学研究，开发的当代设计具有出色且有希望的结果。

手术注意事项和首选技术

与骨水泥设计相比，非骨水泥 TKA 是一种技术要求更高的手术，误差空间更小，每次连续截骨都会造成误差。骨水泥固定是宽容的，可以立即达到最大的固定强度，可以作为一种灌浆材料来适应骨缺损、不完美的手术切口和不同程度的骨疏松。使用非骨水泥 TKA，最佳的截骨方向、截骨质量、韧带平衡和下肢力线可以最大限度地减少膝关节运动和负重时偏心负载引起的微动并将改善关节的生物力学环境，最大限度地发挥骨整合的潜力。这被认为是非骨水泥 TKA 成功的一个基本的外科原则，而执行手术的医生在实现平面截骨和紧密的骨 - 植入物方面应该容许极少的缺陷。

目前，几乎没有临床证据来指导患者的选择和确定非骨水泥 TKA 的最佳候选方案。然而，作者认为，骨量和骨质量对机械稳定性和随后的骨整合至关重要，并且有生物力学证据支持这一观点。Meneghini 等报告称，与正常对照组相比，骨质疏松性骨模型中非骨水泥胫骨假体的机械稳定性降低。作者进一步报道，与较小的双柱设计的胫骨假体相比，使用龙骨设计可增强骨质疏松模型的稳定性，机械稳定性取决于植入物设计和宿主骨质量。因此，对于有足够骨量的患者，保留非骨水泥固定是合理的。然而，客观地量化骨量是否仍然足够充满挑战。作者目前倾向于为年龄小于 65 岁的患者提供非骨水泥 TKA，这些患者没有影像学骨质疏松症、临床骨质疏松症或任何可能损害骨质量的疾病，如尼古丁成瘾、长期免疫抑制或自身免疫性关节病。然而，随着现代非骨水泥设计的成功，这种保守的适应证已扩展到包括 65 岁以上的健康活跃个体，多常见于男性，并且在放射学上具有良好的放射性骨密度。术中对松质骨和皮质骨进行严格的目测检查，同时通过人工评估最终确认植入物的稳定性，最终确认足够的骨质量。

无论是否使用非骨水泥固定，资深术者均无须改变手术入路，因为在 TKA 中，无论是使用骨水泥固定还是非骨水泥固定，必须实现最佳的显露。我们首选的手术入路是髌旁正中入路，切口应足够充分，以提供良好的显露，以显示整个股骨和胫骨，并提供足够的偏移量，为精确地平面截骨提供清晰的路径。部分切除髌下脂肪垫以增加显露，所有膝关节都应进行标准的冠状位内侧松解，并适当剥离，以获得足够的视野和周围韧带结构的保护。作者倾向于保留后交叉韧带的植入物系统，大部分非骨水泥 TKA 临床数据存在，前交叉韧带（ACL）被去除并牺牲。

股骨的准备从股骨远端截骨开始。作者倾向于使用计算机导航进行股骨远端截骨，据报道，骨水泥和非骨水泥 TKA 的失血已经在减少，而氨甲环酸的使用进一步减少了失血量。对股骨远端进行精确的平面切骨至关重要，因为通过四合一切割导轨连接的平面截骨会放大倒角和髁突切口中的任何误差或不规则。因此，股骨远端截骨必须非常注意细节和准确性，以确保一个完美的平面。骨硬度差是经常遇到的，外科医生必须认识到这一点，在所有平面切割，包括股骨远端，因为锯片可能会在碰到股骨髁内侧或外侧的硬化骨（膝内翻或外翻）而滑过跳起。这可以通过将股骨远端导板的平面或锯条的边缘放在股骨远端截骨面上并确保不存在间隙或起伏来进行检查和确认。四合一截骨块置于远端股骨截骨面，作者倾向于用螺钉将这个导板锚定在骨上，以便更加安全地固定并帖附于股骨远端截骨平面上。最后，确保在去除骨赘时，平面截骨表面不会出现不规则或凹痕。

在准备胫骨截骨术时，同样要注意平面精度和对不同骨硬度的认识，尤其是严重膝内翻伴内侧骨关节炎的

内侧胫骨平台。作者倾向于复制胫骨固有后倾（图 38-1A），以维持 PCL 的等长张力，防止屈曲过度紧绷，这可能会造成胫骨假体的抬高，特别是在高大体重较重的男性患者中。胫骨切除厚度要最小化，目的是尽可能使用最薄的聚乙烯，因为据报道，截到更软的干骺端骨会显著增加胫骨近端的应变（骨质更差，译者注）。与股骨截骨一样，胫骨截骨必须是完全平面的，外科医生必须认识到，锯片往往会从受疾病影响最严重一侧的硬化骨上滑下，而在未受影响一侧较软的骨头则易深入其中。为了确定胫骨切口的平面精度和"平面度"，作者采用 Leo Whiteside 博士推广的"四角"法来测试。这 4 个测试是在胫骨截骨面放置一个胫骨托试模来完成的，并试图通过向下压 4 个角或象限来摇晃它（后外侧、后内侧、前外侧和前内侧）（图 38-1B）。任何晃动都将表明表面并非完全平坦，必须重新修整，以确保表面完全平坦。一旦胫骨和骨骺准备完成，间隙评估为最佳平衡，然后插入股骨和胫骨试模，并密切检查股骨试模，以确保试模与股骨斜面截骨紧密接触和过盈配合。这样可确保最终假体正确就位，并优化骨长入表面的接触，以确保机械稳定性。一旦确定了最佳的胫骨托位置和旋转角度，就可以用合适的锉刀来准备胫骨龙骨。为了在植入最终假体时保持最佳接触，确保锉刀不偏离导轨内的路径是至关重要的。大部分压配的非骨水泥系统采用在假体和锉刀系统之间留有一定的压配差，以保证合适的机械稳定性。由于维持两个平面（胫骨托和胫骨截骨面）机械稳定性具有挑战性，因此除了坚固的胫骨龙骨，作者强烈支持增加辅助性固定到胫骨周围骨中。

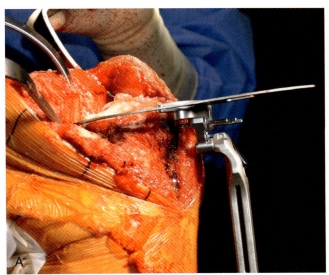
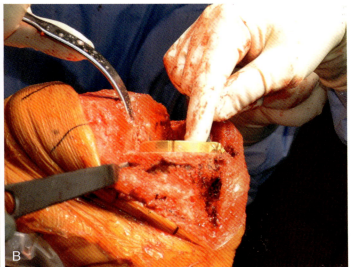

图 38-1　A. 用使用平的锯片来引导模拟胫骨的原始后倾。B. "四角"法测试确保胫骨截骨平面平整

与单纯的外周固定相比，坚固的龙骨和外周固定可以优化稳定性，减少微动。外周钉是精心准备的，以优化压配，类似于龙骨和试模胫骨底板必须在准备期间充分固定，以确保最佳压配。最后，作者常规地用小钻处理硬化骨区域，以缓解骨应力，以最大限度地减少在最终植入物的紧密压配期间发生的骨折。

作者推荐一个不对称的胫骨假体（以最大限度地增加骨长入表面积）与环形的高多孔钛基板底面和以十字形钉辅助固定（图38-2A）。一项重要的手术技术是确保胫骨假体压配期间，胫骨底板和胫骨表面平行并共面，以确保龙骨和辅助钉穿过松质骨内准备的通道，以优化压配配合。偏离轴线或以倾斜角度撞击龙骨会破坏松质骨内精心准备的通道所赋予的压力配合。在整个打压过程中，应监测共面和平行基板的位置，直到胫骨近端截骨表面到达最终静止位置（图38-2B）。作为最后一步，应仔细检查植入物－骨界面，以确保没有间隙，

从而确认其均匀性以及高度多孔的下表面紧密接触胫骨内植体和宿主骨（图38-2C）。股骨假体压配需要类似的检查和评估，以确保临床成功。压配非骨水泥股骨假体（图38-3A）在撞压过程中，由于较长的前髁突与多孔金属的摩擦阻力初次接触，在撞击过程中有可能呈现相对弯曲的位置。摩擦阻力会导致外科医生的手放低，这可能会导致前截骨面和植入物之间的间隙过大，最明显的是前方。应通过使用股骨假体把持器手柄获得方向，并在股骨假体打压期间保持股骨相对延伸位，对抗植入物屈曲的趋势，并应密切检查股骨植入物－骨界面是否存在过多间隙（图38-3B）。然而，与胫骨植入物不同的是，小于1mm的小间隙通常是可以接受的，如果分离到特定位置，如前倒角的前部，可以用骨移植物或骨水泥填充，尽管通常并不需要（图38-3C）。由于股骨内种植体的三维形状、远端凸耳和前后股骨髁之间的过盈配合，以及与主骨接触的长入材料的更大表面

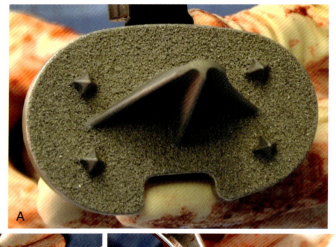

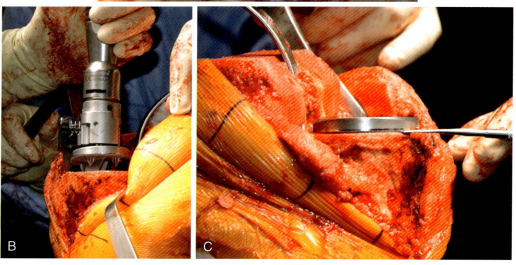

图38-2　A. 现代非对称的高度多孔的胫骨底板，有一个坚固的中央龙骨和4枚外周十字形钉以加强固定。B. 最终胫骨植入物的打压，确保胫骨托与截骨的胫骨面形成共面。C. 用手术刀检查胫骨基座与宿主骨紧密接触

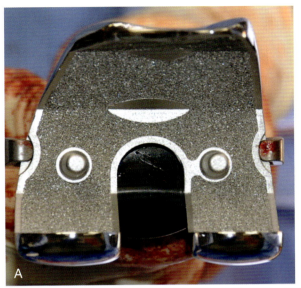

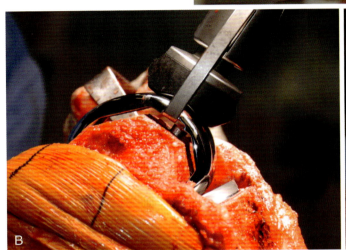
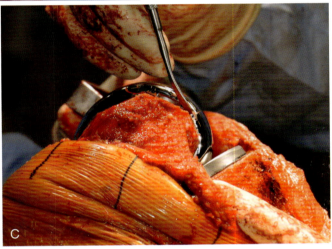

图 38-3　A. 多孔涂层钴铬股骨假体固定面。B. 股骨假体的打压，通过股骨把持器手柄的最佳方向确保所有 5 个截骨面处在共面方向。C. 股骨假体与宿主骨紧密接触

积，为临床成功提供了安全因素。与胫骨不同的是，股骨假体与宿主骨的完美贴合是需要的，但可以允许有轻微的间隙，只要种植体的机械稳定性是稳健的，就不会导致临床失败。

在非骨水泥 TKA 中，解决髌骨问题的可行方案包括不换髌骨、全聚乙烯骨水泥假体或金属背衬非骨水泥假体。如前所述，传统设计中的大多数金属非骨水泥假体的随访记录不佳，并与早期聚乙烯失效和金属沉积有关。无论术中髌骨如何定位，所有病例都应使用标准的手术技术来改善髌骨轨迹。注意获得合适的股骨旋转、胫骨旋转、髌骨假体内移、胫骨假体偏外放置以及必要时的软组织松解。如果外科医生考虑用非骨水泥的髌骨进行髌骨表面重建，应特别注意植入物的设计。大多数现代设计都融合了现代理念，即最大限度地提高了高质

量聚乙烯、高多孔金属骨长入表面，以及优化的坚固的聚乙烯-金属界面，以最大限度地降低分离风险。进一步加强现代非骨水泥髌股关节靠的是现代股骨假体的髌骨友好滑车设计。

在目前的实践中，本文作者在术前咨询期间与患者讨论所有 3 种髌骨选择；然而确定最终的选择，取决于术中评估是否存在关节炎以及试模假体评估髌骨轨迹而定。如果年轻患者的髌骨有轻微或无关节炎性变化，且术中髌骨轨迹一致且无倾斜，则不进行表面处理，这有利于保留年龄小于 65 岁的年轻患者的髌骨的骨储备，并有选择性髌骨表面置换的数据支持。如果有中度或显著的关节炎改变，在骨质量较差的老年患者以及髌骨边缘硬化的患者中，髌骨将选择骨水泥假体重新置换。如果髌骨轨迹良好，且髌骨有明显的关节炎改变，年龄小

于 65 岁的年轻患者中选择地使用非骨水泥假体。

临床和围术期注意事项

现代非骨水泥 TKA 患者的术后处理与骨水泥固定几乎相同。允许患者完全负重，并在允许的情况下提高活动水平。根据资深作者的经验，非骨水泥 TKA 患者引流量更大；然而，使用氨甲环酸有助于减少非骨水泥固定术中的出血量，并在所有患者中常规使用。

定期随访患者，并进行放射学评估，注意观察骨 – 种植体界面（图 38-4）。这就需要技术人员努力引导 X 线束垂直于植入物，这样假体 – 骨界面就可以与平的切面相一致。这种方法在最新的膝关节学会射线照片方法中有很好的描述。

结语

非骨水泥 TKA 设计的长期结果，结合一些设计早期失败的检查，支持这样一个观点：一旦实现骨整合，假体 – 骨界面的固定和结构完整性将得以长期维持。通过新开发的生物材料，如高孔钽和钛，固定可能会得到增强和改善。如果通过提高骨质量来预防骨溶解，并通过现代胫骨盘锁定机构和非模块化胫骨组件减少背衬磨损，在 20 年里需要进行翻修手术应该是很少的。非骨水泥全膝关节置换术的骨保留特性，综合上述优点，表明非骨水泥 TKA 很可能是膝关节置换术的未来，尤其是对生活方式活跃的年轻患者而言。

（贺强　马建兵翻译；冯尔宥校对）

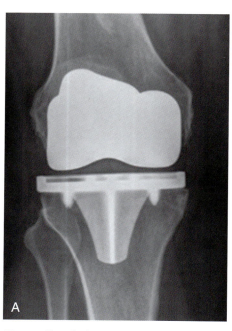
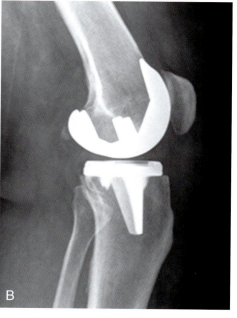

图 38-4 A. 非骨水泥 TKA 的正位片，骨整合良好，无透亮带。B. 非骨水泥 TKA 侧位片，骨整合良好，无透亮带，接近胫骨原始后倾

参考文献

第 39 章

全膝关节置换的手术显露

Kenneth L. Urish, MD, PhD | Jason P. Zlotnicki, MD | Michael J. O'Malley, MD

引言

全膝关节置换手术入路的选择对术者和患者都有重要意义。入路的选择必须考虑患者的特点，包括存在的畸形、既往手术切口和能正确安放假体并保护软组织所需要显露的程度。它应该给术者提供一定程度的灵活性，以便在出现意外复杂性或并发症的情况下进行调整。在本章中，将描述每种方法的技术考虑因素，并关注其优点、缺点和相关结果。在全膝关节置换术中所选择的手术方法对外科医生和患者都有重要的意义。

皮肤切口和软组织处理

膝关节的手术入路从了解膝关节前方软组织解剖开始（图39-1）。在没有创伤或既往手术瘢痕的情况下，经典的膝关节入路位于膝关节前正中。切口位于髌骨中线上，向近端和远端延伸，总长约10cm，止于胫骨结节内侧1cm。另一种选择是做髌旁内侧皮肤切口，目的

是减少屈曲时切口的张力。在比较这些入路的临床研究中并未发现差异。在这一软组织覆盖有限的区域，为了切口有效愈合，术者对皮肤血供的保护显得至关重要。术者必须熟悉膝关节的血管解剖，尽量减少浅表的剥离，以免阻断浅表皮肤和软组织的血供。此外，必须在伸膝装置上方保留一个厚的皮瓣，以维持血液供应和防止坏死。

膝前皮肤和软组织的神经血管网络起源于膝关节内侧的隐动脉和膝降动脉。因此，通过经典的正中切口，外侧皮瓣在手术中会面临更大程度的缺氧。供养前方皮肤的吻合支穿行于膝关节的深浅筋膜，因此应该小心避免浅表的剥离，以增加表面皮肤坏死的风险（图39-2）。同样，正中切口通常会切断隐神经的髌下支，导致膝外侧麻木。虽然不会造成特殊疾病，但围手术期应向患者交代手术后可能出现膝关节外侧麻木。

了解膝关节以内侧神经血管结构为主的解剖学特点对所有病例都是重要的，但对于有既往切口患者的皮

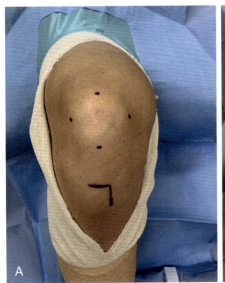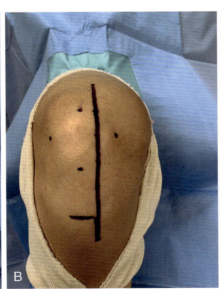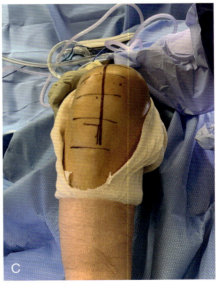

图39-1 膝关节前方解剖学标志。A. 了解膝关节前方骨和软组织的标志有助于恰当定位前正中切口。髌骨和胫骨结节的边界已标注。B. 作者首选的皮肤切口依所画标志而定。C. 随后在缝合过程中添加垂直的线，帮助精确地对准皮肤

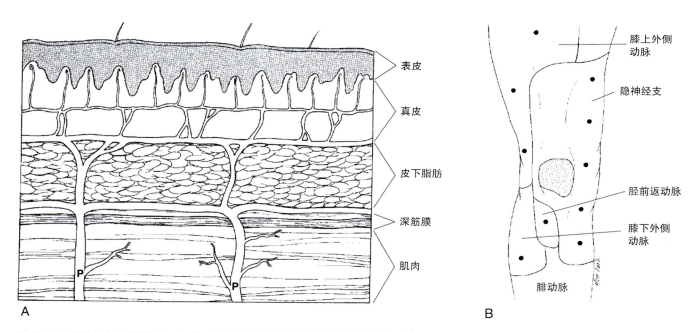

A

B

图 39-2 膝前神经血管结构。A. 前方皮肤和软组织神经血管结构的走行决定了正确的软组织处理。皮肤和皮下组织的微血管解剖特点决定，需要有厚皮瓣来保护深穿支血管（P）对切口边缘的血流供应。B. 由于循环以内侧为基础，外侧皮瓣更容易发生缺氧（实心圆点表示深穿支的位置）。隐神经髌下支的走行解释了术后皮肤外侧的麻木（摘自 Younger AS, Duncan CP, Masri BA. Surgical exposures in revision total knee arthroplasty. J Am Acad Orthop Surg. 1998;6:56, Figs 1A and B, 转载授权）

肤切口设计是至关重要的。在选择切口范围时，术者必须尽可能靠外侧，以避免大片前方软组织失去血液供应。最好兼顾既往的纵向皮肤切口，与既往切口成直角相交，以更好地保存皮肤灌注，消除导致坏死的无血管皮桥。覆盖伸直装置的皮下组织皮瓣应该予以保留。这保护了通过皮下组织对浅表皮瓣的血液供应。可以选择更靠外侧的切口，因为能延长切口并形成大而易操作的皮瓣，依然可达到内侧的显露。术者应该意识到，前侧或内侧膝关节切口会使合并有大的瘢痕或软组织缺损的情况雪上加霜。重要特征包括切口或瘢痕的年龄、环境和伤口愈合困难的病史。如果存在上述任何一种复杂情形，术前均应考虑请美容整形科会诊。

在切开皮肤和准备好软组织皮瓣后，可清晰看见伸膝装置（图 39-3）。所有后续的暴露方式对伸膝装置的处理各不相同；然而，任何入路的目的都是为截骨、假体植入和软组织平衡获得充分的视野。图 39-3 描述了可用于入路的主要解剖学标志和不同间距。

髌旁内侧入路

髌旁内侧入路（即髌旁正中入路或旁正中入路）最初由 von Langenbeck 于 1879 年描述，它提供了一种易于重复且延展的膝关节入路。近些年由 Insall 推广，这

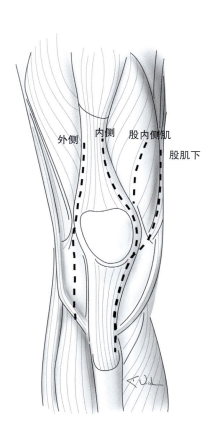

图 39-3 伸膝装置以及不同入路的关系。伸膝装置包括股四头肌和肌腱、髌骨、髌腱和胫骨结节以及其他周围软组织结构。不同的膝关节入路区别在于如何切开关节囊以避开或处理伸膝装置来达到显露

种入路提供了极好的显露，当需要额外显露或软组织松解时，还可以进行调整（如下面讨论的困难显露章节）。这种入路的经典方法是于股四头肌腱内侧 1/3 处切开，并从髌骨上松解股直肌腱和股内侧肌纤维。最近对该入路的改良使股四头肌的切口内移，并保留了大部分股四头肌腱的完整性，仅将股内侧肌从其髌骨止点分离。Insall 的改良方法是沿着髌骨前表面直线剥离伸膝装置，并沿着髌腱的内侧缘向远端延伸。从这里，锐性切开股四头肌的延展部，将其从髌骨前表面剥离，直到看见髌骨内侧缘。至此，去除滑膜和位于正中的脂肪垫，将髌骨向外翻转。缝合在屈曲或伸直位下进行均可，因为随机前瞻性试验表明，缝合时膝关节的位置对效果没有影响。

本章中笔者倾向于以分步的方法，根据需求进行不同的调整来达到对膝关节可重复的且可延展的显露（图39-4）。

手术技术

患者在标准手术台上取仰卧位。固定在手术台上的两根 L 形杆用于支撑足部，在手术中屈曲时稳定膝关节。一个放置在小腿近端下面，用于在最大屈曲时稳定大腿；另一个放置在小腿远端下面，以保持膝关节 90° 屈曲。还有其他装置可以让术者在操作中选择所需要的不同屈曲程度。

在屈膝 90° 时做切口，此时前皮肤绷紧，使切开后皮肤边缘收缩。切口在正中线偏内，从髌骨上极近端约 5cm（3 指宽）处开始，向远端延伸至胫骨结节的内下缘。这个切口优化了伸膝装置远端的软组织覆盖，原因在于此处较薄弱，在跪下时可能会在某处压力集中点裂开。切口沿着伸膝装置锐性切开。全层皮瓣可保护浅表的血液供应。内侧皮瓣从髌骨内侧缘的筋膜处分离，外侧进行轻微的剥离。避免做大的皮瓣，防止中断吻合血管到皮肤的供应。

髌旁内侧关节切开始于股内斜肌止点外侧 1~2mm 的股四头肌腱近端，并绕髌骨内侧缘向远端延伸。注意在髌骨上保留 3~5mm 的内侧支持带，以确保在缝合时有足够的组织用于所切开关节的修复。然后继续向远端切开，直到胫骨结节的内侧缘。关节囊和滑膜的切开与关节切开相一致。切除内侧半月板的前角。清除髌腱下到胫骨结节水平的滑膜和脂肪垫。这有益于髌骨的活动度。如果髌骨翻转困难，术者可以松解髌股外侧韧带，

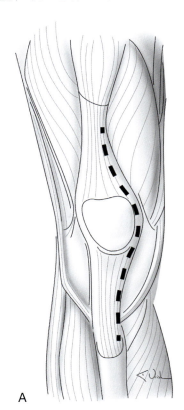
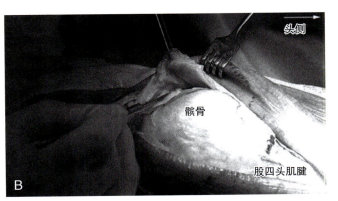

图 39-4　髌旁内侧入路。A. 笔者首选的皮肤切口。B. 在准备厚的软组织皮瓣后，将股四头肌腱和内侧入路标记出来，以便形成关闭切口时容易对合的软组织袖套 [图 A 经授权摘自 Image Library, K. Urish,。图 B 和图 C 经授权摘自 Photo Library - Department of Orthopaedics (Adult Reconstruction), London Health Sciences Centre, London, Ontario, Canada]

并应确保切除了髌上囊的皱襞。能够翻转髌骨后，术者可根据自己的喜好切除髌下脂肪垫。在剩余的步骤中，笔者倾向于将髌骨复位并向外侧牵开，而不是将髌骨翻转。如果需要额外的伸膝装置活动度来显露，可以在有神经损伤风险之前将股四头肌切开向近端延伸约5cm。

对于标准的内翻膝，内侧关节囊和内侧副韧带（MCL）深层在骨膜下形成三角形的袖套样组织，始于结节内侧缘，绕内侧平台延伸至后内侧角。松解可达内侧关节线以下5~10mm。注意不要做更远端的松解，因为MCL浅层附着于内侧关节线以下3~5cm处。另一个帮助显露的建议是在手术早期去除胫骨和股骨的骨赘，随后关节囊会有放松。如果准备置换髌骨，在显露过程中早些进行髌骨截骨也有助于伸膝装置的活动。在这种情况下，术者应该注意保护髌骨，以避免髌骨损伤或骨折。

关节缝合可以根据术者的喜好使用可吸收或不可吸收缝线。最近，使用倒刺线进行连续缝合变得很受欢迎，因为它可以缩短手术时间又不增加并发症。皮下层的缝合使用可吸收的2-0细缝线。皮肤的关闭，根据术者的喜好，可以用表皮下缝线、皮钉或拉膜。无论使用何种特殊技术来关闭切口，小心谨慎地止血，轻柔地处理软组织，以及对好每个组织层次都是避免切口并发症的重要因素。术后，患者可以在耐受的情况下屈膝，且不受负重限制。

这种主流的入路，其优点是在初次膝关节置换术中显露的通用性和可重复性。据称的缺点包括将股内侧肌从剩余的股四头肌和伸膝装置中分离，还有会中断以内侧为基础的髌骨血供。尽管存在这些理论上的缺点，但在临床中未发现明显的劣势。

经股内侧肌入路

Engh 和 Park 对经股内侧肌入路已有详尽的描述。它利用了位于髌骨内上缘的股内侧肌中的一段间隙。利用这个间隙，可以避免切开股四头肌腱和股内侧肌止点，因而保留了完整的伸膝装置。

在屈曲位做标准前正中切口，剥离筋膜层。准备内侧软组织皮瓣时，以充分显露髌骨内侧面和股内侧肌止点。将髌前滑囊从髌骨前表面剥离并向内侧翻转，而切口远端的剥离仅限于皮肤和脂肪。膝关节维持在屈曲位，辨认髌骨上内侧角，从髌骨上内侧以上约4cm处，通过股内侧肌平行于肌肉纤维进行全层钝性剥离。然后

在此处切开关节，从髌骨近端开始，到股肌交界处，并通过髌骨内侧支持带直到胫骨结节内侧1cm（图39-5）。必须注意保留髌骨上的软组织袖套以便于切口缝合。骨膜下松解直到中部冠状面，将关节囊、滑膜和滑囊等向结节内侧缘方向翻转。胫骨近端必要的软组织松解可在此时进行。注意，为了在这种入路中充分翻转髌骨，必须去除髌上囊的皱襞。松解外侧髌股韧带和切除脂肪垫，将关节囊翻转直到可清晰看到外侧平台为止，至此该入路完成。关节的缝合应该在屈曲60°下进行，从切口区域的关节囊和肌肉交界处开始。切开的肌肉本身不需要缝合。

这种入路的支持者认为，经股内侧肌入路避免切开股四头肌腱，同时提供了良好的显露。然而，在肥胖、肥大性关节病、膝关节屈曲不足80°以及既往有胫骨高位截骨手术的患者中，不应采用这种入路。此外，术者必须注意到近端锐性切开的最大安全距离为4.5cm，该数值由 Cooper 等证实。将经股内侧肌入路与髌旁正中入路相比，其避开了伸膝装置，显示出在快速疼痛控制和功能恢复方面的优势。White 等早期的研究表明，该入路在术后8天及术后6周的疼痛缓解以及达到直腿抬高的时间均有改善。然而，在6个月随访时，并没有观察到两种入路的差异。从术中角度来看，经股内侧肌入路对外侧的松解更少。Dalury 和 Jiranek 的一项研究证实了其早期疼痛控制和股四头肌功能恢复的优势，但 Keating 等否认这一说法，他们在早期和远期都没有发现显著差异。有趣的是，Parentis 等表明经股内侧肌的切开改变了肌电图的结果，提示股内侧肌有潜在的神经损伤。他们还注意到，与髌旁内侧入路相比，经股内侧肌入路的外侧松解和总失血量均有所减少。尽管有这些发现，但在该研究中没有发现相应的临床缺陷或效果差异。Liu 等最近进行的 Meta 分析纳入了32项随机对照试验共2451例全膝关节置换术患者，以评估经股内侧肌入路和股肌下入路，与髌旁正中入路的差异。结果显示经股内侧肌入路在术后1~2周的视觉模拟量表（Visual Analog Scale，VAS）疼痛评分和膝关节活动度方面有所改善，但却增加了总手术时长，长期临床效果没有显著差异。总的来说，有证据支持其保护伸膝装置理论上的优势，包括可以减轻早期疼痛，有助于膝关节活动度和股四头肌功能的早期恢复。然而，这种改善并不会持续到远期的时间点，即相当于在长期随访中没有显著的临床改善。

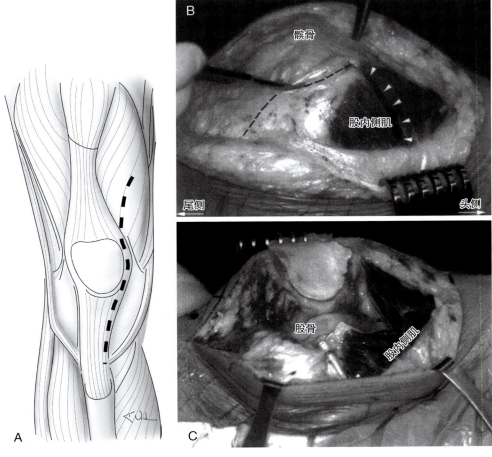

图 39-5　经股内侧肌入路。A. 经股内侧肌入路的手术间隙视图。注意伸膝装置、髌骨内侧缘和股内侧肌斜行部分的关系。B. 间隙平行于股内侧肌纤维（白色三角）。C. 切开支持带后外翻髌骨（图 A 经授权摘自 Image Library, K. Urish。图 B 和图 C 经授权摘自 Engh g A, Parks nL. Surgical technique of the midvastus arthrotomy. Clin Orthop Relat Res. 1993;351:271，图 2B 和图 C）

股肌下入路

膝关节的股肌下入路（或 Southern 入路）最早于 1929 年被描述，但最近更多地被 Hoffman 等描述和推广。这种入路的支持者声称，它是一种更符合解剖学、尊重正常膝关节解剖边界的入路。与髌旁内侧入路相比，其伸膝装置未被切开，并保留了髌骨内侧的血供。然而，需要知道使用股肌下入路有重要的禁忌证，且在显露困难的病例中无法延长。这些禁忌证包括翻修手术、既往有膝关节切开史、既往有胫骨高位截骨史以及肥胖的患者。在这些病例中，由于关节的切开范围不能延长，且能进一步活动伸膝装置的方法有限，因此很难获得适当的显露。

在屈膝 90° 做标准前正中切口。剥离至浅筋膜。然后与皮肤切口相平行切开浅筋膜，并在髌骨水平处略微呈弧形。这就形成了一个平面，然后钝性剥离，将筋膜层从股内侧肌止点部分的肌周筋膜上分离开。找到

股肌的下缘，术者一边将肌肉抬离骨膜和肌间隔，一边继续钝性剥离直到内收肌结节近端约 10cm 处。然后必须在张力下拉开所剥离的肌腹来找到股内侧肌到内侧关节囊的止点。在这个位置，于髌骨中部水平横向切开止点，而不累及下面的滑膜。股肌止点的其余部分仍然附着在髌骨和股四头肌腱上（图 39-6）。向前外侧牵开伸膝装置，弧形切开关节，从髌上囊到紧张的肌腹下的胫骨结节。沿着内侧边缘切除脂肪垫，松解胫骨近端的软组织。于膝关节伸直位将髌骨翻转并向外侧脱位。然后缓慢将膝关节摆回屈曲位，同时进一步钝性剥离以避免股内侧肌和髌骨止点处有过大的张力。一旦假体安装完成，可对髌骨轨迹进行评估。如果需要进行外侧松解，可以在完全屈膝的位置由外到内的松解。这与标准的从内到外的方向不同，因为对伸膝装置背侧部分的外侧面显露有限。然后入路的缝合由弧形筋膜切口的顶端开始，最后间断关闭关节囊和筋膜层。

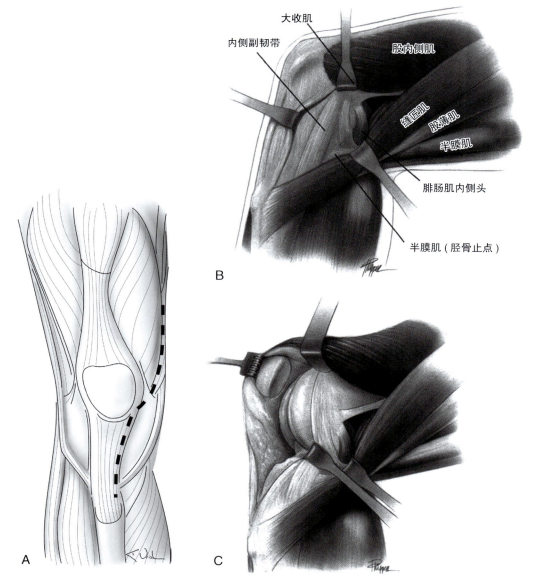

大收肌

内侧副韧带

股内侧肌

缝匠肌

股薄肌

半膜肌

腓肠肌内侧头

半膜肌（胫骨止点）

B

A

C

图 39-6 股肌下入路。A. 股肌下入路的手术间隙视图。B、C. 将间隙扩展至股内侧肌下部分，牵开重要解剖结构，于股肌下行关节切开，显露关节间隙（图 A 经授权摘自 Image Library, K. Urish。图 B 和图 C 经授权摘自 Scuderi g. Chapter 7. removal of the femoral and tibial components for revision total knee arthroplasty. In: Insall n, Scott Wn, eds. Surgery of the Knee. Vol 1. 3rd ed. Philadelphia: WB Saunders; 2000:195）

这种入路所报道的优点主要是其剥离和关节切开符合"解剖本质"，并保留伸膝装置和髌骨血供。早期的研究将股肌下入路与髌旁正中入路进行比较，结果证明髌骨轨迹改善，且较少需要松解外侧。此外，多项最近的分析报道在早期时间点，其股四头肌功能恢复更快，疼痛减轻，活动度以及效果评分有改善。然而，除一项研究以外，其余这些相同的研究未能证明该入路在远期时间点，以上结果的持续性或相对于其他入路的优越性。最新的系统评价重申了其能更快恢复术后直腿抬高，但也强调了关于早期和远期膝关节协会评分有所改善的结果的不一致性和变异性。提供表格用于比较（表

39-1）。保留伸膝装置可能在术后早期阶段减轻疼痛并提高功能，但在远期的时间点这些益处将不复存在。

内侧三向量保留入路

内侧三向量保留入路，最早由 Bramlett 提出，其结合了内侧髌旁这一入路的可延展性和股肌下入路对伸膝装置的保留。其基本原理是股四头肌由内、外、上的向量构成伸膝装置。切口通过股内侧肌，肌肉不会与股四头肌腱分离，因此内侧向量可以最大量地不受改变。在一项临床研究中，使用三向量保留入路，其直腿抬高的恢复要快 2 天，但并没有证明其临床显著性。尽管这种

表 39-1 股肌下入路和髌旁内侧入路所报道效果的比较

作者	年份	例数(SV)	例数(MPP)	膝关节协会评分（6 周）			膝关节协会评分（1 年）			直腿抬高恢复时间（天）		
				SV 平均分(SD)	MPP 平均分(SD)	显著性	SV 平均分(SD)	MPP 平均分(SD)	显著性	SV 平均分(SD)	MPP 平均分(SD)	显著性
Bourke 等	2002	36	40	127.7 (37.9)	125.9 (29.2)		153.1 (29.7)	162.7 (23)		1.9 (1.6)	2.8 (1.9)	*
Pan 等	2010	35	33	173 (30.1)	158 (30.9)	*	181.6 (23.9)	178.5 (24.2)		1.9 (2.8)	4.2 (2.8)	*
Wegrzyn 等	2013	18	18	162 (14)	152 (28)		NR	NR		NR	NR	
van Hemert 等	2011	20	20	142 (20)	154 (20)		NR	NR		NR	NR	
Hart 等	2006	40	40	158 (22.9)	138 (24.6)	*	NR	NR		NR	NR	
Varela-Egocheaga 等	2010	50	50	131.8 (23.2)	111.6 (28.5)	*	181.6 (10.9)	172.7 (20.3)	*	NR	NR	
Koh 等	2016	50	50	125 (22.9)	123 (24.6)		180 (36.9)	189 (36.9)		NR	NR	
Bridgman 等	2009	108	107	95.6 (27.7)	98.5 (28.9)		129.1 (31)	125.8 (31.1)		NR	NR	
Tomek 等	2014	62	65	122.3 (18.2)	124.4 (18.2)		NR	NR		NR	NR	
Dutka 等	2011	97	83	104.4 (11.2)	92.9 (12.8)	*	137.4 (10.7)	135.4 (9.8)		NR	NR	
Weinhardt 等	2004	26	26	NR	NR		NR	NR		8.3 (2.8)	12 (3.1)	*
Jung 等	2009	21	19	NR	NR		NR	NR		0.5 (0.8)	2.2 (1.4)	*
Roysam 和 Oakley	2001	46	43	NR	NR		NR	NR		3.2 (1.4)	5.8 (1.7)	*
Boerger 等	2005	60	60	NR	NR		NR	NR		3.2 (1.3)	4.1 (1.5)	*
Jain 等	2013	100	100	NR	NR		NR	NR		1.6 (1.4)	2.1 (1.7)	*

*：有统计学显著性
NR：研究中未报道的结果
MPP，髌旁内侧；SV，股肌下

入路可以在围术期即刻改善股四头肌的功能，但分离肌纤维的长期影响尚未得到广泛的研究或验证。

在该入路中，使用标准的前正中切口进行剥离以暴露伸膝装置。起自髌骨近端6cm，在股四头肌腱中的止点内侧10~15mm处切开并分离股内侧肌。肌肉分离向远端达髌骨内侧约1cm，然后继续到胫骨结节。翻转髌骨，之后的所有软组织松解达到显露股骨和胫骨的需要即可。支持者声称其可以达到与髌旁内侧入路相近的显露水平，同时又保留了股内侧肌腱对伸膝装置的贡献。然而，正如前面所强调的，肌肉间切口对愈合和神经支配的长期影响还没有得到很好的研究。这种入路还没有显示出长期的临床优势。

髌旁外侧入路

髌旁外侧入路最初由 Keblish 提出，作为治疗膝外翻畸形一种与基于内侧入路相反的一种入路。该入路的支持者认为，在外翻膝中，基于内侧的入路不能更直接地显露紧张的外侧结构，加剧了对胫骨外旋的需求，并且需要额外的外侧松解来获得良好的髌骨轨迹和软组织平衡。因此，基于外侧的入路在理论上可以为外侧的关节病变提供更好的路径，同时在关节切开过程中进行必要的外侧松解。重要的是要了解，外侧入路会减少内侧的显露，使髌骨外翻更加困难，还需要费一定心思处理软组织，以防止缝合时出现较大的外侧缺损。

沿着 Q 角的方向在膝关节上做前正中切口，止于胫骨结节外侧1~2cm处（图39-7）。剥离脂肪和浅筋膜，显露伸膝装置。然后，从近端开始，沿股四头肌腱外侧缘切开关节，向远端延伸至胫骨结节外侧1~2cm处，并通过 Gerdy 结节的内侧缘。关节切开应终止于下肢的前间室，距胫骨结节外侧约2cm。应保护脂肪垫，以维持有效血供且有助于关闭软组织间隙。根据 Keblish 的描述，在髌腱下锐性剥离，会形成一个包含外侧半月板边缘、脂肪垫和半月板间韧带的"移植物"，它能够活动，也可以在缝合时填充软组织间隙。这是通过将移植物缝合到关节囊近端和股四头肌及髌腱的外侧面来完成的。重要的是，术者在术中剥离和软组织平衡时要持续关注这个间隙，以便在手术结束时仍可处理。Jiang 等最近的一项研究报道使用 Keblish 描述的缺损缝合技术和对外侧软组织缺损的持续关注可以减少并发症和提高临床效果。

在外翻畸形的病例中，外侧入路的好处是在切开过程中可以看到导致畸形的解剖结构，并可以将其松解来矫正畸形。根据最初的描述，如果在关节置换术中冠状面对线不能矫正到中立，则应在关节线近端10cm处进行髂胫束松解来辅助显露。此外，在严重畸形（超过40°）的病例中，可以松解 Gerdy 结节将其连带着筋膜袖套抬起。在这种情况下，会用骨刀将胫骨结节的外侧50%（包括肌腱、结节和前间室筋膜）抬起，在显露时以协助髌骨外翻。此时应清除所有导致畸形的骨赘或粘连，并可在股骨侧进行骨膜的松解。

此后，为了处理困难的显露和畸形，髌旁外侧入路进行了很多修改。Buechel 介绍了 3 种根据畸形程度可采用的不同松解方法，包括单独松解髂胫束，松解髂胫束以及侧副韧带和腘肌，或在严重的固定畸形中行腓骨头切除。如果在 90° 位时，胫骨向前平移，但不能在股骨下方半脱位，则应进行后交叉韧带松解。Fidian 等改良了髌旁外侧入路，将股四头肌腱的切口在脂肪和皮肤下向近端延长 2~3cm，以松解伸膝装置内挛缩的股外侧肌。然后在 75° 屈曲位温和的张力下缝合切口，以上移外侧肌腱。做这一改良的作者声称，其可以避免抬起胫骨结节，还能改善髌股关节力学特性。内侧股四头肌斜切和胫骨结节截骨也被报道可以联合髌旁外侧入路以帮助显露关节。

研究表明，髌旁内侧和外侧入路在治疗固定膝外翻畸形中没有明显的临床差异。Gunst 等最近的一项研究前瞻性分析了 424 例术前有外翻畸形的膝关节，外翻畸形程度为 3°~10°（内侧入路 109 例和外侧入路 315 例）。在止血带使用时间、并发症、术后下肢对线或临床结果评分方面均无显著差异。然而，外侧入路更常使用胫骨结节截骨（$P < 0.05$），表明外侧入路中需要进行额外的手术剥离来获得充分的显露。

困难显露：特殊技术

在复杂初级和翻修病例中，可能需要补充技术来达到足够的显露。对这些患者的识别加强了术前计划的重要性，以优化效果和减少关节置换手术的并发症。严重的内翻和外翻畸形、明显的髌骨低位或明显的挛缩如关节纤维化，为膝关节的显露带来很大挑战。在这些情况下的挑战是如何通过活动伸膝装置来安全地移动关节置换的假体，同时又避免肌腱撕脱。

可采用层级法来获得显露（图 39-8）。在大多数情况下，髌旁内侧入路可通过进行更广泛的松解来达到所

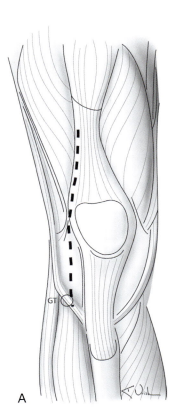

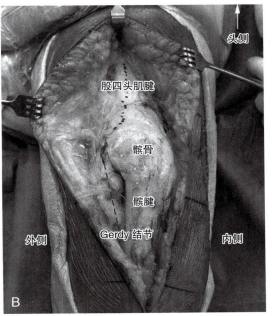

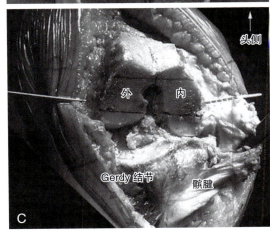

图 39-7　髌旁外侧入路。A、B. 髌旁外侧入路手术间隙视图。C. 股骨远端截骨后，将伸膝装置移至内侧后的最终视图 [图 A 经授权摘自 Image Library, K. Urish。图 B 和图 C，摘自 Photo Library－Department of Orthopaedics (Adult Reconstruction), London Health Sciences Centre, London, Ontario, Canada，转载授权]

需要的显露。如果这还不够，可以再做股四头肌斜切。这种方法可以完成大约 95% 的膝关节翻修。在罕见的情况下，需要分离伸膝装置来达到显露，典型的是在远端行胫骨结节截骨或近端做 V-Y 股四头肌成形。其他的技术也可以替代这些入路。这主要发生于屈曲度小于 90° 的僵硬或纤维化的膝关节。总的目标就是用最简单的技术获得最好的显露，同时减少并发症。

　　当股四头肌斜切不足以活动伸膝装置时，需要权衡采用胫骨结节截骨还是 V-Y 股四头肌成形的优缺点。可以用髌骨的位置作为参照。在髌骨低位中，远端的显露受限，而胫骨结节截骨会提供最佳的显露。当髌骨处于正常位置时，显露的局限性发生在近端。对于严重僵

直膝（屈曲小于 60°）来说，V-Y 股四头肌成形可提供必要的显露，以去除限制活动的近端粘连，同时还可以延长伸膝装置以改善活动度。所需要显露的范围也可以作为一个参照。胫骨结节截骨有利于移除带有延长杆的胫骨假体。如果存在骨量不足或远端软组织覆盖的问题，应采用近端的显露方法。

复杂显露中髌旁内侧入路的改良

　　标准的髌旁内侧入路仍然是翻修和复杂关节置换手术病例的主要方法。额外广泛的关节松解有助于促进显露和伸膝装置的活动度。首先进行彻底的滑膜切除以恢复股骨髁上的滑膜凹陷。在膝关节的 5 个主要表面（内

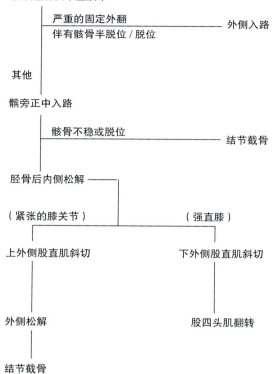

图 39-8　在具有挑战性的病例下确定膝关节手术入路的方法。当存在屈曲小于 90°，髌骨低位，或严重内翻或外翻畸形时，会面临选择

侧和外侧沟、髌上囊、伸膝装置背侧和移除聚乙烯衬垫显露出的后关节囊）分别进行肥厚包膜组织和粘连的切除。这些粘连限制了膝关节深度屈曲时的手术显露。

松解内侧关节囊。依次对内侧支持带、MCL 深层和半膜肌止点进行骨膜下剥离。在翻修时，通常需要将内侧关节囊的松解延伸至胫骨平台后内侧角。这增加了后关节囊的显露，并最终使胫骨半脱位至股骨髁前方。

翻转伸膝装置。可在胫骨结节内侧 1/3 处植入一枚螺钉，以防止髌腱撕脱。钉子应指向外侧平台，以免干扰带延长杆胫骨假体的放置。去除伸膝装置背侧的纤维组织。特别重要的是识别并松解开胫骨前方与髌腱之间的空隙，以增加近端髌腱的活动度。这些操作能增加伸膝装置的灵活性。有限的部分松解外侧支持带能增加髌骨活动性。胫骨的外旋可减少伸膝装置的张力。全滑膜的切除、伸膝装置的活动和胫骨旋转这些联合操作可允许屈曲和提高显露。

最后，松解并清理后关节囊。后关节囊的清创可使胫骨相对于股骨半脱位，以增加假体后部的显露，便于移除。应谨慎小心后方的神经血管结构。这些操作可允许在大约 90% 的膝关节翻修手术中移除假体。

股四头肌斜切或股直肌斜切

当初始标准入路的广泛关节内松解不能达到显露的需求时，接下来需要行股四头肌斜切。将股四头肌腱近端斜行松解。它有很多优点：操作简单，大大增加显露，不伴有伸膝迟滞，且不改变术后康复进程。与标准髌旁内侧入路相比，几乎没有缺点，因为在不良反应方面没有临床差异。

最初的技术为 Insall 所描述。在髌旁内侧松解后，经典的股四头肌斜切就是这一入路的延伸。在关节切开的近端部分，将股四头肌腱的顶端部分以外侧斜行的方式切开，即从肌腱交界处将股直肌腱横切开来（图 39-9）。这便于髌骨向远端和外侧移动。Insall 开发这一入路作为 V-Y 髌骨翻转的第一步。一种替代的技术是标准的髌旁内侧关节切开时，在髌骨上极和股四头肌腱交界处的中点处肌腱进行垂直方向轻度松解。如果股四头肌斜切无法达到必要的显露和伸膝装置活动度，则可以将其转为任何其他更专门的显露方法。

股四头肌斜切的一个变种被称为"犹豫的住院医师"（Wandering Resident）。在翻修手术中，标准的关节切开顺着股四头肌腱的内侧边界。另一种方法是关节切开向近端延伸的同时，向外侧偏移。这以斜行的方式将股四头肌腱从其在髌骨上的止点分离开（图 39-10）。这种技术被称为"犹豫的住院医师"，因为它是说这个技术就像缺乏经验的初级住院医师那样，缺乏对解剖结构的鉴别。该方法的一项临床研究仅包括 18 例患者。其康复疗程包括 6 周的带膝关节支具维持伸直位行走，同时允许被动的屈曲活动。这一方法相对于股四头肌斜切没有明显的优势，因为股四头肌斜切尊重伸膝装置的解剖结构，而这项技术没有。

胫骨结节截骨

当股四头肌斜切不能提供所需的显露时，常用的下一步是通过胫骨结节截骨来活动伸膝装置。该技术最初由 Dolin 描述，由 Whiteside 将其标准化，并首次报告了临床结果。在翻修手术中移除带延长杆的胫骨假体大有用处。最初的报告并不一致，并有对不愈合、骨折和伤口问题等并发症的高发生率的担忧。最近的研究表明，合适的技术可以减少这些并发症发生率。该技术的优点是可以调整截骨块向内侧或近端，以改善髌骨轨迹、髌骨高度、活动度和股四头肌张力。在将进行二期手术的

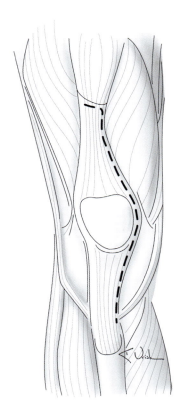

图 39-9　股四头肌斜切。在标准髌旁内侧关节切开后，将切口在股四头肌腱交界处向外侧延伸（经授权摘自 Image Library, K. Urish）

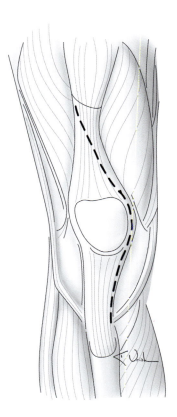

39-10　"犹豫的住院医师"。内侧关节切开斜向跨过股四头肌腱向近端延伸。这种方法可以获得与股四头肌斜切相似的结果，但必须在开始即有规划，且不拘泥解剖边界（经授权摘自 Image Library, K. Urish）

关节假体周围感染病例中，它越来越受欢迎。该操作的禁忌证包括骨量不足、骨质疏松症或可阻碍截骨处愈合的病态如吸烟、糖尿病、类风湿性关节炎和使用激素等。

　　胫骨结节截骨是一种从内侧开始的冠状面截骨。该技术最重要的是取足够厚度和长度的骨块，保留完整的外侧软组织合页，并达到稳定的固定。为避免术后骨折，带延长杆的胫骨假体需越过截骨缺损处。V 形的截骨一般长 7~10cm，沿髌腱的内外侧边缘，朝着远侧向前皮质倾斜。在前结节和截骨最深处之间必须有足够的骨量，至少 1~1.5cm，支持骨水泥壳和胫骨假体。在远端，厚度逐渐减小到 5mm。近端的横行截骨与关节线平行。如果可能，近端应保留一段骨桥，以避免截骨块的近端移位。另一种方法是采用 V 形截骨，其顶点为截骨块的中点（图 39-11）。通过大块的截骨将其从胫骨上抬起，同时保持外侧软组织覆盖和远端骨膜袖套的完整，形成合页将骨块外移以翻转髌骨。固定可以使用螺钉、钢丝或以上两者。如果使用螺钉，通常将 2 枚

6.5mm 的松质骨螺钉放置在偏离结节的入口点，以避免骨块劈裂，且避开胫骨假体的延长杆。如果使用钢丝，则使用 3 根 Luque 钢丝或类似规格的钢丝，第一根穿过骨块，远端两根包绕骨块。将钢丝从外侧向内侧折弯以由近到远拉紧骨块。这种技术一个已知的并发症是固定装置产生的激惹，因此硬件应尽可能靠后靠内放置，以避免突出。

　　对于术后康复，负重取决于术者的考量，但初始负重对于截骨本身并不是禁忌。活动度最初限制在术中通过截骨处应力测试所得的最大安全屈曲度，通常在 90°左右。在 1 个月时，活动度可以逐渐增加，6 周时停用支具。笔者倾向于在任何大型翻修手术后的前 2 周限制活动度，以避免切口和软组织的张力，2 周后从应力测试中观察到的屈曲角度开始活动度锻炼。之后可以每 2 周增加 10°，且 6 周时停用支具。

　　生物力学测试表明，螺钉固定比张力带钢丝有更好的强度，但在临床上两种固定技术都有较好的效果。最

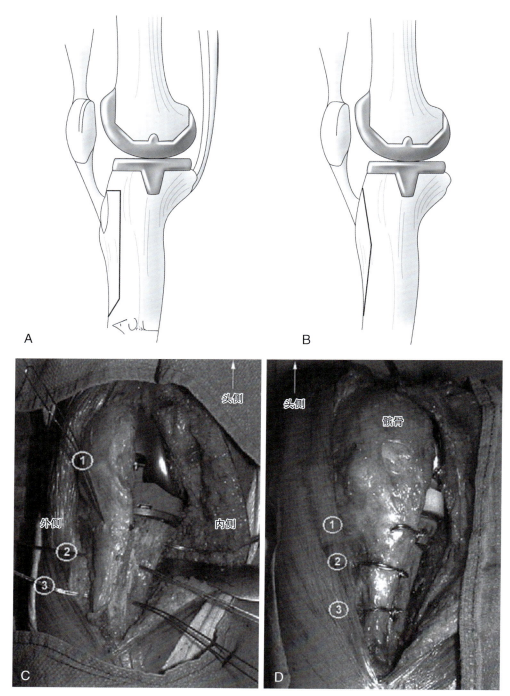

图 39-11 胫骨结节截骨。A. 传统截骨术的矢状面视图。截骨长度为 6~10cm。近端骨桥可以防止截骨块的近端移位。B. 另一种形状的 V 形截骨是将尖端置于结节的中点。这有利于显露延长杆。C. 截骨块用 3 根钢丝（或使用皮质螺钉）来闭合，然后通过加压皮质骨达到稳定。第一根钢丝穿过截骨块以防止近端移位。更多的远端两根钢丝（钢丝 2 和钢丝 3）在穿外侧孔时要比内侧钻孔更靠近端。这会使截骨块向远端加压。D. 固定的稳定性通过观察沿一定弧度屈伸膝关节时钢丝的变化来评估［图 A 和图 B，摘自 Image Library, K. Urish。图 C 和图 D 经授权摘自 Photo Library - Department of Orthopaedics (Adult Reconstruction), London Health Sciences Centre, London, Ontario, Canada，转载授权］

近的报告指出，与直接固定技术相比，使用生物可吸收缝线（Vicryl 1.0）直接穿透皮质固定具有相当的愈合率和截骨块移位。这表明术者在固定技术上有一定的自主权。

一系列的临床研究已经证明了胫骨结节截骨的合理疗效和减少并发症的能力（表 39-2）。Whiteside 描述的现今标准技术的最初病例系列报告了 100% 的愈合率和超过 90° 的屈曲范围。并发症包括伸膝迟滞、髌腱撕脱和术后胫骨骨折。多项研究支持最初报道的关于截骨的愈合率。一项回顾性研究的病例系列报告了接近完全的骨愈合率，术后膝关节活动度大于 90°，并改善了患者报告的功能评分。这些研究报告了各种并发症，包括伸膝迟滞、截骨块移位、延迟愈合、硬件激惹痛、胫骨骨折和伸膝装置断裂。最近报道的并发症发生率为 1%~5%。早期的研究报告了 37% 的并发症发生率。最常见的缺陷包括伸膝迟滞。在多达 20% 的患者中也观察到胫骨截骨块移位，但并未观察到其对功能或活动度有临床影响。为了避免这些陷阱和最严重的骨不连并发症，截骨块应至少 6~7cm。较短的截骨块显示出更高的固定丢失和伸膝迟滞发生率。

　　另一种用于活动伸膝装置的技术是通过 V–Y 股四头肌成形使其向近端分离。这项技术最初是由 Coonse 和 Adams 作为关节内骨折修复的 V 形显露而推广的。Insall 对该入路进行了改进，使其在更有限的腱性切口下获得更多的显露。Siliski 等的改良使其更容易从标准髌旁内侧入路转化且避免损伤膝外上动脉。

　　基于每种入路的优缺点以及每个独特翻修方案的具体细节，可将股四头肌成形作为胫骨结节截骨的替代方法。与胫骨结节截骨相比，在屈曲度小于 60° 的极度僵硬膝关节中，如果需要延长伸膝装置，或者由于胫骨骨量差或远端软组织问题而无法行胫骨结节截骨时，该方法是最有用的。在修复和缝合过程中，僵硬的膝关节可以通过延长肌腱来增加屈曲度。缺点包括髌骨失去血供的风险，伸膝迟滞，以及与胫骨结节截骨相比，其生物力学修复较弱。此外，在可能需要重复手术的情况下，很难再次使用。

　　V–Y 股四头肌成形是对膝关节近端的显露。可以按顺序进行，每一步都提供更大的显露（图 39–12）。如上所述，完成标准得髌旁内侧关节切开，并根据翻修需求进行修改。通过适当的显露伸膝装置的外侧来完成 V–Y 翻转，以便能够轻易区分股四头肌腱和股外侧肌。从股四头肌腱近端部分开始，在其与股外侧肌交界处的肌腱外侧缘做 45° 斜切。这与通常向近端延伸的股四头肌斜切相反。如果此步可获得足够的显露，可以完整地保留股外侧肌，膝上动脉的血供就没有危险，并且可以完成肌腱的直接缝合。在罕见的显露不足的情况下，可以通过股外侧肌腱和髂胫束上部继续向远端显露。通过 V–Y 翻转能看见外侧沟，进而可以松解密集的粘连并活动伸膝装置。Siliski 等为保护膝上动脉所做的改良是将切口延伸至股外侧肌的止点。必要时可进行正式的外侧松解，但这会增加膝上外侧动脉损伤的风险。

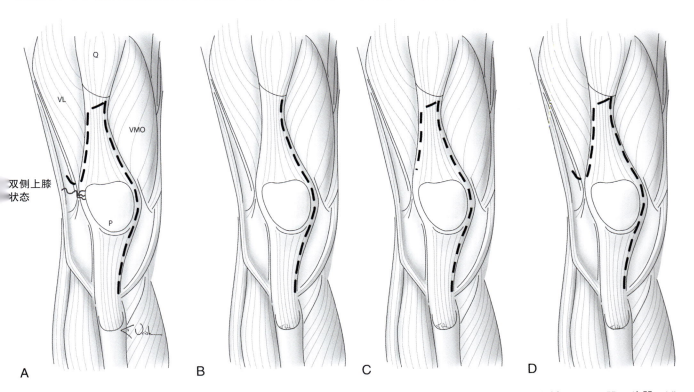

图 39–12　V–Y 股四头肌成形。A.Siliski 改良的关节切开的整体轮廓和标记的解剖结构（VMO，股内斜肌；Q，股四头肌；VL，股外侧肌；P，髌骨）。B. 行标准髌旁内侧切口。C. 关节切开顺股四头肌腱外侧缘向下延伸。D. 如需进一步显露，外侧切口应绕股外侧肌呈弧形，以避开膝上外侧动脉。只能尽量做外侧切开，以达到必要的切口。在极少数情况下，可以在远端做外侧松解（经授权摘自 Image Library, K. Urish）

表39-2　胫骨结节截骨临床研究中报道效果和并发症情况的比较

作者	年份	研究类型	病例数	固定类型	临床效果					主要并发症				
					活动度 (°)		随访时间 (年)	膝关节协会评分 (分)		总数	骨折	不愈合	近端移位	伸膝迟滞
					术前	术后		术前	术后					
Young 等	2006年	IV回顾性	41	钢丝	66	87	8.4	73	24	NR	R	1	9	6
van den Broek 等	2008年	IV回顾性	37	螺钉	81	93	28.4	72	25	NR	R	0	2	0
Tabutin 等	2011年	IV回顾性	20	螺钉	73	88	4.5	58	4	NR	R	0	0	NR
Ries 和 Richman	1996年	IV回顾性	29	螺钉	83	101	1.5	NR	R	NR	1	R	1	0
Choi 等	2012年	IV回顾性	13	钢丝	60	94	4.6	39	8	NR	1	1	3	0
Chalidis 和 Reis	2009年	IV回顾性	74	螺钉/钢丝	60	95	4	NR	R	NR	3	0	2	0
Mendes 等	2004年	IV回顾性	67	钢丝	101	107	2.5	56	6	NR	0	2	13	3
Hirschmann 等	2012年	II前瞻性	76	螺钉	112	118	2.1	50	3	NR	0	0	0	0
Choi 等	2012年	IV回顾性	36	钢丝	40	92	4.75	47	2	NR	2	1	5	0
Whiteside 等	1995年	IV回顾性	136	钢丝	NR	93.7	2	NR	R	NR	2	0	0	2
Bruni 等	2013年	I前瞻性	39	钢丝	60	94	8	11	8	NR	0	R	NR	5
Sun 等	2015年	IV回顾性	28	螺钉	60	94.1	4	93.4	26	3	2	0	0	0
Barrack 等	1998年	IV回顾性	15	钢丝	73	81	1.5	77	17	NR	R	R	0	NR
Vandeputte 等	2017年	IV回顾性	13	螺钉/钢丝	NR	NR	2	NR	R	NR	0	0	0	NR
Punwar 等	2017年	IV回顾性	42	螺钉	85	95	0.3-2	30	5	3	0	1	0	0
Segur 等	2015年	IV回顾性	26	钢丝	90	95	3.4	26	8	3	0	0	2	1
Biggi 等	2018年	IV回顾性	79	螺钉	78.7	90.5	7.4	40.7	5	11	0	0	0	1
Zonnenberg 等	2014年	IV回顾性	23	缝线	87.9	95.3	1.25	NR	9.5	3	1	2	0	0

术后伸膝迟滞如果小于5°则报告为0

总录从主要并发症中排除，因为PJI病例的翻修显露常需要胫骨结节截骨，但其总感染复发率较高

NR：研究中未报告该结果

缝合应该在适当的张力下完成。目的是缝合后可达到 90° 的屈曲且没有伸膝迟滞。术中对修复的应力测试是让膝关节在重力作用下屈曲并观察缝线出现张力的角度。术后康复应将屈曲限制在术中测试的应力点，直到伸膝迟滞小于 15° 或持续 6 周以允许肌腱的初步愈合。通过将 V 形切口转变为 Y 形切口，肌腱至少可延长 2cm，作为外侧松解，可以不缝合外侧支持带。在这段时间内应避免主动伸直。

翻修入路的比较

很少有临床研究比较在全膝关节翻修手术中应用不同显露方法的结果。结果支持在髌旁内侧入路和股四头肌斜切之间的差异很小。考虑到其降低了技术难度和较低的并发症发生率，髌旁内侧入路，如果需要再加上股四头肌斜切，被应用于绝大多数翻修病例。胫骨结节截骨和 V-Y 股四头肌成形已有公认的缺点，仅在必要时才使用。由于临床报道有限且与其他入路没有直接比较，一些替代的方法将在下一节讨论。

最早比较困难显露技术的临床研究之一由 Barrack 报道，回顾性纳入了 94 例患者。髌旁内侧切口和股四头肌斜切在所有参数上效果相同。胫骨结节截骨和股四头肌成形术效果相当，但明显低于标准入路和股四头肌斜切。与胫骨结节截骨相比，采用股四头肌成形的病例有更大的伸膝迟滞，但却改善了下蹲和活动度等功能。其他研究观察到股四头肌成形后的伸膝迟滞是常见的，通常在 6 个月时消除，且主动伸直可几乎恢复到正常。

Bruni 等完成了一项纳入 81 例患者的前瞻性随机研究，比较了在膝关节假体周围感染二期手术中应用股四头肌斜切和胫骨结节截骨的效果。胫骨结节截骨组有更优的患者报告的效果评分和相似的并发症发生率。这是唯一一项证明胫骨结节截骨疗效更好的研究。最近一项比较股四头肌斜切和胫骨结节截骨的回顾性研究支持了以上结果。在对 48 例患者的回顾性分析中，功能效果、活动度或并发症发生率并没有差异。局限性是缺乏分析来鉴别是否有足够的能力以观察到临床差异。

其他技术

现已报道一些可以达到显露的其他技术。这些技术可采用类似于胫骨结节截骨术或 V-Y 股四头肌成形对伸膝装置行远端或近端松解的理念。目前少有研究评估它们与其他更流行的远端和近端伸膝装置松解方法相比

的临床效用和成功率。

内髁上截骨可用于屈曲挛缩或内翻畸形的显露。由 Engh 所推广，建议在内翻畸形和显露困难需要后关节囊有良好视野的病例，如关节囊纤维化，既往膝关节融合，股骨远端有同种异体移植物重建和交叉韧带保留型假体出现后脱位的翻修病例。

该操作在标准的翻修内侧关节切开下进行。髁上截骨应将膝关节放置在 90° 或最大屈曲度。在股骨内髁近端可扪及内收肌结节和大收肌腱止点。用电刀切开滑膜来划定截骨的界限。将一把 1.5in 的骨刀平行于股骨长轴放置，位于 MCL 起点的外侧。敲下一块约 1cm 厚、直径 4cm 的骨块。应从大收肌腱上方撤出骨刀，以确保内侧结构完全剥离。截骨块呈合页状向后打开，外旋胫骨，可看到后关节囊（图 39-13）。直视下松解后关节囊可以重建丢失的膝关节后隐窝。胫骨移到股骨后方，以增加显露。髁上骨块的在屈曲 90° 位用不可吸收缝线粗针固定修复。在股骨的前部分应保留一段皮质桥用于固定螺钉。

除内髁上截骨外的另一种方法是股骨剥离。在标准的翻修髌旁内侧显露后，部分或完整的骨膜下剥离并松解掉 MCL，此处股骨远端基本为骨骼。在膝关节有正常软组织覆盖的情况下，剥离关节囊附着和韧带会导致不稳。对于因关节囊被膜肥厚导致膝关节屈曲受限，其稳定性可在关节切开的缝合后复原，这得益于关节囊组织的无弹性力学特点。

截骨和股骨剥离之间的选择取决于关节囊组织的特点。内髁上截骨在有无致密肥厚关节囊的情况下均可以完成，因为它不依赖有瘢痕的、顺应性差的软组织被膜来提供稳定性。股骨剥离依赖于肥厚组织，不适用于存在正常顺应性被膜组织的病例。

鉴于这些入路的临床研究有限，应持保留意见。一项临床研究在 60 例仅接受初次膝关节置换的患者应用内髁上截骨来矫正内翻畸形。作者观察到了膝关节协会评分和功能的改善，但没有对照组。54% 的患者发生骨愈合，其余患者发生纤维愈合。另一项研究支持了这些结果，并证明了功能的改善，在屈曲和伸直位均没有观察到不稳，且骨愈合和纤维愈合的效果没有差异。在一项尸体研究中，其他人提出截骨的病例可使膝关节屈曲位稳定性弱于标准的 MCL 松解。关于股骨剥离的技术，目前有一项纳入 87 例患者的回顾性临床研究。作者报告了改善的活动度和总体并发症发生率为 17%。

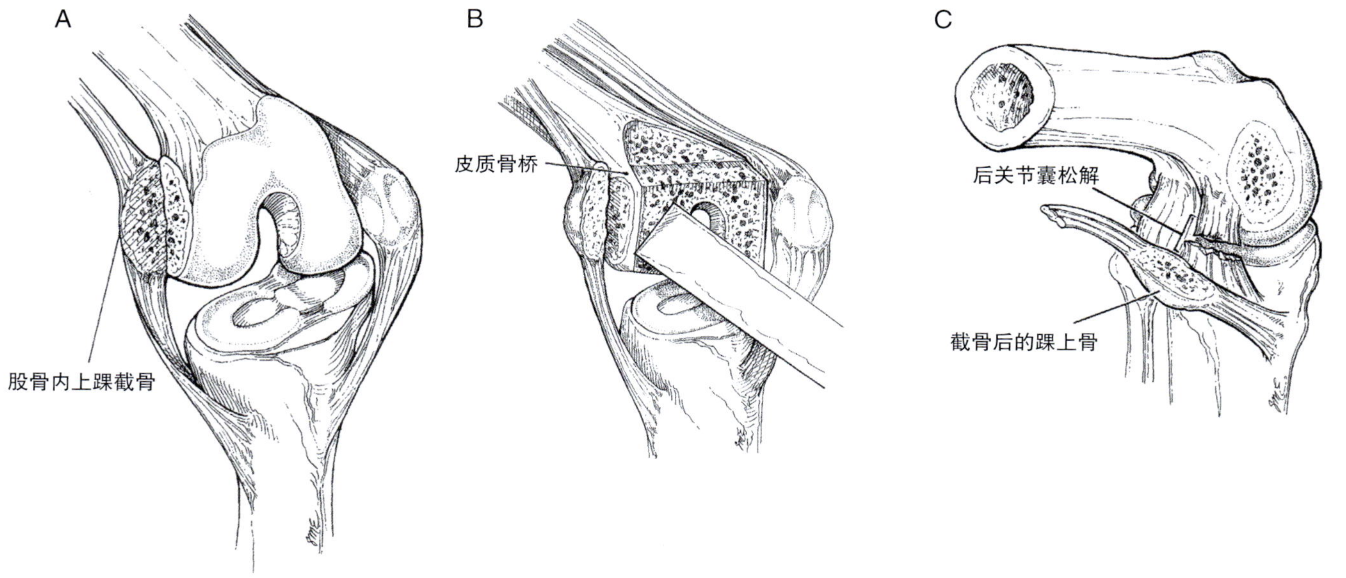

A

B

C

后关节囊松解

皮质骨桥

截骨后的踝上骨

股骨内上踝截骨

图 39-13 股骨内上踝截骨术。A. 具有完整大内收肌腱和内侧副韧带附着的内上踝向后方移位到股骨内髁。在膝关节屈曲体位，外旋和内翻膝关节可扩大显露。B. 在股骨前方截骨面和内上踝截骨面之间存在皮质骨桥。可用缝线穿过皮质骨桥修复重建股骨内上踝。C. 用电刀松解后内侧关节囊，包括后斜韧带的纤维组织，以完全矫正膝关节内翻畸形和屈曲挛缩（摘自 Engh GA. Medial epicondyle osteotomy: a technique used with primary and revision total knee arthroplasty to improve surgical exposure and correct varus deformity. Inst Course Lect. 1999;48：153-156，图 1 到图 3，转载授权）

　　有一种伸膝装置远端松解的变化称为"香蕉皮"。与胫骨结节截骨不同，将髌腱的止点从胫骨上进行袖套样的骨膜剥离。进行标准的内侧关节切开并行股四头肌斜切。然后外翻髌骨，用轻柔的力量将髌腱从胫骨结节剥离，形成一个连续的袖套。根据最初的描述，电刀、锐性剥离，或 Cobb 剥离子都不适用于制备袖套。剥离的组织必须在外侧和远端与软组织保持连续性。在缝合时，仅用缝线修补切开的关节。对于骨膜袖套的修复无须特别注意，可使用带线锚钉。与股骨剥离相似，此方法的成功可能基于增厚的、无弹性的以及顺应性差的纤维囊状组织。当膝关节周围存在正常的软组织被膜时，不推荐使用这种方法。鉴于临床证据有限，应该谨慎使用这项技术。唯一一项临床研究表明术后有可接受的活动度，但支持术后股四头肌功能或残余伸膝迟滞的证据有限。实际上，这种方法在翻修病例中的使用很可能被

少报了，因为当试图增加显露时，可能无意中部分或完全地从胫骨结节上剥离掉了伸膝装置。

结语

　　全膝关节置换的手术显露是骨科手术的一项基本技能。注意细节是至关重要的，从最初的皮肤切口到最终的缝合，通过最大限度地显露以便正确安放假体和避免不必要的并发症。在初次全膝关节置换中，常用的方法有相似的结果。作者倾向于使用髌旁内侧入路。在翻修中，更广泛的髌旁入路通常能提供必要的显露。当不够充分时，股四头肌斜切通常可以达到合适的视野。只在极少数情况下，才需要更特殊的技术。一句重要的外科格言强调了合理术前计划和手术显露的重要性——显露带来自信，自信也增加显露（Raskin，Kevin，2013）。

（张国强翻译；冯尔宥校对）

参考文献

第 40 章

膝关节单髁置换术

Axel Schmidt, MD | Matthieu Ollivier, MD, PhD | Jean-Noël A. Argenson, MD, PhD

引言

胫股关节单间室骨关节炎的手术选择，根据疾病的阶段和患者特点而有所不同。选择包括关节镜清创术、胫骨高位截骨术或股骨远端截骨术、单髁关节置换术（UKA）和全膝关节置换术（TKA）。

在本章中，我们将详细介绍 UKA 的适应证，不同的假体设计，技术程序，失败模式以及 UKA 的结果。

适应证和患者选择

前内侧骨关节炎

前内侧骨关节炎（AMOA）是内侧 UKA 的主要指征，其定义是胫股关节间隙减少 75%，同时伴股骨髁或胫骨的骨赘形成，或者 KL 分级为 IV 级。膝关节功能相对正常，具有完整的前交叉韧带（ACL），无论是在临床体格检查上还是在外翻应力位片上均表现为可复位的内翻畸形。膝关节外侧间室无明显退行性改变，膝关节外侧无疼痛。应力位 X 线片上膝关节外侧间隙丢失少于 25%，并且术中发现软骨正常。

内翻畸形 > 10° 和屈曲挛缩 > 15° 不是绝对的禁忌证，但如果存在 ACL 的损伤，或在外翻应力下内翻畸形不能矫正，则不推荐实施 UKA 手术。

缺血性骨坏死

在老年人和年轻人口中，缺血性骨坏死（AVN）是导致膝关节疼痛的常见原因。药物治疗失败，原发病或早期的手术（如关节镜下钻孔清创术）治疗失败，是实施内侧 UKA 的第二大常见适应证。

诊断以 X 线片为基础，并经 MRI 证实，可显示坏死的局部区域。UKA 仅适用于骨坏死局限在单一间室软骨下区域而没有扩展到骨骺或干骺端的情况。然而，当出现广泛的明显水肿时，MRI 结果可能会使医生误判疾病的严重程度，对于成功的 UKA 仍需要足够的骨量支撑。

Marmor 等报道了 UKA 已成功用于自发性或特发性股骨内髁骨坏死的治疗，效果良好。笔者自己的结果证实了这种适应证，并在长期随访中取得了良好的效果。

肥胖

高身体质量指数（BMI）被认为是 UKA 的禁忌证，因为固定衬垫全聚乙烯假体在肥胖患者中生存率较差（图 40-1）。

最近的一系列现代金属托的膝关节假体设计，无论是固定衬垫还是活动衬垫，与体重正常的患者相比，肥胖患者也具有出色的生存率，同时再手术次数减少，深部感染风险降低，围术期并发症减少以及更高的功能评分，患者 UKA 术后的膝关节运动范围与 TKA 相当甚至更好（图 40-2）。UKA 的磨损与活动量更相关，而不是 BMI。

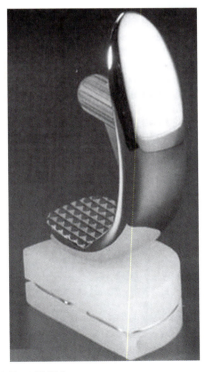

图 40-1 全聚乙烯假体

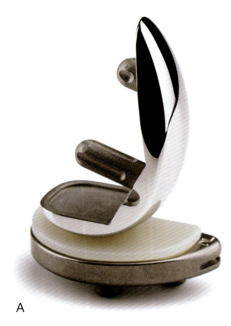
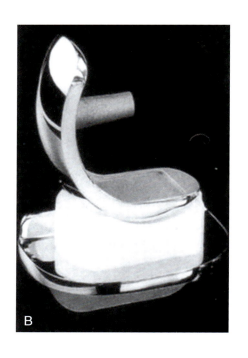

图 40-2　A. 固定衬垫。B. 活动衬垫植入物

综上所述，正如最近膝关节学会对 UKA 适应证的新观点所述：肥胖和 BMI 升高不再被视为 UKA 的禁忌证。

年龄

在患有 AMOA 的患者中，年龄不再被视为 UKA 的禁忌证，因为 UKA 的翻修与活动或年龄无关。

年轻患者的活动水平较高，包括专业活动和运动。他们对术后膝关节功的恢复情况能也抱有更高的期望。UKA 在这个年龄段似乎是一种有吸引力的选择，因为保守的"第一次"关节置换术可以改善膝关节功能，减少康复时间，并保持体育活动。应当对年轻患者进行宣教，告知高强度的冲击活动引起早期退化的风险以及未来实施膝关节翻修术的可能性。

髌股关节骨关节炎

髌股关节骨关节炎是否是 UKA 适应证仍然充满争议。

如果发生 AMOA 并伴有股骨滑车和 / 或髌骨外侧关节面的全层软骨缺失，以及髌骨外侧半脱位的情况，应当属于内侧 UKA 手术的禁忌证。髌股关节的其他情况，例如少量骨刺、术中发现的滑车内侧关节面退变、体格检查发现膝前痛均不被作为 AMOA 膝关节的禁忌证。Konan 等发现 UKA 可以改善所有患者的疼痛和功能，髌股关节内侧骨关节炎对预后没有影响，这与髌股关节面中间或外侧出现 III 级骨关节炎不同，这些患者评分较低。

软骨钙化症

软骨钙化症和影像学上出现的软骨或半月板的钙化不是 UKA 的禁忌证。但是，临床炎性疾病伴有腘窝囊肿和 / 或提示活动期的滑膜积液是禁忌证。

膝关节外侧创伤性关节炎

外侧胫骨平台骨折畸形愈合继发的创伤性骨关节炎通常在相对年轻的患者中引起膝关节疼痛和功能受限，这与退变人群不同，UKA 有望矫正由于胫骨骨折而引起的关节内变形。Lustig 等报告说，在膝关节外侧 UKA 可改善膝关节疼痛、功能，并在 5~10 年内具有出色的生存率，术后 15 年时有 80% 的假体在体。尽管适应证有限且技术挑战性很大，但外侧 UKA 可能是治疗继发于骨折的外侧创伤性骨关节炎，缓解膝关节疼痛和恢复功能的有效选择。此外，假体的生存率似乎与原发性骨关节炎的外侧 UKA 相当或接近。

绝对禁忌

关节感染和炎性疾病应被视为 UKA 的禁忌证。

如果之前的胫骨高位截骨术（HTO）导致关节外畸形，使用 UKA 矫正关节内畸形会存在过度矫正的风险，并且可能会导致外侧间室的早期失败。

外侧间室和髌股关节间室的软骨厚度 < 25% 可能提示膝关节出现整体的骨关节炎，因疾病进展而导致早期失败的风险增加。

ACL 缺陷不是绝对禁忌证。一些作者报告了在 ACL 缺陷或伴有 ACL 重建的情况下施行的内侧 UKA 具有良好的效果和中期生存率。临床上，通过前应力的侧位 X 线片来评估松弛度。在应力位片上观察，胫骨向前移位大于 10mm，或后方出现碟形磨损痕迹，反映 ACL 功能不良，可作为年轻患者在术中进行 ACL 重建的指征。在那些膝关节前方松弛的特殊病例中，如果骨关节炎局限于内侧间室，没有后方磨损，且畸形可完全复位，则仍可考虑 UKA。在这些病例中，手术技术可以改进，在胫骨截骨时降低胫骨后倾，以减少胫骨前方的松弛。

关节外畸形

由关节外畸形引起下肢畸形，进而导致的骨关节炎是 UKA 的禁忌证。关节外畸形可继发于干骺端或骨干骨折或由于股骨远端（本质上是指股骨外髁发育不全的外翻畸形）或胫骨近端的先天性畸形。

在没有关节内畸形或关节内畸形很小的情况下，UKA 可能会过度矫正骨的磨损，从而导致对侧间室和假体的早期破坏。对于伴有骨骺畸形的单间室骨关节炎，建议使用 HTO 矫正下肢畸形。

理想的患者

重新梳理 UKA 的指征，"理想"的患者骨关节炎或缺血性坏死病灶应该局限于单个间室，关节内畸形可复（内翻 < 10°，外翻 < 15°，屈曲挛缩不超过 15°）。年龄和体重对现代金属托的假体影响不大。在 AMOA 的情况下，如果术前检查发现骨刺和关节内侧滑车骨关节炎，可以实施 UKA。对于没有前后不稳定的 ACL 缺陷患者，如果骨关节炎位于内侧间室而没有任何后方磨损，则 UKA 仍然是一个不错的选择。UKA 对于重的骨关节炎（Ⅲ级或Ⅳ级）患者依然可用。研究表明，内侧 UKA 用于较轻的骨关节炎、只有部分软骨厚度缺失的患者时，其治疗效果和生存率较差。

假体设计

活动与固定衬垫 UKA

仅在前后轴上可自由滑动的活动衬垫 UKA 的理论优势是基于屈曲过程中股骨接触面积的增加，从而产生了向聚乙烯的较低负荷应力传递，然后随着时间的推移更牢固地固定了假体。然而，一些缺点已有描述，例如关于韧带平衡和恢复力线的技术困难，以及脱位和撞击的风险增加。

在文献中，一些 Meta 分析，系统评价或随机研究已比较了固定衬垫和活动衬垫 UKA 的临床结果。他们发现两种假体在临床和功能结局方面无显著差异。他们没有发现两者在无菌性松动、骨关节炎疼痛发展、假体周围骨折和翻修率等方面的相对风险有任何明显差异。

固定衬垫 UKA 进行翻修的主要原因是 OA 和磨损的进展，而活动衬垫 UKA 经常由于无菌性松动，OA 发展和脱位而进行翻修。活动衬垫 UKA 的失效时间更短，这可能是由于活动衬垫 UKA 的结果更容易受到手术技术的影响。

关于关节表面活动引起的聚乙烯背面磨损，Burton 等使用位移控制模拟器发现，与固定衬垫设计相比，内侧和外侧活动衬垫 UKA 的体积磨损率明显更高。

总而言之，固定衬垫 UKA 具有与活动衬垫假体相似的出色效果，至少相当的生存率，并且没有脱位的风险，让外科医生可以专注于间隙平衡，同时可以保留轻度矫正不足。

使用固定衬垫 UKA，可以容忍更大程度的矫正不足，从而为外科医生提供更大的误差范围。即便活动衬垫 UKA 可以更好地模仿自然膝关节运动学，两种假体设计具有相似的功能结果。

骨水泥与非骨水泥

骨水泥固定仍然是 UKA 的金标准，但是非骨水泥固定的比例正在增长。非骨水泥固定的优点包括减少手术时间，减少胫骨透亮线的发生率，避免骨水泥失误导致的撞击或骨水泥碎屑引起的磨损。非骨水泥涂层可以是单一的羟基磷灰石（Unix UKA，史塞克）、多孔钛 + 羟基磷灰石（Oxford UKA）或 Tritanium，（Tritanium UKA，史塞克）（史塞克推出的高孔隙率金属生物固定技术，基于钛金属 3D 打印技术，译者注）。

比较相同制造商的非骨水泥与骨水泥假体的研究不多。Schlueter-Brust 等比较了 152 个骨水泥固定的内侧 Uniglide UKA、78 个非骨水泥固定的 UKA 和 10 个混合固定的 UKA。非骨水泥组的 10 年生存率为 97.4%，而骨水泥组为 95.4%（无显著性差异）。相反，Panzram 等发现骨水泥组 5 年假体生存率约为 94.1%，而非骨水泥组 5 年生存率则为 89.7%（无统计学差异）。新西兰关节登记系统（1999 年 1 月—2016 年 12 月的 18 年报告，新西兰惠灵顿；2017 年）报告称，非骨水泥固定的牛津 UKA 的翻修率很低，为 0.88/100，骨水泥固定的 ZUK Zimmer UKA 的翻修率最低，为 0.544/100。随机对照试验表明，与骨水泥固定的 UKA 相比，非骨水泥固定的 UKA 组的透亮线发生率更低，并且 KSS 功能评分更高。

一项生物力学研究表明，与骨水泥固定的 UKA 相比，非骨水泥固定的 UKA 发生假体周围胫骨平台骨折的风险更高（在垂直锯截骨过深，骨密度降低的情况下），但临床中未观察到差异。

全聚乙烯与金属托

全聚乙烯胫骨假体的理论优势是，衬垫厚度 < 9~10mm（大约是最薄的金属固定衬垫 UKA 的总厚度），可以更好地保留骨量，并且减少背衬磨损和假体成本。与金属托设计相比，应力和应变传递到下层骨质的能力更差，其微损伤要大 1.8~6 倍，这可能导致无菌性松动和疼痛的风险增加。全聚乙烯 UKA 的临床结果好坏参半，有数个研究显示出优异的中长期生存率，而其他研究则发现与金属托的设计相比，其结局较差。

自然膝关节和 UKA 的运动学

外侧和内侧膝关节间室的生物力学和运动学有所不同。必须理解这些变化，以解释适应证和手术技术之间的差异，这是成功实施 UKA 的关键。

膝关节运动学包括随着膝关节的屈曲，股骨相对于胫骨的逐步外旋，以及相对于内髁（稍微后移 2mm），股骨外髁的向后移位（最大 10mm）。股骨从中立位旋转开始运动，在屈曲中程时达到平均 7° 的外旋。

与健康的膝关节相比，内侧单间室骨关节炎的股骨在整个运动范围内的外旋较少。股骨髁在内侧胫骨平台上的平移似乎严格取决于 ACL 的完整性。交叉韧带保存完整的膝关节骨关节炎患者，其膝关节的软骨侵蚀发生在胫骨平台内侧中部区域，而 ACL 撕裂时，常出现较大的膝关节后方磨损。相反，外髁在胫骨平台上的相对运动似乎与骨关节炎退变和 ACL 完整性无关。

在膝关节伸直末期，在完全伸直和膝关节屈曲 20° 之间，胫骨发生了外旋，引起双交叉韧带收紧，从而锁定膝关节。然后，胫骨相对于股骨就处于最大稳定

性的位置。这种现象誉为"锁扣"机制（Screw-Home Mechanism），据信是维持站立位膝关节稳定的关键因素。外科医生必须牢记，股骨假体在外侧间室屈曲时位置良好，可能会导致过度内旋和胫骨峪撞击。因此，屈曲定位应增大外旋并外置假体（几乎要坐在外侧骨赘上，以获得满意的伸直位置）。

评估股骨旋转的 CT 扫描研究报告称，严重膝关节骨关节炎患者的股骨倾向于处于相对内旋的位置。此功能限制可能来源于软骨退变、骨赘、半月板疾病等关节炎相关改变。

Casino 等在手术前后使用 3D 导航系统进行了运动学测试，包括膝关节 0° 和 30° 的内外翻应力测试和被动活动范围。他们发现 UKA 术后膝关节的内翻/外翻松弛度从 7.7° 明显降低到 4.0°。被动活动范围内的轴向旋转在膝关节骨关节炎（17.9°）和 UKA 术后（15.8°）是相似的。屈曲过程中，内髁后移 9mm，而外髁平均向后平移 18.3mm，证实了内轴膝的概念，即在体内运动学研究中证实，外髁负责膝关节活动性，内髁负责膝关节稳定性。

术前准备

体格检查标准

UKA 要求膝关节保持活动范围，即屈曲至少 100°，伸直不受限。冠状面和矢状面的膝关节松弛度必须评估，特别是创伤后外翻膝。在进行内翻/外翻应力试验时，冠状位畸形应能完全矫正。前交叉韧带的评估应谨慎进行，因为轴移试验可能因膝关节骨关节炎的疼痛和肿胀而受限（图 40-3）。

内翻 > 10° 和外翻 > 15° 通常被视为 UKA 的禁忌证。如果不能完全矫正畸形，则需要平衡软组织，因此应行 TKA 手术。UKA 假体仅用于填充软骨磨损留下来的间隙并恢复侧副韧带的自然张力。

膝部疼痛应局限在一个间室，并可能由患者精确指示出来（Finger Sign，"手指指征"）。

影像学

放射学分析系统地包括膝关节的前后位（AP 位）片和侧位片，双下肢全长片，内翻和外翻应力位片以及膝关节屈曲 45° 的髌骨轴位片。X 线片评估所累及间室的全层软骨缺损和未受影响间室的完整软骨厚度，并确认畸形是完全可复的。关节的侧位片确认不超过 10mm

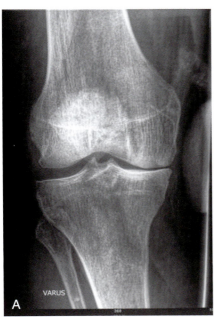
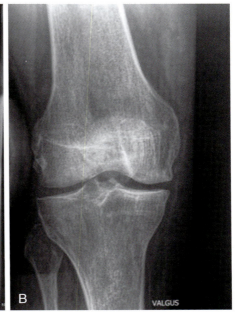

图 40-3　术前 X 线片：A. 内翻。B. 外翻

的胫骨前移（参考胫骨平台的后边缘），并且还显示了胫骨磨损仅限于胫骨平台的前部和中部，证实 ACL 功能良好。还应完成髌骨轴位片，以确保膝关节屈曲 45° 时，关节间隙无狭窄。存在关节周围骨赘不是 UKA 的绝对禁忌证。

患者期望

重要的是要了解为什么患者要接受 UKA。如果主要动机是恢复高水平的运动，那么 UKA 并不是合适的解决方案。顽固疼痛和日常活动受限是唯一有理由接受手术的原因，尤其是对于年轻和活跃患者而言。必须为患者做好手术准备，包括身心准备。身体准备包括保持膝关节活动范围，以降低术后膝关节挛缩的风险，并为患者做好术后康复计划的准备。此外，必须在手术时优化股四头肌和腘绳肌的力量。术后的每一步和康复目标都必须在术前向患者提出，以努力满足他们的期望，并将他们纳入快速康复计划中，以缩短住院时间。

手术定位

手术可在硬膜外或全身麻醉下进行。根据术者的喜好进行术侧下肢安置。在手术过程中，后侧的大腿垫可以支撑腿，让腿在 110° 的屈曲下自由下垂，或者用大腿的外侧支撑器支撑腿，使腿弯曲 90°。根据外科医生的喜好，可以不用止血带。

内侧间室关节置换术外科手术步骤
内侧 UKA 主要原则
- 下肢力线不完全矫正。

成功实施 UKA 需要对下肢力线对齐进行轻微的不完全矫正，并在屈伸时提供最佳的软组织平衡复位（2mm 的内侧松弛）。机械轴力线应该穿过重建的间室中央和胫骨嵴的中间。

- 矫正假体之间的形合度。

恢复解剖结构对线是防止假体松动和聚乙烯衬垫磨损的关键。目的是确保股骨假体与聚乙烯衬垫表面在屈曲和伸展过程中保持一致，不出现可能导致边缘负荷的悬出，尤其是在屈曲 20° ~60° 之间承重过程中出现最大力时。

- 恢复软组织张力。

这样可以使膝关节保持稳定并提高假体的生存率。

- 胫骨后倾。

过度后倾会增加 ACL 的张力，并增加胫骨松动的风险。后倾不足会导致屈曲受限。目的是恢复患者的自然后倾，最终目标是 5° ~7° 的后倾。

- 假体尺寸。

在胫骨上，需要将最大尺寸的假体放置在皮质边缘而不突出。

手术技术

此技术适用于活动衬垫或固定衬垫的内侧 UKA。

- 手术入路。

皮肤切口从髌骨上极的内侧开始，止于胫骨结节的内侧，关节线以上 2/3，以下 1/3（图 40-4）。通过髌旁入路切开内侧关节囊。

切除内侧半月板的前角和部分脂肪垫，以增加关节内的显露。在内侧深层剥离时要注意不要损伤 MCL 的深层纤维。可进行外侧间室、髌股关节检查和 ACL 检查（图 40-5）。去除股骨内侧和髁间的骨赘。

- 胫骨准备。

目标的胫骨假体位置是与胫骨机械轴垂直，胫骨后倾为 5°。旋转的位置与自然膝关节运动学的旋转轴一致。

水平截骨在髓外引导下进行，必须达到最小量截骨以适应胫骨托的大小。髓外导向器与胫骨前嵴对齐，呈中立位内外翻对线（图 40-6）。

使用一个薄的弯的牵开器保护 MCL，避免被锯片损伤。

胫骨截骨的风险是胫骨过度后倾，特别是软组织较厚的肥胖患者。

矢状位截骨面位于膝关节屈曲 40°~100° 时内髁间嵴顶点的内侧同一平面上（图 40-7）。

选择适当厚度的间隙试块，方便屈曲插入以确定胫骨截骨深度足够（图 40-8）。如果间隙太紧，在得出截骨量还不够的结论之前，需要清除后内侧骨赘，并去除少量股骨后软骨。

- 股骨准备。

股骨假体的大小可以在术前通过 X 线测量确定，但是在手术过程中，大多数情况下会逐号增大。

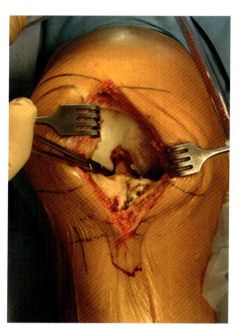

图 40-5 检查外侧间室和髌股关节并测试 ACL

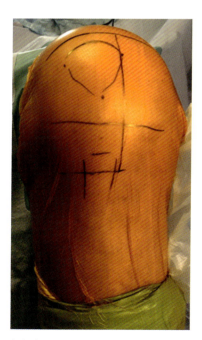

图 40-4 右膝皮肤切口

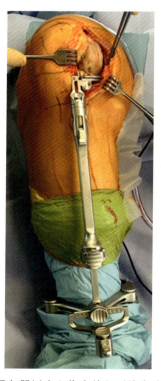

图 40-6 髓外导向器以中立位内外翻对线方式对准胫骨嵴

在髓内引导（Independent Cut）辅助下，股骨远端截骨可采用两种不同的技术。髓内导向器的开髓点位于髁间窝顶部的内侧。第二种技术是依靠胫骨截骨（Dependent Cut）来矫正畸形（图 40-9）。

股骨远端截骨应尽量少，以允许表面修整，并适应股骨假体的厚度。然后使用专用的试块检查伸直间隙。

接下来，确定旋转角度后，用合适尺寸的切割块完成股骨后髁截骨和倒角（图 40-10）。

● 伸直和屈曲间隙平衡。

去除残留的内侧半月板，安装试模后测试韧带

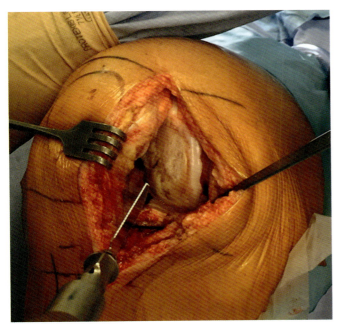

图 40-7　在与膝关节屈曲轴相同的同一平面（屈曲 40°～100°），将矢状骨截骨切向胫骨内髁间嵴顶点的内侧

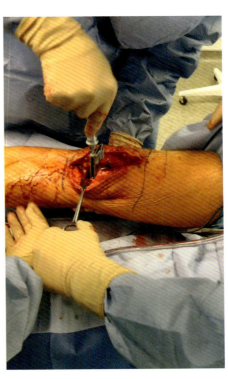

图 40-9　插入股外远端股骨切割导向器以矫正畸形

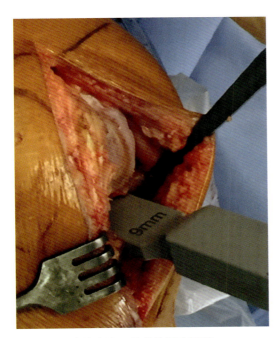

图 40-8　用间隙试块确认胫骨截骨深度足够

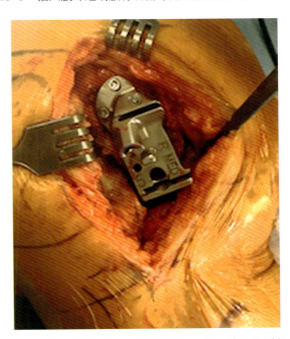

图 40-10　用合适尺寸的切割块进行股骨后髁截骨和倒角

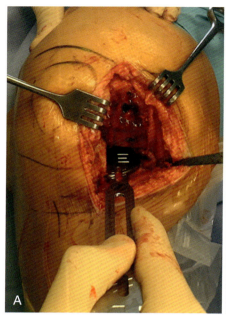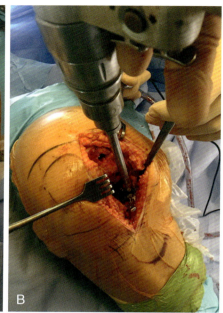

图 40-11 胫骨准备。A. 调整胫骨假体的尺寸以避免任何悬出。B. 胫骨假体试模的固定

张力。

分析活动范围。必须获得 120° 的屈曲以及完全伸直。膝关节伸直时必须完全"锁扣"，并在屈曲时保持 1mm 或 2mm 的轻微内侧松弛。这种"安全"松弛证明不存在过度矫正，只对关节内畸形进行了处理。

在膝关节最大屈曲和完全伸直时，必须检查到假体与骨的任何撞击，以防止聚乙烯磨损，特别是活动衬垫假体。

在取出试模后，所有的异物和骨赘，特别是股骨髁后面的骨赘，都要切除。

● 胫骨准备。

理想情况下，假体应该完全由皮质骨支撑，悬出不超过 1mm（图 40-11）。有时，垂直的胫骨截骨需要向外侧再截 1mm 或 2mm，以防止胫骨假体尺寸选小。胫骨试模的后缘应与后皮质对齐。将试模固定在合适的位置，做龙骨槽。

● 骨水泥技术。

在硬化的胫骨表面，钻孔有助于骨水泥固定。首先用骨水泥固定胫骨，去除多余的骨水泥，特别是胫骨后方。然后骨水泥固定股骨假体，去除多余的骨水泥，屈膝 45° 挤压两个假体，直到骨水泥变硬（图 40-12）。膝关节屈曲 100° 插入聚乙烯衬垫。

● 非骨水泥固定。

骨水泥固定和非骨水泥固定适应证是相同的，除了极少数需要超小号胫骨假体的患者。这些患者最好使用骨水泥固定。骨水泥和非骨水泥固定的手术技术也是相似的。在非骨水泥技术中，需要注意的是，保证孔的初始固定和二次骨整合良好。用引导器将非骨水泥固定的胫骨假体部分插入，去除假体和骨之间的软组织，然后用锤子轻轻锤击假体以完全固定。股骨假体也采用压配方法固定。

外侧间室关节置换术外科手术步骤

外侧 UKA 占 UKA 的少数部分，在骨关节炎 UKA 中仅占不足 10%。

由于少见、适应证特殊、外侧间室的解剖学特征和运动学特殊，外侧 UKA 依然是技术要求很高的手术。

UKA 治疗单纯性外侧骨关节炎的文献结果并不总

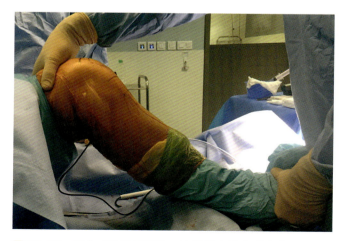

图 40-12 屈曲 45° 挤压假体，直到骨水泥变硬为止

是优于单纯性内侧骨关节炎。导致再次手术的最重要因素是内侧疾病的进展。与内侧骨关节炎相比，外侧骨关节炎通常长时间使用的耐受性更好。

解剖学

外侧的胫骨平台呈凸状，常伴有先天性股骨外髁发育不全。股骨髁和胫骨平台的形合度很大程度上取决于半月板的存在及其形态。如果切除半月板，膝关节稳定性丧失，关节退化性改变会迅速发生，这就是为什么相当多的年轻患者在外侧半月板切除术后发展为外侧骨关节炎的原因。

在内侧膝关节，病变最初发生在前方，而在外侧，病变始于后方。这种特殊性对影像学定位很重要。在膝关节外侧，由于软骨磨损是在后方，只有采用 Rosenberg 位拍摄的 X 线片，才能评估到真实的严重程度。

适应证

适应证是基于临床和放射学标准。主要指征为膝关节外翻畸形（< 15°）和 / 或股骨外髁发育不良产生的病理性承载引起的外侧骨关节炎。其他适应证有股骨髁的无菌性骨坏死和创伤性骨关节炎或后外侧半月板切除术。

年龄不再是 UKA 的禁忌证，尤其是年轻患者在创伤后 OA 的情况下。对于年龄 < 60 岁的患者，可以建议行外侧 UKA。对于年轻活跃的轻度单间室骨关节炎患者，治疗外翻畸形引起的外侧骨关节炎的替代方法是股骨远端和 / 或胫骨高位截骨术。然而，与胫骨高位截骨术相比，产生内翻的截骨术的结果和存活通常更难以预测，而且手术技术更具挑战性；与 UKA 相比，截骨术后恢复时间也更长。

在生物力学上，许多外翻膝关节在全负重时存在动态内翻力矩。如果外翻畸形 < 15°，站立时膝关节负重通过内侧间室，因此术后外侧间室和假体受力较低。

临床和放射学证实的内侧间室或髌股间室的骨关节炎是外侧 UKA 的禁忌证。无症状的髌股关节骨关节炎患者（> 70 岁，有明显的合并疾病，活动量低）有时也可选择外侧 UKA。做 UKA 时可行髌骨外侧关节面切除术，缓解单纯的外侧髌股关节炎。

外侧 UKA 术前计划的特殊性

术前检查确定膝关节外翻的原因和不同情况：

- 外侧股骨髁发育异常。
- 与胫骨平台或外髁骨折有关的创伤后膝外翻。
- 后外侧半月板切除术后的膝外翻。
- 继发于潜在的髋股关节病变的膝外翻，有或没有假体。
- 先天性胫骨弯曲引起的轴向偏移。

股骨外髁发育不全是最常见的适应证。股骨假体的位置必须适应发育不良的严重程度。当股骨髁发育异常严重时，必须将股骨假体定位在更远端和更靠后的位置。该技术在矢状面和冠状面在原发部位纠正发育不良，并恢复解剖学上的关节间隙。

在创伤后或半月板切除术后的膝关节外翻，股骨发育不良没有代偿。软骨下骨质量差，必须要预见到外侧胫骨平台碎裂和下沉的情况，可能需要在截骨后的胫骨平台进行植骨或螺钉加固。在这些病例中，CT 扫描术前计划可能是有用的。后两种情况比较少见，最好的治疗方法是 TKA 或截骨术。

手术入路

该方法首选外侧髌旁入路，但有些作者使用内侧髌旁入路。

切口起自髌骨上极，至关节线下 2cm，靠近胫骨结节外侧。行外侧关节切开术以打开关节囊。为了改善显露，将髌骨向内侧牵开，并切除外侧关节面以治疗局限性的髌骨磨损。然后切除外侧脂肪垫，显露股骨髁、ACL 和相应的胫骨平台外侧。

重要的是要注意，韧带平衡的原则不适合用于外侧 UKA，并且不应平衡或松解侧副韧带。不得从髂胫束胫骨附着点进行松解。

检查髌股间室、股骨内侧间室和前交叉韧带以确定是单纯的外侧间室骨关节炎并且无前方松弛。应去除髁间骨赘，以避免后期与 ACL 撞击。

应保留股骨外髁上的骨赘，以帮助定位股骨间室。当膝关节屈曲时，股骨假体应尽量位于外侧，有时与外侧骨赘相邻。股骨髁前部与胫骨平台前部之间的前接触点为股骨假体的前界。重要的是在截骨之前识别并标记这个点。

应尽量减少胫骨外侧缘的松解，以保持周围韧带结构。这是 UKA 术中的一个重要方面，也是韧带张力测试期间的最终确认矫正不足的安全保障。

第一步：胫骨截骨

胫骨截骨应使用髓外引导器进行，以获得与胫骨机械轴垂直的截骨（90°）。截骨量应尽量少（最大2~4mm），因为该病多半会影响股骨侧。重要的是，保持胫骨截骨的深度尽可能保守，以充分利用胫骨的强度。胫骨皮质近端接触面积大。如果外科医生想保留一定程度的外翻，则不宜在胫骨侧操作，而应选择股骨侧。

外侧间室的自然后倾大约为0°，为了避免屈曲时的紧绷（前倾）和保护ACL（后倾大），应恢复此后倾。

最后，矢状截骨面应靠近胫骨嵴突，靠近但不应累及。截骨应当沿着连接屈曲时外侧平台中部最中间的点（前交叉韧带止点后方）与伸直时外侧平台最内侧边缘的外侧平台的前部（前交叉韧带止点前方）的线。由于外侧胫骨平台在外旋时的自然方向（"锁扣机制"），这条线穿过髌腱，从而挡住了锯片。因此，胫骨矢状截骨面应向内旋转。仔细地牵拉髌腱有助于进行矢状位徒手截骨。

第二步：股骨截骨

不同的假体有不同的技术，但手术原理和主要步骤是相似的。股骨远端截骨可采用两种不同的手术方法。

首先，借助髓内定位。开髓点位于股骨髁间窝上方。可以根据解剖轴和机械轴之间的角度（通常为4°~6°）进行股骨远端截骨。其次，与内侧UKA一样，依赖于胫骨截骨。股骨远端截骨应最小，以允许股骨远端假体植入补偿股骨磨损。然后使用专用的间隙试块检查伸直间隙。

接下来，确定旋转角度后，用合适尺寸的切割块完成股骨后截骨和倒角。

后方截骨应尽量小，以补偿后方偏心距，并获得屈伸一致的间隙。通过这种技术，股骨表面置换植入物不能重现解剖学结构，但是可用于在外髁发育不全的情况下进行增强和补偿。

切割块的旋转至关重要。股骨切骨块的外侧应沿着髁状突的外侧，避免由于股骨外髁的自然外形有关的锁扣机制（相对于内髁）而在伸直出现任何过度的内旋。股骨截骨块的尺寸，取决于解剖学上股骨髁居中的位置和垂直于截骨后的胫骨平台的长轴，在二者之间寻求平衡。应特别注意避免股骨假体选大。股骨假体的前缘应

位于手术开始时确定的前接触点的标记处。该界标位于软骨-骨界面下方1~2mm，该位置是通过进行远端截骨避免在股骨植入物和髌骨之间形成潜在碰撞。

一旦完成后方截骨和倒角，移除截骨导板，去除所有后方骨赘、骨或软组织残余物，这对于获得良好的屈曲活动度至关重要，能避免深屈时聚乙烯向后碰撞。

第三步：定位假体

在完成所有截骨后选择胫骨大小，以最大限度地覆盖胫骨，但在矢状面和冠状面没有任何悬出，这是最佳的折中方案。

胫骨植入物应尽可能靠近胫骨嵴，并应有10°~15°的内旋。屈曲位放置股骨植入物，应增大外旋并尽量靠外侧安放，几乎要放置在外侧骨赘之上，以获得与胫骨的理想接触，而不与胫骨嵴发生撞击。

然后最大屈曲膝关节并内旋，以在适当引导下将胫骨打入软骨下骨，以方便最终完成胫骨侧准备。装好试模假体并插入聚乙烯试模衬垫，做屈伸过程测试。在该步骤中，重要的是要寻找股骨是否因缺乏屈曲位的外旋转而在伸直位与胫骨嵴发生任何撞击。在屈曲和伸直过程中，股骨假体的内侧部分应与胫骨假体的中间对齐。屈伸间隙的测试能让外科医生选择合适的聚乙烯衬厚度。由于股骨发育不良，此处聚乙烯衬垫厚度通常比内侧要厚。但是，重要的是保证外侧UKA畸形矫正不足，以避免未置换的内侧间室出现过度填充，这对于获得成功的长期疗效至关重要。外侧UKA的理念是，这是一种仅可矫正关节内磨损、保留关节外畸形的处理方式。它不是畸形矫正手术。最后，外科医生应通过在屈膝15°（膝关节未锁扣）情况下进行内翻应力测试，以确认外侧尚残留松弛。

完全屈膝并内旋，改善外侧间室显露，用骨水泥固定胫骨假体。股骨植入物插入后，将膝关节接近伸直，有助于去除所有后方骨水泥。最后，在清洁和干燥胫骨植入物金属托后，在屈曲位插入聚乙烯衬垫。

导致外侧UKA失败的常见手术错误

过度矫正外翻畸形导致内翻，会导致内侧间室过载和内侧骨关节炎的进展。

应考虑股骨外髁在屈曲上的解剖学差异，以避免伸直过程中撞击胫骨嵴。

胫骨截骨时应注意避免胫骨后倾过大并影响韧带平

衡。胫骨假体应向在矢状面上内旋 15°～20°，和自然的胫骨后倾对齐。

结语

通过仔细的患者选择和适当的手术技术（正确的植入物位置和尺寸选择），避免术前外翻畸形的过度矫正，外侧 UKA 可以提供长期成功且可靠的止痛效果（图 40-13）。

根据内侧和外侧间室的解剖学差异和生物力学特征，对外侧间室 UKA 须重点强调一些手术注意事项。

将外侧 UKA 视为表面重建手术而非畸形矫正术，能减少内侧间室骨关节炎进展的并发症。

由于外侧间室的活动性增加，应植入固定衬垫的假体。

与内侧 UKA 相比，外侧 UKA 患者选择标准不一，导致其植入物生存率和结果表现也不尽相同。

UKA 结果和生存率

最近的研究表明，现代 UKA 的生存率高，10 年达到 90% 或更高。失败情况下，翻修起来相对容易。与 TKA 翻修相比，翻修失败的 UKA 患者，术后满意度更高、临床效果更好。

内侧 UKA 治疗骨关节炎的结果

长期研究发现，即便随访期间经常观察到胫骨假体周围放射性透亮线，内侧骨关节炎 UKA 的 15 年生存率仍高达 92%，考虑特殊设计的活动衬垫 UKA（Oxford），可视为反应性线。

对于固定衬垫的胫骨金属托 UKA，失败的两个最常见原因是无手术间室的骨关节炎进展（65%）和聚乙烯磨损（25%）。转换为 TKA 或增加髌股植入物的平均时间为 13 年（范围为 3 个月至 21 年）。根据 Kaplan-Meier 分析，无论基于何种翻修原因，20 年无翻修生存率为 74% ±7%。

Niinimäki 等比较了 UKA 与 TKA 治疗原发性骨关节炎的结果。他们报告了芬兰关节登记系统 27 年的数据，并提供了这两种策略之间的比较结果。UKA 的 5 年 Kaplan-Meier 生存率为 89%，10 年生存率为 81%，15 年生存率为 70%。相应的 TKA 的生存率分别为 96%、93% 和 88%。即使调整了患者的年龄和性别，UKA 的长期生存率也比骨水泥 TKA 低 [危险比（HR）= 2.2；P < 0.001]，但是就适应证、假体设计以及人口学特征而言，人群之间没有可比性。尽管存在这些局限性，但他们的结论指出 UKA 相比 TKA 具有诱人的优势，尤其

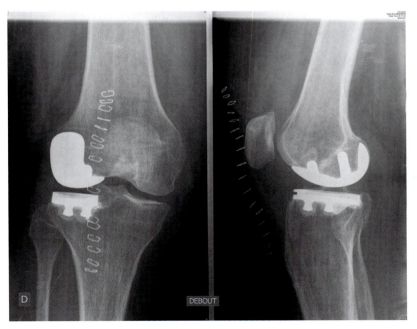

图 40-13 外侧单间室膝关节置换术

是在功能结果方面。UKA 的长期翻修风险较高，但众所周知，与 TKA 相比，UKA 翻修相对容易，因此更常翻修。

年轻患者内侧 UKA 的结果

一项评估 UKA 在 50 岁以下患者疗效研究结果表明，第一，单间室骨关节炎 UKA 患者功能获得改善，并允许其恢复到之前的活动水平。第二，令人满意的放射学结果可以通过假体固定和对线来实现。第三，生存率是可以接受的，虽然低于老年患者的生存率。实际上，使用常规聚乙烯的患者中，由于聚乙烯磨损或髌股关节骨关节炎进展而翻修仍是影响假体生存率的关注点。笔者的经验表明，UKA 可以在让 50 岁以下的患者恢复膝关节功能，是中年患者的可行性选择。然而，在这类患者中，10 年后的磨损仍然是一个问题。最近，Walker 等观察到 UKA 后 60 岁以下的患者恢复正常的体育锻炼，几乎 2/3 的患者达到较高的运动水平（UCLA ≥ 7）。

老年患者（> 75 岁）内侧 UKA 结果

由于较低的发病率和死亡率，UKA 为老年单间室骨关节炎患者提供了一种有趣的解决方案，它可以替代 TKA，提供更高的功能和更好的关节遗忘评分，并具有类似的生存率。Fabre-Aubrespy 等在一项回顾性配对研究中比较了 101 例行 UKA 的患者与接受 TKA 的原发性骨关节炎或膝关节骨坏死的患者。根据年龄、性别、BMI 和术前 KSS 评分将患者与 TKA 组进行一对一匹配。

末次随访时，与 TKA 组相比，UKA 组的患者 KSS 评分更高，膝关节损伤性骨关节炎结果（Knee Injury Osteoarthritis Outcome Scores，KOOS）评分更高，膝关节遗忘率更好。两组的 16 年无翻修生存率相似。

外侧 UKA 结果

外侧 UKA 可以提供令人满意的长期临床和放射学结果，并且 10 年、16 年和 22 年的生存率与内侧 UKA 相当。最近的研究报道，年龄较大患者的较低失败率更具争议性。随着时间的推移，观察到的结果明显改善，这可能还与患者选择的进步有关。

笔者有关 1989 年以后手术的患者组的系列结果与最近报道的结果相当，并且与内侧 UKA 的结果相当。

UKA 治疗膝关节缺血性骨坏死的结果

在一项回顾性研究中，笔者使用现代植入物和严格的纳入标准（骨坏死局限于膝关节一个间室，未受累的部分的状态，髌股关节的活动以及 ACL，应力位放射学片的畸形可以完全矫正）。数据表明，UKA 是一种有效的治疗骨坏死的方法，可改善疼痛和功能，恢复合适的下肢机械轴并获得 12 年的耐久生存率。相反，在文献综述中，Myers 等显示出 TKA 治疗膝关节自发性骨坏死的效果要优于 UKA。但是，他们指出最近的 UKA 治疗膝关节骨坏死系列研究，患者选择更严格，展示出的评分结果也在改善。笔者的研究报告的 UKA 治疗骨坏死的结果与 TKA 治疗骨坏死的平均结果相当，翻修率为 3%，平均总体膝关节得分为 85 分，12 年生存率为 96.7%。

这些数据表明，UKA 在缓解骨痛、改善功能、恢复下肢机械轴和实现长期生存率方面是可靠的。

UKA 的问题和翻修
引言

UKA 翻修的主要原因是膝关节其他间室的骨关节炎进展，假体的无菌性松动和聚乙烯（PE）衬垫的磨损，撞击，活动衬垫假体衬垫脱位，假体周围骨折，感染，僵硬和不明原因的疼痛。必须在翻修手术前精准确定失败的病因。UKA 早期失败的主要原因是手术失误。术后髋膝踝（HKA）角是决定因素。已证实 HKA 内翻 > 3° 或外翻 > 7° 的力线对位异常会导致早期失败。

其他间室骨关节炎的进展

用 UKA 对肢体进行过度矫正会导致非置换间室应力过载并产生退行性变化。

关于髌股间室，骨关节炎的改变可能与股骨假体过大和 / 或旋转不良而导致髌股关节撞击相关，也可能与髌股关节（特别是外侧关节面）骨关节炎进展有关。

处理选择是单独置换新累及的间室或转换为 TKA。

无菌性松动

无菌性松动的危险因素是年龄轻、肥胖、残留内翻畸形、后倾过大、ACL 不稳定和胫骨 PE 磨损。固定衬垫的 PE 磨损更为常见，与位置不正、术前畸形矫正不足、PE 质量和加工以及 PE 厚度不足 6mm 相关。治疗是转化为 TKA。少数 PE 磨损、假体固定牢靠、下肢力线正确、无骨溶解或金属粉末沉积症的情况下，可建议更换新的模块化胫骨衬垫，并鼓励继续随访。

活动衬垫假体脱位

脱位是活动衬垫 UKA 的并发症，可能是屈曲和伸直间隙不平衡，活动衬垫的撞击，假体位置不正确或膝关节松弛造成的不稳定性所致。

外侧 UKA 的脱位是由于外侧副韧带屈曲松弛造成的。内侧 UKA 的脱位是由于内侧副韧带松弛造成的。

如果松弛严重，可将其更换为较厚的衬垫或改为 TKA。

假体周围骨折

假体周围骨折是一种较少的并发症，发生率不到 1%，并且在胫骨平台周围更加常见。这可能与机械性问题有关，如截骨较深或截骨导板置钉过深，或由于聚乙烯磨损或继发于膝关节直接外伤引起的骨溶解和骨吸收。

如果假体固定良好且对位对线适当，则可能适合进行内固定。如果骨折与假体松动、畸形或骨缺损有关，则建议进行 TKA 翻修。

感染

UKA 术后的感染发生率低于 TKA 术后。对于骨水泥固定的 UKA 的术后急性感染，建议进行静脉内抗生素治疗和清创术。对于非骨水泥固定假体，假体的移除更容易，同时进行清创和冲洗，并且可以考虑使用抗生素治疗。对于冲洗治疗失败或慢性感染病例，推荐进行 TKA 的二期翻修。

术后僵硬

对于 UKA，由于关节纤维化引起的关节僵硬发生率较低。它与股骨和胫骨假体型号过大或髌股关节撞击有关。

如果假体的大小和位置适当，则可在术后 6 周内进行麻醉下的手法松解。在此期间之后，需要进行关节镜松解术。当假体位置错误或尺寸过大或出现髌股关节撞击时，有必要进行 TKA 翻修。

不明原因的疼痛

据报道，UKA 术后的原因不明的疼痛比 TKA 术后更常见。由于没有明确的导致失败的原因，因此使用 TKA 进行 UKA 翻修后仍有较大风险残留持续性疼痛。在这些无法解释的疼痛情况下，磁共振成像可评估骨关节炎的进展，关节镜检查和活检也可评估骨关节炎的进展。

术前评估

翻修手术前应进行详尽的评估，包括体格检查，X 线检查和 CT 扫描，血清学检查以及关节穿刺术以明确感染情况。骨扫描不是确定 UKA 术后 2 年内感染或松动的可靠检查。

与所有翻修手术一样，需要进行精确的术前评估，根据骨缺损和韧带的完整性来确定显露的程度和所选择的假体。在某些情况下，可以利用初次假体而减少骨质损失。对于严重骨缺损的病例，应提供带有金属垫块和延长杆的翻修假体，并且必须进行术前计划。

翻修策略

由于骨缺损和潜在的韧带功能不全，UKA 的翻修在技术上可能面临挑战性，必须预见所有困难。通常，UKA 可以翻修为初次 TKA。由于胫骨截骨过深损坏了 MCL，8% 的 UKA 被翻修为铰链膝。

在极少数情况下，可以将 UKA 翻修为 TKA。唯一允许该策略的病因是单纯的股骨或胫骨假体松动，没有任何骨缺损和韧带损伤。多项研究表明，这种手术会让患者的再次翻修率提高 3~4 倍。

翻修策略的第一步是排除感染，分为一个或两个阶段进行。如果内侧 UKA 失败，可以使用现有手术入路切开内侧关节囊。对于失败的外侧 UKA，则应使用更外侧的切口。然后，根据术者的喜好，可以进行内侧或外侧关节囊切开。胫骨平台可以外旋放置，并向前部分移位以充分显露。在去除假体的过程中，应注意保留骨量。必须清除所有的骨水泥、坏死组织和肉芽组织。应补偿胫骨和股骨的骨缺损，以恢复原始关节线。关节线的变化不应超过 4mm。对于 < 5mm 的轻微干骺端骨缺损，可以使用骨水泥或自体骨。对于所有伴有骨缺损的手术，建议使用延长杆。可以使用非修复胫骨平台的自体骨重建 5~8mm 的骨缺损，并通过较短的胫骨延长杆

（长度 30mm）。> 8mm 的骨缺损必须用金属垫块或楔形块修复。最近干骺端骨小梁金属 Cone 的使用减少了额外的胫骨延长杆的使用。

准备好胫骨假体后，应首先准备屈曲间隙。第一步是恢复股骨假体的正确旋转，避免内旋。设置好旋转角度后，必须控制屈曲间隙的大小。如果屈曲间隙较大，则使用最大号的股骨假体和 / 或后髁金属垫块。下一步是伸直间隙。股骨远端截骨必须重现屈曲间隙的空间。

最后，在适当位置使用试模进行测试，可以通过全范围的活动和髌骨轨迹来检查假体冠状面稳定性。

如果同侧侧副韧带功能不良、不稳定或无法平衡屈伸间隙，应植入限制型假体。

UKA 翻修结果

● 再次翻修率。

与初级 TKA 相比，UKA 后翻修的 TKA 的再翻修率高 4 倍，经 UKA 后翻修的 UKA 的再翻修率高 13 倍。澳大利亚登记系统的数据证实了这一点。与 UKA 翻修 TKA 相比，UKA 翻修 UKA 的再翻修率更高，除外感染并发症。UKA 在 5 年、10 年和 15 年的累计翻修率分别为 8.1%、14.6% 和 22.1%，而同期 TKA 的累计翻修率分别为 3.6%、5.3% 和 7.4%。

● 临床结果。

初次 UKA 的功能结果优于初次 TKA，UKA 翻修为 TKA 的功能结果明显更差。UKA 翻修后的平均牛津膝关节评分与翻修后的 TKA 相似。UKA 术后满意度是导致翻修的重要因素，尤其是对于无法解释的疼痛。

● 骨丢失。

UKA 翻修的骨缺损少于 TKA 翻修。仅 50% 的 UKA 翻修病例中，可以植入初次 TKA 假体，而不需要任何的延长杆或垫块。聚乙烯衬垫的厚度往往比初次 TKA 的厚。

结语

将 UKA 翻修为 TKA 不能与初次 TKA 相比，前者的临床结果更差。从技术上来说，将 UKA 翻修为 TKA 比翻修 TKA 容易。失败的 UKA 不应翻修为另一个 UKA。翻修之前必须从影响结果和技术两个方面明确失败的原因。

围术期管理流程优化

围术期管理

通过局部浸润麻醉，可以有效地优化疼痛治疗，并使患者参与疼痛控制的多模式过程。标准化使用氨甲环酸是一种行之有效的凝血疗法，可减少肿胀和血肿形成。这种术后镇痛可减少住院时间，改善康复并迅速康复。止血带的使用时间需要严格限制以减少肌肉损伤。

康复和术后护理

药物血栓预防对于最大限度地减少深静脉血栓形成的发生非常重要。与 TKA 相比，Liddle 等报告 UKA 后血栓并发症的发生率较低。允许患者承受所承受的全部重量，并指示他们从手术当天开始走动。辅助设备（通常是手杖或助行器）使用 1~2 周。门诊物理治疗课程和家庭锻炼计划的重点是股四头肌的加强和活动度的锻炼。

最近的一项研究表明，自我指导训练可能适合大多数接受 UKA 的患者。对于特殊的患者，仍可能需要进行正式的门诊物理治疗。

结语

UKA 是一种针对膝关节单间室晚期退行性疾病的高效治疗选择，特别是对于年轻和活跃患者，它具有优于 TKA 的多个优势。据报道，通过适当的患者选择和手术原则，其 10 年生存率与 TKA 相似。UKA 的优势包括保留骨质，更好的功能结果，更快的恢复时间，更大的运动范围，保留正常的膝关节运动学，降低术后感染率以及缩短住院时间。对于年轻且活跃的患者，现代 UKA 代表了一种有效弥补 HTO 和 TKA 之间差距的替代方法。

假体松动，其余间室中的骨关节炎进展以及聚乙烯衬垫磨损仍然是一个问题，特别是在年轻、活跃和重病患者中。正确的假体植入方向和对位对线对于减少边缘负荷、接触应力和磨损至关重要。类似地，未置换间室的过度填充会导致其他间室骨关节炎快速发展。

手术技术和假体设计方面的最新进展，让 UKA 成为继发于骨关节炎的严重单间室关节内畸形患者的治疗金标准。

（郑清源 张国强翻译；冯尔宥校对）

第 41 章

机器人辅助技术在单髁膝关节置换术中的应用

Joost A. Burger, MD | Andrew D. Pearle, MD

引言

单髁置换术（Unicompartmental Knee Arthroplasty, UKA）与全膝关节置换术相比，具有恢复快、功能改善好、发病率低、感染风险低、失血量少等优点，已成为治疗孤立性单间室骨关节炎（Osteoarthritis, OA）的可靠方法。然而，UKA 的使用年限仍然令人担忧，导致其广泛应用受到局限。尽管大量 UKA 外科医生报告了与 TKA 相当的长期生存率，但仍有较少的专业外科医生报道其具有较短生存率。研究表明，外科医生和医院规模影响 UKA 的生存。

随着 UKA 使用率的提高，对影响 UKA 结果的手术因素的认识也在不断提高。在 UKA 手术后，下肢力线、假体位置、假体大小和膝关节稳定性都被证明会影响功能和假体生存率。当采用传统技术时，手术变量因素保持一致仍然很困难。此外，当前外科医生经常使用微创技术来进行 UKA 手术，以减少软组织和骨的创伤，这使得 UKA 手术要求更加苛刻。

近 30 年来，技术进步使手术因素变量得以控制，UKA 手术效果也得到优化。1992 年，第一个机器人系统被用于关节置换术。这个机器人自主系统可以独立于外科医生执行预先设定好的手术计划。然而，机器人手术带来的并发症和系统自主性问题引发了对安全性的担忧。因而，最初时期其并不受欢迎。另一种在骨科手术室中使用的是计算机辅助导航技术。这类技术可以帮助外科医生制定手术计划，并在使用手术工具时提供视觉指导。虽然可以提供视觉辅助，但手术的结果仍然依赖于传统手术工具，因而限制了截骨的准确性。基于此，半自主机器人系统随之得到研发。与提供被动引导和反馈的计算机辅助手术导航技术相比，这些系统通过反馈和安全控制在预先设定的手术计划内进行截骨，且可以防止无意的多余截骨；这已被证明在假体植入上比传统技术更加准确。2001 年，第一个半自主机器人系统应用于 TKA，后来扩大应用到 UKA. Cobb 等的 UKA 系统研究结果表明，使用半自主机器人系统可以使得 100% 的 UKA 患者胫股力线与冠状平面角度控制在 2° 以内，而采用传统技术只有 40% 的 UKA 患者能达到。这也让人们对机器人辅助手术系统产生兴趣，并推动其快速发展。

目前，有两个机器人辅助系统已经在 UKA 上商业化。Mako 系统（史塞克公司）最初于 2008 年 11 月获得 FDA 许可，并于 2008 年 1 月首次获得 CE 认证。Navio 系统（施乐辉公司）最初分别于 2012 年 2 月和 12 月获得 FDA 批准和 CE 认证。本章给出了这些系统和它们在 UKA 手术中的性能概述，以及这些系统的优缺点。

Mako 系统

注册和术前计划

Mako 机器人是一个基于图像的系统。因此，术前需进行 CT 扫描以生成患者特有的膝关节 3D 模型。Mako 机器人系统允许外科医生在术前根据力线参数在生成的模型上进行股骨和胫骨假体模板测量（图 41-1）。患者在到达手术室之前，Mako 系统术前规划就已完成。患者无菌铺单完成后，将标记钉固定于胫骨和股骨上，有助于 Mako 机器人系统确定腿在空间中的具体位置。注册解剖学标志后，按照髋关节旋转中心使股骨顺时针旋转，并用光学探针捕获脚踝和膝关节位置（图 41-2）。然后注册多个胫骨和股骨的骨表面点，使机器人系统计划与术前 3D 模型和膝关节实际解剖学合并（图 41-3）。在膝关节承受外翻或内翻负荷以恢复副韧带张力时，进行全方位屈曲后产生一个虚拟计划。此时，系统为外科医生提供由此产生的假体植入相关信息（图 41-4）。外科医生根据这些信息优化术前计划，并调整假体位置和大小。因此，机器人系统可为合适的患者确定最终需要截骨的区域并恢复其特定的力线。

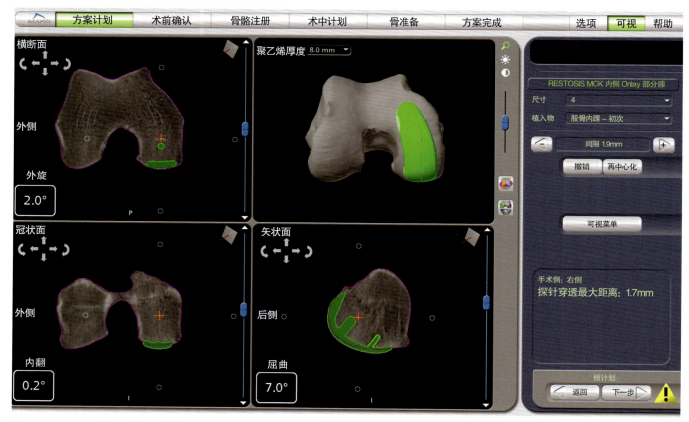

图 41-1 Mako 界面示例：在基于患者膝关节 CT 扫描和三维重建模型上进行股骨假体术前规划

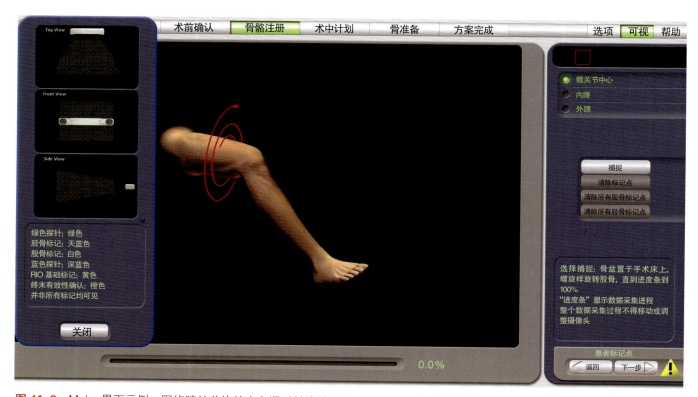

图 41-2 Mako 界面示例：围绕髋关节旋转中心顺时针旋转股骨

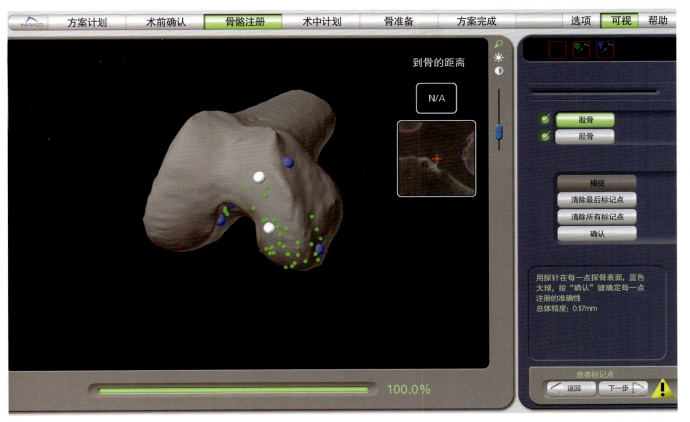

图 41-3　Mako 界面示例：外科医生采用光学跟踪探针对标记点（绿点）进行注册，并将基于 CT 数据的 3D 模型与膝关节实际解剖进行合并，然后对准确性（白点和蓝点）进行核对

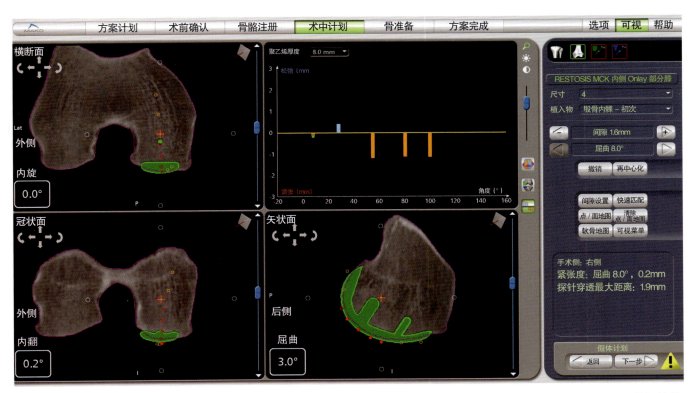

图 41-4　Mako 界面示例：根据力线、假体跟踪（红色和橙色的点）和间隙距离等信息，在轴位、冠状面和矢状面调整假体的位置和大小（右上方图）

第六部分　初次全膝关节置换术

计划执行

按照外科医生的术前计划开始进行骨准备，并将机械臂和摆据使用盐水冷却备用。机械臂和摆据由医生直接控制。在执行预先设计的计划时，在显示器上可以看到摆据的运动和截骨范围（图41-5）。当到达虚拟截骨边界时，系统提供听觉和触觉反馈，限制截骨超出预先计划的截骨区域。此外，当超出预定手术计划区域或当患者解剖发生快速运动时，摆据会自动停止。在截骨完成后，放置假体试模测试膝关节的运动。最后，选择合适的聚乙烯垫片，完成UKA假体安装（图41-6）。Mako系统假体平台较为封闭。因此，在术中仅允许使用一种UKA假体设计。

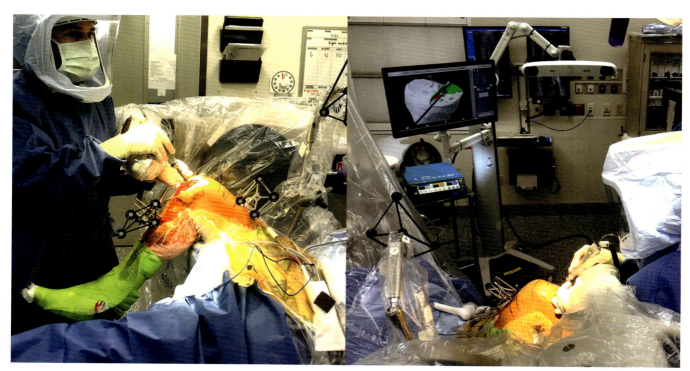

图41-5 Mako示例：胫骨截骨过程

准确性和可重复性

关于Mako机器人的准确性和可重复性，大多数文献已显示了有希望的结果。Bell等进行的一项随机对照试验比较了62例Mako辅助UKA手术和58例常规UKA手术之间的轴位、冠状面和矢状面假体定位的准确性。结果表明，使用机器人UKA可以降低假体参数误差（$P < 0.01$）。应用Mako系统使得在患者胫骨和股骨平面目标位置2°内放置假体的数量显著增加。Lonner和他的同事回顾了27例常规UKA和31例Mako辅助UKA手术。他们发现，常规组的胫骨斜率误差为3.1°，机器人辅助组为1.9°，变异率为常规组的2.6倍（$P=0.02$）。在冠状面中，常规技术误差为3.4°，Mako系统为1.8°（$P < 0.0001$）。Coon等比较了44例传统UKA和33例Mako辅助UKA，也发现了类似的结果。Citak等用尸体来比较Mako辅助UKA（6个膝关节）和传统UKA（12个膝关节）之间假体位置的差别。结果发现，使用Mako辅助UKA比传统UKA可以更好地用于假体定位和缩小误差。股骨假体放置时，两种方法误差为3.5mm和6.5°；胫骨假体为4.3mm和14.2°。

Dunbar等进行的一项非比较研究报告了50例Mako UKA患者假体植入的准确性结果。作者指出，股骨和胫骨各平面的位移和角RMS误差分别在1.6mm和3.0°之内。Khamaisy等研究表明，机器人UKA术后均得到改善并且关节间隙得以恢复。机器人单间室UKA也有类似的发现。Plate等的一项研究调查了52例UKA患者在各种屈曲角度（0°、30°、60°、90°、110°）下的软组织平衡。他们观察到，与术前计划相比，软组织平衡可以精确到0.53mm，83%的患者在1mm以内。

尽管上述数据对Mako系统有利，但有一项回顾性研究报告了Mako系统和传统UKA之间影像学差异很

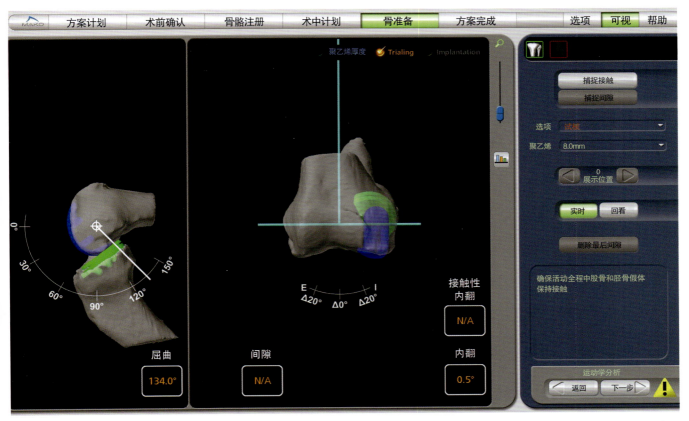

图 41-6　Mako 示例：手术过程中，选择合适的聚乙烯垫片厚度来恢复患者特定的膝关节运动力线（图片经 Stryker 公司许可转载，Stryker 公司版权所有）

少甚至没有差别。此外，MacCallum 等进行了一项前瞻性研究，在这项研究中他们采用术后 X 线片对 87 例 Mako UKA 和 177 例传统 UKA 的胫骨位置进行比较。结果表明，与传统技术相比，Mako UKA 在冠状面胫骨定位的准确度较高；然而，传统 UKA 却在矢状面更准确。

临床结果

　　由于 Mako 系统的应用时间不长，目前还没有广泛可用的中长期随访数据。随着该系统更多地用于 UKA，可用的数据将变得更为丰富。目前，Pearle 等进行了一项由 1080 例机器人 UKA 组成的多中心队列研究，项目至少随访 2 年（平均 2.5 年）。假体生存率为 98.8%，满意率为 92%。Kleeblad 等还研究了生存率和患者满意度，包括 432 例机器人 UKA 并至少随访 5 年（平均 5.7年）。他们发现假体生存率为 97.5%，91% 的患者对他们的整体膝关节功能感到满意。这些发现似乎高于其他队列研究，包括传统的 UKA。

　　在功能结果方面，Hansen 等的一项回顾性研究发现，在 2 周的随访中，传统 UKA 比 Mako UKA 有更大的活动范围。然而，作者也报告称，Mako UKA 患者住院时间较短，物理治疗的结束时间也较早。Blyth 等的 RCT 研究表明，与传统 UKA 相比，Mako UKA 患者术后疼痛评分下降更快。此外，作者发现 Mako UKA 患者在 3 个月的随访中 AKKS 得分明显更高，但这一显著差异在 1 年后却并不明显。有趣的是，步态分析的比较研究表明，在短期和中期随访中，Mako UKA 比传统 UKA 步态模式更趋于正常。尽管与传统的 UKA 相比，文献高度支持 Mako 系统的准确性，但仍需要更多的证据来评估每种方法的临床效益。

Navio 系统
注册及规划程序

　　Navio 系统的注册和规划过程与 Mako 系统非常相似。然而，它不是使用 CT 扫描来生成患者膝关节的三维模型，而是使用光学跟踪探针进行描绘标记。因此，我们将 Navio 系统归类为无图像系统。与 Mako 系统类似，光学跟踪标记钉固定在股骨和胫骨以进行空间定位，标记（髋关节中心、膝关节和踝关节的旋转），并选择膝关节切口入路。然后，外科医生将探针移动到胫骨平台一侧和股骨髁一侧的骨表面（图 41-7）。该"绘画"程序使系统创建一个内侧或外侧膝的三维模型。然后开启类似 Mako 系统的间隙平衡过程，向外科医生提供整个屈曲范围内的跟踪和间隙距离信息（图 41-8）。根据这些数据和下肢力线，系统将确定假体大小和位置。最后的调整可由外科医生在截骨前进行，以获得适当的运动力线（图 41-9）。

计划执行

为了在预先设定的区域进行截骨，外科医生使用一种轻便的手持工具，而不是采用机械臂（图 41-10）。此外，与 Mako 系统通过机械臂提供触觉约束不同，Navio

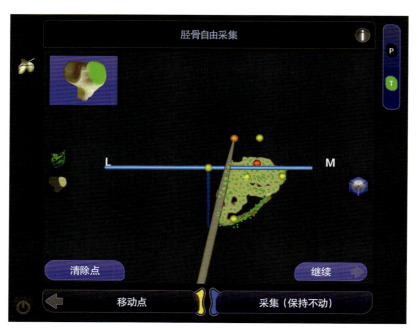

图 41-7　Navio 示例：采用光学跟踪探针进行胫骨的"绘制过程"，生成患者特有的膝关节的三维模型

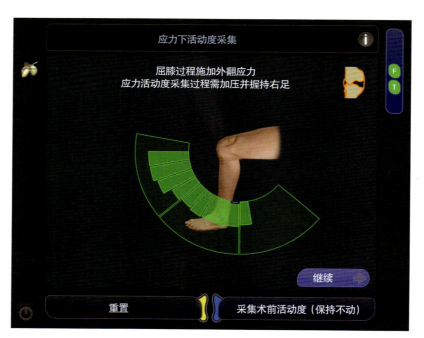

图 41-8　Navio 示例：外科医生屈曲患者膝关节，同时施加外翻负荷以恢复副韧带张力。该系统通过跟踪肢体的运动，生成假体跟踪和间隙距离信息

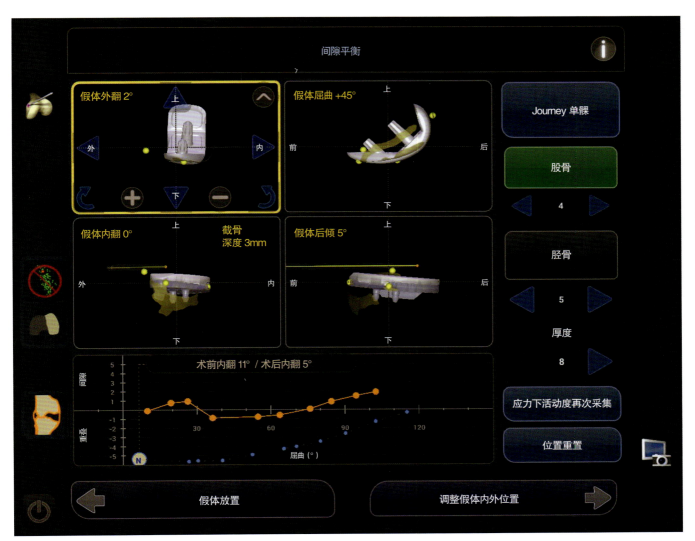

图 41-9　Navio 示例：根据力线对齐和间隙信息，调整假体在轴向、冠状面和矢状面位置和大小（底图），并显示假体跟踪信息

通过手握摆据速度和暴露控制等保障措施防止多余截骨。每个防护功能都是基于工具相对于预设定截骨区域位置。当外科医生将摆据移近截骨区域边界时，Navio 暴露模式会自动将摆据收回到保护区内，而速度模式则开始降低摆据速度。每一种模式都以一种渐进的方式运行，并且当它移动到更接近预先规划区域的边界时，会对工具施加更大限制。截骨完成后，即可进行假体安装和验证。在设计上，Navio 系统原本是开放的假体平台。然而，2014 年 Navio 被施乐辉收购后，Navio 系统被转换为半封闭的假体平台，允许使用多种不同设计的施乐辉假体。

准确性和可重复性

目前，Navio UKA 术后假体定位准确性的研究报告正在增加。Khare 等在一项研究中对 12 例尸体比较

了 Navio 和传统 UKA 的差别。Navio 机器人股骨假体最大 RMS 为 2.81°，传统 UKA 为 7.52°。胫骨假体的最大 RMS 分别为 2.96° 和 4.05°。Lonner 等使用 Navio UKA 在 25 例尸体上也发现了类似的角度结果。股骨假体的角度误差均在 2.28° 以内，平移误差均在 1.62mm 以内。胫骨假体角位移 RMS 误差在 2.43° 和 1.60mm 以内。

Gregori 等对 92 例接受 Navio UKA 手术的患者的 X 线片机械力线进行研究。作者发现，在 89% 的患者中，计划的冠状面和术后冠状面力线对齐在 3° 以内，RMS 误差为 1.98°。假体计划与术后股骨、胫骨假体冠状位、胫骨斜度的 RMS 误差均在 2.9° 以内。Herry 等比较了 40 例 Navio UKA 患者和 40 例常规 UKA 患者。结果表明，使用 Navio UKA 后，假体定位规划和准确性可以改善关节线恢复，其关节线平均高度差为 1.5mm，而使用常规技术后关节线平均高度差为 4.6mm，说明常规组关节线

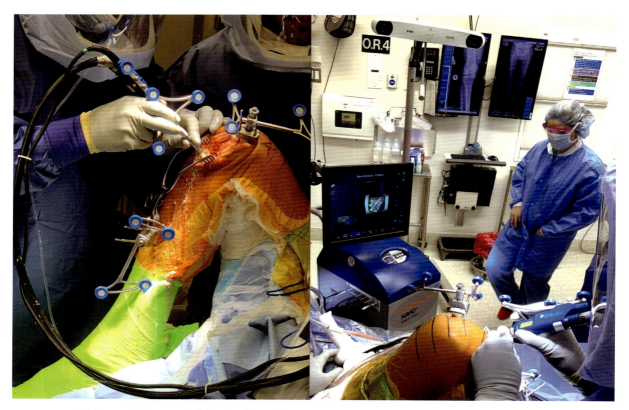

图 41-10 Navio 示例：显示器显示股骨截骨过程中的摆据操作过程（施乐辉公司提供）

高度差程度较高（$P < 0.05$）。Batailler 等进行了一项病例对照研究，比较了 80 例 Navio UKA（57 例内侧和 23 例外侧）和 80 例匹配的常规 UKA 的肢体力线、胫骨假体位置和翻修率。在 Navio UKA 中，肢体力线以及胫骨冠状位和矢状位的异常值报告显著减少（$P < 0.05$）。此外，常规组（86%）翻修的主要原因是假体位置不良或肢体力线不良，而机器人组翻修的主要原因是假体位置不良。

总体而言，Navio 系统的假体定位精确度与 Mako 系统相似；然而，Navio 技术仍需要更多的临床评估来证实这些结果。

临床结果

在 Mako 系统商业化 4 年后，Navio 系统也实现了商业化，因此需要时间来得到更多的文献支持。Parra 等的一项研究报告了 47 例使用 Navio 的单中心病例。结果表明，机器人 UKA 能使患者在运动和娱乐活动期间生活质量和功能显著改善，并且疼痛明显减轻。Gonzales 研究显示，18 名患者术前 OKS 为 22 分，在术后 6 周改善到 37 分。另一项由 Canetti 进行的研究报告称，Navio UKA（11 个膝关节）与传统 UKA（17

个膝关节）相比减少了恢复运动的时间（$P < 0.01$）。此外，Battenberg 等的一项 2 年随访研究中报道了 128 例 Navio UKA 患者的早期存活率为 99.2%。进一步的中长期随访研究是必要的，以表明患者是否从使用 Navio 手术中获得持续的益处。

优缺点

骨保留

文献表明，机器人截除胫骨的范围比传统的 UKA 要小。Ponzio 和 Lonner 发现，在机器人 UKA 中使用 $\geq 10\mathrm{mm}$ 的胫骨假体的比例为 6.4%，在常规 UKA 中使用的比例为 15.5%。在 Mako 和 Navio 机器人之间，胫骨聚乙烯垫片厚度没有显著差异。减少非必要的截骨是很重要的，因为它与减少术后疼痛、更快恢复和减少骨水肿有关。此外，积极的截骨可以避免有挑战性的翻修。最后，更激进的截骨可缩小胫骨平台表面。这可能导致使用更小的胫骨假体，导致张力增加。几位作者提出，在较小的表面上施加较大的应力可能导致无菌性松动的早期发生。因此，最大限度地截骨在生物力学上也具有优势。

并发症

与机器人 UKA 相关的并发症与光学跟踪标记钉的放置有关。机器人 UKA 所需的跟踪标记钉显示出最小的额外并发症风险。尽管这些并发症很少见，但仍需牢记标记钉周围的浅表感染、骨髓炎（可能是由于针放置后的热坏死）、神经血管损伤和应力性骨折等。当重点集中在预防应力性骨折时，一些人主张在皮质和干骺端放置标记钉。为降低感染的风险，建议避免经皮质放置标记钉。然而，标记钉放置的选择仍有争议。在 UKA 使用机器人系统时的其他问题是操作时间延长和由于软件或硬件问题导致的病例的转换。

关于软组织损伤，研究报告了机器人技术的并发症，尽管机器人技术在英国并没有描述这种情况。此外，Sultan 等的一项研究报告称，在 TKA 中，与传统技术相比，使用机器人辅助降低了软组织并发症的风险。此外，与机器人 UKA 中使用的受控摆据相比，在常规 UKA 中手动控制的摆据可能具有更高的软组织并发症风险。尽管存在这些问题，机器人 UKA 与传统 UKA 相比，仍具有降低假体松动、聚乙烯磨损、膝关节对侧间室进行性骨关节炎和不稳定性风险的能力，因为其假体的放置更加准确且是可重复的。因此，机器人系统对于降低 UKA 的并发症风险具有重要价值。

基于图像和无图像

机器人 UKA 可以是基于图像的，也可以是无图像的。前者允许外科医生在进入手术室之前根据对准参数预先计划假体的尺寸和位置。此外，外科医生可以评估前交叉韧带、软骨下骨、骨赘、囊性结构和缺血性坏死区域等。然而，基于图像的机器人 UKA 的缺点是 CT 扫描的额外成本、患者不便、术前计划所需的额外时间以及更高的辐射暴露。关于辐射剂量，未来的技术可能会改变 CT 扫描的辐射暴露，因为影像行业正在不断开发新的方法。此外，目前也可以提供低辐射剂量的高质量扫描。

基于图像的系统将术前患者膝关节 CT 扫描与外科医生术中标记点合并，而无图像系统则完全依赖于术中"绘画"程序的准确性。必须注意，不正确的"绘制"可能导致不正确的预设定计划。虽然无图像的 Navio 似乎能与基于图像的 Mako 的准确性和可重复性显示类似的结果，但相关的比较研究是必要的，以评估无图像机器人 UKA 的准确性和安全性。

学习曲线和操作时间

在手术室中整合新技术可以延长手术时间，增加学习曲线，从而达到良好的效果。Coon 的早期结果表明，Mako UKA 的短学习曲线是可以预期的。最初 10 例术后，止血带时间可保持在 60min 以内。Jinnah 等在 Mako 机器人上得到了类似的结果。他们检查了由 11 名外科医生开展的 UKA 病例，发现 13 例手术后手术时间趋于稳定，在学习阶段患者的风险也没有增加。

Wallace 等对 Navio 机器人的手术时间进行了研究。5 名外科医生进行了该手术，其中 2 人之前有使用另一种机器人辅助设备的经验。作者报告说，2 次连续手术在稳定状态手术时间的 95% 置信区间内需 8 例手术操作才能完成（跟踪标记钉放置到假体植入）。稳态手术时间平均为 50min（范围 37~55min）。

Kayani 等的另一项研究报道了实现与传统 UKA 相同的操作时间和手术团队信心水平所需的 Mako UKA 的数量。6 例患者从传统技术过渡到机器人 UKA 的学习曲线，平均手术时间为 87.3min（手术开始到最终缝合）。6 例手术平均手术时间为 61.7min，与常规 UKA 相似。此外，作者报告了假体位置精确度得到提高。然而，却没有学习曲线。此外，使用 Mako 机器人没有发生额外的并发症。

尽管有报道称，机器人 UKA 和传统 UKA 的手术时间相似，但 MacCallum 等和 Hansen 等指出，由于注册过程的原因，机器人辅助增加了手术时间。此外，机器人的安装时间在研究中通常没有报道，需要考虑。总的来说，这项新技术对 UKA 患者没有漫长的学习曲线和额外的风险，即使是由经验不足的外科医生使用。

成本—效果

其中一个主要障碍是机器人 UKA 的高昂初始成本。大多数这些相对较新的设备需要广泛的市场营销、研究和开发等。因此，对于公司来说，高价格是具有商业可行性的。迄今为止，Mako 机器人的成本约为 100 万美元，而 Navio 系统的成本约为该价格的一半。除了初始投资外，机器人系统还需要维护费用，而基于图像的系统需要进行术前准备，这给患者带来了额外的成本，有时是不可补偿的。然而，增加实施和竞争可以降低总成本。此外，一些医院选择共享 UKA 的 Navio 系统，以降低总体成本。此外，由于 Navio 和 Mako 系统也可用于

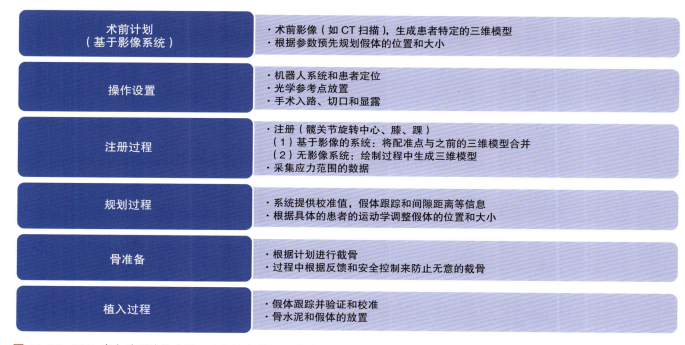

术前计划（基于影像系统）	· 术前影像（如CT扫描），生成患者特定的三维模型 · 根据参数预先规划假体的位置和大小
操作设置	· 机器人系统和患者定位 · 光学参考点放置 · 手术入路、切口和显露
注册过程	· 注册（髋关节旋转中心、膝、踝） （1）基于影像的系统：将配准点与之前的三维模型合并 （2）无影像系统：绘制过程中生成三维模型 · 采集应力范围的数据
规划过程	· 系统提供校准值，假体跟踪和间隙距离等信息 · 根据具体的患者的运动学调整假体的位置和大小
骨准备	· 根据计划进行截骨 · 过程中根据反馈和安全控制来防止无意的截骨
植入过程	· 假体跟踪并验证和校准 · 骨水泥和假体的放置

图 41-11 UKA 半自动系统的步骤。必须注意的是，外科医生之间可能存在较小的顺序差异

全膝关节置换术。另外，Mako 也可用于全髋关节置换术，因此具有更大的成本效益潜力。

当回顾文献时，成本效益研究目前是缺乏的。Swank 等的一项研究为 UKA 应用了机器人技术进行了成本估算。他们报告说，对大容量医院 80 万美元的机器人投资在 2 年内就能很容易地看到回报。另一项由 Moschetti 等进行的研究使用 Markov 决策分析比较了机器人 UKA 和传统 UKA 的成本效益。作者的机器人数据基于 Mako 系统，包括初始和服务费用，以及术前 CT 扫描费用。机器人 UKA 的两年翻修率为 1.2%，常规 UKA 为 3.1%。综上所述，他们发现机器人 UKA 与传统的手术相比，每年超过 94 例手术的高业务量医院会产生成本收益。作者报告说，在中等大小医院（每年 3~12 例手术），机器人系统的成本需要小于 10 万美元才能达到成本收益。

Cool 等评估了短期翻修和相关费用的机器人（246 个膝关节）和传统 UKA 患者（492 个膝关节）。他们发现，对于翻修来说，机器人 UKA 的翻修率较低，相关成本较低。此外，机器人 UKA 患者具有更短的住院时间和更低的相关成本。机器人比传统 UKA 成本加翻修率平均减少 7.06%。这些发现与 Kayani 等的研究发现一致。他们发现机器人 UKA 相比传统 UKA，能显著减少术后疼痛、缩短住院时间、减少阿片类需求并改善早期功能康复。虽然作者没有完成成本计算，但可以预期，

这些发现降低了机器人 UKA 的成本。

一般来说，对于价格的担忧仍然存在，因为提高假体植入的准确性和可重复性所带来的好处尚未显示出广泛的临床疗效。如果广泛的临床疗效得到证实，任何额外的花费都是合理的。因为从长远来看，改善患者的治疗结果可能会减少医疗支出。

结语

在骨科领域，机器人辅助手术的技术进步为外科医生提供了高水平的控制和手术精度（图 41-11）。当前用于 UKA 的半自动系统增强了对假体定位、软组织平衡和力线对齐的控制。与使用传统技术相比，展示了更可预测和一致的结果。此外，量化手术变量并精确控制这些变量，有可能改善经验较少的外科医生对 UKA 结果。中长期结果和成本效益分析对评估机器人辅助系统的真正利益是必要的，目前的发现也令人鼓舞。如果这些结果保持下去，并且更令人信服的临床结果得以报道，机器人辅助 UKA 手术可能会使 UKA 手术的接受度越来越广。

（冀全博　张国强翻译；李慧武校对）

参考文献

全膝关节置换术中的骨缺损

Robert A. Sershon, MD | Kevin B. Fricka, MD | Nancy L. Parks, MS | C. Anderson Engh Jr, MD

背景

复杂的初次全膝关节置换术（TKA）和全膝关节翻修术中的骨缺损会带来巨大的外科挑战。骨丢失的原因很广泛，通常是多因素的，包括假体周围骨溶解、松动假体的下沉、骨折、应力遮挡、骨坏死以及感染。

骨缺损可累及股骨和／或胫骨。骨缺损的程度从轻微到整个干骺端的缺损不等。重建主要是由骨缺损程度来决定的，其次是韧带的完整性。可用于重建骨缺损的工具包括颗粒或块状同种异体骨移植、固体金属垫块、多孔金属垫块以及节段式固体植入物。随着骨缺损的增加，髓内杆有必要用来降低干骺端结构的负荷。界面管理是骨重建成功的关键。

当修复骨缺损时，曾经的"单一"宿主骨－假体界面变成了"双"界面：宿主骨－垫块－假体。宿主骨与移植物或多孔垫块之间的界面必须具有足够的支撑性和健康性，以使移植物愈合或向多孔表面进行骨长入。移植物的背面必须能够和假体通过骨水泥进行固定。最终目标是实现功能良好的重建，具有结构稳定性、适当的平衡以及合适的假体对位。

当术中预计或遇到骨缺损时，分型系统可以提供一种方法学的方法来处理骨缺损。分型系统应该有能力意识到 X 线片可能会低估骨缺损的量，并能够对手术重建进行术前评估和手术准备。该分型还应指导术中决策。严重骨缺损时应做好准备，以便在任何情况下都能获得必要的设备和假体。

在这一章中，我们提出了一套系统的方法来处理全膝关节置换术中的骨缺损，包括术前评估、假体取出、现有分类系统的描述，以及基于 Anderson 骨科研究所（AORI）关于全膝关节翻修术中骨缺损的分型的重建选择。

术前评估

在手术前，外科医生应该探明假体失败的机制，测量韧带的稳定性，评估骨缺损情况，并为下一步重建做好计划。现代 TKA 失败的最常见原因包括无菌性松动、感染、不稳定、骨折和僵硬。自 20 世纪 90 年代和 21 世纪初以来，由于手术技术、聚乙烯工艺、消毒技术和假体设计的改进，磨损、骨溶解和髌股关节并发症的发生率大大减少。无论何种失败模式，翻修手术必须纠正导致初次关节置换失败的因素。

体格检查的基本要素包括步态评估、皮肤完整性和既往手术切口的情况、有无挛缩及活动度、伸膝装置的性能、韧带性能、神经血管检查以及脊柱和髋部检查。实验室检查包括筛查红细胞沉降率和 C- 反应蛋白水平，可能的关节液穿刺检查包括细胞计数、培养、D- 二聚体和 α- 防御素测定，以鉴别感染和无菌性松动。

在大多数情况下，X 线片是术前获得失败机制和骨缺损程度的主要信息来源。如果有的话，应该与先前的影像学检查进行比较。推荐的切面包括站立正位、侧位、轴位和站立的双下肢全长片。这些切面可以评估股骨和胫骨假体的位置和大小，评估当前的骨量，界面固定，髌骨高度及在冠状面上的位置，以及冠状面假体对位。有些情形，可以进行透视引导下的局部透视，以更好地评价胫骨和股骨假体的骨－骨水泥界面或者假体－骨界面的状态。由于成本增加和未能显著改进管理，不建议常规使用 MRI 或 CT。对侧膝关节的 X 线片可以确定关节线与骨性标志物的关系，如股骨的股骨内外上髁和胫骨的腓骨头。

翻修手术时遇到的骨缺损一般会超过手术前的 X 线片估计。在骨溶解的情况下尤其如此，在这种情况下，剩余的骨质量往往很差，以至于结构上不能胜任；充分清创后，必须重建比预期大得多的缺损。

在用 X 线片评估股骨时，有必要仔细检查股骨远端界面和后髁界面，这是界面松动和骨缺损最常见的部位。累及股骨内侧或外侧干骺端的骨缺损可提示韧带缺损。在 PS 假体、铰链假体和带柄假体中，股骨缺损往往较大。在评估胫骨时，需要仔细评估胫骨结节的完整性、剩余的骨量（参照腓骨头）、干骺端的质量和胫骨后倾（图 42-1）。应测量胫股、股骨远端和胫骨近端的解剖角度，并与先前的 X 线片进行比较（如果有）。

假体取出

在需要特定拆卸工具的情况下，术前确定假体的制造商和设计是很重要的。在充分暴露后，取出假体的首要目标是保留骨量。取出部件的顺序取决于暴露情况、假体的稳定性和外科医生的偏好。首先取出聚乙烯衬垫，以减少张力并增加暴露。下一步胫骨平台通常更容易取出，因为与股骨的多个界面相比，胫骨界面由二维界面组成。

在准备取出假体之前，胫骨周围的显露可防止过度的骨缺损、骨折、韧带或神经血管损伤。胫骨假体的取出应从假体骨水泥的内侧界面开始，利用薄锯片、高速铅笔尖状钻头和骨刀进行。中央区干骺端的松质骨由于接触不到，通常无法保留。周围骨支撑通常可保留，导致了一个包容性的中央性骨缺损，与非包容性或节段性骨缺损相比，这种缺损更容易重建。有时会有固定完好胫骨假体延长杆，需要行胫骨结节截骨术才能取出。在拔除胫骨假体和延长杆后，使用刮匙和骨刀去除所有剩余的骨水泥。插入髓内定位的假体试模，以保护剩余的骨量，并作为屈伸间隙的初始参考。

取出股骨假体还需要充分暴露和破坏假体 – 骨（无骨水泥固定）或假体 – 骨水泥（骨水泥固定）界面。用截骨器、薄锯片或铅笔尖状钻头将假体前方、内侧、外侧和后方的界面分离。在一些非骨水泥型股骨假体中，使用 Gigli 锯。然后用弯曲和笔直的骨刀松开股骨前界面。股骨假体是用万能的拔除装置拔出的，用力要慎重，以避免损坏剩余的骨量。

骨缺损分型

已经描述了几种骨缺损分型。最有用的分型是易于使用、可重复和能够指导重建的。

麻省总医院分型

麻省总医院仅限股骨缺损分型系统，将骨缺损分为主要类型和次要类型，然后进一步分为包容性或非包容性缺损。它根据股骨髁上水平（高于或低于）、体积（> $1cm^3$ 或 ≤ $1cm^3$）和包容性（包容性或非包容性）将股骨缺损分为主要类型和次要类型。包容性的缺损只有松质骨丢失，没有明显的皮质骨丢失。非包容的缺损有皮质骨丢失，导致假体的一部分缺乏支撑。股骨髁分离被归类为非包容性。

宾夕法尼亚大学分型

宾夕法尼亚大学（UPENN）的分型在 1~100 点的连续数值尺度上量化骨缺损。该系统建立为基于标准膝关节正位（AP 位）和侧位 X 线片的有限元网格。该分类旨在术前预测和准确量化骨缺损，已被认为是有效和可靠的。虽然宾夕法尼亚大学的分型系统精确、定量，很容易比较骨缺损的严重程度，但它缺乏其他分类系统给出的治疗建议。

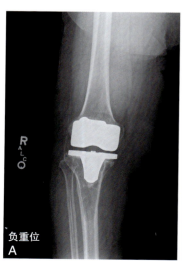
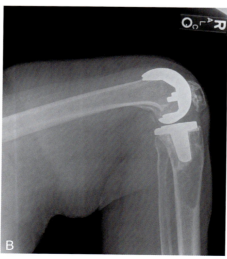
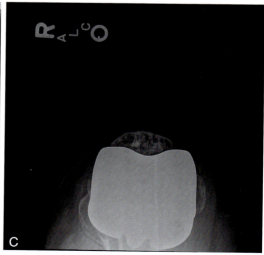

图 42-1　标准 X 线片［AP 位（A）、侧位（B）和轴位（C）］显示保留后交叉韧带的非骨水泥型股骨假体和骨水泥型胫骨假体。髌骨稳定，可能有骨溶解。胫骨假体内翻提示松动，并伴有广泛的干骺端骨溶解和假体 – 骨水泥界面的放射学透亮线

Huff 和 Sculco 分型

Huff 和 Sculco 的分型基于 Anderson 骨科研究所（AORI）的骨缺损分型。骨缺损的基本模式有囊性、骨骺、空洞和节段性。囊性缺损是松质骨中的小缺陷，不会影响假体的稳定性。骨骺缺损涉及骨骺/干骺端区域的皮质骨缺损，通常会影响假体的稳定性，并需要延长杆进行增强。空洞缺损为大量的皮质内干骺端缺损，需要大量同种异体骨重建或干骺端使用填充性的 Cone 或 Sleeve 加延长杆。节段性缺损是骨骺和空洞缺损的组合，有很大程度的骨缺损，可能涉及副韧带附着。重建选择同样包括大量同种异体骨移植或带延长杆的假体重建，通常需要铰链式翻修假体。

Anderson 骨科研究所分型

我们更喜欢 AORI 分型系统，这是本章的重建模板。假体取出后，术中评估骨缺损（图 42-2）。从 3 个方面定义了分型：

1. 股骨（F）或胫骨（T）位置。

2. 骨缺损的严重程度：轻微、中度、严重，分别定义为 1 型、2 型或 3 型。

3. 单侧或双侧股骨髁/胫骨平台，分别定义为 A 或 B。

手术重建

可以根据 AORI 分型系统来指导骨缺损的重建选择。为了获得一个具有结构稳定、适当的平衡和适当对位的稳定的膝关节，必须恢复轴向和旋转对位以及关节线。骨水泥垫块、组合式金属垫块和植骨取代丢失的干骺端骨。髓内延长杆决定轴向对位，卸载干骺端重建的应力。取下假体后，首先进行胫骨重建。使用假体试模重建关节线。然后评估假体旋转、屈伸间隙和随后进行限制性的评估。综上所述，1 型缺损具有完整的干骺

端骨骼和相对正常的关节线。这些通常可以用初次置换假体重建，用或不用垫块。1 型缺损可能需要更长的延长杆。2 型缺损显示受损的干骺端松质骨，需要通过加强（植骨、组合式垫块、干骺端 Sleeve 或骨小梁状金属 Cone）和延长杆固定来减轻应力以支持干骺端重建。3 型缺损一般需要结构上的同种异体植骨或较大的多孔金属垫块，常常需要进行继发于韧带功能不全的节段性置换。根据定义，3 型缺损通常有韧带缺陷，需要更高水平的限制型或铰链型假体（表 42-1）。

AORI 1 型缺损（"完整"干骺端）

1 型缺损表明有足够的骨骺松质骨来支撑假体，并且关节线没有实质性改变。通常不需要翻修假体，而延长杆是可选的。这些缺损可能只需要颗粒同种异体骨、螺钉结合骨水泥或添加在假体上的小型固体垫块。

虽然骨缺陷可能很小，但必须密切注意恢复关节线和纠正以前任何假体的旋转不良。膝关节置换术后关节线改变与较差的临床结果、屈曲中断不稳和髌股关节力学改变有关。自然关节线位于腓骨头近端 10~15mm，以及股骨内髁上远端 25~30mm。这些标志物可作为所有翻修的关节线恢复的粗略预测指标。

骨水泥和螺钉

累及单侧股骨髁或胫骨平台的小缺损可以单独用骨水泥修复，或者用轴向对齐的螺钉进行额外的支撑和黏接。带螺钉的骨水泥易于使用，成本低，适用于有小的骨缺损的患者。支撑性螺钉应该垂直于假体，作为支撑柱。外科医生必须确保螺钉头不会突出于截骨面，以避免无意的假体对位不良（图 42-3）。

颗粒骨植骨

颗粒自体或同种异体骨移植最常用于包容性的

表 42-1　AORI 骨缺损分型系统总览

骨	胫骨	股骨	关节线	重建	加延长杆假体	韧带	限制性
完整	T1	F1	正常	骨水泥	有时需要	完整	非限制性
受损	T2	F2	不平	骨移植，固体垫块，有时需要多孔垫块	需要	损伤程度不一	限制性不一
缺陷	T3	F3	改变	同种异体骨移植，节段性置换，Sleeve/Cone	需要	经常失效	常需要铰链型膝关节

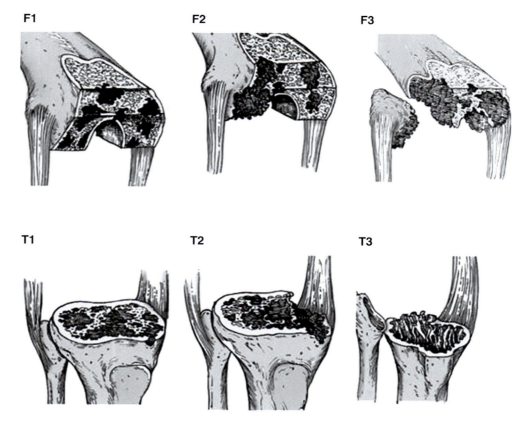

图 42-2 Anderson 骨科研究所（AORI）骨缺损分型系统的示意图

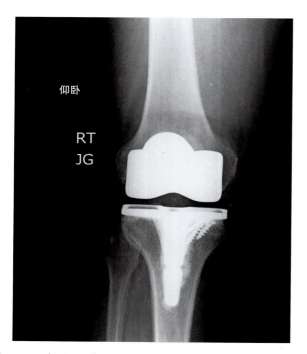

图 42-3 术后 AP 位片显示前交叉韧带保留型（CR）全膝关节置换术，使用骨水泥和螺钉填充骨缺损

AORI 1 型或 2 型骨缺损，在这些缺损中，植骨可以被包拢。当打压植骨时，颗粒植骨、外周宿主骨和延长杆创造了稳定的重建。虽然与金属垫块相比，颗粒植骨性价比较高，但在北美洲，颗粒植骨在超过 1 型骨缺损中的大量使用已经减少。我们目前使用同种异体颗粒植骨的适应证是年轻患者中未来可能需要翻修的小到中等的包容性骨缺损。

AORI 2 型缺损（"受损"干骺端）

2 型缺损影响一侧股骨髁 / 胫骨平台（2A 型）或两侧股骨髁 / 胫骨平台（2B 型），以中度骨缺损为特征。2 型骨缺损包括股骨髁上远端股骨干骺端缺损和胫骨结节近端胫骨缺损。干骺端骨质"受损"，但不是完全缺损。与 1 型缺损不同的是，2 型骨缺损在不使用延长杆的情况下对假体提供的支撑不足。首先准备胫骨，因为它的位置将帮助建立屈伸间隙，并帮助设定股骨假体的旋转。对于对侧平台损伤最小的 T2A 型缺损，胫骨平台截骨时在无骨缺损一侧平台进行，截骨水平垂直于胫骨轴线（图 42-4）。对于深度为 10mm 的胫骨缺损，可在假体底部用固体垫块进行填充。多孔 Cone 和 Sleeve 可用于较小的骨缺损，但更常用于大于 10mm 的胫骨平台缺损。多孔的垫块不需要用骨水泥粘到宿主骨上，而是最

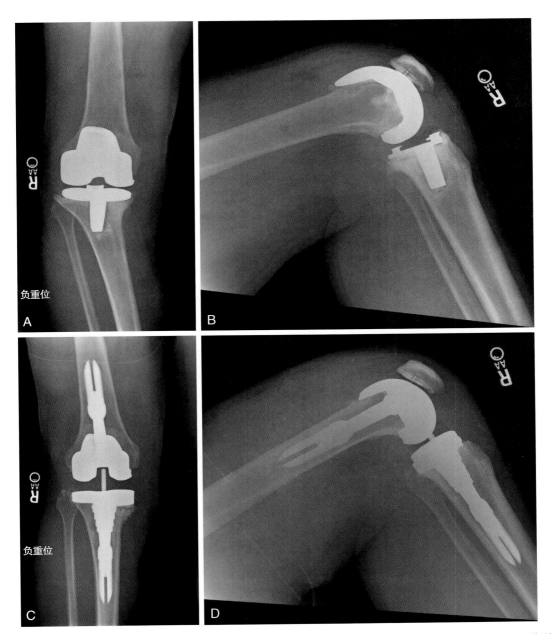

图 42-4　T2A/F2A 型缺损的术前 AP 位（A）和侧位（B）X 线片。重建后的 AP 位（C）和侧位（D）X 线片。外科医生选择了金属加强垫块，通过非骨水泥型袖套和接合胫骨干的延长杆来承接应力。股骨侧展示了一种标准的翻修假体设计，带有远端和后方垫块以及压配式的延长杆

终实现骨长入。胫骨假体通过骨水泥粘到多孔垫块上。

　　T2B 型缺损缺少关节线的骨性参考。如前所述，厚度小于 10mm 的缺陷可以通过较厚的胫骨平台或内侧 / 外侧垫块进行重建。较大的 2B 型胫骨缺损需要多孔的 Cone 或 Sleeve（图 42-5）。Cone 和 Sleeve 都为生物固定提供了很大的表面积，并可使用延长杆。Cone 与延长杆不是一体的，因此可以更自由地将 Cone 放置在适当的位置，以实现最大的宿主骨与 Cone 的接触。此外，胫骨柄的最终方向不受 Cone 的放置而决定。然而，较小的 Cone 可能会限制延长杆的直径，并且通常需要延长杆整体通过骨水泥进行重建。相比之下，Sleeve 直接附着在胫骨柄上并调整大小，允许干骺端非骨水泥 Sleeve 和胫骨干中的延长杆进行压配固定。Sleeve 的缺点是胫骨平台的近端位置由胫骨髓腔决定。当发现由髓腔决定的胫骨平台的位置不良时，可以选用直径较小、较短的延长杆通过骨水泥与干骺端垫块进行黏合，也可以使用带有偏心距的延长杆。

　　胫骨关节线重建后，股骨缺损即可修复。股骨髓内

导向器通常用来确定股骨远端截骨。F2A 型缺损依靠重建的胫骨和对侧完整的股骨髁确定远端截骨水平，辅助确定股骨假体的旋转。在使用间隙平衡技术时，如果韧带损伤阻碍了股骨旋转的确定，则通髁线可以作为旋转的主要参考。缺损的股骨髁用固体金属垫块重建。较大的 F2A 型缺损，干骺端骨量不足，可用多孔金属垫块进行重建。另一种方法是，使用髓内定位的股骨 Sleeve 结合金属垫块重建缺损的单个股骨髁。多孔垫块或 Sleeve 的选择取决于外科医生的喜好。除了年轻的 2 型缺损患者外，带延长杆的多孔垫块和 Sleeve 基本上已经取代了大部分同种异体骨移植。

根据定义，F2B 型股骨缺损需要后方和远侧的垫块（图 42-6）。垫块对屈伸间隙的效果与初次关节置换相似。

以胫骨的重建为参照，间隙模块可以用来判断屈伸间隙的不同和相对骨缺损的大小。通常，伸直间隙比屈曲间隙小。增加股骨假体大小可以增大屈曲间隙，股骨假体大小增大至其内外侧宽度不至于过宽。在这种情况下，屈曲间隙松弛可以通过增加限制性或略微抬高关节线来解决。F2 型缺陷通常不需要铰链型假体进行重建。1cm^3 或更小的骨缺损用固体金属垫块填充很容易。较大的缺损需要合适的多孔金属 Cone 或使用带延长杆的干骺端 Sleeve。

传统上，较大的 2B 型和 3 型缺损采用同种异体骨移植。几家制造商的多种形状和尺寸的多孔金属垫块与 Sleeve 供应极大地降低了除年轻患者外的所有患者对大量同种异体骨移植的需求。无论是选择同种异体骨、多孔垫块还是 Sleeve，重要的原则是它们接触到的骨是健

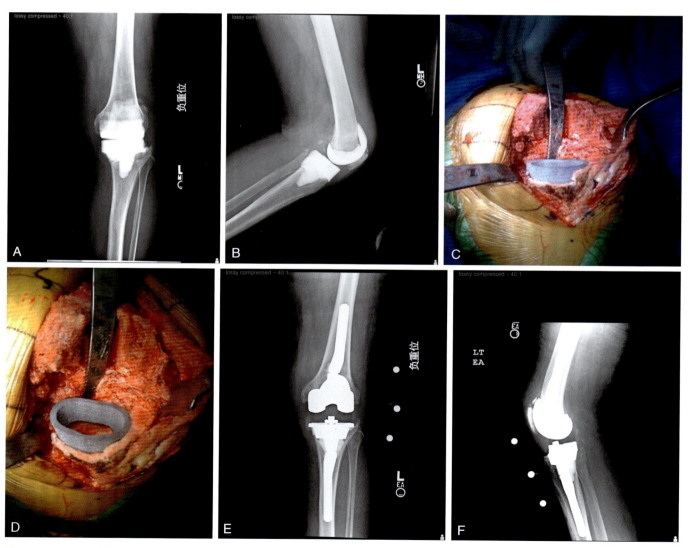

图 42-5 T2B 型缺损示例。术前 X 线片（A、B）。术中照片（C、D）显示胫骨干骺端严重受损，需要干骺端 Cone 和延长杆支撑。术后 X 线片（E、F）显示带有偏心距、压配式延长杆的胫骨假体进行的混合固定。股骨描绘了一种标准的翻修假体设计，包括远端和后方垫块以及一个偏置的压配式延长杆

康、坚固的，并符合重建选择。这允许通过骨长入或纤维固定从而牢固地与宿主骨连接。同种异体骨或多孔金属的反面被骨水泥黏合到股骨假体和延长杆上。当选择 Sleeve 时，Sleeve 与延长杆和假体直接进行机械连接。与胫骨结构一样，当使用 Sleeve 压配固定于股骨干时，延长杆在髓内的位置决定了股骨假体的内外侧方向上的位置。对于多孔 Cone，较大直径的压配式股骨延长杆可能无法穿过 Cone，此时需要较小直径和较短的股骨延长杆进行完全的骨水泥固定。

AORI 3 型缺损（干骺端缺损）

3 型骨缺损为大部分股骨髁或胫骨平台发生骨质丢失，导致干骺端缺损。此类缺损通常是全膝关节置换术失败、假体周围骨折或大量骨溶解的结果。3 型缺损需要延长杆卸载应力，并使用干骺端多孔金属垫块、结构性同种异体骨或同种异体骨 – 假体复合体，偶尔还需要股骨远端置换（图 42-7）。在股骨一侧，F3 型缺损常合并侧副韧带功能不全。在胫骨，虽然罕见，但 T3 型缺损会损害胫骨结节，因此需要重建伸膝装置。因此，3 型骨缺损要求稳定性超过标准内外翻限制型假体所能提供的稳定性，从而需要使用铰链型假体、肿瘤假体或同种异体骨 – 假体复合体进行重建。

髁限制型假体和铰链型假体

不同程度的假体限制性可用于解决严重骨丢失中的不稳，这通常见于 AORI 3 型缺损。对于轻度到中度内翻松弛的患者，保留更高程度的限制性，如非铰链式的限制型假体。铰链型假体应该适用于所有预期屈曲不稳定、过度伸展或整体不稳定的病例（图 42-8）。虽然非铰链式的内外翻限制型假体在术中可能看起来稳定，但在非常短的时间内，屈曲不稳定或过伸可能会导致不稳定，需要转换为铰链型假体。多位作者已经证明，在 AORI 2~3 型骨缺损的情况下，使用非铰链式限制型假体和铰链型假体加金属垫块或同种异体骨移植均可获得成功的结果。

内置假体（Endoprostheses）和同种异体骨 - 假体复合体

因多次翻修、假体周围骨折或肿瘤导致大量骨丢失而无法用铰链型膝关节假体进行重建的情况下，内置假体用来替换整个股骨或胫骨近端（图 42-9）。虽然这些假体的植入只占膝关节置换手术的一小部分，但报告显示，在中长期随访中，患者在功能结果和 KSS（膝关节协会）评分方面获得了显著改善。也许内置假体最好的

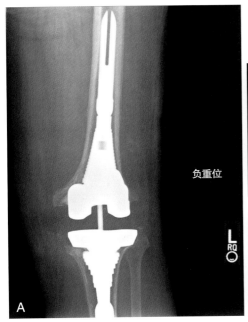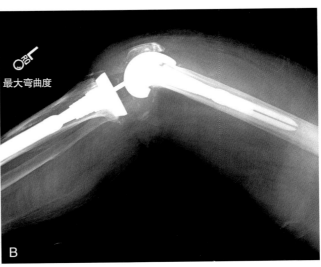

图 42-6 A、B.T2B 型和 F2B 型骨缺损的重建，先前为感染的 TKA。使用较厚的胫骨平台和股骨远端垫块来恢复关节线。采用股骨后方垫块来重建屈曲间隙。干骺端袖套重建了胫骨和股骨的干骺端骨质丢失。股骨和胫骨两侧均使用压配式延长杆，以增强结构的稳定性

适应证是老年患者的较远端的股骨假体周围骨折。与切开复位内固定方法相比，对于老年患者来说，拥有容许负重的稳定假体和恢复相对较快是重要的优势。

同种异体骨 – 假体复合体（APC）已经使用了 30 多年，是一种替代内置假体的方法，已经显示出合理的结果。使用现代重建假体设计可以消除与 APC 相关的风险，包括疾病传播、骨不连和不稳定。此外，除了非常年轻的患者外，几乎所有人都不需要这种结构。

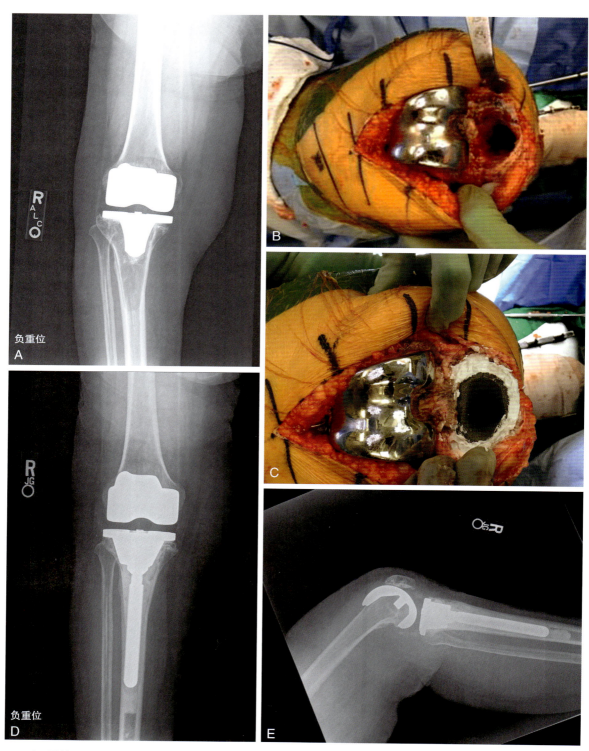

图 42-7　T3 型胫骨缺损的术前 X 线片（A）。股骨和髌骨固定稳定。T3 缺损术中假体取出和清创（B）。植入多孔胫骨 Cone 以填充缺损的干骺端（C）。术后 X 线片显示胫骨 Cone 与偏置压配的胫骨延长杆（D、E）

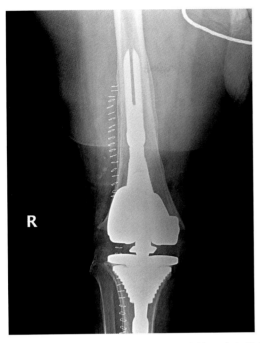

图 42-8 用于在 3 型重建中提供稳定性的铰链式翻修假体的术后 X 线片

伸膝装置缺陷

罕见的 3 型胫骨缺损常伴有或发展为术中髌骨远端附着点断裂。在肿瘤关节置换文献中已经描述了髌腱的再附着技术，包括使用合成网状材料、同种异体肌腱或自体腓肠肌移植重建。

结果

大块同种异体移植骨

在膝关节翻修的情况下，结构性植骨在短期到中期的随访中有良好的效果，10 年存活率为 75%~90%。这种结构允许移植骨 - 宿主骨交界处的轴向载荷，这可能会增强移植骨 - 宿主骨愈合（图 42-10）。一项比较结构性异体骨与多孔金属 Cone 在 AORI 2 型或 3 型缺损患者中的应用的系统性回顾显示，每年的翻修率分别为 1.2% 和 2.6%。虽然总体翻修率没有统计学意义，但有偏爱 Cone 的趋势。自从多孔金属垫块用于中等大小的骨缺损以来，同种异体结构植骨的使用已经减少，这避免了手术时间较长、骨不愈合、移植骨吸收和塌陷的缺点。因为同种异体结构植骨的成形和植入是一项技术要求高且耗时的技术，我们将其留给较年轻的患者使用，以重建骨量用于未来需要重建时。

金属垫块

单侧或双侧胫骨垫块可使 AORI 1 型或 2 型缺损的解剖关节线重建。假体垫块可以是多孔或实心的，矩形或楔形，并可以使用骨水泥或螺钉固定到股骨或胫骨假体上，以允许修复多达 20mm 的节段性骨缺损。

多项研究表明，使用模块化金属垫块或楔形垫块，并使用骨水泥固定或压配式延长杆治疗胫骨和股骨两侧的骨缺损非常成功。Patel 等对 79 例接受金属垫块治疗的 AORI 2 型缺损的全膝关节翻修患者进行了随访，报告 11 年存活率为 92%。在这个队列中，只有 4% 的人需要后续翻修治疗无菌性松动，15% 的病例表现出稳定的放射学透亮线。在 UKA 翻修术中常遇到不太严重的 1 型骨缺损，模块化金属垫块和延长杆已经被证明成功地重建了关节线。

多孔干骺端 Sleeve 和 Cone

干骺端 Cone 和 Sleeve 因其易用性、模块性、结构稳定性和潜在的骨长入性能而变得越来越受欢迎。多孔干骺端 Cone 最适合于 AORI 2 型干骺端缺损的修复。最近的报告也证明了它们在干骺端完全缺损时体现出的价值，如 AORI 3 型缺损（图 42-11）。Watters 等报道了 108 例 AORI 2 型和 3 型骨缺损患者应用多孔涂层 Sleeve 治疗的结果，平均随访时间为 5.3 年（2~9 年）。作者报告了 16% 的再手术率，最常见的原因是感染复发，其中 2 例患者（1.5%）需要取出 Sleeve。只有一个 Sleeve 显示骨整合失败的 X 线证据。Klim 等报道了 56 例接受二期全膝关节翻修术的患者，使用干骺端 Sleeve 的情况，术后至少随访 2 年（平均 5.3 年）。9 例患者（16%）因再感染而再次翻修，没有患者因无菌性松动而需要翻修。

通过使用胫骨 Cone，Kamath 等报告了 66 例 AORI 2 型或 3 型胫骨缺损的治疗，平均随访时间为 5.8 年。作者报告最终随访时存活率超过 95%，其中 3 例患者接受翻修（感染、无菌性松动和骨折），2 例患者出现放射学透亮线。Potter 等随访了 159 例使用股骨 Cone 进行重建的严重股骨缺损的患者，结果显示，当终点设定为因无菌性松动而翻修 Cone 时，5 年存活率超过 95%。然而，当出于任何原因翻修 Cone 时，存活率下降到 84%。

所有 6 例 Cone 发生无菌性松动的患者均为使用铰链型 TKA 的患者或 AORI 3 型骨缺损的患者，因此作者

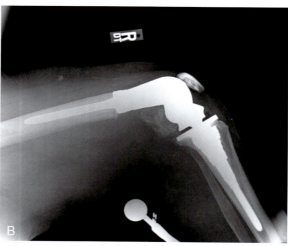
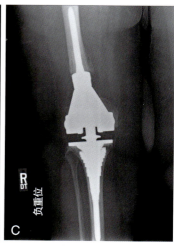

图 42-9 侧位 X 线片显示全膝关节置换术中股骨远端骨折（A）。术后侧位 X 线片显示股骨远端假体（B）。术后正位 X 线片显示股骨远端假体（C）

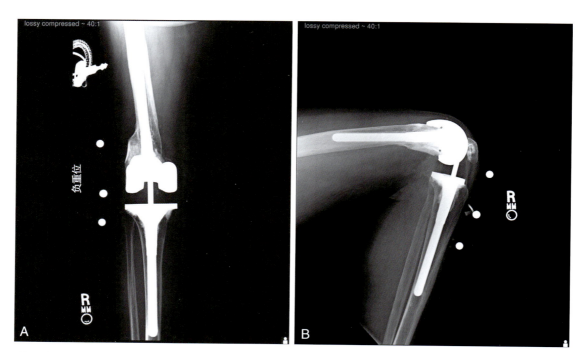

图 42-10 使用全股骨远端同种异体骨移植加长股骨延长杆，对 F3 型骨缺损进行重建的正位（A）和侧位（B）X 线片。术后 5 年移植骨 – 宿主骨愈合

建议开发不同形状、不同大小和不同重建方式的假体来治疗 3 型股骨缺损。

　　干骺端 Sleeve 和 Cone 使得术后 3~5 年临床相关 KSS 评分得到改善，放射学稳定性一直保持在 90% 以上，5~10 年存活率为 84%~99%。出于这些原因，我们采用多孔 Cone 和 Sleeve 替代同种异体骨植骨来重建 AORI 2~3 型缺损，最近一次使用同种异体骨块是在 2012 年。

延长杆

　　在翻修手术中使用延长杆可以恢复冠状对位，并通过从假体到宿主骨的应力传导而获得稳定的固定，从而达到重建的稳定性。

　　从历史上看，骨水泥延长杆固定与骨干区压配式固定相比一直存在争议。在随访的 8~9 年中，骨水泥假体对于无菌性松动的存活率接近 95%。骨干压配式延长杆

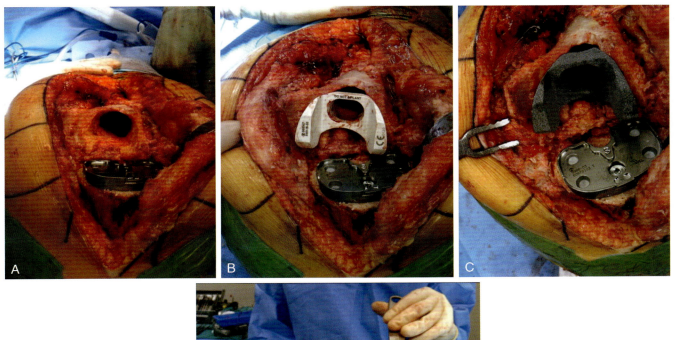

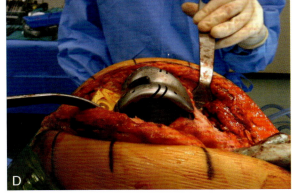

图 42-11 F3 型骨缺损的术中图像。股骨远端骨缺损（A）。放置垫块试模（B）。放置多孔干骺端垫块（C）。植入带垫块的股骨假体（D）

在 8~12 年的随访中也显示出较低的无菌性松动翻修率（3%~6%）。

多孔垫块和 Sleeve 的出现在一定程度上改变了关于骨水泥还是非骨水泥固定延长杆的争论。所选择的干骺端重建类型可以决定骨水泥型或压配式延长杆的选择。当选择多孔 Cone 时，Cone 的位置可能会与骨干接合的延长杆相冲突。在使用不容易通过 Cone 的较大直径的延长杆时尤其如此。在这种情况下，直径较小的延长杆可以穿过 Cone，用骨水泥固定，并提供即时假体稳定性。目前使用多孔 Cone 和主要由骨水泥黏合的延长杆研究表明，在 5~10 年的随访中，无菌性松动的翻修率低于 5%。当选择 Sleeve 进行干骺端重建时，与骨干接合的压配式延长杆决定了翻修结构的最终位置。这项技术执行起来相对简单，在骨准备过程中只需要最少的个体化设计。结果显示，使用 Sleeve 及压配式延长杆，在

5~12 年的随访中，无菌性松动的翻修率低于 5%。

限制性

增加限制性时要求应遵循算法，该算法包括 3 个普遍的选择：①在单纯的后交叉韧带功能不全的情况下，使用后方稳定假体或髁限制性衬垫；②轻度不稳定时，使用非铰链式髁限制型假体；③在严重韧带不稳定或大量骨丢失导致侧副韧带受损的情况下，使用铰链型假体或内置假体（Endoprosthesis）。

研究人员认为，使用内外翻限制型假体行全膝关节翻修术后，5~12 年存活率超过 90%。使用铰链型膝关节假体结合使用 Sleeve 和 Cone 时，显示了可接受的结果，平均随访 5~7.5 年，存活率高达 90%；然而，两名研究人员报告了使用钽金属 Cone 的铰链型假体，用于 3 型骨缺损无菌性松动的翻修，结果较差。建议在可行的

情况下优先使用非铰链型假体，如果需要使用铰链型假体，则建议使用带 Sleeve 的假体。

AORI 的经验

我们应用 AORI 骨缺损分类系统对 2000 多个全膝关节置换术进行了翻修和重建。实践证明，该方法简单易行，能有效地描述骨缺损的程度，指导缺损的处理。胫骨和股骨的缺损是相互独立的。例如，在 F1 缺损的翻修中，14% 无胫骨缺陷，54% 有 T1 缺损，30% 有 T2 缺损，2% 有 T3 缺损。最常见的缺损是 T1 和 F1，近 40% 的翻修属于这些类别。对于 99% 有较小骨缺损的病例来说，是第一次翻修。

大约 25% 的翻修属于 T2A 或 F2A 类别，需要实心金属垫块或自体植骨来填补缺损。18% 的翻修胫骨侧存在 T2B 缺损，20% 的翻修股骨侧存在 F2B 缺损。T3 和 F3 缺损是最不常见的，只有不到 15% 的翻修病例达到这种严重程度。这些最常发生在骨溶解、感染和松动的病例中。这些广泛重建的患者，失败率最高达（14%）。

结语

在进行全膝关节翻修术时，外科医生必须能够处理胫骨和股骨的骨缺损。术前检查和放射学检查将让外科医生确定假体失败的原因，确定韧带的稳定性，估计骨缺损程度，并为即将到来的重建做计划。根据本章的最新版本，针对重大骨缺损的重建选择已经发生演变。同种异体骨（颗粒和块状）重建在过去很常见。现在，干骺端缺损通常是用多孔金属 Cone 或 Sleeve 重建的，这些金属 Cone 或 Sleeve 具有骨整合和长期固定的潜力。这需要有活力的支撑骨来提供长期固定和持久的结合。这两种方法都需要延长杆来卸载干骺端应力，并将载荷转移到骨干上。

膝关节骨缺损分类系统可以指导手术准备和术中重建。目前可用的系统可以解决一系列骨缺损问题。当干骺端骨缺损较小时，重建不需要干骺端的多孔材料。随着干骺端骨质缺损的增加，相同的系统提供干骺端多孔垫块、Cone 或 Sleeve。这些情况下总是需要骨水泥型或压配式延长杆。更严重的骨缺损和一些假体周围骨折可以通过内置假体来处理。铰链型假体必须准备，为残留不稳定的病例备用。

（耿磊　张国强翻译；李慧武校对）

参考文献

第 43 章

内翻膝：力线和平衡的思考

David W. Anderson, MD, MS | Kelly J. Hendricks, MD | Cameron K. Ledford, MD

原发性骨关节炎进程缓慢，会影响膝关节 1 个或 3 个间室。骨科医生对于严重的膝关节骨关节炎进行 TKA 治疗，其中最常见类型是膝关节内翻畸形。由于严重膝内翻手术难度大，如未能恢复正常的力线和韧带平衡，可能导致人工关节置换术后早期失败。然而所有内翻膝，不必用标准松解来进行同样操作。合适的术前规划、平衡技术及必要的手术技巧，能让 TKA 后的临床疗效最佳，并且并发症最少。

理解初次 TKA 的复杂性、软组织平衡和假体力线最重要。这包括了恢复机械轴线和基于患者原有解剖状态的重建，膝关节专科医生对此非常感兴趣。最近的研究发现，聚乙烯衬垫磨损的老问题已经被其他失效机制超越，比如无菌性松动，关节不稳，力线异常和假体周围感染，这些都是人工关节置换术后翻修的常见因素。尽管手术技术在不断改进，比如计算机导航技术和机器人手术，以及生物力学的深入研究，但人工关节翻修率没有明显降低。

膝关节部分置换或 TKA 的目的是用人工关节假体来替代破坏的关节软骨和骨组织。该术式经典的目标是恢复机械轴线。以前绝大多数的骨科医生都是通过胫骨和股骨的髓内定位来评估力线的。髓外定位技术同样也行。计算机导航技术和机器人手术同样能提供标准的髓内参考标准。冠状位上股骨头的旋转中心与踝关节中心的连线，经过膝关节中间时，下肢呈中立位（机械轴线）。术中很难精准定位股骨头旋转中心点，这使得下肢机械轴评估有点困难。采用解剖轴来评估，外翻畸形在 4°~9° 内，都视为中立位力线。任何小于 4° 的外翻的冠状位对线视为内翻畸形。

内翻畸形的分类

在 65 岁以上人群中，超过一半的患者出现膝关节 OA 影像学的改变。膝关节 OA 的畸形类型分为关节内畸形和关节外畸形，进一步可分为 3 类。可复性畸形（Flexible Deformities）是下肢可被动矫正到伸直中立位。固定性畸形（Fixed Deformities）是无法被动纠正的。混合性畸形（Mixed Deformities），是被动活动状态下能纠正部分畸形，但仍有畸形残留。关节外畸形来自骨骺端和骨干。准确纠正关节外畸形，依赖关节外畸形程度和畸形位置到关节线的距离。双下肢全长站立位 X 线片上能测量各种机械轴和解剖角，有助于评估关节外畸形。

体格检查来评估患者畸形程度时，疼痛可能会影响结果。最后确定患者是可复性畸形还是固定性畸形，应该在麻醉状态下评估。随着一系列 TKA 患者术前评估，不到 1/3 的患者术前被认为固定性畸形，麻醉状态下也确定为固定性畸形。只有固定性畸形患者，需要做软组织松解。如果术者对内翻膝的固定性畸形评估有误，松解软组织，术后可能导致膝关节不稳。

许多固定内翻畸形的患者，很难被动完全伸直膝关节。Laskin 报道在 10 年的随访研究中，在接受 TKA 的固定膝关节内翻畸形患者中，超过 75% 的患者合并固定屈曲挛缩畸形。Su 发现，60% 以上的 TKA 患者都有不同程度的膝关节挛缩畸形。内翻畸形的程度与屈曲畸形角度并无相关性。

内翻畸形的病因

一些患者下肢内翻畸形来自膝关节周围的胫骨和 / 或股骨干的成角畸形，这被视为关节外力线异常。引起这一现象的因素有骨折畸形愈合，Paget 病或者遗传性疾病，比如 Blount 疾病或骨纤维结构不良。其他一些罕见的代谢性疾病也会产生这类畸形。在评估下肢力线和确定手术方案时，要考虑这些畸形；确定膝关节畸形存在的主要因素还是关节内或邻近关节的病变。

内翻膝关节内最初的变化是关节软骨或骨组织不对称性丢失，往往是内侧间室远多于外侧。软骨的丢失经常是由内侧间室过度负载和 / 或膝关节力线异常导致的。最常见的两种情况是前交叉韧带阙如或内侧半月板手术，比如半月板部分或全切除术。半月板损伤是最常见的膝关节疾病，美国每年有近 70 万例半月板部分切除术。在年龄介于 42~65 岁之间的人群中，退行性半月板撕裂也非常常见，发生的原因有半月板稳定性逐渐减低、慢性磨损、体育运动、日常活动及创伤性损伤。撕裂的半月板影响了胫骨的应力分布和传导。半月板部分切除或全切除后，加速了软骨软化和骨关节炎的进展。内侧负荷过重也可能是由于髋内翻引起的力学异常、股骨干弓形畸形、胫骨截骨术后内翻塌陷。

无论机制如何，生理过程的关节软骨丢失导致胫骨平台应力增加，出现软骨下骨硬化。软骨下骨硬化导致关节软骨应力增加，自然进程出现软骨磨损或软骨软化，进而出现关节线塌陷。随着关节软骨磨损，关节液因压力进入软骨下骨，导致骨囊肿发生。随着关节退变，关节周围形成骨赘，增加应力分布的面积。外翻膝与股骨外髁和后外侧发育不全或发育不良相关，相比外翻膝或中立位力线，内翻膝患者的股骨内髁形态或长度并无显著差异。

除了骨组织改变外，膝关节内侧软组织也随之改变。起初，内翻畸形的患者内侧软组织相对正常。因此，畸形是可复的。随着膝内翻病变进展，内侧软组织呈挛缩畸形或假性挛缩，这使得膝关节畸形不再可复，呈固定性畸形。膝关节内侧和后方的骨赘会加重挛缩畸形，固定性畸形需要手术松解，达到合适的软组织平衡。

术前评估及相关解剖

详细的术前评估和手术方案，是退行性内翻膝手术成功的保障。术者要掌握详细的病史，并进行体格检查，要包括髋关节、膝关节、踝关节及双下肢力线。膝关节周围软组织质量评估包括既往手术切口的位置和长度，膝关节活动过程中内翻和外翻应力时的稳定性，残存的屈曲挛缩畸形及膝关节屈曲 30° 冠状位矫正畸形的能力。完整的膝关节 X 线检查包括负重前后位片、侧位片和髌骨轴位片。尤其要重视软骨下骨硬化、骨囊肿和骨赘情况。内侧和后方的骨赘，可能出现撞击现象，影响体格检查评估。术前方案及手术方面要考虑去除内侧和后方骨赘。在和患者讨论手术规划时，需要额外探讨处理既往韧带重建导致骨缺损的难点和策略，比如既往前交叉韧带重建术后的骨隧道。

在术前规划中，尽管双下肢全长站立位片不是必需的，但能评估股骨远端和胫骨近端截骨厚度和股骨外翻

角度。笔者认为双下肢全长站立位片在评估既往有创伤畸形患者和身高矮小或高大人群中更具价值。侧位片要特殊注意髌骨和胫骨结节。低位髌骨、髌骨位置异常或者胫骨结节突出的患者，由于髌骨位置异常或半脱位状态，使得手术显露困难。此类患者，术前需详细规划及准备特殊器械。TKA 面临严重的骨畸形、韧带松弛或软组织失衡时，很多学者建议采用适宜的体格检查和影像学评估（图 43-1 和图 43-2）来决定假体类型，同时也能获得更好的策略。

膝内翻患者行 TKA 时，内侧软组织通常是紧张的。软组织平衡有赖于对手术的理解及内侧软组织的适度松解。静态稳定结构包括内侧副韧带浅层、后斜韧带、后交叉韧带和后方关节囊。动态稳定结构有鹅足肌腱和半膜肌。前方组织松解主要影响屈曲间隙，而后方组织则影响伸直间隙。

内翻膝关节内处理

Insall 和 Ranawat 在 20 世纪 70 年代报道了膝关节内翻和屈曲畸形矫正的经典方案。TKA 术中纠正内翻畸形应该循序渐进，软组织过快及过度地松解会导致伸直和屈曲间隙失衡。软组织松解对伸直间隙和屈曲间隙的影响是不同的。内侧或外侧结构不恰当的松解，会导致膝关节早期、中期，甚至后期的关节不稳。笔者鼓励TKA 术前，可进行模板测量，对大多数常规病例都是有效的。通常包括在前后位 X 线片上，从股骨干中心到胫骨干中心的垂直线。从胫骨平台水平做胫骨轴的垂线作为胫骨截骨线，截骨量是由畸形程度和外侧与内侧比例而定的。通常，胫骨平台近端磨损侧截骨量为 2mm。股骨侧，选取 5° 的外翻角。外翻角要结合患者身高和股骨全长而定。多数水平线的截骨通过髁间窝最高点，切除股骨内外髁。侧位片能评估后方的骨赘。术中显露时，要去除骨赘，尤其要重视骨赘是如何影响伸直稳定性及完全伸直时，后方关节囊的紧张程度。侧位片在模板测量时，能了解股骨假体型号。

在切皮之前，术者要评估膝关节冠状位韧带稳定性，目的是区分畸形是可复性畸形还是固定性畸形。麻醉状态下，如果下肢能恢复到中立位力线，术者在做手术入路时，应做最小范围的软组织松解。

标准的手术入路包括前方纵向全层切口，接着是标准的髌旁内侧关节切开入路。接下来是胫骨平台前内侧软组织剥离，于髌腱内侧止点内侧缘，沿着胫骨平台内

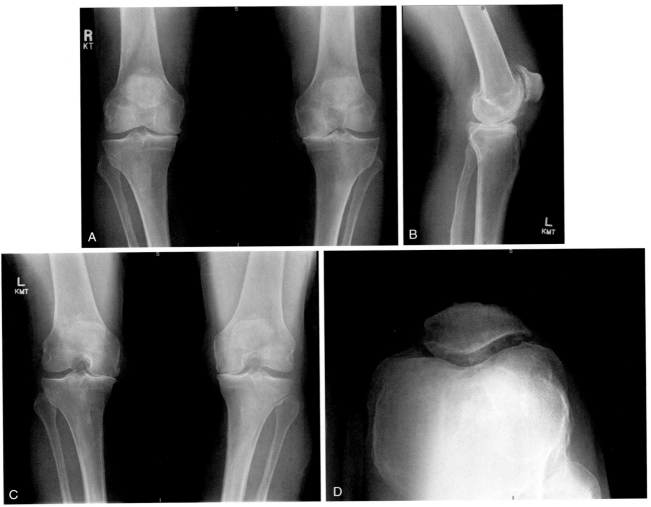

图 43-1　成人膝关节标准的影像学检查，A. 站立前后位片评估胫股关节边缘和髁间嵴骨赘增生情况，关节间隙狭窄，软骨下骨硬化，骨囊肿及股骨远端和胫骨近端形态改变。B. 侧位片（屈曲 30°）评估髌股关节，髌骨位置（高位或低位）及胫骨平台后倾角。C. 负重屈曲 45°（Rosenberg 位）观察早期胫股关节骨关节炎及后方磨损。D. 髌骨轴位片评价髌股关节间隙，倾斜角度及位置

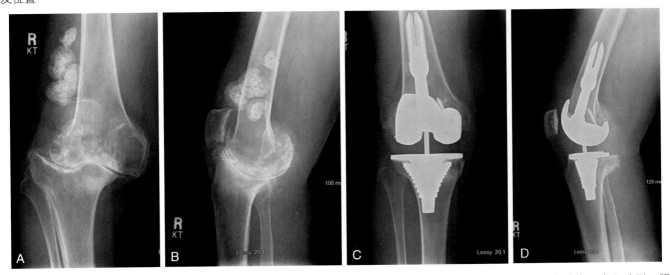

图 43-2　A、B.73 岁严重骨关节炎患者的正侧位 X 线片提示胫骨严重骨缺损，胫骨相对股骨向内侧和后方移位，内翻畸形，胫骨严重骨缺损出现后倾角增大及髌股关节间隙多个游离体；C、D.TKA 术后 1 年的正侧位 X 线片，矫正复杂畸形时发现韧带不平衡，故采用半限制型假体

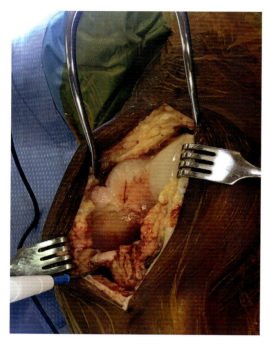

图 43-3 电刀松解前内侧关节囊

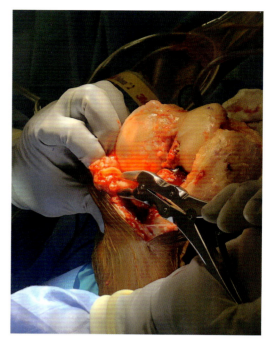

图 43-5 使用咬骨钳去除前内侧骨赘

侧，以便膝关节伸屈活动，切除骨赘，放置手术器械。从技术层面分析，这种切口最适合轻度屈曲畸形患者；逐渐外旋下肢，电刀沿骨面逐渐松解软组织，不要过度损伤软组织（图 43-3）。膝关节略内旋，用骨膜剥离器或弧形骨膜剥离器经冠状位中线到关节线后方松解（图 43-4）。通过这个操作，前内侧骨赘能用咬骨钳或骨凿去除（图 43-5）。充分显露整个胫骨平台，胫骨要相对

股骨向前半脱位。术者需要移动软组织窗，放置手术器械、完成截骨手术；还要考虑假体的最佳位置，不管是骨水泥型、生物型，还是混合型假体。强行通过不合适的软组织窗口来完成手术，可能出现内侧关节囊结构撕裂、截骨错误、软组织 / 骨组织 / 骨水泥残留，或者假体位置不良。

膝关节充分显露后，在股骨远端和胫骨近端行常规截骨，形成伸直间隙。股骨其余截骨（前方 / 后方 / 斜面截骨）取决于术者选择的手术技术（测量截骨法：间隙平衡法），更多会影响屈曲间隙。术者还需要去除胫骨平台和股骨髁的骨赘。确定没有后方撞击结构（如较大骨赘）以后，就可以评估伸直位韧带平衡（通常最终截骨完成之前，很难完全去除胫骨平台后方和股骨后方较大的骨赘；因此，需要考虑骨赘对伸直间隙的影响）。截骨彻底完成后，选择合适方法评估伸直和屈曲间隙平衡，确定是否需要软组织松解。

通过多种不同的方式可以评估韧带平衡和内侧残留挛缩畸形。最简单的方式是采用撑开器结合宽直尺来测量（图 43-6）。膝关节完全伸直后，撑开器放在股骨和胫骨截骨后的表面。撑开器逐渐撑开，直到内外侧韧带出现硬止点，再测量截骨面间的距离。内、外侧间室平衡后，适当增加应力，撑开的距离应该是相等的。膝关节屈曲 90°，相同的技术，撑开器放在股骨内外髁。然而，逐渐缓慢地撑开，直到硬止点。屈曲间隙可以用直

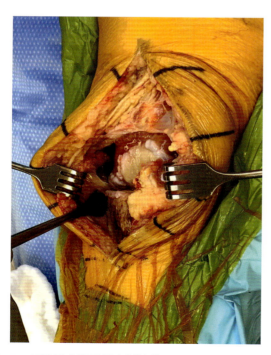

图 43-4 骨膜剥离器显露内侧结构

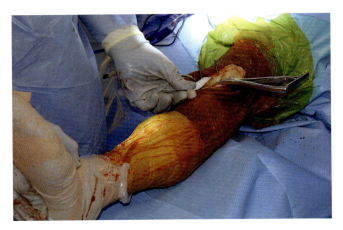

图 43-6 撑开器和直尺测量伸直间隙

尺来测量，与伸直间隙来比较，从而评估整个关节软组织平衡（图 43-7）。

另外一个简单的方法是使用间隙试块测量（图 43-8）。大部分假体都有不同厚度的间隙模板。这些模块可以依次放在伸直间隙，直到间隙完全撑开，再测试膝关节内翻应力和外翻应力情况。间隙张开应小于 2mm，更重要的是内外侧间隙要相等。膝关节屈曲 90°，通过间隙试块来评估屈曲间隙。在膝关节完全伸直位和屈曲位，用间隙模板来评估屈曲间隙和伸直间隙韧带平衡情况。

第三种评估平衡的方式是通过张力测量设备（图 43-9），也称为间隙平衡技术。现代化的设计，使得张力测量设备能更好地用于微创手术，不像以前的设备那么笨

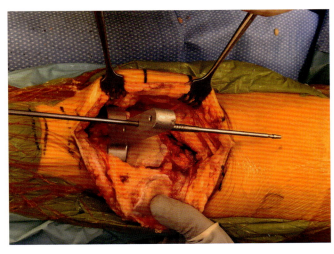

图 43-8 间隙试块和直杆测量伸直间隙

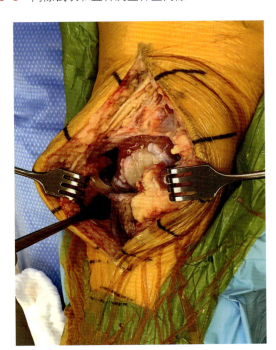

图 43-9 张力测试装置检测伸直间隙

重、庞大。笔者（K.H.）更喜欢应用假体试模，在屈曲位和伸直位由内翻应力和外翻应力，来计算软组织松解的程度。

还有很多各种各样的计算机导航技术和机器人手术，让骨科医生更精准地截骨，以更好地评估整个关节软组织平衡。此外，这种技术无须股骨髓内开孔，避免了来自股骨干的脂肪栓塞。或许最让人感兴趣的是，计算机导航下的假体即刻位置和关节稳定性。这些信息有助于提高对关节内软组织松解和纠正的决策，这也是所谓的"外科医生感觉"。术中软组织松解的效果，可以通过屈伸活动中内翻应力或外翻应力来评估。这种反

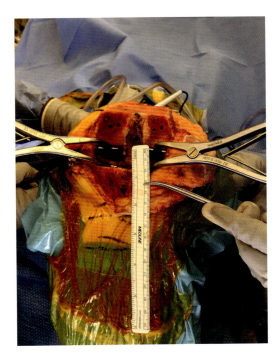

图 43-7 撑开器和直尺测量屈曲间隙

馈可以结合撑开器、间隙试块和假体试模一起评估。然而，相比标准器械而言，这些技术的长期疗效还需进一步验证，同时还需要参考当前技术和未来的培训。

内翻膝软组织松解

TKA 平衡有两套不同的技术，分别是：测量截骨法和屈曲间隙平衡法。通常，测量截骨法是在截骨后再进行软组织平衡；而间隙平衡法是根据原有软组织和韧带张力情况决定截骨量。根据笔者们的经验和建议，绝大部分骨科医生在人工膝关节置换中会结合这两种技术来实现平衡。

在完成股骨和胫骨精确截骨及前内侧清理骨赘后，术者应该考虑软组织平衡，目的是获得对称的屈曲和伸直间隙平衡。正如前文所述，有很多技术和方案有助于膝关节平衡。绝大多数的内翻膝，伴有中度到重度的骨关节炎，彻底清除内侧骨赘及最少的内侧软组织袖套样剥离，能获得膝关节平衡。但是，当内侧组织过紧或外侧结构松弛时，会导致不均衡的伸直和/或屈曲间隙。

不建议通过额外的截骨来实现软组织平衡，这需要谨慎对待。这种额外截骨会改变人工膝关节置换的力线，导致早期失败。增加股骨远端截骨抬高关节线，因为侧副韧带的松弛导致膝关节半屈曲不稳。如果术者发现与最初计划截骨量相比，聚乙烯衬垫的厚度增加了，应该重新评估手术技术，确保没有关节线异常导致关节不稳。

如果术者发现膝关节没有达到平衡，首先要确定截骨精准及良好的力线。精确截骨后，术者可考虑适当的内侧软组织松解。笔者建议先关注伸直稳定性。去除前内侧骨赘，会使受牵拉的内侧副韧带得到延长。这会改善膝关节伸直位冠状位内侧平衡。如果还需要松解软组织，接下来应该是沿着后内侧角到内侧副韧带深层、后斜韧带、后内侧关节囊和半膜肌止点（图 43-10）。这些步骤在固定内翻畸形包括屈曲挛缩畸形中非常有用。膝关节外旋后，显露胫骨后内侧半膜肌的止点。用电刀或骨膜剥离器进行骨膜下松解。然后膝关节伸直位再次评估软组织平衡情况，决定是否需要软组织再松解。

如果内翻畸形或挛缩畸形仍然残留，无论是使用 CR 假体还是 PS 假体，都应考虑松解后交叉韧带。在 TKA 中，是否需保留后交叉韧带一直是骨科医生争论的焦点。在严重的内翻畸形，尤其是屈曲挛缩畸形患者中，后交叉韧带是病变的一部分，可能需要彻底松解。

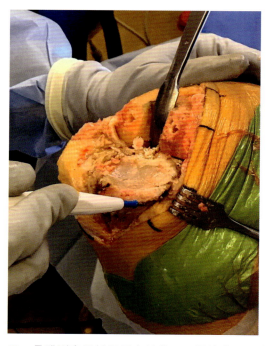

图 43-10　骨膜剥离器松解后方结构，胫骨外旋显露半膜肌胫骨止点，逐渐松解

常规型和内轴 CR 的使用让争论更有趣，需要中远期的疗效来慢慢验证。不管骨科医生对于如何处理 PCL 有何特别的偏爱，笔者们都认为需要更好地维持关节稳定性及更优良的临床疗效，可以考虑 PS 假体和半限制型假体。后交叉韧带可以从胫骨或股骨止点松解，也可以从韧带中段松解；在胫骨近端沿骨膜下松解，韧带纤维束将回缩；保留后交叉韧带后束，减少膝中动脉分支出血。将韧带完全切断时可以看到。如果松解半膜肌和后交叉韧带仍然不能矫正固定内翻畸形，下一步是松解鹅足肌腱和内侧副韧带浅层。这种松解不等同于在关节线位置的内关节囊的切断，因为关节囊仍与后方有紧密连接。沿远端骨膜下剥离，在适宜范围内操作，彻底松解内侧结构，使得内侧结构向近端移动。娴熟及循序渐进地松解，再结合精确的截骨，能矫正任何类型的膝内翻畸形。软组织松解后仍有韧带失衡，尤其是冠状位的不平衡，这时需要使用限制型假体来解决。

伸直位冠状位平衡后，接下来要确保屈曲间隙平衡。如果屈曲间隙与伸直间隙不平衡，很多病因和策略是发挥作用的。首先，股骨后髁截骨不精确可能是引起膝关节屈曲 90° 不平衡的潜在因素。内旋截骨或者假体内旋会导致屈曲内侧紧张。如果截骨精确，平衡技术包括内侧副韧带拉花松解技术。这项技术包括在内侧副韧带上做水平位的小切口或者采用较大直径注射器针头进行松解。另外一种技术是通过胫骨平台内侧缩容，使用小一号胫骨假体，从而间接延长了内侧副韧带；使用该技术前，应该去除所有残留的骨赘。此外，在使用这一技术之前，需确认胫骨假体与股骨假体是能匹配的。

围手术期管理策略

　　术前理疗是围手术期管理的开始，很多研究证实良好的术前治疗方案，能改善疗效。但是，拥有良好平衡和稳定的人工膝关节，术后没有理由不让患者即刻完全负重及活动关节。医源性内侧副韧带断裂或者内侧副韧带浅层拉花松解后，使用铰链型膝关节支具，不限制关节活动度。切口愈合的 2 周内，应采用主动活动及主被动活动相结合，目的是膝关节能完全伸直。在伤口愈合阶段，应该避免过激被动活动。此外，在早期康复过程中，建议患者采用辅助装置及减小摔倒风险。基于循证医学证据，术后应该常规使用抗生素及抗凝药物。

内翻膝软组织松解疗效

　　Peter 等进行了一项长达 8 年的前瞻性研究，初次 TKA 中通过松解软组织，获得伸直和屈曲间隙平衡。这项研究中有 1216 例患者，其中 855 例为膝内翻畸形。在这群膝内翻患者中，37% 的患者无须软组织松解，55% 的患者松解一处或两处软组织，7.5% 的患者需要松解 3 处及以上的软组织。术前膝关节有严重畸形的患者，在行初次 TKA 时，需要广泛松解，从而获得膝关节平衡。对内翻膝患者而言，通常选择对后斜韧带或内侧副韧带前束进行松解。临床疗效与畸形程度并无相关性。

　　早期的手术技术提倡截骨前广泛的软组织松解。Whiteside 等报道了选择性软组织松解技术概念，并在尸体上进行了临床研究。该研究发现由于伸直间隙和屈曲间隙紧张，绝大多数内翻膝需要松解后斜韧带和内侧副韧带前束。

　　当松解内侧关节囊后，伸直间隙和屈曲间隙会同时增大。如果松解或切断 PCL，屈曲间隙会进一步增大。Mihalko、Krackow 和 Pritsch 等报道了解决内翻挛缩畸形的一种办法，对内侧进行松解，同时紧缩外侧软组织。这项技术很具有重要历史意义，其不足之处是术后关节活动度的限制，随着韧带紧缩，屈曲功能会受限。

　　Meftah 等报道了 "Inside-Out" 技术矫正膝内翻畸形。这种技术包括胫骨截骨平面切开关节囊及伸直位内侧副韧带浅层拉花松解技术，期间进行一系列外翻应力

试验来评估平衡。作者的结论是，这项技术对于处理屈曲内翻畸形是一种安全、有效和可重复的技术；可以避免内侧副韧带过度松解或是需要限制型假体的风险。这项技术已在尸体的生物力学研究中得到证实通过比较拉花松解技术和传统松解方式对伸直间隙和屈曲间隙的影响。传统松解方式相比单纯拉花松解技术，膝关节屈曲 90° 时能容易出现内侧松弛（原文为 Valgus laxity，外翻应力时发现松弛，意为内侧松弛，译者注）。内侧软组织袖套的前方或后方行拉花松解后，屈曲间隙的改变大于伸直间隙。传统彻底的松解技术比拉花松解技术，对屈曲间隙的影响超过伸直间隙。Mehdikhani 等有类似的结论，规则的拉花松解技术，能显著减少限制型假体使用，而不影响内翻膝应用 PS 骨水泥假体术后的临床疗效、膝关节功能和关节稳定性。

　　随着最近运动学对线和结构性内翻理念的出现，影响了手术医生对中立位力线的坚持。一项连续 361 例初次 TKA 的回顾性研究，随访时间至少 1 年，分析了残留内翻畸形的临床疗效。这项研究发现 25% 的患者下肢残留内翻畸形。在中立位组、内翻组和外翻组患者中，临床疗效并无显著差异。该研究并不支持残留内翻畸形能改善疗效或减轻疼痛。然而，在 CR 假体的人工膝关节置换中，随访时间至少 5 年，残留内翻力线并不增加外侧松弛发生率（原文为 Varus Laxity，外翻应力时发现松弛，意为外侧松弛，译者注）。

结语

　　内翻畸形是最常见的膝关节畸形。在初次 TKA 中，通过各种方式进行选择性的软组织松解，能获得良好的临床和影像学结果。通过测量截骨法，间隙平衡法或结合这两种技术，可以实现软组织和冠状面平衡。随着骨科医生更熟悉这些先进技术，在将来在计算机辅助下，手术技术、假体位置、下肢力线、关节功能和患者疗效等均会改善。目前的研究均支持这些技术能有效避免膝关节屈曲不稳，同时也减少因早中期不稳导致的关节翻修。

（孙立翻译；李慧武校对）

第 44 章

外翻膝：力线和平衡的思考

Matthew J. Dietz, MD | Arbi Nazarian, MD

人工全膝关节置换术（TKA）是通过膝关节表面重建及畸形角度的矫正，来减轻疼痛与改善关节功能。用重复的方式来解决外翻膝患者软组织问题是很有挑战性的。美国的膝关节置换患者中，90% 是膝内翻畸形，剩下少数的则是外翻畸形患者。这 10% 的外翻膝患者，需详细的术前规划和术中手术步骤，但只有手术实施好才能获得良好的疗效和假体生存时间。

除了经验有限，骨科医生面对外翻膝的挑战包括：股骨外髁和外侧胫骨平台骨缺损，外侧软组织挛缩，内侧软组织松弛及被忽视的畸形角度（图 44-1）。

一旦保守治疗无效后，可考虑 TKA 来纠正外翻力线和重建关节面。本章节中，笔者们将介绍外翻膝进行 TKA，获得机械轴线和韧带平衡的策略。

术前评估

病史和体格检查

患者详细的病史资料是非常重要的，在外翻膝关节炎患者中更是如此。随着时间的推移，患者可能缓慢出现症状，但短期明显的症状会引起内侧结构功能丧失的担忧。病史能提供引起膝外翻病因，无论是既往的创伤病史还是外侧半月板切除术。合并有这两种情况时，术前规划要考虑既往手术切口瘢痕位置。

体格检查诊断骨关节炎是非常重要的，对手术规划和理解至关重要。接下来的工作是，对晚期骨关节炎患者进行检查的关键部分。要常规评估患者步态和关节活动度，是否合并屈曲挛缩畸形，因为术中合并屈曲挛缩的外翻畸形，术后有较高的腓总神经麻痹风险。要评估髌股关节和伸膝装置；完全伸直位、半屈曲位及屈曲 90° 评估侧副韧带，消除因后方关节囊紧张维持关节稳定的假象。应该关注外翻畸形的矫正能力；是否很容易恢复外翻畸形（体格检查时完全矫正畸形），松解程度（部分矫正），更广泛的松解或者采用限制型假体处理固定外翻畸形。还要彻底检查神经和血管情况。外翻膝骨关节炎患者，行初次 TKA，存在腓总神经麻痹现象；所以要评估并记录腓浅神经和腓深神经的感觉和运动功能。此外，所有患者也需要评估腰部、髋关节和足部情况。膝外翻患者常常合并扁平足畸形。先处理足和踝关节畸形，还是先做人工膝关节置换，目前没有共识。大多数学者都认为术者和患者一起评估哪个关节的症状明显；后足成角是可复性还是固定性畸形。有些研究发现 TKA 矫正内翻或外翻畸形后，下肢机械轴出现相互矛盾改变的争论。某些情况下，可复性足部畸形通过膝关节会影响踝关节或足的力线，可能需要先处理。

然而，与此相反的是，Meding 等报道了一系列 TKA 后失败，是因为没有矫正扁平足畸形。这种情况下开展人工膝关节置换时，应该考虑矫正畸形的期望值、伤口并发症风险及假体的生存时间。

影像学检查

需要标准站立位、屈曲位、侧位片、髌骨轴位片及下肢力线检查。应力位照片对矫正畸形角度可提供帮助，但在笔者所在机构不常规进行。前后位照片检查能评估畸形、关节间隙狭窄、骨赘、囊变及软骨下骨硬化（图 44-2A~D）。在某些情况下，正位片不一定完全发现真实病变程度，可以通过侧位片评估。在侧位片中，能发现股骨外髁发育不良或胫骨后外侧大缺损（图 44-1C）。

模板测量

测量假体大小的模板对截骨量评估非常有帮助（图 44-2E），还能为恢复机械轴提供帮助。从股骨头中心到胫骨轴做垂线。经大部分的胫骨平台（通常指外侧胫骨平台）做胫骨轴线的垂线；这条垂线能评估胫骨内外侧平台截骨量，胫骨的解剖轴线也是机械轴线。股骨侧，股骨解剖轴线与机械轴线成 3°~5° 的外翻角。这种测量方式是为了纠正到机械轴线。通常，机械轴线在膝关节

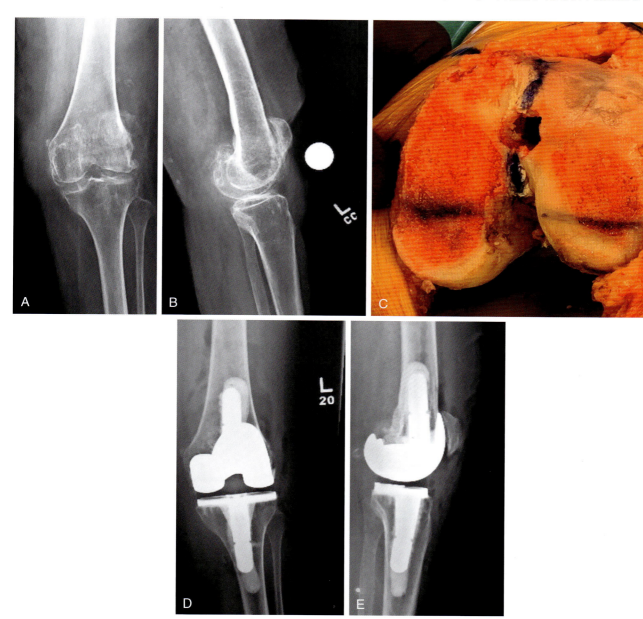

图 44-1 A.57 岁女性患者，前后位片提示轻度外翻畸形。B. 侧位片提示股骨外髁发育不良，且术中已证实。C. 股骨假体型号和旋转角度参考。D、E. 术后 X 线片提示短杆髁限制型假体，骨水泥固定

中心到偏内侧点，这也是内翻膝髓内定位的定位点。但是，需要额外关注的是股骨髓内定位需要适当外移，避免髓内定位杆误插至股骨干内侧皮质。

侧位片通常是用来评估假体大小的，标记处后方骨赘，并记住。侧位片在术中使用髓内导向技术中发挥重要作用（图 44-2F）。

假体选择

外翻膝想要获得一个非常成功的 TKA，假体的选择也是非常重要的。外翻膝选择 CR 假体，能获得良好的临床疗效。CR 假体能保留骨量，具有更好的运动轨迹。选择非限制型假体，截骨量少，围术期风险减少；也能减少出血量和手术时间。但是，PS 假体（牺牲后交叉韧带）也有优势，比如外翻膝切除后交叉韧带，更容易获得膝关节平衡。如果无法平衡膝关节，可考虑使用限制型假体。需要注意的是，绝大多数的 PS 假体并不能提供内翻和外翻的限制。有文献报道，严重的膝外翻畸形（>15°），使用限制型假体，能获得优异的结果（图 44-2G、H）。但是，限制型假体和延长杆的使用增加了髓内材料，增加假体周围骨折风险。另外一种考虑是

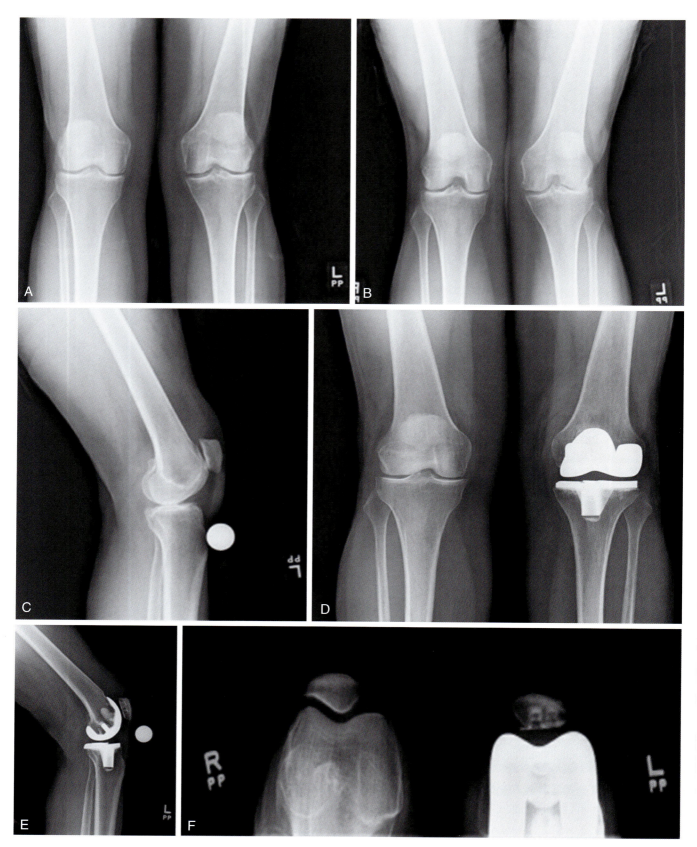

图 44-3 67 岁女性患者伴有外侧和膝前疼痛及可复性外翻畸形。A、B. 负重正侧片显示外侧间室磨损严重。C. 负重侧位片；D~F. 采用 CR 假体的 TKA 获得完美的平衡，关节稳定和髌骨运动轨迹

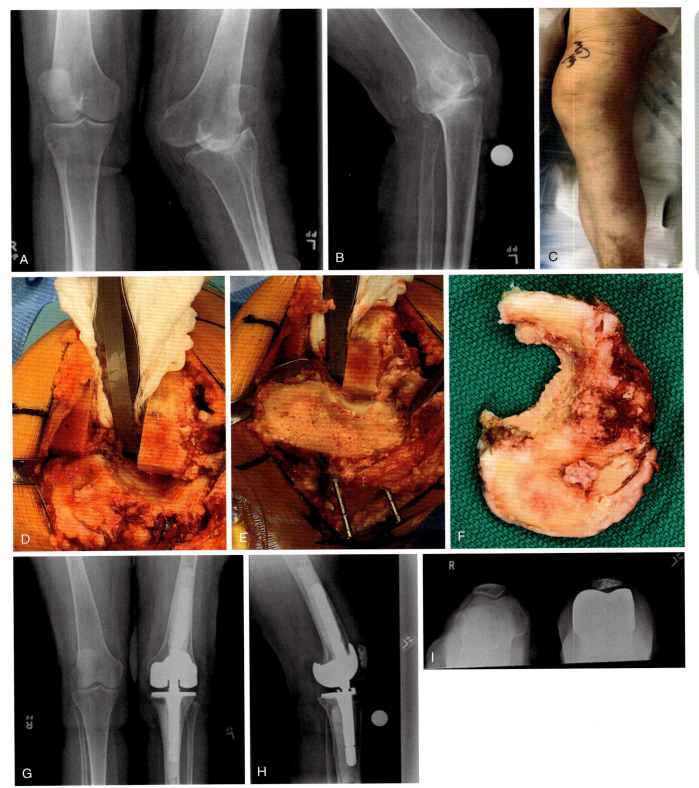

图 44-4　66 岁女性患者伴有膝关节进行性疼痛和关节不稳，她喜欢运动。A、B. 正侧位片显示膝关节脱位，内侧副韧带功能不全。C. 术中照片显示外侧胫骨平台损伤严重。D. 外侧胫骨平台严重磨损。E. 胫骨平台截骨。F. 半月板慢性撕裂。G~I. 该患者采用骨水泥固定旋转铰链膝，术后正侧位及髌骨轴位 X 线片，患者已返回工作岗位

内侧副韧带浅层，因为内侧副韧带浅层通常在关节线远端 5cm。由于膝外翻病变，内侧软组织无须广泛剥离，可能会造成内侧软组织松弛，让术者不容易平衡膝关节。拉钩能更好地显露视野。作者喜欢在股骨前方切除髌下脂肪垫和滑膜组织，有利于更好地显露。膝关节屈曲，放置拉钩，切除外侧半月板，让髌骨处于半脱位状态。根据术者习惯，开始下一步操作；可以选择测量截骨法或者间隙平衡法。经验丰富的医生会选择测量截骨法，膝关节平衡也至关重要。

依据后交叉韧带情况和假体类型，选择切除前交叉韧带、后交叉韧带或韧带残端。关节周围的骨赘要去除，能更好地显露，除非特殊情况。

外翻膝的特殊考虑

股骨远端截骨

股骨远端截骨采用髓内定位导向时，确保开口位置在股骨髓腔内；开口位置在后交叉韧带骨止点前方 1cm，稍偏内侧。谨慎开口位置不能过度外移或内移，容易引起过多外翻或内翻截骨。此外，开口位置偏后，将会引起股骨远端屈曲位截骨；髓内导向杆插入髓腔过度或者太靠前方骨皮质，可能出现伸直位畸形，甚至潜在缺口。只有正确的开口位置，才不会出现股骨前方骨皮质切割。髓内导向杆撞击股骨内侧皮质，引起股骨远端截骨量改变，继而导致外翻角改变。术前详细的模板测量更能规避这一风险。

根据外翻畸形程度，选择外翻截骨角度在 3°~5°。>5° 的残留外翻畸形，被认为矫正不足。一些作者建议股骨远端 3° 外翻截骨，能减少外翻畸形残留。如果术前是屈曲挛缩外翻畸形，股骨远端截骨量每增加 2mm，屈曲挛缩可改善 9°。

股骨假体型号

传统的股骨假体试模能测量假体型号和旋转角度。股骨外髁发育不良并不影响前参考或后参考的使用；但是，使用不好会导致股骨假体内旋。小号骨刀可作为薄片补充股骨外髁相对发育不足。一些假体设计允许股骨侧导板表盘样调整旋转角度。最关键的是，我们通常使用通髁线和前后轴（Whiteside 线）作为双重参考，在外翻膝患者中确定股骨假体的旋转力线（图 44-1C）。在截骨导向器下对股骨前方、后方和髁间截骨。这种截骨导向器能评估屈曲位软组织不平衡的程度。

胫骨截骨

使用 CR 假体进行人工膝关节置换时，将钝的骨撬置于后交叉韧带内侧缘，能更好地显露胫骨平台，并避免神经血管损伤。半月板切除后，视野更清晰；尽可能屈曲膝关节，并外旋充分显露胫骨平台。我们常规采用髓外定位导向杆，因为外翻膝患者胫骨平台外翻畸形。髓外定位导向杆的夹子固定在踝关节轻度偏内侧；位于前后位片中与第二趾和踝间嵴连线平行。踝关节不要过度外旋或内旋，会导致外翻或内翻截骨。

胫骨截骨导向器升高至胫骨平台水平，与胫骨结节内侧 1/3 对齐。截骨的厚度取决于术前模板测量，韧带松弛程度，术者选择外侧还是内侧平台定位习惯。然而，精准的截骨量使得膝关节更容易平衡。截骨板要紧贴胫骨平台，再次检查髓外定位导向杆，确保合适的后倾及力线对齐。

在常规膝内翻患者中，参考磨损相对较少的外侧平台，截骨量为 10mm。而在膝外翻患者中，参考较低且骨质较多的外侧平台，截骨量会减少 2~4mm。严重膝关节关节炎患者中，仅仅沿骨硬化位置截去 1~2mm。截骨过多需要外侧软组织广泛松解，更厚的衬垫来平衡松弛的内侧软组织。截骨量的多少取决于术前屈曲挛缩畸形或是冠状面韧带松弛程度。任何截骨操作之前，还需再次确认力线导向杆位置。需要重视的是，胫骨截骨导向板有不同的后倾角；侧位检查力线时，要检查后倾角。伸直间隙可以采用 10mm 间隙模块评估。胫骨平台内侧截骨量适宜后，此时外侧软组织仍紧张，这表明还要继续截骨，同时也需要软组织松解。

胫骨平台显露后，测量平台大小，根据胫骨结节确定旋转角度。确定胫骨假体旋转角度非常重要，尤其是使用髁限制型假体；因为错误的旋转角度会增加聚乙烯衬垫和假体界面应力分布。股骨假体试模横向尽可能覆盖股骨髁，这将会改善髌骨运动轨迹。

安装胫骨和股骨假体试模后，放入聚乙烯衬垫试模，评估伸直和屈曲间隙。

伸直和屈曲间隙评估

人工膝关节置换的目的是获得对称和相等的伸直和屈曲间隙。如果伸直间隙呈斜形，适当的软组织松解能获得矩形间隙。避免过度截骨，会影响关节线的位置，甚至假体都可能安装软骨干骺端。在获得韧带平衡过程中，依据畸形程度和矫正角度采取各种措施。

固定的外翻膝畸形外侧软组织松解

1. 去除关节周围残留的骨赘。
2. 沿股骨后侧松解后外侧关节囊。
3. 横向松解后外侧关节囊，通常是用电刀沿髂胫束后缘松解至后交叉韧带外侧。
4. 伸直间隙紧张时，用 18# 针头或 15# 手术刀片拉花松解髂胫束。如果外翻畸形非常严重，髂胫束可以完全松解。作者们喜欢用 18# 号针头来松解，这样能获得合适且可控的软组织松解范围。从多个不同方向的松解，避免在一条直线上戳孔，易引起完全撕裂。松解的深度不能超过 5mm，避免损伤腓总神经。
5. 如果屈曲间隙紧张，松解腘肌腱。
6. 最后松解外侧副韧带（取决于术者习惯，也可以首先松解外侧副韧带；如果外侧副韧带和腘肌腱都松解了，膝关节可能出现不稳，需要使用限制型假体）。

此时，髌骨显露后，半脱位。安装假体试模后，评估力线并检查关节活动度。截骨和软组织松解完成后，进行内翻应力和外翻应力测试。假体位置、力线和关节活动度满意后，测试髌骨运动轨迹。膝外翻患者常有髌骨轨迹不良的现象。因此，格外重视假体位置和旋转角度，有助于改善髌骨运动轨迹。有时候，胫骨和股骨假体位置很好，但髌骨运动轨迹不良时，可以适当松解外侧支持带。"十"字形广泛松解外侧支持带。从既往数据分析，外侧支持带松解率高达 41%，但随着假体设计的改进及假体定位掌握加深，外侧支持带松解率可能会降低。在松解软组织时，要注意保护膝上外侧动脉。

彻底冲洗膝关节，胫骨、股骨和髌骨假体骨水泥固定后，放入聚乙烯衬垫试模，膝关节完全伸直至骨水泥硬化。骨水泥硬化后，再次活动膝关节，并检查稳定性。从远期优良的临床疗效观察，内侧松弛程度在 1~2mm，是可以接受的。在上聚乙烯衬垫之前，关节囊和膝关节周围软组织局部注射包含罗哌卡因、酮咯酸、肾上腺素和可乐定的多模式"鸡尾酒"，总容量约100mL；需要重视的是，不要在后外侧关节囊注射，避免腓总神经短暂性麻痹。

再次冲洗膝关节，逐层缝合切口。我们不常规放引流装置；但是，如果进行广泛性软组织松解，缝合切口之前要松解止血带，避免出现大的血肿。覆盖无菌敷料，唤醒患者。

术后管理

术后立即检查患者的脉搏，确保有足够的动脉灌注。如果动脉搏动触诊困难，可使用多普勒超声协助。我们所在机构常规采用脊髓麻醉方式，一旦脊髓麻醉效果消失，要评估腓总神经的功能。

手术当天即可进行理疗、完全负重锻炼和关节活动度训练。在术后 1~2 周内使用辅助装置如助行器或拐杖，无额外帮助下过渡到步行。我们不建议使用 CPM 锻炼，因为有文献报道从远期疗效观察，使用 CPM 并无显著差异。使用这些装置后，可能出现一些意外并发症，比如由于下肢过度外旋，导致腓总神经卡压，出现麻痹症状。

择期 TKA 后，患者通常在医院过夜留观。鼓励患者在辅助下，去吃饭、上厕所和起床。患者继续接受治疗，评估运动水平，并增加训练方式。患者能耐受摄入后，就停止输液治疗。患者出院计划包括家庭康复计划、理疗、安全注意事项及个性化需求，让患者返回家中更加方便。

并发症

TKA 是一种有效的治疗方案，能极大地提高患者生活质量。然而，不管并发症和不良事件多罕见，都与手术和药物治疗有关。TKA 的并发症有出血，感染，深静脉血栓，神经损伤，假体周围骨折，再手术或人工关节翻修，非计划再住院，切口并发症，膝关节不稳和关节僵直。

在专业文献中报道，外翻膝患者有特殊的两种并发症，腓总神经麻痹和髌骨运动轨迹不良。最严重的并发症是腓总神经损伤，据文献报道发病率为 0.5%~1.0%，术前外翻挛缩畸形患者中高达 3.0%。脊髓麻醉在术后 24h 消失，通常腓总神经损伤症状和体征比较明显。首先松解敷料，减少腓总神经卡压；再极度屈曲膝关节，减少腓总神经牵拉。但是，腓总神经损伤仍然明显，推荐使用足踝矫形器，避免跟腱挛缩而出现马蹄内翻畸形。大约 50% 及以上的患者，无须额外治疗，能及时恢复。如果术后 3 个月功能仍未恢复，多数骨科医生建议神经电生理检查；万一结果异常，可考虑神经松解或者其他干预方式，如肌腱转位术。

正如前文所述，髌骨运动轨迹不良是 TKA 中很常见的并发症，尤其是在膝外翻患者中。合适的假体位置和软组织松解，能避免髌骨运动轨迹不良。通过股骨和胫骨假体适当外旋，股骨假体外移，髌骨重塑及外侧支持带松解能规避这一风险。

术中（显性骨折或隐性骨折）或术后股骨内髁骨折很罕见，慢性外翻膝患者中，股骨内髁出现骨质减少（图 44-5）。骨折位置可出现干骺端，导致股骨假体下沉，如图 44-5C 和 E 所示。Vestermarket 等曾报道过非创伤性情况，建议使用带延长杆股骨假体来预防骨量较差的女性患者。翻修手术要延迟进行，直到骨折愈合后，移除假体时尽可能减少骨丢失。

讨论

膝外翻患者包括骨性和软组织畸形，都应该处理。文献报道了很多膝外翻手术入路的方法。采用髌旁内侧或外侧入路，都能获得类似的临床结果；但是，髌旁外侧入路更难些。如果一直坚持恢复机械轴线，从长期随访结果来看，患者能获得优异的疗效。

手术过程中的每个步骤都需谨慎小心，尤其是后外侧软组织松解，因为腓总神经距离后外侧角就只有 12mm 距离。软组织松解要在仔细认真的评估后进行，以获得稳定的膝关节，不能牺牲软组织的完整性。固定膝外翻畸形患者中，股骨外髁滑移截骨也能获得很好的软组织平衡。此外，也有学者主张内侧副韧带重建来获得膝关节稳定。

通常，轻度、中度和重度的外翻膝可以通过 CR 假体和软组织松解来解决。但随着畸形程度加重，可能需要通过 PS 假体、髁限制型假体或铰链型膝关节假体及更广泛的软组织松解来处理。文献报道，根据患者畸形程度，个性化选择假体类型，能获得良好的临床疗效。面对外翻膝手术特殊的挑战，只有通过合适的术前规划，坚持相应的手术原则和熟练的外科技术才能更好地应对。

致谢

作者感谢 Adam E. Klein 博士和 Benjamin M. Frye 博士为本章提供的患者影像学和手术图片。

（孙立翻译；李慧武校对）

参考文献

第六部分　初次全膝关节置换术

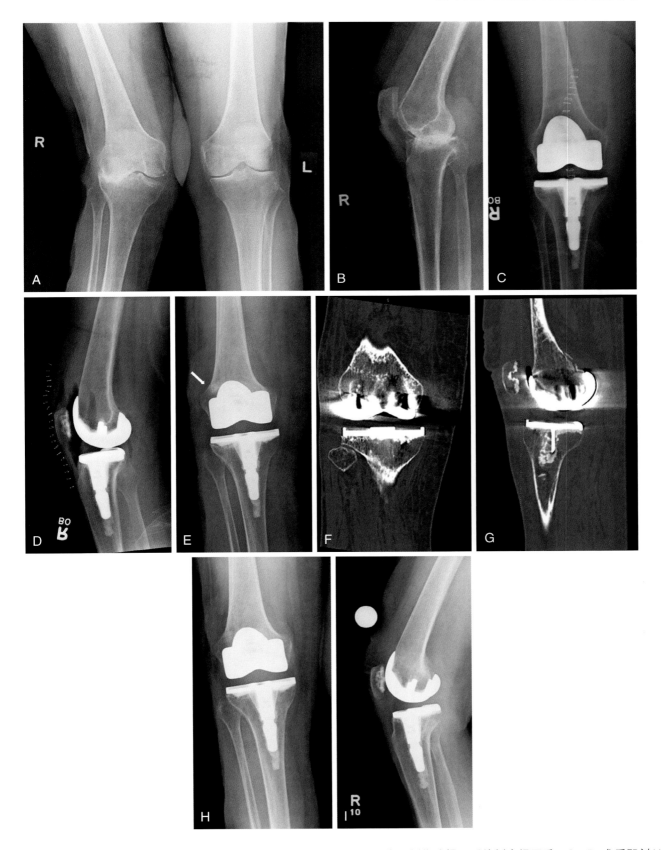

图 44-5　82 岁女性患者合并严重的外翻畸形，角度约 29°。A、B. 正位和侧位片提示后外侧磨损严重。C、D. 术后即刻 X 线片。E. 术后 X 线片提示胫骨短杆假体，股骨 CR 假体及聚乙烯衬垫；术后 6 周膝关节疼痛，发现股骨假体周围无移位骨折；白色箭头为骨折线，相比之前假体位置，无假体下沉和内翻畸形（相比图 C 和 D）。F、G.CT 确定骨折位置。H、I. 该患者佩戴膝关节支具保护，未负重；6 个月后，骨折已愈合；没有假体下沉的征象

第 45 章

固定屈曲畸形之 TKA：关节活动最大化

Vinay K. Aggarwal, MD | James I. Huddleston III, MD

引言

人工全膝关节置换术（TKA）是治疗晚期膝关节 OA 非常成功的治疗措施，能显著减轻患者疼痛。手术的目的是重建关节功能，减轻功能，从而提高功能。全身和局部的各种病变，都有可能导致骨质破坏，软组织挛缩，最终发展成固定屈曲畸形（FFD）。本章节着重分析固定屈曲畸形的解剖学特征，并概述导致膝关节活动度减少的病因。

随着关节疼痛加重，活动度丢失，影响生活质量后，TKA 是唯一有效的治疗方案。对于严重的膝关节固定屈曲畸形患者，围术期管理要格外重视，这也是本章节讨论的重点。对于需要进行 TKA 的患者，手术技术、假体选择和位置及术后康复计划需要格外谨慎。尽管 TKA 的疗效让人备受鼓舞，但膝关节固定屈曲畸形对骨科医生来说还是有一定的挑战的。很多研究介绍了影响 TKA 后关节活动度的高危因素，并进一步探讨这些高危因素，不管术前是否合并固定屈曲畸形。

即使术前和术中计划缜密，仍然有部分患者无法得到正常的关节活动度。对于此类患者术前要了解期望值，术后定期随访，以便获得更好的关节活动度。有些策略，能让固定屈曲畸形的患者，行 TKA 后恢复关节活动度，并达到患者满意的功能状态。本章节的总结部分会罗列这些策略，尤其是僵硬膝患者的人工膝关节翻修术。

正常膝关节运动和运动学

正常的膝关节包含了骨性结构和韧带组织间复杂的相互作用模式，正是这两种结构维持了膝关节的运动轴，还有膝关节周围的肌肉，三者共同维持膝关节三维立体的运动模式。这种运动模式，可以是日常生活运动，也可以是娱乐休闲或运动模式。虽然 TKA 能显著减轻疼痛，相比正常的膝关节运动模式，该术式还需继续改善。

正常膝关节解剖学特征

骨性结构在膝关节的功能和正常活动度中发挥重要作用。股骨内外髁的半径和总直径不对称。胫骨平台的后倾角为 5°~10°。此外，股骨髁的偏心距在膝关节深度屈曲中发挥重要作用。如果没有股骨后方骨皮质的偏心距，胫骨平台后缘将会与股骨后方骨皮质撞击，影响深度屈曲。所以在假体设计和膝关节重建中，必须重建股骨髁的偏心距，且大小也不能明显改变。在深度屈曲过程中，除了截骨外，股骨髁的偏心距允许软组织松解，以便屈曲到 150°；随着肥胖症患者的增多，这是引起关节活动受限的重要因素之一。此类患者术后大腿与小腿的撞击，对骨科医生要进行 TKA 提出了难度，因为术后的关节僵硬是很严重的问题。

膝关节由很多韧带和软组织构成，本章节就不赘述了。正是这些韧带和软组织在关节的运动轴发挥重要作用。正常关节的活动是有完整的关节囊、交叉韧带、侧副韧带及活动间的协作，要实现伸屈活动。

前后交叉韧带功能正常时，股骨远端和胫骨近端步态中能完成屈伸和旋转动作。随着前交叉韧带或后交叉韧带功能缺失，逐步发展成骨关节炎，继而出现膝关节挛缩畸形。比如，在后交叉韧带断裂的患者中，股骨髁在胫骨平台的回滚运动减少，从而导致胫骨过早的撞击，限制了关节屈曲功能。

在膝关节挛缩和僵硬的患者中，侧副韧带或许比交叉韧带更重要。冠状位软组织的平衡囊括了内侧副韧带和 / 或外侧副韧带的有限松解。Mihalko 等研究了屈曲挛缩畸形患者，在人工膝关节置换过程中松解软组织和截骨策略，目的是获得软组织松解和正常的膝关节活动度。这项研究发现仅仅平衡侧副韧带，能矫正 35.9% 的固定屈曲畸形患者；这意味着侧副韧带可能是引起挛缩畸形的首要因素。膝关节僵硬的病因很多，虽然前后交叉韧带和内外侧韧带都是正常的，但从长期随访来看，后方关节囊紧张，伸膝装置和骨性结构畸形都会引起冠状位和矢状位的畸形。

膝关节活动度及分类

尽管都会尝试定义一个正常膝关节的活动度，但需要关注的是有些个性化的因素也会影响非骨关节炎患者的关节活动范围。这些个性化因素有遗传易感性和患者因素如年龄以及外部因素，例如文化环境，生活习惯和活动或训练量。有些关节活动方面的研究发现随着年龄增加，膝关节的屈曲功能会相应减少，但都超过130°；伸直角度可能会稍微增加，69 岁时增加范围为 1°~2°。

有关日常生活行为需要的关节活动度，有研究报道轻松地进行日常生活行为如爬楼梯、坐凳子、上厕所及安全地进出浴缸，膝关节屈曲至少 90°，甚至有时达135°。某些非西方国家，患者在日常生活中需要膝关节屈曲 165° 来完成日常生活如下蹲，跪地，祷告或其他活动。

这些过度屈曲膝关节的活动增加了股骨髁后滚运动，前文已讨论过。很多研究发现，膝关节屈曲超过135°，股骨外髁后滚运动距膝关节中心 31mm，有时甚至完全从外侧胫骨平台脱位。前文已描述过，极度屈曲膝关节时的稳定性由外侧半月板和股四头肌在内的肌肉收缩来维持，其中外侧半月板随着股骨髁回滚而移动及调整。屈曲挛缩畸形超过 15°，缺乏正常的膝关节运动轴线，此类患者进行 TKA 后步行消耗的能量显著多于正常人。

在临床工作和研究中，膝关节活动度和功能一样重要。有很多文献报道膝关节活动度的分类，但无统一共识。Sculco 根据膝关节活动受限程度，分为轻度，中度和重度。其中轻度为 70°~90°，中度为 45°~70°，而重度小于 45°。这种分类方式有助于 TKA 前评估挛缩程度，甚至能提示软组织松解的类型和程度。

膝关节急性和慢性损伤的功能评分标准有很多，并且各种评分准备的侧重点不同。这些评分标准中主要的客观指标之一是屈曲挛缩畸形程度和关节活动度。KSS评分系统，通过膝关节屈曲角度（每 5° 一个角度）和残存屈曲挛缩畸形来评估，满分为 100 分。Ritter 依据 KSS 评分标准进一步将关节活动度划分为步行能力和上下楼梯得分能力。与此同时，HSS 评分标准中关节活动度每 100 分获得 18 分（每 8° 得 1 分）。

研发一种良好的膝关节活动度分类方案，在骨科分类标准中非常重要。换句话说，这种分类方案能在临床和科研中通用，并且还能提供诊断或预后信息，进而指导临床治疗。Jain 等将固定屈曲畸形患者分为两组进行 TKA，分别描述了每组患者手术技巧和术后关节活动度改善情况，探讨了患者术前不同的关节活动度，经过外科干预后关节活动改善程度。Quah 等进了行类似研究，TKA 后关节活动度的分类能预测屈曲挛缩畸形患者膝关节功能改善情况。该研究中，两个组（固定屈曲畸形在 5°~15°：>15°）在术后 2 年后都有显著改善；但是，第一组彻底解决了固定屈曲挛缩畸形，而第二组患者术后残留挛缩角度平均约 3°。

任何膝关节手术的目的都是恢复膝关节正常的关节活动度，这也包括 TKA 治疗骨关节炎。恢复正常膝关节运动的生物力学，已经发展了数十年，但对于关节外科医生而言，仍然是挑战。关于恢复膝关节运动轴线和机械轴线的争论很多；但是，关节功能在患者满意度和治疗后的疗效起关键作用。所以，将关节功能作为分类和评分标准，是预测手术成功和指南必要而又非常实用的工具。

TKA 术前固定屈曲畸形

接受 TKA 中的大部分患者，由于疾病进展，改变了关节的生物力学和关节活动度，引起膝关节疼痛。引起膝关节挛缩和固定屈曲畸形的病因很多。这些病因将影响骨性结构和软组织，或者二者都影响。本章节将介绍导致膝关节固定屈曲畸形的病因，并介绍僵硬膝行 TKA 围术期管理策略。

术前固定屈曲挛缩畸形病因

在美国，膝关节疾病最常见的类型是骨关节炎。60岁以上的人群中，男性有骨关节炎症状的比例为 10%，而女性高达 13%；绝大多数患者行 TKA 之前，都是被诊断为骨关节炎。膝关节 OA 发病的高危因素有全身和局部因素，比如遗传易感性，肥胖，年龄，女性，肌肉乏力，体育运动，既往膝关节外伤和职业暴露。

骨关节炎发病很普遍，从逻辑性上分析，骨关节炎是 TKA 患者屈曲挛缩畸形最常见的病因之一。引起术前固定屈曲挛缩畸形的因素很多，通常包括有侧副韧带和交叉韧带的僵硬，后方关节囊挛缩和后方的骨赘。Fishkin 等对比和分析了骨关节炎患者内外侧副韧带变化的研究。该研究分成两组，一组患者因为骨关节炎出现膝关节僵硬行 TKA，对照组为正常非骨关节炎患者。正如预期那样，增加应力后评估发现骨关节炎患者的僵硬程度显著高于对照组（内侧间室为 60.7N/mm：21.4N/mm，外侧间室为 29.2N/mm：19.5N/mm，$P < 0.05$）。因此，膝关节固定屈曲畸形的患者行 TKA，要格外重视侧副韧带松解和平衡，还有关节囊适当松解，后方骨赘去除和截骨。

类风湿性关节炎是引起膝关节固定屈曲畸形的常见病因，同时还伴有外翻和外旋畸形。随着抗风湿药物的出现，类风湿性关节炎行 TKA 的数量显著减少。但是，从全国住院患者的流行病学资料来看，类风湿性关节炎患者行 TKA 的数量在 2002—2013 年保持稳定状态。在 2002 年，类风湿性关节炎的发病率为 3.3%；而到了 2013 年，上升至 3.5%。这可能是美国人口老龄化和所有患者对手术期望的提高造成的。

很多研究报道了类风湿性关节炎患者合并屈曲挛缩畸形，经过 TKA 术后畸形改善程度。Wang 等报道了 38 例双侧中度至重度的膝关节固定屈曲畸形患者，平均挛缩程度为 38°，评估关节活动度为 49°；都采取 TKA 后，能完全矫正 33 例患者，只有 5 例患者术后残留 5°~10° 挛缩。该研究及其他学者也建议初次 TKA 术中，相比截骨，软组织松解需更谨慎，以避免并发症发生。

严重的挛缩畸形是由膝关节强直所致，这可能是由骨病或股骨与胫骨间纤维组织造成的。美国和亚洲报道，此类患者的休息位为明显的屈曲或完全伸直位，关节活动度很少。有意思的是，患者长期耐受了严重挛缩畸形，疼痛对这些患者而言是次要问题了。有项研究报道，严重屈曲挛缩患者术前关节活动度为 0°~10°，平均挛缩程度为 105°。Kim 及其同事对 27 例固定屈曲畸形患者进行 KTA，固定屈曲畸形角度为 6°，关节活动度为 97°。膝关节骨性强直的患者，进行 TKA，要谨慎并发症。文献报道的并发症包括有髌腱撕脱、髌骨骨折、腓总神经麻痹、血肿和深部关节感染。这些患者必须排除感染，未诊断的慢性化脓性膝关节骨关节炎是 TKA 的一个灾难性并发症。

血友病是很少进行 TKA 的病因。但是，在关节置换文献中，血友病是引起屈曲挛缩畸形最常见的病因。由于股四头肌挛缩和膝关节周围纤维化，历经多年病变，逐渐发展成固定屈曲畸形。血友病患者进行 TKA 术后的临床疗效要差于骨关节炎患者。通常，这是因为并发症发生率相对较高，比如血栓形成，深部关节感染、内侧副韧带损伤和假体周围骨折。

娴熟的手术技术和缜密的术前规划，能让伴有固定屈曲畸形的血友病患者进行 TKA，获得满意的结果。

Kubes 等报道了 72 例 A 型和 B 型血友病患者，进行 TKA 后，平均屈曲挛缩畸形从术前 17° 改善到术后 7°。该研究发现血友病患者在行 TKA 时，伸直间隙比屈曲间隙更容易获得；所以，此类患者最好是在屈曲挛缩程度小于 22° 之前进行 TKA，以便获得更理想的伸直间隙。Atilla 等也进行了类似研究，发现术前屈曲挛缩畸形到 27.5°，能预测血友病患者进行 TKA 时，能否显著改善伸直间隙。

在 TKA 患者中，引起屈曲挛缩畸形的病因很多（包括很多本章节没有介绍的炎性骨关节病），但文献中很少报道导致膝关节僵硬的病因。一种很常见的病因，就是膝关节既往有手术史，切口瘢痕挛缩，影响屈曲或伸直间隙，甚至二者都有。关节镜手术，比如前交叉韧带重建，会引起膝关节明显肿胀和僵硬，开放手术更容易出现瘢痕挛缩导致屈曲畸形。具体来介绍，伸直装置的手术，例如髌腱或股四头肌腱断裂修复和髌骨骨折固定，导致的伸膝装置短缩、肌肉和支持带粘连，最终发展成膝关节伸直受限。

膝关节创伤导致骨折或软组织损伤，继而出现畸形和挛缩。这可能是由于骨折畸形愈合、瘢痕挛缩或关节炎疾病进展所致。Blagojevic 等进行一项系统评价，发现既往膝关节外伤史后，进展成创伤性骨关节炎的比例为 3.86。最终，膝关节疼痛也能导致膝关节僵硬，长时间不活动，最终进展成膝关节固定挛缩畸形。有关骨关节炎和关节内炎症引起疼痛的报道很多。疼痛是关节僵硬的病因，但很难有实际的临床意义。在临床工作中，经常看到围术期的患者，因为疼痛拒绝活动关节，最终发展成因为膝关节周围韧带和肌肉挛缩造成的关节僵硬和挛缩畸形。

僵硬膝的 TKA 术前规划如何抉择？

TKA 能有效地矫正屈曲挛缩畸形，术前无须额外再处理关节僵硬。运动医学手术，如前交叉韧带重建，最佳的疗效是恢复正常的关节活动度；但 TKA 患者术前很难达到正常的生物力学。

尽管如此，仍有很多理疗项目，用来提高 TKA 术后疗效。命名为"预康复"（Prehabilitation），多项研究介绍了 TKA 术前进行患者教育和功能锻炼对功能恢复的影响。Mizner 等报道术前股四头肌肌力，能有效预测 TKA 术后 1 年关节功能。同时，一项队列研究评估了 3 组患者（第一组为对照组，第二组为加强肌力和关节活动度组，第三组为心血管锻炼组）术前运动对 TKA 术后功能评分的影响；研究发现，3 组间无显著差异。

从 Cochrane 综述和系统评价报道中，康复对 TKA 术后疗效存在争议。仅有的一项随机对照研究中，Swank 等发现严重骨关节炎患者在术前接受常规护理和功能锻炼，TKA 的术后疗效显著优于单纯护理患者。但是，从大量文献中报道，由于研究方案众多，样本量少，又缺少随机对照研究，很多给出明确结论或建议 TKA 患者术前进行理疗和患者教育。

TKA 患者中，因为手术治疗退行性骨关节炎而出现的关节僵硬，主要是进行半月板切除术和滑膜清理术。两篇具有里程碑式的研究，分别是随机接受关节镜手术和关节镜与安慰性手术的对比研究，均显示了关节镜灌洗和清理对退行性骨关节炎无益处；这对关节镜治疗伴有疼痛和僵硬的骨关节炎患者而言，适应证有显著改变。但是，日本的一项研究报道了膝关节内侧间室 OA 合并屈曲挛缩畸形，关节镜在松解后内侧软组织有独特优势。该研究处理了 58 例 KL 分级为 3 级或 4 级的膝关节，术后功能和疼痛评分显著改善；这意味着关节镜手术作为一种微创方式，在固定屈曲畸形患者 TKA 前进行处理。尽管如此，很难在非对照研究中认可这种手术方式；况且固定屈曲畸形患者能通过 TKA 解决，下文再介绍。

固定屈曲畸形 TKA 术中策略

膝关节固定屈曲畸形处理的最佳时期就是 TKA 时。很多研究报道 TKA 术后残留屈曲挛缩畸形，与术后差的功能和评分有关，且挛缩畸形可能一直存在。正如前文所述，TKA 的目的是减轻疼痛及重建功能。通常，这需要手术入路，持续的软组织平衡和截骨来获得对称的屈曲和伸直间隙及最佳的假体位置，以便恢复股骨髁偏心距和下肢机械轴。

手术技巧

严重畸形的膝关节患者要格外重视手术入路和切口位置。要标记既往的手术切口瘢痕，确定是否可利用，有时可在原切口上做长切口和显露。通常应该采用最外侧皮肤切口。此处皮肤较厚，由于处于屈曲位置，与伸膝装置粘连。先不讨论髌旁外侧入路与内侧入路的不同点，但很多随机对照研究发现术后功能、膝关节评分和股四头肌肌力无显著差异，患者也有无挛缩畸形。

关节囊切开后，显露胫股关节，去除周围骨赘。如果股骨远端粘连和挛缩严重，髌骨表面截骨，松解外侧软组织，来获得关节活动。膝关节固定屈曲畸形非常严重后，尝试各种方式后髌骨仍无法活动；可能需要经切口向两端延长，以便股四头肌腱 V-Y 成形或胫骨结节截骨（TTO）。胫骨结节连同附着软组织一起移位，在 TKA 结束后固定，这样能获得良好的术后疗效和较高的骨愈合。笔者在股四头肌腱 V-Y 成形方面经验不多。术中要做胫骨结节内移的病例很少，因为绝大多数患者可以通过股四头肌腱松解和胫骨内侧广泛性剥脱来安全显露；其中胫骨内侧剥离在胫骨外旋和前抽屉动作下完成。

本章节暂不讨论 CR 假体和 PS 假体。但是，为了恢复正常的膝关节生物力学，在 TKA 术后保留后交叉韧带仍然有争议。但一般而言，很多研究已经报道了后交叉韧带替代型或保留型假体，在术后关节活动度、功能、本体感觉或肌力方面并无显著差异。严重的膝关节固定屈曲挛缩畸形患者，笔者认为后交叉韧带在功能上是病变的；术中可以安全有效地切除，这样能改善术中显露，便于胫骨与股骨半脱位。

膝关节固定屈曲畸形患者，术中股骨远端截骨的标准，有不同的观点。常规股骨远端截骨会导致关节线上移，低位髌骨和半屈曲位不稳；这些都是复杂 TKA 的难题。股骨远端截骨 3.5mm 能矫正固定屈曲畸形角度 10°。相反地，术前存在固定屈曲畸形的患者，术中股骨远端截骨量不足，术后不可避免地残留屈曲挛缩畸形。Tanzer 等通过避免过度截骨，观察 TKA 术后出现屈曲挛缩的自然病程。患者术前平均固定屈曲角度为 12.9°，术后即刻为 14.8°；通过 1 年随访时间，患者平均固定屈曲角度降低至 2.9°；这意味着 TKA 术后屈曲挛缩畸形能显著改善，股骨远端无须过多截骨。

同样，胫骨平台截骨对伸直间隙和屈曲间隙影响大。避免过度截骨出现翻修可能，也能尽可能减少限制型假体的使用。胫骨平台后倾角重建是重要的手术技巧之一，也与术者选择 PS 假体还是 CR 假体有关。在 Walker 等的 3D 模型中，胫骨平台后倾角能明显增加膝关节屈曲，后倾角为 10° 可增加膝关节屈曲 30°。

此外，为了避免过度截骨来矫正屈曲挛缩畸形，应该松解后方挛缩的关节囊，去除骨赘，这些骨赘撑紧后方关节囊，并影响膝关节完全伸直。松解股骨远端和胫骨近端的关节囊，可以用骨膜剥离器、截骨和电刀等小心地松解。除了松解后方关节囊，去除后方关节囊处的骨赘，也能获得最大化的伸直间隙。Bellemans 等分析了 800 例屈曲挛缩畸形角度为 5°~30° 的患者，总结出一套逐步松解的方案来获得完全的伸直间隙。这些步骤包括：①清除所有的骨赘，股骨远端加截 2mm，来平衡内侧副韧带；②后方关节囊逐步松解，清除骨赘；③股骨远端再次加截，加截总量至多 4mm；④鹅足肌腱松解（原文为 hamstring tenotomy 腘绳肌腱切开术，本处为意译，译者注）。该研究发现 98.6% 的患者采取步骤①和②就能矫正挛缩畸形。图 45-1 展示了一例严重内翻膝伴有后方大骨赘，术前固定屈曲畸形角度为 25°；清除骨赘，冠状位使用限制型 TKA 来平衡。

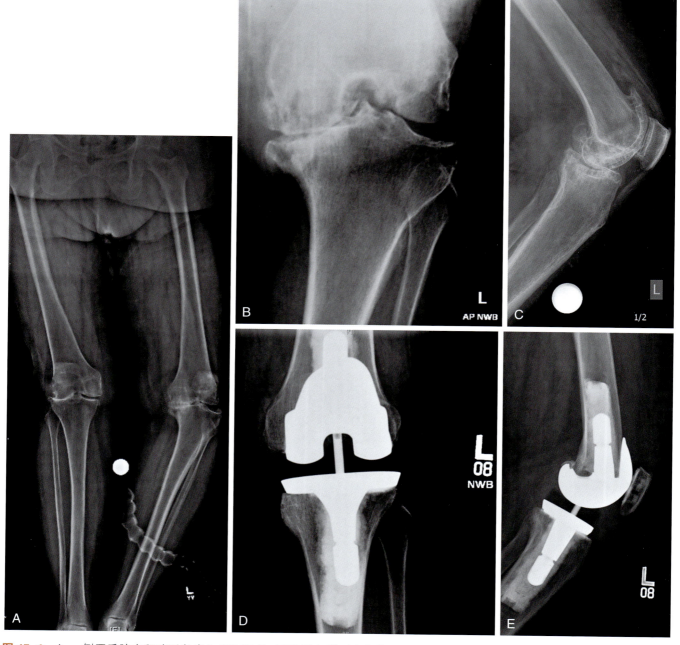

图 45-1 A. 一例严重膝内翻畸形角度为 30° 患者，下肢站立前后力线位。B. 非负重膝关节前后位，没有下肢全长片，内翻畸形被忽视。C. 侧位片显示后方较大骨赘导致术前固定挛缩畸形，角度为 25°。D、E. 显示患者冠状位和矢状位，清除骨赘结合限制型假体来评估内外翻，矫正畸形

为了获得对称的屈曲间隙和伸直间隙，可以采用测量截骨法或屈曲间隙平衡法来操作，下肢力线可以是机械轴线或运动轴线。无论采取哪种技术，都必须做间隙平衡，避免关节活动过程中出现松弛和关节不稳或者残留挛缩畸形。在 TKA 患者中比较运动轴线和机械轴线时，发现运动轴线组患者获得相同矢状位矫正程度时，所需截骨总量和韧带松解程度更少，从而更好地保留了骨量，使软组织损伤最小化。Howell 等在 TKA 患者采用运动轴线进行更深入研究时发现，运动轴线在截骨获得伸屈间隙平衡时更有优势，中期随访的结果令人满意。

膝关节固定屈曲畸形患者，进行 TKA 后预防残留挛缩畸形，最后的操作是关节囊和切口缝合。理论上讲，屈曲位缝合有助于屈曲运动。但是，目前尚不清楚这是如何影响伸直活动的，也许是种自然进程。Emerson 与 Masri 等在屈曲位缝合关节囊和切口方面的研究结果相反；但是，TKA 术后适当的康复计划、长期的疗效和残留畸形与缝合技术无相关性。

假体因素

自从 1968 年首例植入性假体应用于 TKA 以来，假体设计发生了很大改进，大大提高了生存率并显著减轻了患者疼痛。尽管如此，市面上有数百种膝关节假体且形态各异，这暗示着骨科医生和工程师都未能完美复制膝关节生物力学和正常的关节活动模式，让患者恢复完善功能，并满意。

膝关节假体形态在恢复关节活动度预防关节僵硬方面，尤其是屈曲位置，发挥重要角色。特别是股骨内外髁形态在矢状位与关节活动密切相关。有些设计是通过对称性的股骨内外髁，而另外的设计是非对称的股骨髁来模拟膝关节伸屈过程中旋转动作。此外，股骨远端和后髁的曲率有适当调整，目的是恢复正常的股骨髁后滚运动和膝关节屈曲功能。有研究发现，股骨后髁曲率偏小，有助于膝关节屈曲增加 $10°$。必须重建股骨髁偏心距，这样能获得完全的伸直间隙。但是，需要注意的是过大的股骨髁偏心距可以通过紧缩后方关节囊和软组织来限制膝关节过度伸直。在膝关节完全伸直方面，假体设计改变较少。但是，胫骨后倾角、聚乙烯衬垫形态和 PS 假体中股骨形态，在预防 TKA 术后残留固定屈曲畸形中发作重要作用。

同样，假体位置也会影响 TKA 术后关节活动度。Walker 等进行了几项含有生物力学的研究，发现股骨

假体和胫骨假体都会影响膝关节屈曲。胫骨假体旋转角度必须匹配髌骨运动轨迹，避免过度覆盖和撞击引起的疼痛。但是，Walker 发现胫骨假体从前向后移动 5mm，能增加膝关节屈曲角度 $10°$；类似的，股骨假体后移 2.5mm 能减少 $10°$ 的膝关节屈曲角度，这是因为在 CR 假体中后交叉韧带张力降低。Berger 等发现股骨假体内旋影响了屈曲间隙，因为内侧屈曲空间和屈曲间隙减少。

股骨假体前后位的尺寸也是很重要的手术技术。很显然，股骨假体大小会影响膝关节屈曲间隙，选择合适的假体大小非常重要，因为能获得最大的屈曲间隙。如果股骨假体过小，股骨髁偏心距减小，屈曲位骨性撞击，半屈曲位不稳及股骨后滚运动减少，将导致 TKA 术后屈曲功能减弱，功能差。如果股骨假体过大，出现屈曲间隙和髌股关节过度覆盖，同样也降低屈曲功能。有些假体设计增加股骨后髁金属厚度，间接增加后方间隙和股骨髁偏心距；但在临床研究中并无明确的结果。至于如何选择最佳的股骨假体尺寸，文献报道的首选方案也存在争议。一些学者主张选择较小的股骨假体，通过股骨远端截骨，使用较厚的聚乙烯衬垫来维持间隙平衡。但 Whiteside 等认为选择较大的股骨假体来覆盖屈曲间隙，尤其是在屈曲挛缩患者中，通过胫骨平台截骨，结合软组织松解，能获得良好的疗效。仅有的一项研究比较了 TKA 术后过紧与过松（固定屈曲畸形与反屈畸形），发现为纠正下肢力线，骨科医生会在固定屈曲畸形中犯错误。因为该组患者在术后 2 年随访时，功能评分和最终的关节活动度更好。

TKA 术后关节僵硬的思索

虽然 TKA 能有效矫正固定屈曲畸形，仍有患者术后残留畸形。术前合并有屈曲挛缩畸形的患者，术后残留屈曲可以预知。但是，术前没有屈曲挛缩畸形，术后发生便是灾难性并发症。不管患者术前膝关节活动度如何，毫无疑问，TKA 术后关节活动度是患者功能恢复和满意度的主要影响因素。本章节将根据僵硬膝的相关资料，探讨如何管理此类患者术前的期望值。

术后僵硬的发生率和病因

很多有关 TKA 术后僵硬膝的报道，要重视僵硬膝的定义和术前功能状态。每项研究有不同的僵硬膝定义，目前在临床工作和研究中尚无统一共识。Nelson 等

将僵硬膝定义为 TKA 术后挛缩畸形超过 15° 或者最大屈曲角度小于 75°。Yercan 等认为是 TKA 术后关节活动度不超过 10°~90°；Gandhi 等认为膝关节纤维化为 TKA 术后 1 年屈曲角度小于 90°。在这些研究中，很多学者报道了僵硬膝的发病率：Nelson 等发现 1000 例 TKA 术后 32 个月出现僵硬膝的发病率为 1.3%；Yercan 等研究了 1188 例 TKA 术后 31 个月发现僵硬膝的发病率为 5.3%；Gandhi 等也研究了 1216 例患者，术后 12 个月僵硬膝的发病率为 3.7%。

另外一项研究观察了术前合并有固定屈曲畸形的患者，行 TKA 后出现屈曲挛缩的发病率。Lam 等研究了 284 例诊断为固定屈曲畸形的患者进行了 TKA，其中有 6.3% 的患者（18 例）在术后 12 个月对关节活动度不满意，有 7 例患者固定屈曲畸形角度超过 10°，6 例患者屈曲角度小于 90°，还有 5 例患者伴有固定挛缩和屈曲畸形。总而言之，这些研究都显示了 TKA 术后 5 年的功能评分和关节活动度明显提高，屈曲挛缩畸形也有改善。

很多研究总结了 TKA 翻修的类型和病因。Sharkey 等研究了 781 例 TKA 术后翻修病例，在 2014 年报道了引起翻修最常见的因素有：松动（39.9%）和感染（27.4%）。关节纤维化仅占翻修病因的 4.5%，与 10 年前的研究相比，这一数据在下降。与此同时，Le 等分析了 253 例初次 TKA 翻修术，发现关节僵硬在翻修病因中的比例为 14%~18%，是仅次于感染和关节不稳之后第三大因素引起翻修的。

在美国最多的 TKA 翻修数据库中，Delanois 等分析了 337 597 例手术，引起翻修最常见的因素是感染（20.4%）和假体松动（20.3%）。但是，在全国住院患者数据库中，没有关节纤维化在内的国际疾病分类 -9（ICD-9）；所以，许多僵硬膝的病例都归纳为"假体导致的机械性并发症"或"内植物产生的并发症"。因此，从数据库获取引起 TKA 翻修的病因往往不一定准确。

有关导致初次 TKA 术后僵硬病因的研究很多；但是，在文献报道中，预测术后关节活动度最重要的因素是术前 ROM。Lam 等利用多元统计分析发现，术前固定屈曲畸形与术后疗效差密切相关（$P < 0.01$）；术前的屈曲状态与术后 12 个月的屈曲功能直接相关。在另一项 Logistic 回归分析中，Aderinto 等发现术前的固定屈曲畸形能有效地预测术后 1 周（$P=0.006$）和 6 个月（$P=0.003$）固定屈曲畸形大于 10°。然而，Quah 和其他学者发现在 TKA 术后 2~3 年，固定屈曲畸形能逐

渐被矫正。不管术前存在多严重的固定屈曲畸形，大多数患者在中期随访时，没有或者残留轻微挛缩畸形，引起了功能障碍。此外，在 Lam 等的研究中，术前严重的屈曲畸形，术后能获得更好的疗效；因为术前屈曲角度小于 90° 的患者，能获得平均 29.3° 屈曲角度；而膝关节屈曲超过 130° 的患者则丢失 15.2° 屈曲角度。

除了术前膝关节活动度外，还有其他因素也会导致 TKA 术后关节僵硬。这与性别也有关联，在短期和术后 2 年内，男性发生固定屈曲挛缩畸形的风险限制高于女性。年龄也与 TKA 术后固定屈曲畸形相关。但是，意外之外的是肥胖却不是 TKA 术后屈曲挛缩的高危因素。尽管 TKA 翻修没有统一的准则，但既往手术确实是术后关节僵硬的高危因素；因为切口瘢痕和伸膝装置粘连导致了股四头肌腱挛缩，继而出现固定屈曲畸形。

就像引起术前固定屈曲畸形的病因一样，术后的挛缩也可能是因为关节疼痛而拒绝活动或理疗造成的。TKA 术后疼痛的常规原因是血肿和肿胀；因此，要格外重视术中和术后的抗凝方案。如前文所述，血友病患者术前和术后均有发生固定屈曲畸形的风险，此类患者要重视理疗。澳大利亚有一项 874 例初次 TKA 研究，对比术后采用华法林和低分子肝素治疗的患者，出现关节纤维化和麻醉下推拿（MUA）的比率。该研究发现华法林组患者因为关节纤维化而需 MUA 的比率显著增加（$26\% : 8\%$，$P < 0.000\ 1$）。

最后，除了患者自身因素外，假体因素也会导致 TKA 术后关节僵硬。在前文中介绍过 TKA 术中避免术后关节僵硬的策略，股骨胫骨和髌股关节都会影响屈曲和伸直间隙，ROM 及关节整体稳定性。股骨假体的前后径主要影响屈曲间隙和 ROM，胫骨平台截骨影响了伸直和屈曲间隙，聚乙烯衬垫厚度也能导致 TKA 术后屈曲挛缩畸形。尽管达到术后最佳 ROM 时，术中关节松弛程度尚无统一标准，但笔者建议伸直间隙松弛度为 1mm，避免术后屈曲挛缩。

术后关节活动度结果和预测因素

研究 TKA 术后理想的关节活动度，即使采用现代设计的假体，平均 ROM 也超过 120°。本章节将探讨固定屈曲畸形患者进行 TKA 的期望值，并总结影响术后 ROM 的高危因素。

法国的一项有关 107 例固定挛缩畸形至少 20° 的

患者，进行了 TKA；其中 46 例患者屈曲角度小于 90°；该研究发现，平均 ROM 提高 39°，伸直改善 21°，平均残留屈曲挛缩畸形为 7°。来自印度的研究分析了两组强直性脊柱炎合并伸直位僵硬或屈曲位僵硬；该研究分析了 115 例患者，所有患者的 ROM 都有显著改善。其中伸直位僵硬组患者术前平均 ROM 为 10.9°，术后升高至 86.5°；而在屈曲僵硬组中患者从术前的 8.7° 改善到 92.2°。膝关节 KSS 评分也显著改善；但是，在严重挛缩的患者中，TKA 术后的并发症发生率高达 20.9%，分别有感染、伸膝装置损伤和残留僵硬畸形。

与常规患者相比，严重强直性脊柱炎患者进行 TKA 术后的功能评分较低，且并发症发生率较高。Cheng 等报道轻度屈曲挛缩畸形的患者（FFD > 10°）与无 FFD 的患者相比，在 TKA 术后的总体 ROM，残留畸形和 KSS 功能评分方面无显著差异。该研究进行了 10 年的随访，是 ROM 方面仅有的长期研究之一。但是，有些学者认为矫正和预防固定屈曲畸形最佳的措施就是 TKA 本身。Mitsuyasu 等发现术后 3 个月的伸屈状态与长期疗效密切相关；如果残留挛缩超过 15°，在中期随访时很难改善。

在探讨固定屈曲畸形患者进行 TKA 时，不管 ROM 和功能评分如何，最重要的一点是术后关节的稳定，是取得长期良好疗效的重要保障。因此，正如 Berend 等的观点一样，依据假体类型来获得稳定的关节。该研究对 52 例屈曲挛缩畸形超过 20° 的患者，进行 TKA，94% 的患者手术成功，且残留挛缩小于 10°。该研究中，有 31 例采用 CR 假体，14 例 PS 假体，5 例股骨髁限制型假体和 2 例旋转铰链型膝。

ROM 的评估，可以通过主动活动、被动活动或重力因素下屈曲来评估。根据笔者的经验，多人一起采用对抗重力来屈曲，是预测术后 ROM 最佳的方法，也是在临床工作中为患者设定预期的指南。

笔者回顾影响 TKA 术后 ROM 的病因和因素有很多，比如术前 ROM，潜在的疾病，年龄，性别，体重和术中因素，例如伸屈间隙平衡，假体设计和尺寸及切开缝合方式。其中，术前 ROM，在近 10 年的研究中，都认为是预测术后 ROM 的最佳指标；而术前 ROM 较高的患者，TKA 术后可能丢失部分活动度。最后部分将讨论 TKA 术后的管理策略及对僵硬膝的影响。

TKA 术后固定屈曲畸形的管理策略

TKA 术后固定屈曲畸形的处理包括保守治疗和手术治疗。最常用的保守治疗策略前文中已经讨论过，有定期观察屈曲挛缩畸形的改善程度。保守治疗囊括有药物治疗，功能锻炼，比如 CPM 锻炼和麻醉下推拿（MUA）。手术治疗有关节镜下清理松解和最终的人工膝关节翻修术。

TKA 术后关节僵硬的药物治疗

药物能显著改善 TKA 术后关节纤维化进展。临床工作中对 TKA 术后 ROM 影响最大的是抗凝药物。Kahlenberg 等进行了一项大样本研究，分析了 32 320 例 TKA 患者，评估抗凝药物类型和 MUA 发生率。该研究发现在预防深静脉血栓方面，相比采用阿司匹林或低分子肝素，口服华法林、Xa 因子抑制剂和黄达肝葵钠患者术后更容易需要 MUA。

康复和功能锻炼

TKA 术后使用 CPM 锻炼的争论已经持续了十多年，都有研究支持或反对使用 CPM 锻炼。这些设备的初衷是为了改善术后早期的 ROM，便于患者早日康复出院。近几年，不建议使用 CPM 锻炼，加速康复计划已经取代了 CPM 功能，目的是更好地康复，ROM 恢复及日常手术安排。

在 1990 年初，Johnson 等进行了有关 CPM 锻炼的随机对照研究，发现 CPM 锻炼能显著增加患者早日出院率，并在术后 12 个月改善膝关节屈曲 10°，且无并发症。Brosseau 等进行的系统评价中发现，理疗结合 CPM 锻炼的患者比单纯理疗患者，在术后 2 周主动屈曲时需要更少的镇痛药。该研究还发现，理疗结合 CPM 锻炼的患者住院时间更短，需要 MUA 的比例也更低；但该作者认为需进一步研究来验证 CPM 的优势、费用和不适度。

有关使用 CPM 的费用，有研究报道每位患者的费用为 235~286 美元。Worland 等比较了家用 CPM 与专业理疗对膝关节功能评分或 ROM 的影响，发现两者无显著差异，且专业理疗需额外增加 300 美元费用。此外，HSS 的一项前瞻性随机对照研究发现，CPM 结合理疗与单纯理疗相比，两者在改善 ROM 度方面无显著差异，每位患者使用 CPM 的费用为 235 美元。

还有几项前瞻性临床研究都发现 CPM 相比理疗，在改善 TKA 术后 ROM 和固定屈曲畸形方面无显著优势。CPM 对患者没有益处，还增加了患者费用；甚至有人还担心 CPM 锻炼对 TKA 术后疗效有影响。Pope 等也发现 CPM 在改善术后 ROM 方面无显著优势，还增加了患者在 0°~70° 屈曲过程中的并发症，如伤口渗血和镇痛需求。Maloney 等甚至发现使用 CPM 时，TKA 术后的浅表感染和深部感染发生率增加；所以，该研究建议使用 CPM 锻炼的前提是切口正常愈合后。

正如前文所述，早日康复出院促使了加速康复计划，其目的在于 TKA 术后早期康复和护理。多数机构都安排一天两次的理疗，术前患者教育和多模式镇痛方案提高了患者功能和满意度。骨神经阻滞麻醉方式已被关节内局部浸润和收肌管麻醉方式所取代，这样能早期无障碍地活动和获得最大的 ROM，从长期疗效看能避免关节僵硬。然而，更新颖的术后康复应该包括患者教育素材及没有门诊理疗师指导下的家庭锻炼视频；这些策略在合适的患者中非常有效。

如果 TKA 术后早期干预仍无法避免关节僵硬，极少数情况下可以让膝关节处理伸直位置来处理固定屈曲畸形。这些是术前非常严重的屈曲挛缩畸形，手术无法彻底矫正；采用铰链式支具膝关节固定装置、活动式夹板和石膏持续矫正等措施来治疗固定屈曲畸形患者，也能获得不同程度的改善。

其他的保守治疗由理疗师和康复师来执行，改善 TKA 术后 ROM 和屈曲挛缩，肌肉乏力及神经卡压等并发症。具体的措施包括有支具、鞋套、矫形器、电刺激、腓总神经松解及肌肉内注射肉毒杆菌毒素。为了评估 A 型肉毒毒素对 TKA 术后屈曲挛缩畸形的疗效，Smith 等在术后 6 周将肉毒毒素与生理盐水分别注射到腘绳肌内；肉毒毒素组患者术前平均屈曲挛缩畸形角度为 19°，对照组为 13°；两组患者术后 1 年挛缩改善了 1°。该研究表明肉毒毒素对理疗方案无显著优势。最后，筋膜松解和 Astym 理疗是康复医师选择治疗 TKA 术后屈曲挛缩畸形的两种新措施。刚开始的研究得出了积极的疗效；但是，没有对照研究来评估该方案能比理疗和假体功能锻炼更具优势。

TKA 术后固定屈曲畸形和僵硬，在进行翻修手术之前，MUA 是有效措施。有关 MUA 最佳时机的研究很多，都认为最有效的阶段是 TKA 术后 12 周内进行，这样能得到很好的疗效。Pagoti 等在他们的机构中分析了 7423 例 TKA 手术，其中有 62 例需要 MUA；按时间分组后，发现术后 90 天内采用 MUA 治疗的患者，在 6 周和 1 年的屈曲功能显著优于术后 180 天内采用 MUA 治疗。

类似的，Issa 等也分析了 2128 例 TKA，有 144 例患者采用了 MUA，按照 TKA 术后 12 周内为早期和超过 12 周为晚期分类。该研究发现，相比晚期采用 MUA 治疗的患者，早期组中患者平均屈曲显著改善（36.5°：17°），最终 ROM 明显提高（110°：95°）及膝关节功能评分更高（88 分：83 分）。通过多元统计分析发现，早期采取 MUA 治疗与较高的功能评分有明显的相关性。

TKA 术后出现的固定屈曲畸形，MUA 获得伸直功能明显少于屈曲功能。文献中报道，MUA 对膝关节屈曲功能有显著的改善。但是，笔者并未找到 TKA 术后采用 MUA 改善伸直功能的研究。仅有一篇文献报道了术中采用手法推拿来治疗屈曲挛缩畸形，并记录手术推拿的力量及伸直间隙改善程度。笔者认为手法推拿治疗屈曲挛缩畸形，并没有明显的疗效；因此，固定屈曲畸形还是需要外科技术松解软组织，结合截骨或者更换假体类型，缩小假体型号来处理。图 45-2 显示了 MUA 获得屈曲功能明显好于伸直功能。

MUA 的技巧非常重要，尤其是在严重挛缩和僵硬的患者中，避免文献中报道的严重并发症。MUA 的位置应该尽可能靠近关节位置，在胫骨结节上方，减少力臂；因此，股骨和胫骨上力臂过长，可能会导致假体周围骨折、假体松动或伸膝装置断裂。虽然有部分患者 TKA 术后 6 周内接受 MUA 治疗，效果和初次 TKA 效果相似；但是，一旦 MUA 产生并发症，患者将无法恢复这种功能和满意度。一般而言，严格的适应证、适宜的时间和娴熟技术能避免发生 MUA 的并发症。

手术干预

TKA 术后固定屈曲畸形后，保守治疗无效，患者也不能耐受功能障碍和关节疼痛，此次考虑手术治疗。创伤最小的手术是关节镜手术。由于假体的视野差和金属反光，与常规膝关节镜相比，更具挑战性；关节镜下清理松解，能显著改善膝关节伸直和屈曲功能。为了增加伸直功能，可以从髌骨、髌上囊和股四头肌腱之间松解粘连，来获得伸直功能；松解支持带和后交叉韧带，来获得屈曲功能。3 项回顾性研究报道了 TKA 术后僵硬采用关节镜下清理松解术，所有患者的平均伸直和屈曲功能都得到显著的改善。Djian 等在 TKA 术后 24 个月采用关节镜下清理松解，术后 3 个月患者的伸直功能从 9° 改善到 2.5°，屈曲功能从 70° 增加到 100°。Bodendorfer

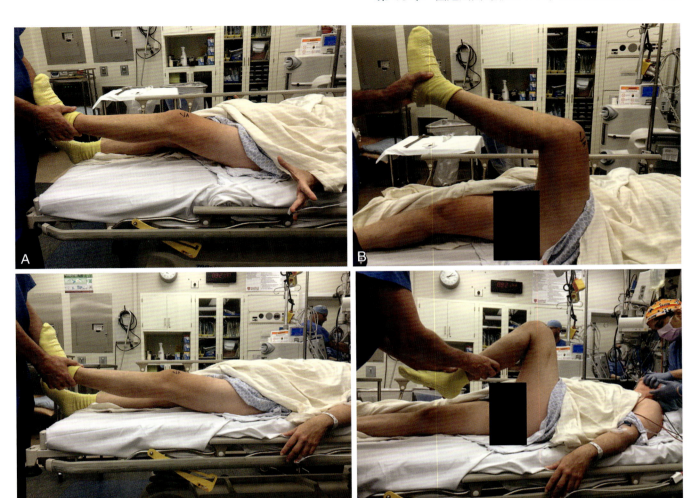

图 45-2　A、B.TKA 术后合并固定屈曲畸形及屈曲功能丢失。C、D.MUA 在屈曲功能的改善程度显著优于伸直功能

等术后 4 个月采用相同措施，伸直功能提高 6°，屈曲功能改善 29°。Tjoumakaris 等也发现该方法能将伸直功能从 16° 改善至 4°，屈曲功能从 79° 增加到 103°。

　　当固定屈曲畸形患者经保守治疗后无效，关节镜下清理松解是改善 ROM 很好的治疗措施；可以在 MUA 之前进行，又避免 MUA 引起的并发症。最后一招是人工膝关节翻修术，更换股骨或胫骨假体；同时清理并松解。重要的是，翻修术后需立刻采取积极的康复方案，以便获得很好的 ROM。Keeney 等报道了软组织松解，股骨假体保留，胫骨假体缩小来治疗 TKA 术后挛缩畸形。该研究对比完全更换膝关节假体，发现有限的翻修手术能显著改善 ROM，提高临床评分和功能评分。但该研究的作者在文章的讨论部分中分析，严重挛缩的患者不适合有限的翻修，存在偏倚误差。

　　本章节探讨的最后一个话题是，TKA 术后残留屈曲挛缩畸形的患者，长期疼痛和功能障碍，人工膝关节翻修术是有效的措施。文献中报道的美国 TKA 术后僵硬膝行翻修手术的比例是 4.5%~18%，这里介绍翻修手术的外科技术和疗效。

　　总的来说，TKA 术后僵硬膝行翻修术在改善 ROM 和患者功能方面能取得了满意的疗效。Christensen 等回顾性分析了 11 例人工膝关节翻修术治疗 ROM 小于 70° 伴有疼痛的患者，所有患者在术后随访 37.7 个月（平均 2 年）时平均 ROM 从 39.7° 上升至 83.2°，平均屈曲挛缩畸形角度从 13.2° 降至 0.9°；此外，11 例患者的疼痛评分均有显著改善，且对手术疗效很满意。Rothman 等也进行了类似研究，发现中期随访时（74.4 个月），所有患者整体 ROM 从 68° 增加到 90°，屈曲挛缩从 14° 减少至 5°。但是，再次翻修率为 25.6%（10 例患者需要二次翻修手术），且无法找到引起再次翻修的病因。Nicholls 等也认为人工膝关节翻修术能显著缓解此类患者疼痛，但功能评分并不乐观。很多学者都认为低位髌骨和炎性关节炎行人工膝关节翻修手术的疗效差，而骨关节炎和假体位置异常患者的疗效更好。

手术因素方面，由于屈伸间隙不平衡，截骨量不足，假体位置异常，这些因素导致人工膝关节翻修术，并更换假体。除了彻底切除瘢痕组织并松解软组织，更换假体在合适的患者人群中能获得良好的疗效。Fehring 等对 14 例有疼痛症状的固定屈曲挛缩畸形至少 15°的患者进行人工膝关节翻修术，发现翻修术后患者的 ROM 和疼痛评分显著改善，但功能评分不明显。该研究中，有 8 例患者是 1 型错误（伸屈间隙不匹配），5 例患者为 2 型错误（胫骨截骨量不足）；所有的患者都需要更换股骨假体。

Hug 等进行了一项人工膝关节翻修术治疗僵硬膝大样本研究，认为翻修手术分为部分假体保留和更换，单纯假体保留及彻底完全的人工膝关节翻修术。该研究分析了 69 例人膝关节翻修术，发现股骨和胫骨假体更换获得平均 ROM 最大，为 45°；更换胫骨假体，获得平均活动度为 32°；更换股骨假体为 29°。其实很难总结更换不同假体所引起 ROM 不同的原因，除了最严重的僵硬膝进行彻底的翻修术外。至少，假体位置不好会引起膝关节功能障碍，这点很明确。

最后，人工膝关节翻修术治疗僵硬膝，重要的考虑是合适的假体类型，软组织松解，额外的截骨和韧带平衡。中等和高等的限制型假体应用也很普遍。尤其是聚乙烯衬垫型号过小，导致了矢状位伸屈过程中的松弛。

此外，Bingham 等报道了旋转铰链型膝关节假体的使用，这种高限制型假体能治疗 TKA 术后的关节纤维化。限制型假体在关节翻修术中的应用，能最大化软组织松解，获得最佳的伸屈活动度。该研究将 34 例旋转铰链型膝关节与 68 例常规 TKA 进行分析，发现旋转铰链型膝关节组患者获得更高的 ROM（20°：12°，$P=0.048$），MUA 的发生率也更低。

无论多么合适的患者及娴熟的外科技术，尽管人工膝关节翻修术在功能评分和 ROM 方面有显著的改善，但都无法与初次 TKA 相媲美。

结语

TKA 是治疗晚期骨关节炎非常成功的措施，能显著减轻患者疼痛，改善功能。为了能恢复接近自然的膝关节生物力学，TKA 已历经 10 多年。术前合并有固定屈曲畸形的患者进行 TKA，对骨科医生而言是种挑战。但是，此类患者术后的关节活动度和功能都有明显改善。TKA 术后僵硬膝是关节外科医生最头痛的病例。治疗的策略有先尝试保守治疗，比如康复锻炼，理疗，非甾体类抗炎药及早期的 MUA。如果保守治疗无效，则选择手术治疗。文献报道手术治疗能获得各种不同的功能改善。人工膝关节翻修结合早日康复锻炼及疼痛管理，患者疗效更好。

（孙立翻译；李慧武校对）

第 46 章

关节外畸形和残留内植物行 TKA 的截骨策略

Kevin Hug, MD | Nicholas J. Giori, MD, PhD

引言

人工全膝关节置换术（TKA）是治疗严重骨关节炎和畸形，有效又可重复的手术；能改善患者关节疼痛及功能，矫正膝关节力线。大多数的膝关节 OA 患者畸形发生在关节内，是由于关节面长期不对称磨损所致。在 TKA 术中力线异常和韧带不平衡很常见，通过适宜的截骨和软组织平衡来矫正。但是，部分膝关节 OA 患者合并股骨和 / 或胫骨的关节外畸形（EAD）。这些畸形是由于先天性因素、创伤因素、代谢性疾病和既往手术所致。

EAD 患者进行 TKA 时，手术难度大；通过下肢力线纠正、假体旋转和软组织平衡来解决。EAD 矫正可以和 TKA 一期完成，也可以先矫形后再进行 TKA。EAD 可以通过在 TKA 时关节内截骨矫正，或者在关节外畸形位置截骨矫正。有很多技术能处理 EAD，计算机导航技术也能给骨科医生提供必要帮助。但是，每例 EAD 都是不一样的，都需要个性化的方案来处理特殊畸形。本章节着重介绍每种类型畸形的特点，分析 TKA 中处理每种畸形的策略。

股骨畸形

在 TKA 人群中，最常见的股骨畸形类型是股骨干弓形，尤其是好发于亚洲和印度人群中。创伤性股骨畸形发生在股骨骨折后，骨折位置畸形愈合。很多股骨骨折，尤其是没有经过切开复位内固定的股骨骨折，愈合后呈现不同程度的短缩、移位、旋转和错位畸形，可发生于股骨全长的任何位置；股骨畸形位置越靠近膝关节，处理难度越大。既往的截骨术能改变股骨解剖形态。像骨折一样，既往截骨手术通常靠近膝关节，还有内植物；这使得处理更复杂。双下肢全长位片能评估移位和成角，但对于旋转畸形帮助不大；CT 和术中透视能有效地评估旋转不良。

胫骨畸形

TKA 胫骨畸形可发生在胫骨的任何位置，最常见的是胫骨骨骺端。通常是既往有胫骨平台骨折或 HTO 的结果。在评估既往的 HTO 时，要掌握截骨后的胫骨平台的后倾角和倾斜角。因此，TKA 术中参考胫骨平台可能并不准确，导致胫骨假体力线位置错误或者胫骨假体延延长杆与皮质撞击。这种情况下，使用偏心距的胫骨假体或设计良好的有多个更小柱体的假体（Implants with Multiple Smaller Pegs）能有效地解决问题。

与股骨畸形一样，胫骨近端通常也残留内植物；可以一期处理，也可以分期治疗。胫骨结节和伸膝装置对 TKA 成功至关重要，要确保正常。既往外伤史、手术史或内固定方式可能改变这些组织结构或完整性。术前要检查和评估伸膝迟滞、低位髌骨及高位髌骨，规划手术方案。此外，手术时取出胫骨结节处的内植物，可能因残留钉道而增加胫骨结节骨折风险。

残留内植物

在 EAD 患者中，残留内植物比较复杂。接骨板、螺钉、门形钉及髓内钉都可能出现在关节周围、胫骨或胫骨干。每种情况都有独特的问题和特殊的挑战，没有统一固定的解决方案。通常，内植物不影响术中工具使用或假体位置，可以继续留在原处（只要不影响未来手术选择）。如果内植物影响了 TKA 假体植入，必须取出内植物。可以彻底取出内植物或者只取部分。万一取不出来，金属切割器或许能帮忙。骨科医生可以一期取出内植物并进行 TKA，或者分期手术。如果内植物非常多，取出后可能增加应力；担心感染风险，可以分期取出内植物，同时去组织培养。或者一期 TKA，碰到影响手术的内植物再取出；内植物取出后残留的钉道，必须植骨修复或者用带延长杆的假体、金属垫块、Cone 或 Sleeve 固定。

在 TKA 时，远离关节的内植物也可能影响髓内导向定位，影响手术。长股骨干的髓内钉和股骨远端的螺钉将影响翻修手术带延长杆股骨假体的植入，甚至影响初次 TKA。不同厂家的股骨假体拥有其特殊形态。通常，股骨 CR 假体没有延长杆，很少受既往内植物影响。相反，PS 假体和内外翻限制型假体有延长杆固定，受既往股骨内植物影响，即使没有延长杆也受干扰。有很多参考方法可以评估市面上内植物的型号和形态。此外，短股骨髓内钉或长柄 THA 假体也会影响髓内定位导向，即使位置远离膝关节。如果股骨颈部或髋关节存在髓内固定的内植物，采用髓内定位导向可能不可行或者不准确。这些情况下，笔者们不建议采用短杆的髓内定位导向，因为无法提供精准定位；建议使用术中影像辅助的髓外定位工具，基于术前 3D 成像的定制截骨导板或手术导航等方式来定位。

最后，在进行 TKA 之前，要评估内植物、既往切口和软组织缺损情况。尽可能采用原来手术切口；只要皮瓣足够大，可以在切口上延长或呈非锐角与原切口相交。通常，在既往切口最外侧选择新切口，不容易损伤皮肤活性和愈合。如果软组织冗余，可以切除切口瘢痕组织，但应该以无张力缝合为前提。要评估以前腓肠肌旋转皮瓣或者其他软组织异常 / 缺损，尤其是胫骨中段内侧皮肤组织，皮肤非常菲薄。术前应该与整形外科医生协作，确定最佳的手术入路和显露方式。

术前规划

术前规划从详细的病史和体格检查开始。术者应该从病史中了解引起 EAD 的病因，尤其要包括既往创伤史。体格检查要重视临床下肢力线、皮肤质量、既往切口位置、肌肉力量和韧带张力。长时间畸形会牵拉韧带，增加韧带张力。关节外畸形也会继发髌骨运动轨迹不良。

术前检查对评估畸形至关重要。双下肢负重位全长片在 EAD 患者中发挥重要作用（图 46-1）。影像学检查能评估 EAD 和关节内畸形，例如关节线的骨量丢失，这在晚期骨关节炎患者中很常见。在矫正力线时，必须考虑两种畸形。侧位片能评估矢状位畸形，髌骨轴位片能观察髌骨完整性。更高级的影像学检查，如 CT，可以三维重建骨缺损；对于计算机导航或个性化手术工具也是有帮助的。

要警惕既往手术和残留内植物存在感染可能，如果怀疑感染，在手术之前进行穿刺和实验室检查。

术前要做好 EAD 和残留内植物的规划，确定有取出内植物的工具。在取出内植物时，做好内植物滑丝的准备，要有专用或通用的取出工具、金属切割器及术中透视。处理 EAD，要备好带金属垫块、Cone、延长杆的限制型假体的翻修工具；关节外导航，计算机导航技术，个性化器械及特殊的接骨板、锯子、角度测量模板、接骨板、螺钉、髓内钉和定制化假体都是有帮助的。

手术技术：关节内矫正

术前双下肢全长位片有助于评估畸形。从股骨头旋转中心点到膝关节中点，做机械轴线；股骨远端垂直于机械轴线，显示股骨远端冠状位截骨量。如果该线累及到内外侧副韧带，建议采用关节外截骨矫形。通常，关节内截骨能矫正股骨冠状位 20° 以内的畸形，无须关节外截骨。

同样，胫骨畸形也需要双下肢全长片来评估。在胫骨的解剖轴做直线，从踝关节中心到胫骨近端。如果该直线在关节面下方，建议补充关节外截骨方案。在胫骨近端做垂直于机械轴线的直线，显示了胫骨冠状位的截骨情况。通常，关节内截骨能矫正胫骨冠状位 30° 以内的畸形。

如果股骨畸形或既往内植物在股骨干远端，术中可以使用短杆髓内定位导向工具；如果尝试短杆髓内定位导向，应该意识到可能定位不准确，术中采用透视检查再次确认；也可以使用髓外定位导向工具、计算机导航技术或者个性化工具（图 46-2）。长时间的 EAD 患者，有严重的软组织畸形，应该在 TKA 时一起处理。保守的截骨量和标准的软组织松解后，再评估伸直和屈曲间隙，包括胫骨侧复位截骨、在罕见病例中使用股骨髁滑移截骨术。如果软组织功能障碍，选择限制型假体能维持膝关节稳定性（图 46-3）。使用金属垫块，要选择延长杆限制型假体固定。特殊情况下，某些复杂病例可以选择偏心距的股骨或胫骨假体，重建关节线。

手术技术：关节外矫正

关节外畸形，无法关节内截骨矫正时；在 TKA 之前，必须进行关节外截骨矫形。

截骨手术可以与 TKA 一期完成或者分期治疗，这取决于截骨特点和固定方式。选择术后能部分负重的

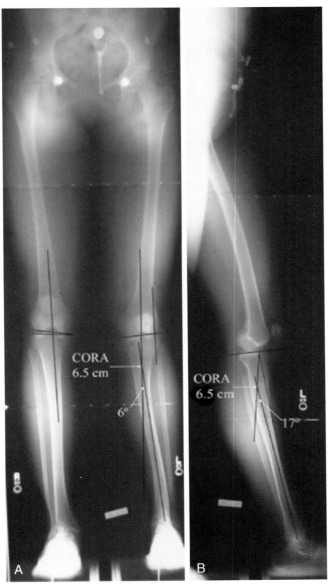

图 46-1　28 岁女性患者，主诉为膝关节畸形伴有过伸状态，A. 双下肢全长位 X 线片显示胫骨近端内侧畸形角度为 6°，成角旋转中心（CORA）距关节线 6.5cm。B. 胫骨近端向后方成角畸形，角度为 17°，CORA 距关节线 6.5cm。该患者无斜面畸形

固定方式或者选择不同手术入路，分阶段治疗，更有助于畸形矫正（图 46-4）。相反，截骨术后能完全负重或者同一切口进行 TKA 和截骨术，更适合一期矫正畸形。

有很多策略和指南可用于指导下肢截骨。每例病例都是独特的，要根据手术目的制订个性化固定方案。矫正畸形最佳的地方，是畸形所在的位置，称为 CORA（Center of Rotation and Angulation，旋转和成角中心）。但是，各种解剖学形态和术后因素会导致畸形矫正位置不一定都在 CORA。骨科医生应该理解远离 CORA 的矫形，也会导致继发畸形的产生。畸形可能是单平面或多平面的，矫形策略必须解决多个平面的畸形。用于矫正

下肢复杂畸形的截骨技术有开放式楔形截骨和闭合式楔形截骨、穹顶形截骨、Ilizarov 技术、薄环空间外架。

关节外截骨矫形的目的是尽可能恢复到正常的下肢机械轴线。因此，正如前文所述，TKA 时可进行关节内截骨矫形；在干骺端选择开放式和闭合式截骨及接骨板固定；这些需要仔细测量畸形程度和矫正角度。在骨干区域，髓内钉固定对重建正常的解剖学非常有用，截骨在 CORA 区域进行。要评估既往的截骨病史及残留的内植物对 TKA 植入和假体位置的影响，常常需要制订个性化解决方案。图 46-5 显示该技术在临床病例中的应用。

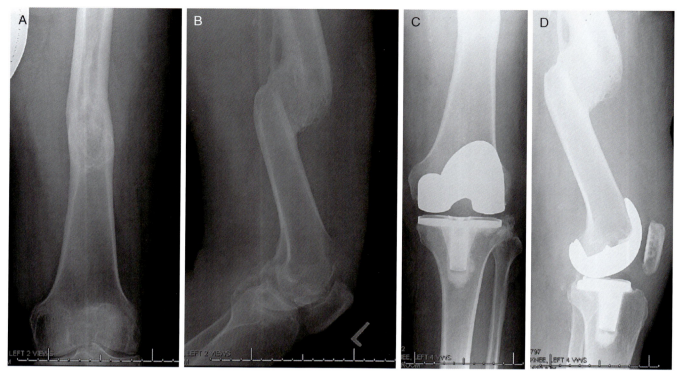

图 46-2 A、B.57 岁患者患有严重膝关节 OA，既往有股骨陈旧性骨折 40 年余，当时采用牵引卧床休息治疗。虽然股骨中段畸形严重，但符合 TKA 关节内矫正的标准。C、D.髓内定位导向不准备，采用计算机导航技术

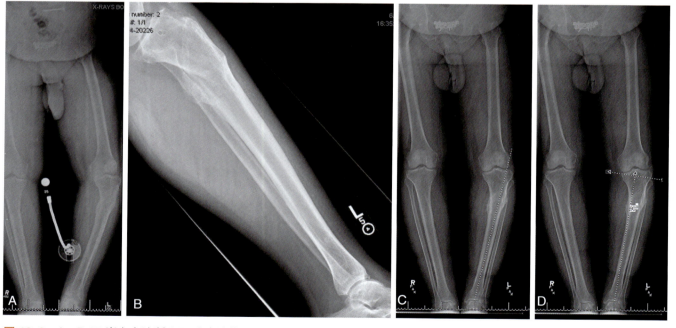

图 46-3 A、B.65 岁患者诊断为严重膝关节 OA，既往 10 年前因车祸伤致胫骨骨折，未经治疗后，骨折位置出现内翻和屈曲畸形。C. 在踝关节中心做垂线经过骨折畸形位置，延长线在胫骨平台以内；符合关节内矫正畸形的标准。D. 垂直于胫骨机械轴的直线，显示了截骨量；该患者需要彻底松解内侧结构，包括内侧副韧带，腓肠肌内侧头，后内侧关节囊，内侧的腘绳肌腱和鹅足肌腱，来获得内侧间隙，以便安装假体

结语

EAD 和残留内植物的患者，对成功施行 TKA 来说是特殊的挑战。很多关节外畸形可以在 TKA 时，结合关节内技术，通过截骨和软组织松解来矫正；其他的畸形则需要一期或分期手术。类似地，残留的内植物

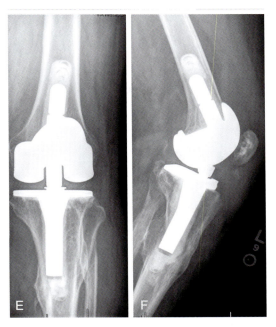

图 46-3（续） E、F. 由于进行了广泛的松解，采用旋转铰链型膝，获得良好的疗效

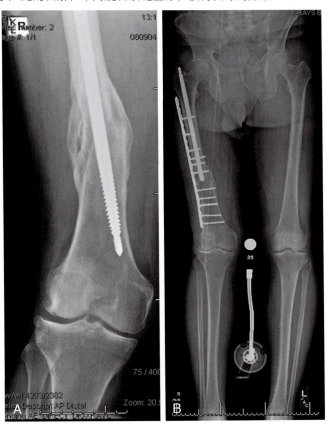

图 46-4　A.60 岁男性患者，30 年前出现股骨干骨折，采用髓内钉固定治疗，但钉棒无法取出。由于冠状位的骨折畸形愈合，出现严重外翻畸形。显露 CORA 点，进行股骨干截骨矫形；显露钉棒后，用金属切割器切断；骨锯劈开股骨远端，取出钉棒远端，方便股骨假体植入。B. 钉棒的近端继续残留在股骨近端髓腔内，避免取内固定导致的并发症。接骨板固定股骨 CORA，待骨折愈合后再选择常规假体进行 TKA 及关节内截骨矫形

可以在 TKA 时一起取出，也可以先取出内植物，再进行 TKA。骨科医生必须掌握额外的参考技术，包括髓外

定位技术，计算机导航技术，患者个性化工具及各种关节假体，比如偏心距的假体、无延长杆假体，增加限制

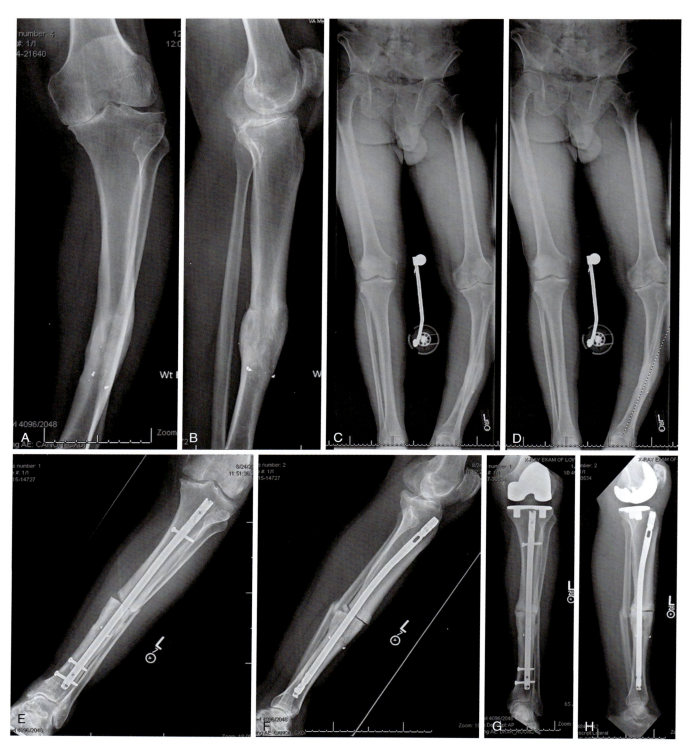

图 46-5 A~C.69 岁男性患者，诊断为左膝重度骨关节炎；既往患者左胫骨受枪击，出现胫骨内翻畸形。D. 胫骨机械轴线从胫骨平台外侧穿出，这意味着需要关节外截骨及分期手术。E~F. 显露胫骨 CORA 点，沿胫骨机械轴线垂直截骨，腓骨也要截骨；胫骨截骨后选择髓内钉固定。G~H. 二期行 TKA，胫骨假体选择无延长杆型，避免与髓内钉撞击

性，根据实际情况具体处理。即便是畸形非常复杂的患
者，经过 TKA 和截骨矫形重建下肢机械轴线后，也能
获得长期满意的疗效。

（孙立翻译，李慧武校对）

第 47 章

特殊疾病的全膝关节置换术

Tyler J. Vovos, MD | Paul F. Lachiewicz, MD

引言

绝大多数行人工全膝关节置换术（TKA）的疾病都是原发性骨关节炎，但也有很多类风湿性关节炎、血友病、代谢性疾病和神经病变疾病引起的膝关节功能障碍。对于这些特殊情况的病例，骨科医生和临床顾问应该了解这些疾病的特殊之处，避免影响临床决策和治疗方案；充分考虑好术前规划，术后护理，手术技巧及假体设计。本章节介绍关节外科医生熟悉而又不常见的一些疾病。

骨骼 Paget 病

骨骼 Paget 病是一种病因不明的慢性疾病，其特征是骨吸收增加，骨形成及骨重塑增加。在美国，年龄超过 60 岁的人群，患病率为 1.5%~3.0%，男性发病更普遍。疾病早期阶段，破骨细胞活跃，出现骨吸收增加，血清中碱性磷酸酶明显升高。接着是破骨细胞和成骨细胞活动的混合阶段，骨形成明显增加。最后是慢性硬化期，骨形成占主导地位，导致骨增大，骨小梁增厚，骨硬化及血管和纤维组织替代骨性结构。

骨骼 Paget 病，与局部骨性疼痛或是偶然疼痛相联系，通过影像学或是检验结果来诊断。存在单一骨病变或是多处骨性结构病变，最常见的部位是骨盆、腰椎、股骨近端或远端、胫骨平台或是胫骨干。典型的症状是局部持续的静息性疼痛。患者可能出现畸形、病理性骨折、邻近关节病变、皮温改变及脊柱或颅骨压迫神经导致的并发症。髋部病变多于膝部，而 10%~20% 的膝关节 Paget 病会进展成有症状的骨关节炎。影像学和组织学变化相似，都显示为弥漫性骨质减少，混合性或骨硬化表现（图 47-1）。骨扫描显示病变骨组织中放射性核素摄取增加，可用于筛查；但早期处理骨溶解阶段，骨扫描可能出现冷区。骨性疼痛的药物治疗包括双膦酸盐或降钙素，缓解症状，预防并发症；并有助于鉴别骨关节炎与其他因素引起的疼痛。

骨骼 Paget 病出现关节功能障碍，TKA 可能是有效的治疗措施。需要进行 TKA 的患者，多数处于疾病的硬化期或者不活跃时期。应该排除高输出量性心力衰竭，尤其是多发骨性疾病患者。两项研究报道，术前无论输注双膦酸盐与否，对围术期失效无显著影响。影像学常见的改变是股骨内翻和前弓畸形（图 47-2），双下肢全长站立正侧位有助于术前规划。股骨髓内导向定位可能造成股骨远端内翻截骨或前弓畸形，所以建议结合术前规划或者采用髓外导向定位。常规的胫骨髓外定位截骨导向器，可能会导致截骨量过多或者损伤伸膝装置。严重的关节外畸形，处理的策略有不对称的截骨（通常需要内外翻限制型假体），TKA 之前关节外截骨或者一期同时进行。干骺端或骨干截骨，通常用髓内钉或接骨板固定。胫骨近端内侧的骨量丢失或骨囊肿形成，导致膝内翻畸形。膝关节 Paget 病进行 TKA 时，根据骨组织质量、截骨量和韧带松解情况来选择 PS 假体还是股骨髁限制型假体（图 47-3）。Paget 病导致的病理性骨折也很常见，经验丰富的术者建议采用延长杆假体骨水泥固定。

Lee 等报道了 20 例 Paget 病患者进行 TKA，所有患者平均膝关节评分从 42 分增加至 97 分，功能评分从 36 分改善到 67 分；21 例 TKA 中有 15 例患者股骨假体与胫骨假体不匹配（71%），Paget 病患者由于骨增生需要更大型号的假体。膝关节显露困难很常见，4 例膝关节手术中 3 例出现髌腱部分损伤，髌骨不能外翻；3 例患者很难平衡韧带张力，1 例需要完全松解内侧副韧带远端止点，还有 1 例需要外侧副韧带重新附着来达到平衡。针对这些 Paget 病合并复杂的膝关节病变，经验丰富的术者建议延长股四头肌腱进行显露（如股四头肌斜切技术），选择髁限制型假体，而非侧副韧带松解、重新附着、紧缩。

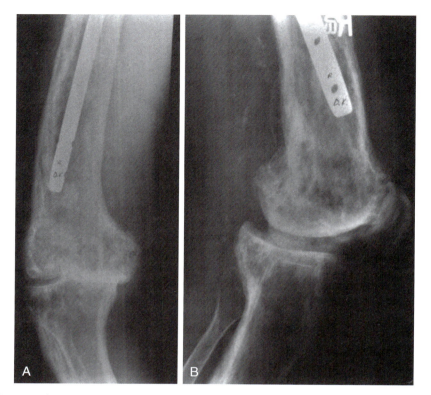

图 47–1 A、B. 膝关节 Paget 病术前影像

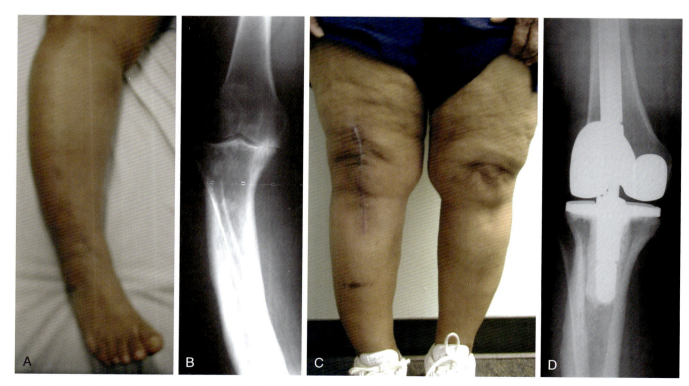

图 47–2 A.58 岁女性患者伴右膝关节和胫骨疼痛，术前仰卧位大体照片，胫骨前内侧前弓畸形导致严重膝内翻。B. 术前站立前后位 X 线片提示内侧间室狭窄和胫骨 Paget 病。C. 术后 2 年站立位大体照片。D. 术后 2 年站立位 X 线片显示 CCK 假体及膝关节力线已矫正

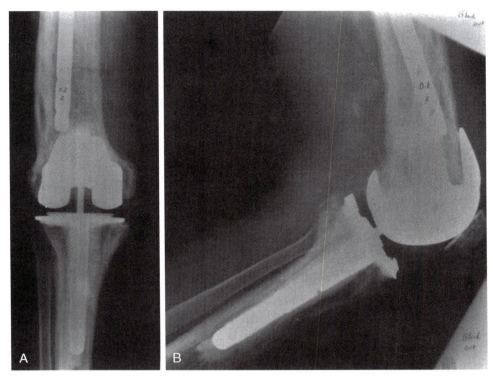

图 47-3 A、B. 膝关节 Paget 病行 TKA 术后 X 线片

脊髓灰质炎

虽然接种疫苗让脊髓灰质炎的发病率降低，但也有患者出现神经肌肉后遗症、严重膝关节 OA 和关节不稳。此类患者进行 TKA 时，手术难度大；下肢乏力、畸形和多发关节不稳。患者可能存在前弓畸形，胫骨外旋和外翻畸形及后足异常。股四头肌存在明显乏力，患者可能将膝关节锁定在过伸位来获得膝关节稳定。步态站立相出现的膝关节过度向后，改变了膝关节生物力学，加速了骨关节炎进展和进行性反屈。虽然可使用全下肢铰链式支具固定来缓解症状，但这种矫形器很难耐受长时间使用和步行。

TKA 术中通过调整股骨远端截骨或股骨假体加垫块来矫正膝关节反屈畸形。该技术利用侧副韧带和股骨假体形态特点，来减少膝关节伸直间隙。由于患者失去其过伸来稳定膝关节的能力，该技术可能产生 5°～10° 的屈曲挛缩、屈曲撞击（Bucking）或关节不稳定。所以，建议 TKA 术后佩戴膝关节支具，再下地行走。另外一种策略是 TKA 术后残留 5°～10° 的屈曲畸形，但这可能会增加假体松动和关节不稳的风险。笔者们建议骨水泥型的 PS 假体或股骨髁限制型假体，能提供很好的关节稳定性，同时降低了早期假体松动风险。极少数情况下，关节外畸形通过关节内截骨和软组织松解，可能导致骨量丢失过多和韧带不平衡。针对这些并发症，有文献报道关节外截骨术。但是，最好能选择旋转铰链型膝关节假体 + 定制反屈截骨导板。

几项研究报道，脊髓灰质炎患者经过缜密的术前规划和合适的假体，TKA 术后的疗效良好。Gan 等报道 15 例脊髓灰质炎患者进行了 16 例 TKA，随访时间至少 18 个月；该研究中，有 8 例 PS 假体，6 例 CR 假体和 2 例股骨髁限制型假体。所有患者的 KSS 评分、牛津评分和 SF-36 评分稍有增加。其中有 1 例患者因假体松动和过伸需要行关节翻修术；Tigani 等报道了 10 例患者的结果，1 例后稳定型假体、2 例髁限制型假体、7 例旋转铰链型膝关节假体。KSS 评分在所有患者中均获得改善。1 例患者因为感染进行人工关节翻修术，还有 1 例患者因髁限制型假体出现反屈畸形；建议对这些患者使用旋转铰链型膝关节假体，可以代偿股四头肌力，允许过伸动作。Jordan 等报道了 17 例脊髓灰质炎患者在 1991—2001 年进行初次 TKA；该研究中，有 8 例 PS 假体，8 例 CR 假体和 1 例旋转铰链型膝关节假体。所有患者对膝关节的稳定状态满意，其中包括 4 例严重的股四头肌乏力患者；所有患者的 KSS 评分从 45 分上升至 87 分；术后的并发症有 1 例深静脉血栓和 2 例患者因为关节僵直而进行了 MUA。

帕金森病

全球约 400 万人患有帕金森病，是仅次于阿尔茨海默病之后的第二大神经退行性疾病。这种疾病中，基底神经节（黑质）出现退行性改变；患者失去运动协调能力，导致肌肉震颤，伴有不同程度的精神障碍。药物治疗有多巴胺和多巴胺激动剂。

帕金森病患者进行 TKA 前，应该具备下床活动能力及术后遵循指导能力。相对手术禁忌证有术前谵妄，不能耐受麻醉，缺少多学科合作（神经科医生，疼痛科医生和理疗师），Hoehn 和 Yahr 评分比 ≥ 3，膝关节屈曲挛缩畸形 > 25° 及不能耐受布比卡因。由于骨骼肌的僵硬、震颤和步态不稳，使得患者术前进行理疗和术前规划存在困难。多学科协作和围术期间神经系统咨询有助于缩短住院时间，提高帕金森病的评分，改善膝关节疼痛和功能评分。此类患者术后容易出现膝关节屈曲挛缩畸形，可以动态在腘绳肌和腓肠肌中注射肉毒毒素，配合静态可进展伸直支具及严格的理疗方案来治疗；术中选择髁限制型假体或者旋转铰链型膝关节假体来维持膝关节稳定性，术后要避免股神经阻滞麻醉，因为可能导致屈曲挛缩畸形。

与常规人群相比，帕金森病患者的 TKA 术后短期功能和疼痛症状有改善。Wong 等通过年龄和性别匹配进行了 43 例 TKA 对照研究，发现帕金森病患者与常规患者在术后 1 年时的关节活动度（与基线相比）、牛津膝关节评分和术后并发症方面无显著差异。Tinning 等也进行了类似研究，发现 25 例患者进行了 32 例 TKA，术后 1 年的膝关节评分、疼痛和关节活动度方面无显著差异。但是，帕金森病患者在术后 5 年的膝关节功能评分显著降低。Rondon 等研究 52 例帕金森病患者进行TKA，对照组为 71 例 TKA，发现帕金森病患者的膝关节翻修率更高；在术后 5.3 年，有 23.6% 的患者需要关节翻修术。帕金森病患者术后感染风险也增加。帕金森病患者的运动能力和整体功能都降低，这应该在术前告知患者和家属。Ashraf 等报道帕金森病患者在术后 3 年能恢复类似正常的膝关节功能，但随着时间推移，膝关节功能逐渐降低。

神经性关节炎

神经性关节炎或 Charcot 关节病的主要特征是关节病变，与肢体的感觉或本体感觉损伤有关。目前最常见的相关疾病是严重的糖尿病和先天性痛觉缺失症，少见的是 3 期梅毒和颈椎病压迫神经所致。Eichenholz 等从临床和影像学介绍了 Charcot 关节，分为急性期（溶解），愈合期（愈合）和重塑期。临床工作中，膝关节肿胀，关节不稳，轻微疼痛，伴有不同程度的破坏。但是，几乎有一半的神经性膝关节骨关节炎患者能耐受负重位的疼痛。鉴别诊断包括有低毒性化脓性关节炎，膝关节痛风或是类风湿性关节炎。影像学检查发现关节破坏严重，常合并畸形（图 47-4）。保守治疗包括长腿支具和磷酸盐药物治疗。

既往神经性关节炎患者是 TKA 的绝对禁忌证。以前建议膝关节融合；但由于临床疗效差，被摒弃。过去10 年，TKA 治疗被重新考虑用于 Charcot 关节病的愈合期或重塑期。术前需要全面的医学和神经系统评估，确定引起神经性疼痛的原因，这包括检测梅毒、糖尿病和维生素 B_1 或 B_{12} 缺乏导致的贫血。做了很多检查，病因仍然找不到。Charcot 关节病采用 TKA，手术难度大，包括固定畸形，骨量丢失，骨组织差和侧副韧带功能不全。胫骨近端骨量丢失可能更严重，需要金属垫块、长杆假体、植骨或高空隙 Cone 假体来重建骨缺损（图 47-5）。可以尝试 PS 假体，但是为了稳定性，

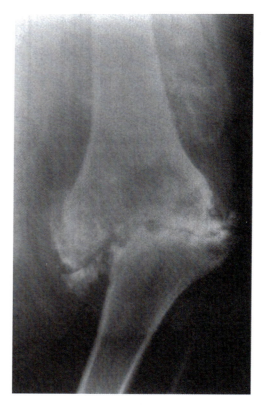

图 47-4 Charcot 关节病合并术前骨缺损

通常使用髁限制型假体或旋转铰链型膝关节假体。有文献报道了假体周围骨折风险。

有文献报道，神经性关节炎患者进行 TKA 术后的出现并发症发生率较高。Parvizi 等对研究了 40 例 Charcot 关节病患者，临床平均随访 7.9 年，影像学检查随访 6.4 年。40 例 TKA 中有 38 例骨缺损，10 例患者采用金属垫块填补，17 例选择自体骨移植和 2 例采用异体骨填补；27 例应用了延长杆假体，5 例患者使用旋转铰链型膝关节假体；6 例患者因为假体周围骨折，无菌性松动，关节不稳和深部感染再次手术。Bae 等采用 11 例旋转铰链型膝关节治疗 Charcot 关节病，平均随访了 12 年；膝关节平均评分从 45 分上升至 95 分，平均功能评分从 45 分改善到 95 分；但出现 3 次并发症（2 次脱位和 1 次感染）。Tibbo 等报道 37 例 Charcot 关节病，主要采用髁限制型假体或旋转铰链型膝关节假体；其中 7 例使用金属垫块修复骨缺损。随访 10 年，88% 的患者未出现无菌性松动，70% 的患者没有进行翻修术。6 例患者（16%）有翻修手术，原因分别是：4 例感染、1 例胫骨假体松动和 1 例关节不稳；3 例患者术中出现骨折。

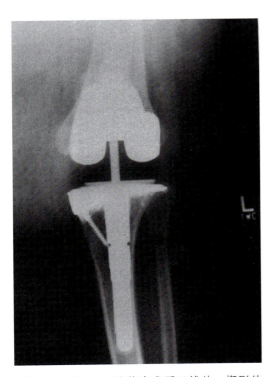

图 47-5 Charcot 关节病术后 X 线片，楔形垫块和钢筋混凝土式修复骨缺损，纠正膝关节力线

血友病

血友病是一种 X 染色体连锁的隐性遗传性出血性疾病，是由于凝血因子缺乏导致的。血友病最常见的类型是 A 型血友病或是经典型，缺乏凝血因子Ⅷ；B 型血友病或是圣诞节型，缺乏凝血因子Ⅸ。血友病最常累及膝关节，表现反复出血；由于滑膜和关节软骨长期浸泡在出血病灶中，产生免疫介导的骨关节炎。反复的慢性滑膜炎导致关节内出血，软骨严重损失，软骨下骨破坏和关节挛缩畸形（图 47-6）。影像学检查提示髌骨变形（Jordan 征，J 形征），髁间窝增宽，股骨髁增大，导致胫骨和股骨不匹配。关节腔出血的初始治疗策略包括有静脉滴注凝血因子，偶尔的关节腔穿刺抽液及夹板固定法。关节镜下或者开放性滑膜切除，或是采用放射性同位素治疗，都能减缓滑膜炎对关节破坏的进程。

对于晚期有症状的关节炎患者，TKA 能缓解患者疼痛，改善功能。术前应该学科评估，包括凝血因子Ⅷ和抑制剂水平；术前输注凝血因子到 100% 正常水平。每个单位的凝血因子 / 每千克体重的输注应能提高患者凝血因子 2%。使用抑制剂的患者对常规治疗会耐受，大剂量的抑制剂可能有效。既往数据报道，A 型血友病患者感染 HIV-1 病毒的风险为 33%~92%，而 B 型血友病为 14%~52%。随着 HIV 治疗理念和方案的改善，患病率在下降。此类患者在筛查 HIV 感染时，抗病毒治疗能降低假体周围感染风险。围术期不建议使用引流装置，因为引流会导致出血更多，且不会改变伤口并发症、住院时间和功能。多模式减少出血方案，包括氨甲环酸的使用，能有效地减少围术期出血和输血率，减轻输注凝血因子Ⅷ的费用。

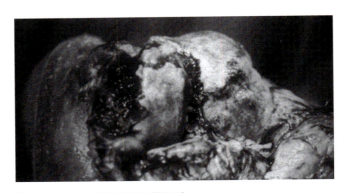

图 47-6 血友病患者的股骨远端

此类患者采用 TKA 治疗，手术难度大；有关节周围软组织纤维化，严重骨畸形，骨组织质量差及骨性解剖学异常（图 47-7）。显露需要沿着股四头肌腱切开延长或股四头肌腱斜切操作。经验丰富的骨科医生无须进行股四头肌腱成形或胫骨结节截骨。最常见的类型是屈曲挛缩合并外翻及外旋畸形；常使用 PS 假体结合长杆假体或金属垫块。有研究报道，计算机导航技术有助于血友病患者进行 TKA 术中假体精准位置。也有机器人手术应用的报道。所有的假体都是采用骨水泥固定的（47-8）。

很多研究报道了血友病患者进行 TKA 获得良好的功能。Goddard 等回顾性分析了 60 例 TKA，平均随访时间为 9.2 年；其中 57 例（95%）获得了良好或优异的结果。以感染和无菌性松动为终点，该研究发现 20 年的生存率为 94%。虽然术前合并严重屈曲挛缩畸形的患者，进行 TKA 后关节活动度和功能会改善；但术前屈曲挛缩畸形程度是预测术后残留屈曲挛缩很好的指标。有研究发现，术前屈曲挛缩畸形阈值为 27.5°，能预测末次随访时屈曲挛缩畸形超过 15°。也有研究认为，血友病患者进行 TKA 术后的并发症发生率高。在一项系统评价中，Moore 等报道了 336 例血友病患者进行 TKA，术后并发症的发生率为 31.5%，其中最常见的

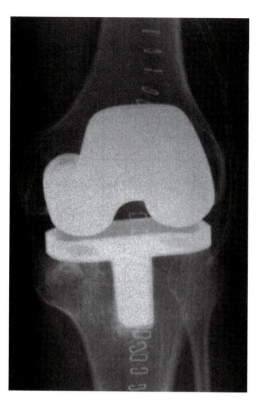

图 47-8 血友病患者 TKA 术后 X 线片及植骨处理骨囊肿

是出血（9.0%）和感染（7.0%）；关节翻修率为 6.3%，反复的关节腔内出血的风险为 1.6%。既往采用关节镜或开放切除滑膜组织，这种方式是安全有效的。

糖尿病

糖尿病是一种全身性疾病，在美国的发病率为 2.0%~4.0%。据报道糖尿病患者进行 TKA 的概率是一般人群的 2 倍。虽然糖尿病能影响全身任何器官，但对血管系统，尤其是小血管影响最大，表现在切口愈合，感染患者耐受手术方面。糖尿病的危害程度与病程和血糖水平密切相关。术前评估心脏和肾脏，非常重要；因为心肌缺血和肾功能损伤可能是无症状的。

有文献报道糖尿病患者术后的功能和关节活动度要比一般人群差。糖尿病患者进行 TKA 术后的并发症发生率高，尤其是血糖控制不佳的患者。这些并发症有肺部感染、卒中、泌尿系统感染、肠梗阻、术后出血、输血、手术切口感染和死亡。有研究发现糖尿病未控制的患者住院时间更长，常规出院更少，TKA 术后 30 天再入院风险增加。

最关键的是，糖尿病患者 TKA 术后浅表感染和深部感染的风险增加，原因可能是细胞吞噬功能受影响。

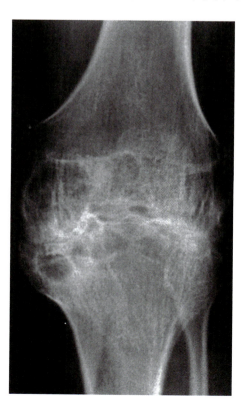

图 47-7 血友病患者的膝关节和骨囊肿

一些有争议的研究认为术前糖化血红蛋白升高与假体周围感染高度相关。有两项研究建议应该延迟 TKA，直到糖化血红蛋白 <7%~8%。

高血糖不利于骨折愈合和骨强度，有研究发现糖尿病增加了假体周围骨折和无菌性松动风险。Maradit-Kremers 等报道了手术当天的高血糖与翻修风险和无菌性松动引起的翻修密切相关。有骨科医生建议围手术期注射胰岛素，能减少并发症发生；还要了解患者对胰岛素依赖性。相比非糖尿病患者，糖尿病患者再手术率增加、假体 10 年生存时间减少。

炎性关节病

炎性关节病，包括类风湿性关节炎，青少年类风湿性关节炎和脊柱关节病；在美国引起下肢关节置换的比例约 2.7%。TKA 能降低此类患者的医疗保健成本，并改善健康状况。过去的几十年中，炎性关节病患者行 TKA 的概率已在降低，手术平均年龄也增加了；可能要归因于生物治疗的进步。

炎性关节病患者进行 TKA 时，要进行多学科评估，因为患者心脏和肺脏也会常累及。多个关节病变的患者，要进行系统评估，包括颈椎在内。TKA 术后使用免疫调节药物，对预后的影响有争议。生物制剂对切口愈合的影响仅次于大剂量的糖皮质激素。有研究报道，TKA 或 THA 术后 4 周内使用英夫利西单抗，与短期或长期感染无显著相关性。但是，每天使用 10mg 的糖皮质激素，感染的风险增加。另外一项研究报道，类风湿性关节炎的诊断和泼尼松、秋水仙碱或别嘌醇的应用，能预测下肢关节置换术后的感染风险，但不包括抗风湿药物和 TNF-α 抑制剂。美国风湿病学会和美国髋膝关节外科协会依据循证医学指南，发布了成年炎症性关节病在围术期使用抗风湿药物时间和剂量的管理策略和循证医学指南。

很多数据库报道，炎性关节病患者在 TKA 术后并发症发生率增加，包括肺部感染、出血、输血、较长住院时间、再次住院和关节翻修。有两项研究报道，类风湿性关节炎与骨关节炎患者在 TKA 术后非感染性并发症发生率和死亡率方面无显著差异。炎性关节病 TKA 围术期的感染风险增加已形成共识。这些发生感染的患者有可能是细菌耐药；术后感染率增加的病因尚未完全理解，但很可能是多因素的。

由于骨组织质量差，外翻畸形，屈曲挛缩和侧副

韧带松弛，炎性关节病患者进行 TKA 时，手术难度大。经验丰富的骨科医生建议采用 PS 假体结合抗生素骨水泥固定。但是，也有一些研究报道非骨水泥和混合固定假体能取得良好的疗效。一项针对 47 例 TKA 采用金属烧结界面的研究，发现术后 10 年的生存率为 98.4%。至于在类风湿性关节炎关节患者中，是否常规采用 PS 假体，一直都有争议。Lee 等研究分析了 75 例类风湿性关节炎患者进行了 119 次 TKA，随访时间至少 15 年；发现术后 10 年的生存率为 98.7%，且无因后方不稳或髌股关节问题而进行翻修手术的。

青少年类风湿性关节炎患者面临更严峻的挑战，如膝关节型号小，关节挛缩和社会心理问题。Parvizi 等报道了 TKA 治疗 25 例年龄小于 20 岁的类风湿性关节炎患者，平均临床随访时间为 10.7 年；该研究发现患者疼痛症状明显缓解，KSS 平均评分改善（从 27.6 分上升至 88.3 分），改善最多的是 KSS 功能评分（从 14.8 分上升至 39.2 分）和关节活动度；2 例因假体松动出现症状，1 例患者接受了翻修手术。Palmer 等报道 15 例青少年类风湿性关节炎患者采用 TKA 治疗，随访至少 12 年后，发现所有患者的疼痛缓解，关节功能恢复，3 例患者（20%）因假体松动需要翻修手术。

创伤性骨关节炎

创伤性骨关节炎进行 TKA 时，需要考虑的因素很多，如骨不连、骨畸形愈合、骨畸形、力线异常、骨组织异位、潜在感染、内植物残留、关节纤维化及软组织袖套损伤。此类患者中男性多见，更年轻、更活跃；如果要应聘工作，可能需要更多体力劳动要求。因此，创伤性关节炎的患者手术期望和 TKA 的需求，远高于原发性骨关节炎患者。术前要告知患者手术操作复杂，假体周围感染风险高。术前的检查包括低毒性感染排查、畸形程度、韧带张力、关节活动度、血供情况及既往膝关节切口位置。建议完善双下肢全长站立位 X 线和 CT 检查，对于评估骨组织质量和骨缺损情况很有帮助。感染评估应至少要有 ESR 和 CRP 检查；如果指标增高，建议进行膝关节穿刺来做细胞计数和关节液培养。有些患者膝关节周围残留接骨板和螺钉，比较合理的选择是先取出内植物，取钢板和周围多处软组织进行培养。

创伤性骨关节炎的膝关节活动往往很差，手术操作很具有挑战。切口选择时要考虑先前切口位置和切口瘢痕。选择切口时，尽量远离原切口位置；如果必须和原

来切口瘢痕相交，直角比锐角更合适。如果新切口与原来切口的距离长于切口长度，切口愈合的血供足够。切口的皮瓣都应该包括皮下组织，因为神经滋养皮肤，脂肪组织也在内。大部分深穿支都在内侧，不影响显露的情况下选择靠外侧切口。如果有多个切口瘢痕，术前请整形外科医生会诊，考虑行组织扩张、皮瓣覆盖和预切口处理。极少数情况下，采用腓肠肌皮瓣，甚至股外侧肌皮瓣。通常采用髌旁内侧切口或 Insall 入路，偶尔行股四头肌腱斜切也有助于显露。

创伤性骨关节炎患者可能伴有关节内或关节外畸形，术前的规划决定采用关节内截骨还是关节外截骨来纠正畸形。严重畸形的患者，可能需要膝关节翻修工具和配件计算机导航或特殊个性化工具；包括使用金属垫块长杆假体或不同型号的髓内钉来跨过之前的螺钉孔所致的皮质骨缺损（图 47-9）。经验丰富的骨科医生通常采用 PS 假体。如果韧带功能不全，内外翻限制型假体能获得满意的功能和临床疗效（图 47-10）。虽然韧带阙如或广泛骨量丢失的情况很少见，可以考虑使用旋转铰链型膝关节假体或肿瘤型假体。最后，笔者倾向于先一期取出残留的接骨板和螺钉，取内植物及其附近的软组织做培养。

创伤性骨关节炎患者的并发症较高，包括感染；通常 TKA 术后的疗效也差。Scott 等将 31 例创伤性骨关节炎患者与年龄和性别相匹配的原发性骨关节炎患者比较，发现创伤性骨关节炎术后的并发症发生率更高，最常见的并发症是伤口问题（13%）和关节僵直（10%）；但两组患者在术后疗效和满意度方面无显著差异。Saleh 等分析了 16 项有关创伤性骨关节炎进行 TKA 的研究，发现浅表感染发生率为 20.9%（62/296），深部感染发生率为 16.5%（67/405）。Bala 等在 Medicare 数据分析 2005—2012 年期间的 3509 例创伤性骨关节炎和 257 611 例原发骨关节炎患者资料中，发现创伤性骨关节炎患者在深部感染、蜂窝织炎、浆液瘤、伤口并发症及翻修手术方面更高。Jamsen 等研究另一个数据库，报道创伤性关节炎患者的感染风险更高。Ge 等报道，与膝关节软组织创伤相比，既往骨折病史与手术并发症和术后 90 天再入院风险密切相关。Suzuki 等发现此类患者感染的高危因素是骨折固定病史和残留内植物。

创伤性骨关节炎患者术后的疗效差。Lunebourg 等将 407 例原发性骨关节炎与 33 例创伤性骨关节炎患者相比较，平均随访 11 年；发现创伤性骨关节炎患者关节活动度、KOOS 评分及假体生存时间低于原发性骨关

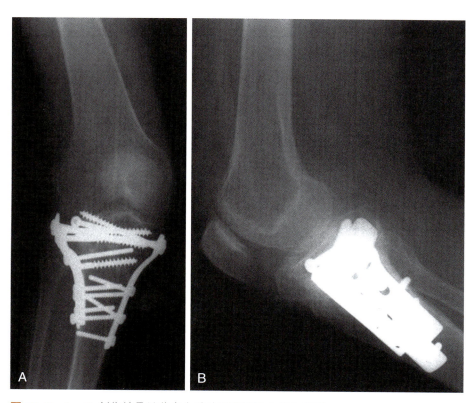

图 47-9 A、B. 创伤性骨关节炎合并外翻畸形及内植物残留

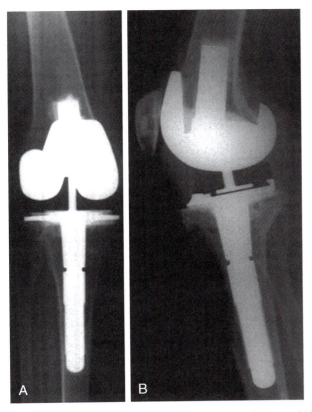

图 47-10 A、B. 术后 X 线片提示创伤性骨关节炎采用延长杆限制型假体固定

节炎患者。El-Galaly 等分析了丹麦膝关节置换登记中心数据库，发现创伤性骨关节炎在术后 5 年内翻修风险较高（1.5%~2.4%），5 年之后的翻修率无显著差异。Abdel 等报道了 62 例胫骨平台骨折术后进行 TKA，术后 15 年假体生存率为 96%。在这 21 种并发症中，多数发生在术后 2 年内。Putman 等报道了 263 例膝关节创伤性骨关节炎患者，TKA 术后 10 年的生存率为 89%。

HTO 术后 TKA

胫骨高位截骨（HTO）是治疗喜欢运动的膝关节内侧间室 OA 合并内翻畸形年轻患者的常用措施。采用开放式或闭合式截骨，再用接骨板固定。膝关节外侧 OA 合并外翻畸形的患者，股骨远端截骨结合接骨板固定。膝关节周围截骨术后的疗效随着时间推移而变差，5 年生存率从 71% 上升到 95%，10 年生存率从 51% 上升至 98%。影响预后的因素有年龄、性别、BMI、关节活动度、术前骨关节炎程度、术后矫正角度和截骨方式。

截骨术可采用横向或纵向切口。闭合式截骨可能影响髌骨（低位髌骨）和关节线位置；而股骨远端截骨通常不会出现这些并发症。虽然开放式截骨越来越受欢

迎，但在 Han 等的研究中，发现开放式和闭合式截骨在临床或影像学结果及手术翻修方面无显著差异。然而，闭合式截骨后进行 TKA 时，常需要股四头肌腱斜切、胫骨结节截骨和外侧软组织松解。此外，闭合式截骨可能出现胫骨假体的撞击现象。在韧带平衡困难或无法平衡时，笔者建议既往有截骨病史的患者选择 PS 假体。

既往胫骨近端截骨的患者行 TKA 时，会碰到些挑战。低位髌骨让显露变得困难，可能需股四头肌腱斜切。取出残留的内植物，以便重新放置关节假体（图 47-11）；这不是必需的。截骨处的硬化骨可能会撞击假体中央杆。小的胫骨缺损可以采用骨水泥或金属垫块来填充，较大的骨缺损则需要自体骨移植，但很少采用异体骨修复。胫骨假体及长杆应尽量靠内侧放置，避免外侧悬出和骨皮质撞击或穿孔。极少情况下，严重的胫骨畸形可能需要带偏心距的胫骨假体。对于此类患者，胫骨结节不是确定胫骨假体旋转角度的可靠标志。

有文献报道，相比原发性骨关节炎患者，HTO 患者进行 TKA 后的临床疗效影像学结果较差或相似；但手术翻修率和并发症发生率更高（图 47-12）。影响的因素有解剖学位置的畸形、韧带稳定性、所需假体、手术技术和随访时间。Van Raaij 等在 Meta 分析时发现，患者既往行 HTO，并不影响 TKA 术后的疗效，但该研究质量较差。两项回顾性研究报道了由于髌骨不稳、感染、关节僵直和无菌性松动导致的并发症和关节翻修的风险较高。Kazakos 等报道了与原发性骨关节炎相匹配的对照研究，随访 4.5 年后发现各种并发症的发生率都高。Bae 等通过病例对照匹配，与常规膝关节相比，该研究发现两组患者在 KSS 评分、WOMAC 评分、关节活动度和影像学对线方面无显著差异。

膝关节融合或强直的 TKA

由于创伤因素、炎性关节病或感染因素，患者可能罕见地发生关节强直或融合。以前认为这是 TKA 的手术禁忌证。但由于膝关节融合后功能和社会能力的限制，最近大家逐渐考虑 TKA 治疗。手术难度非常大，比如显露困难，骨量丢失，皮肤和皮下组织缺乏，韧带功能不全及伸膝装置减弱或阙如。在进行 TKA 时，骨科医生要确保股四头肌腱的完整性（直腿抬高动作能评估，但不充分）。伸膝装置的缺乏，导致行走过程中膝关节过伸，这增加了假体表面应力及松动和磨损引起的失效。

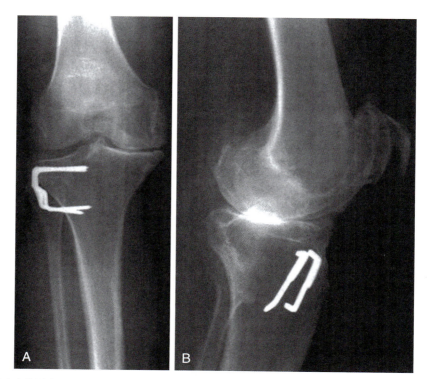

图 47-11 A、B.胫骨近端截骨术后 X 线片

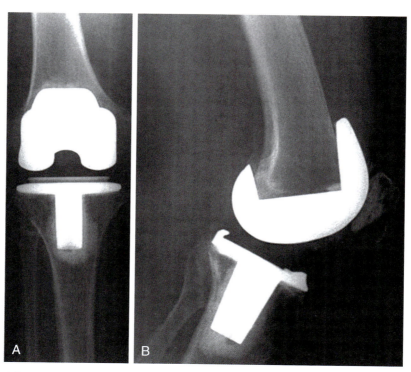

图 47-12 A、B.胫骨近端截骨术后采用常规假体进行 TKA，残留内植物

膝关节融合或强直进行 TKA 时，需要膝关节周围软组织的显著拉伸和调整。可以考虑请整形外科会诊，采用转移皮瓣、腓肠肌带血管皮瓣或组织扩张器。关节显露很困难，髌骨可能固定在股骨上；需要采用胫骨结节截骨或其他显露措施。如股四头肌腱斜切或翻转成形，避免髌腱撕脱。股骨假体尽可能后置，减少关节前方过度填充。由于侧副韧带功能不全或阙如，通常采用髁限制型假体或旋转铰链型膝关节假体固定。

膝关节融合患者采用 TKA 治疗的研究较少，术前要充分告知患者并发症。Clemens 等观察了 8 例患者，其中 5 例患者再次手术，2 例患者因为感染截肢和 1 例患者因引流后窦道形成；5 例患者能评估膝关节功能，屈曲角度从 90° 增加到 120°，伸直范围从 40° 改善到 10°。Kovalak 等报道 6 例 TKA 治疗膝关节融合患者，随访 86 个月；膝关节平均屈曲角度为 85°，HSS 评分和 WOMAC 评分分别提高 38 分和 22.7 分。但是，有 2 例感染，1 例通过清创术治疗，另外 1 例采用关节融合术。Kernkamp 等分析了 6 项研究，包括 123 例膝关节融合采用 TKA 治疗；5 项研究中的 105 例膝关节屈曲角度平均增加 80°。2 项研究报道 43 例膝关节 HSS 评分平均增加 20 分。3 项研究中的 76 例患者，有 18% 的患者术后出现中度到重度的疼痛。另外 3 项研究中，有 61 例患者，对手术疗效满意。另一项研究中，7 例患者中的 5 例对手术疗效满意。最后，一项包括 37 例膝关节的研究，只有 10 例患者（29%）对手术疗效满意；满意的标准是膝关节没有疼痛且能够长距离行走。膝关节融合采用 TKA 治疗后的并发症常见，发生率为 65%（80/123）；最常见的并发症是皮肤坏死（25%）、关节纤维化（13%）、感染（11%）和翻修（11%）。最严重的并发症是翻修术后膝关节融合、截肢和死亡，发生率低于 5.0%。

膝关节反屈

传统观点认为膝关节反屈是 TKA 的手术禁忌证，因为可能与神经系统性疾病有关。此类患者考虑 TKA 时，必须明确造成畸形的原因。这可能包括踝关节固定畸形，严重的股四头肌乏力和胫骨近端骨折畸形。病因明确能纠正后，可以考虑手术治疗。脊髓灰质炎导致的膝关节反屈前文已描述。Krackow 和 Weiss 等介绍使用侧副韧带滑移截骨来治疗膝关节反屈畸形。如果反屈畸形是由胫骨前弓导致的，可以考虑胫骨截骨

（最大角度为 15°）。神经系统性疾病患者，建议使用旋转铰链型膝关节假体。

严重膝关节反屈畸形患者采用 TKA 治疗的研究较少。Wang 等报道 12 例膝关节反屈畸形平均角度为 11°（6°~15°）的患者采用 TKA 治疗；由于股骨骨折畸形愈合而导致的膝关节反屈畸形，术中采用关节内截骨和软组织平衡来处理。经过 93 个月随访，平均膝关节反屈角度为 3°（0°~6°），且 KSS 评分和功能评分显著改善。Meding 等报道了 57 例 PS 假体治疗膝关节反屈畸形平均角度约 11°（5°~20°）；经过 4.5 年随访，KSS 评分、膝关节功能和疼痛评分方面分别提高了 40 分、37 分和 30 分，术后平均伸直角度为 0°，只有 2 例患者出现膝关节过伸畸形。也有文献报道，计算机导航技术对膝关节反屈畸形治疗有帮助。

个性化假体

通常个性化的假体用于特殊的病例，常规假体不适合解剖学形态异常和型号不匹配，例如青少年的类风湿性关节炎患者。个性化的假体也可用于关节翻修手术及严重骨缺损手术。目前在初次 TKA 中应用个性化假体的动力是，标准假体与无解剖学畸形患者术后持续疼痛有密切相关性。患者的解剖学形态与假体不匹配，会导致患者的不满意及术后疼痛。Mahoney 等发现股骨假体悬出超过 3mm，术后 2 年内持续疼痛的风险增加。目前个性化假体的另外一个目的是恢复到膝关节发病前的力线，重建所有骨和软骨缺失。

目前大多数的膝关节个性化置换，是为特定患者定制特制截骨导板，使用现成膝关节假体。术前进行 CT 或 MRI 扫描，厂家工程师能针对先前的矢状位和冠状位力线，设计出特殊的个性化器械。Nobel 等报道个性化器械能减少手术时间，缩短切口长度，减少使用工具的数量和提高医院效率。还有研究报道，个性化工具和假体能获得更精准的假体位置、更好的下肢力线。至少有一个厂家，如位于伯灵顿的 ConforMIS，通过设计与患者更匹配的手术工具和假体，来推动这一理念发展。借助这一理念，术前通过 CT 检查扫描膝关节，将股骨远端和胫骨近端 3D 成像，虚拟模拟 TKA 的假体组配。术前的规划包括股骨头旋转中心点到距骨中点，机械轴线有助于假体放置和矫正冠状位畸形。用传统的材料制造膝关节假体。依据下肢机械轴线原则，重建股骨远端外翻角；聚乙烯衬垫放置在胫骨和股骨

假体之间。从理论上分析，该系统能够提供各种型号和形态的假体，用来匹配患者的骨骼形态，减少总体工具的库存数量。

初次 TKA 中使用个性化假体的研究很少。个性化的假体成本显著高于常规假体，但能降低使用工具和消毒的成本，同时还能提高术后的疗效。Ivie 等在病例对照研究中，报道了 100 例个性化膝关节假体手术，发现个性化假体在下肢机械轴线 ±3° 内的患者是常规假体的 1.8 倍。Zeller 等通过动态荧光透视方法来对比个性化假体与 CR 假体，发现个性化假体与患者的运动模式更接近正常的膝关节。但有些研究认为个性化假体的术后疗效较差。White 等报道与常规假体相比，个性化假体患者术后的关节活动度更低，MUA 更高，满意度和KSS 评分更差。Talmo 等发现在个性化假体中，尤其是股骨侧假体，在短期到中期的随访期间，早期无菌性松动的风险更高。在广泛推广使用个性化假体之前，还需要大量的研究来验证。

矮小症

矮小症是多种代谢因素和遗传病因导致的，包括有生长激素缺乏，先天性甲状腺功能减退，特发性身材矮小，软骨发育不良，Morquio 病和脊柱骨骺发育不良。尽管病因各不相同，但患者表型一致，TKA 存在很大难度。骨骺停止发育后，软骨内化骨延迟；关节软骨支撑能力下降，引起关节退变，同时伴有进行性的内翻或外翻畸形。对年轻患者而言，截骨术可能是过度治疗；但关节破坏严重可能需行 TKA。

此类患者进行 TKA 充满挑战，面临的难题有：严重的畸形、乏力、韧带松弛、屈曲挛缩伴有关节活动受限。对于严重畸形患者，TKA 之前行股骨截骨或同期截骨联合 TKA。严重的畸形或股骨前弓畸形，不建议使用髓内定位导向；计算机导航技术能提供帮助。严重的畸形和软组织挛缩可能需股四头肌腱斜切，以便于显露。韧带平衡和髌骨轨迹需要软组织松解。标准尺寸膝关节假体和工具可能不适合矮小症患者，个性化的工具和假体能提供帮助。对于严重畸形、韧带缺陷、肌肉张力低下者，定制限制型假体或铰链型膝关节假体结果不错。Sewell 等报道采用旋转铰链型膝关节假体治疗 11例矮小症合并有严重畸形和韧带松弛的患者，经过平均7 年随访，发现患者的 KSS 临床评分和功能评分分别提高 44 分和 30 分。但是，出现了 4 种并发症，分别是 1

例髌骨骨折，1 例胫骨假体周围骨折，1 例因股骨假体无菌性松动而翻修及 1 例伴有持续膝前痛。

软骨发育不良的患者常出现骨骺端增宽或骨骺端成角畸形，伴有外侧副韧带松弛和屈曲挛缩畸形及关节活动受限。有关此类患者进行 TKA 的病例报道较少。Kim 等报道了采用 TKA 治疗 5 例软骨发育不良合并术前内翻畸形角度在 5°~30° 的患者，发现所有患者在畸形程度，关节活动度、KSS 评分（35.9 分上升至 82.9 分）和平均功能评分（47.9 分上升至 96.7 分）方面都显著改善。Ling 等报道了 TKA 治疗 2 例软骨发育不良的患者合并 Kashin-Beck 病Ⅲ期，通过分期矫形能有效矫正膝关节复杂的畸形。术前缜密的截骨和软组织松解规划，能有效纠正力线，改善疼痛和功能。De Waal 等报道了 2 例软骨发育不良合并 Morquio病的患者，采用 TKA 治疗。Guenther 等报道了 TKA 治疗 138 例矮小症患者（身高低于 150cm），经过 1~5 年随访，发现 HSS 评分和功能评分显著改善；但术后 1 年随访时，有 1 例患者进行关节翻修术；5 年随访时，有3 例患者需要关节翻修术。

成骨不全症

成骨不全症是一种遗传性胶原蛋白性疾病，影响美国 50 000 人之多。由于 COL1 A1 和 A2 基因突出，导致 Ⅰ型胶原蛋白异常；异常的胶原蛋白交联及胶原蛋白分子生成减少。成年患者表现为脊柱后凸畸形、椎体滑脱、创伤性骨关节炎和关节退变加速。此类患者容易发生长骨骨折，常用非手术处理。无论闭合还是开放处理，出现骨不连，愈合不良，畸形的概率都比较高。

成骨不全症的患者出现严重膝关节骨关节炎伴有疼痛，此时需要进行 KTA，面临的很多难题，有骨组织易脆，既往骨折和骨折畸形愈合。传统的髓内定位导向工具可能无法使用，有文献报道计算机导航能提供帮助。Ilizarov 技术能在术前矫正患者严重畸形，也有研究报道一期胫骨或股骨截骨联合 TKA 进行。Wagner 等报道了3 个一期 TKA 联合胫骨和 / 或股骨截骨治疗 2 例患者，发现 1 例因为胫骨截骨术后骨不连，采用植骨和内固定治疗；第 2 例患者采用分期手术，先进行了两侧胫骨截骨及右侧 TKA 治疗，待患者病情稳定，能无痛地下地行走；接着进行左侧 TKA，并处理两侧胫骨截骨术后的并发症，如骨不连和外翻畸形矫正手术。

此类患者进行 TKA 的病例报道较少。Papagelopoulos 等报道了 3 例患者取得了良好的疗效。Kim 等报道了 2 例成骨不全的患者；其中 1 例患者内翻畸形为 25°，膝关节活动度为 5°~45°；术前采用软组织牵张器，选择 PS 假体结合内侧副韧带松解。另外 1 例患者为外翻畸形 17°，选择半限制型假体，松解外侧副韧带；术后无并发症发生。2 例患者膝关节无疼痛，功能显著改善。

结语

这些特殊疾病的患者需要进行 TKA 治疗，会面临一定的挑战；术前缜密规划，多学科协作和优化，对患者的预后至关重要。对于解剖学形态异常或既往有手术病史的患者，术前仔细计划显露，截骨，韧带平衡和个性化假体，与获得 TKA 成功同样重要。

（孙立翻译；李慧武校对）

参考文献

全膝关节置换术围术期管理

JAMES I. HUDDLESTON III

第七部分

第 48 章

术前和围术期的医疗管理

Vignesh K. Alamanda, MD | Bryan D. Springer, MD

本章向读者介绍了膝关节置换术患者的治疗方法，并介绍了如何改善术前和围手术期的危险因素，以帮助将假体周围感染（PJI）的风险降至最低。

问题范围

假体周围感染（PJI）仍然是全膝关节置换术（TKA）一个非常严重、代价极高和灾难性的并发症。它对患者、外科医生和医疗保健系统都有影响。2020年，PJI 的经济负担超过 16.2 亿美元。这一点尤为重要，因为预计膝关节置换的需要量将大大增加。预计到 2030 年，TKA 的需求量预计将增长 673%，膝关节翻修手术的需求量也将有着类似的趋势。

据文献报道，初次全髋关节置换（THA）和全膝关节置换术后 PJI 的发生率为 0.5%~2%。，Bozic 等回顾了全膝关节翻修手术，认为 TKA 手术失败进行翻修的主要原因是感染，占翻修手术的 25%。其他研究也报道了感染是全膝关节置换术患者行翻修的一个重要原因，发生率为 33%~38%。Kurtz 等表示，因感染进行翻修手术的数量正在不断增加，并且未来感染仍会是一个主要的翻修原因。疾病控制和预防中心（CDC）发布一项新的指南，对预防手术部位感染进行了规范。然而 Parvizi 等指出，CDC 的指南因在许多领域缺乏证据而无法作为全面的指南。

因此，我们有必要在术前和围术期进一步了解并且减少可能在 PJI 发展中起到作用的相关危险因素。特别是从患者角度来考虑，改变相关危险因素可以帮助降低 PJI 的发生。

可改变的危险因素

糖尿病

糖尿病已被证实会增加大多数手术部位感染的风险。此外，糖尿病的发病率在美国持续上升。多项研究表明，糖尿病是 PJI 的阳性预测因子。其中大宗的系列研究表明，糖尿病使 PJI 的发生率提高了 2.28 倍（表48-1）。

糖化血红蛋白 A1c（Hgb A1c）作为监测长期血糖控制的标志，需要 3 个月才能改变。血糖控制最佳的患者糖化血红蛋白应低于 7.0。Hgb A1c 因其测量简单而被用于术前常规检查，可以了解患者过去 3 个月的血糖控制情况。然而，与单纯的术前检查 Hgb A1c 相比，围术期血糖水平似乎更能够预测 PJI，也更有意义。原因在于手术应激会产生拮抗胰岛素的激素，导致术后高血糖。这也被认为是引起手术部位感染的独立危险因素，并且与血糖值相关。因此要严格控制患者围术期的血糖水平，即便是未诊断糖尿病的患者也是如此。因此，我们建议围手术期血糖水平控制在 110~180mg/dL（6.1~10.0mmol/L，译者注）之间，来降低术后高血糖的相关风险。这可以通过术后多次的血糖监测和启动糖尿病控制方案来实现。此外，也有人提议将血清果糖胺等其他标记物作为监测血糖控制的辅助检查手段。

表 48-1 糖尿病与 PJI		
作者	样本数量	OR（置信区间）
Jamsen 等	7181	2.3（1.1~4.7）
Wu 等	297	5.47（1.77~16.97）
Lee 等	1133	6.07（1.43~25.75）
Bozic 等	8301	1.19（1.06~1.34）
Yang 等	110 923	1.61（1.38~1.88）
Kunutsor 等	512 508	1.74（1.45~2.09）
Marchant 等	751 340	2.28（1.36~3.81）

肥胖

与糖尿病相似，肥胖症患病率也显著增加。肥胖已被证明是导致骨关节炎发生率增高和最终进行关节置换术的重要原因。虽然研究表明，肥胖患者群体的患者满意度和功能改善与非肥胖组相似。尽管如此，肥胖人群术后并发症尤其是 PJI 更多。多项研究表明，身体质量指数（BMI）的增加与伤口感染率的增加相关（表 48-2）。

肥胖患者因为需要更多的手术显露常导致手术时间延长。而且，脂肪组织的血运不良进一步加剧了这一问题。美国髋关节和膝关节外科医师协会（AAHKS）循证委员会提出了一个共识，对于 BMI > 40kg/m²，尤其合并其他基础疾病如糖尿病、营养不良者，应该考虑推迟关节置换术。

此外，外科医生还应该对肥胖患者是否合并代谢综合征要保持怀疑态度。代谢综合征是由一系列条件引起的胰岛素抵抗，损害正常的白细胞功能。它的定义为 BMI > 30kg/m²，伴有向心性肥胖，同时伴有以下症状中的两种：高脂血症、高甘油酯血症、高血压或糖尿病。Zmistowski 等研究表明，与对照组健康人群相比，未控制的代谢综合征患者 PJI 风险增加（14.3%vs0.8%）。因此，肥胖患者也应该进行筛查，以确保他们没有代谢综合征的症状和体征。肥胖或代谢综合征的患者应该推迟关节置换术，直到他们的 BMI < 40kg/m²，并且应该请营养师会诊来进行适当的指导。

表 48-2　肥胖与 PJI

作者	样本数量	OR（置信区间）
Kunutsor 等	512 508	3.68（2.25~6.01）
Jamsen 等	7181	6.4（1.7~24.6）
Everhart 等	1875	5.28（1.38~17.1）
Maoz 等	4078	4.13（1.3~12.83）
Jung 等	9481	1.94（0.63~5.70）
George 等	150 934	2.14（1.48~3.1）

营养不良

肥胖一个经常被忽略的方面是营养不良，或者说在肥胖群体中称为所谓的营养不良有些矛盾，但它指的是肥胖群体高热量但营养不良的饮食。一个评估营养不良在关节置换术作用的前瞻性研究发现，42.9% 的肥胖患者存在营养不良。此外，老年人、有胃肠问题的患者、有酗酒史的患者和癌症患者的营养不良风险也在增加。多项研究表明，营养不良是增加 PJI 风险的一个因素。尤其对于营养不良患者，发生伤口并发症的风险高出平常 5~7 倍。营养不良也与翻修术后感染风险增加有关。同样，Bohl 等也报道了 PJI 在营养不良患者中的发病率

增加。辨别有营养不良风险的患者可以通过简单的实验室检测，这些包括总淋巴细胞计数 <1500 个细胞 /mm³，人血白蛋白 <3.5g/dL，或转铁蛋白 <200mg/dL。应鼓励术前营养不良的患者与营养师合作，以改善他们的营养摄入量，并帮助他们为术后所需的营养做好准备。

吸烟

烟草中的主要致病成分是尼古丁，尼古丁已被证明与微血管收缩和减少组织供氧有关。在分析吸烟在关节置换术的影响时，Duchman 等的一项大型国家数据库研究报告称，在关节置换术中，吸烟者和已戒烟者的伤口并发症风险均增加，且吸烟者的伤口并发症发生率高于戒烟者。另外一项研究也证明了吸烟与 PJI 有关（表 48-3）。

研究表明，即使术前 4 周开始停止使用尼古丁，也能帮助减少相关并发症发生率。因此，我们建议接受关节置换的患者最晚在术前 4 周开始戒烟。是否戒烟可以通过简单的实验室血清可替宁测定（正常值 ≤ 10ng/d）来检测。

表 48-3　吸烟与 PJI

作者	样本数量	OR（置信区间）
Singh 等	33 336	1.41（1.16~1.72）
Singh 等	1185	3.42（0.69~16.85）
Duchman 等	78 191	1.47（1.21~1.78）
Teng 等	8 181	3.71（1.86~7.41）

维生素 D

维生素 D 浓度可以通过血清 25- 羟基维生素 D 测定，长期以来一直被认为在骨骼止血中起着关键作用。维生素 D 缺乏，定义为血清 25- 羟基维生素 D ≤ 20ng/mL，不幸的是，在美国人口中维生素 D 缺乏相当普遍（中国人口也是如此，译者注），患病率为 41.6%。研究表明，PJI 患者体内的维生素 D 水平严重低下。动物模型也显示虽然维生素 D 缺乏会导致 PJI 风险增加，但是可以利用术前补充维生素 D 来降低 PJI 风险。

研究表明，PJI 患者体内的维生素 D 水平严重偏低，在一项小鼠模型研究中，结果显示恢复维生素 D 可降低 PJI 的感染率。因此，我们建议术前测定维生素 D 水平，如果不足 20ng/mL，应立即补充。

金黄色葡萄球菌筛查

住院患者中金黄色葡萄球菌和耐甲氧西林金黄色葡萄球菌（MRSA）感染率正在上升。鼻拭子快速聚合酶链反应能让医生识别出被感染的患者，这样在术前可以提前清除患者鼻腔中的致病菌。Kim 等发现，术前筛查患者是否感染金黄色葡萄球菌，能显著降低术后感染率。同样，Rao 等指出实施筛查方案有助于降低整体感染率，带来经济效益（表 48-4）。

我们建议择期全关节置换术患者通过鼻拭子筛查金黄色葡萄球菌。如果阳性，则建议每天两次使用莫匹罗星鼻软膏涂抹鼻腔，氯己定每天冲洗鼻腔，持续 5 天。此外，筛选出 MRSA 阳性的患者也应该接受单剂量的万古霉素和标准的围术期抗生素治疗。患者还可以预防性使用常规鼻筛查方案，作为常规筛查的替代方案。有几种药物可供选择，如莫匹罗星、聚维酮碘、氯己定、醇基溶液。聚维酮碘和醇基溶液的使用可以防止抗生素耐药性的产生并且用药时间更短。

表 48-4 术前金黄色葡萄球菌筛查与降低 PJI 的关系

作者	样本数量	OR 值（置信区间）
Baratz 等	3434	0.74（0.44~1.21）0.14
Gottschalk 等	178	（0.03~0.65）0.45
Hacek 等	1495	（0.17~1.17）0.88
Hadley 等	2058	（0.36~2.17）0.22
Lamplot 等	1224	（0.08~0.63）0.36
McDonald 等	305	（0.08~1.59）0.52
Rao 等	2071	（0.24~1.14）1.59
Rao 等	3346	（0.83~3.05）
Sankar 等	395	0.24（0.01~5.79）
Schweizer 等	43 087	0.48（0.28~0.82）

炎性关节病

患有风湿性关节炎或系统性红斑狼疮等炎性关节病患者术后感染的风险往往会增加。多项系统性回顾研究证实风湿性关节炎等炎性关节病与 PJI 之间具有相关性。Setor 等的 13 项涉及 177 618 例患者的研究表明，类风湿性关节炎使 PJI 的风险增加了 1.70 倍（95% 置信区间为 1.37，2.11）。同样地，Kong 等汇集了 12 项研究，表明类风湿性关节炎会使 PJI 发病风险增加 1.57 倍。

这些患者大部分都在接受复杂的药物治疗，包括各种免疫调节剂，这些药物通常会影响伤口愈合和感染。例如，肿瘤坏死因子（TNF）抑制剂辅助治疗这些疾病是非常有效的，然而，它们使患者面临发生机会性感染的重大风险。Momohara 等报告，使用 TNF 抑制剂的患者发生手术部位感染的风险更高。

最近美国风湿病学会和美国髋膝关节外科医师协会联合发表了一份指南，利用现有证据建议在全关节置换术中应该停止使用哪些药物，以及如果停药，应何时重新开始使用。一般来说，传统的抗风湿药物（DMARDs），如甲氨蝶呤，无须在手术前停用。然而，生物制剂会增加患者发生 PJI 的风险，因此应在手术前一个给药周期内停止给药。一旦手术伤口愈合且无感染迹象，手术后可以重新开始生物制剂的治疗。

尿路感染

尿路感染（UTI）是一种常见的院内感染，长期定植的病原体可能增加 UTI 发病率。然而，UTI 是否导致 PJI 仍然存在争议。一些作者注意到 UTI 患者中发生 PJI，而其他作者则认为二者之间没有关联。

我们建议，如果患者存在 UTI 表现，如排尿困难、尿急、尿频等，尿细菌菌落形成单位（CFU）$> 1 \times 10^5$/mL，则应推迟手术。然而，如果患者无症状，即使 CFU $> 1 \times 10^5$/mL，我们建议无须停止手术，术后常规口服抗生素治疗 UTI。

不良口腔卫生健康

通常情况下，全关节置换术后患者一般有良好的口腔卫生习惯。然而关于报道术前不良口腔卫生习惯与 PJI 之间联系文章较少，最近的研究对膝关节、髋关节置换术患者术前口腔检查的必要性提出了质疑。一般来说，我们推荐一种常识性的方法，如果患者有龋齿、脓肿、牙龈炎或牙周炎的迹象，应该进行牙科检查和清理，并在手术前进行常规清洁。

围术期可改变的危险因素

手术部位准备和冲洗剂选择

目前建议在手术部位的准备中使用氯己定葡萄糖酸盐，它被认为在手术部位消毒方面优于碘伏溶液和其他离子溶液。氯己定葡萄糖酸盐通过破坏细菌的细胞膜发挥作用，而且比碘伏的作用时间更长。虽然氯己定葡萄糖酸盐和聚维酮碘都能减少细菌数量，但是氯己定作用时间更长。此外，碘伏可被血清蛋白灭活，应让其干燥以最大限度地发挥其抗菌作用。酒精也是一种有效的抗菌药物，然而在使用后无残留活性。氯己定也可以降低PJI的发生率。Kapadia 等进行的一项随机临床试验发现，与使用肥皂和水的对照组相比，术前一晚和术日清晨使用氯己定湿敷更能降低 PJI 的发生率，Zywiel 等也报道了类似的结果。

各种冲洗剂的使用也有助于减少 PJI。Brown 等报告在关闭切口前使用稀释的碘伏冲洗，感染率显著降低。稀释的碘伏现在被用于多种途径，能帮助减少 PJI。Frisch 等比较了术中使用稀释的氯己定和使用稀释的碘伏，发现在减少 PJI 发生率方面无明显差异。2% 低浓度的氯己定冲洗也被发现对处理耐甲氧西林金黄色葡萄球菌生物膜有效。我们的建议是使用氯己定葡萄糖酸盐与异丙醇联合剂。

备皮是手术部位准备的另一方面，在手术部位感染中发挥潜在作用。我们建议尽量减少脱毛，如果必须备皮，根据 CDC 指南，建议使用电动剃须刀而非备皮刀。

基于现有文献，我们建议在手术结束时使用稀释碘伏或氯己定冲洗。如果使用碘伏，我们建议将 17.5mL 的 10% 聚维酮碘用 500mL 生理盐水稀释生成 3.5% 的溶液，并用此溶液冲洗伤口 3min。在切口关闭前需要用生理盐水冲洗。最近的回顾性研究报告显示，在初次或翻修关节置换术中使用碘伏冲洗在减少 PJI 方面没有显著的优势。然而，这些初步结果必须通过大规模、前瞻性、随机研究来证实。

抗生素预防

术前应用抗生素预防可有效降低手术部位感染。常规预防性抗生素包括第一代头孢菌素头孢唑林，应根据患者的体重调整剂量，对 β-内酰胺类抗生素过敏的患者应该使用克林霉素或万古霉素。然而，使用抗生素的时机与种类同等重要。预防性抗生素的使用应尽可能接近手术切开皮肤的时间。第一代头孢菌素和克林霉素应在切皮前 1h 内给药，万古霉素应在切皮前 2h 内给药。我们建议 MRSA 感染或有 MRSA 感染史的患者，除了标准的术前抗生素外，还应考虑使用万古霉素。此外，我们建议在手术后 24h 内停用抗生素。

手术室环境

通过对手术室几个变量的研究，包括紫外线的使用、层流、手术服的通透性等，来了解是否能够降低行关节置换术的患者感染率。限制手术室的人流量已经被证实可以降低手术部位的感染率。因此，在关节置换术中，必须限制进出手术室无菌区以及公共通道的人数，以减少手术部位的感染率。

在关节置换术中，限制手术室人流量来降低手术部位感染率是十分有必要的。多项研究表明，手术室中微生物数量与手术室内的人流量密切相关。

避免过度抗凝

术后过度抗凝会导致手术部位出血及血肿形成，术后关节内血肿形成是细菌滋生的良好生存环境。De Jong 等认为股骨颈骨折行人工股骨头置换术后血肿形成会增加 PJI 的风险。同样，Huang 等认为使用华法林预防静脉血栓栓塞（VTE）发生 PJI 的概率是使用阿司匹林预防 VTE 的 13.7 倍。一项系统性回顾已经证实，阿司匹林因其成本低、风险小，被认为是 VTE 预防的有效药物。Parvizi 等发现高剂量阿司匹林预防 VTE 的作用并非优于小剂量阿司匹林。术后过度抗凝会导致术后关节血肿形成，增加发生 PJI 和伤口并发症的风险。多项研究均表明，阿司匹林是一种安全有效、风险小的预防 VTE 药物。我们给出的建议是，合并高危险因素的患者要避免过度抗凝，对接受常规关节置换术的患者使用低剂量阿司匹林即可。

结语

虽然 PJI 在未来几年可能不会完全消除，但正如上文所述，外科医生可以利用现有的循证指南来帮助改善患者围术期可改变的危险因素，以最大限度地降低 PJI 的风险，这可以确保患者在接受手术之前处于最佳的医疗条件。

（冯尔宥翻译；张国强校对）

第 49 章

临床路径护理

Jorge A. Padilla, MD | Hayeem Rudy, BA | James Slover, MD, MS

引言

近年来，医疗成本不断上升，人们越来越重视转向以价值为基础的护理，该系统以患者为中心，支出最小化、成果最大化。为实现这个目标需要创新方法，标准化是提高效率的一种策略。临床路径为有特定临床诊断的患者所提供的护理已被用于提高资源利用率，改善工作流程效率，并通过标准化提高护理质量。

临床路径是为具有特定临床诊断的患者所设计的一种标准化流程，结合整个疾病的演变顺序、发展时间和建立一套可行的护理方案。临床路径是一种多学科的方法，旨在优化以患者为中心的护理，强调循证医学。它们可以采取协议、算法、护理连续性、实践参数、综合护理路径、护理地图和指南的形式。近年来，标准化临床路径的改进一直是控制成本和提高质量的主要举措之一，通过组织流程资源优化，降低了资源配置不良和浪费。标准化路径为患者和护理团队提供方向和可预测性，最终将帮助患者实现预期康复目标。本章讨论了全膝关节置换术（TKA）中护理事件（EOC）的标准临床路径，这对于标准化和循证实践来说是重大利好机遇。

价值与临床路径

TKA 被广泛认为是治疗膝关节退行性疾病、无法控制的疼痛和不可接受的身体功能的有效方法。在2014 年，TKA 是住院患者花费最多的手术之一，这在很大程度上导致了当前美国医疗保健系统的经济不可持续。尽管 TKA 取得了成功，但仍有相当数量的 TKA患者术后预后不佳或出现并发症。此外，存在医疗效率低下的情况。

医疗保健框架从基于体积的模式转向基于价值的模式，医生和医疗机构必须调整和努力将循证医学纳入临床实践，以创造附加值。临床路径形式的标准化护理已被证明是骨科手术中实现这些目标的可靠方法。

标准化的路径需要将关键的质量指标和患者体验结果结合在一起，这一点已经被医疗保险和医疗补助服务中心（CMS）所强调。其遵循标准化的临床护理路径，让病例之间具有一致性，以改善沟通、减少错误、改善患者结局和减少结局变异的方式设计。围绕 TKA 相关的 EOC 来创建标准化的临床护理路径，其好处是多种多样的。标准化为医生和护理人员创建了一个简化的工作流程，以便在整个护理连续过程中遵循有效的规划。精心设计的标准化护理路径促进了跨学科的合作实践，已经被证明可以有效地减少浪费，避免在护理时出现重复的、不必要的变化（会消耗医疗资源）。标准化护理途径的可预测性还允许对医疗机构进行更精确的成本追踪，改善关于资源分配的决策。对于没有其他替代治疗手段的常规手术（例如 TKA），使用临床路径是最有利的手段。

临床路径发展

制定标准化临床护理路径，由负责人和医疗护理等多学科相关人员共同组成小组，该小组将参与审查和完善循证实践，以决定纳入或排除对象。小组成员可包括骨科医生、麻醉师、内科医生、医院管理人员、护士、社工、患者以及安全质量负责人。小组必须为路径设定一个目标，并确定当前实施措施以及潜在的改进服务（例如流程或试验），小组审核并讨论治疗措施和实施策略。

随后，多学科小组制定出详细步骤方案，指导临床医生和护理人员在整个护理过程中持续工作。常规测试或多学科小组认为非必要步骤则会被排除在标准路径外。最终确定路径后，应制定实施计划，并评估其可行性和对整体医院成本和患者预后的影响。

不同学科可以不断丰富改进，包括护理人员也要提出修订措施。随着医疗技术进步和实践经验的丰富，可以不断发展。因此，定期和批判性地重新评估这一路径并更新，来反映新的证据和临床实践尤为重要。笔者以 TKA 术后两天内临床护理路径为例，并讨论了其当前更新改进的相关方面（表 49-1）。

表 49-1 两天期 TKA 临床护理路径				
	术前阶段	手术当天	术后第 1 天	术后第 2 天
MD/NP	●体格检查 ●麻醉评估 ●出院计划	●监测 HGB/HCT ●监测血氧饱和度和生命体征 ●疼痛管理 ●敷料 / 引流	●评估患者生理稳定性 ●水液电解质平衡 ●监测 HGB/HCT，决定是否输血 ●开具抗凝治疗 ●足量止痛药物及再评估 ●评估伤口 ●启动肠道方案 ●告知患者 10~11 之间的 D/C ●最终确定抗凝计划	●复查 HGB/HCT ●药物调整 ●处方 ●出院医嘱 ●设备检查 ●手术随访说明、基础 MD 抗凝及药物管理
护理	●入院前评估 ●课堂或 DVD	●常规的生命体征监测 ●按标准执行疼痛管理评估 ●连续被动运动 ●冷冻疗法 ●OOB 30min	●获得抗凝处方 ●按标准行常规生命体征监测 ●按标准行疼痛管理评估 ●连续被动运动 ●冷冻疗法 ●新药物及其副作用的说明 ●24h 通知 ●鼓励激活肺活量 ●鼓励口服液体 / 可耐受的情况下提前饮食 ●OOB 所有膳食 1h ●动员物理治疗	●按标准行疼痛管理评估 ●连续被动运动 ●冷冻疗法 ●完成抗凝宣教 ●告知患者他们可能收到问卷 ●新药物及其副作用的说明 ●术后常规监测 ●在浴室内使用辅助设备独立沐浴 ●更换衣服，如需帮助可辅助 ●关于感染症状和体征的说明 ●居家活动 ●起床就餐 ●居家肠道管理 ●随访 ●通知患者可能会接到出院电话
CM	●术前 1~2 周完成指导服务 ●术前评估出院需求和预期		●完成出院计划和保险审查的心理社会评估 ●与 PT 交流活动水平及进展 ●转至家庭护理 / 亚急诊 / 急诊康复中心 ●与患者或照顾者最终确定转运方式 ●执行入院治疗 UR ●确认选定的抗凝剂 ●接收抗凝药处方、开始注射治疗（如果是针剂的话） ●抗凝剂的随访：可用性、可及性和可负担性	●执行出院 UR ●与患者和 / 或照顾者回顾并最终确认出院计划及转运

（接下表）

表 49-1（续）

	术前阶段	手术当天	术后第 1 天	术后第 2 天
PT	●床上活动	●中度辅助	●最少限度协助 / 独立	●独立
	●卧↔坐	●依赖 / 最大限度协助	●最少限度协助 / 独立	●独立
	●坐↔站	●2 人 / 最大限度协助	●最少限度协助 / 独立	●独立
	●步行	●最大步幅 0~1.5m/ 中等	●监督下走 12~30m	●监督下走 12~30m
		●AD 辅助		
	●上下台阶		●下午最少辅助上下 4 步	●独立行走 4 步左右
	●CPM	●根据医生方案	●根据医生方案	●根据医生方案
	●主动和 / 或被动 ROM	●根据患者耐受程度	●0°~75°	●0°~90°
	●去厕所		●AM 适度协助。PM 最小限度协助	●AM 最小限度协助 / 独立。PM 独立
OT	●如厕		●AM 最小限度协助。PM 监督下	●AM 监督下 / 独立。PM 独立
	●换衣服		●AM 最大 / 中等限度设备辅助	●AM 无设备辅助最小限度协助
			●PM 无设备辅助最小限度协助	●PM 监督下 / 独立无辅助设备

缩写：CM，护理管理；HCT，红细胞压积；HGB，血红蛋白；OOB，下床；OT，职业治疗；PT，物理治疗

护理过程

EOC 广义的定义是为患者提供全面治疗临床疾病服务的集合。EOC 的时间包括术前、急诊护理期和急诊后护理期（图 49-1）。例如，由 CMS 开发的 EOC 与全关节置换术（TJA）相关替代支付模型（APM）的联合替代护理（CJR）将 EOC 定义为所有服务，从入院时开始为医疗保健严重程度诊断相关小组（MS-DRG）469 或 470 提供，并在出院后 90 天结束。

护理协调是一项早期创新，护理协调员可能会在急诊护理阶段及以后的全膝关节置换的未来护理路径中发挥重要作用，因为他们有助于管理患者的整个 EOC，并负责通过术前急诊护理实现平稳过渡到术后护理期。在整个连续护理过程中，护理协调员的存在能促进护理者和患者之间的跨学科交流，这表明通过控制在院和出院后不必要地使用资源，可以控制 TKA 的总体支出。护理协调员就是通过满足患者术前的需求和期望，并确保在整个 EOC 期间提供基本的服务来实现这一目标的。然而，它们与额外的成本息息相关，并且作为降低这些成本的一种手段，未来通过技术杠杆和其他创新机制来协调的可能性激增，从而增加护理协作。护理协调员最宝贵的贡献就是促进出院后护理，这是最常见的难题，即使患者有完善的出院计划也是如此。

术前阶段

术前阶段对于那些对手术干预感到不知所措的患者来说是一个重要的时期。为解决这一问题，必须通过规范术前患者教育项目来提高患者的理解和满意度，以及出院处置、术后并发症发生率和住院时间（LOS）等具体因素。据报道，在实施术前教育方案的情况下，增加了出院率。其他研究证实了这些发现，并进一步证明实施了标准化的患者教育方案后可降低短期术后跌倒率。除了有效地解决患者的信息需求外，一个设计得当的术前患者教育计划还可以帮助管理和组织术后护理与出院计划。正确接受干预措施及其在恢复过程中进行适当教育的患者也被证明在康复中起着更加积极的作用。所有这些因素都能提高患者的经验，简化成本，改善结果。其他评估 TKA 中作为标准化护理路径一部分的术前教育效果的研究也取得了类似的积极结果，这使得术前开始处理康复非常重要。

术前阶段还可以作为多种医学并发症和社会心理障碍患者的健康状况的最佳时机，可通过外科手术干预并改善康复状况。早前的研究报告了在 TKA 术前未曾接受适当治疗的患者的预后更差。一个多学科的术前评估和精心的健康优化计划已经被证明可以降低 TKA 术后的发病率和死亡率。Bernstein 等证明，作为髋关节和膝

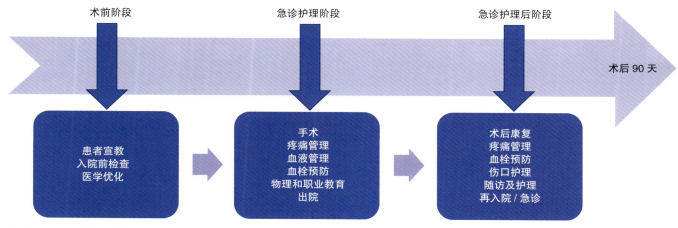

图 49-1 全膝关节置换术后 90 天护理

关节置换术标准化途径的一部分，接受术前优化方案的患者的资源利用率显著降低，提高了护理质量。然而，过度使用常规的入院前测试可能会导致不必要的支出，因此，术前评估和测试必须仔细检查。例如，一项分析调查了排除常规术前研究（包括尿液分析、凝血酶原时间、部分凝血活酶时间和国际标准化定量测量）的影响，并证明节省的成本有所增加，并且对 TKA 后的临床和患者报告的结局没有影响。将术前评估和医疗优化纳入 TKA 的标准化临床路径中，仔细地基于证据评估术前测试的价值，排除那些没有价值的检查，可以提高资源利用、跨学科合作和工作效率。

急诊护理期

急诊护理期包括从手术到出院时提供的所有服务。这是整个路径的一个关键时刻，因为已经证明，TKA 的医院总支出的 80% 是在急诊护理期入院的 48h 内产生的。因此，医疗机构为提高这一时期提供的护理价值而采取的干预措施已被证明大大减少了资源浪费和不必要的医疗服务和 LOS。

术后标准化临床护理路径的组成部分可能涉及护理的多个方面，包括预防性抗生素停用，疼痛管理策略，伤口护理，医疗并发症管理和物理治疗。

对接受和未接受包括这些因素的术后护理路径的患者预后进行了回顾，我们可以发现质量指标显著改善，包括降低了总成本，降低了标准化路径患者 90 天并发症的发生率。为了使临床路径通过基于证据的方法创造价值，必须严格审查医院资源的常规使用，医生应努力减少不必要的步骤。在急诊护理期间，已证明在预防性治疗的 TKA 患者中，停止使用常规方法（如导尿管、术中病理学评估、术后放射影像学检查和双侧静脉监测），既可以降低总体成本，也可以同时保证患者的预后效果来提高价值。

在急诊护理期，LOS 是一个关键的成本驱动因素，在提高护理价值的努力中受到了广泛的关注。在早期关于缩短住院时间的讨论中，有一种顾虑认为减少住院时间会影响患者的预后。大量的研究表明，事实并非如此，LOS 的减少实际上可能对患者报告的结果和患者满意度有积极的影响。然而，对于家庭而言，更重要的是选择出院而不是选择住院康复治疗。因为节约成本比 LOS 更重要，并且将 LOS 增加一天即可完成此操作，从而具有成本效益。

在整个 EOC 过程中，良好的疼痛管理至关重要。原因如下：不理想的疼痛控制会延缓术后活动和推迟出院，降低患者满意度。此外，鉴于美国目前类阿片药物滥用的危机状况，迫切需要遏制过度使用此类镇痛药。事实证明，在临床路径中纳入标准化的多模式疼痛方案对 TKA 候选人是有利的，可缩短 LOS，加快康复速度并减少阿片类药物的使用。研究表明，与更延迟的康复方案相比，将术后早期康复纳入临床路径的方案可以缩短住院时间，更快地达到短期功能恢复的结果。此外，手术后 2~4h 内下地行走可减少血栓栓塞事件的风险和出院后药物预防治疗的需求。

血液管理是围术期的一个重要组成部分，因为失血和同种异体输血可能导致 LOS、并发症发生率和总住院费用的大幅增加。由于与失血和输血相关的并发症的潜在风险，将血液管理策略纳入临床护理路径势在必行。在 TJA 患者中使用氨甲环酸（TXA）是一种安全有效的干预措施，通过增强凝血而不增加血栓栓塞事件的发生率，减少术中失血和术后输血率。研究表明，将 TXA 纳入临床护理路径有效地减少了医院设施的损耗和每次入院的总住院费用。标准化的抗凝方案也被发现可以显著降低肺栓塞的发生率。该研究还报告说，该抗凝方案已实施，每年每位患者的总费用在统计学上显著降低 2%。术中使用止血带可实现无血的外科手术视野，有人认为这可能可以减少手术时间并改善愈合情况。然而，最近的研究报告说，使用止血带在血液管理方面没有带来额外的益处，实际上可能会延迟恢复时间，缩短短期活动范围并增加疼痛和血栓栓塞事件的发生率。

因此，停用止血带可能会让患者更快地出院并减少阿片类药物的使用，对此需要进一步研究。必须指出一点，由于难以量化总失血量以及输血指征不统一，从这些研究中得出的任何结论通常都是有局限性的。

急诊护理后阶段

医疗保险费用增长最快的一类是与急诊后护理阶段相关的费用，包括再入院、常规随访预约、康复。出院患者再住院是术后财务负担的最大组成部分之一，发生的费用可能超过 TKA 总费用的 40%。因此，在安全和可行的情况下避免使用该类设施至关重要。标准化的临床护理路径，通常强调出院到家庭和住院康复设施，已被证明能大大降低 TKA 期间 EOC 的成本。尽管有人担心尽早出院或者直接回家作为标准化临床路径实施，可能会增加再入院率，但文献表明再入院率没有变化，实际上有多项研究指出，直接出院回家的患者其再入院率反而有所改善（降低，译者注）。

结果

临床路径已成功地降低了 LOS 和再入院率，改善了出院安排，与住院康复相比，出院回家的人数增加了。这些措施包括更多地利用多模式镇痛方案，重点是术后早期活动的疼痛控制，并停止使用对患者无意的一些做法，例如自体献血，射频消融或双极电凝和常规导尿管插管，这在提高了成本效益的同时，也维持甚至改善了患者预后。在笔者的机构，就聘请了多名临床护理协调员，以最大限度地保持患者和护理人员的顺畅沟通和协调，尽量减少再入院和不必要的急诊科造访。纳入这些要素的临床路径实施之后，LOS 从 4.27 天减少到 2.96 天，住院康复的出院率从 71% 减少到 28%，90 天再入院率从 13% 降低到 8%。与实施该路径之前相比，总支出共节省了 30%。

其他路径也显示出类似的成功。一项研究做了初次 TKA 采用标准路径与否的对比，56 例患者未执行标准路径计划，103 例患者实施了标准临床路径。患者在年龄、视觉模拟评分、临床膝关节评分、手术入路和手术室时间方面相似。作为该计划的一部分，实施了标准化膝关节置换，以减少膝关节置换的变化，并降低这一成本。与接受非标准化路径的患者相比，参与标准化临床路径的患者的 LOS 较短（4.16 天 : 6.79 天，$P < 0001$），医院平均实际费用（8747.18 美元 : 10 043.11 美元，$P < 0001$）。和较低的经通货膨胀因素调整后的平均住院费用（8747.18 美元 : 10 804.98 美元，$P < 0001$）。在 8 年的随访中，无论是出于何种原因翻修手术和再入院率方面均无显著差异。这项研究的结果表明，标准化的临床路径可以显著改善医疗质量指标，包括 LOS 和成本，并且患者远期结局没有差异。

数据分析在这些工作中的重要性也得到了证实。来自机构的关节登记系统数据已被证明能用于改进决策。一项研究允许每个外科医生获得该部门每个成员的 TJA 使用数据的给定模板。此外，还收集了每个科室成员的患者并发症数据，并分发给外科医生。这些数据用于改善路径和依从性研究，并且每月进行审查以讨论临床并发症和成本利用。这项工作进行了 3 年，之后对数据进行了审查。经过分析，与程序前的 LOS 相比，膝关节和髋关节置换术后的平均 LOS 显著降低。此外，在研究期间，医院总 LOS 的变异性从 ±6 天减少到 ±3 天。研究还发现死亡率降低，但在感染率和再入院率方面没有差异。这表明稳健而准确的数据收集对于评估依从性、结果和持续改进计划仍然至关重要，并以一种客观的方式向医疗机构管理者展示做事习惯改变、实践和护理策略变化的影响。

技术

将技术纳入临床路径在几个方面展示了其有效性。电子病历（EMR）是无处不在的技术进步，它增强了护理提供者之间的沟通，并且已将它们纳入临床路径以改善护理过程。

一项研究表明，将 EMR 整合到 TKA 的临床路径中，可显著缩短从开始手术镇痛至麻醉后护理单元的时间、VAS 疼痛评分以及所需的患者自控硬膜外镇痛的数量，从而控制疼痛。除了 EMR 平台外，较新的试验技术已然被纳入临床护理路径，以改善护理协调和其他方面的准备和恢复。人们开发了新的电子康复平台，为患者提供更好的术后恢复方案。基于移动网络的应用程序为患者提供了视听信息，以加强围术期教育、伤口护理和自我康复方案的协调。此外，还可通过该程序获得患者报告的结果测量值，以及医生与患者之间的通信。先前的研究表明，使用电子康复工具后，患者报告的功能和结果毫不逊色。此外，与家庭保健服务相比，此类工具的财务负担大大减少了。虚拟现实是另一种新兴技术，已证实是 TKA 术后一种沉浸式康复计划的前景。随着新技术在骨科界获得认可，在其纳入标准化临床路径之前，必须与传统方法进行进一步的对比研究。随着新技术在改善结果和降低成本方面的价值突显出来，未来其在临床路径中必将发挥重要作用。

局限性

护理路径确实有局限性和潜在的负面后果。如果执行过于严格的路径，医生的自主性可能会降低，这可能会限制士气和生产力。出于这个原因或者其他原因，要保证医生在参与标准化临床途径的发展和持续改进中获益。更重要的是，僵化的标准化路径可能会扼杀创新能力，并限制为患者制订个性化护理计划的能力。尽管标准化护理路径制定的指南是循证的，最适合于典型的TJA 患者，但一些不在标准化路径范围的特殊患者可能需要其他的替代治疗策略。

实施基于证据的标准化临床路径的另一个挑战是前期需要大量的资金来建立基于价值的服务系统。以社区为基础的小型医院可能会遇到困难。不过，从长远来看，这些努力必将节省成本。2015 年，由 19 名骨科医生组成的小组开发并应用了标准化的临床路径，其前期费用为 22 万美元，其中包括管理费用，雇用新人员和新增的工作。尽管最初困难重重，但他们在第一年就节省了 190 多万美元，因此，随着时间的推移，通过该路径找回价值并继续产生价值，证明了采用标准化临床路径可以产生价值。

结语

标准化的临床路径为 TKA 提供了一种实用且可靠的方法，通过改善结果和降低每个阶段的总成本来提高 TKA EOC 的价值。通过优化患者和在整个发作期间使用资源的效率来实现成本控制，同时保持或改善患者的预后。通过适当的教育、循证干预、加强护理协调、减少并发症发生率、减少再次入院率和优化出院安排，可以改善患者的预后。此外，标准化的临床路径通过提供结构化的护理计划以减少资源浪费，改善护理协调以及患者与医者之间的交流来改善多学科协作，并提供了数据收集和分析的框架，可用于监测护理变异、治疗和未来改进方案的影响。

（冯尔宥翻译；张国强校对）

参考文献

第 50 章

全膝关节置换术血栓栓塞预防

Venus Vakhshori, MD | Mary Kate Erdman, MD | Jay R. Lieberman, MD

全膝关节置换术（Total Knee Arthroplasty，TKA）在缓解患者疼痛、增加活动度和提高生活质量方面的治疗是有效的。尽管总体上手术取得了较大的成功，但接受 TKA 的患者有可能发生症状性静脉血栓栓塞（Venous Thromboembolism，VTE）的风险。即使 TKA 通常是选择相对健康的患者群体，其并发症肺栓塞（Pulmonary Embolism，PE）将是灾难性后果。在某些情况下，VTE 最初的临床表现可能是症状性或致命性的 PE。因此，选择一种有效的预防方法是关节置换术后护理的重要组成部分。尽管完成了一些精心设计的临床试验，评估了各种预防方法的有效性和安全性，但理想的预防方法仍有待确定。选择预防性方案不仅取决于其预防 VTE 同时不致出血的能力，还取决于住院时间。

在 VTE 许多关键因素中，TKA 不同于全髋关节置换术（Total Hip Arthroplasty，THA）。首先，在接受 TKA 的患者中，深静脉血栓形成（Deep Vein Thrombosis，DVT）的整体发生率高于未预防的 THA 患者。这可能是由于常规使用止血带和术中屈膝。其次，尽管使用相同的预防方案，但 TKA 患者比 THA 患者更难抑制静脉血栓形成。最后，与 THA 患者相比，TKA 患者术后血肿可能需要再次手术，这种出血并发症使得 TKA 的成本更高。在本章节中，我们将回顾一些 TKA 术后 VTE 预防的有用数据。

发病机制

静脉瘀滞、高凝和内皮损伤三联征与血栓形成有关，它们存在于 TKA 患者整个围手术期。组织学上，血栓起源于静脉血流减少的区域附近。它们由交替的"红色"层和"白色"层组成，"红色"层由纤维蛋白和红细胞组成，这些细胞与血栓的起源有关；"白色"层由血小板和中性粒细胞组成，在血栓形成中起着重要作用。术中使用止血带、持续的膝关节屈曲且术后活动较少的患者常发生静脉淤滞。止血带加压后，血栓标志物的水平增加，包括凝血酶原片段 1.2、纤溶酶 / α2- 抗凝血酶复合物、D- 二聚体、纤维蛋白肽 A 和凝血酶 – 抗凝血酶复合物。手术本身的创伤可导致组织因子和其他凝血因子的持续激活，然后定位于血管损伤部位和静脉瘀点。早在手术后 4h 就能明显表现这些变化，提示在术中或术后会立即发生静脉血栓，因此患者应早期预防血栓形成。此外，术后抗凝血酶Ⅲ水平偏低和内源性纤溶系统的抑制可能导致持续的血栓形成（图 50–1）。

流行病学

文献表明，在没有预防措施的情况下，无症状、经静脉造影证实的 TKA 术后 DVT 的患病率为 40%~80%，PE 的患病率为 0.3%~3.0%。与 VTE 发展相关的因素包括既往 VTE 病史、长期固定、静脉曲张、肥胖、高龄和心功能不全（表 50–1）。然而，即使在没有这些危险因素的情况下，所有接受 TKA 的患者患 DVT 或 PE 的风险也会增加。静脉造影记录的 DVT 发生大多在手术后 24h 内。近端静脉血栓，即便是非闭塞和无症状的血栓，也显示出与近端 DVT 的进展与症状性或致命性 PE 相关。相反，大多数远端、小的、无临床表现的血栓，出现在膝关节以下的静脉中，并且通常无须抗凝治疗。小腿静脉血栓形成通常是一个无症状的、自限性过程，但在某些情况下会向近端蔓延。发展成为慢性静脉功能不全的风险。然而，远端血栓的并发症在全关节置换术的患者中可能会更多。Oishi 等对关节置换术的患者进行多普勒超声筛查，发现在手术后 2 周内，17% 的远端 DVT 患者的血栓会向近端蔓延。由于 DVT 的高风险和肺栓塞的死亡风险，术后 VTE 预防对于限制血栓形成、防止蔓延和栓塞至关重要。

风险分层

提供有效的 VTE 预防，降低全关节置换术（TJA）患者出血事件的风险，引发了对风险分层的关注。尽管存在有效的抗凝血剂、早期锻炼方案以及局麻的进展，

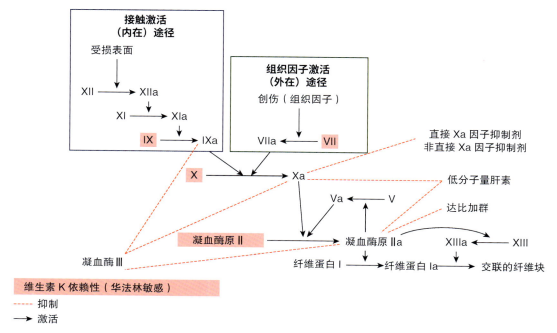

图 50-1 凝血途径：接触激活途径（内源性）和组织因子激活途径（外源性）汇合，导致 X 因子的激活和凝血酶的形成；凝血酶原时间（PT）测量了外源性途径和共同途径的功能；部分凝血酶时间（PTT）测量内源性途径和共同途径的功能

表 50-1 静脉血栓栓塞症的危险因素	
静脉血栓栓塞症的危险因	
临床危险因素	既往静脉血栓栓塞性疾病
	瘫痪或长时间不活动
	肥胖
	年龄大
	骨盆、髋部、股骨或胫骨的骨折
	静脉曲张
	涉及骨盆、腹部、下肢的手术
	充血性心力衰竭
	心肌梗死
	糖尿病
	中风
	吸烟
止血异常	抗凝血酶 III 缺乏
	蛋白 C 缺乏
	蛋白 S 缺乏
	纤维蛋白原血症
	存在狼疮抗凝和抗磷脂抗体
	骨髓增生性疾病
	肝素引起的血小板减少
	纤溶酶原和纤溶酶原激活障碍

症状性 PE 在 TKA 后的发生率一直没有变化。Cote 等进行了系统性回顾，包括 18 项多中心前瞻性随机对照试验，评估选择 TKA 后 VTE 预防方案的有效性。在对集合数据的分析，比较了发表的论文中症状性 PE 的比率（2006 年之前 vs2006 年或以后），即便是在 TKA 取得进展的情况下，症状性 PE 的估计率还增加了 0.0006%（P > 0.999）。这些结果表明，具有不可改变的危险因素的患者队列，即便采取最有效的预防方案，TKA 术后 PE 也可能发生。准确评估 TKA 患者的风险概况，定义风险分层原则，并对其术后 VTE 预防策略进行相应调整，这是未来关节置换的一个关键概念。

目前已经确定 TJA 患者具有更高的 VTE 事件风险；然而，还缺乏经过验证的风险评估工具。Bohl 等利用美国外科医师学会国家外科质量改进计划（NSQIP）数据库，确定择期 TJA 患者发生症状性 PE 的独立危险因素；这些危险因素随后被指定了一个点值，来确定低、中、高风险患者之间的阈值。这在 TJA 患者的单中心登记中得到了验证。年龄超过 70 岁、女性、肥胖的行 TKA 患者 VTE 风险增加。这一工具有明显的局限性：NSQIP 数据库不包含症状性 VTE 的个人病史数据，也没有针对低、中、高风险患者的预防建议。尽管有这些限制，它确实为医疗机构配置了一种分层患者在术后环境中发生症状性 PE 风险的方法。在缺乏可靠、有效的风险分层工具的情况下，为具体的 VTE 预防方案提供了建议，必须通过患者和医生之间的共同决策来制订一个安全有效的计划。

TKA 术后 VTE 的预防

各种药物和物理方法目前已被用于降低 TKA 术后 VTE 的风险。药物选择包括阿司匹林、维生素 K 拮抗剂、依诺肝素、低分子肝素（LMWH）、磺达肝癸钠、直接 Xa 因子抑制剂和达比加群。物理方法包括早期活动、使用分级弹力袜和按顺序间歇气压治疗。最近的美国骨科医师学会（AAOS）预防 VTE 的临床实践指南是 2011 年发布的。对 2007 指南的更新包括更全面的统计分析和分级方案中增加粒度（表 50-2）。然而，最终没

表 50-2　AAOS 预防静脉血栓栓塞症（VTE）的指南摘要

建议	等级
1. 对于择期行髋关节或膝关节置换术的患者，建议不要使用常规的术后多普勒超声筛查	强烈
2. 推荐通过确定这些患者是否有静脉血栓栓塞史来评估静脉血栓栓塞的风险	较弱
3. 除了血栓栓塞史外，不建议对患者进行常规的危险因素评估	无定论
4. 建议评估已知的出血性疾病，如血友病和活动性肝病，它们会增加出血和出血相关并发症的风险	共识
5. 除了已知的出血障碍或活动性肝病外，不推荐对出血和出血相关并发症的危险因素进行常规评估	无定论
6. 建议在进行选择性髋关节或膝关节置换术前停用抗血小板药物（如阿司匹林、氯吡格雷）	中等
7. 推荐在选择性髋关节或膝关节置换术后患者中使用药物和 / 或物理压缩装置预防静脉血栓栓塞，并且这些患者除了手术本身没有静脉血栓栓塞或出血风险增加	中等
8. 不推荐也不反对特定的预防措施	无定论
9. 建议患者和医生讨论预防的持续时间	共识
10. 推荐在接受择期髋关节或膝关节置换术以及既往有静脉血栓栓塞史的患者中使用药物预防和物理压缩装置	共识
11. 推荐正在接受择期髋关节或膝关节置换术且已知有出血障碍和 / 或活动性肝病的患者使用物理压缩装置	共识
12. 推荐择期髋关节和膝关节置换术后患者早期活动	共识
13. 建议行髋关节和膝关节置换术的患者使用神经轴索麻醉，以帮助减少失血	中等
14. 对于选择性髋关节和膝关节置换术中有化学预防禁忌证和 / 或已知残余静脉血栓栓塞性疾病的患者，不推荐使用或不使用下腔静脉滤器来预防 PE	无定论

注：强烈鼓励读者查阅完整的指南和证据报告的信息，并为每个患者创建个性化的治疗决定。

有一种特定的预防方案能够在当时被推荐为可靠证据。美国胸科医师学会（ACCP）在 2012 年发表了指南方针，部分是为了回应来自骨科领域的批评，重点是减少有症状的 VTE 事件。虽然 ACCP 指南支持 LMWH 的安全性和有效性，但在 TJA 患者中，大多药理学药物和家用气压装置被认为是合理的替代品，而没有根本预防措施（表 50-3）。

表 50-3　关于静脉血栓栓塞预防的 ACCP 指南总结

美国胸科医师学会（ACCP）2012 年骨科患者静脉血栓栓塞预防指南

建议	等级
在接受全髋关节置换术或全膝关节置换术的患者中，应至少使用 10~14 天以下药物之一，而不是不提供抗血栓预防	
●低分子肝素（LMWH）	1B
●磺达肝癸钠	1B
●阿哌沙班	1B
●达比加群	1B
●利伐沙班	1B

（接下表）

表 50-3（续）

美国胸科医师学会（ACCP）2012 年骨科患者静脉血栓栓塞预防指南

建议	等级
在接受全髋关节置换术或全膝关节置换术的患者中，应至少使用 10~14 天以下药物之一，而不是不提供抗血栓预防	
●低剂量依诺肝素	1B
●调节剂维生素 K 拮抗剂	1B
●阿司匹林	1B
●间歇气动压缩装置（IPCD）	1C
在接受全髋关节置换术或全膝关节置换术的患者中，无论 IPCD 的使用或治疗时间长短，低分子肝素都应优先使用，而不是其他替代药物	2B
在接受重大骨科手术的患者中，预防血栓的门诊时间应该从手术当天延长到 35 天，而不是仅仅延长 10~14 天	2B

强烈鼓励读者查阅完整的指南和证据报告的信息，并为每个患者创建个性化的治疗决定（1B 为强烈推荐，中等质量的证据。1C 为强烈推荐，低质量的证据。2B 为薄弱建议，中等质量的证据）。

阿司匹林

阿司匹林用于 TKA 术后预防血栓的应用持续增加。阿司匹林不可逆转地灭活环氧基酶（COX）-1，抑制前列腺素 H2 形成，抑制血小板、乙酰化凝血蛋白（包括纤维蛋白原）从而促进纤溶。阿司匹林使血小板失活后抑制参与静脉血栓形成的多种因子的释放，包括纤维蛋白原、血小板反应素和血管性血友病因子，并防止组织因子和活化因子 VII 的钙离子依赖性复合物催化凝血酶的形成。

肺栓塞预防（PEP）试验评估了 4088 例接受髋关节和膝关节置换术的患者（包括 1440 例 TKA 和 13 356 例接受髋部骨折手术的患者），随机分为阿司匹林组（160mg/d）及安慰剂组。髋部骨折的患者，症状性 VTE 事件发生减少 36%。然而，在关节置换术组中没有发现统计学上的显著性差异。给予阿司匹林的关节置换组症状性 DVT 发生率为 0.73%，安慰剂组为 0.93%。服用阿司匹林的患者 PE 发生率为 0.43%，服用安慰剂的患者 PE 发生率为 0.49%。以血肿为定义的出血率也没有差异（阿司匹林占 0.4%，安慰剂占 0.4%）。然而，这项研究有统计学上的局限性，24% 的患者随机加入阿司匹林组，入组前 48h 内曾服用过阿司匹林或其他一种非甾体类抗炎药（NSAIDs）。

在一项大型登记研究对 41 537 例接受 TKA 的患者进行了评估，分组如未接受化学方法预防血栓组、单用阿司匹林组、单用抗凝剂（LMWH、华法林或 Xa 抑制剂）组，同时使用阿司匹林和抗凝剂。VTE 方面和出血方面，阿司匹林并不劣于其他抗凝剂，其中 VTE 数据为：不接受化学方法预防血栓组 4.79%，单用阿司匹林组 1.16%，单用抗凝剂组 1.42%，同时使用阿司匹林和抗凝剂组 1.31%；出血事件数据为：不接受化学方法预防血栓组 1.50%，单用阿司匹林组 0.90%，单用抗凝剂组 1.14%，同时使用阿司匹林和抗凝剂组 1.35%。在一项前瞻性的交叉研究中，4651 例 TJA 患者每天口服 325mg 或 81mg 阿司匹林 2 次，然后在治疗过程中切换到替代剂量方案。初步分析表明，低剂量组和高剂量组之间的 VTE 发生率和消化道出血和溃疡的发生率方面均无统计学差异，VTE 发生率（低剂量 0.1% vs 高剂量 0.3%），消化道出血或溃疡发生率（低剂量 0.3% vs 高剂量 0.4%）。本研究为没有明显危险因素的患者术后使用小剂量阿司匹林来预防 VTE 提供了支持。

最近有学者对 TKA 和 THA 患者进行一项多中心、双盲、随机、对照试验，试图确定阿司匹林的长期预防是否安全有效。所有患者口服 5 天的利伐沙班（10mg，每天 1 次）。然后，这些患者被随机分为两组，继续 9 天的抗凝，一组服用利伐沙班（10mg，每天 1 次）（TKA 患者）；另一组为对照组，服用阿司匹林（81mg，每天 1 次）。在 TKA 患者中，VTE 发生率无差异（利伐沙班 0.86% 与阿司匹林 0.87%；P=1.00）。在 TKA 患者中，大出血也无差异（利伐沙班 0.25% 与阿司匹林 0.62%；P=0.29）。其他试验也显示出阿司匹林同样低的 VTE 和出血率，特别是结合早期行走和气压治疗一起使用时。

阿司匹林有多种优点，包括口服、无监测需求、成本低、低出血风险和高患者依从性。长期大剂量使用阿司匹林可能引起上腹部疼痛、胃灼热、恶心或消化道出血。确定阿司匹林真正疗效的主要限制是必须从多中心随机试验中通过比较阿司匹林与新的、更有效的抗凝剂（如利伐沙班、达比加群或阿哌沙班）的疗效和安全性来获得有关的数据。

维生素 K 拮抗剂

华法林是一种有效的抗凝剂，在 TKA 术后预防 VTE 方面有着悠久的历史。它通过阻断维生素 K 在肝脏中的转化而发挥作用，从而抑制维生素 K 依赖的凝血因子 II、VII、IX 和 X 的产生（图 50-1）。使用华法林预防的症状性 PE 的发生率为 0.31%~0.9%。多项比较华法林与 LMWH 的随机试验表明，虽然 LMWH 在限制无症状血栓和整体 DVT 形成方面更有效，但包括 PE 在内的出院后症状事件的发生率没有差异。此外，使用 LMWH 的出血率更高。

华法林预防的主要优点包括经过验证的跟踪记录、口服、低成本和可调整的剂量。抗凝的强度可以根据国际标准化比率（INR）为每个患者滴定。目标 INR 为 2.0（范围 1.8~2.5）可提供有效的预防和限制出血并发症。华法林使用的缺点包括频繁的实验室监测 INR，与许多其他药物和食物的相互作用，使维持治疗水平的能力复杂化，以及其抗凝作用的延迟发作，这可能使患者容易受到 VTE 的影响。尽管密切监测，患者仍在接受治疗华法林用于化学血栓预防是在他们的目标 INR 范围内大约一半的治疗过程。此外，有 0.4%~5% 的重大出血发生率。如果 INR 需要恢复正常，例如在危及生命的出血情况下，可能需要凝血酶原复合物浓缩物、新鲜冷冻血浆或静脉或口服维生素 K，可迅速逆转华法林的抗凝特性，但也与免疫反应、感染和输血相关损伤有关。

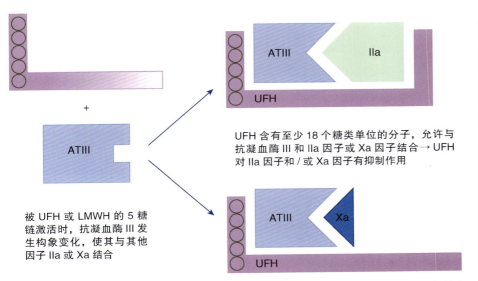

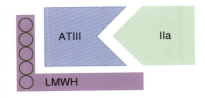

UFH 含有至少 18 个糖类单位的分子，允许与抗凝血酶 III 和 IIa 因子或 Xa 因子结合→UFH 对 IIa 因子和 / 或 Xa 因子有抑制作用

LMWH 含有少于 18 个糖基，因此可以结合 Xa 因子，但不能结合 IIa 因子→LMWH 只能抑制 Xa 因子。

被 UFH 或 LMWH 的 5 糖链激活时，抗凝血酶 III 发生构象变化，使其与其他因子 IIa 或 Xa 结合

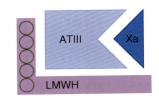

图 50-2　肝素必须与抗凝血酶 III（ATIII）通过高亲和力的 5 糖（用 5 个圆表示）结合，从而引起 ATIII 的构象变化。依诺肝素（UFH）和低分子肝素（LMWH）均可结合 ATIII 和 Xa 因子，从而导致 Xa 因子失活。然而，要灭活凝血酶（IIa 因子），需要一个额外的 13 糖单位形成三元复合物。不含 18 个糖基的 LMWH 与 ATIII 结合，但不与凝血酶结合。因此，UFN 可导致凝血酶失活，而 LMWH 不会

肝素和低分子量肝素

标准依诺肝素是糖胺聚糖的异质混合物。肝素的 5 糖序列结合抗凝血酶 III，形成三元复合物，导致抑制凝血酶，IX 和 Xa 因子。肝素可以分级，以分离含有少于 18 个糖单位的 LMWH。由于这种结构，LMWH 无法诱导凝血酶抑制，因为它不能同时与凝血酶和抗凝血酶结合（图 50-2）。因此，LMWH 主要通过间接抑制 Xa 因子发挥作用。此外，LMWH 由于抑制血小板功能和降低微血管通透性而导致比标准肝素更少的出血。LMWH 的生物利用度至少为 90%，与血浆蛋白、血管内皮或其他循环细胞结合的能力大大降低。由于这些差异，LMWH 在全关节置换术中的使用频率高于依诺肝素。

LMWH 可有效预防 DVT 和 PE。与安慰剂相比，依诺肝素可降低总 DVT 的风险高达 71%。大数据分析将 LMWH 与华法林比较，LMWH 近端 DVT 发生率较低（LMWH 为 5.9%，华法林为 10.2%），症状性 PE（LMWH 为 0.2%，华法林为 0.4%）。然而，LMWH 导致更高的大出血事件发生率（LMWH 为 2.4%，华法林为 1.3%）。在一项比较了 778 例服用 LWMH10 天的患者，

随后随机服用 LMWH 或阿司匹林为期 28 天治疗的试验中，1.3% 服用 LMWH 的患者和 0.3% 服用阿司匹林的患者发生 VTE 事件。LMWH 患者中有 1.3% 发生有临床意义上的出血，阿司匹林患者中有 0.5% 发生出血，表明阿司匹林不劣于 LMWH。

使用 LMWH 有几个优点。LMWH 的延长半衰期允许每天两次给药，不需要实验室监测。然而，皮下注射是必要的，这可能会限制患者的依从性。LMWH 的出血风险高于华法林和阿司匹林。在紧急情况下，使用鱼精蛋白可部分逆转 LMWH。LMWH 在肾脏中被代谢，在肾功能不全的患者中，剂量的调整是必要的。依诺肝素和 LMWH 均可导致肝素诱导的血小板减少（HIT）。与依诺肝素（2.6%）相比，LMWH（0.2%）的风险要低得多，但在使用前应考虑这一风险。

磺达肝癸钠

磺达肝癸钠是一种合成的 5 糖，在结构上与肝素的抗凝血酶结合位点有关。5 糖选择性地与抗凝血酶 III 结合，导致凝血途径中关键酶 Xa 因子的快速间接抑制。在几个大型随机对照试验中，使用磺达肝癸钠时症状

性 VTE 的发生率为 3.2%~8.5%，出血率为 1.8%~4.1%。与 LMWH 相比，使用磺达肝癸钠后症状性 VTE 发生率降低 47%。然而，磺达肝癸钠的重大出血率比 LMWH 高 64%。虽然磺达肝癸钠经 FDA 批准用于髋部骨折患者，但出于对出血的担忧，它在美国用于 TKA 患者比较有限。

磺达肝癸钠有几个优点。它具有高度可预测的反应，100% 的生物可利用性，具有快速的作用，并且每天只给药一次，不需要实验室测试。磺达肝癸钠不与肝素抗体交叉反应，在 HIT 患者中使用是安全的。然而，它需要皮下注射，这可能限制患者的依从性。此外，虽然凝血酶原复合物浓缩可能逆转作用，但这可能与过敏反应、HIT、中风、心肌梗死和弥散性血管内凝血有关。

Xa 因子抑制剂

直接 Xa 因子抑制剂（"Xabans"）是另一类口服抗凝药物，其中最流行的是利伐沙班、阿哌沙班和依多沙班。这些药物是高度选择性的竞争性抑制 Xa 因子，抑制游离和凝血结合 Xa 因子，以延长凝血时间。多项随机对照试验表明，Xa 因子抑制剂在预防关节置换术后 VTE 方面是有效和安全的（表 50-4）。在 RECORD3 试验中，2531 例接受 TKA 的患者被随机分配到 10mg 利伐沙班组或 40mg 依诺肝素组，研究显示，接受利伐沙班组的 9.6% 和接受依诺肝素组的 18.9% 发生总静脉血栓栓塞或死亡（$P < 0.001$）。利伐沙班组症状性 VTE 发生率也较低（利伐沙班 0.7%，依诺肝素 2.0%，$P=0.005$）。两组重大出血发生率相当（利伐沙班 0.6%，依诺肝素 0.5%；$P=0.77$）。在 RECORD4 试验随机选择 3148 例接受 TKA 的患者，每次 10mg 利伐沙班每天 1 次或每次 30mg 依诺肝素每天 2 次，提示利伐沙班组总 VTE 或死亡率为 6.7%，而依诺肝素组为 9.3%（$P=0.0118$）。利伐沙班组 VTE 发生率为 0.7%，依诺肝素组为 1.2%（$P=0.1868$）。两组均有相当的重大出血率（利伐沙班组为 0.7%，依诺肝素为 1.2%，$P=0.11$）。

一些随机试验比较了阿哌沙班与依诺肝素，证明

了阿哌沙班在 THA 或 TKA 术后的安全性和有效性（表 50-4）。证据等级为一级，试验随机选择 3195 例接受 TKA 治疗的患者，每日两次给予 2.5mg 阿哌沙班或每天 2 次给予 30mg 依诺肝素，并显示出相当的总 VTE 发生率和死亡率（阿哌沙班为 9.0%，依诺肝素为 8.8%）。当比较症状性 VTE 的发生率（定义为症状性 DVT、非致死性和致死性 PE 的聚集）时，阿哌沙班不优于依诺肝素（阿哌沙班为 1.2%，依诺肝素为 0.8%）。然而，在统计学上，阿哌沙班的重大出血明显减少（阿哌沙班为 0.7%，依诺肝素为 1.4%，$P=0.05$）。ADVANCE-2 试验随机抽取 3057 例接受择期 TKA 的患者，每天 2 次 2.5mg 阿哌沙班或每天 1 次 40mg 依诺肝素，显示了总静脉血栓栓塞（VTE）的疗效，阿哌沙班组的死亡率为 15%，而依诺肝素组为 24%（$P < 0.001$）。阿哌沙班组的症状性 VTE 发生率为 0.46%，依诺肝素组为 0.46%（$P=1.00$）。两组重大出血率相似（阿哌沙班为 0.6%，依诺肝素为 0.9%；$P=0.3014$）。

在对 TKA 术后应用依多沙班的评价中，一项随机试验显示了其安全性和有效性。STARSE-3 试验随机抽取了 716 名接受 TKA 治疗的患者，给他们 30mg 依多沙班每天 1 次或 20mg 依诺肝素每天 2 次，并比较了有症状的 PE 和无症状或有症状的 DVT 的发生率。依多沙班的疗效优于依诺肝素（依多沙班组的初始疗效为 7.4%，依诺肝素组为 13.9%，$P=0.010$，具有明显优势）。两组重大出血事件发生率相似（依多沙班为 1.1%，依诺肝素为 0.3%；$P=0.373$）。

直接口服 Xa 因子抑制剂有几个好处：它通过口服给药提供有效的抗凝，每天一次或两次，不需要实验室监测。此外，FDA 最近批准 Andexanet Alfa 用于紧急逆转利伐沙班和阿哌沙班在危及生命的出血事件。与任何化学抗凝剂一样，它有出血的风险，但 Xa 因子与其他常用抗凝血剂相比，抑制剂的出血率没有明显增加。然而，大多数外科医生在手术后 18~24h 内使用这些药物来限制出血。

表 50-4 评价 Xa 因子抑制剂的随机试验总结

试验	干预	VTE 事件	P 值	重大出血事件	P 值
RECORD1（THA）	利伐沙班每天 10mg 依诺肝素每天 40mg	18/1595（1.1%） 58/1558（3.7%）	< 0.001	6/2209（0.3%） 2/2224（0.1%）	0.18
RECORD2（THA）	利伐沙班每天 10mg 依诺肝素每天 40mg	17/864（2.0%） 81/869（9.3%）	< 0.001	1/1228（< 0.1%） 1/1229（< 0.1%）	未列出

（接下表）

表 50-4（续）

试验	干预	VTE 事件	P 值	重大出血事件	P 值
RECORD3（TKA）	利伐沙班每天 10mg 依诺肝素每天 40mg	79/824（9.6%） 166/878（18.9%）	< 0.001	7/1220（0.6%） 6/1239（0.5%）	0.77
RECORD4（TKA）	利伐沙班每天 10mg 依诺肝素 30mg BID	58/864（6.7%） 82/878（9.3%）	0.0362	10/1526（0.7%） 4/1508（0.3%）	0.109 6
ADVANCE1（TKA）	阿哌沙班 2.5mg BID 依诺肝素 30mg BID	104/1157（9.0%） 100/1130（8.8%）	0.06	11/1596（0.7%） 22/1588（1.4%）	0.05
ADVANCE2（TKA）	阿哌沙班 2.5mg BID 依诺肝素每天 40mg	147/976（15.1%） 243/997（24.4%）	< 0.001	9/1501（0.6%） 14/1508（0.9%）	0.301 4
ADVANCE3（TKA）	阿哌沙班 2.5mg BID 依诺肝素每天 40mg	27/1949（1.4%） 74/1917（3.9%）	< 0.001	4/354（1.1%） 1/349（0.3%）	0.54
ADVANCE4（TKA）	依多沙班每天 30mg 依诺肝素 20mg BID	22/299（7.4%） 41/295（13.9%）	0.010	4/354（1.1%） 1/349（0.3%）	0.373

THA，全髋关节置换术；TKA，全膝关节置换术；VTE，静脉血栓栓塞

达比加群

达比加群是一种竞争性的凝血酶抑制剂。它是一种合成的、可逆的、可口服的凝血酶抑制剂，它既抑制游离凝血酶，纤维蛋白结合形式的凝血酶，也抑制凝血酶诱导的血小板聚集。几项随机临床试验支持使用达比加群来预防与治疗关节置换术后 VTE（表 50-5）。3 个随机对照试验的汇总分析比较了达比加群和依诺肝素在 THA 或 TKA 术后患者中的作用，患者被随机分配到达比加群每天 220mg（2033 例患者）、达比加群每天 150mg（2071 例患者）或依诺肝素（每天 40mg 或 30mg）（2096 例患者）组。达比加群 220mg 组发生死亡、PE 和近端 DVT 的 VTE 发生率为 3.0%，达比加群

150mg 组为 3.8%，依诺肝素组为 3.3%（分别与依诺肝素比较，$P=0.20$ 和 $P=0.91$）。接受达比加群 220mg 组的患者出血率为 1.4%，接受达比加群 150mg 组的患者出血率为 1.1%，接受依诺肝素的患者出血率为 1.4%（分别与依诺肝素比较，$P=0.61$ 和 $P=0.16$）。目前 VTE 预防的剂量建议为每天 220mg。

达比加群的主要优势包括每天口服一次，无须实验室监测。目前，尚未发现与其他药物存在相互作用。在发生危及生命的出血时，依达组单抗可快速且安全的用于逆转达比加群。然而，已经有其胃肠道副作用的记录，包括恶心、呕吐和便秘。此外，达比加群比华法林价格贵 10~30 倍。

表 50-5　达比加群与依诺肝素比较的随机试验总结

试验	干预	VTE 事件	P 值	重大出血事件	P 值
RENOVATE（THA）	达比加群每天 220mg 达比加群每天 150mg 依诺肝素每天 40mg	53/880（6.0%） 75/874（8.6%） 60/897（6.7%）	< 0.001 < 0.001	23/1146（2.0%） 15/1163（1.3%） 18/1154（1.6%）	0.44 0.60
RENOVATE II（THA）	达比加群每天 220mg 依诺肝素每天 40mg	61/792（7.7%） 69/785（8.8%）	< 0.001	14/1010（1.4%） 9/1003（0.9%）	0.40
REMOBILIZE（TKA）	达比加群每天 220mg 达比加群每天 150mg 依诺肝素每天 30mg BID	188/604（31.1%） 219/649（33.7%） 163/643（25.3%）	0.024 3 0.000 9	5/857（0.6%） 5/871（0.6%） 12/868（1.4%）	未列出
REMODEL（TKA）	达比加群每天 220mg 达比加群每天 150mg 依诺肝素每天 40mg	183/503（36.4%） 213/526（40.5%） 193/512（37.7%）	0.38 0.82	10/679（1.5%） 9/703（1.3%） 9/694（1.3%）	0.82 1.00

THA，全髋关节置换术；TKA，全膝关节置换术；VTE，静脉血栓栓塞

物理方法

间歇气动压缩装置（IPCD）是一种物理方法，已被证明可以有效地限制 TKA 术后凝块形成。它们可以应用于小腿或足部。IPCD 通过提高四肢静脉血流速度，减少静脉瘀滞，增强内源性纤溶活性来预防 DVT 的形成。这些类型的设备的吸引力在于，它们不需要任何实验室监测，没有出血的可能性，并且通常患者能很好地耐受。这些物理预防方法似乎特别适合接受 TKA 的患者，因为他们担心出血的影响和血肿形成对术后运动范围的影响。20 多年前进行的几项随机试验的结果表明，间歇性气动压缩为 TKA 患者提供了有效的预防措施。与阿司匹林合用，症状性 DVT 和 PE 的发生率可分别低至 1.5% 和 0.5%。小腿压迫与低分子肝素（LMWH）联用，可使 DVT 的发生率低于单用 LMWH，表明物理压缩可增强化学预防的疗效。间歇性足底压迫模拟了正常步行过程中发生的血流动力学效应，增加了静脉回流，并已被证明可以降低 DVT 的发生率。

IPCD 的问题是，如果住院时间较短，甚至是同一天出院，它们只能短时间内使用。最近，便携式机械压缩装置已经被认为，与化学药物预防相比，显示具有同等 DVT 发生率、较低的重大出血事件发生率。据我们所知，没有大型的、多中心的随机试验评估家庭机械压缩装置与 TKA 患者的化学预防相比的有效性。Colwell 等对随机 410 例接受 THA 的患者，使用可移动气压装置或 LMWH 进行预防 10 天，总 VTE 发生率为 5%，LMWH 组为 5%（P=0.935）；可移动气压组出血率为 0，LMWH 组为 6%（P=0.0004）。在随后的一项研究中，Colwell 等回顾了一项大型研究，评估了 3060 例接受 THA 或 TKA 的患者使用可移动气压设备的情况，显示出与先前报道的其他预防性选择的 VTE 发生率相似的疗效。在这两项研究中，大约 60% 的患者将阿司匹林与便携式机械压缩装置相结合。这些设备的潜在疗效受到患者依从性的限制；当设备不被使用时，缺乏治疗效益。此外，人们担心这些设备的成本。

在过去，人们一直在假设弹力长袜或使用连续被动运动机器可以减少有症状的血栓，但这并没有在文献中得到证实。

IVC 过滤器

由于高凝状态或术前 VTE 而术后处于发生 VTE 的高风险中，术前放置的下腔静脉（IVC）过滤器可以提供一种额外的方法来预防 PE，方法是在肺栓塞前机械捕获 DVT，从而减少出血并发症的风险。IVC 过滤器的放置和移除可能导致手术并发症。因此，在选择性 TKA 患者中使用 IVC 过滤器的理由有限，即使那些有 PE 或 DVT 病史的患者也是如此。最近的 ACCP 指南特别建议不要将其用于这些患者。IVC 过滤器可以降低术后发生 PE 的风险，但不能降低发生 DVT 的风险。很少有研究表明 IVC 过滤器在全关节置换术后患者预防 PE 方面是安全和有益的，需要进一步的研究。

预防的持续时间

术后预防 DVT 形成是 TKA 术后护理的标准，但预防血栓的持续时间尚不清楚。以往的研究表明，常规多普勒超声筛查无症状 DVT 在出院前是无效的。ACCP 指南建议至少 10~14 天，最多 35 天，术后预防血栓主要在骨科手术后，包括 TKA 等。TKA 术后的平均住院时间明显减少，限制了住院实验室监测的可行性和伤口评估的方便性。这些因素可能会影响外科医生选择抗凝治疗。AAOS 不推荐 VTE 预防的特定持续时间。2016 年的 Cochrane 综述显示，延长抗凝时间预防 TKA 术后 VTE 发生的证据尚不明确。虽然延长预防血栓时间可能降低 VTE 的发生率，但出血事件的风险也相应增加。血肿、伤口引流和 INR > 1.5 是假体周围感染的重要危险因素。最近的一项研究表明，全膝关节置换术后，接受华法林、直接 Xa 因子抑制剂和磺达肝癸钠的患者比接受阿司匹林或 LMWH 的患者更需要在麻醉下操作。外科医生必须仔细权衡抗凝的风险和益处。此外，在确定预防时间时，外科医生必须考虑患者的活动能力。早期活动和快速出院可能在未来减少 VTE 的发生率，但这需要通过大量研究来确定。

建议

接受 TKA 的患者发生 DVT 和 PE 的风险很高。在这些患者中，使用有效的方案进行早期预防是必需的。选择预防方案需平衡疗效和安全性。虽然如今可用的预防方法都存在缺点和风险，但各种药物的确能够提供有效和安全的预防（表 50-6）。风险分层有助于外科医生选择最合适的抗凝方案。对于接受 TKA 的患者，阿司匹林、达比加群、Xa 因子抑制剂、磺达肝癸钠、LMWH 或华法林和家庭物理压力装置，可以有效地降低

表 50-6　常见预防方案的优缺点及其作用机制总结

方法	作用机制	优点	缺点
阿司匹林	抑制血小板、前列腺素、血栓素的形成	口服 便宜 无须实验室监测 患者依从性高 对预防心血管疾病、中风、部分癌症有好处	消化道出血与不适 抗凝能力较弱
维生素 K 拮抗剂	阻断维生素 K 依赖性凝血因子的合成	口服 便宜	需实验室监测 延迟起效和逆转 使用 FFP（新鲜冰冻血浆）逆转迅速，但需要异体输血 使用维生素 K 逆转比较缓慢 多种药物的相互作用
普通肝素	提高抗凝血酶Ⅲ的能力来抑制Ⅱa（凝血酶）和 Xa 因子	使用鱼精蛋白逆转 快速起效和清除	肝素引起的血小板减少 每天皮下多次注射 可能需要实验室监测出血
低分子量肝素	提高抗凝血酶Ⅲ来抑制 Xa 因子能力	固定剂量 无须实验室监测 使用鱼精蛋白可部分逆转 快速起效和清除	注意肾脏药物剂量 肝素诱导的血小板减少 皮下注射 出血
磺达肝癸钠	提高抗凝血酶Ⅲ来抑制 Xa 因子的能力	不需要实验室监测 快速起效和清除	皮下注射 逆转需要浓缩的凝血酶原复合物 出血
达比加群	直接凝血酶抑制	口服 相对便宜 无须实验室监测 使用 Darucizumab 逆转	胃肠道副作用 出血
Xa 因子抑制剂（利伐沙班、阿哌沙班、依多沙班）	直接 Xa 因子抑制	口服 相对便宜 无须实验室监测 使用 Andexanet Alfa 逆转	出血
物理方法（气压、踝泵等）	物理运动防止静脉瘀滞	无出血风险	需要患者的依从性 患者不舒服 长袜可能产生反向压力梯度
IVC 过滤器	预防肺部血栓栓塞	用于无法使用药物预防的患者	需要手术放置和移除 不能预防 DVT

DVT，深静脉血栓栓塞；FFP，新鲜冰冻血浆；IVC，下腔静脉

PE 和近端血栓形成的发生率。虽然家庭压力设备已经被证明是有效的，但人们对成本和依从性表示担忧。在 VTE 风险较高的患者中，如有 VTE 病史、活动性恶性肿瘤、高凝状态、病态肥胖、多种医学并发症、DVT 或 PE 家族史和活动能力有限的患者，外科医生可能会考虑更积极的血栓预防方案。接受 TKA 的患者的最佳预防时间尚未确定，但 ACCP 指南建议至少 10 天和最多 35 天的术后血栓预防时间。不同的预防方案有不同的疗效和安全性，应该针对每位患者量身定制。

（冯尔宥翻译；张国强校对）

第七部分　全膝关节置换术围术期管理

第 51 章

血液管理

Ugonna N. Ihekweazu, MD | Geoffrey Westrich, MD

引言

全膝关节置换术（TKA）是目前世界上最常用的骨科手术之一。在过去，TKA 一直与大量失血相关，平均总失血量高达 1.5L，38% 的 TKA 患者需要同种异体输血（ABT）。大量失血和 ABT 可导致感染、输血反应、机体恢复延迟、住院时间延长、死亡率增加等多种并发症。除了与大量失血和 ABT 相关的风险外，这些并发症相关的费用也可能是巨大的。因此，积极的血液管理策略对 TKA 患者减少失血量和限制对 ABT 的需要至关重要。

血液管理的目标是维持患者的血红蛋白在尽可能高的水平，同时降低 ABT 的风险。如下所述，失血是一个多因素的问题。因此，管理策略必须包括多学科方法。应在术前就开始适当处理失血。对于出血风险高的患者，或者那些术后贫血耐受性差的患者，应该进行鉴别、检查，并在必要时进行治疗。在手术中，应该处理各种影响失血的外科、药物和麻醉因素。最后，在术后期间，仍有一些有效管理失血和预防 ABT 的机会。本章的目的是回顾文献报道的最新的血液管理策略。这些策略将按顺序介绍，从最初的术前评估和干预，到术中技术和最后的术后护理。

术前

有效的围术期血液管理始于初次术前访视。评估应该至少在手术前 3 周进行，以便有时间进行进一步的检查和必要的干预。彻底的检查应该包括对患者整体生理状态的评估，包括营养状态、体质和既往病史，尤其应注重心血管疾病史。术前筛查还应该包括患者的个人和家庭出血史，以及在家服用的所有药物。术前的实验室检查可包括全血细胞计数、血清铁蛋白、转铁蛋白饱和度指数、维生素 B_{12}、叶酸、血清肌酐和作为炎症标志物的 C- 反应蛋白。

男性，BMI $< 27kg/m^2$，术前血红蛋白浓度 $< 11g/dL$，是已知的围术期 ABT 危险因素。世界卫生组织将贫血定义为男性血红蛋白浓度 $< 13.0g/dL$，女性 $< 12.0g/dL$，贫血在接受 TKA 的患者中是普遍存在的。据报道，24%~44% 的手术患者存在术前贫血。贫血的原因有很多，一旦确诊，应完善额外的检查，包括在必要时咨询血液专家或其他专家。术前血红蛋白水平在 12g/dL 以上是最佳的，因为低于这个水平会增加围术期 ABT 的风险。最终，我们的目标是识别贫血、营养或代谢缺陷，并在手术前对这些可变的风险因素进行适当治疗。

维生素缺乏症

铁、维生素 B_{12} 和叶酸是红细胞发育过程中必不可少的，这些化合物的缺乏会引起贫血。血红蛋白水平低于 12g/dL 的患者中，缺铁性贫血的比例高达 50%。由于营养原因引起的贫血（包括缺铁性贫血）患者可以通过健康饮食和补充维生素 B_{12}、叶酸以及口服或静脉补充铁剂来治疗，具体取决于贫血的原因。在文献中可以找到各种各样的治疗方案和策略。Cuenca 等表明，与术前未补充的患者相比，术前补充铁（256mg/d）、维生素 C（1000mg/d）和叶酸（5mg/d）30~45 天能显著降低输血率（未补充组为 32%，补充组为 5.8%）。这项研究表明了术前营养健康的重要性，以及纠正营养不良对围术期结果的影响。

对于缺铁性贫血，在适当的情况下，静脉和口服都是有益的。然而，静脉给药在疗效方面似乎优于口服给药。在一项前瞻性研究中，Theusinger 等证明，在手术前静脉注射铁剂 3 周以上，可以最大限度地提高术前的血红蛋白水平，并且不会出现口服铁剂治疗相关的不良反应事件。补铁治疗应该谨慎地进行，因为缺铁情况下的补铁与便秘、胃灼热和腹痛的发生有关。

促红细胞生成素

促红细胞生成素（EPO）是一种天然存在的糖蛋白，由肾周细胞在生理状态（如贫血或慢性阻塞性肺疾病）引起的缺氧状态下产生。产生后，EPO 作用于骨髓，增加红细胞的分化、成熟和最终的红细胞总数。EPO 在血液管理中的作用在关节置换术文献中经常被讨论，因为它的使用导致接受手术的患者的 ABT 需要显著减少。重组形式的 EPO，即促红细胞生成素 - α，有相同的生理作用，并已常规用于患有肾病和正在接受化疗的慢性贫血患者。关节置换术的围术期管理已经将其作为一种单独的治疗方式，或者结合术前与术后的自体输血（PAD）。

文献已经描述了多种给药方案，但是，术前每周 3~4 次的皮下注射（600IU/kg）是最常用的，可能产生最佳的效果。补充 EPO 可以使术前血红蛋白平均上升 1.9g/dL，多项研究表明，与安慰剂、PAD 和自体血回输相比，术前使用 EPO 有显著益处。

常规使用促红细胞生成素的一个主要限制是成本，因为每个患者的平均价格相当于 2~3 个单位的 PAD 或 3~4 个单位的异体血。鉴于这一事实，把常规使用 EPO 作为一种缺乏成本效益的血液管理策略也就不足为奇了。在预期有大量失血的情况下，如复杂的初次 TKA、双侧同期 TKA 和 TKA 翻修术，术前选择性使用 EPO 是最合适的。对于术前诊断为贫血的患者、体重低于 50kg 的患者，以及对 ABT 特别排斥的情况，也应考虑补充 EPO。

门诊药物管理

治疗团队必须意识到门诊药物在整个 TKA 治疗过程中对血液管理的影响。心血管疾病在 TKA 患者中很常见，而抗血小板治疗是治疗这些疾病的常规方法。此外，有一部分心血管疾病患者曾接受过经皮冠状动脉介入治疗（PCI）的支架植入。双重抗血小板治疗在这类患者中很常见，通常包括阿司匹林和 P2Y12 抑制剂（如氯吡格雷）。目前对于冠心病患者"双抗"治疗指南并不相同，这取决于许多因素，包括接受 PCI 手术的时间长短和植入支架的类型。从外科角度来看，服用抗血小板药物的患者在进行手术时可能会出现大量失血。这些患者对麻醉医生来说也更具挑战性，因为尝试椎管麻醉时可能会出现过度出血。

非甾体类抗炎药（NSAIDs）的使用也可能导致围术期出血增加。NSAIDs 广泛用于治疗退行性关节疾病。非甾体类抗炎药通过抑制环氧合酶来抑制前列腺素的产生，从而减轻炎症反应。非选择性 NSAIDs（COX-1 和 COX-2 抑制剂）可以阻断 COX-1 酶，从而抑制血小板聚集并延长出血时间。另外，COX-2 选择性药物，如塞来昔布，可以缓解疼痛和减轻炎症，而不影响出血时间或血小板聚集，因此可以在围术期安全使用。

其他可能增加择期 TKA 患者围手术期风险的常见药物包括华法林、Xa 因子抑制剂和草药补充剂如银杏叶。如前所述，在择期 TKA 术前，所有围术期的治疗用药应该详细记录，包括非处方药物和补充剂。停用任何药物的益处都应与其风险相权衡，并且应该与开处方的医生合作。最终，在围术期应采取个体化的治疗方法，多学科的投入，以最大限度地提高患者的安全性和手术效果。

术前自体输血

术前自体输血（PAD）技术是在 20 世纪 80 年代后期制定的，目的是防止当时新认识到的病毒传播疾病的风险，如与 ABT 有关的艾滋病病毒。PAD 的目标是在大手术如 TKA 术前为患者提供安全的血液来源。PAD 应在预计会有大量失血的择期手术前 3 周进行。理想的候选者是体重超过 50kg 并且血红蛋白浓度大于 11g/dL 的患者。这项技术需要在手术前采集 1~2U 患者自身的血液，收集的血液将被处理、储存，并最终在术中或术后回输患者体内。在 1992 年，PAD 占美国所有采集血液的近 8.5%。虽然有文献已经表明，PAD 的应用使 ABT 明显减少，但对其功效尚未达成共识。

PAD 的储存管理工作具有挑战性，并可能出现并发症。贮藏采集的自体血需要提前计划、储存和准备，并因此会带来文书错误、细菌污染和感染的风险。此外，自体血的管理不当可能导致产品利用不足，报告显示未被使用的自体血占比大于 50%。此外，PAD 还可能引起液体超负荷。要考虑实施 PAD，患者血红蛋白的基线水平必须大于 11g/dL；因此，许多有 ABT 风险的患者（那些术前贫血的患者）被排除在考虑范围之外。最后，成本是限制 PAD 使用的另一个因素。基于所有的这些原因，PAD 的常规使用已经不再流行，尤其是在常规使用氨甲环酸（TXA）的情况下。

急性等容血液稀释

急性等容血液稀释（ANH）是指将患者的全血抽出，同时用晶体液维持循环血容量。通常，在手术前 1h 从患者身上采集 2~3U 的血液，并用静脉输液维持总血容量，术后将储存的血液重新输入患者体内。虽然一些研究表明，这种技术可以有效地减少 ABT 的需要；但其他研究表明，情况并非如此。与 PAD 相似，这项技术也存在着采集血的时间选择、储存和使用等问题。然而，ANH 在预计有大量失血的特殊人群中可能有用，因为这类人群不能使用 ABT。

术中

各种各样的技术可用于限制术中出血，包括使用止血带、低血压硬膜外麻醉（HEA）、急性等容血液稀释（ANH）、抗纤维蛋白溶解剂的使用、局部纤维蛋白封闭剂、血液回收和再输注，以及关节腔周围注射等。手术团队必须权衡的挑战是，每种治疗方式相关的风险和成本是否能与患者的获益相当。尽管如此，仍应坚持精细手术技术的基本原则，包括通过经无血管组织平面显露，在确保手术操作安全的前提下，限制手术暴露的范围，并在整个手术过程中进行细致的止血。

止血带

止血带通常用于 TKA，因为它通过无血视野增强可视化，改善骨水泥渗透，减少手术时间，可以使手术变得更容易。当使用止血带时，压力通常设定为比患者的收缩压高 100~150mmHg。虽然大多数外科医生在 TKA 期间通常会使用止血带，但是止血带的常规使用还是有争议的。在施加压力的几分钟内，局部缺血随之发生，导致反应性充血和潜在的局部肌肉损伤、神经失用、大腿疼痛、伤口愈合延迟、血栓形成、关节肿胀增加和僵硬。

Thorey 等随机选择了 20 例同期行双侧 TKA 的患者，分别在缝合前和缝合后释放止血带。与缝合前放松止血带相比，延迟放松止血带显著缩短了手术时间（分别为 51min 和 58min）。术后 6 个月随访，两组围术期出血和并发症发无明显差异。在一项 90 例接受 TKA 的患者的非随机前瞻性队列研究中，Huang 等将患者分为 3 组：止血带用于整个手术过程直到伤口闭合，止血带在伤口闭合前放松和止血带仅在骨水泥固

定时使用，他们发现仅在骨水泥固定时使用止血带会产生较低水平的血清炎性标志物和肌肉损伤。然而，在 HSS 评分、活动度（ROM）、估计失血量、肿胀率、VAS 疼痛评分、住院时间等方面，两组之间没有观察到明显差异。

2011 年，Tai 等对 8 个随机对照试验（RCT）和 3 个高质量前瞻性研究（涉及 634 个膝关节）进行了 Meta 分析，比较了使用止血带和不使用止血带的临床结果。他们发现不使用止血带的 TKA 在术后早期有更好的临床结果，更少的并发症和更好的 ROM。此外，他们的结果表明，TKA 的真实失血量并没有随着止血带的使用而减少，因为缺血引起的反应性充血可能会导致术后更大的隐性失血。需要指出的重要一点是，量化总失血量的方法和输血指征的不统一可能会限制从这些数据中得出的结论。

目前，文献对全膝关节置换术中止血带的使用时间和用法尚无定论指导。然而，治疗团队应该权衡使用它的利弊。此外，对于有动脉并发症危险因素的患者，例如有血管性跛行、影像学证据表明有钙化、足动脉搏动消失或有血管手术史，在考虑使用止血带之前应进行筛查，并咨询血管外科医生。在上述大多数情况下，通常应避免使用止血带，以防止远端动脉斑块栓塞和潜在的血管闭塞。

低血压硬膜外麻醉

低血压硬膜外麻醉（HEA）是 Nigel Sharrock 发明的一种技术，通过在整个手术过程中保持较低的平均动脉血压（通常为 50~55mmHg）来减少失血。T2 水平的硬膜外阻滞导致交感神经链中引起心动加速的纤维传导减少，最终导致动脉压降低。虽然 HEA 已经被证明可以减少 TKA 手术中的失血，但是大部分的文献都集中在全髋关节置换术的应用上。此外，文献中有关组织灌注不足，心动过缓和其他严重的心肺后遗症已有报道。然而研究表明，即使在高危人群中，包括心脏或肾功能不全的患者，HEA 也是安全的。最终，在决定使用这种方法时，应采取跨学科的方法。

关节腔周围注射

包括关节腔周围注射在内的多模式镇痛方法取代了传统的术后疼痛控制方法，从而改善了许多质量评价指标、HCAHPS 疼痛评分和成本效益。肾上腺素是一种已

知的止血剂，由于其具有收缩血管的作用，已被添加到某些关节腔周围注射的"鸡尾酒"配方中，作为一种减少失血的辅助手段。Anderson 等将布比卡因和肾上腺素在伤口关闭之前注射到一组接受 TKA 的患者体内，与对照组相比，关节腔周围注射组的引流量减少了 32%，然而，两组之间在 ABT 方面没有统计学差异。尽管有潜力，但在推荐其常规应用于 TKA 之前，还需要更多高质量的研究来进一步评估其减少 ABT 的有效性。

抗纤维蛋白溶解药

也许在过去 10 年中，控制骨科手术失血最重要的进步就是在日常实践中引入抗纤维蛋白溶解药制剂。这些药物通过降低纤维蛋白溶解的速率起到凝血稳定剂的作用，最终使止血更加牢固。TXA、ε-氨基己酸（EACA）和抑肽酶是这类药物中最常见的药物。抑肽酶是一种非赖氨酸抗纤维蛋白溶解剂，虽然在减少失血方面非常有效，但具有显著的心血管风险，目前已从市场上消失。EACA 和 TXA 在减少围术期出血和 ABT 方面疗效相似，但 EACA 的费用明显更高。

市场上有两种可用的抗纤溶药物，TXA 是骨科文献中应用最广泛和研究最多的药物。TXA 作为血凝块稳定剂，因为它竞争性地结合到纤溶酶原上的赖氨酸结合位点，阻止纤维蛋白结合到纤维蛋白原-纤溶酶组织激活复合物，从而抑制纤维蛋白凝块降解和出血。TXA 能迅速渗透到滑液和滑膜中，在静脉注射 15min 内达到与血浆相同的浓度，并在 1h 内达到峰值浓度。TXA 主要通过肾脏排泄；因此，肾功能受损的患者应减少静脉注射剂量。肾小球滤过率（GFR）为 0.5mL/min 时剂量应降低 50%，肾小球滤过率为 10~50mL/min 时剂量应降低 25%，肾小球滤过率为 10mL/min 时剂量应降低 10%。使用 TXA 的绝对禁忌证包括已知的药物过敏、正在发生的急性动脉或静脉血栓形成、蛛网膜下腔出血、血栓形成或血栓栓塞的固有风险或病史。相关禁忌证包括心脏或周围血管疾病、癫痫发作和急性肾衰竭。相反地，文献表明 TXA 可以安全地与所有深静脉血栓形成（DVT）预防方案一起使用，不会增加围术期并发症，不会改变凝血酶原时间或激活部分凝血活酶时间，并且与 DVT 或肺栓塞的发生率增加无关。然而，需要更多的研究来更明确地概述其风险状况，因为 TXA 在某些"高风险"人群中可能特别有益，其改善血液管理的益处可能超过血栓形成的风险。

TXA 在全膝关节置换术中能非常有效地减少失血。2003 年，Good 等将接受 TKA 的患者随机分为接受 TXA 或安慰剂治疗，发现 TXA 能减少总失血量 30%，引流量减少近 50%，输血需求减少 47%。在过去的 10 年中，有大量设计良好的研究文献，其中绝大多数支持 TKA 手术中常规使用 TXA 进行血液管理。改善血液管理的获益也的确转化为功能结果的改善。在术后即刻，TXA 已被证明可以改善活动度和提高住院患者对 TKA 术后物理治疗的参与度。Serrano 等证明，局部使用 TXA 的益处不限于住院期间，术后前 6 周患者的膝关节功能明显得到改善。

TXA 的给药方案和途径多种多样，目前尚未就最佳方案达成共识。TXA 可以通过静脉、局部或口服给药，血浆浓度达到峰值的时间根据途径不同而不同（分别为 5~15min、30min 和 2h）。尽管存在这些差异，文献报道了每种给药途径的益处。虽然有人认为口服给药可以节省成本，但在皮肤切开前 2h 口服药物所涉及的困难让其适用性大打折扣。对于不适合静脉注射或口服 TXA 的患者，局部使用 2~4gTXA 是安全的，并且已经发现其临床效果与静脉注射相当。然而，静脉注射给药在临床最为常见。常用的推荐给药方案是在切皮前静脉注射 10~20mg/kg 或直接 1g，在初始剂量后大约 3h 可追加。不过也存在其他的给药方案。一些作者发现静脉注射和局部 TXA 联合使用比任何一种单独使用方案更为有效，能够使 TKA 术后患者血红蛋白水平升高而不影响药物安全性。

TXA 也可以与肾上腺素等添加剂一起使用。最近，Zeng 等进行了一项安慰剂对照试验，其中 179 例接受初次 TKA 的患者随机静脉注射低剂量肾上腺素加 TXA，局部应用肾上腺素加 TXA，或者单独使用 TXA。他们发现，与单用 TXA 相比，联合应用小剂量肾上腺素和 TXA 可以减少围术期的出血量和炎症反应。

与其他药物和方案相比，如术前 3 周进行补铁，术前 1 周应用 EPO，血液回输，术前自体献血，TXA 是有成本效益的。目前，由于文献缺乏共识，还不能给出一个关于 TXA 的具体的循证建议。在我们的机构，如果能够耐受，在止血带升压之前给予 1g 或 10mg/kg 的 TXA，并在初始剂量后 3h 再次给药。当无法给予静脉注射时，在骨水泥固化后和伤口关闭前局部应用 1g 剂量的 TXA（用 30mL 的生理盐水进行稀释）。

血液回收

术中血液回收包括在手术过程中回收失血，过滤和清洗回收的血液，然后在术后不久为患者重新回输血液。该技术从最初被推广用于大的胸腹手术以来，已经发展了许多设备和技术。虽然一些报告显示可以使 ABT 减少，但关于其在骨科应用的文献，特别是在 TKA 的应用，是非常有限的。一个问题是，需要收集足够量的血液，才能进行过滤和清洗，现在常规 TKA 的出血量较小，特别是应用 TXA 后，使血液回收难以证明其价值。未来的研究需要进一步确定这种技术在现代的安全性、有效性和成本效益。目前，术中血液回收在我院并不常规使用。

手术辅助设备

除了上述的术中失血管理技术，外科医生还可以使用一些辅助手段，包括局部止血剂、电凝、氩离子束凝固术（ABC）和骨蜡。和大多数设备一样，使用这些辅助设备的相关成本必须与潜在的效益进行权衡。

几种局部止血剂已被证明可减少 TKA 失血，包括纤维蛋白密封剂、植物纤维素、富含血小板血浆（PRP）、胶原蛋白制剂和凝血酶。目前，描述这些药物在 TKA 中应用的文献很少，其中纤维蛋白密封剂是研究最多的。局部纤维蛋白密封剂（例如胶水和组织黏合剂）通常由纤维蛋白原、凝血因子XIII、凝血酶和抗纤维蛋白溶解剂（例如抑肽酶或 TXA）组成。局部止血是通过模拟凝血途径的最后一步来实现的，从而形成稳定的纤维蛋白密封。在对 8 个随机对照试验（涉及 641 例患者）的 Meta 分析中，Wang 等发现，虽然使用纤维蛋白密封剂可显著降低术后引流量、ROM 和输血率，但总失血量没有实质性差异。此外，术后并发症如任何的不良事件、发热、感染或者血肿等方面也没有明显差异。纤维蛋白密封剂的成本可能高达每例 450 美元；因此，对其应用于 TKA 的成本效益，还需要更多的研究。Floseal（Baxter International）是一种以凝血酶为基础的密封剂，以喷雾的形式使用。在我们机构的一项研究中，Kim 等将 196 例接受 TKA 的患者随机分为两组，一组在术中使用局部喷雾止血，而对照组没有使用局部止血剂。两组患者在术后引流量、血红蛋白变化、输血率和术后并发症等方面没有显著差异。PRP 作为一种有前景的骨科产品，其作用仍在探索中；然而，关于它在 TKA 血液管理中的有效性的文献有限且质量较差。现在，局部止血剂在我们机构并不常规使用。

单极电凝器是一种类似笔的装置，它将电流输送到患者的组织以帮助止血。此外，双极封闭器提供射频能量和持续流动的生理盐水，以维持低温，可以对周围组织造成较少的损害。虽然一些研究已经证明双极封闭器在减少失血、血红蛋白变化和 ABT 方面比单极电凝器更有优势，但其他研究发现两种装置没有显著差异。使用双极封闭器，应考虑其成本，因为每例需额外增加400 美元。或者，如果外科医生想要一种更便宜的电凝器，可以考虑 ABC 装置。使用 ABC 时，射频灼烧器将离子化的氩气传送到组织中。氩气去除手术区域的血液以改善视野，同时可以减少焦痂形成和组织损伤。ABC 设备较为廉价，大约每支一次性笔 4 美元。然而，目前还没有关于它在关节置换中应用的文献。因此，在进一步的研究之前无法给出建议。

最后，有两个相对简单的工具可以有助于减少 TKA 手术失血，分别是使用股骨塞和骨蜡。在传统的 TKA 中，当不使用导航或机器人时，股骨对线通常是通过使用髓内定位杆（IM）来实现的。IM 穿过髓腔，破坏松质骨和骨内循环，导致失血。将后面截骨后获得的自体骨制作成塞子，可以用于封闭髓腔。大多数现有的文献显示，用骨和 / 或骨水泥堵塞髓腔，失血量可能更少；但与不填塞相比，输血率并没有差异。由于放置自体骨堵塞股骨髓腔，简单、安全、省时、免费，因此我们推荐将这一技术作为常规操作。

此外，骨蜡是蜜蜡、石蜡和棕榈酸异丙酯的混合物，是一种廉价的物质，用于物理性地控制骨骼表面的出血。在一项涉及 100 例接受初次单侧 TKA 患者的前瞻性随机对照试验中，Moo 等发现，与未使用骨蜡的对照组相比，在裸露的出血骨表面使用骨蜡显著减少了总失血量，有更高的术后血红蛋白量。然而，有关于使用骨蜡后出现过敏反应、炎症和异物反应等的报道；因此，外科医生应该谨慎使用。

术后

伤口闭合之后，膝关节还会继续出血。外科医生和治疗小组可以使用各种各样的工具和技术来减少这种形式的失血。术后减轻 ABT 负担的策略包括冰敷、体位和血液回输系统。冰敷疗法涉及冰的应用，这可以使用冰袋或冷水或任何人工的冷却治疗设备来实现。低温可以穿透局部软组织，当将其应用于关节时，可降低关节内的温度，除其他益处外，还能降低局部血流量。虽然冰敷可以提供理论上的优点，但 Adie 等在进行了系统综述和 Meta 分析之后，发现冰敷没有明显的好处。

一个潜在的减少 TKA 术后失血的廉价的选择是术后立即保持屈膝的姿势。虽然术后立即屈膝似乎有违常理，因为这可能会导致术后屈曲挛缩、影响伤口愈合和静脉血栓栓塞（VTE）的发生，但一些研究已经证明这对血液管理有切实的好处。在最近的一项 RCT 的 Meta 分析中，Wu 等发现维持膝关节高度屈曲可以显著减少 TKA 后输血的需求和改善术后 ROM，同时也避免了与伤口愈合和 VTE 相关的并发症。尽管这些发现很有希望，但术后膝关节保持屈曲姿势引起的潜在并发症发生率也可能是相当大的；因此，在提出明确的建议之前，还需要对这项技术做进一步的研究。

自体引流血回输

术后回输技术类似于术中血液回收，包括收集从膝关节流出的血液，然后过滤、冲洗，6~8h 后再将血液回输到患者体内。虽然回输系统已被证明是一种安全有效的输血方法，同时也能减轻 ABT 的负担，但文献中仍然存在争议。Moonen 等将 160 例接受全髋关节置换术（THA）和 TKA 的患者随机分配为使用回输系统或常规引流，发现与常规引流组相比（19%，$P=0.015$），使用回输系统时 ABT 明显降低（6%）。在最近的一项关于使用回输系统的前瞻性随机对照试验的 Meta 分析中，作者将结果汇集在一起总结时发现 ABT 的需求显著降低。尽管这项技术具有潜在的吸引力，但它的预期收益必须与它的功效、凝血障碍的风险、污染和费用相权衡。在一项前瞻性 RCT 研究中，Al-Zahid 等发现，当在术后比较回输引流管、闭式引流管和不使用引流管时，术后血红蛋白水平、ABT 需求率和 AKS 评分均没有发现差异。再输注引起的凝血障碍被认为是由于回输血液成分的改变而引起的，研究显示纤维蛋白裂解物和炎性细胞因子升高。成本是一个额外的因素，因为据报道回输系统的单位成本为581 美元，这远远高于其他血液管理方法，如 TXA。由于文献中的结果相互矛盾，而且与其他方法相比，回输系统的相对成本较高，所以，我们不建议在初次 TKA 后常规使用这项技术。

同种异体输血

本章的大部分内容都致力于降低术后 ABT。然而，尽管我们尽最大的努力，TKA 术后失血也是不可避免的。对于易感患者，ABT 可能是必要的。输血所涉及的风险是巨大的，并已详细描述。简而言之，潜在的并发症可能是传染性疾病的传播，液体潴留超过心肺负荷或引起急性肺损伤和 / 或全身性的输血反应或过敏反应。同时还应该考虑 ABT 的相对成本，因为据估计，1 个单位同种异体输血的相关费用约为 787.72 美元。Nichols 等对单侧、双侧初次 TKA 和 TKA 翻修患者进行了回顾性的图表总结，在他们的风险评估对比中，发现需要 ABT 的患者的总住院费用分别增加了 2477 美元（12%）、4235美元（15%）和 8594 美元（35%）。

考虑到这些问题，治疗团队应该对 ABT 的适应证有一个正确的认识。"输血指征"的概念已经流行了几十年，在过去要求按照所谓的"10/30"规则输异体血：当患者的血红蛋白低于 10g/dL 或红细胞压积低于 30%时进行输血。随着我们对 ABT 有害影响的理解逐渐成熟，更多的关于限制性输血指征的建议也随之而来。美国血库协会（AABB）和美国麻醉医师协会围术期输血和辅助治疗特别工作组制定了更多的限制性的输血指征的指南，更多限制性输血策略的相对安全性已得到证实。在制定了一项当血红蛋白值小于 8g/dL 时考虑 ABT 的限制性方案后，Carson 等回顾性地分析了 8787 例因髋部骨折接受手术治疗的患者的输血方式，他们发现输血对血红蛋白水平低至 8g/dL 的患者的死亡率没有影响。在一个健康患者的小型研究中，Weiskopf 等发现只要适当补充液体，保持循环容量，血红蛋白水平低至 5g/dL 都是可耐受的。

目前的指南建议，输血的阈值不仅应考虑血红蛋白的绝对水平，还应考虑贫血的临床症状和患者的容量状况。治疗小组应该评估患者是否有心动过速、不适和头晕等症状。此外，研究小组还必须考虑患者的并发症，如冠心病，疾病严重程度和手术失血量。目前，循证医学指南建议术后患者血红蛋白水平低于 7~8g/dL，出现贫血症状时输血。许多医院已经制定了政策，并且证明这些方案取得了成功。在实施个性化的患者血液管理方案之后，Loftus 等报告说，输血率降低了 44%，而且并发症发生率、再次入院率和住院时间显著减少。基于文献中现有的证据，医疗机构应制定限制性输血方案，将临床症状与血红蛋白浓度和红细胞压积联系起来考虑。当实际的循证指南被实施时，有可能减少输血相关的并发症，并显著改善 TKA 术后的 ABT 率，同时还可以改善与此相关的结果和成本。

结语

血液管理在膝关节手术中至关重要，尤其是考虑到大量失血和 ABT 的风险时。TKA 术后失血是不可避免的。因此，考虑可用的血液管理方案是 TKA 患者治疗计划的一部分。

除了避免 ABT，一个健全的血液管理方案还必须强调维持充足的血容量。因此，本章评估了外科医生和治疗团队为达到这些目标可以采取的各种术前、术中和术后措施。在过去 10 年中，血液管理方面最重要的进展是常规使用 TXA。当纳入围术期血液管理方案时，TXA 不仅被证明可以减少失血和减少对 ABT 的需要，而且作为一种血液管理药物，也被证明是相对便宜和具有成本效益的选择。未来的研究将需要进一步确定哪些患者可以耐受 TXA，因为尽管现有临床记录是安全的，但对于有某些内科并发症的患者，使用 TXA 还是稍显勉强。此外，TXA 的理想剂量和给药方法还有待进一步研究。

尽管存在一些悬而未决的问题，TXA 的常规使用以及限制性输血指征的实施已将初次 TKA 术后的输血率降低到几乎为 0。

由于 TXA 的成功，常规使用其他昂贵和 / 或具有挑战性的方法（如 EPO、PAD、局部止血剂和术中血液回收）变得不再流行。然而，可能存在一些特殊的情况，患者可以从这些其他的技术中获益。因此，治疗团队应该在必要时保持对这些方法的正确评价。正如前面所讨论的，血液管理技术是多方面的，并且有许多可用的治疗选择，应该综合使用包括外科、麻醉、内科和血液科在内的多学科方法。采用以团队为基础的方法，可以权衡所有治疗方案的相对优势和劣势，从而为 TKA 患者术前、术中和术后的出血管理制订出合理的治疗计划。

（冯尔宥翻译；张国强校对）

第 52 章

日间全膝关节置换术

Carl B. Wallis, MD | David A. Crawford, MD | Keith R. Berend, MD | Adolph V. Lombardi Jr, MD, FACS

引言

随着全膝关节置换术（TKA）设计和技术的不断完善，患者术后护理实践也发生了天翻地覆的变化。过去，TKA 术后患者要住院 7~10 天。手术当晚患者需要在微型重症监护病房严格卧床休息中度过。膝关节被固定并包裹在笨重的 Jones 敷料中，患者最终将被允许在术后第二天或第三天站立。随着医院内专业护理机构（SNF）的出现，患者需要在这些机构住上 5~7 天。然后，随着微创手术技术的出现，患者康复的现状开始受到挑战。快速康复方案很快被接受，平均住院时间（LOS）自此开始下降。目前，患者在 TKA 术后当天即可完全负重，住院 1~2 天出院回家是很普遍的，而下一个被逐渐接受的前沿领域是日间 TKA。

虽然全膝关节置换术向日间手术模式转变符合择期手术的最终目标，即为患者提供始终如一的良好疗效和尽可能最佳的体验，但这也是出于降低成本压力的考虑，特别是在手术需求不断上升的情况下。传统上，患者住院是出于对术后疼痛和功能障碍的担忧，通过取消住院来降低成本的尝试必须与术后并发症和再次住院的潜在风险相均衡。然而，随着术后治疗方案的改进，这些顾虑已经被解决，本章讨论了关于实现日间全膝关节置换的具体的挑战和方式。

手术设施

日间 TKA 可以在不同的医疗机构进行，从大型三级中心医院到独立的日间手术中心（ASC），不同的环境下各有利弊。在医院环境中，如果出现并发症，有医疗顾问和重症监护病房（ICU）这些安全保障。此外，大型医院可能更容易获得较小医院不易配置的用途广泛的假体和器械，而其最大的缺点之一可能是外科医生缺乏对围术期执行人员的直接管理。外科医生必须经常与医院管理部门合作实施具有阻碍和挑战性的改革。在

ASC，甚至在一些专科医院，外科医生可能会投入更多的精力来做出必要的改变，以提高效率和制定日间手术流程规范。

比实际机构更重要的是职员的修养。要安全地开展日间 TKA，需要的不仅仅是外科医生做出患者在术后当天出院与否的决定，更要求整个团队站在希望患者迅速康复和健康、早日出院的同一立场上。外科医生需要从护理、麻醉、理疗和给药等方面进行评估，才能实现术后当天出院的目标，这不是一夜之间所能完成的转变，通常需要逐渐缩短在院时间，直到术后平均住院一天。之后，某些患者会被要求术后当天出院，如此循序递进的措施帮助围术期执行人员逐渐融入日间 TKA 的氛围，并允许外科医生和其他人稳妥地预防和解决日间手术过程中的意外事件，避免形成不利影响。

我们上述的经验反映了日间 TKA 逐渐转变的过程，本章的作者选择了一家肌骨专科医院，在那里实施了快速康复路径。在对工作人员的直接监管和执行本路径的背景下，术后在院时间逐渐减少到平均 1.5 天，随后，逐渐过渡到患者日间手术后当天出院。这影响了遵循相同快速康复临床路径的独立 ASC 的发展。

患者选择

所有接受全膝关节置换术的患者都可以是实行日间手术的候选者。随着快速康复方案和医疗最优化的改进，曾经只有身体条件好、积极性高的患者才能选择的方案现在正被提供给更多数患者。尽管如此，必须谨慎对待以确保患者获得的诊疗最优化，并及时发现主要并发症。从患者最初到外科医生的诊所就诊开始，需对患者病史做一个简要筛查，排除不适合日间手术的患者。适合日间 TKA 的患者必须有合适的医疗保险。虽然年龄不是日间 TKA 的绝对禁忌，但大多数 65 岁及以上的患者都是通过联邦医疗保险（Medicare）购买保险的，在 2020 年 1 月 1 日之前，医疗保险不支持 ASC 进行日间 TKA。

术前医学评估是患者选择的另一个重要步骤，包括全面的病史和体格检查、适当的实验室和/或其他检查，并在需要时转诊给专科医生。Mding 等观察到，对择期全关节置换术（TJA）的术前医学评估发现了大量新的诊断，其中 2.5% 的患者因此而被认为不能接受手术。此外，全科医学专家可以提供关于哪些药物在手术前应该停止，以及手术当天药物的正确剂量和说明的指导。

对于是否应该为日间 TKA 建立任何明确的选择和排除标准，如对身体质量指数（BMI）、年龄、并发症等的限制，意见上存在分歧。Pollock 等回顾了关于日间 TKA 的文献，发现接受日间全膝关节置换术和单间室膝关节置换术的患者的平均年龄为 55~68 岁，美国膝关节置换患者的总体平均年龄为 66.1 岁。平均 BMI 为 $27.5~30.8 kg/m^2$，这其中许多作者没有报告他们的 BMI 数值。有趣的是，该综述中的大多数研究表明，尽管美国每年接受 TKA 的女性比例都较高（2014 年为 61.6%），但日间手术中男性占多数。一些中心已经与内科团队合作，建立日间手术患者选择标准或评分系统。Meneghini 等开发了日间关节置换术风险评估（OARA）评分，它记录了患者特定的并发症，并预测了该患者在关节置换手术后当天安全出院的可能性。这将允许内科医生在患者术前医学检查期间，根据计算的评分，将患者筛选到日间或住院路径中。Courtney 等回顾了 1012 例接受髋关节和膝关节置换术的患者，以评估哪些危险因素与术后并发症有关。他们观察到，6.9% 的患者出现了需要医生干预的并发症，其中 84% 发生在术后 24h 之后，因此而得出结论，慢性阻塞性肺疾病（COPD）、充血性心力衰竭（CHF）、冠心病（CAD）和肝硬化晚期，是术后 24h 后并发症发生的独立危险因素。

在另一项独立的研究中，Courtney 等查询了美国外科医师学会的国家外科质量改进计划（ACS-NSQIP）数据库，以比较日间和住院患者 TJA 之间的并发症，并确定与这些事件相关的危险因素。169 406 例患者中，1220 例为日间手术患者（0.7%），研究发现，日间手术组和住院组的总体并发症发生率分别为 8% 和 16%。再入院和并发症的危险因素包括：年龄大于 70 岁、营养不良、心脏病史、吸烟史或糖尿病史。值得注意的是，日间手术本身并没有增加再入院或再手术的风险。

无论选择患者的标准是什么，由同一组内科医生进行医学评估，对加强评估过程至关重要，并确保外科医

生和内科医生的目标一致。外科医生和医疗团队之间的频繁互动和协作将微调过程，最大限度地提高患者护理效率。

术前宣教

排除不适于日间 TKA 的患者和分辨出符合日间 TKA 要求但对术后当天出院感到焦虑的患者同样重要。这需要从最初的临床就诊开始对患者进行细致的宣教，因为全膝关节置换术是一种使用率很高的手术，患者带着一定的期望去看外科医生，这是从同样患病的病友的集体经验中建立起来的。外科医生必须谨慎而富有同情心地打破这些期望，为患者打造他自己的期望值。这条途径的关键是确保足够的社会支持，竭尽所能地解答关于手术的疑问，并为患者提供大量的书面和/或视听资源。当这些期望在早期牢牢扎根时，患者在整个 TKA 过程中更可能获得好的体验。

更重要的是，临床路径中的所有团队成员必须在沟通、信息传递、目标和对当天出院的期望方面统一。如果外科医生设定了期望值，那么必须相信每个团队成员在患者的整个就诊过程中都能保持这种期望，其中就包括了临床接待员、护士、调度员、术前医疗顾问、围手术期护士、麻醉师和理疗师。这种多学科的方法不仅确保了一致的期望，而且还赋予了其他工作人员参与患者指导的权利，从而减轻了外科医生对患者进行指导诊疗的负担。Dowsey 等在 TJA 前前瞻性地将 163 例患者随机分为临床路径组和对照组。他们报告说，临床路径组在医院住院时间明显减少，更早的行走能力，降低了再入院率，并且更准确地对比了患者出院后环境〔例如，家与专业护理机构（SNF））〕。这些结果支持临床路径不仅在为患者当天出院做好准备方面很重要，而且还有助于减少并发症和改善整体预后。

即使整个团队对日间 TKA 有着相同的期待，患者在手术前仍会有疑问和焦虑。全面的教育资源，如说明书、宣传册和 DVD，在加强和维持患者的期望以及回答重要问题方面都是一个有价值的工具。许多中心还采用"联合训练营"或多学科会议，让患者熟悉手术当天将遇到的环境和人员。这一术前接触还可以使物理治疗师解决医疗设备需求，教导患者如何适应日常生活活动，并指导护理员如何在术后即刻为患者提供最佳帮助。护士可以使用这个平台教育患者和护理人员有关伤口处理和常见并发症的知识。理想情况下，这些指导课程可以

与患者术前的医学评估一起安排，以减轻患者对手术的压力。熟悉这些概念将有助于减轻患者的恐惧和焦虑，并有助于顺利而有效的康复过程。

围手术期疼痛管理

日间全膝关节置换术最大的阻碍之一是术后疼痛。然而，强效麻醉药和全身麻醉药可能会使患者过度镇静，并产生恶心和呕吐等破坏性不良反应，造成急性恢复期延长，患者参与物理康复治疗延迟。快速康复路径通过 3 种特殊方式克服了这一挑战：围术期多模式疼痛管理、局部镇痛和关节周围注射。再次强调，术前宣教对管理术前患者期望是非常有效的，对围术期疼痛管理同样是有用的。与麻醉团队合作，外科医生和麻醉师可以起到非常重要的作用，让患者为术后疼痛的不适做好准备，并让他放心，手术后的疼痛是正常的，即使在充分使用止痛药之后。如果患者对这一现实有充分的准备，那么这将有助于减轻在恢复室醒来时可能产生的焦虑和恐惧。

多模式疼痛管理

多模式疼痛管理包括在围手术期使用几种不同的止痛药，通过不同的生化途径控制疼痛。其中最重要的是超前镇痛的概念，多模式疼痛管理的基础是区分周围神经源性疼痛和由此引起的炎症性级联反应。外科创伤刺激外周伤害性感受器，进而释放细胞因子、前列腺素和其他化学介质，引发炎症反应使患者对疼痛的感觉更加敏感。此外，手术创伤将导致中枢敏感化或脊髓神经元兴奋性增加，降低患者的疼痛耐受性。在过去，患者的疼痛是在上述过程启动后按需治疗，因此需要大剂量的麻醉剂才能减缓疼痛反应。这一策略使患者不断地与疼痛玩"追赶"游戏，大大降低了手术当天安全出院回家的可能性。有效的多模式疼痛管理和超前镇痛通过术前和术中对患者进行干预，最大限度地降低伤害性感受器的外周敏感度，阻止由此产生的炎症性级联反应的刺激，并最终限制中枢敏感化。多种药物已被证明在这一过程中是有效的。

非甾体类抗炎药（NSAIDs）经常用于多种模式的止痛方案，以限制患者的炎症反应。环氧合酶 -2（COX-2）抑制的 NSAIDs 的使用越来越多，据报道，它们减少了胃肠道副作用的发生率。Mallory 等进行了一项研究，评估了在腰麻或硬膜外麻醉下接受 TJA 的患者，在疼痛

方案中添加 COX-2 抑制剂的效果。他们报道，TJA 术后疼痛显著减轻，术后精神障碍和恶心症状也较少。

加巴喷丁和普瑞巴林是用于治疗神经性疼痛的抗惊厥药物，也是另一种用于最大限度减少麻醉药物需求的重要药物。这些药物不仅可以最大限度地减少手术当天的术后疼痛，而且还可以减少后期神经性疼痛的发作。Buvanendran 等对 240 例接受 TKA 治疗的患者进行了随机双盲研究。一组术后给予 300mg 普瑞巴林，连续 14 天，另一组给予安慰剂。作者发现，普瑞巴林组在 3 个月和 6 个月时神经性疼痛的发生率均为 0，而安慰剂组分别为 8.7% 和 5.2%，此外，接受普瑞巴林治疗的患者使用的硬膜外阿片类药物和住院期间的口服阿片类止痛药需求更少，并且在手术后的前 30 天内膝关节有更大的主动屈曲度。

对乙酰氨基酚是另一种在手术前后添加到多模式止痛方案中的止痛药，可以口服或静脉给药（Ⅳ）。最近的一项随机对照试验显示，口服对乙酰氨基酚组与静脉注射组在术后 24h 阿片类药物用量或平均疼痛评分上没有差异。

除了止痛药之外，其他药物经常被用来提前预防潜在的副作用，主要是恶心、瘙痒和镇静状态。这些药物包括地塞米松、甲氧氯普胺、昂丹司琼和东莨菪碱贴片。此外，只要适当补水就可以减少副作用，通常在术前给予患者 1000mL 的晶体液，并在术中适当补液。

确切的多模式止痛方案在不同的中心有所不同，但概念是一样的。对疼痛和潜在的副作用预先治疗，并通过各种药物治疗以限制麻醉药品的使用，并使患者能够迅速行动起来。

硬膜外麻醉和局部麻醉

硬膜外麻醉和局部麻醉的目的有两个：第一，它可以减少全身麻醉所需强力镇静剂的使用，从而减少术后镇静状态，促进更早的活动；第二，限制传入神经的信号传递到中枢感受器，限制前面讨论的中枢敏化的影响。硬膜外麻醉已被证实能有效减少术后麻醉剂的使用。此外，Williams-Russo 等表明，与全麻相比，硬膜外麻醉可以更快地实现术后康复目标。硬膜外麻醉的副作用包括低血压和尿潴留，这会延长术后康复时间。

局部麻醉具有与硬膜外麻醉类似的优点，但作用区域更集中，并且降低了低血压或尿潴留的风险。与传统止痛方案相比，区域镇痛已被证明可以减少静脉麻醉

药的副作用，改善疼痛控制，允许更早的功能恢复，并减少 LOS。一项研究表明，股神经阻滞降低了 TKA 患者再次入院的风险。然而，缺点是，股神经阻滞会导致股四头肌无力、显著增加跌倒风险和降低早期出院率。内收肌管阻滞则更有吸引力，因为它们提供与股神经阻滞相同的感觉阻滞，而运动无力的风险要小得多。Jaeger 等进行了一项双盲随机研究，证明内收肌管阻滞组股四头肌力量占基线肌力的百分比明显高于股神经阻滞组。内收肌管阻滞通常是在超声引导下进行的，使用 12~15mL 的 0.5% 罗哌卡因。

目前已采用的一种较新的局部麻醉技术是在腘动脉和后关节囊间隙（IPACK）阻滞。与其他区域镇痛技术一样，IPACK 阻滞是在超声引导下进行的，已被证明能在不影响腓总神经的情况下对膝关节后关节囊大部分感受器进行阻滞。Sankineani 等进行了一项前瞻性研究，比较了 120 例同时接受内收肌管和 IPACK 阻滞或仅接受内收肌管阻滞的 TKA 患者，结果显示，同时接受内收肌管和 IPACK 阻滞的患者在术后 8h 以及术后第一天和第二天的 VAS 疼痛评分明显更好。此外，这些患者有更好的膝关节 ROM，能够走得更远。

关节周围注射

最后一种控制围术期疼痛的方法是在手术中直接向关节周围软组织注射局麻药。这种做法有助于阻断疼痛信号的即时传递，并且根据使用的药剂不同，可提供更长时间的疼痛控制。局麻药有多种组合，如布比卡因或罗哌卡因，与阿片类麻醉剂、肾上腺素和酮咯酸等其他药物联合使用。目前作者中心的一项研究表明，在全膝关节置换术中联合使用 0.25% 的布比卡因、肾上腺素和长效麻醉剂可以显著减少手术当天对麻醉药的需求。该研究还显示，接受这种治疗的患者失血量和术后的精神障碍减少，增加了膝关节活动度。之后，鸡尾酒注射进行了改良，去除了阿片类麻醉剂。

疼痛管理是日间 TKA 成功的最大障碍之一，多模式超前镇痛、区域镇痛和关节周围注射都能协同作用，以最大限度地减少术后疼痛和副作用，从而提高早期活动和出院的可能性。在制定新方案时，外科医生必须与麻醉和护理建立良好的工作关系，以便更好地了解当前的做法，提供促进患者快速康复的建议和改变。

手术入路

实现日间全膝关节置换术是基于开发出侵入性较小的膝关节手术入路，因为新入路减轻了软组织创伤，患者恢复得更快。传统 TKA 采用内侧髌骨旁入路进行，该入路是在股内侧肌外侧切开股四头肌腱，沿着髌骨缘，一直延续到胫骨结节内侧。局限性髌旁内侧切开术缩短了标准髌旁内侧入路的长度，不外翻髌骨。为了避免股四头肌腱损伤，减少术后疼痛，促进更快的恢复，已经开发了一些替代方法，包括 Berger 等所描述的股内侧肌下入路、经股内侧肌入路和股四头肌保留入路（Quadriceps Sparing，QS）。

Berger 是最早描述日间 TKA 的人之一，而且是在他发明了股四头肌保留入路之后。在这项技术中，TKA 从髌骨的上极开始，沿着髌骨的内侧边界向远切至关节线的远端，髌骨不脱位，所有的截骨都在原位进行。股内侧肌下入路在远端与髌旁内侧入路的方向相同，但不切入股四头肌腱，而是沿着整个股内侧肌的内侧缘向内侧切开，然后将股内侧肌从内侧肌间隔处剥离。经股内侧肌入路与此相似，但上部分是通过股内侧肌间纤维切开的。同样，远端显露与内侧髌骨旁入路相同。专家们对这些侵入性较小的入路方式的疗效仍存在矛盾，一些研究显示术后疼痛减轻，功能改善，而另一些研究显示结果没有差异。

与关节切开入路方式相比，更重要的是保护重要结构的同时尽量减少软组织损伤。这是日间手术路径中唯一由外科医生单独负责的部分，因此必须注意确保外科医生能够以最有效的方式为患者提供最有效的治疗。

血液管理

控制失血量是日间全膝关节置换术面临的另一个关键挑战。术后贫血不仅会限制患者康复锻炼和安全返家的能力，而且也是术后急诊科就诊或再次住院的常见原因。Lovecchio 等的一项研究显示，从 ACS-NSQIP 数据库查询的 492 例日间 TJA 患者中，6.3% 有出院后并发症，相比之下，1476 例快速出院（< 2 天 LOS）的患者出院后并发症发生率为 1.1%。研究发现，日间手术组的大多数出院后并发症是因出血而需要输血，但这与两组的总体发生率相似。这些发现表明，日间 TKA 中谨慎的血液管理越来越重要。

血液管理的第一步是确定哪些患者有术后贫血的

风险。患者术前血红蛋白水平是预测术后血红蛋白水平的最佳指标之一。如果术前血红蛋白水平低于 130g/dL，患者接受输血的风险会高出 4 倍。一旦术前确定术后有输血风险，患者可能会转为住院治疗，或者使用铁和促红细胞生成素以解决贫血问题。

低血压麻醉技术已存在多年，可将术中失血和术后输血需求降至最低。这些技术试图在术中将平均动脉压保持在 60mmHg 以下。如果此类技术尚未使用，需要与麻醉科医生合作以明确定义目标和预期。

最近，氨甲环酸（TXA）已被纳入临床路径，以减少术后输血的需要。TXA 是一种合成的赖氨酸抗纤溶剂，通过限制纤维蛋白的降解来减少血栓的分解。TXA 已在许多研究中被证明可以减少输血需要，而不会增加静脉血栓栓塞的风险。它有静脉、局部和口服途径，所有这些途经都被证明可以显著减少术后贫血。通常在切皮前静脉注射 TXA 1g，关闭伤口时或在恢复室中使用 1g TXA。局部使用时，将 2~3g TXA 与 50~100mL 生理盐水混合，在伤口闭合时使用。TXA 的出现，加上其他血液管理策略，毫无疑问将有助于使日间 TKA 成为安全和成功的现实。

术后护理

一旦患者到达麻醉后恢复室，恢复室的护理人员和理疗师就成为日间 TKA 成功的下一个关键组成部分。在这一点上，整个围术期采用的超前的多模式疼痛方案，能减少术后麻醉药物的需求，并减少镇静状态和恶心的副作用。现在的目标是让患者迅速从麻醉中苏醒，并准备好参加物理治疗。

如果使用硬膜外导管，在停药后 1~4h 拔除，如果使用导尿管，在术后 2h 内拔除 Foley 导管。根据规定的治疗方案给予口服和静脉的多模式镇痛药物。一旦患者恢复意识，物理治疗就开始了，通常在手术后几小时内。和住院患者一样，治疗师要确保患者符合一定的标准才可以出院，这些通常包括从仰卧到站立的独立行动能力，从站立返回到仰卧的独立行动能力，以及从站立到坐椅子的能力。在满足这些初始标准后，患者预计可以步行约 30m，并能上下几阶楼梯。其他经常使用的出院标准，包括稳定的生命体征和耐受正常饮食的能力。出院前，工作人员再次确保患者口服药物有足够的疼痛控制，以最大限度地减少因疼痛控制问题而再次入院。

必须在手术前做好规划，以确保患者在家中能根据

术后治疗计划得到支持，并能监测任何早期并发症。出院前，护士、治疗师、患者和照料人员都要清楚地讨论出院说明，并且所有问题都要得到清楚的回答。患者和照料人员也应携带充分的书面说明回家，尽可能实现回家后治疗的无缝衔接。不同的患者有不同的治疗方案，一些患者在第一周接受家庭治疗，以减少出行，另一些患者则立即开始门诊治疗。Warren 等进行了一项研究，比较了 TKA 术后患者单独接受门诊治疗和先接受家庭护理后再行门诊治疗的两种治疗方案，他们发现两组在术后 2 个月膝关节骨关节炎和预后评分（KOOS）、6min 步行测试或膝关节 ROM 方面没有差异。然而，他们却发现，单独接受门诊治疗的患者平均提前 20 天完成治疗，而且他们所接受的治疗疗程与那些先接受家庭护理的人一样多。这些发现表明，与出院后直接开始门诊治疗相比，先进行家庭护理并没能提供任何额外的好处。考虑到家庭护理的额外成本，这无疑是一个重要的发现。

指导患者和任何护理人员监测手术部位感染、深静脉血栓形成和其他常见的早期并发症的发生是很重要的。作者倾向于用皮下连续缝合和皮肤胶水来闭合 TKA 切口，以最大限度地减少伤口渗液。保留敷料 2 天后去除，切口可以暴露在空气中。如果出现伤口持续渗液，患者需要及时返回医院进行评估。考虑到最大限度地减少麻醉药品的用量，我们还应该指导患者正确控制疼痛的原则。早期监护的其他方法还可以在术后第一天或每隔几天让一名护士、医疗人员或外科医生亲自给患者打电话，随访患者的病情进展。如果有任何顾虑或问题，应通过电话或到医院（视情况而定）具体处理。

结果

关于日间 TKA 成功的研究不胜枚举。Berger 首先描述了他选择的 50 例患者的日间 TKA 结果，遵守严格的排除标准，包括 1 年内的心肌梗死、肺栓塞或任何抗凝治疗病史。此外，BMI > 40kg/m² 或有 3 种以上内科并发症的患者被排除在日间手术路径之外，所有纳入的患者都在当日 TKA 手术的第一台完成。在 50 例患者中，96% 的患者能够在当天出院。有 3 例患者再次入院。1 例患者在手术后 8 天因胃出血再次入院，1 例患者在术后 21 天因皮下感染再次入院，1 例患者在术后 9 周再次入院接受麻醉下松解。

Berger 在 2006 年进行了一项随访研究，增加了 50 多例具有相同选择标准的患者，这些患者中没有一人需

要留院过夜，这 100 例入选的患者当天出院的成功率达到 98%。

考虑到所选患者的成功率，Berger 对一组患者进行了一项日间关节置换术可行性的研究。这项研究包括全膝关节置换术和单髁置换术，唯一的排除标准是中午 12：00 以后进行的手术。在这项研究中，111 例患者中有 104 例（94%）患者在手术当天出院。在手术后的前 3 个月，共有 8 例患者（7.2%）再次入院，均为 TKA 患者。对于选择标准很重要的一点是，他们发现在平均年龄、体重、BMI 或内科合并症方面，需要住院过夜的患者和日间治疗的患者没有差异。

在 Springer 等最近的一项研究中，回顾性比较了日间 TJA 患者和住院 TJA 患者术后 30 天的并发症，包括所有的意外医疗事件（再入院、急救／急诊中心等）。共回顾了 137 例日间 TJA 患者，并与 148 例住院 TJA 患者进行了比较。研究发现，日间手术组 30 天内意外医疗事件的发生率为 11.7%，而住院组为 6.6%。值得注意的是，这些发生率经比较没有统计学意义（P=0.18）。

在一篇文献系统评价中，Pollock 等筛选 17 篇文章比较了日间 TKA 患者的再入院率和并发症发生率。他们发现，在每项研究中，日间手术患者和住院患者的再入院率和并发症发生率都没有差异。此外，他们发现大多数患者有较高满意度。从这些研究中可以看出，在适当的临床路径下，日间全膝关节置换术可以安全有效地实施。

多项研究也报道了日间关节置换的经济优势。一项研究对住院和日间全膝关节置换术进行了详细的成本分析，发现日间全膝关节置换术可以节省约 30%。文章报告说，在这一研究中，没有返回医院或再次住院的情况。通过避免高昂的住院治疗费，TKA 这种数量很大的手术，在更大范围应用时，有可能为医疗保健行业节省大量资金。

本章作者有丰富的日间 TKA 经验。2013 年 6 月至 2017 年 12 月，作者在一个日间手术中心进行了 4744 例患者的 6000 个髋、膝关节置换术，其中包括 1754 例患者的 2237 个初次全膝关节置换术。42% 的患者为男性（741 例），58% 的患者为女性（1013 例）。平均年龄 59.0 岁（SD6.1，范围 25~87），平均 BMI 为 35.0kg/m^2（SD7.6，范围 17~66）。在 2237 例初次 TKA 手术中，2054 例患者（92%）当天回家，9 例（0.4%）被转移到急诊机构，174 例（7.8%）需要住院留宿，但其中 47 例留宿是因为回家距离或与手术时间较晚有关。在 118 例因医疗原因住院留宿和 9 例转院的患者中，最常见的原因是呼吸系统问题、恶心／呕吐、未确诊的阻塞性睡眠呼吸暂停或无法排尿。

26 例（1.2%）患者，包括 9 例转院患者，在术后 48h 内出现严重并发症，31 例（1.4%）患者在术后 48h 至 90 天出现了意外医疗事件，21 例（0.9%）患者在 90 天内发生需要手术干预的手术并发症，226 例（10.1%）患者在术后 90 天内需要进行手法松解。这些结果证明，日间全膝关节置换术可以安全有效地实施，至少 92% 的患者在手术当天成功出院。

结语

日间 TKA 已经成功实施，并在世界各地的许多中心迅速发展，向日间关节置换中心的过渡需要围术期执行人员文化和观念的转变。任何医疗机构都可以进行这种转变。及早建立患者的期望，并在整个围术期给予患者持续的宣教。外科医生必须与医疗评估和麻醉团队密切合作，谨慎选择患者。多模式疼痛管理方案彻底改善了全膝关节置换术后的快速康复，真正让日间手术成为现实。随着临床路径技术的不断改进和发展，日间 TKA 的覆盖面将会增长并扩展到世界各地的各个中心。

（冯尔宥翻译；张国强校对）

全膝关节置换术并发症

BRETT R. LEVINE, HANY S. BEDAIR

第 53 章

全膝关节置换术中并发症

David W. Fitz, MD | Brett Mulawka, MD | Christopher M. Melnic, MD

引言

全膝关节置换术（TKA）是非常成功和成本效益高的手术。登记系统数据持续报道了其优异的 10 年生存率，瑞典关节登记系统为 96%，澳大利亚登记系统为 94%。术后患者的满意度也很高，超过 80% 的患者认为满意或者非常满意。手术成功在一定程度上推动了发达国家每年 TKA 病例的增加。在美国，预计到 2030 年，对 TKA 的需求将增加 673%，达到 348 万人，TKA 翻修将增加 601%。此外，65 岁以下的患者将推动需求的增加。随着人口老龄化、肥胖增加和保持活跃生活方式需求，TKA 失败量的增加不可避免，并对 TKA 翻修的负担也在增加。

与初次 TKA 相比，TKA 翻修术在技术上要求更高，并发症的发生风险更高。广泛的瘢痕组织形成可能导致显露复杂化，此时不可避免地需要延长手术切口。局部解剖关系可能改变，确定重要解剖学标志可能出现困难。此时，必须小心地进行假体移除，以尽量减少骨丢失和骨折。移除骨水泥操作也应该仔细进行，以避免新假体对线错误，造成骨缺损和防止骨折（骨水泥去除和新假体植入过程）。翻修手术可能遇到骨溶解和应力遮挡，这加大了重要解剖结构骨折或撕脱的风险，带柄股骨假体的应用可能导致医源性骨折。

为了尽量减少并发症发生率，深入掌握解剖学和合适的外科技术是必不可少的。它不仅给术者带来有效的手术计划，而且使术者能够积极主动预测潜在的并发症。在本章中，将描述潜在的术中并发症，以及如何处理和如何避免的方法。

术中骨折

虽然术中骨折在初次 TKA 中有报道较多，万幸的是术中骨折是罕见的，发病率低于 1%。与所有其他并发症一样，翻修手术的术中骨折发生率也是增加的，报

道为 3%。术中和术后膝关节假体周围骨折，与高致残率和死亡率相关，6 个月死亡率高达 17%，1 年死亡率高达 30%。与其他并发症相比，假体周围骨折虽然少见，但它们充满挑战性，可能导致相关并发症和费用明显增加。假体周围骨折和感染，与 TKA 翻修患者住院时间增加和花费增加最为相关。

已经有多种分型用于描述和指导 TKA 术后假体周围骨折的治疗。一般来说，这些分型集中在一个特定的解剖区域：股骨远端、胫骨近端和髌骨。不同分型还包括一些更详细的指标，如骨折机制、年龄、骨质量、治疗建议和结果。目前，最广泛使用和引用的分型是 Lewis 和 Rorabeck 描述的股骨远端骨折分型，Felix 描述的胫骨骨折分型，Ortiguera 和 Berry 描述的髌骨骨折分型。这些将在后续章节中详细描述。

为了规范和标准化假体周围骨折分型，AO 协会提出了一个全新的应用于所有假体周围骨折的分类系统，即 United Classification System（UCS）分型。UCS 分型是基于已建立的 Vancouver 股骨近端假体周围骨折分型，并以骨折位置、假体固定和骨量储备为核心原则。UCS 分型已经过验证对于 TKA 相关的假体周围骨折，具有相当大的观察者间和观察者内的可靠性。表 53-1 总结了这一分型方法。

无论是初次 TKA 还是翻修 TKA，骨折都可能发生在手术的任何时间点，从最初显露到最终假体植入，以及单一股骨、胫骨、髌骨或三者结合骨折。假体周围骨折的危险因素包括与患者和手术有关的因素。患者相关的危险因素涉及导致骨量减少的疾病，包括类风湿关节炎、高龄、女性性别、营养不良、骨质疏松症、神经肌肉疾病、痴呆和长期皮质类固醇药物使用。与手术相关的危险因素包括假体部件取出、髓内器械使用、股骨髁间准备和假体试模测试过程。了解和预测这些危险因素对避免术中并发症和手术成功至关重要。

表 53-1 膝关节假体周围骨折系统分型（UCS）

		V. 膝关节		
		V.3 股骨远端	**V.4 胫骨近端**	**V.34 髌骨**
A. 骨隆起或关节外/关节周围	A1	外上髁	内侧或外侧胫骨平台，无移位	伸膝装置中断，上极
	A2	内上髁	胫骨结节	伸膝装置中断，下极
B. 假体基底或假体周围	B1	近端稳定，骨质良好	柄和假体稳定，骨质良好	伸膝装置完整，假体稳定，骨质良好
	B2	近端假体松动，骨质良好	柄和假体稳定，骨质良好	假体松动，骨质良好
	B3	近端假体松动，骨缺损或骨质差	柄和假体稳定，骨质差/骨缺损	假体松动，骨质差
C. 邻近假体或远离假体	—	假体和骨水泥鞘的近端	假体和骨水泥鞘的远端	—
D. 位于两个假体间或内植物间骨折	—	髋关节和膝关节之间，靠近膝关节	踝关节和膝关节之间，靠近膝关节	—
E. 骨的远近端均有关节置换或多个假体	—	股骨和胫骨/髌骨		—
F. 关节面的另一侧有半关节置换	—	股骨髁骨折，与胫骨侧半关节对合		人工全膝关节髌骨骨折，无表面移位，与股骨假体关节对合

术中骨折：股骨

在初次置换和翻修时，股骨骨折最常见，股骨内髁是最常见的骨折位置。也有报道在骨干、外髁、内上和外上髁以及髁上区骨折。与所有假体周围骨折一样，骨质疏松症，无论是从全身情况、药物治疗、骨溶解或医源性弱化，都会增加术中骨折的风险。

分类

Lewis 和 Rorabeck 首次提出了最广泛使用的骨折分型，既考虑了假体的完整性，也考虑了骨折的位置。Ⅰ型骨折不移位，假体稳定；Ⅱ型有移位骨折，但假体稳定；Ⅲ型骨折是指 X 线或临床上有假体松动表现，无论骨折移位与否。

解剖

彻底了解股骨解剖是成功翻修 TKA 首要条件。术前必须评估骨干和干骺端固有的解剖差异，以及这些区域之前手术导致的改变。陈旧骨折引起的关节外畸形可能改变股骨干的几何形状。骨质疏松症中皮质骨厚度会减少，外科医生在进行髓腔内手术时应格外小心。术前也应评估既往手术中内植物和/或骨水泥情况，如果必

须取出术者应评估取出植入假体潜在的压力。

股骨干有前弓，股骨形态在不同的种族和性别之间有很大的差异，亚洲人和女性的前弓增加。当髓腔准备或插入充填股骨干的延长杆时，有骨折或皮质穿孔的风险。股骨干的医源性改变也会增加骨折的风险，特别是股骨切迹（Femoral Notching）。生物力学和临床研究中发现，股骨前切迹会损害股骨远端强度并导致假体周围骨折。股骨前切迹 3mm，远端股骨平均抗扭强度下降 29%~39%，全层切迹可使股骨抗弯强度下降 18%。然而，并非所有股骨切迹都会骨折。Ritter 等回顾了670 例初次 TKA，观察到 138 例（20.5%）股骨前切迹≥ 3mm，仅有 2 例（0.3%）发生股骨髁上骨折。术后 6月随着骨重塑，股骨切迹导致骨折风险降低。但是外科医生应避免股骨切迹，特别位于股骨前内侧皮质，防止股骨远端过度应力。外科医生应该了解术前或术中股骨切迹的情况，如遇到可使用延长杆跨越切迹处。

翻修 TKA 时还必须考虑干骺端解剖。身材矮小者和女性股骨远端狭窄。股骨翻修假体通常比初次后稳定假体髁间窝更宽更深。由于股骨远端内外侧尺寸较小，髁间就显得更大且更深。髁间窝近端与干骺端之间的骨桥明显狭窄，内侧尤甚。此外，髓腔开口位置过于偏内或偏外会让问题变得更糟。即便手术技术精湛，髁间窝

仍可导致股骨髁骨折。

预防

适当的术前计划和评估，可将术中骨折的风险降到最低。应记录既往手术切口并评估软组织情况。膝前侧皮肤的血液供应主要来自内侧血管，因此应选择最外侧的切口。X 线片应包括负重位正侧位、髌骨轴位。在侧位像上最好观察到股骨的前弓，以便于选择股骨假体。从髋关节到膝关节的整体影像学资料也应可评估皮质厚度、关节外畸形和既往手术内植物。X 线片可观察到骨丢失和骨溶解，但通常被低估或忽略。术前计算机断层扫描（CT）可进一步评估骨丢失情况和范围。

TKA 手术中，不同的手术操作会增加术中骨折的风险，外科医生在这些时候应该保持警惕，以防止并发症的发生。据报道骨折多发生在显露、取出假体、固定和测试假体过程中。为了安全显露膝关节可延长显露切口，这在单独的章节中详细描述。在取出假体过程中，应该使用尺寸小的摆锯或小骨刀小心地将假体从宿主骨中分离出来，以达到尽可能减少骨丢失的目的。股骨髓腔内残留的骨水泥可能会偏离髓内器械（如钻头或铰刀）导向，会导致髓腔穿孔。既往畸形，反应性骨形成，或先前的内植物均有类似的结果。在翻修术中，应谨慎进行假体试模的测试，特别是遇到严重的骨量丢失时。如果膝关节屈伸间隙不平衡，当伸直间隙紧时，在膝关节伸直过程中，可能会造成股骨上髁撕脱骨折，反之亦然。由于撞击力，假体测试或最终假体的打压过程均可能导致骨折。如果在插入过程中遇到困难，不应再增加撞击力。相反，外科医生应该重新评估并确保股骨远端能够容纳假体。术中 X 线片评估匹配度和位置，特别是在使用股骨干填充型延长杆时。

当干骺端骨受损时，带柄假体成为翻修 TKA 的关键，以增加假体的稳定性。生物力学研究表明，延长杆结构可通过在更大面积内转移负荷，减少骨 – 假体界面的应力，从而提高机械稳定性。可选择骨水泥固定的延长杆和非骨水泥固定的延长杆。非骨水泥（或压配）固定的延长杆必须与患者骨干的尺寸相匹配，因为不匹配会导致骨折。骨干填充型延长杆往往较长，一般长度 ≥ 75mm。带槽延长杆或末端分叉延长杆可以减少延长杆末端的压力。带槽延长杆在高弓股骨上也容易使用。股骨假体插入过程中槽的轴线平行于股骨前弓。较长的弓形延长杆（ ≥ 150mm）可匹配股骨的自然前弓。

处理

处理术中骨折的目标与处理任何骨折的目标类似：实现解剖复位与坚强内固定，以支撑早期的膝关节活动。术中骨折应在确认后进行处理，如有疑问，应在鉴定骨折过程中进行 X 线检查。通常需要延长显露切口，以充分显示骨折和骨折脱位。然而，应避免过多软组织剥离，以避免产生无血供骨折碎片，并增加骨愈合的可能性。

股骨假体周围骨折有多种治疗策略。这些固定措施包括股骨髁支撑钢板、锁定钢板和非锁定钢板、骨折块间拉力螺钉或髓内固定。逆行髓内钉对于股骨假体周围骨干骨折是一种可行的解决方案，但只适用于髁间窝开放设计的假体。在翻修 TKA 中，如果使用了延长杆或闭合髁间窝，极少选择髓内钉固定。

股骨髁支撑钢板在历史上是治疗股骨假体周围骨折的主要治疗方法，但随着现代钢板系统的出现（锁定和非锁定），其应用已经减少。在骨质疏松性骨和远端骨折类型中，支撑钢板不能达到理想的坚强远端固定。在骨质疏松性骨和粉碎性骨折中，其失败率高达 80%。多种加强固定的方法已展开尝试，包括各种同种异体骨移植方法和骨水泥。目前，支撑钢板仅应用于骨量良好、移位不明显的粉碎性骨折。

现代钢板系统采用锁定螺钉技术建立坚强固定角度的结构，已成为股骨假体周围骨折治疗的主要手段（图 53-1）。在大多数钢板系统中，锁定螺钉用固定角度牢固地固定在钢板上，类似于三叶草钢板。在远端使用多个固定角度锁定螺钉可增加固定性和稳定性。锁定钢板可防止螺钉与钢板接合处松动，为骨折块提供坚强的内部支撑。锁定钢板还可以提供包含单皮质锁定螺钉的优点。较大的髁间窝或股骨骨干妨碍双皮质固定，但单皮质锁定螺钉仍可提供支撑。一些钢板系统还提供多轴螺钉选择，包括螺钉角度锁定技术。螺钉还可以在围绕中心轴 15° 锥形补块内植入钢板，并仍然锁定在钢板内，使外科医生有更多的选择来获得最佳的骨和假体周围骨的固定。其他的钢板设计可放置缆绳，可用于有股骨延长杆或进行同侧全髋关节置换术的骨干部分。最近的一项综述报道了锁定钢板的良好结果，其愈合率为 87%。锁定钢板也有潜在的缺点，包括骨不连 / 畸形愈合、钢板固定失败和感染，但其并发症发生率比其他固定方法要低。

用较长的股骨干填充型延长杆绕过股骨远端骨折也是一种潜在的治疗选择，其治疗方案在文献中也有支持。股骨干填充型延长杆应绕过骨折至少 2 倍的皮质骨直径。如果有明显的畸形，可使用缆绳进行加强固定。

股骨髁骨折是翻修术中最常见的股骨骨折。对于这些骨折以及髁上骨折，骨折块间拉力螺钉固定可用于轻度的非移位性骨折。在粉碎性和移位性骨折中，可以使用股骨干填充型延长杆来分散骨折处的应力。骨质量差的患者可以使用垫圈（Washer）。在股骨髁骨折中，可以使用支撑钢板（Butress Plate）来抵抗剪切应力。

另外，还可以考虑骨折端植骨来促进愈合。Healy 等报道添加移植骨（自体髂骨或同种异体股骨头）后骨折端愈合率提高。骨水泥应在骨折周围谨慎使用，仅限于骨折线近端，以免干扰骨愈合。

术后负重及活动范围应由固定程度决定。如果实现了坚强固定，应立即开始活动，以防止关节僵硬。术中股骨远端骨折应考虑 4~6 周的保护下负重。一项对无菌性 TKA 翻修术中骨折的回顾中，Sassoon 等报告 22% 的患者负重受限。

术中胫骨骨折

与股骨假体周围骨折相比，胫骨假体周围骨折在初次和翻修手术中都是罕见的。然而，在骨干压配型假体中，胫骨骨折比股骨骨折更常见。和术中股骨骨折一样，翻修的风险也会增加。Felix 等报道翻修术中发生胫骨骨折的风险要高 5 倍。术中胫骨骨折可发生在整块骨上，包括内、外侧胫骨平台以及胫骨骨干的前、后、内、外侧皮质骨。胫骨骨折的患者相关风险因素与股骨骨折相似，包括任何使骨量降低的因素。在翻修术中包括骨溶解和应力遮挡。

分类

Felix、Stuart 和 Hanssen 的 Mayo 分型是胫骨假体周围骨折最常用的分型。分 3 个特征来描述骨折：解剖位置、假体稳定性和时间。Ⅰ 型骨折位于胫骨平台水平，累及假体基底 – 骨界面；Ⅱ 型骨折多发生在干骺端 – 远端骨干连接处，累及假体柄 – 骨界面；Ⅲ 型骨折发生在胫骨柄或膝关节的远端；Ⅳ 型骨折累及胫骨结节。这些骨折进一步细分为：假体是否放射学稳定（A 类）或松

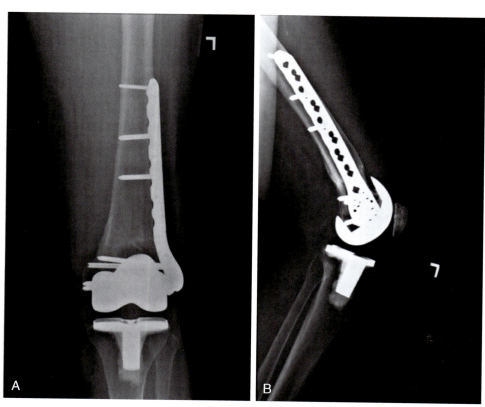

图 53-1 膝关节置换翻修术后 1 年的正位（A）和侧位（B）X 线片。采用外侧锁定钢板进行骨折端固定

动（B 类），以及是否发生在手术中（C 类）。

解剖

　　像股骨一样，了解胫骨的解剖结构对翻修手术的成功至关重要。无论是既往手术、创伤还是解剖上的差异，干骺端 – 骨干的扭转都是特别重要的，尤其是当需要使用髓内固定和延长杆假体时。如果有明显的变形，可以使用偏心假体或延长杆。还应注意骨皮质厚度（骨量减少时皮质厚度会减少），压配型假体可导致医源性ⅡC 骨折。既往内植物会导致应力升高，外科医生应该准备好应对这些挑战。

预防

　　详细的术前计划和手术技巧可以减少术中并发症发生率。术中可能需要进行延长显露，包括胫骨结节截骨术。术前应拍摄负重位 X 线片，便于观察整个胫骨。

　　与股骨骨折一样，胫骨骨折可发生在从显露到假体植入的整个过程中，所有步骤都有可能，但通常发生在撑开器放置、髓腔扩髓准备、假体柄和假体植入或在大腿上施加扭转应力时。外科医生应小心放置撑开器，最好是在直接可视的情况下操作。盲目或不小心放置撑开器可导致胫骨干骺端凹陷，尤其是骨质减少的胫骨。为了提高胫骨平台的可视范围，可将内侧副韧带（MCL）深层、半膜肌和后侧关节囊从骨膜下依次松解至胫骨后内侧。这可使胫骨过度屈曲并外旋，以便直接到达胫骨内侧。

　　必须谨慎、彻底地去除胫骨假体。可以使用摆锯或往复锯和小骨刀的组合来进行假体去除。过早尝试去除胫骨假体会造成不必要的骨丢失，或造成胫骨和股骨的医源性骨折。在去除胫骨假体之前，必须确保股骨远端有足够的空隙。先于胫骨取出股骨远端假体也有助于扩大手术视野，增加手术操作空间。

　　去除骨水泥也会导致骨折，通常为ⅠC 或ⅡC 型。应该以渐进的方式去除骨水泥，而不是用整块取出的方法。可用骨刀或高速磨钻清除近端骨水泥。一旦用骨刀将骨水泥从周围骨质凿下后，应将骨水泥碎片撬向髓腔内，以避免皮质骨穿孔。从股骨髓腔中取出骨水泥时也要小心，以避免皮质穿孔。可能会遇到远端骨水泥阻塞，可以通过钻通骨水泥塞来解决。然后，可以用带螺纹 T 形手柄钻通骨水泥塞来拔出，也可以用专用的骨水泥拆卸工具进行压碎并分段去除。

　　和股骨一样，在选择假体时必须考虑到患者的解剖结构。长柄股骨假体在扩髓和打压过程中会造成ⅡC 型骨折。使用偏心距假体可以解决干骺端的骨缺损问题。假体延长杆应该填充髓腔，但是假体延长杆填充也是造成假体植入失败的最强预测因素。如果患者的解剖结构或留存骨量都无法使用合适的压配型延长杆，则可以考虑使用较短的、骨水泥固定的假体。无论是非骨水泥固定还是骨水泥固定，假体 TKA 翻修术后中期效果都很好。

处理

　　术中胫骨骨折的治疗以骨折类型和位置为基础，以 Mayo 分型指导治疗。ⅠC 型骨折通常是胫骨平台的轻微移位分离或压缩性骨折。通常这些骨折可以在假体最终植入之前用松质骨螺钉或皮质骨螺钉来固定，或者用较长的延长杆来跨越骨折端。小的骨折块包含小于 5mm 的骨缺损可以用骨水泥或骨移植物进行修复。螺钉和骨水泥固定或骨移植可用于较大的缺损。

　　ⅡC 型骨折通常在去除或植入假体及扩髓时发生。可以使用更长的延长杆跨越骨折来进行治疗。如果没有移位，可以通过保护下负重和早期移动进行治疗。

　　ⅢC 型骨折发生在延长杆远端，治疗通常取决于骨折块是否移位。如骨折块发生移位，需切开复位内固定。锁定钢板与单皮质或多轴锁定螺钉在这些情况下可能是有益手术治疗的，为近端固定胫骨假体周围提供了选择。非移位性骨折可以采用非负重或保护下负重的保守治疗。

　　ⅣC 型骨折累及胫骨结节，是术中破坏性并发症，通常与关节显露困难和骨质疏松有关。减少胫骨结节张力的技术将在下一节中进行讨论。可尝试通过螺钉固定修复骨折碎片，但是术后仍发生移位是常见的。

术中髌骨骨折

　　髌骨骨折是第二种常见的膝关节假体周围骨折，发生率为 0.12%~3.9%。尽管在 TKA 翻修手术中风险增加，但是髌骨骨折在初次和翻修手术中都不常见。Alden 等在 17 389 例首次 TKA 的综述中报告了术中髌骨骨折 9 例，而 Sassoon 等在 894 例感染性 TKA 翻修手术治疗中报告了 3 例髌骨骨折，在无菌性 TKA 翻修手术治疗中报告了 5 例髌骨骨折。

分类

髌骨骨折最常用的分型是 Ortiguera 和 Berry 分型。Ⅰ型骨折假体稳定，伸膝装置稳定。Ⅱ型骨折导致伸膝装置破坏，无论是否假体稳定。Ⅲ型骨折伸膝装置完整，但假体不稳定。Ⅲ型骨折又根据骨量进一步细分为两型。Ⅲa 型有足够的骨量。Ⅲb 型骨量差，骨厚度 < 10mm 或有骨折块粉碎严重。

解剖

髌骨是体内最大的籽骨，嵌于股四头肌腱中，位于股骨远端（股骨髁）前方。髌骨形态扁平，远端呈锥形，近端弯曲，分为前面、关节面，以及内外近端 3 个缘和位于近端远端的上下极。

髌骨的血液供应（血供）主要来自膝关节动脉吻合网，特别是膝动脉的膝支和胫前返动脉。髌骨有骨外和骨内两套血液供应。TKA 常规行髌旁内侧入路和半月板全切除术后，膝上动脉是唯一剩下的为髌骨提供重要血供的主要血管。术中用于改善显露的外侧支持带松解可能进一步损害髌骨血液供应，增加髌骨骨折的风险。

预防

患者和手术因素均可引起术中髌骨骨折的风险。无论何种原因，骨质疏松性骨都容易导致髌骨骨折。医源性骨折多发生在髌骨准备或截骨过程中使用布巾钳钳夹髌骨。必须避免使用巾钳夹抓取髌骨上极和下极，以免引起潜在的骨折。然而，髌骨骨折的风险大多与髌骨的机械强度有关。髌骨厚度 < 25mm 和截骨后厚度 < 15mm 显著增加应变和骨折风险。在初次置换术中，应使用游标卡尺测量髌骨。翻修时，去除假体后可显著减少髌骨厚度，只留下皮质骨外壳。此外，残存的血液供应可能被破坏并进一步削弱髌骨。

最初足够的切口显露能减少伸膝装置的张力。但是由于显露不足，可能需要过度力量以使髌骨向外侧翻转或半脱位。骨质疏松性骨或骨溶解性髌骨，使用撑开器可能造成骨折。翻修时，外科医生应决定是否有必要翻修髌骨以及翻修是否安全。如果要切除髌骨，外科医生应采用与股骨和胫骨相同的护理和技术。一旦髌骨被切除，试模假体或保护装置可以用来分散负荷。

处理

通常在最终固定之前应确定是否发生术中骨折。一旦确定，应确保充分显露，直视下看到并处理骨折。股四头肌斜切可能是必要的，以减少对伸膝装置的压力，避免进一步损伤。在处理术中骨折时，在表面置换前优先保持伸膝装置的连续性。垂直骨折通常是稳定的，只要伸膝装置完整，可观察处理。然而，横向骨折是一个问题，需要进一步处理来恢复伸膝装置功能。如果可能的话，张力带固定是可靠的固定方法。如果骨折块不能充分去除或髌骨严重粉碎，可能需要行部分髌骨切除术和肌腱推进术或髌骨全切除术。内固定后应再次评估髌骨行表面置换术的能力。如果剩余骨量仍然足够（> 13mm），可行髌骨表面置换。骨量受损时，不应进行表面置换。如果患者骨折愈合后出现症状，可以考虑采用双凸髌骨假体、髌骨植骨或植入多孔金属进行治疗。

伸膝装置损伤

虽然难以确定术中髌腱损伤的真实发生率，但髌腱断裂的真实发生率为 0.1%~3%。髌腱断裂可能发生在显露、解剖受限、锯片引起的医源性损伤，或在植入或去除假体过程中。应考虑危险因素，如既往手术史、皮肤瘢痕挛缩和肥胖。髌腱损伤可发生于胫骨结节或髌骨下极撕脱。锯片漂移也可能导致中段髌腱损伤。

TKA 术后股四头肌腱断裂的发生率为 0.1%。术中断裂的发生率尚不清楚。术中断裂的危险因素包括全身疾病、髌骨过度切除和既往的股四头肌切断或 V-Y 翻转。

解剖

伸膝装置包括股四头肌及其肌腱、髌骨、髌腱、周围支持带和胫骨结节。主要由膝周动脉进行血液供应，但经常被手术入路破坏。常用的髌旁内侧关节切开术可破坏膝降动脉、膝上动脉和膝下动脉。切除髌下脂肪垫、半月板，以及外侧松解可损害外侧血供。血供中断限制了受伤后的愈合潜能。

预防

伸膝装置损伤（EMI）的不良结果强调了预防这些破坏性损伤的重要性。既往手术史，如关节成形术、胫骨结节截骨术或胫骨高位截骨术，增加了显露的复杂性和术中伸膝装置损伤的风险。组织粘连和瘢痕组织形成增加了膝关节翻修手术挑战性，并增加了显露和植入假体过程中伸膝装置损伤的风险。必须考虑患者术前因素，如共病、肥胖、既往创伤和切口周围皮肤瘢痕挛缩，以防止损伤伸膝装置。在复杂的 TKA 和膝关节翻修术中，充分松解和切除瘢痕组织有助于增加显露。

预防性固定髌腱可防止术中断裂。在胫骨结节处植入 1/8in 的克氏针可减少髌腱从结节处撕裂、撕脱的可能。当近端伸膝装置阻碍术中显露时，可行股四头肌斜切手术，对术后结果影响很有限。这项技术包括通过股四头肌腱近端进行典型的髌旁内侧关节切开术，以增加膝关节显露。采用传统修复方式进行修复，术后康复方案保持不变。

处理

术中髌腱断裂的治疗可分为修复、加强修复和重建。相对于急性伸膝装置完全撕裂时的保守观察、等待急性期愈合，该方法在慢性伸膝装置损伤时并不适用。在决定术中损伤后采取何种治疗方法时，损伤机制、患者因素和可用修复装置都必须考虑在内。

当有足够组织时，可采用缝线、缝合器或钢丝进行直接的初次修复。在内侧松解过程中要保持正常的内侧袖套，这样可以直接将髌腱修复到内侧组织袖套上，并使用缝线、锚钉或 U 形钉进行加固。虽然直接一期修复在膝关节中取得了成功，但是关于 TKA 直接一期修复的文献未能证明其有效性。Courtney 等对 58 例髌腱断裂患者进行直接修复，其中 45% 是术后 2 周内进行的，他们注意到有 26% 再手术率和 33% 不满意率。

当直接一期修复不能产生足够的固定或强度时，应考虑术中加强修复。可以考虑自体移植、同种异体移植或合成材料移植。相比筋膜或游离组织移植，自体腘绳肌腱移植手术已证实修复作用更强。残存半腱肌附着在胫骨近端，只获取近端肌腱。半腱肌腱可以延伸到残留髌腱内侧并进行侧侧缝合。当肌腱锚定到髌骨的下极后，肌腱可以向下延伸到髌腱的外侧。注意不要过度收紧重建后的髌腱，有低位髌骨风险。检查术中安全的活动范围有助于确定术后活动限制。

Courtney 等报告了他们的直接髌腱修复与 EMI 加强的经验，并发症发生率超过 63%，持续出现伸膝迟滞 30°，急性和慢性损伤的结果是否有区别并未进行描述。

股四头肌的完全断裂修补，可附加或不附加加强修复。初次手术修复股四头肌腱的效果不佳，再次修复率为 33%~36%。应考虑自体移植、合成材料移植或同种异体移植加强修复。

副韧带损伤

TKA 冠状位平衡和稳定有赖于内侧副韧带（MCL）的完整性。对于不稳定性的翻修手术，经常因为是这一重要结构的功能不佳。文献报道术中 MCL 损伤率为 0.5%~8%。通常被认为是术中医源性并发症。

解剖

MCL 由深层和浅层两部分组成。它是膝关节内侧最大的结构。浅层 MCL 有一个股骨和两个胫骨附着处。股骨附着点位于股骨内上髁近端约 3.2mm 和后侧 4.8mm 处。浅层 MCL 在远端附着于两处。近端不是直接附着在骨组织上，而是附着在软组织上。远端附着位置较宽，位于胫骨嵴后内侧的前面。深层 MCL 是关节囊的增厚部分，与浅层 MCL 平行，它由半月板股骨韧带和半月板胫骨韧带组成。

预防

在进行内侧关节囊松解，切除内侧半月板，股骨远端和后侧截骨以及胫骨内侧截骨时，MCL 易受损伤。手术过程中要小心保护 MCL，对于防止医源性损伤是极其重要的。显露过程中胫骨半脱位也可导致 MCL 撕脱性损伤。解剖变异和肥胖可能增加风险。

处理

目前，对于如何处理术中 MCL 损伤还没有达成共识。文献报道治疗方案有一期修复 ± 术后支具固定、加强修复、增加假体限制性。

许多作者报道应用术后支具固定进行的一期修复，术后 4 年取得了成功的效果。术后膝关节僵硬是该技术的常见并发症。一期修复可通过缝线、锚钉或骨隧道进行。使用何种修复方案取决于周围组织的质量和受伤的位置。中段损伤的端端修复过程，可以使用比最终聚乙烯衬垫约薄 2mm 的试垫进行。这将允许在植入最终聚乙烯衬垫后对 MCL 修复进行收紧。推荐连续缝合、锁边缝合、不可吸收线缝合、编织缝合。对于 MCL 的撕脱，从肌腱损伤的末端使用 2 条缝线采用连续缝合和锁边缝合方法缝合并折返式缝合形成 4 个线端，然后使用缝线、锚钉、骨隧道或用垫圈螺钉将游离线端锚定在骨上。建议在中度屈曲时进行缝线收紧。当无法实现一期修复时，应考虑加强修复。两种常见移植方式是腘绳肌移植和部分股四头肌移植。

Bohl 等报告了 48 例膝关节术中 MCL 损伤采用一期修复和术后支具固定治疗的效果。术后患者使用无锁铰链支具固定 6 周，5 例因僵硬、2 例因无菌性松动需要进一步手术，作者认为 MCL 一期修复和术后支具固定是可接受的选择。Jung 等报道了 5 例不能进行一期修复的 MCL 损伤病例中使用自体股四头肌腱移植，术后 16 个月证实无伸膝装置并发症和冠状位不稳定。

当 TKA 中 MCL 损伤时，可以考虑增加限制性。一些学者主张使用"内支撑系统"，即内翻 / 外翻限制 TKA。使用这种技术，MCL 以传统方式进行修复，并利用增大的内翻 / 外翻限制来进行保护性愈合修复。这种技术对 MCL 保护性修复效果是不确定的，并且这项技术增加了手术的成本和复杂性，以及假体界面聚乙烯磨损、颗粒磨损和应力。在选择这种手术方式之前，应考虑手术中骨切除增加和假体延长杆造成的额外并发症。

血管损伤

大血管损伤是 TKA 中少见但具有潜在破坏性的并发症。在本节中，主要血管损伤指的是腘动脉系统。关节周围小血管损伤在 TKA 中比较常见，据报道 38% 初次 TKA 均有发生，但并未造成严重的后果。主要的动脉损伤并发症会导致伤口愈合问题、感染和截肢。大血管损伤的发生率为 0.017%~0.05%，并且翻修手术是一个已知的危险因素。损伤机制包括与止血带相关的闭塞或血栓形成、直接损伤或牵拉损伤。

解剖

腘动脉作为股浅动脉的延续，斜向下走行，从内侧的内收肌间隙到外侧的骨间膜骨间隙分成了胫前动脉和胫后动脉。当腘动脉从股骨内侧缘向下行至外侧骨间膜骨间隙时，穿过膝关节线，并与膝关节后囊紧密毗邻，使其在 TKA 过程中面临损伤的风险。腘动脉在关节水平处位于胫骨正中矢状面稍外侧。当膝关节屈曲时，腘动脉向后下垂，可以在一定程度上保护其不受直接损伤。然而在翻修术中，由于动脉在屈伸位置上无明显变

化，因此膝关节屈曲的保护作用就丧失了。

预防

评估患者发生血管并发症的风险是术前评估的关键部分。必须仔细检查病史，以确定既往是否有血管手术史、动脉功能不全或周围血管疾病史。体格检查时，应记录足背动脉是否搏动不对称或无搏动，应触诊腘窝，因为动脉瘤可表现为搏动性肿块。拍摄 X 线片以观察血管是否钙化。如果对血管损伤存在任何担心，术前应进行血管专科会诊。

对于有血管危险因素的患者，外科医生应考虑放弃止血带。应指导助手避免压迫腘窝，因为这会使神经血管结构向前移位。撑开器置于后交叉韧带（PCL）的内侧。在膝关节后部手术操作时必须小心，特别是在半月板切除、骨赘去除、清创术和后关节囊松解术时。充分显露的手术视野，包括适当的显露和照明，是必不可少的。如果使用止血带，在植入聚乙烯衬垫之前应该放气，这样可以在后侧腔室进行止血操作。

处理

任何对术中血管损伤的担忧都需要立即进行血管外科咨询，以便进行可能的干预。

神经损伤

TKA 术后的神经损伤包括臂丛神经病变、骶神经丛病变、坐骨神经病变和隐神经髌下分支损伤（ISN），但本节的重点是腓总神经损伤。腓总神经损伤的发生率为 0.3%~1.3%。危险因素包括术前屈曲挛缩、外翻畸形、止血带延时使用和已有的神经病变。翻修手术也会增加腓总神经麻痹的风险。Mayo 诊所的一项研究发现 0.6% 的翻修 TKA 有神经损伤，而初次 TKA 只有 0.2%。

解剖

腓总神经（CPN）在胫神经外侧进入腘窝，向下沿股二头肌腱内侧走行。它穿过股二头肌腱和腓肠肌外侧头之间，走行在腓骨头后方。然后它从腓骨颈外侧表面绕过，通过一条纤维组织间隙并穿过腓骨长肌后分成腓浅神经和腓深神经。在解剖学和磁共振成像研究中，腓总神经距离胫骨平台后外侧角 13.5~14.9mm，距离髂胫束后缘 35.8mm。

预防

考虑到神经损伤与已有的神经病变和畸形的关系，术前病史询问和体格检查是至关重要的。应详细评估神经性或神经根症状的病史。体格检查时，应评估腓肠神经、隐神经、腓深神经、腓浅神经和胫神经的不对称或感觉减弱。存在膝关节矢状位和冠状位畸形也应注意。

术中关注的重点主要是预防。较长的止血带使用时间与神经并发症发生率的增加有关。止血带充气时间不应超过 120min。如果需要继续使用止血带，建议间隔 20min 后再使用。再充气前较长的放气时间也可以减少神经损伤。

虽然术中识别腓总神经损伤是非典型的，但 TKA 的某些操作步骤仍有增加风险的可能。在外翻膝软组织平衡过程中，可能需要松解外侧结构。Ranawat 等描述了在关节内松解后伸直间隙仍然不平衡时，采用一种拉花技术恢复平衡间隙：通过在关节线内侧上方 1cm 处使用多个斜刺切口，以可控的方式从内侧延长髂胫束。考虑到腓总神经接近后外侧角，外科医生在施行这种手术时应谨慎。

处理

若发现腓总神经有撕裂伤或直接损伤，应立即进行神经外科或显微血管外科会诊以进行修复。术后应关注患者，特别是高危患者。腓总神经麻痹的即刻治疗应包括移除敷料，并在髋部伸展的情况下使膝关节屈曲 20°~30°。部分瘫痪患者预后良好，多项研究显示超过 50% 的患者可完全康复。对于背屈无力的患者，应考虑使用踝足矫形器，以防止足踝、足弓挛缩。对于不能恢复的患者，如果临床评估或肌电图（EMG）显示瘫痪 3 个月后仍未恢复或好转，建议进行腓总神经探查和减压。

结语

术中出现并发症是不可避免的，TKA 翻修术尤其如此。然而最大限度地降低这些风险是至关重要的。详细的术前计划是成功的关键，外科医生要能够预测到可能在手术室中出现的挑战。解剖学是我们专业的基础，对安全进行翻修手术至关重要。外科医生不仅要了解正常的解剖学，而且要了解每位患者的变异以及以往手术造成的改变。同时，团队合作和沟通也是至关重要的。手术前应尽一切努力将风险降到最低，让患者受益，如果出现并发症，积极的准备和治疗可以获得更好的结果。

（谢杰翻译；张晓岗校对）

第 54 章

僵硬膝

Ivan De Martino, MD | Vanni Strigelli, MD | Peter K. Sculco, MD | Thomas P. Sculco, MD

引言

全膝关节置换术（TKA）已被证明是治疗终末期膝关节骨关节炎（OA）的一种经济而有效的方案。术后早期最常见的并发症之一是膝关节活动度（ROM）减少。对于患者和外科医生来说，全膝关节置换术后膝关节僵硬是一个巨大的挑战，术后大约 5% 患者会发生这种情况。膝关节僵硬的定义和总体严重程度在不同的研究中有所不同。最近一项国际共识通过纤维化程度对膝关节僵硬进行分类，该分类系统根据膝关节完全屈曲或伸直的差值将膝关节僵硬分类为轻度、中度和严重的伸直受限（5°~10°，11°~20°，> 20°）或屈曲受限（90°~100°，70°~89°，< 70°）。然而，术前膝关节 ROM 与僵硬相关程度最高。如术前膝关节屈曲为 120°，术后屈曲 90° 就会视作不令人满意的效果。然而，术前屈曲 60° 的患者术后达到 90° 就是可接受的结果。TKA 后膝关节僵硬必须系统评估，因为潜在的病因可能是生物性的、心理性的或机械性的，治疗方案必须基于这些信息进行调整。此外，膝关节僵硬的几个潜在原因包括原发性关节纤维化、假体旋转不良、假体过度填充、假体不稳定、冠状面对线不良、疼痛灾难化和运动恐惧症。此外，术前严重的膝关节僵硬和既往开放性手术病史也增加了 TKA 术后活动度减少的风险。

膝关节僵硬对患者来说是沮丧的：因为正常走路需要屈曲 65°，从椅子上站起来需要 70°，下楼梯需要大约 100°，具体取决于楼梯的高度。当患者有严重的僵硬时，几乎所有的日常生活活动都会受到负面影响，因为做最基本的动作时需要至少 60° 的屈曲角度。由于这个原因，TKA 术后僵硬会导致患者主观报告的结果评分和一般健康评分较差。适当的患者教育和评估是优化全 TKA 术后患者满意度不可或缺的。截至目前，TKA 术后关节活动度的最佳预测因素是术前活动范围以及术中达到的被动活动范围的大小。本章的目的是概述 TKA 术后膝僵硬的具体原因，并提供针对潜在病因的手术治疗。

流行病学

术后膝关节僵硬的患病率为 1.3%~14%。然而，对于膝关节僵硬的定义在不同研究中是不同的。Gandhi 等报告的发生率为 3.7%，使用的定义是膝关节屈曲度 < 90°，而 Yercan 报告的发生率为 5.3%，其定义为伸直时 > 10° 和 / 或屈曲 < 95°。Le 等报告膝关节僵硬是导致 TKA 失败的第三大常见原因，仅次于感染和不稳定。Zmisowski 等进一步证明，TKA 术后僵硬是术后前 90 天内再次住院和翻修 TKA 的最常见原因之一。不管所选择的研究如何，TKA 术后僵硬是更常见的早期并发症之一，需要保守治疗甚至手术治疗。

病因

膝关节僵硬病因可分为内源性（解剖学上位于膝关节内）或外源性（膝关节外）。内源性病因包括术前 ROM 严重丢失、低度感染、无菌性松动或糟糕的手术技术。外源性病因包括髋部或脊柱疾病、神经损伤、异常炎症反应、复杂性局部疼痛综合征（CPRS）、患者活动度以及不适合的 TKA 手术指征。其中，可能最重要的危险因素是术前 ROM 减少，因为膝关节术前僵硬更有可能导致膝关节置换术后僵硬。Vince 进一步将僵硬的病因分为 5 组：病理性、患者、康复、外科技术和假体设计。在这 5 组中，一些病因与 TKA 术后早期僵硬有关，而另一些则与迟发性僵硬相关。全膝关节置换术后早期僵硬的常见原因，包括假体位置不良、关节纤维化和复杂性区域疼痛综合征。晚期僵硬的病因包括滑膜炎、肌腱炎、无菌性松动或假体断裂。假体周围感染（PJI）已证实会导致早期和晚期 ROM 丢失。

内因

手术技术差是导致术后僵硬的主要原因之一。股骨或胫骨假体对线不良或旋转不良均会导致疼痛和 TKA 术后僵硬。对线不良会导致伸直间隙不对称，而旋转不良会导致屈曲间隙不对称和额外的髌骨轨迹问题。胫骨旋转不良也会导致屈曲时内侧副韧带（MCL）张力增加，这也可能阻碍早期运动。全膝关节置换术后僵硬的其他内在原因包括髌股关节填充过度、屈伸间隙不匹配、韧带平衡不准确、假体过大、关节线抬高以及伸膝装置过度紧张。在这种情况下，最合适的治疗方案是翻修手术。无菌性松动（可能产生反复的积液和疼痛）是 TKA 术后僵硬的主要原因，这通常不能归咎于手术技术差。

术后关节出血或大量积液会减少早期 ROM。继发于关节出血的关节内张力增加，除了疼痛外，还会造成屈曲的机械性限制。如果活动受限 4~6 周，可能会发展成纤维化，导致永久性 ROM 减少和膝关节僵硬。同样，继发于血管肥厚和滑膜肥厚的复发性关节出血、滑膜组织撞击症、反复创伤、色素沉着的绒毛结节性滑膜炎、抗凝、血管功能紊乱和血友病都会导致迟发性的术后僵硬。然而，这些诱因的发病率仍然很低，先前报道的发病率为 0.3%~0.7%。术后无法控制的疼痛会对早期活动度产生负面影响。不能进行基本的活动范围练习可能会限制患者达到完全伸直和最好的屈曲角度。术后膝关节疼痛增加的其他内在原因包括滑膜炎、腘肌腱撞击和髌骨外侧面轨迹不良。

感染

全膝关节置换术后的假体周围感染（PJI）是最具破坏性的并发症之一，通常导致翻修结局。PJI 可表现为膝关节疼痛或僵硬，因为感染的炎症反应可导致关节内纤维化进展。由于其破坏性的本质，面对僵硬膝，外科医生应该始终坚持把排除潜在 PJI 放在第一位，特别是在因疼痛增加而出现迟发性膝关节活动度丧失的 TKA 患者中。

过度填充

关节过度填充可能是由于骨切除量不足或假体过大造成的，也可能累及髌股或胫股关节。髌股关节过度填充通常有两种情况：股骨假体前方移位或髌骨切除不足。

股骨假体前方移位可能是股骨前部切除不足或股骨假体过大所致。第一种情况是大小合适的股骨假体发生了前移。第二种情况是选择了偏大的股骨假体，且假体前翼缘位于股骨前截骨面的前方。股骨前移是后参考器械最常见的潜在问题，在前部截骨时必须始终考虑。前截骨面和前皮质的交界处应位于同一冠状面上，术者要触及。在可能的情况下，股骨前部骨切除的厚度不应小于股骨假体前翼缘的厚度。随着最新的膝关节系统股骨假体型号的增加，前后尺寸差从 4mm 减少到 2mm 左右，前方过度填充的风险已经降低。

同样，如果髌骨截骨不充分，累积的髌骨 – 髌骨扣厚度可能会过厚。髌骨截骨的厚度应至少等于髌骨假体的厚度。如果做不到这一点，将会在假体植入后增加髌骨的总厚度。在截骨之前，可以测量髌骨大小，以确保合适的骨和软骨切除。如果髌骨假体过度填充，会引起髌股关节紧张，限制膝关节屈曲。

最后，Vince 发现胫骨假体内旋是全膝关节僵硬最常见的原因之一。胫骨假体的内旋可能会导致髌骨轨迹不良和外侧偏置，从伸直位到屈曲位活动时有髌骨脱位的风险。这随后可能会导致全膝关节置换术（TKA）术后疼痛、僵硬。此外，胫骨假体的内旋增加了 MCL 张力，这也会对膝关节运动产生负面影响。在股骨侧，股骨假体内旋过多也可能是髌骨轨迹不良、疼痛和膝关节活动度降低的原因。

胫股关节过度填充最常见的情况是胫骨或股骨远端截骨不足，股骨假体大于股骨前后径，向后平移或胫骨截骨时出现前倾情况。后交叉韧带保留（CR）的 TKA 中，重建胫骨后倾角度失败会导致后交叉韧带（PCL）过紧和活动度降低。后交叉韧带替代（PS）假体设计中，在准备胫骨近端截骨时减小胫骨后倾角也可能导致屈曲间隙过紧和膝关节屈曲角度降低。一些外科医生喜欢将胫骨截骨后倾角设为 0° 或 3°，但是与正常胫骨后倾角相比，这是一个相对较小的角度。一些 PS TKA 假体的厂家在他们的手术操作手册中也推荐这一点。然而，后倾角减小对 PS TKA 屈曲间隙的影响程度尚不清楚。如果胫骨截骨前倾，PS TKA 的屈曲间隙可能过紧。

胫骨或股骨的后方骨赘在 TKA 时如果没有得到充分的处理，也会导致膝关节伸直和屈曲度减小。股骨后方较大的骨赘会增加后关节囊的张力，从而阻止完全伸直。股骨假体后面残留的骨赘在屈曲时也会撞击后方的胫骨和胫骨假体，从而阻止完全屈曲。胫骨上的骨赘通常在胫骨截骨时就可去除，而股骨后方的骨赘必须完全去除。因此，膝关节屈曲 90° 用撑开器撑开，然后用弯骨刀或直骨刀清除骨赘。对于术前有屈曲挛缩的患者，可能需要额外剥离 / 松解后关节囊。

撞击症的其他因素包括股骨假体后髁后方或胫骨近端后部悬出的自体骨。这些区域的残留骨可能会造成撞击和屈曲受限。使用了小号的胫骨假体或胫骨前部定位不良也会产生类似的后果，导致膝关节后方骨质裸露。膝关节弯曲时，未覆盖的胫骨后方骨皮质可能会导致股骨后方和胫骨之间的接触，潜在地增加了撞击和僵硬的风险。

假体设计

当使用后交叉韧带保留（CR）的假体时，必须仔细评估软组织平衡，以避免出现屈曲受限。PCL 紧张可能会导致膝关节屈曲受限，而 PCL 过度松解可能会在后滚前出现反常前移，而限制膝关节屈曲。

当植入假体试模并被动屈膝时，膝关节深度屈曲时如果聚乙烯衬垫向前翘起，则应怀疑 PCL 过紧。PCL 也可能是病理性的，并可能导致整体机械性畸形。例如，Laskin 等认为术前内翻畸形 15° 以上的患者，PCL 很可能受累。在这些患者中为达到充分平衡，通常需要松解 PCL。最重要的是要区分 PCL 过度紧张造成的屈曲间隙过紧和过度后滚。

外因

膝关节僵硬也可能是由于膝关节以外的外在因素引起的。患者因素（包括术前 ROM）、身体习惯和患者性格都与僵硬有关。肥胖患者可能因为膝关节屈曲时后部软组织撞击而出现 ROM 受限，一些研究表明 BMI 与 ROM 减小有直接关系。有趣的是，BMI 低的患者 ROM 减小的风险也高。

文献中已报道的人口危险因素包括年龄和种族。年轻患者全膝关节置换术后僵硬风险增加。Springer 等报道，年龄在 45 岁以下的非裔美国人接受麻醉下手法松解术（MUA）的可能性是其他患者的两倍。患者合并其他疾病也可能增加僵硬的风险。例如，糖尿病与关节活动度降低和关节纤维化相关。其他可能限制关节活动度的患者因素包括患者运动积极性差，这可能会影响术后康复方案和术后锻炼的整体依从性。此外，膝关节既往开放手术病史也是全膝关节置换术后关节纤维化的危险因素。

其他可能导致膝关节僵硬的外部因素包括任何妨碍膝关节正常运动的肌肉或神经系统疾病。可能导致痉挛的中枢或外周神经系统紊乱也可能会对最终的 ROM 产生负面影响。药物控制不佳的帕金森病，会导致痉挛增加、齿轮样硬直和膝关节僵硬。此外，继发于肌肉损伤、异位骨化（HO）或骨骼发育完成之前限制膝关节活动度的青少年炎症相关疾病产生的股四头肌或腿部肌肉的紧绷，也可能是膝关节僵硬的外部因素。其他关节的问题也可能会影响全膝关节置换术的结果。应对起源于髋关节并辐射至膝关节的疼痛患者进行评估，如神经根病。此外，同侧髋关节的屈曲畸形可导致膝关节出现代偿性屈曲畸形。双膝严重外翻或内翻的患者，患侧关节行全膝关节置换，会出现腿长不一致，导致手术肢体较未手术肢体更长。患者会通过屈曲手术的膝关节来平衡腿长短差异，导致潜在的屈曲挛缩。解决上述问题的两种可能方案：在未手术的肢体上使用鞋垫或同期行双侧全膝关节置换术。此外，脊柱畸形，如背部或腰椎后凸，可导致膝关节屈曲。最后，全膝关节置换手术指征不合适可能导致全膝关节置换术后疼痛和 / 或僵硬。应拍摄术前 X 线片并进行评估，当对疼痛剧烈但术前 X 线片退行性变较轻的患者进行手术时必须谨慎。

关节纤维化

关节纤维化是一种异常的炎症反应。文献报道全膝关节置换术后的纤维化发生率为 1%~15%。然而这高变异性的发生率的可能原因是之前缺乏准确的定义。关节纤维化的特征是关节内过度增厚的纤维组织，是由细胞外基质成分组成的，位于伸膝装置和股骨前皮质之间，累及内侧和外侧沟及后关节囊。经过努力，医学界最近已对关节纤维化做出了明确的定义：术后膝关节纤维化是膝关节屈曲和 / 或伸直受限，不是假体对位对线不良、内植物、韧带重建、感染（感染性关节炎）、疼痛、复杂性区域疼痛或其他特殊原因造成的骨或假体运动受限，而是术前没有的软组织纤维化所致。疼痛可能是导致僵硬的原因，这可以通过麻醉下的检查来证实。因此，当纤维化与引起僵硬的其他病理过程同时发生时，这不是真正的术后纤维化。膝关节纤维化主要是在排除所有其他僵硬原因后的临床评估中诊断出来的，并最终通过组织病理学分析得到证实。

关节纤维化通常伴有屈伸受限以及疼痛。单纯的伸直功能丢失相对罕见，通常见于术前有明显屈曲挛缩的患者。单纯屈曲功能丢失则更多发生于髌上囊病变的患者。髌骨撞击综合征定义为股四头肌下表面髌旁纤维结节增生，患者从屈膝到伸膝时会出现撞击而疼痛，但通常不是 ROM 减小的原因。髌股滑膜增生的特点是髌骨近端组织更广泛的增生。它的临床表现包括疼痛和骨擦感，而不是撞击的声音，通常在膝关节屈曲到伸直时发生，同样地，ROM 通常不受影响。

脂肪垫局灶性纤维化在手术中常见，但它通常不会导致严重 ROM 受限。有时它可能与髌下挛缩综合征（IPCS）有关，伴有 ROM 受限和髌骨卡顿。在手术过程中，肉眼可见的纤维化可以支持临床诊断。诊断不需要活检，此外关节纤维化的纤维组织可能无法与瘢痕组织区分开来。用手术获取的组织来分析是纤维化存在的病理学证据，但目前仍然是通过临床进行最终诊断。

纤维化的病理机制尚不清楚，但似乎是由肌成纤维细胞和转化生长因子 1-β（TGF1-β）介导的异常炎症反应。由于炎症细胞浸润导致炎症反应增强，TGF-β 巨噬细胞在关节纤维化的发病机制中起关键作用。Pftzner 等发现骨形态发生蛋白 -2（BMP-2）可能在关节纤维化和炎症反应中起作用，其发现 TKA 术后膝关节纤维化患者膝关节液中 BMP-2 含量增加。Pftzner 等证明滑液中 BMP-2 的浓度与前关节囊软组织密度之间存在联系。Freeman 等证明关节纤维组织中由致密的成纤维细胞组成。他们认为与炎症相关的氧化应激增加导致分泌成纤维细胞生长因子（FGF）的肥大细胞积累，诱发成纤维细胞增殖，进而导致无血管区的缺氧区。

成纤维细胞在缺氧环境下发生反应，经历化生转化为纤维软骨，然后是异位骨化。缺氧和氧化应激被认为是治疗纤维化的潜在靶点。Unterhauser 等将纤维组织描述为由胶原纤维网络的固性细胞外基质和含 α- 平滑肌肌动蛋白（ASMA）的成纤维细胞组成。在关节纤维化中，组织成纤维细胞的收缩可能参与组织纤维化和连续运动功能丧失，因此肌成纤维细胞可能是抗纤维化药物未来的治疗靶点。Brown 等证明，关节内注射白介素 -1 受体（IL-1R）拮抗剂 Anakinra 对全膝关节置换术后出现关节纤维化的患者，可改善关节活动度和疼痛，75% 的患者能够恢复到先前的活动水平。其假说机制是 IL-1α/β 在分离的膝关节成纤维细胞中诱发炎症表型。Dixon 等发现，IL-1α/β 刺激诱导成纤维细胞的致炎表型，这可能在关节纤维化中起作用。

复杂性局部疼痛综合征（CRPS）

CRPS 是一种导致膝关节疼痛和僵硬的局部创伤后疾病。它也被称为反射性交感神经营养不良（RSD）。CRPS 有两种类型：Ⅰ 型没有原发性神经病变的 CRPS；Ⅱ 型由神经病变引起的、以疼痛为特征并伴有感觉、自主神经、营养和运动异常的 CRPS。Schutzer 和 Gossling 等将 RSD 定义为肢体对损伤的过度反应。这种反应表现为 4 个特征：①剧烈或过度延长的疼痛；②血管舒缩障碍；③功能恢复延迟；④软组织营养性变化。Ⅰ 型 CRPS 的临床症状是皮温升高、水肿、肤色改变、持续性疼痛、假性运动和运动营养障碍。这种症状在上肢更为常见，在下肢病例中容易被忽视。这种情况下进行的任何附加手术通常会加重症状。必须尽快确认诊断以避免进行手术干预。目前该疾病分子机制尚不清楚，但是前列腺素和细胞因子以及神经系统起着重要作用。前列腺素参与血管活性过程、疼痛和炎症。细胞因子激活成骨细胞和破骨细胞，促使外周伤害性感受器敏化，促进伤害性感受器释放神经肽。随着时间推移，各种诊断标准用于诊断 CRPS，目前一般推荐使用 Budapest 标准，实验室检查和影像学检查主要用于排除诊断。文献中提到了许多不同的治疗方法。大多数作者都认为糖皮质激素、非甾体类抗炎药、双膦酸盐和二甲基亚砜乳膏可以起到作用。甲胺咪唑、吲哚美辛和双氯芬酸似乎比其他非甾体类抗炎药更有效；对乙酰氨基酚不推荐。基于疼痛可能是神经性的，可以根据临床经验，推荐使用抗神经病理性止痛药。长期静脉注射氯胺酮显示有疗效，并可暂时缓解剧烈疼痛。腰交感神经节阻滞可用于治疗 CRPS 的慢性疼痛。在 662 例原发性全膝关节置换术中，5 名患者（0.8%）被诊断为 RSD，其中 4 名患者在术后早期表现出明显的屈曲受限，并需要进行手法治疗。伴随着过度疼痛和皮肤过敏导致的屈曲受限，提醒外科医生注意 RSD 的可能性。Burns 等研究在 TKA 术后发生的 CRPS 患者治疗中显示了极好的结果。所有患者都接受了非甾体类抗炎药和物理治疗，如果需要还接受了 MUA。理疗的目标是恢复患肢的活动范围、提高肌肉力量和改善功能。应鼓励患者患肢负重。充分的镇痛是必要的，以允许患者进行物理康复治疗，如果必要应该添加阿片类药物。理疗应从轻柔按摩和脱敏治疗开始。应进行等长收缩和柔韧训练，以达到后期更积极的活动度训练和等张强度。CRPS 的早期诊断和治疗可提高疗效。

月）的患者，通常考虑关节镜下或开放性 LOA，并辅助多次 MUA。最后对于那些之前所有其他方法治疗都失败的患者，或者有确定的病因是假体对位不良或过度填充的患者，翻修手术仍然是治疗的最后手段。

物理治疗

物理治疗、康复治疗仍然是全膝关节置换术后护理的重要组成部分。膝关节纤维化对治疗师来说是一个困难的挑战，需要小心注意和娴熟的技巧才能改善功能结果。对于僵硬的患者，ROM 是典型的限制因素。因此，需要在活动受限之前尽早干预，以减少纤维化组织的成熟和产生阻力的机会。积极的物理治疗方案是有益的，因为目前的文献发现积极的物理治疗对术后屈曲是影响最大的因素。以前已有的各种具体的物理治疗方案和辅助治疗，包括使用非甾体类抗炎药、休息 – 冰敷 – 压腿 – 抬高（Rest-Ice-Compression-Elevation，RICE）方法、持续被动活动、支具、神经肌肉电刺激和软组织松解术。

麻醉下手法松解术（MUA）

麻醉下手法松解术（MUA）仍然是治疗术后早期僵硬的常用方法。通常在转换其他治疗方式之前，要进行多次 MUA。MUA 经常能显著增加 ROM，最近的系统性回顾显示进行 MUA 前后，屈曲活动度平均增加 32°，总 ROM 增加 36°，并且并发症发生率不到 1%。在同一篇综述中 Gu 等确定 MUA 的最佳实施时间应该是 TKA 后 4~12 周。

MUA 应该在局部麻醉下进行，只需施加轻度至中度的屈膝力量。在操作过程中，为了使胫骨假体在屈膝时滚动到股骨假体下方，在大腿下方进行头侧施力是很重要的。这种重复和渐进的屈膝应不断进行直到粘连断裂，获得 120° 的膝关节屈曲。虽然在现有的术前屈膝的基础上，屈膝 120° 可能是不可能的，但在手术过程中应尽最大努力优化其活动度。

翻修手术

对于先前干预失败（如 MUA）的患者，并且没有机械性原因造成僵硬，LOA 通常是下一个考虑的治疗方式。据报道 LOA 的手术率为 0.8%。该手术的目的是松解髌骨上囊、外侧和内侧沟以及髁间切迹内的粘连。然而，LOA 作为僵硬手术指征并不是特别常见。在一项对 82 名外科医生的调查中，55% 的人提到他们不开展开放或关节镜下的 LOA，只有 4% 的人回答说他们经常对僵硬膝行 LOA。虽然影响效果的原因很可能是多因素的，但一个共同的方面是接受 LOA 的患者与接受 MUA 的患者在 ROM 增加方面是类似的。先前的研究表明，屈曲 ROM 改善达 24°~34°，与 MUA 相似。虽然 LOA 被广泛认为是一种安全的治疗方式，但仍然存在与该手术相关的风险。最后，翻修 TKA 是改善初次 TKA 术后僵硬患者膝关节功能的最终治疗选择。翻修 TKA 是指更换一个或两个假体部件。以前的关节纤维化翻修发生率被记录高达 10%。最近的一项系统性回顾发现，翻修手术可以显著改善关节活动度、功能评分和疼痛，但总体并发症发生率很高，应该适时建议患者施行。

结语

全膝关节置换术前后发生膝关节僵硬的潜在诱因是多因素的。患者自身因素、膝关节固有因素和手术因素的综合作用都可能导致全膝关节置换术后活动度降低。详细的病史询问和仔细的体格检查，术中假体的大小和旋转角度以及韧带平衡的手术操作，对于优化临床结果是必不可少的。对于那些出现术后纤维化的患者，早期 3 个月内 MUA 干预似乎对大多数患者（85%）是成功的。对于那些没有改善的患者，可以考虑关节镜手术与开放手术，而对于那些顽固性病例或当发现旋转不良时，可以考虑进行翻修手术。需要进一步的研究关注异常瘢痕和纤维化的分子机制，这样才能在手术前确定合适的患者，防止僵硬的发生。当 TKA 术后需要额外治疗时，只使用药物辅助治疗可能是最好的。

（谢杰翻译；张晓岗校对）

全膝关节置换术后伤口并发症的预防

Fred D. Cushner, MD | Shazaan F. Hushmendy, MD

伤口愈合良好是成功的全膝关节置换术（TKA）的关键。如果发生伤口破裂，可能会出现诸如假体感染或需要复杂的矫形手术重建的伤口缺损等并发症。这常常导致住院时间增加，关节功能下降以及患者和医生的预期落空。本章着重于伤口开裂的预防、发现和治疗选择。

膝关节的血液供应

在正常情况下，膝关节前部的血液供应是由一个随机的穿血管丛组成的。这些血管，即骨外的髌旁吻合环，由6条起源于腘动脉的主要穿通动脉形成（图55-1）。另外，3根外源性血管也为膝关节供血。①第一根外部血管由股深分支组成，并支配股直肌、股中间肌和股外侧肌，这些血管通过真皮丛支配膝关节的下侧面；②膝上血管起源于股浅动脉，发展为肌关节支和大隐动脉。肌关节支支配着关节的内侧以及内侧上皮隐动脉支配着内侧平台下方的皮肤；③第三根外源性血管是胫骨前动脉的经常性分支，供给髌腱外侧的皮肤。

预防伤口并发症

根据上述解剖，膝关节周围的皮肤有内侧和外侧的血管分布。肌关节支分布于内侧皮肤，而胫前动脉分布于外侧。在大多数情况下，膝关节周围的皮肤可以承受一次TKA正中切口。然而，有许多因素会影响伤口的正常愈合。这些因素可分为患者全身因素、局部因素、手术技术因素和术后因素。

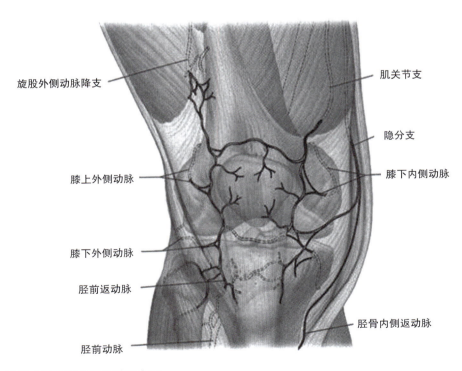

旋股外侧动脉降支
肌关节支
隐分支
膝上外侧动脉
膝下内侧动脉
膝下外侧动脉
胫前返动脉
胫骨内侧返动脉
胫前动脉

图 55-1 膝关节血液供应显示髌骨旁血管吻合环

全身因素

在实施全膝关节置换术之前，需要完整的病史和体格检查。虽然重点往往放在患者的心脏或肺的情况，但个别患者的伤口愈合潜力同样重要。最重要的是受累肢体的血管状况。由于骨关节炎患者的膝关节活动受限，尽管血流明显受损，但可能不会出现跛行症状。因此，体格检查应包括膝关节周围皮肤的评估，并应对肢体进行彻底的血管检查。应注意萎缩变化、毛发生长减少、脉搏不足和出现的皮肤变色。术前的 X 线检查也可以通过鉴别钙化的血管和动脉硬化来提示血管损伤。可能需要血管外科会诊，以评估血管重建的可能性。也可能需要改变一般的 TKA 方案，例如，可能要禁用动脉止血带，或者术前静脉注射肝素来帮助维持先前重建血管的通畅。在其他情况下，可能需要术前动脉造影来证实血流足够及解剖结构正常，比如有先天性髌骨阙如时。

术前 X 线片上发现的大血管动脉钙化对于 TKA 患者的缺血性并发症（如伤口愈合延长和动脉血栓形成的风险增加）具有重要意义。如果确诊，考虑在不使用止血带的情况下实施 TKA 是很重要的。文献中关于使用止血带是否会对患者的 TKA 产生不利影响存在争议。先前存在的斑块破裂、潜在的周围动脉闭塞和可能的大血管内膜撕裂是一个值得关注的问题；然而，许多研究表明，使用止血带对周围血管疾病患者的踝 - 臂指数（ABI）没有影响。

手术前要考虑的另一个因素是贫血。尽管存在争议，但贫血被认为会影响伤口愈合，红细胞比容低于 35% 的患者由于手术伤口皮肤边缘的氧张力降低而被认为处于危险状态。Heughan 等的结论是，贫血具有良好的耐受性，轻中度贫血不会对伤口愈合中的氧传递造成不利影响；然而，这并不意味着可以忽略术前贫血。事实上，我们医院现在的方案是在实施 TKA 前评估患者的血红蛋白水平，术前贫血患者在手术前要补充促红细胞生成素。血红蛋白水平 > 10g/dL 和 < 13g/dL 的患者在术前 1~3 周接受 4 万 IU 的促红细胞生成素，同时补充铁剂（图 55-2）。这种方法能最大限度地提高术前血液水平，从而控制异体输血的显露。此外，通过限制输血需求，还可在避免伤口并发症和手术部位感染方面发挥作用。

治疗医生也应该关注已有的医疗状况。在体格检查

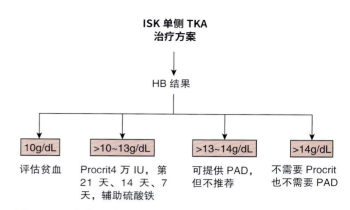

图 55-2 作者所在机构目前推荐的术前方案。重点是在术前使患者的血液水平最佳化。HB，血红蛋白；ISK；Insall-Scott-Kelly；PAD；术前自体输血；TKA，全膝关节置换术

中不仅要注意慢性静脉瘀滞，还要关注静脉溃疡病史。还应记录人体免疫缺陷病毒感染的诊断。Lehman 等注意到接受全关节置换术的患者免疫缺陷病毒感染增加。虽然人体免疫缺陷病毒不至于阻碍 TKA 手术，但应在 TKA 术前就增加对创面失败的潜在证据进行讨论。

伤口愈合的潜力可能与患者的营养状况有关。白蛋白水平（低于 3.5g/dL）和总淋巴细胞计数（< 1500）可能会使患者更容易出现伤口破裂。一旦看到营养状况下降，这些问题应在手术前得到纠正。此外，重要的是要认识到，肥胖患者由于摄入的食物营养不良或存在热量过量摄入，也可能表现出营养不良和潜在的伤口并发症。此外，病态肥胖患者的手术显露在技术上更加困难，因为患者体内有大量脂肪组织，在屈曲和关节显露方面存在物理限制。由于这些限制，可能需要更多的皮肤牵拉。身体质量指数（BMI）和假体周围感染的伤口问题的关系已经在文献中得到很好的研究。肥胖患者术后伤口引流增加。2014 年，Dowsey 和 Choong 的一项前瞻性研究表明，BMI > 40kg/m² 的患者发生假体周围感染（PJI）的风险高出 9 倍。尽管有这些发现，肥胖并不是 TKA 的禁忌证。Stern 和 Insall 发现肥胖患者 TKA 的伤口并发症并无差异。对同一组患者进行了 10 年的随访，也没有发现伤口并发症发生率增加。应该指出的是，虽然已经为营养不良者进行了身体质量指数测量，但由于缺乏标准化的参数，其使用仍然有限。重点应该是在手术过程中对肥胖患者进行适当的组织处理。应避免使用厚牙钳和挤压钳，也应避免过度的皮肤牵拉。牵拉也应间歇性操作，以避免局部水肿，这可能让伤口边缘的血流变得更糟。

吸烟是一个可以控制也可以改变的危险因素。吸烟会抑制皮肤的微循环，损害皮肤的循环。此外，多项研究描述了吸烟的有害影响，如增加再手术率，假体松动，深部感染和死亡率增加。由于长期的血管收缩作用，手术前戒烟 4 周以上，好处才能显现。戒烟 4 周后，与继续吸烟的患者相比，患者的代谢和免疫功能开始正常化，这有助于降低发病率和死亡率。术后，患者应该通过参加戒烟计划或咨询来继续保持戒烟。这些计划已经显示可以降低手术前和术后 6 个月的吸烟率，这有助于降低术后并发症的发生率。

某些医学共病可能会干扰伤口的愈合。Wong 等在糖尿病患者中表现为伤口愈合延迟，并伴有伤口开裂增加、红斑和肿胀。这些延迟愈合可能继发于胶原合成延迟，导致伤口抗拉强度延迟。大血管和小血管的周围血管收缩也可能是原因之一。Wilson 等发现糖尿病患者 TKA 术后感染风险没有增加。关于伤口愈合在类风湿性关节炎患者中也存在争议。尽管 Wong 和 Associates 发现，与骨关节炎患者相比，类风湿关节炎患者有 30% 的并发症发生率，但这与 Garner 和同事的数据相冲突，后者的数据显示伤口愈合没有延迟。目前还不清楚用于治疗类风湿性关节炎的皮质类固醇是否会干扰伤口愈合。Wilson 等证明了类风湿性关节炎患者的伤口愈合困难，但只在使用皮质类固醇治疗的患者中。未使用皮质激素时，伤口愈合无差异。根据我们的经验，类风湿性关节炎患者的皮肤是脆弱的，在处理组织以及放置和移除黏附洞巾时都要小心。

术前对全身因素的认识有助于矫正，从而提高伤口愈合的潜力。

局部因素

伤口愈合的潜力不仅包括先前的皮肤切口位置，还包括其他因素，如畸形的程度、畸形的旋转成分、皮肤附着或以前的创伤史（如烧伤）。多项研究表明，膝关节有大量切口的伤口愈合问题增加，当新切口和旧切口之间存在无血管桥时，问题就出现了。并不是所有存在多重切口的膝关节都会出现并发症。任何皮下组织减少的膝关节，特别是含有疏松结缔组织和脂肪小叶的真皮层，都会降低皮肤的弹性，这可能会导致受伤的风险。这包括有严重长骨创伤或有烧伤史的患者。大的旋转畸形还可能使患者面临创面破裂的风险，因为在旋转畸形和外翻畸形矫正后，可用于闭合的皮肤不足。

手术技术因素

虽然局部因素可以确定，但有些不可调整，手术技术因素改善可以提高伤口愈合潜力。首先，要选择足够的皮肤显露。虽然患者和医生都希望避免长切口，但切口也要足够大，以避免过多皮肤牵拉。此外，应轻柔处理皮肤，以保护皮下筋膜层。虽然外翻畸形的皮下层偶尔会粘连，需要松解，但应避免使用大的皮瓣，也不需要外侧皮瓣。满足需要即可。如果需要皮瓣的话，皮瓣应该尽可能小，尽可能深，以帮助保护皮肤丛的血流。

全膝关节置换术中外侧松解不是一个良性的手术。许多研究表明，进行外侧松解的患者伤口愈合边缘的皮肤氧含量下降，从而导致伤口愈合并发症。假体位置合适、髌骨厚度适当和假体旋转正确的情况下，外侧松解率可以降低。尽管如此，外侧松解可能会导致膝上血管破裂。Johnson 和 Eastwood 注意到进行外侧松解时皮肤氧张力降低。由于外侧松解，这些患者的浅表引流率和感染率也增加了。在作者所在机构，如果需要外侧松解，则要避免外侧皮瓣。我们倾向于从中间皮瓣开始的全内侧入路（All-Inside Approach）来帮助封闭术后关节内的血肿。如果大皮瓣与外侧松解术同时进行，术后血肿可通过皮下的外侧松解部位流出。这可能导致皮肤压力增加，并可能导致术后引流时间延长，在这种情况下，应考虑采用皮下引流。

既往无切口，首选中线入路。Johnson 和 Dennis 对不同切口（中线、髌旁内侧、内侧弧形）的皮肤氧张力进行了评估，结果表明皮肤循环以内侧循环为主。在整个术后期间，皮肤切口的外侧显示出较低的皮肤氧张力。术后第 8 天，恢复至术前皮肤正常氧含量水平，这也是为什么要避免外侧切口的另一个因素。先前存在的皮肤切口让切口设计更加困难。如果无法避免，我们尝试将新切口融入旧切口中。如果存在平行切口，选择最外侧的切口。横向切口可以穿过，在大多数情况下是 90° 角，对局部皮肤的血液供应没有真正的威胁。如果宽的瘢痕皮下组织很少，这时膝关节可能是危险的，因为它破坏了下方的真皮丛。如果出现这种情况，治疗应包括软组织扩张器。在外科手术中，重要的技术是与之前切口之间的距离。如果皮桥 < 2.5cm，应考虑使用组织扩张器。< 2cm 的皮肤桥会导致原切口和新切口之间出现组织坏死（图 55-3）。其他技术因素包括内侧支持带修复。在我们医院，在闭合支持带后进行屈曲以评估

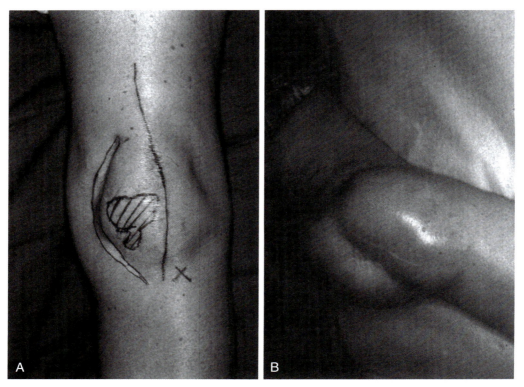

图 55-3 50 岁妇女，存在诸多既往手术切口以及潜在无血管的皮肤桥。A. 患者使用组织扩张器前。B. 组织扩张完成

缝合的完整性是常见做法。如果缝线在直视下断裂，可以在缝合浅表的缝线之前更换缝线。如果在手术时难以如此操作，可能需要新的皮肤闭合系统（图 55-4）。目前皮肤闭合的方法多种多样。外科医生选择皮肤钉、单股可吸收缝线、倒刺缝线。倒刺缝线缝合后使用皮肤胶是我们医院的常规做法。

术后因素

与手术因素一样，可以改善术后因素来帮助创面愈合。避免关节血肿是最重要的，因为大的血肿可以作为感染的培养基，也可能由于皮下组织的张力导致局部皮肤损伤。为了避免关节血肿，一些学者在伤口关闭前放止血带，而另一些学者得出结论，术中放止血带与手术结束时放止血带相比，实际上会导致增加失血。

术后引流也可能有一定的预防作用。Holt 及其同事检查了引流和未引流 TKA 的失血和伤口问题。在本研究中，40% 的未引流膝关节和引流膝关节需要敷料加固。不放置引流的膝关节也有较高的瘀斑发生率，这些作者的结论是引流能有效防止血液在周围软组织的积聚。Crevoisier 及其同事在检查了 32 例患者后得出结论，尽管这是一项仅有 32 例患者的小型研究，而且规模可能不足以得出关于伤口感染风险的结论，但闭式

引流没有任何优势。Ovadia 和他的同事评估了 58 例经 TKA 植入引流组和未引流组的患者，虽然感染率差异不大，但未引流组的浆液流出更多。在我们的医院，我们使用术后引流，我们认为这不仅避免了血肿，而且能回输血液。随着回输引流的使用，单侧膝的异体输血率降至 2%~3%。引流管在术后第一天移除，引流管在位 24h 内使用术后抗生素。这一点很重要，因为 Drinkwater 和 Neil 的研究表明，引流管停留超过 24h 后细菌克隆数就会增加。

术后预防深静脉血栓形成引起的出血并发症引起了人们的关注。值得注意的是，出血并发症甚至发生在低分子肝素用于预防深静脉血栓形成之前。例如，Stulberg 和他的同事，观察了 638 例 TKA，发现伤口并发症发生率为 18.1%，引流率为 10.6%。文献中使用低分子肝素的研究显示出血并发症发生率为 2%~5%。值得注意的是，出血问题是多因素的。通过仔细止血、选择合适的抗凝剂用量、细致的伤口关闭，一些伤口并发症是可以避免的。对这些文献的回顾表明，出血并发症的定义很不明确，并未根据是否有外侧松解、是否有内翻松解、用药时间和剂量不同而分层分析。我们的经验是，皮下层做到水密性，加上皮缘的皮肤钉固定，术后血肿和伤口并发症就不是问题，即便是在使用低分子肝素

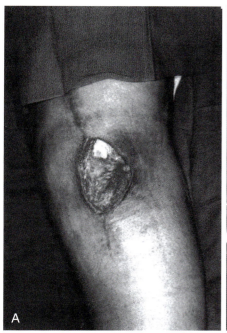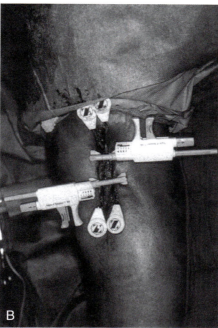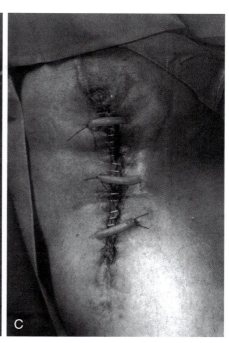

图 55-4 使用创面牵拉器辅助缝合。A. 皮肤缺损，伸肌腱外露。B. 牵引皮肤边缘的拉伸装置。C. 在没有过多张力的情况下闭合伤口

Enoxaparin）的患者中，这是我们医院预防深静脉血栓形成（DVT）的常规选择。

　　另一种引起伤口愈合潜力关注的术后方式是持续被动运动（CPM）机。Benowitz 和 Jacob 发现术后 3 天内，当 CPM 机屈曲超过 40° 时，皮肤氧张力出现下降。虽然皮肤氧张力有降低，我们的经验是激进的 CPM 方案的伤口并发症发生率没有增加。Yashar 发现加速屈曲也没有出现问题，在复苏室立即做到 70°~100° 屈曲，也没有发现伤口并发症发生率增加。虽然大部分患者能耐受 CPM 机的高屈曲程序，但对有潜在伤口并发症史的患者，或许应该限制 CPM 机的使用。目前，常规 TKA 中 CPM 机的使用很大程度上已经被放弃了，此处只是在历史回顾中提及。

　　最后，抗纤溶药物氨甲环酸（TXA）的使用是对关节置换术领域的一个主要贡献。关于它在降低失血、血红蛋白水平和降低输血要求方面的有效性的研究并不缺乏。多项随机对照试验表明，围术期静脉注射 TXA 与局部用药和最近口服的药物效果相当。目前，骨科界已经发布了一套指南，试图规范 TXA 在关节置换术中的使用。Fillingham 等发表了 8 条建议（表 55-1）来证明 TXA 是如何成为关节置换手术中的"标准护理"的。

　　随着 TXA 的使用减少了出血量，观察其对术后血肿和伤口并发症的影响就变得重要。Kim 等的一项研究表明，与不使用 TXA 的利伐沙班使用相比，TXA 与利

表 55-1 TXA 指南概述

编号	问题	推荐强度
1	全身、局部和口服氨甲环酸（TXA）在减少失血和输血方面是有效的	强
2	全身、局部和口服注射 TXA 的效果是相同的	强
3	各种剂量和局部应用有效性	强
4	多次或额外的剂量没有好处	强
5	在切皮前给予 TXA 更有效	中等
6	对于没有已知静脉血栓栓塞（VTE）史的患者，所有给药方式均不增加深静脉血栓形成（DVT）发生率	强
7	有多个并发症的患者，在 DVT 剂量给药，不增加不良事件的风险	中等
8	所有给药方式剂量都不增加发生动脉血栓栓塞事件（ATE）的风险	中等

伐沙班联合使用可以减少伤口并发症发生率。

通过了解局部血管解剖和调控全身、局部手术和术后因素，可以预防或减少伤口并发症发生率。最大化这些因素可预防伤口愈合问题。

治疗

伤口愈合失败的治疗取决于病因和病情。尽管优化了所有全身和局部因素，并启动了术后方案以促进伤口愈合，但仍有少数患者表现出伤口愈合失败。当这种情况发生时，外科医生就要处理伤口并发症和维持假体功能。伤口并发症分为浆液引流、致密血肿、浅表组织坏死和全层坏死。这些情况可以在有或没有感染、有或没有假体暴露的情况下发生。在处理伤口损伤时，必须在选择覆盖范围之前排除或治疗感染。

因为并不是所有的因素都能在手术前得到纠正，即使是最好的外科医生也无法消除之前切口的影响或先前创伤造成的局部改变。因此，我们医院会预防性使用软组织扩张器，我们报告了初步结果。在 TKA 前，皮肤逐渐扩张平均 64.5 天。所有伤口都安然愈合。最近，Manifold 等报道了一项膝关节周围使用软组织扩张器的长期随访结果。该研究对 27 例患者（29 个膝关节）在全膝关节置换术前使用软组织扩张器，并于术后 34 个月和 44 个月进行随访。这些患者平均 KSS 评分为 83.7分。虽然在组织扩张过程中出现了 1 例伤口并发症，因此不得不放弃计划的关节置换，但在那些接受膝关节置换的患者中并没有出现严重的伤口并发症。基于该研究，当存在可能导致伤口愈合失败的情况下，如膝关节既往有大量切口、明显的内翻旋转成角、创伤后损伤、皮肤弹性下降或皮下组织减少，我们继续使用软组织扩张器。简而言之，我们在任何我们认为有可能失败的膝关节上使用这项技术。在这个长期的研究中，我们在 TKA 时开始使用皮下引流，因为两个膝关节因血肿而再次进了手术室。引流管置于合适的位置，直到引流量明显减少。由于将皮下引流加入我们的方案中，术后我们不再需要进一步的血肿清除。选择软组织扩张器的标准可能是主观的，但是任何无活动度的皮肤附着或所有之前存在皮肤切口的人都被认为是这项技术的候选者。使用这项技术时只有轻微的并发症，对于伤口开裂风险高的膝关节，它仍然是我们的主要手段。

在这项技术发展之前，使用的是预切口（Sham Incision）。这在过去是用于伤口坏死可能性高的患者。

这个切口包括一个中线切口，深度达皮下组织。翻开皮瓣，伤口按标准方式闭合。然后观察伤口，看皮肤是否能顺利愈合。人们认为，如果伤口能顺利愈合，TKA 就可以安全地进行。显然，如果伤口开裂，局部措施可以用来促进愈合，而不增加假体暴露的风险。预切口只在历史上使用过，在我们医院已不再使用。

组织扩张技术

对于那些可以从软组织扩张中获益的患者，在手术室内进行 TKA 之前进行此操作（图 55-5）。第一步是在皮下注射液体。这种水分离将皮下层与上面的皮肤分开。我们目前使用利多卡因（Xylocaine）（0.05%）和 1/1 000 000 肾上腺素的混合物。通常，在皮下注射300mL。继续注射，直到皮下组织出现白色。然后根据计划的 TKA 做一个小切口。根据贴壁皮肤的位置或先前的切口，使用两个组织扩张器。如果使用两个扩张器，它们可以彼此成 90° 角，每个扩张器通常有 200mm的容量。组织扩张器的放置可以根据患者的具体需要进行调整。使用钝性分离，在皮下形成一个口袋，并插入扩张器气球。目前，我们收治患者 24h，膝关节固定 1周。这一周完成后，开始逐步扩张，平均每周注入扩张量的 10%。注射速度取决于患者的舒适度以及扩张器表面毛细血管再充盈的时间（5s 或更短）。只要患者能耐受扩张，扩张器的容量就可以增加。手术在最后一次扩张注射后 2 周进行。手术移除扩张器，不会出现问题（图 55-6）。基于以往的经验，我们目前的建议是在深部放置引流管，并在组织扩张器留下的皮下袋放置引流管。对于皮肤的切口和扩张，可以选择使用旧切口或创建新切口。在可能的情况下，切口要足够。我们发现组织扩张器增强了旧切口皮瓣的血管分布；如果先前的切口不够充分，则选择新的纵向切口。如果在组织扩张后出现过多的皮肤，则将剩余的边缘重新修整。我们经常发现这是必要步骤。当然，有弹性的皮肤会随着时间收缩，而且在大多数情况下不需要皮肤清理。

该技术已被其他学者报道，大多是 TKA 翻修病例报告与综述。在允许无张力初次闭合情况下，可以遵循标准的 TKA 方案，并强调术后活动范围和功能。更重要的是，像游离皮瓣这样的侵入性手术是可以避免的。尽管该技术存在血肿、假体感染等潜在并发症，以及假体松动，但这些并发症是有限的。组织扩张的好处包括无张力的初次闭合，即刻的活动范围，使用 CPM 的能

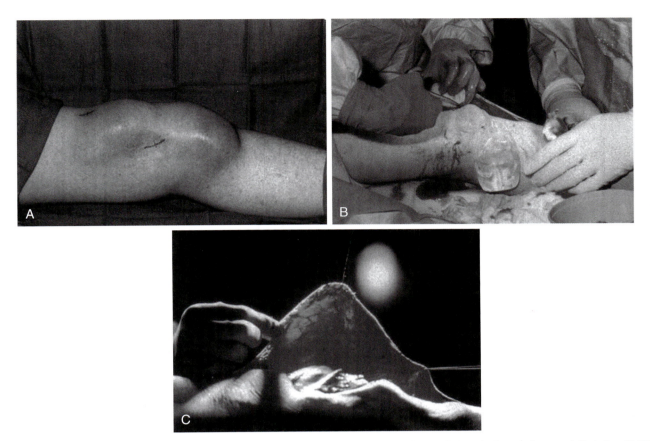

图 55-5　完成组织扩张术的 67 岁女性。A. 扩张器在体情况。B. 在全膝关节置换术时扩张器很容易取出。C. 皮肤丰富，脉管系统增强

力，以及避免毁容和重建手术如皮瓣覆盖。

术后引流伤口的处理

　　TKA 术后出现的一个创面失效是长期的浆液引流。对于所有的外科医生来说，问题是什么时候去探索这个慢性渗出的伤口。如果没有过多的出血或化脓，伤口可以先观察。这种长时间引流的病因可能是继发性的大血肿，但如果在 5~7 天内引流没能消失，可能需要清除血肿。血肿会对伤口产生不利影响，导致皮肤边缘张力增加。血肿破裂也可能在伤口愈合中发挥作用。当引流时间延长时，物理治疗和 CPM 可能需要限制或停止。感染的风险总是存在的，因为 17%~50% 存在慢性引流的伤口后来有感染的迹象。正是由于这个原因，并不是所有学者都同意对伤口长期引流采取观察。Weiss 和 Krackow 报告了 8 例有引流的 TKA 的早期干预，得出的结论是，采取早期干预，感染是可能避免的。多篇论文已经证明了持续引流伤口会增加 PJI。对于关节置换术后持续创面引流的治疗仍缺乏共识。

　　由于缺乏严格的算法，临床敏锐度起着至关重要的作用。目前，关于假体周围关节感染的国际共识会议强烈建议术后 5~7 天的引流创面应进行手术治疗，包括冲洗、清创和假体组件的更换。Patel 等的研究表明，在全髋关节置换术（THA）和全膝关节置换术（TKA）中，伤口引流每增加一天，感染风险分别增加 42% 和 29%。与此同时，其他研究也得出类似的结论，伤口引流超过 5 天，深部感染增加。但即便有这个建议，在使用保守治疗和何时进行手术清创的实践中也有很大的变化。Parvizi 等发现，手术清创术延迟（POD 22∶POD 14）导致抗生素稀释和抑制的可能性增加。另一项由 Reich 和 Ezzet 进行的研究表明，在封闭引流创面的同时采用抽吸可以防止不必要的再手术。有了这些不同的建议，手术医生应该更加积极主动地治疗人工关节置换术后出现伤口持续引流渗液。

　　近年来，在人工关节置换术切口应用负压创面治疗（NPWT）防止术后创面引流和进一步的深部感染方面出现了一些疑问。NPWT 最初见于重建整形外科，因为其调节炎症、血管生成和肉芽组织的直接机制。这些益处在重建领域被证明是有益的，可以预防血清瘤，

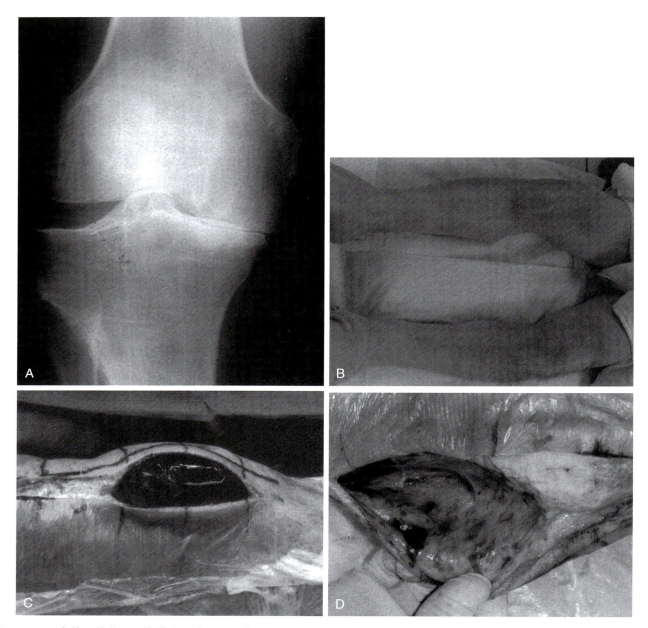

图 55-6 A. 术前 X 线片显示旋转内翻畸形。B. 临床表现为旋转畸形和内翻对线。C. 放置组织扩张器后的术前照片。D. 使用组织扩张器后形成的假膜

甚至可能解决术后伤口引流问题。Cooper 和 Bas 进行了一项回顾性研究，比较了抗菌敷料（108 例）和切口 NPWT（30 例）在关节翻修术中的应用。即使在高风险患者中应用 NPWT，在 NPWT 队列中总体创伤并发症发生率（6.9%∶26.9%，P = 0.024）和手术部位感染率（3.3%∶18.5%，P = 0.045）也较低。此外，他还对全髋关节置换术和全膝关节置换术患者的假体周围骨折进行了类似的回顾性研究。同样，与抗菌纤维敷料组相比，NPWT 组的伤口并发症发生率（4%∶35%，P = 0.002）、深部感染率（0∶25%，P = 0.004）和再次手术（4%∶25%，P = 0.021）更少。尽管缺乏大型前瞻性

标准化研究来验证使用 NPWT 的有效性，但在手术和 PJI 综述中有更多人赞同。

深层组织血肿

当深部血肿没有引流时，可以观察患者。如果有任何局部皮肤异常、疼痛增加或活动范围受限的迹象，可能需要手术探查。根据我们的经验，对疼痛受限的血肿进行早期干预，让患者尽早恢复到正常的 TKA 方案。

浅表软组织坏死

浅表坏死是一个模糊的术语，包括许多情况。它可

以描述缝线清创和敷料改变改善的良性缝线脓肿，甚至可以用于描述蜂窝织炎继发的浅表软组织感染。浅表这个术语主要用来描述没有波及假体和骨的并发症。这些浅表感染应积极治疗，开始使用任何抗生素治疗前都应先培养。如果出现浅表感染或软组织坏死，应停止 CPM 和物理治疗，直到伤口外观好转。很难区分深部坏死和浅表坏死，因此可能需要手术探查以合理处理病灶。

即便积极治疗了浅表感染，皮肤坏死仍然会发生。据信，< 3cm 的皮肤坏死可以通过局部清除和肢体制动来治疗。成功治疗这些感染最重要的是充分的清创。坏死和失活的组织必须在手术探查和清创时切除。如果在手术探查时发现感染是浅表的，局部伤口的清除可能是有效的，修复仍然是可能的。如果假体在清创过程中暴露，坏死就不再只是浅表的，就要启动大面积皮肤坏死的治疗了。

浅表坏死的治疗从局部伤口护理开始。局部伤口护理技术包括：从湿到干生理盐水敷料更换、水凝胶、水状胶体、碘、蛋白酶调节剂。根据坏死的严重程度，外科医生可以在伤口护理诊所或整形外科医生的咨询下使用以上方法。有时皮肤坏死需要局部清创和适当的抗生素覆盖。通常，焦痂出现在腿的前部，没有感染的迹象。由这种焦痂可以观察到，直到它与周围的皮肤边缘分开。在此期间会发生挛缩，由于伤口的收缩性质，最终的覆盖可能会减轻负担。虽然小伤口可以通过次要愈合，但这样做的好处是不用再进行其他手术，而且一旦伤口外观稳定，可以持续活动范围。一旦未处理的伤口愈合超过常规植皮术愈合时间所需的 5~7 天，表明有植皮指征。一旦皮肤移植完成，就需要膝关节支具固定，允许血管芽和下面的伤口相贯通。显然，要想植皮有效，感染必须得到控制。皮肤移植是治疗软组织缺损的有效方法。对于假体、肌腱或骨的覆盖，皮肤移植并不成功。

治疗浅表坏死的第三种选择是局部筋膜皮瓣。Hallock 报告了 6 例成功使用筋膜皮肤覆盖的患者。再次强调，要使这项技术有效，必须排除感染。

全层软组织坏死

全层软组织坏死是最严重的创伤并发症。这涉及软组织的深度穿透，不仅包括下面的骨头和关节的暴露，还包括植入假体，需要选择覆盖和大的外科重建。虽然这些大的重建能用一定的假体成功保留肢体，但付出了功能的代价。Adam 等报道了通过皮瓣覆盖治疗假体外露 TKA 的长期功能结果。虽然伤口基本被覆盖，但76% 的病例功能评分不如初次伤口愈合的患者。其他的选择包括局部组织转位或以游离皮瓣的形式转移到远处的组织。然而，由于这个问题的复杂性，为治疗软组织坏死，假体经常被移除，并不能过分强调整形外科的早期干预。使用腓肠肌皮瓣在整形外科和美容外科文献中均有描述。腓肠肌内侧头的运动弧较宽，因此使用了这种技术。从腓肠肌内侧头与跟腱的附着点分离，然后向近端旋转。外侧腓肠肌也可用于治疗外侧创面治疗困难的病例，但髌骨及胫骨结节周围的缺损要使用内侧腓肠肌。这些皮瓣能有效覆盖胫骨的 2/3，而远端覆盖需要游离皮瓣，游离肌肉转移。

在腓肠肌皮瓣功能不全的情况下，可采用游离肌肉移植，如背阔肌、腹直肌或肩胛游离皮瓣移植。所有这些方法都被很好地描述出来并且在获得覆盖方面是可靠的。Gerwin 及其同事报道了 12 例假体外露的患者，使用腓肠肌内侧皮瓣覆盖，90% 获得愈合。Markovich 等同样有肌肉皮瓣覆盖的类似经验。这些作者描述了 5 个背阔肌游离皮瓣，6 个内侧旋转腓肠肌皮瓣和 2 个腹直肌游离皮瓣的结果，并观察到 100% 的血管化。在这个系列中，83% 的病例实现了假体保留。在评估结果时，当感染和坏死发生时，可以注意到膝关节功能下降。最近，Nahabedian 和他的同事描述了他们 10 年来对 35 例复杂 TKA 伤口的治疗结果。这些患者接受了积极的伤口处理，并且达到了 97% 的保肢率。这些作者强调了积极应对是治疗创口失败的成功所在；23% 的患者需要二次美容手术，15% 的患者需要二次整形手术。

结语

TKA 伤口问题难以避免。尽管有细致的手术技术和合适的闭合技术，但仍可能发生伤口破裂。预防这些病变的关键是双重的。通过识别那些有风险的患者，可以避免许多伤口失败。当创面失效时，需要积极治疗。采用这种方法，假体可以被保留，并获得可接受的长期功能。

（谢杰翻译；张晓岗校对）

第 56 章

全膝关节置换术后伸膝装置并发症

Douglas A. Dennis, MD | Lindsay T. Kleeman-Forsthuber, MD

全膝关节置换术（Total Knee Arthroplasty，TKA）对于有症状的终末期膝关节骨关节炎是一种有效的手术治疗方案。一个完善的膝关节置换术依赖于一个完整的、有功能的伸膝装置。伸膝装置包括股四头肌、股四头肌腱、髌骨、髌韧带及其相关胫骨结节附着点，和辅助实现中央髌骨轨迹的内侧和外侧髌骨支持带。有数个独特的和伸膝装置相关的 TKA 术后并发症，累计占到所有 TKA 并发症的 50%。这些并发症包括机械异常，如髌股不稳定、髌骨骨擦音和撞击声、髌骨假体松动、假体失效或更严重的损伤，如伸膝装置断裂。考虑到所有与表面置换相关的潜在并发症，是否行髌骨表面置换的争论仍在继续。然而，不进行髌骨表面置换会导致较高比率的膝前侧疼痛和翻修需要。在这里，我们回顾了 TKA 后与伸膝装置相关的各种并发症以及治疗方案和预防策略。

髌股关节不稳定

髌骨在滑车沟内正确的中央轨迹需要复杂的力学平衡，并受软组织完整性、髌骨切除、假体定位和假体设计的影响。与髌股并发症相关的 TKA 翻修率约为 8%。然而，最近的研究表明，随着现代假体的应用和手术技术的改进，髌股并发症可能会减少。患者易患髌股不稳定的因素包括内侧支持带松弛、内侧髌股韧带外伤性断裂、外侧支持带挛缩、股内侧斜肌无力和滑车发育不良。需要内侧软组织结构来平衡股四头肌更外侧的矢量拉力和减少功能性 Q 角。膝关节外翻畸形或胫骨结节外移截骨容易因功能性 Q 角增加而导致髌骨不稳定。如果发现了以上任何因素，必须在手术时解决，以确保适当的髌骨轨迹。

适当的手术技术是实现髌股稳定的关键。髌骨截骨要对称，使髌骨内侧和外侧的剩余髌骨面厚度相同。适当的再截骨会切除更多的内侧关节面，因为自然的内侧关节面通常比外侧关节面厚。切除术应切除足够的骨，

以适应髌骨假体厚度，而不过度填充。当髌骨假体尽可能居中，股骨和胫骨假体适当旋转时，髌骨轨迹得到优化。如果股骨假体相对于髁间线进行内旋，或者胫骨假体相对于胫骨结节内旋，则髌骨会侧移，使得发生脱位的风险更高（图 56-1）。应避免股骨和胫骨假体的内移，因为这些错误会导致胫骨结节的外移、在髌骨上产生侧向矢量力。

假体设计的进步极大地提高了髌股关节的稳定性。以前髌股关节并发症发生率高的假体通常有这些特征：滑车沟浅、前翼缘短而窄和曲率半径较小。改善髌骨轨迹的新假体设计特征包括更偏外的滑车沟、增高的外侧

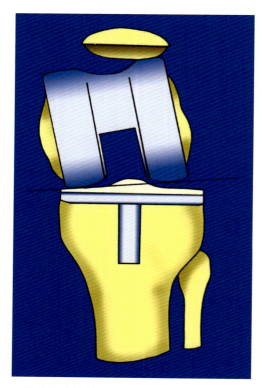

图 56-1　股骨假体旋转不良对髌股关节轨迹的影响。股骨假体相对于股骨后髁轴线过度内旋。这种过度的旋转会阻止髌骨假体在滑车槽的中置轨迹，容易导致髌骨半脱位或完全脱位

翼缘和加深的髁间窝。与固定平台设计相比，使用旋转平台假体可以改善髌骨轨迹，减少髌骨外侧倾斜，降低髌股接触应力，并减少对外侧韧带松解的需求。目前存在几种不同类型的髌骨假体设计，包括穹顶形纽扣、形合的双凹形髌骨假体（也称为解剖髌骨）。尸体研究表明，与双凹形假体相比，圆顶髌骨假体由下到上的剪切应力有所增加；但截至目前，这并未影响临床结果。解剖型髌骨设计具有矢状面运动学，当膝关节高度屈曲，透视下观察到与未行表面置换的髌骨更加相似。然而，由于双髁嵴的存在，髌骨假体必须在滑车沟中精确旋转，才能保持其合适的轨迹，而具有 360° 对称形合度的穹顶假体对旋转不良容错率更高。

髌股关节不稳定应在手术时予以确认和处理。在假体测试期间对膝关节进行全范围的运动测试，然后在关节腔缝合前再次进行测试，以确保髌骨在中央运动，不会出现侧倾或半脱位。此时应松开止血带，以去除止血带对伸膝装置的约束，消除其对髌骨轨迹的影响。可以使用"无拇指"技术评估轨迹，即在膝关节屈伸活动过程中，髌骨内侧缘与股骨内髁能接触而无须拇指辅助髌骨复位。这种技术高估了需要外侧松解的病例数，而有些人更喜欢巾钳技术，即用巾钳将股四头肌固定在髌骨上极，以模拟关节囊缝合后的状态。这位资深作者更喜欢"无拇指"技术，以避免在关节切开缝合过程中伸膝装置过度紧张，这可能会对术后膝关节屈曲和髌骨接触应力产生不利影响。如果发现髌骨倾斜或不稳定，应确定病因并加以解决。最有可能导致不稳定的原因包括伸膝装置软组织失衡、假体位置不良或解剖异常。对于伸膝装置失衡，可进行外侧韧带松解以改善轨迹。外侧松解应至少在髌骨周围 1cm 以外进行，以保护灌注髌骨的膝上外侧动脉。通过关节囊重叠加强缝合，可加强股内侧肌或内侧支持带。对于严重外翻畸形或胫骨结节外移的患者，可行胫骨结节内移手术。如果这些力线重排都不能实现合适的轨迹，有时可能需要翻修和重新定位植入髌骨假体，以改善旋转和轨迹。

髌骨假体松动

髌骨假体的松动在 TKA 失败中所占的比例很低，据报道在 3%~4.8% 之间。早期髌骨假体设计与较高的髌骨松动率相关，尤其是非骨水泥金属基座髌骨假体，翻修率高达 13.5%。其他与髌骨假体松动风险增加相关的因素包括身体质量指数（BMI）> 30kg/m^2，术前膝关节外翻 ≥ 10°、术前膝关节屈曲 ≥ 100°，骨质减少和胫骨假体厚度 ≥ 12mm。与松动相关的手术因素包括假体位置不良、关节线抬高、外侧韧带过度松解、髌骨截骨不平、髌骨骨量有限、髌骨半脱位、其他假体松动和髌骨缺血性坏死。

诊断髌骨假体松动可能是一项挑战，因为患者症状可能很细微。症状性髌股关节疼痛的初步评估应包括影像学和感染诊断检查。用于评估髌股关节的最标准膝关节 X 线片包括屈膝侧位片、膝关节屈曲时髌骨假体压在滑车上的 Merchant 髌骨轴位片（图 56-2）。如果骨水泥-假体界面出现松动，这种压迫位置可能会减少髌骨假体松动程度，并有可能掩盖松动（图 56-3）。如果怀疑髌骨假体松动但无法通过 X 线检查诊断，则可能需要进行骨扫描或关节镜检查来确诊。

髌骨假体松动的患者有些不需要治疗。Berend 等回顾了 180 例松动的全聚乙烯髌骨假体，发现只有 0.3% 需要翻修。对于需要手术治疗的患者，选择包括假体翻修（前提要有足够的骨量支撑新假体）、加强植骨、髌骨切除术（髌骨成形术）、鸥翼截骨术（图 56-4）、使用多孔钽金属假体或完整的髌骨切除术。如果剩余的髌骨厚度至少为 10~12mm，没有骨折，并保留了髌骨血管，可以考虑使用全聚乙烯-骨水泥-髌骨假体进行翻修。有 3 枚外周凸钉的设计在翻修中心凸钉设计时通常是有用的，因为在中心凸钉设计中，骨丢失通常位于中心。在翻修失效的三钉耳装置时，也经常选择圆形的三凸钉设计。在这种情况下，髌骨假体需要由原来的位置旋转，来提供新的足量的宿主骨以固定新的假体。单纯髌骨翻修术后的结果总体上比较差，并发症发生率高达 45%，需要再次手术。单纯髌骨翻修术后报道的并发症包括髌骨骨折、髌股不稳、感染、伸膝迟滞和聚乙烯磨损。考虑到此，髌骨假体失效的所有其他病因都需要评估和解决，包括外侧韧带挛缩和股骨/胫骨假体位置不良。假体位置不良最好用计算机断层扫描来评估，这样就可以确定假体相对于解剖学标志的旋转。综上所述，单纯的髌股关节翻修应谨慎进行，并认真考虑其他可能导致失败的因素。如果髌骨假体固定良好，没有破坏或磨损的迹象，也没有轨迹异常，即使其他假体需要翻修，也可以安全地保留髌骨假体。

髌骨假体磨损

由于聚乙烯磨损而导致的髌骨假体失效是金属基座

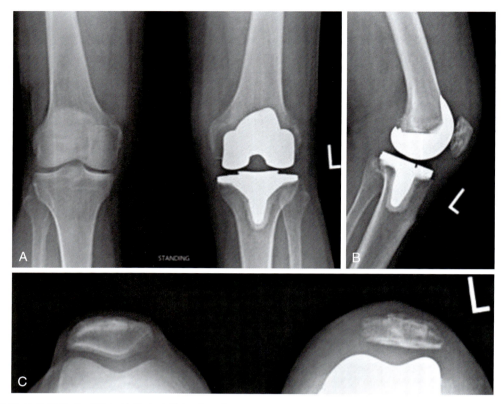

图 56-2 评价全膝关节置换术后髌股关节疼痛的标准 X 线片包括：站立位前后位片（A），站立位 30°屈膝侧位片（B），髌股关节的 Merchant 髌骨轴位片（C）

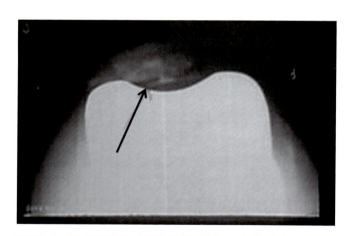

图 56-3 髌骨假体松动的影像学示例。黑色箭头表示髌骨假体，在骨水泥界面有可见的透亮线。此图中髌骨半脱位于侧面，髌骨假体仍位于滑车沟内

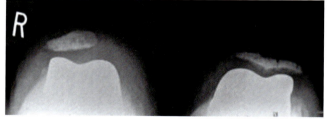

图 56-4 左髌骨假体失效翻修时发现缺乏骨量贮备来支撑新的假体，遂行鸥翼截骨术的术中影像学

髌骨假体最常见的并发症，报道的发生率为 4.7%。金属基座髌骨假体也可能出现聚乙烯离解，在 TKA 后 14 个月就可能发生。根据它们的设计性质，金属基座髌骨假体的聚乙烯支撑面比全聚乙烯假体更薄，更容易磨损。由于金属基座未完全延伸到聚乙烯的外围，聚乙烯边缘处最薄。这会产生锋利的切割缘和弯曲扭矩，从而导致聚乙烯分离或过度磨损（图 56-5）。这些并发症风险最高的患者包括体重增加和膝关节屈曲超过 115°的活跃男性。髌骨倾斜、半脱位、髌骨厚度增加或股骨假体屈曲位安放可进一步加快髌骨假体失效。如果聚乙烯磨损过大，则髌骨假体金属托和股骨假体之间的金属对金属磨损可能会导致严重损坏。如果有破坏性磨损的迹

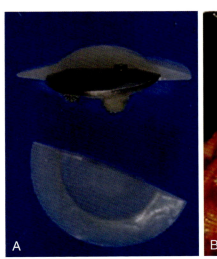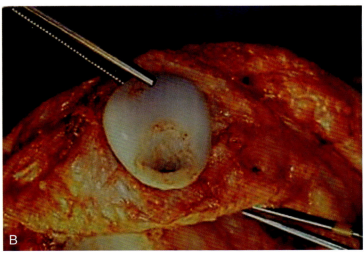

图 56-5　金属基座假体中髌骨假体磨损的示例。A. 显示了金属基座髌骨假体的横截面。聚乙烯在周围最薄，金属基座未延伸到假体边缘。这会导致锋利的切削缘和弯曲扭矩，从而导致聚乙烯分离或过度磨损。B. 此图中，聚乙烯仍然与金属基座相联系，但其磨损已经穿透了聚乙烯的边缘，显露的金属基座与股骨假体直接相对

象，只要金属基座髌骨假体需要进行翻修，就要随时准备对所有假体进行翻修。还应评估聚乙烯磨损引起的骨溶解。在缺乏其他发现的情况下，将金属基座髌骨假体单独翻修为骨水泥的全聚乙烯假体，其临床结果良好，并发症发生率较低。全聚乙烯髌骨假体的磨损通常耐受良好。这通常与一些聚乙烯变形有关，这些变形可以改善接触力学性能。

髌骨骨擦音 / 弹响

　　髌股关节骨擦音和髌骨弹响综合征是 TKA 术后恼人的并发症，可导致患者明显的不满。报道的发病率为 0~18%，主要见于有大的髁间窝的后稳定型（Posterior-Stabilized，PS）股骨假体。这两种情况都是由于髌骨上极的髌骨周围纤维滑膜组织增生引起的（图 56-6）。髌骨弹响发生于不连续的纤维滑膜结节形成，并在膝关节屈曲过程中卡在股骨假体的髁间窝内，当膝关节伸展时，会产生疼痛，可闻及"弹响"声（图 56-7）。髌股关节骨擦音无论在膝关节运动时有无症状，都可以通过仔细的临床检查发现。Dennis 等进行了一项多中心回顾性病例对照研究，研究了 60 例需要手术治疗的、有症状的髌骨弹响患者，确定了几个危险因素，包括既往的膝关节手术、使用较小的髌骨假体、髌骨复合厚度减小、髌腱长度缩短、股骨假体较小、股骨后髁偏心距增加、股骨假体屈曲位安装，以及更厚的聚乙烯衬垫。这种情况通常在手术后 1 年内发生，范围为 3~21 个月。

　　在大多数情况下，避免髌股关节高负荷活动（如走楼梯或下蹲）和使用抗炎药物就足够了。许多髌骨骨擦音患者不需要治疗，而且往往不知道自己已经发展成这种情况。一些有症状的髌骨骨擦音患者在症状出现后 1 年内症状会得到缓解，无须手术干预。对于需要手术治疗的患者，关节镜下或开放性滑膜切除术均能获得满意的结果。关节镜下切除术可成功地治疗髌骨弹响和骨擦音，有几个研究显示改善疼痛和功能评分，且复发率低。

　　虽然髌股关节骨擦音的患者对保守治疗和手术治疗

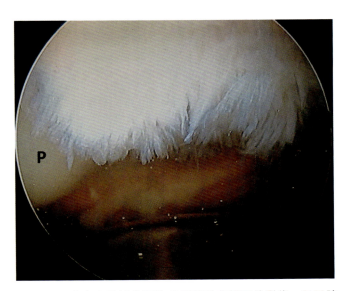

图 56-6　患者全膝关节置换术后膝关节镜下的影像，显示髌骨上极股四头肌腱下表面纤维滑膜组织增生，导致髌骨弹响综合征和骨擦音。表面置换的髌骨标记为"P"，股骨金属假体标记为"F"。这种组织结节可以在关节镜下成功清除以减轻症状

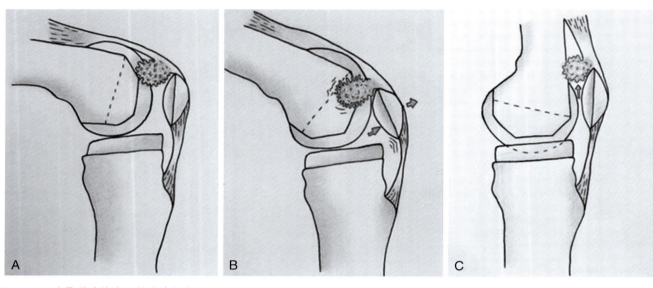

图 56-7 髌骨弹响综合征的发病机制。股四头肌腱远端下表面的滑膜组织可增生并形成明显的组织结节（A）。在使用带有髁间窝的后稳定型股骨假体的情况下，当膝关节从完全屈曲（A）到中段屈曲（B）时，这种纤维滑膜组织结节会被卡在股骨假体的髁间窝内。当膝关节进入末端伸直（C）时，会导致有疼痛的、明显且可闻及的"弹响"声

的反应都很好，但预防应是首要的重点。应尽可能避免选择偏小的股骨假体，并且应注意避免屈曲位放置股骨假体。原发性低位髌骨可以术前识别，股骨远端截骨过多导致关节线抬高则会导致医源性低位髌骨。对于患有原发性低位髌骨的患者，应考虑髌股关节骨擦音风险的增加，并应注意避免抬高关节线，可通过股骨远端最小量截骨处理。髌骨截骨要足够以适应髌骨假体的厚度，而不至于过度填充，且应尽可能地将其定位在最优的位置。滑车与髌骨的接触随着膝关节进入深屈而在髌骨上移动，因此髌骨假体的最优位置应避免滑车与非置换骨之间的任何接触。去除髌骨假体周围任何外露骨（特别是外侧关节面）能降低骨擦音的发生率。要切除股四头肌腱后方所有多余的滑膜组织，就是这些增生的组织导致髌骨弹响/骨擦音的情况（图 56-8）。

假体的设计特点也会影响髌骨骨擦音的发生率。Fukunaga 等描述了髁间窝比值，定义为髁间窝高度与股骨假体前后高度的比值（图 56-9）。许多二代和三代 PS 股骨假体的设计降低了髁间窝比值，从而降低了髌骨弹响和骨擦音的发生率。值得注意的是，股骨髁间窝比值 < 0.7 的假体没有髌骨弹响。髁间窝比值高的股骨假体在屈曲时能更早地接触远端股四头肌腱。作者认为，这种设计特点可能是某些假体髌股关节骨擦音和弹响发生率高的原因。Martin 等证明，使用现代 PS 假体可降低髌股关节骨擦音的发生率，该假体具有更薄和更窄的前

翼以及更小的股骨髁间窝比值。随着假体设计和手术技术的进一步改进，有症状的弹响或骨擦音的发生率有望继续降低。

伸膝装置断裂

伸膝装置断裂是 TKA 术后一种罕见但毁灭性的并发症，既往预后较差，但并发症发生率高。可发生在伸膝装置的任何部位，包括股四头肌腱、髌骨、髌腱或胫骨结节。在不同位置有与损伤相关的独特危险因素和治疗的各种外科技术。

股四头肌腱断裂

TKA 术后股四头肌腱断裂是一种罕见的现象，据报道发生率为 0.1%~1.1%。类风湿性关节炎患者及膝关节纤维化手法推拿时股四头肌损伤的发生率较高。医源性股四头肌腱损伤也可能发生，特别是在需要股直肌切断或 V-Y 成形的僵硬且显露困难的膝关节。股四头肌腱断裂也可能由于创伤或先前的血管损伤发生在术后。特别是，外侧韧带松解时膝上外侧动脉的损伤被认为是一个可能的危险因素。

股四头肌腱断裂的治疗取决于断裂是完全的还是部分的。不完全或部分肌腱断裂可以非手术治疗，总体效果良好。患者通常需要锁定在伸直位的膝关节支具或长腿石膏，以帮助愈合，并逐渐增加运动范围。对于手

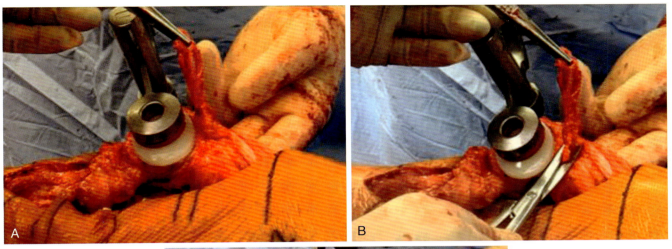

图 56-8　在初次全膝关节置换术中，切除股四头肌腱下面多余的软组织，以预防髌骨骨擦音和髌骨弹响综合征。在关节切开术缝合前，在股四头肌远端和髌骨近端的交界处发现股四头肌腱下面有过多的纤维滑膜组织（A）。这些多余的组织要小心地切除，以保护下面的股四头肌纤维（B）。清理后的股四头肌下方可见所有肌腱纤维保留（C）

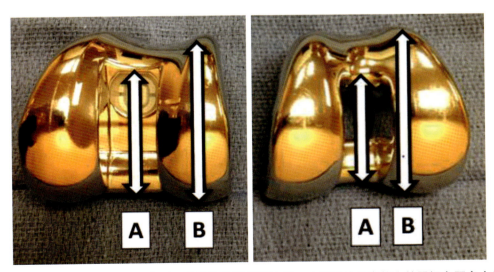

图 56-9　图片比较了两种不同类型后稳定型股骨假体的髁间窝比值。左侧假体具有较大的髁间窝距离（A），使其髁间窝比值（A/B）高于右侧假体的髁间窝比值（A 距离较小）。股骨髁间窝比值＞ 0.7 的股骨假体（如左侧假体）与较高的骨擦音和髌骨弹响综合征的发生率相关。现代假体（如右侧假体）具有较小的髁间窝，并且髌骨弹响的发生率较低

术时机不好的完全断裂患者，如老年人或有严重并发症的低需求患者，支具也是一个合适的选择。虽然对股四头肌腱断裂有几种手术治疗方案，但总的来说，结果通常是不尽如人意的，并且与高的并发症发生率相关。完全性股四头肌腱断裂的一期修复结果相当差，报告的再断裂率为40%。一些研究表明，如果股四头肌损伤发生在术后急性期（90天内），并且早期治疗，则一期修复效果更佳。其他研究描述了将半腱肌或自体股薄肌腱移植或同种异体肌腱移植纳入一期修复，在血管供应不足或慢性断裂时辅助重建（图56-10）。对于伴有严重肌腱回缩或组织丢失的股四头肌断裂，可选择的方法包括使用腓肠肌内侧皮瓣、跟腱同种异体移植，或用完整的同种异体伸膝装置（Extensor Mechanism Allograft, EMA）来重建（图56-11）。这些技术同样用于髌腱断裂，许多研究报道了2种损伤的共同结果。结果显示同种异体骨移植治疗股四头肌和髌腱损伤的临床疗效都较差。Lim等报道，在同种异体骨移植重建后疼痛和功能评分有所改善，但在2年的随访中，平均伸膝迟滞为14°，1/3的患者伸膝迟滞超过30°。Brown等在他们的57例接受EMA治疗的患者中发现了同样糟糕的结果，在平均57.6个月的随访中，38%的患者由于感染、膝关节协会评分（Knee Society Scores, KSS）低或伸膝迟滞超过

30°而失败。Ricciardi等的另一项研究显示，平均68个月时，EMA存活率为69%；而再次手术率为58%，这些患者预后较差。EMA成功率较低的一个原因可能是手术的技术。Burnett等证明，移植物在伸直时完全紧张，与最低程度紧张相比有更好的预后与更少的术后伸膝迟滞（平均伸膝迟滞为4.3°和59°）。两组间观察到的膝关节屈曲没有差异，表明完全紧张对膝关节屈曲没有不利影响。

最近，合成的Marlex网片在用于复杂的伸膝装置断裂修复。该网片由一个不可吸收的聚丙烯网片组成，该片呈管状，夹在两层软组织之间，并用不可吸收的缝线固定（图56-12）。术后，作者的建议是下肢完全伸直位固定3个月（前6周用石膏），每2周渐进性缓慢增加活动15°~20°，再持续4~6周。患者的依从性是实现最好结果的关键。文献中关于合成聚丙烯网片技术的结果各不相同，许多显示疼痛和功能评分都有所改善，但持续性伸膝迟滞为5°~40°。Abdel等回顾了27例股四头肌断裂用Marlex网片治疗的结果，其作为一系列其他伸膝装置损伤的一部分，2年的随访中发现有89%的存活率，终末随访时平均伸膝迟滞为9°。最常见的并发症包括感染、关节纤维化和可保守治疗的伤口愈合问题。最近的一项Meta分析比较了Marlex网片和EMA对

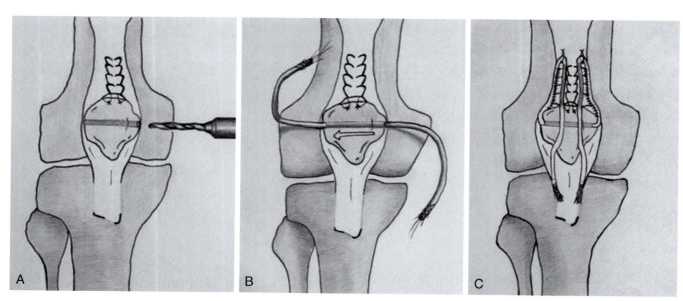

图56-10 图示使用半腱肌和股薄肌移植进行股四头肌腱断裂修复。股四头肌断裂肌腱边缘缝合后，采用不可吸收缝线，用Krackow缝合对肌腱进行一期修复。从患者身上切取半腱肌和股薄肌腱，剥离肌肉，然后用Krackow锁边技术拉近并固定肌腱边缘，以增加移植物的长度。在髌骨上钻一个适应移植物（A）厚度的横向隧道。然后将移植物穿过髌骨（B）中预钻的横隧道，用不可吸收缝线行连续Krackow缝合将其并入髌骨每侧的股四头肌腱。然后以类似的方式将游离肌腱末端固定在髌腱远端（C）

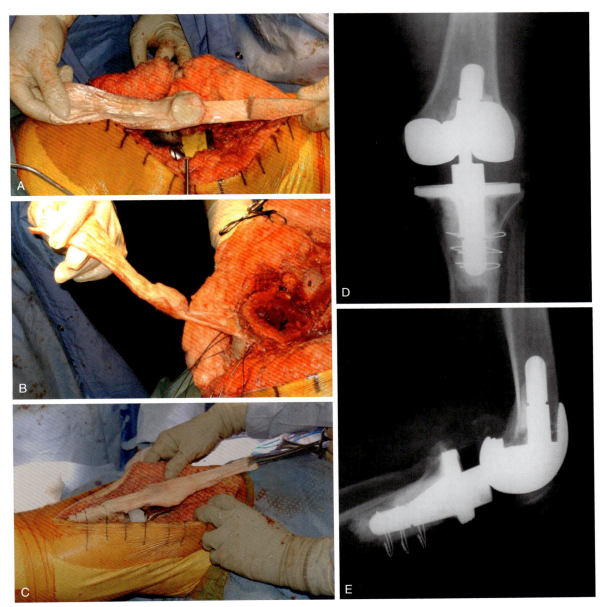

图 56-11　全膝关节置换术后伸膝装置断裂的同种异体伸膝装置（Extensor Mechanism Allograft, EMA）重建技术实例。同种异体骨移植包括一个大的胫骨结节骨块（约 2cm 深、6~8cm 宽、6~8cm 长），髌腱、髌骨和股四头肌腱全部附着，如图 A 所示。应特别注意选择股四头肌腱长度丰富的移植物。在楔入前，使同种异体骨块的近端成楔形榫头，如图 A 所示，以便它能在胫骨受体部位与骨接合。患者的胫骨结节用骨刀切除，为同种异体骨块创造一张床，当骨块向上拉动时，它与同种异体骨的楔形榫头接合。这项技术提供了固有骨的稳定性，以避免移植物移动，保证胫骨和同种异体骨之间的严密贴合。如图 B 所示，骨块可以用穿过胫骨的细钢丝固定到胫骨中，或用方头螺钉，然而钢丝在冷冻尸体骨中的医源性骨折发生率较低。然后，如图 C 所示，在膝关节完全伸直的情况下拉紧 EMA，并使用牢固的不可吸收缝线将 EMA 固定在原始股四头肌腱的近端。特别注意保证关节线的恢复要合适。D、E. 术后 AP 位和侧位 X 线片显示 EMA 在完全愈合后的位置

伸膝装置的破坏的治疗效果，发现两组的成功率相似，失败率也都在 25% 左右。Marlex 网片优于 EMA 的优点包括成本更低，没有疾病传播的风险，更容易获得，随着时间的推移，移植物拉伸损坏的风险可能降低。Marlex 网片为这类患者群体提供了有希望的结果，需要

更多的长期研究来更好地了解患者的预后。

髌骨骨折

　　髌骨骨折是 TKA 术后少见的并发症，据报道发生率为 0.3%~5.4%，Mayo 诊所最大的一个队列显示发生

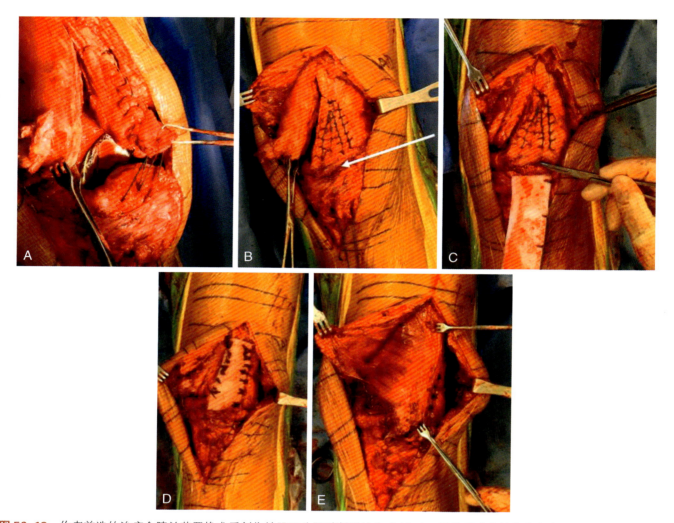

图 56-12　作者首选的治疗全膝关节置换术后创伤性股四头肌腱断裂的合成 Marlex 网片重建术的临床术中图像。采用不可吸收缝线进行 Krackow 缝合并穿过股四头肌腱（A）。缝线通过纵向钻孔穿过髌骨，并完全拉紧将撕裂的肌腱边缘重新连接到髌骨上极（B）。然后定位合成网片，以桥接修复区域（C）。网片的近端固定在股四头肌腱上，远端固定在髌骨周围组织上，使用不可吸收缝线完全伸直（D）。然后将股内斜肌（Vastus Medialis Oblique, VMO）游离开来，为网片提供表面覆盖（E）。VMO 通过缝线进一步固定。完成后，表面无外露网片，皮肤可按标准方式安全闭合。整个下肢用长腿石膏固定 12 周，12 周后膝关节活动范围逐渐增大

率为 0.68%，且大多数骨折发生在初次手术后 2 年内。已经确定了几个危险因素（表 56-1），包括患者特定因素、围术期技术和术后事件。表面置换时髌骨截骨错误（包括截骨过多和截骨不足）容易导致髌骨骨折。剩余骨厚度 < 15mm 的髌骨过度复位会导致髌骨前部应力增加，从而骨折风险增加。相反，髌骨假体截骨不足和过度填充都会增加髌骨上的关节反作用力，增加骨折风险。恢复整体髌骨高度到其原有厚度是避免这些并发症的关键。几项研究已经确定单一的中央柱假体具有更高的骨折风险，因为它对髌骨中央血液供应的破坏更大。只要有可能，作者赞成使用三柱假体。髌骨供血中断可导致缺血性坏死和骨折风险增加（图 56-13）。髌骨的血

液供应来自 4 条主要的髌骨外血管和一个骨内血管网。标准的髌旁内侧入路将破坏髌骨外的膝上 / 下内侧动脉，而外侧半月板切除术可能会破坏膝下外侧动脉，膝上外侧动脉通常是 TKA 标准髌旁入路后唯一保留的骨外血管，但在外侧韧带松解过程中会有损伤风险。在一些研究中，进行外侧松解是髌骨骨折的一个重要危险因素。骨内的血液供应来自股四头肌腱和髌骨后脂肪垫，因此过度的脂肪垫切除会损害血液供应。只要不影响显露，保留足够的脂肪垫才可以保留这种血液供应。

髌骨骨折可以用几种不同的分类系统进行分类。Ortiguera 和 Berry 描述的分类基于伸膝装置的完整性和假体的稳定性。I 型骨折具有稳定的假体和完整的伸

第八部分　全膝关节置换术并发症

表 56-1　髌骨骨折的危险因素		
患者因素	**手术因素**	**术后因素**
男性	髌骨表面置换	缺血性坏死
肥胖	髌骨截骨不当	创伤
高度活跃	假体位置不佳	早期过度弯曲
骨质疏松症	外侧韧带松解	需要处理的关节纤维化
全膝关节翻修	髌骨轨迹不正	
类风湿性关节炎	压配的髌骨假体	
初始厚度 18mm	铰链膝 TKA	
术前内翻＞ 15°	中央柱假体	

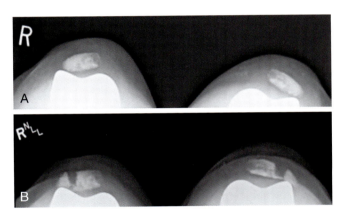

图 56-13　患者术后 5 个月（A）和 9 个月（B）的 Merchant 影像学检查，双侧髌骨缺血性坏死，导致双侧髌骨骨折，无外伤。临床上患者膝关节充分活动，无双膝伸膝迟滞。右膝有髌股关节疼痛的症状，并接受了髌骨假体移除和部分髌骨切除术。左膝无症状，经保守治疗，结果满意

膝装置；Ⅱ型骨折伴随着伸膝装置的断裂，无论是否有松动的假体；Ⅲ型骨折包括髌骨部分松动，但伸膝装置完整，根据剩余骨的质量重新分类；ⅢA型骨折具有良好的骨量，而ⅢB型骨折的骨量较差，剩余骨厚度不足 10mm 或为粉碎性骨折。

髌骨骨折的治疗取决于伸膝装置的完整性和髌骨假体的稳定性。对于无移位骨折、髌骨假体稳定、无伸膝迟滞的患者，治疗可用石膏或支具完全伸直位固定，直至骨折愈合。如果患者的伸膝装置非常完整，且仅有轻微的伸膝迟滞时，非手术治疗也可以有很好的结果。当伸膝装置破坏时，应考虑手术修复或重建。骨量充足的骨折应采用切开复位内固定治疗，而骨量不足的骨折则可能需要部分或髌骨全切除，并可能增加软组织。对于没有伸膝装置破坏的有移位的髌骨骨折，可以考虑进

行碎片切除。如果髌骨假体松动，应尽可能进行假体翻修。髌骨全切除术通常只用于严重粉碎性骨折或先前治疗失败的情况。

不幸的是，手术治疗髌骨骨折的结果较差，并发症发生率高，需要再次手术。Ortiguera 和 Berry 报道了最大的一个队列的 TKA 术后髌骨骨折。11 例患者因Ⅱ型髌骨骨折接受手术治疗，其中 6 例出现并发症，5 例需要再次手术。20 例患者因Ⅲ型骨折（髌骨假体松动）接受手术，其中 9 例患者出现了明显的并发症，4 例患者需要翻修。其他队列研究表明，采用切开复位内固定治疗的移位型髌骨骨折，患者手术后不愈合率高达 90%~100%，感染率为 6%~31%。髌骨粉碎性骨折行髌骨切除术可获得良好的疼痛控制和功能。Chang 等显示，9 例髌骨粉碎性骨折患者接受髌骨切除，术后疼痛有所改善，所有患者的伸膝迟滞均＜ 10°。然而，功能结果是不如初次关节成形术后结果的。对接受手术治疗的髌骨骨折患者应全面深入咨询治疗后的风险和结果。

髌腱断裂

髌腱断裂是另一种破坏性损伤，其发生率为 0.17%~0.56%。由于其发生率较低，很难确定其发生的危险因素。有人已确定了某些可能导致患者髌腱损伤的一些医学情况，包括类风湿性关节炎、糖尿病或胶原血管疾病。其他研究表明，长期使用类固醇的患者风险增加。一些研究表明，使用铰链式假体的发病率较高，可能是由于这些假体的约束性较高。导致这种损伤的其他因素包括先前的髌股复位术、翻修手术、多次手术、感染、创伤和慢性髌腱炎。

髌腱损伤有多种治疗方案。如果术中髌腱从胫骨结

节上脱落，只要周围的骨膜袖套保持完好，就可以使用钻孔或缝线锚钉重新连接肌腱。慢性裂伤或撕脱伤的一期修复通常结果不良。Rand 等报道了 18 例髌腱断裂的缝线锚钉和 U 形钉修复的不良结果，Gilmore 等同样发现 TKA 术后髌腱断裂的一期修复效果不佳，采用自体增强修复，如内侧腓肠肌或自体半腱肌腱移植，效果最好，同种异体移植物的再断裂率最高。Crossett 等在 9 例患者中使用了跟腱移植物，有 2 例患者早期移植失败需要翻修。Emerson 等描述了在 10 例患者中使用含有骨水泥髌骨假体的 EMA 技术。2 例患者发生移植物破裂，1 例髌骨松动，1 例髌骨骨折。使用腓肠肌内侧皮瓣已显示出成功的结果，特别是作为先前修复失败的补救手段时；然而，这些队列较小，随访时间有限。使用合成聚丙烯网片治疗髌腱断裂越来越引起人们的兴趣，如前所述，早期结果很有希望。还需要更多高质量的长期研究，以更好地了解这种技术治疗这一具有挑战的并发症的结果。

髌骨表面置换和非髌骨表面置换

在 TKA 时是否行髌骨表面置换仍然是一个有争议的话题，辩论的双方均有大量的文献支持。在美国，过去几十年里，不做髌骨表面置换已成为一种流行趋势，这一趋势基于欧洲的文献，显示非表面置换对结果或翻修率的影响极小。髌骨表面置换与某些并发症的高风险相关，包括髌骨骨折、血流阻断、假体松动或失败、髌股关节不稳、伸膝装置损伤和髌骨弹响综合征。不行髌骨表面置换的主要争论点是持续的膝前疼痛，可能需要进行二次表面置换手术。来自美国的一些研究表明，在过去的 10 年里，未行髌骨表面置换病例的髌骨再置换让 TKA 翻修率增加了，占所有 TKA 失败的 4% 左右。质量研究在这个问题上显示出相互矛盾的结果。Burnett 等对 90 例患者进行了一项随机对照试验（Randomized Controlled Trial, RCT），随访至少 10 年，发现行髌骨表面置换和非表面置换患者的翻修率或临床结果无显著差异。他们发现初次手术时髌骨软骨完整性及翻修之间无相关。其他研究发现，非表面置换组的再手术率较高，但疼痛或功能结果无差异。多个 Meta 分析显示非髌骨表面置换的预后较差。Parvizi 等对 RCT 进行了 Meta 分析，显示非髌骨表面置换膝前疼痛的发生率和翻修率更高，翻修率为 8.7%。另一项 Meta 分析和系统性回顾显示，表面置换组的疼痛和功能评分更好，翻修率也更低

（再手术率为 1%，而非表面置换组为 6.9%）。Pilling 等在另一项 RCT Meta 分析中显示，非表面置换组有更高的再手术率，膝前疼痛发生率也较高（24% : 13%），但无统计学意义。未行表面置换组的髌股关节相关并发症也更高。进一步评估显示，假设二次表面置换的翻修率保持在 0.77% 以上的话，那么髌骨表面置换就是经济的。累积起来，文献似乎支持髌骨表面置换；但是，一个共同的认知偏倚是认为非表面置换组再次手术会更多，因为二次表面置换是治疗持续性膝前疼痛的一种手术选择，膝前疼痛可能会错误地增加翻修率。此外，许多对比研究是过时的，评估的滑车沟设计并不适合髌骨的自然解剖结构。Whiteside 和 Nakamura 描述了使用带有现代"髌骨友好"滑车设计的股骨假体，改善了非表面置换的效果。

当行非髌骨表面置换时，有几种手术技巧在用，包括完全保留髌骨，行骨赘切除术，外周电刀去神经支配和软组织清理。一些人主张在象牙质骨存在时，对髌骨进行钻孔或微骨折处理。Findlay 等对前瞻性随机对照试验进行了 Meta 分析，回顾了各种不同的非表面置换技术，发现各种不同的非表面置换技术之间的疼痛评分没有差异，与髌骨表面置换相比也没有差异。虽然一些研究已经表明电刀去神经支配对非表面置换髌骨的早期获益，然而其他研究未发现其在 2~5 年后的结果有什么明显影响。

如果需要对二次髌骨表面置换进行翻修，则需要进行适当的患者宣教，因为研究表明，与初次进行髌骨表面置换者相比，二次手术的结果较差。Parvizi 等研究了 39 例初次 TKA 术后 29 个月行二次髌骨表面置换的患者预后。所有患者的疼痛和功能评分都有所改善；然而，有 8 例患者对结果不满意。另一项研究表明，在接受二次表面置换的 232 例患者中，只有 64% 的患者对结果满意，并且在翻修后疼痛评分没有明显改善。最常见的并发症包括感染、伤口愈合问题、髌股关节不稳和髌骨骨折。同样，Toro-Ibarguen 等显示，只有 59% 的患者在二次表面置换后疼痛有所改善，65% 的患者仍然不满意。使用 Trent & Wales 关节置换术登记系统，Thomas 等发现只有 44% 的患者在进行二次表面置换后膝关节疼痛得到缓解，只有 40% 的患者对结果满意。

可能有一组患者对非髌骨表面置换反应良好。Shih 等平均随访 8.5 年的非髌骨表面置换 TKA 术后评估发现，约 60% 的患者髌股关节轨迹和关节面正常。其余

患者中，最常见的问题是影像学上的髌骨退行性变和畸形。他们发现，在 TKA 前髌骨轨迹不良的患者发生这些异常的风险更高，因此术前轨迹不良的患者在初次 TKA 时行髌骨表面置换可以获益。这一观点得到了其他研究的支持，这些研究表明，髌骨倾斜或髌骨发育不良的患者进行二次表面置换的风险更高。另一个与非表面置换术后不良结果的相关变量是更低的髌骨高度。在其队列中的 119 个类风湿性关节炎患者的膝关节中，Fern 等发现髌骨高度高于关节线 15mm 或更高的患者，在非髌骨表面置换 TKA 术后膝前疼痛的发生率显著降低。他们认为，髌骨高度 < 15mm 可能是一个有用的变量，以决定谁应该接受表面置换，以减少膝前疼痛的风险。需要进一步的证据来帮助指导外科医生制定选择性的表面置换方案。

预防技术

　　通过良好的手术技术和患者的教育，可以避免 TKA 术后与伸膝装置相关的各种并发症。正确处理髌骨至关重要。总的来说，文献显示髌骨表面置换术后膝前疼痛的发生率和翻修率均较低。髌骨截骨应足够以适应髌骨假体的厚度，并小心避免过度截骨或截骨不足。截骨面应平齐，以形成一致的关节面厚度，通常内侧关节需要截去更多骨质。髌骨假体应置于髌骨上方，以降低髌骨骨擦音的发生率，并将髌骨置于中间位置，以改善髌骨轨迹。可以通过外侧支持带松解来改善软组织的平衡，以确保轨迹正确，但要小心保护髌骨的血管供应。髌骨血管保护可通过最小量切除脂肪垫，并在距髌周 1cm 外行外侧松解来实现。股四头肌下方的所有多余软组织应全部切除，以降低髌骨骨擦音和弹响的发生率。正确的

股骨和胫骨假体旋转定位，特别是避免内旋或内移，对于保持正确的髌骨轨迹至关重要。应避免股骨假体的屈曲位安装，以降低伸膝装置激惹或破坏的发生率。当使用 PS 股骨假体时，应选择具有前翼收窄和髁间窝比值较小的假体，以降低骨擦音的发生率。患者应在术后早期进行渐进式膝关节运动，避免过度屈曲，以避免关节囊开裂，要求是循序渐进和充足运动，以避免关节纤维化。由于综合合适的术前计划、良好的手术技术、现代假体的使用以及患者的依从性，伸膝装置潜在的毁灭性并发症的风险有望继续降低。

结语

　　膝关节置换术后与伸膝装置相关的并发症仍然是关节外科医生最具挑战性的问题。对于伸膝并发症有多种治疗方法，但是预防是最重要的。大多数并发症是以通过识别和处理影响因素以及良好的外科技术来实现风险最小化。假体设计的改进有助于降低一些并发症的发生率，但谨慎的手术操作仍然至关重要。关于是否应该对所有病例都行髌骨表面置换的争论仍在继续，需要进一步的文献支持选择性的表面置换。外科医生应注意可能出现的与伸膝装置有关的各种并发症，并尽一切可能避免这些并发症。

（谢杰翻译；张晓岗校对）

参考文献

第 57 章

假体周围骨折

James R. Berstock, MBChB, MRCS, FRCS，（T&O），MD, PGCert Med Ed |
Donald S. Garbuz, MD, MHSc, FRCS | Bassam A. Masri, MD, FRCS

引言

假体周围骨折（PPF）在全膝关节置换术（TKA）中的发病率持续增长，据信 2000—2008 年美国的假体周围骨折的发生率上升了 4 倍。可能原因是老龄化社会的到来，接受膝关节置换的高龄骨质疏松患者不断增多。行 TKA 的患者，大概每 40 人会有 1 人发生 PPF。据估计，大约 4% 的 TKA 患者发生术中 PPF，常累及股骨内髁。一项来自苏格兰国家数据库的研究显示，PPF 在初次 TKA 术后 5 年的发病率为 0.6%，TKA 翻修术后 5 年发病率为 1.7%。TKA 周围的 PPF 可能发生在股骨、胫骨或髌骨，定义为发生在关节表面 15cm 内或髓内杆 5cm 范围内。股骨远端骨折是最常见的 PPF，占 TKA 的 0.3%~2.5%。在 Mayo 诊所的系列病例中，0.68% 的患者发生髌骨骨折，其他病例报告 TKA 术后髌骨置换者 PPF 发生率为 0.15%~21%，不置换者为 0.05%。最不常见的是胫骨 PPF，在 TKA 中报道为 0.4%~1.7%。

大多数骨折是由低暴力损伤造成的。危险因素包括炎性关节病、类固醇使用、年龄 > 70 岁、骨量少、神经系统疾病和关节翻修术。假体相关的因素包括由聚乙烯磨损引起的松动和骨溶解。股骨前皮质切迹不再是 PPF 的重要危险因素。

与因其他原因进行 TKA 翻修的患者相比，出现膝关节 PPF 的患者更有可能是有基础病、女性和年龄较大的患者。因此，据报道，股骨远端发生 PPF 的患者 1 年内病死率为 20.6%。这种复杂问题的治疗后的并发症也很常见。在最近对 58 例股骨远端 PPF 的回顾中，超过 20% 的患者在治疗 90 天内再次入院。在一项针对 37 例 TKA 患者的前瞻性研究中，只有 68% 的患者在 1 年后达到骨折前的活动能力，22% 的患者因各种原因接受了手术翻修。此外，16% 的患者发生非手术并发症。

同时也研究了围绕 TKA 的 PPF 导致的财务问题。

在 2013 年关节翻修术的治疗费用平均为 37 680 美元，每次再入院的费用为 16 806 美元。骨折的固定花费 25 539 美元，再入院平均花费 15 269 美元。

治疗的目的是避免并发症的同时迅速恢复关节功能。这包括在早期的运动中恢复肢体力线、长度和旋转。膝关节 PPF 的治疗可能是具有挑战性的，因为骨质量差，且存在近端或远端假体松动或不松动。对于股骨远端骨折，手术治疗比非手术治疗更有效，同样的原因，手术治疗是 TKA 术后 PPF 的主要治疗手段。

股骨远端假体周围骨折
分类

股骨远端 PPF 的历史分类如 Neer 等（1967）、DiGioia 等（1991）和 Chen 等（1994）的分类关注骨折移位，并为非手术治疗或手术固定的适宜性提供指导。随着固定和翻修技术的发展，一组现代分类试图针对每种骨折类型指导特定的外科治疗。Rorabeck 和 Taylor 确认了关节翻修术的重要作用，并在 1997 年描述了 3 种类型的骨折（表 57-1）。1 型代表股骨假体固定良好的无移位性骨折；2 型描述股骨假体固定良好的移位性骨折；3 型为股骨假体松动或失效的骨折。这一分类促进了关节翻修术在治疗 3 型骨折中的应用，至今仍具有很大的影响。Su 等根据位置对股骨远端骨折进行分类，以指导逆行或顺行髓内钉固定的使用。Kim 等在开发其分类系统时考虑了骨量、假体固定和骨折可复位性。此

表 57-1 Rorabeck 分型

类型	描述	治疗
1 型	无移位；假体完整	固定或非手术
2 型	有移位；假体完整	固定（螺钉或钢板）
3 型	有移位；假体松散或脱落	关节翻修

外，Backstein 等试图确定逆行髓内钉的可行性。Frenzel 等考虑了受伤后的治疗时机。Fakler 和他的同事将股骨假体的设计融入他们 2017 年的分类中，创造了 16 种骨折分类。

基于 Vancouver 股骨近端 PPF 分类的通用分类系统（UCS），在考虑骨折位置、假体松动、骨量和其他内植物的同时，为治疗提供了实用的指导（表 57-2）。在 UCS 中，涉及膝关节置换术的最重要的类别是 B1、B2 和 B3 型。D 型骨折（假体间骨折）需要特别考虑，因为股骨近端存在髋关节假体 / 假体。E 型骨折可作为每个骨的单独骨折处理，应将其分类为单独的骨折。

非手术治疗

腓肠肌的变形力导致股骨远端后侧成角和旋转，与股四头肌的短缩应力重叠后，单靠石膏和支具固定难以控制。在 Moran 等进行的一系列非手术治疗中，所有移位骨折均发生畸形愈合。因此，非手术治疗只适用于完全无移位且固有稳定性良好的骨折，以及基础条件太差

表 57-2　通用分类系统（UCS）

类型		病例	治疗
A（骨突起处）		胫骨粗隆，髌骨下极骨折	手术或非手术取决于移位与否
B（假体基底）	B1：固定良好	股骨远端骨折	固定（螺钉或钢板）
	B2：假体松动	股骨远端骨折	翻修
	B3：假体松动且骨量差	股骨远端骨折	复杂翻修
C（假体基底良好）		股骨干骨折	固定（螺钉或钢板）
D（分离的）		在 THA 和 TKA 中骨折分开支撑骨	钢板固定
E（支撑关节的两块骨其中之一）		股骨和胫骨骨折	分别处理两者
F（正对一个假体）		未置换的髌骨骨折	处理单独的骨折

无法接受手术的患者。在适当情况下，我们建议佩戴 12 周的铰链膝关节支具，并且避免负重至少 6 周，以及定期影像学评估。

固定（逆行髓内钉或钢板）

固定良好的股骨假体股骨远端骨折（B1 型骨折，图 57-1 和图 57-2）采用内固定可获得满意的治疗（图 57-3）。2008 年，Herrera 等系统回顾了 415 例股骨远端 PPF，包括 29 例采用逆行髓内钉或钢板固定治疗的数据。他们报道整体不愈合率为 9%，固定失败率为 4%，感染率为 3%，翻修手术率为 13%。与传统的非锁定钢板相比，使用 RIMN 可使翻修手术不愈合的相对风险降低 87%，翻修手术的相对风险降低 70%。

然而，新兴的现代锁定加压钢板（LCP）技术并没有带来显著的益处。Ebraheim 等在 2015 年对现代治疗方法进行了系统回顾，分析了股骨远端 PPF 的所有治疗方法，发现移位性 B1 型骨折是最常见的骨折类型。Ebraheim 等的结论是，最成功的治疗是 LCP（愈合率

87%，并发症发生率 35%）和髓内钉（愈合率 84%，并发症发生率 53%）。两组最常见的并发症是骨不连、畸形愈合、延迟愈合和需要翻修手术。Shin 等 2017 年的 Meta 分析纳入了 8 项比较 RIMN 和 LCP 治疗股骨远端 PPF 的随机对照试验。LCP 和 RIMN 治疗组的术后膝关节社会评分、愈合时间、不愈合率和翻修手术需求无显著差异。

RIMN 相对于 LCP 在生物力学上可能具有理论优势，因为它与股骨解剖轴同轴，因此在轴向载荷下比单侧锁定钢板提供更大的刚度。特别是有内侧粉碎性骨折时，RIMN 可能获益更多。然而，RIMN 只能用于开放的膝关节髁间设计，因为髁间切迹会限制髓内钉的直径，影响入钉点（可能比需要的更靠后），可能导致骨折的过伸位固定。文献报道了常见 TKA 和 RIMN 设计的相容性研究。由于近端植入物的存在，可在植入物之间的接合处诱发应力上升。远端也需要足够的骨量以进行远端锁定螺钉的稳固固定。由于这些限制，根据具体情况，LCP 可能比 RIMN 更好。此外，股骨假体的侧移可能会导致关节内的髓内钉入钉点不正确，导致骨折偏

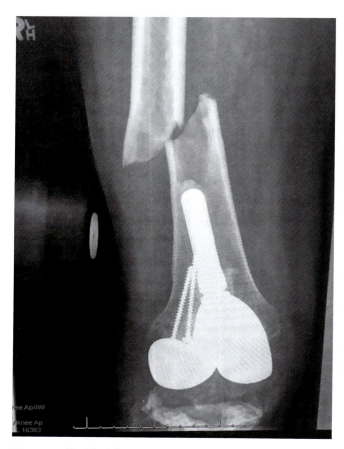

图 57-1   前后位片提示 B1 型股骨远端假体周围骨折，股骨假体固定良好

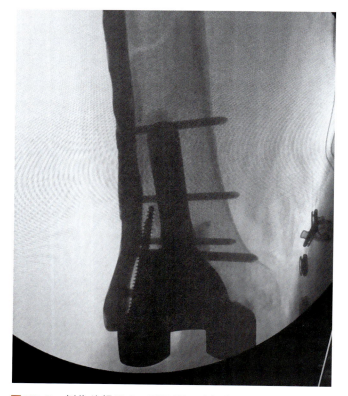

图 57-2   侧位片提示 B1 型股骨远端假体周围骨折，股骨假体固定良好

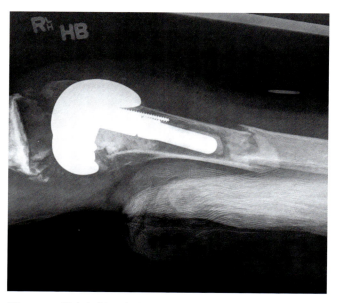

图 57-3   锁定钢板固定治疗 B1 型股骨远端假体周围骨折

移到对线不良状态，通常会导致外翻过多。

我们建议患者仰卧，膝关节在屈曲到 30° 时，直接外侧入路到股骨远端进行钢板固定。锁定钢板可在股外侧肌下穿过，直到远端轮廓与股骨远端轮廓相匹配。用一根平行于膝关节的克氏针将钢板暂时固定在远端骨折块上。在骨折复位后，应暂时用克氏针、持骨钳或螺钉固定股骨近端和钢板。然后植入远端锁定螺钉，以获得良好的远端骨折块固定。经皮穿刺经切口插入近端螺钉。螺钉不要置于粉碎性骨折区域，这会减少结构刚度，以促进愈合。5 枚近端螺钉（约 10 枚皮质螺钉）应该足够了。一般来说，使用长钢板时应将螺钉放置在远离骨折部位的地方。双皮质固定优于单皮质固定，除非由于存在粗大的柄而无法使用双皮质固定。

多轴和单轴锁定钢板

多轴钢板允许螺钉在锁定钢板之前直接拧入最佳骨量区，也可以避免接触股骨假体。一项 2018 年的随机对照试验，比较了 40 例多轴和单轴锁定钢板固定股骨远端髁上骨折，结果显示两种技术都无明显优势。

在最近一系列治疗股骨远端骨折的多轴钢板内固定中，45 例骨折中有 35 例（78%）在手术 6 个月后愈合。文献中报道的愈合时间一般指的是对钢板固定直到负重。然而，在 2017 年英国的 127 例股骨远端非假体周围骨折中，使用现代外侧锁定股骨远端钢板立即完全负重并未出现更高的固定失败率。从技术角度来看，多轴钢板固定可能比单轴锁定固定容易。

钢板螺钉内固定

　　应用钢板螺钉联合（Nail Plate Combinations，NPC）固定骨质疏松性股骨远端骨折的方法越来越受到人们的关注。这可以使患者早期负重，改善步行能力。NPC 在股骨远端骨不连的治疗中取得了良好的效果。在一个 9 例 PPF 患者的报道中，逆行钉和锁定钢板联合治疗，患者术后均可立即承受可耐受重量。这个报道的平均愈合时间是 20 周。

其他固定方法

　　内侧辅助钢板和远端皮质骨锁定钢板的使用在股骨远端 PPF 的固定领域很有前景，但目前很少有支持的证据。然而，在某些骨折类型中，使用辅助内侧钢板是有益的。从近端到远端的斜向骨折可能使远端碎片向内侧移位。通过有限的股肌下入路增加一个短的内侧板可以防止此问题发生。图 57-4 显示 B1 型股骨远端 PPF 切开复位内固定失败后继发骨不连，股骨远端发生内侧移位。对钢板进行了修改，并使用了一个补充的内侧钢板，最终实现了影像学愈合（图 57-5 和图 57-6）。聚甲基丙烯酸甲酯增强剂和同种异体皮质骨板也常用于辅

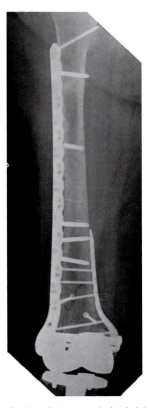

图 57-5　切开复位内固定（ORIF）加内侧钢板翻修术后 12 周的前后位片

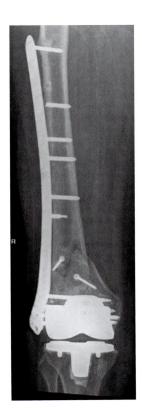

图 57-4　股骨远端假体周围骨折合并股骨远端内侧移位的切开复位内固定（ORIF），失败后继发骨不连

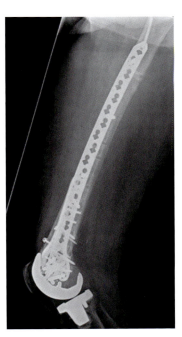

图 57-6　切开复位内固定（ORIF）加内侧钢板翻修术后 12 周侧位 X 线片

助固定，成功率各不相同。

关节翻修

如果固定失败，就应该考虑关节翻修术。适应证包括假体松动，远端骨固定不足，以及多次尝试但固定失败。这将需要翻修既往关节假体或肿瘤假体代替股骨远端置换（Distal Femoral Replacement，DFR）。是否翻修主要取决于骨折的程度、骨量和股骨内外上髁或韧带的累及程度。如果需要，我们建议采用定位和大腿悬垂体位，并考虑使用无菌止血带。在有多个瘢痕的地方，使用最外侧切口通常能促进伤口愈合。胫骨结节截骨术可以增强胫骨近端的暴露。

股骨远端置换

观察到髋部骨折患者早期活动可以降低死亡率，这使得一些人提倡用 DFR 代替手术固定来治疗老年 TKA 周围的 PPF。图 57-7 显示经 DFR 治疗的骨质疏松骨中高度粉碎的股骨远端 PPF。在最近的一系列研究中，使用 DFR 治疗 PPF 取得了良好的效果。17 例 DFR 中，

虽然有 2 例需要进一步翻修手术，但均取得了可接受的功能结果。在 Gan 等对股骨远端 PPF 的回顾性研究中，一系列患者接受了肿瘤假体或锁定钢板的治疗。虽然两组间的并发症发生率和临床结果相似，但肿瘤假体组恢复到负重的平均时间为 2.9 天，而锁定钢板组需要 18.9 周。

在另一组研究中，LCP 和 DFR 的死亡率在 90 天（9%∶4%）和 365 天（22%∶10%）、需要额外手术比例（9%∶3%）和维持行走的比例（77%∶81%）相近。回顾性比较采用固定治疗和 DFR 治疗的患者发现，DFR 治疗后的患者更少依赖辅助支具，但在另一个系列中没有差异。目前正在等待英国 KFORT 关于老年人股骨远端非假体周围骨折固定或置换的可行性试验的结果，这些结果可能被外推到老年人移位性 B1 型骨折中，而不是其他证据。

假体间 UCS 分型 D 型骨折

当两个假体都固定良好时，可以使用多轴锁定钢板固定骨折端。当一个假体松动时，有必要行关节翻修手

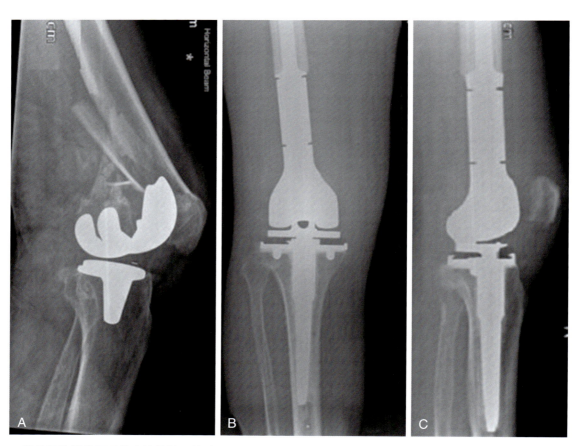

图 57-7　A. 股骨远端假体周围粉碎性骨折 X 线片。B. 股骨远端置换术后前后位片。C. 股骨远端置换术后侧位片

术。在这种情况下，可以设计定制的假体，比如股骨袖套或连接器，将固定完好的假体与翻修假体连接起来。如果两个假体均松动，则需要进行全股骨置换。可在假体周围植入活的股骨以重建假体周围的骨量。

手术时机

　　69 例膝关节假体周围骨折患者无论是在入院后 48h 内还是 48h 之后接受手术治疗，在死亡率上没有发现差异。在这篇报道中，1 年的总死亡率为 4.3%。在一系列接受 LCP 或 DFR 治疗的患者中，在出现后等待 3 天或更长时间的患者与那些在受伤后 3 天内完成手术的患者有相似的死亡风险。然而，在 283 例老年股骨远端非假体周围骨折患者中，损伤后延迟手术治疗 2 天以上与患者死亡率增加有关。对于这些复杂的损伤，清楚地计划合适的治疗至关重要，必须权衡手术的延迟，同时要记住，许多这些患者可能需要转移到三级护理中心接受更专业的护理。

胫骨假体周围骨折

分类

　　胫骨 PPF 最常用的分类是 Felix 等（1997）的分类，基于 4 个不同的类别（表 57-3）。这些可进一步细分为 3 种类型：A 亚型代表固定良好的假体，B 亚型代表假体松动，C 亚型代表术中骨折。与股骨 PPF 相似，UCS 的分类也有助于考虑该假体的预后。

表 57-3　Felix 等的胫骨假体周围骨折的分类	
类型	**描述**
类型 I	胫骨平台骨折
类型 II	胫骨延长杆附近骨折
类型 III	胫骨干骨折，假体远端骨折
类型 IV	胫骨结节骨折

治疗

　　治疗主要取决于胫骨的稳定性。无移位或轻度移位且胫骨假体固定良好的骨折可采用非手术治疗。图 57-8 和图 57-9 显示非移位性 B1 型胫骨骨折，采用非手术治疗。钢板固定用于平台骨折和骨干骨折，螺钉固定用于胫骨结节骨折。对于松动或失败的胫骨假体，翻

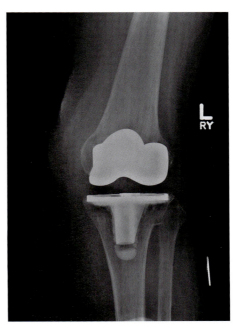

图 57-8　非手术治疗的非移位性 B1 型胫骨骨折的前后位片

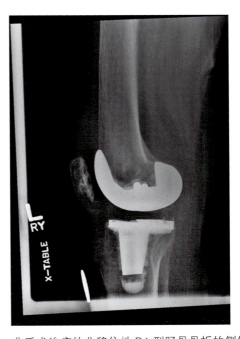

图 57-9　非手术治疗的非移位性 B1 型胫骨骨折的侧位片

修时需要使用延长杆。金属垫块、袖套或 Cone 的使用取决于剩余骨量是否充足。

　　虽然预后数据有限，但胫骨 PPF 处理后并发症也很常见。9 例胫骨 PPF 患者接受 ORIF（6 例）、翻修术（1 例）、关节融合术（1 例）和截肢（1 例）治疗，不良事件发生率和翻修率均为 55.6%。这包括伤口愈合受

损、感染和固定失败。其他的手术治疗包括软组织治疗、关节融合术、截肢和反复切开复位内固定。

髌骨假体周围骨折

髌骨骨折可能是由直接创伤、术中损伤髌骨上下极或疲劳导致。与股骨和胫骨骨折不同，髌骨骨折在男性中更为常见。这可能是由于肥胖男性的活动产生了更大的膝关节伸展力。危险因素包括翻修手术、髌骨轨迹不良和髌骨坏死、不对称截骨、过度截骨和截骨不足增加了髌股关节的反作用力。髌骨假体钉的设计、放置和大小（例如，一个较大的中央假体钉）也可能会削弱下方骨质。

分类

Goldberg 等根据骨折结构、髌骨假体的稳定性和伸膝装置的完整性描述了 4 种类型的髌骨假体周围骨折（表 57-4）。

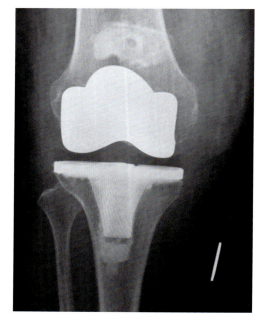

图 57-10　移位性髌骨假体周围骨折的前后位片

表 57-4　Goldberg 髌骨假体周围骨折分类	
类型	**描述**
类型 I	骨折不累及假体 / 骨水泥界面或股四头肌伸膝装置
类型 II	骨折累及假体 / 骨水泥界面和 / 或股四头肌伸膝装置
类型 III A	髌骨下极骨折伴髌骨韧带断裂
类型 III B	髌骨下极骨折，无髌骨韧带断裂
类型 IV	所有类型的骨折错位

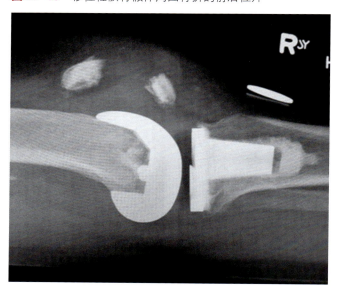

图 57-11　移位性髌骨假体周围骨折的侧位片

治疗

对于伸膝装置完好且髌骨假体保持良好固定的骨折可以非手术治疗。我们建议在前 2 周使用膝关节支具固定，然后在 6 周内逐渐增加膝关节的活动范围。在 Ortiguera 和 Berry 的系列手术中，97% 的 Goldberg I 型骨折都通过非手术方法治疗成功。其他 Goldberg 类型的手术治疗（伸膝装置修复、切开复位和髌骨内固定，包括或不包括移除或翻修髌骨假体，以及部分髌骨切除术）出现 41% 的并发症发生率，最常见的包括翻修手术。这仍然是一个具有挑战性的治疗群体。因此，对于粉碎性骨折，建议采用非手术治疗或髌骨部分切除术和

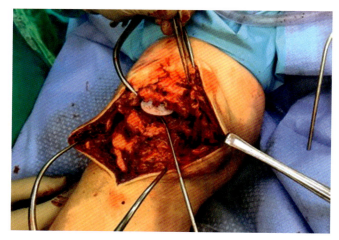

图 57-12　术中照片显示髌骨假体松动

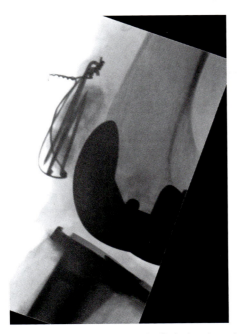

图 57-13 术中透视图像显示髌骨假体去除，切开复位并使用钢丝张力带内固定

髌腱或股四头肌腱再植入。在假体松动但骨储备允许的情况下，可对髌骨假体进行翻修。当骨量不足时，建议在翻修 TKA 的基础上进行髌骨部分或完全的切除术。图 57-10~ 图 57-13 示髌骨骨折伴假体松动，采用假体去除和钢丝张力带技术治疗。

考虑到手术治疗的并发症，所有症状轻、膝关节功能良好的患者均可考虑非手术治疗。Mayo 诊所的许多髌骨骨折患者在常规随访时均显示无疼痛或轻微疼痛。在这些情况下，4~6 周的关节制动就有可接受的好结果。

结语

在考虑到假体的稳定性和骨折特征后，大多数膝关节假体周围骨折均能得到成功治疗。

（谢杰翻译；张晓岗校对）

第 58 章

全膝关节置换术后膝关节不稳

Jason H. Oh, MD | Giles R. Scuderi, MD, FACS

引言

膝关节不稳已经成为 TKA 术后膝关节早期和晚期翻修的第二大诱因，其早期的翻修率仅次于感染，晚期的翻修率仅次于无菌性松动。随着人口老龄化的趋势和骨科医疗资源的普及，对 TKA 和翻修术的需求正以前所未有的速度增长着。据预测，到 2030 年，仅美国的初次 TKA 就将高达 126 万 ~168 万，而 TKA 翻修的数量将以每年 13.5% 的速度增长。这要求医生们必须具有准确诊断膝关节不稳的能力和及时发现 TKA 失败原因并做出适当处理的本领。

在对患者进行初步评估时，医生必须牢记，患者主观认为的"不稳定"可能与真正临床上的膝关节不稳完全无关。比如，屈曲受限不一定归因于关节不稳，更常见的病因是疼痛或股四头肌无力。Frank 脱位也很少见，仅占所有 TKA 翻修病例的 0.5%~3.3%。临床上，真正的膝关节不稳定的患者通常表现为膝关节前方疼痛、反复肿胀积液以及行走或上下楼梯困难。

全面的病史对于成功地诊断和处理疾病至关重要。其中应该回顾的病史包括：初次 TKA 的诊断，膝关节的外伤史、手术史，术前是否存在畸形和肢体挛缩的症状，初次 TKA 的日期以及所用假体的类型。理想情况下，医生应取得手术记录并仔细审查，且对任何伴有结缔组织疾病或其他致韧带松弛的危险因素予以阐明。重要的是要确定患者对初次 TKA 是否满意，要明确关节状态是由术后满意逐渐演变为不稳定不满意，还是从初次 TKA 术后膝关节就一直存在问题。治疗过程中，还应询问患者的体重有无明显变化。

关于体格检查，应仔细观察患者在平地和上下台阶时的步态以及对助行设备的依赖程度。对肌无力需进行分级，尤其是当患者伴有明显的肌萎缩时，应检查伸膝装置。而内外翻和前后交叉韧带的相关试验应该在膝关节完全伸直、屈膝 30°、屈膝 90° 时分别进行。在记录关节的活动范围时，需要特别注意是否存在过伸与过屈的现象。如果有积液，应考虑关节液穿刺检查，关节不稳定导致的关节积液常呈血性，滑膜红细胞计数常在 65 000/mm³ 以上，这与不稳定所致滑膜的慢性刺激有关。

包括髋、膝和踝关节在内的下肢站立位全长 X 线片有助于观察患者下肢力线与解剖轴的关系，并测量其膝内翻或膝外翻的度数。医生应获得髌股轴位 X 线片以评估髌股关节的排列情况，高质量的膝关节侧位 X 线片对于准确评估胫骨后倾和股骨后髁偏心距非常重要。内外翻应力位 X 线片有助于了解侧副韧带的功能状态和观察关节间隙张口情况。医生还应该仔细检查确认假体的型号和位置，以及假体是否磨损或破损。对于有轻微旋转不良的病例，或伴有明显骨缺损的情况，计算机断层扫描（CT）有助于了解假体旋转对线的准确程度。除此之外，手术之前必须排除感染。

对于大多数症状不稳定的病例来说，手术治疗是必要的。具体的干预措施应该根据失败的原因和副韧带组织结构的完整性进行调整，其目标是使膝关节稳定。韧带不稳定的修复和重建方法有很多，其中采用限制型假体或铰链膝，以其内源稳定性代偿膝关节稳定结构的严重缺失，可以获得良好的结局（表 58-1）。屈曲限制型假体（图 58-1）可以为膝关节提供内翻稳定性，而副韧带结构严重缺损的病例可直接选择铰链膝或旋转铰链膝（图 58-2）。限制型假体或铰链膝的植入应遵循 TKA 翻修的原则，包括使用金属垫块来处理骨缺损，以及通过延长杆将负荷从假体－骨界面转移到骨干。

胫股关节不稳定

屈曲位不稳定（前后方向不稳定）

屈曲位不稳定的特点屈曲间隙大于伸直间隙，这种屈伸间隙的不平衡导致膝关节疼痛和胫股关节半脱位或

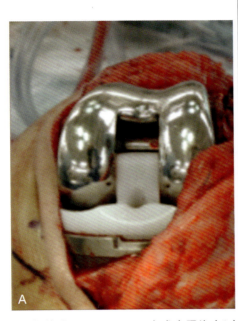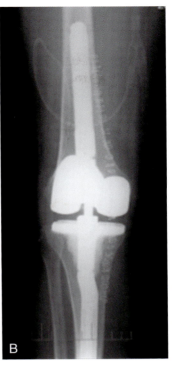

图 58-1　捷迈 CCK 髁限制型假体（Zimmer Biomet）术中照片（A）和正位 X 线片（B）

Frank 脱位（图 58-3），并加速聚乙烯衬垫的磨损和反复积液的形成。对称性屈曲位不稳定与矩形屈曲间隙有关，而非对称性屈曲位不稳定则与梯形屈曲间隙有关。屈曲位不稳定的诊断的个体差异较大，主要症状是疼痛，其症状严重程度不一定与影像学表现相一致，术后复查 X 线片时往往提示假体位置及力线良好。然而，仔细关注病史和体格检查有助于屈曲位不稳定的诊断、分型和病因研究。对称性屈曲位不稳定比非对称性屈曲位不稳定更常见，通常是由于后髁过度截骨而不能恢复后髁偏心距或股骨远端截骨不足所致。

　　非对称性屈曲位不稳定的特征是梯形屈曲间隙，可能是由于股骨假体旋转不良（即偏离解剖学标志，如通髁轴或 AP 轴线）、副韧带磨损或医源性侧副韧带损伤所致。非对称性屈曲位不稳定的临床表现不如对称性屈曲位不稳定研究得多。有报道表明，与梯形间隙相比，矩形间隙可以更好地改善运动范围、减少疼痛，故有学者主张将股骨假体外旋 3°～5° 安放，以保证获得矩形屈曲间隙。

病因

　　对称性屈曲位不稳定可能由术中失误或术后并发症

引起。股骨准备的手术失误可细分为：后髁偏心距恢复失败、股骨远端过度填充（截骨不足，译者注）或两者兼之。此外，胫骨平台截骨后倾角度过大可能在胫骨侧产生对称性屈曲位不稳定（图 58-4）。此外，在使用后交叉韧带保留型（CR）假体时，如果术中损伤后交叉韧带（PCL）或者术后因外伤（如摔倒）或慢性磨损导

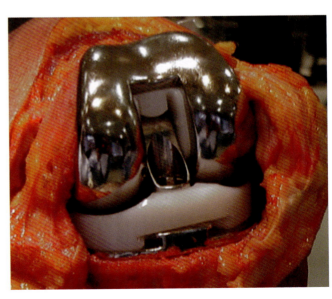

图 58-2　旋转铰链膝的术中照片

	非限制型假体	部分限制型假体		高限制型假体		全限制型假体
表58-1 膝关节假体的限制程度如何选择?	**CR**	**UC**	**PS**	**VVC**	**VVC**	**铰链膝**
后交叉韧带（PCL）	×	—	—	—	—	—
外侧副韧带（LCL）	×	×	×	×	—	—
内侧副韧带（MCL）	×	×	×	—	×	—

CR,后交叉韧带保留型；PS,后交叉韧带替代型（后稳定型）；UC,高形合度衬垫型；VVC,内外翻限制型

致 PCL 磨损或破裂，都有可能造成屈曲位不稳定。PCL 替代型（PS）假体可以通过凸轮 – 立柱机制防止胫骨半脱位。然而，如果屈伸间隙平衡不良，即便是 PS 植入物也容易出现疼痛、屈曲时让人无力的前松弛、聚乙烯立柱加速磨损。

晚期不稳定可能是后侧特别是后内侧聚乙烯衬垫逐渐磨损的结果，影像学检查可发现胫骨聚乙烯衬垫变薄、股骨假体和胫骨假体距离变近或轻微骨溶解。

评估

屈曲位不稳定病例的症状相对较轻，诊断存在一定困难。最常见的主诉是膝关节前方痛，包括支持带疼痛和 / 或腓肠肌腱胫骨止点疼痛。其他常见的主诉包括

屈曲障碍、膝关节反复肿胀积液、坐位起身困难和上下楼梯困难。患者也可能非常依赖于助行器，他们不敢屈膝，担心膝关节会被"挤出去"。

体格检查时，医生必须观察患者在平地上的步态，并将其与上下楼梯的步态进行对比。坐位时，要注意观察患者是否不敢起立。出现积液时，可以进行关节液穿刺检查来评估是否存在关节血肿，以及排除感染。在完全伸展和屈曲30°时，对膝关节施加内翻和外翻的应力，单纯屈曲位不稳定的患者通常能够保持稳定。在屈曲90°时，可以根据胫骨前向位移的水平来判断屈曲位不稳定的程度，轻度在5mm以内，中度为5~10mm，重度在10mm以上，而且在不同的患者和不同的假体中，病理性松弛的前后平移的绝对阈值会有所不同，虽然有

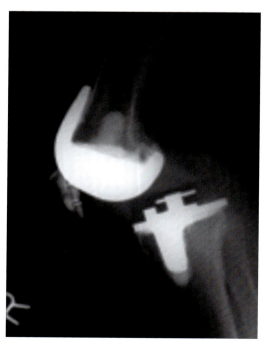

图 58-3 胫股后脱位的侧位 X 线片，提示 TKA 术后屈曲不稳

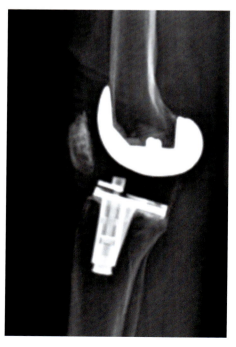

图 58-4 胫骨后倾角度过大的 TKA 术后侧位片

些研究把前移超过 5mm 定义为异常。屈膝 90° 的后沉征（Posterior Sag Sign，患者仰卧，屈髋 45°，屈膝 90°，若后交叉韧带受损，由于重力的影响，胫骨会出现后移或后沉，译者注）提示 CR 膝患者屈曲位不稳定。此时，股四头肌收缩试验可以用于辅助评估。胫骨外旋试验（Dial Testing）用于膝关节后外侧结构的抗旋转的能力，侧位 X 线片可以用于评估胫骨后松弛情况（半脱位）。同时，测量后髁偏心距并与对侧相比较。

治疗与结果

保守治疗对有症状的屈曲不稳的效果有限。对于急性术后 PS 脱位，闭合复位和股四头肌功能锻炼可以缓解 60%~75% 的关节不稳定症状。对于 TKA 术后的慢性不稳定，则可以采用石膏或支具固定并行股四头肌功能锻炼，以对症治疗局灶性的疼痛和肿胀。

对于大多数复发和有症状的屈曲不稳，主要的治疗方法应该是手术。考虑到存在髌骨低位以及屈曲挛缩的可能，不建议单纯增加聚乙烯衬垫的厚度。翻修时，必须进行仔细的术中评估，来确保屈伸间隙的平衡和对称，以免同样问题的再次发生。如果不稳的原因是股骨假体过小，那么应该取出较小的股骨假体，更换大号股骨假体或者使用股骨后髁加垫块对屈曲间隙进行填充（图 58-5 和图 58-6）。如果股骨假体大小合适但远端截骨不足，则需要增加股骨远端截骨，使用同号股骨假体翻修，增大伸直间隙以匹配屈曲间隙，然后插入一个较厚的胫骨聚乙烯垫片。以上两种情况的关节线，都应在翻修后恢复到正常的解剖位置。

如果 PCL 断裂或磨损成为屈曲不稳的根本原因，那么膝关节应该使用 PS。如果胫骨截骨后倾角度（PSA）过大，则应将胫骨重新截骨以达到适当的倾斜度。

多个中心的研究表明，当达到平衡且对称的屈伸间隙时，屈曲位不稳定翻修手术后的满意率为 90%。表 58-2 总结了对屈曲位不稳定的处理方法。

表 58-2 胫股不稳（屈曲位不稳定）的病因与治疗

病因	治疗
股骨假体型号过小	更换更大型号股骨假体或股骨后髁加垫块
股骨假体偏远端植入	股骨远端增加截骨来翻修股骨假体；使用更厚的胫骨端聚乙烯衬垫
胫骨平台截骨后倾过大	使用胫骨后倾较小的假体；如 PCL 差，则考虑后稳定型假体系统
后交叉韧带磨损和断裂	使用后稳定型假体

内外翻不稳定（伸直位不稳定）

病因

内外翻不稳定是指膝关节内翻或外翻的间隙过大。假性内外翻不稳定由假体松动和 / 或骨溶解引起，其中骨缺损的管理和修复原则在其他章节中进行了讨论。然而真正的内外翻不稳定则是由副韧带损伤或软组织失衡引起的。内外翻不稳定与初次关节手术时冠状位对线不良、随之而来的过度矫正有关，更常见的是矫正不足。

最典型的内翻位不稳定是术前膝关节内翻，内侧副韧带松解不足伴内翻畸形，内侧比外侧更紧，并导致外侧支撑的软组织结构逐渐松弛。随着时间的推移，Frank 内翻畸形可能会复发，胫骨内侧聚乙烯磨损和 / 或严重骨折则在更晚期发生。

相反，术后外翻位不稳定最常见的原因是术前膝关节外翻。对于严重膝外翻病例，外侧结构松解欠充分合并内侧软组织松弛，最终导致膝关节不稳。腓总神经损伤或术后牵拉性麻痹，使外侧软组织过紧，内侧副韧带（MCL）逐渐松弛，外翻畸形可能会复发。外翻胫股不稳定也可能导致外侧髌股关节不稳定，原因在于内侧髌股支持带会逐渐拉伸以致损伤。

在评估膝关节冠状不稳定时，还必须考虑副韧带的医源性损伤。有症状的不稳定更可能来源于内侧副韧

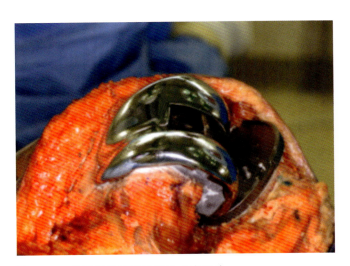

图 58-5 使用股骨后髁垫块的术中照片

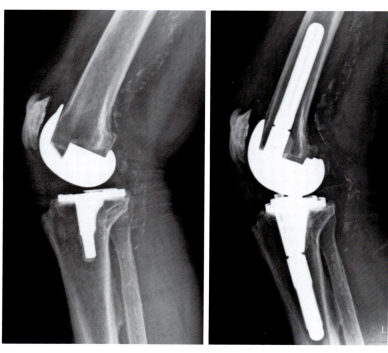

图 58-6 股骨后髁垫块的术前和术后 X 线片

带损伤而不是外侧副韧带损伤，因为在膝关节内侧除了内侧副韧带以外没有其他稳定力量，而髂胫束和后外侧关节囊则能为膝关节外侧提供额外的稳定性。内侧副韧带损伤可能是由直接切割伤（如胫骨近端截骨时使用摆锯）、测试最终稳定性时内侧施加负荷过大、外伤（如跌倒时的外翻力量）所致（图 58-7），以上情况都导致内侧副韧带缺乏完整性，因此需要使用限制型假体来进行翻修（图 58-8）。

评估

内外翻不稳定的诊断通常可以通过施加内外翻应力的体格检查来确定。如果膝关节在检查时完全伸直，后关节囊的张力可能掩盖副韧带不全的表现，因此最好在屈曲 15°~30° 时检查膝关节。步态分析中，患者可能出现内翻或外翻刺突（Varus or Valgus Thrust），仰卧位 X 线片对间隙不对称的显示不完全，此时应拍摄下肢站立位全长 X 线片。

治疗与结果

CR 假体术后内侧副韧带撕裂时，通过带或不带腘绳肌的肌腱增强术来直接缝合损伤的韧带就可取得良好的效果。在内侧副韧带骨撕脱时，可以使用缝合锚钉来修复。如果以上步骤已经完成了内侧副韧带的修复，则

不需要使用限制型假体。铰链膝一般在术后 6 周内使用，其活动范围不受限制。

然而，PS 假体术后急性内侧副韧带损伤时，则需要使用限制型假体。Lee 和 Lotke 报告了 37 例术中内侧副韧带损伤，其中 30 例患者采用限制型 PS 假体，其余

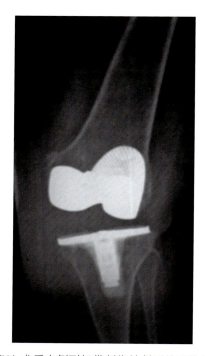

图 58-7 TKA 术后内侧副韧带创伤性断裂的正位 X 线片

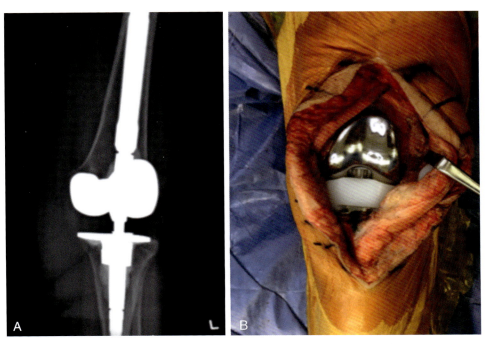

图 58-8　同一患者（图 58-7）旋转铰链膝翻修后的正位 X 线片（A）和术中照片（B）

7 例患者采用标准型 PS 假体。据统计，限制组患者的膝关节评分高于非限制组。此外，通过早期和中期的随访，没有一名使用限制型 PS 假体的患者因不稳定而需要再次手术，而 7 例非限制型 PS 假体的患者当中，有 4 例因膝关节不稳而需要翻修。

　　慢性不稳定的病例需要手术矫正，显露后，应仔细检查胫骨聚乙烯垫片是否磨损或断裂。对于膝内翻，应按 Insall 的描述进行骨膜下内侧松解，直到内外侧软组织稳定，接着评估屈伸间隙是否平衡。如果屈伸间隙平衡，则可以插入大小适当或者稍厚的胫骨聚乙烯垫片。如果屈伸间隙不平衡，可能需要进行股骨假体的翻修。如果在骨膜下内侧完全松解后仍不能达到稳定，有人建议，通过股骨外上髁滑移截骨术来稳定内侧软组织。然而实际上，我们很少采用这种方式，更为常见的方式是使用限制性更高的假体来维持冠状面上的关节稳定性，同时对软组织稳定结构进行修补和加强。对于高龄或对活动水平要求较低的患者，以及侧方软组织完全松弛，仍然无法获得足够的软组织张力和稳定性的患者，高限制型假体可以取得良好效果。

　　对于固定外翻畸形，在过去的几十年里已经形成了几种最佳的外侧软组织松解方法。最初由 Insall 报道的"由内向外"渐进式的袖套样松解法，由于存在过度矫正的风险，已经失去了人们的青睐。我们更喜欢用更

新的 Insall"外侧拉花"技术，伸直位用撑开器打开关节间隙，用 15 号刀片选择性地松解那些触诊时最紧的外侧软组织。在松解过程中要小心，不要过度地矫正畸形。当处理大角度固定外翻畸形或合并屈曲挛缩的外翻畸形时，则可能需要通过外上髁截骨进一步松解外侧副韧带。这种方法虽然在解剖学上是安全的，但严重的外翻畸形突然被大量矫正，特别是伴有屈曲挛缩，可能会导致术后腓神经麻痹。此时，外科医生可以在外侧组织适当残留部分紧张度或松解不足，并植入一个限制型假体，此方法更适合高龄或对活动水平要求较低的患者。表 58-3 总结了内外翻不稳定的处理方式。

全程不稳定（Global Instability）

病因

　　全程不稳定是一种合并内外翻及前后不稳定的复合模式，即既存在前后不稳定（屈曲位不稳定），也存在内外翻不稳定（伸直位不稳定），屈曲和伸直时都可以发生。造成全程不稳定有 3 个原因。第一，由于伸膝装置的破坏，包括胫骨损伤、髌骨切除术后状态、股神经和股四头肌固有或获得性缺损。其主要表现就是膝反屈畸形，常见于类风湿性关节炎、脊髓灰质炎后遗症、Ehlers–Danlos 综合征以及 Charcot 关节病的患者，常常合并严重的膝外翻。该类患者行 TKA 的失败率及并发

表 58-3　胫股不稳（内外翻不稳定）的病因及治疗	
病因	治疗
术中损伤内侧副韧带（MCL）	直接缝合 +/- 腘绳肌的肌腱增强术；使用 CR/PS/CCK 假体
内侧副韧带松解不足	骨膜下内侧松解；更换聚乙烯衬垫 +/- 股骨假体置换
外侧软组织松解不足	外侧软组织拉花松解术 +/- 外上髁截骨术；更换聚乙烯衬垫 +/- 股骨假体置换
外侧软组织松解过度	外上髁滑移截骨（上移）或使用限制型假体
内侧副韧带松解过度	内上髁滑移截骨（上移）或使用限制型假体

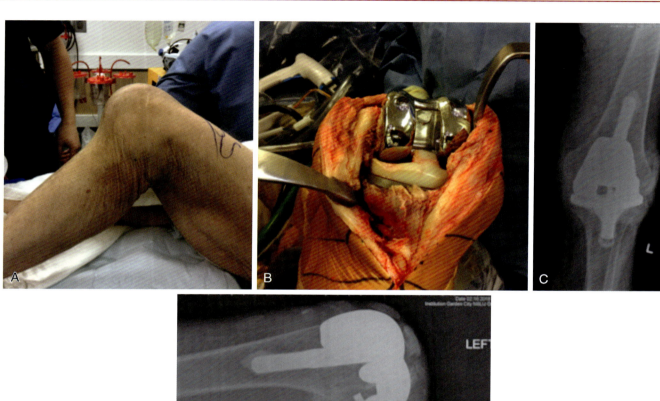

图 58-9　全程不稳定患者的术前照片（A）和术中照片（B），以及术后正位（C）和侧位（D）X 线片

症发生率较高，术后反屈畸形的复发率也很高，主要原因就是全程不稳定。第二，全程不稳定也可由副韧带延长引起，如严重聚乙烯磨损或假体下沉。在这些病例中，侧副韧带实际上是完整的，但由于骨缺损和假体下沉，侧副韧带出现假性松动。第三，真性副韧带延长常见于创伤和代谢性疾病，如严重肥胖，糖尿病，风湿病

时，同样会造成全程不稳定。

评估

全程不稳定的临床表现包括前后不稳定和内外翻不稳定。疼痛、反复积液以及屈膝困难和坐位起立困难也很常见。体格检查中，膝关节可呈过伸或反屈状态，也

可能出现半脱位或 Frank 脱位（图 58-9），特别是当聚乙烯严重磨损、假体下沉时。如果神经肌肉功能障碍导致股四头肌无力，患者会表现出典型的"股四头肌步态"，即上半身随着患病腿的每一步向前倾斜，以抵消股四头肌无法提供的偏心收缩。膝关节伸膝装置被破坏导致伸肌迟滞，从而无法克服重力。影像学和滑膜关节的研究可能显示其他临床表现。

治疗与结果

　　手术治疗是膝关节全程不稳定的主要治疗手段，保守治疗只适用于不接受手术的患者。

　　外科医生必须首先明确神经肌肉功能障碍是否为膝反屈或过伸畸形的根本原因。如果是，则需要采取更为积极的措施，如采用金属垫块翻修股骨假体（图 58-10），降低关节线增加后侧关节囊和内侧的张力，手术结束可接受一定程度的屈曲挛缩，特别是在结缔组织障碍所致的情况下。当过伸与全程不稳定相关时，采用较厚的胫骨关节假体来翻修即可矫正畸形。对于有结缔组织疾病或神经肌肉疾病的患者，可以让膝关节在手术结束时处于轻度屈曲挛缩的状态，因为后关节囊和副韧带会随着时间的推移而松弛，逐渐使膝关节恢复正常伸直。对于严重的全程不稳定，可能需要使用内置限制伸直装置的铰链膝，以减少膝反屈的复发（图 58-11）。这样的病例应该仔细跟踪，注意早期松动。持续的过伸步态也可以导致胫骨聚乙烯磨损、限制伸直装置失效，需要胫骨衬垫翻修。合并此类并发症的患者可能需要膝关节融合。

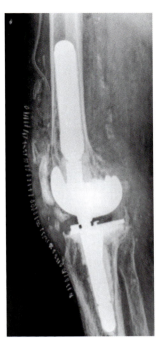

图 58-11 同一患者（图 58-9）铰链膝翻修后的侧位 X 线片

　　在外伤性伸膝肌腱断裂的病例中，直接修复后的预后较差，中期随访显示失败率高达 63%。尽管现代技术的成功率仍不高于 65%~75%，但伸膝装置重建术还是首选同种异体移植或合成网状补片。充分向患者告知深部感染或翻修失败的可能性，并容许一定程度的伸膝迟滞难治性病例可能需要通过关节置换术或膝关节融合术来挽救，尤其是感染持续存在时。严重的神经肌肉功能障碍患者应考虑关节融合术。

　　当没有明显的假体松动、下沉或骨溶解迹象时，可以单纯更换胫骨侧聚乙烯衬垫来治疗屈伸间隙良好的聚乙烯磨损。当出现假体下沉或松动时，应进行全面翻修。继发于肥胖或某些代谢疾病的副韧带退行性变，可以通过植入限制型假体来治疗，严重的病例可能需要铰链膝。所有的治疗都应该遵循基本原则，重建解剖的关节线、创造平衡和对称的屈伸间隙。遵循以上原则，术者可减少额外的不必要的限制性。表 58-4 详述了全程不稳定的处理方式。

　　关于髌股不稳，请参阅第 30 章。

结语

　　膝关节不稳定是导致 TKA 术后膝关节疼痛和功能障碍的常见原因之一，常常被忽视或诊断不足，在美国 TKA 术后翻修负担中占比很大（第二位，译者注）。评

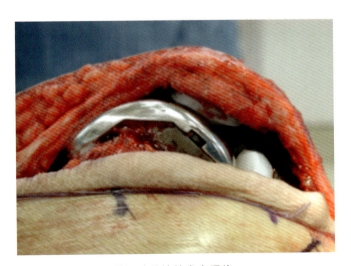

图 58-10 使用股骨远端垫块的术中照片

表 58-4 胫股不稳（全程不稳定）的病因与治疗

病因	治疗
伸膝装置破坏	伸膝装置重建（异体骨 / 网状物）
神经肌肉功能障碍	股骨假体远端加垫块；无效则使用铰链膝或关节融合术
胫骨聚乙烯磨损	更换聚乙烯衬垫
假体下沉	假体翻修
副韧带广泛松解	使用限制型假体或铰链膝

估 TKA 患者抱怨的术后持续膝关节疼痛或肿胀时，必须系统地排除本章所述的各种情况。膝关节不稳可以通过详尽的初次手术计划，精确截骨和细致的软组织松解来预防。在翻修手术中，任何后交叉韧带和 / 或内外侧副韧带的妥协均应考虑到使用限制型假体的可能。每一例手术都要遵循基本的解剖学和生物力学原理进行处理，力求获得膝关节良好的平衡性和稳定性。

（钱文伟翻译；张晓岗校对）

参考文献

第 59 章

全膝关节置换术中的髌股关节问题

Nicholas B. Frisch, MD, MBA | Richard A. Berger, MD

髌股关节并发症是最常见的与目前全膝关节假体设计相关的术后问题之一，也是导致翻修手术的主要原因。在美国，多达12%接受全膝关节置换术的患者术后受到髌股关节并发症的影响。尽管有证据显示在过去的数十年间，髌股关节并发症有一定程度的减少，但其仍是全膝关节置换术后疼痛和功能障碍的常见原因。一些系列研究显示多达50%的翻修手术与髌股关节相关，并且这些因髌股关节并发症翻修的患者有很高的再手术率。

本章将从两方面讨论髌股关节并发症。首先，如何使外科医生在初次全膝关节置换术中优化髌骨轨迹，减少并发症的发生。只有处理好初次全膝关节置换术中影响髌股关节的各方面因素，才可能避免这些常见的并发症。在本章的后半部分，将讨论全膝关节置换术后髌股关节并发症的诊断和处理。

初次全膝关节置换髌股关节

髌股关节并发症是人工全膝关节置换术最常见的可避免的并发症。影像学上常表现为从轻微到严重不同

程度的髌骨倾斜。当使用金属底座假体的髌骨发生倾斜时，将导致偏心磨损和层离，并可能最终划伤股骨假体，以至于必须进行全膝关节翻修手术（图59-1）。随着髌股关节问题的进展，将会出现髌骨半脱位或者完全脱位。髌骨轨迹不良产生的剪切应力将会造成髌骨假体的磨损或者假体固定柱断裂（图59-2）。这些剪切应力长期作用于髌骨也会导致髌骨碎裂或骨折。

紧张的外侧支持带

传统观点认为髌骨轨迹不良继发于外侧支持带紧张，因此解决的办法就是松解外侧支持带。然而，通常髌骨轨迹在外侧支持带松解之后并没有显著的改善。术中测试时使用巾钳会让我们错误地认为髌骨轨迹是良好的。这些病例中，术后经常会发现髌骨轨迹不佳，随着时间推移，将出现髌骨轨迹不良，人工关节失效。

在绝大多数全膝关节置换术后髌骨轨迹不良的情况下，外侧支持带紧张并非唯一的问题。在某种程度上来说，其实际上只是髌股关节改变所引起的表现。很少情况下，例如外翻畸形的膝关节，真正的外侧支持带紧张

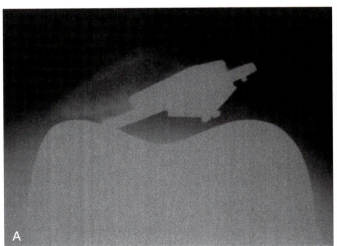 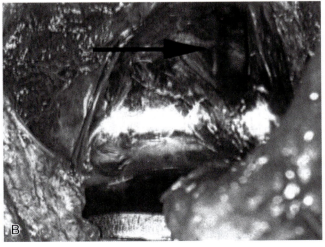

图 59-1 使用金属底座假体的髌骨发生倾斜。A.X 线片。B. 术中可见股骨假体被髌骨金属底座划损（箭头），需要进行翻修

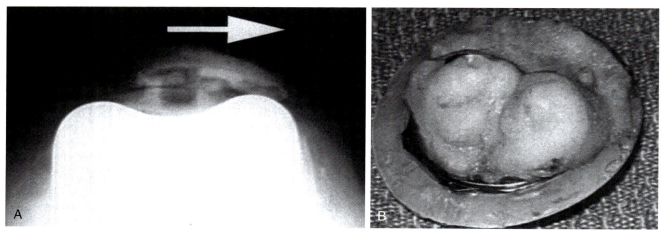

图 59-2　A. 髌骨轨迹不良产生的剪切应力使骨水泥髌骨假体失效（箭头）。B. 从骨水泥套上剥离失效的金属底座髌骨假体

在术前（图 59-3）或术中切开关节后即被发现。在这些病例中，需要通过外侧支持带松解以恢复髌骨在滑车沟中更接近原始解剖的轨迹。绝大多数接受人工全膝关节置换术的患者伴有膝内翻畸形，而且这当中绝大多数在术前髌股轨迹良好。此外，假体设计也在逐渐改进以获得更接近原始解剖的髌股关系，从而改善轨迹，减少髌股关节并发症的发生。因此，如果重新恢复了髌骨滑车关系，便会获得一个良好的髌骨轨迹。如果这种关系发生了改变，紧接着就会导致轨迹不良，表现为髌骨轨迹外移、半脱位或者完全脱位。因此，外侧支持带紧张只是术中髌骨滑车关系发生改变的表现，而很少是真正问题所在。

髌股关节截骨

外科医生应当像关注胫股关节截骨一样关注髌股关节截骨。总的来说就是植入聚乙烯假体使截骨后的髌骨

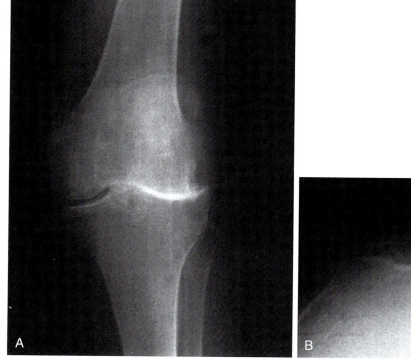

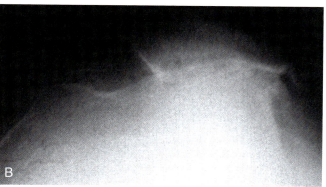

图 59-3　术前的前后位（A）和髌骨轴位（B）X 线片显示膝关节外翻畸形，髌骨轨迹外移

恢复到原本的厚度。因此，截骨量应精确地等同于植入髌骨假体的厚度，这样最终股骨 – 假体复合物的厚度才能与原始髌骨的厚度相等（图 59-4）。首先，需要测量原始髌骨的厚度，然后在冠状面切除与计划植入假体厚度相等的骨，通常截骨量为 8~10mm，与髌骨假体的厚度一致。一般而言，截骨后至少应当保留 12mm 厚的髌骨。

髌骨截骨平行于冠状面至关重要，这样才能让髌骨

假体不会在髌骨上发生倾斜。术中可以切除髌骨周围的滑膜暴露髌韧带，然后平行于髌韧带截骨。Booth 等描述髌骨鼻也是髌骨截骨中一个实用的标志。一个实用的经验法则是对于体形较小的患者最终髌骨 – 假体复合体的厚度为 21~23mm，体形较大者为 24~26mm。当髌骨加髌骨假体的厚度超出这个范围时就应当引起注意。对于髌骨表面成形，有很多不同技术，但无论是用髌骨钳、髌骨钻或是平锯，遵守这些原则都至关重要。使最

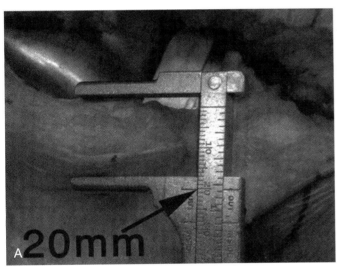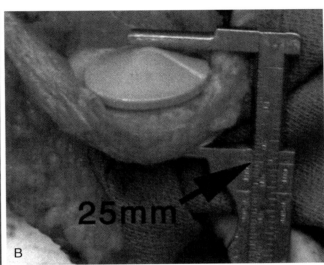

图 59-4　A. 在髌骨截骨前测量髌骨厚度为 20mm。B. 在髌骨截骨完成安装试模后，测量厚度为 25mm。如果不额外增加截骨，将会出现髌股关节过度填充

终复合体的厚度接近原始髌骨厚度与术后生活质量、运动功能以及西安大略和麦克马斯特大学关节炎指数僵硬评分的改善密切相关。

不正确的重建髌股关节结果会非常严重。假如髌骨截骨量过多，重建后最终髌骨加假体的厚度将远小于原始髌骨的厚度，股四头肌需要耗费巨大的机械效能，因为髌骨会增加膝装置约 30% 的力臂。另外，需要注意的是最终髌骨高度的细微差别都很重要。举个例子，如果术前的髌骨厚度为 25mm，截骨后最终髌骨加假体的厚度只有 20mm，总的髌骨厚度将减少 20%。因此在这种特殊情况下，5mm 将导致髌骨厚度减少 20%，这将极大地影响股四头肌的功能。

髌股关节过度填充虽然能改善股四头肌的功能，但也增加了髌股关节的应力并使 Q 角力外移；这会导致外侧支持带紧张和外侧轨迹不良。当髌骨过厚或股骨假体型号过大而产生髌股关节过度填充时，外侧支持带就会被拉伸，导致髌骨轨迹外移、半脱位和潜在脱位。髌股

关节过填充除了使外侧支持带紧张外，还会导致其他髌股关节问题，其中许多与 Q 角增加有关。Q 角增加会进一步增加牵拉髌骨向外的合力。

股骨前方截骨不足也会导致髌股关节过度填充。大多数股骨假体前翼厚度为 10mm。有一些患者，尤其是女性，前方滑车的截骨厚度小于置换股骨假体的厚度（图 59-5）。此外，很多外科医生担心产生股骨前方切迹，所以没有切除与植入假体等量的骨。这将导致髌股关节过度填充。这些问题可以通过仔细测量滑车沟的截骨量以及准确安放截骨导板来避免。

股骨假体过大也会导致髌股关节过度填充。这是因为在屈曲时，前后方向上的股骨将参与构成髌股关节（图 59-6）。相较于保留后交叉韧带，后方稳定型全膝关节置换术倾向于选择更大号的股骨假体，因此这个问题更常见。大号假体会使前后径大于原始股骨，这也会使支持带紧张，更容易产生髌骨轨迹的问题。此外，股骨假体的前移会增加伸膝装置的弧度，因此减小屈曲活动度。

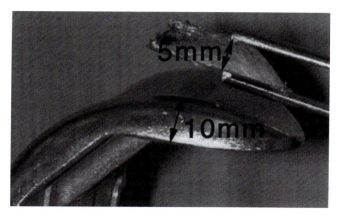

图 59-5 股骨假体前翼的厚度为 10mm，但股骨前方截骨厚度只有 5mm。这也会导致髌股关节过度填充

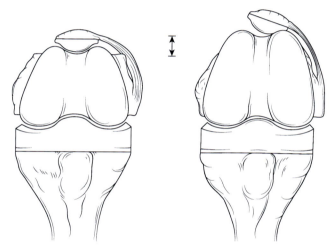

图 59-6 正确的股骨假体尺寸（左图）将产生良好的髌骨轨迹。使用偏大的股骨假体（右图）将导致髌股关节过度填充，可能导致髌骨轨迹不良（摘自 Krackow KA. The Technique of Total Knee Arthroplasty. St. louis, Mo：Mosby；1990：215，图 6-25. 转载授权）

现在许多现代股骨假体前方都有加深的滑车沟，以防止发生关节过度填充（图 59-7）。然而，重要的是记住这应该作为一种辅助的措施，仍然需要留意不要发生过度填充髌股关节。

股骨假体

股骨假体的设计，旋转以及安放在髌骨轨迹中有着重要的作用。股骨滑车沟作为股骨假体的一部分与股骨假体本身的安放和旋转密切相关。人工全膝关节置换术中测量截骨技术的出现，最初的想法是在后髁的内外侧切除等量的骨（图 59-8）。然而，当股骨后髁等量截骨与胫骨非解剖型截骨相结合时（胫骨外侧比内侧截骨量多），股骨假体会相对胫骨产生内旋，将会增加

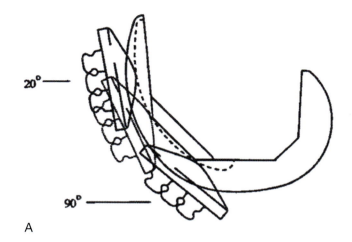

A

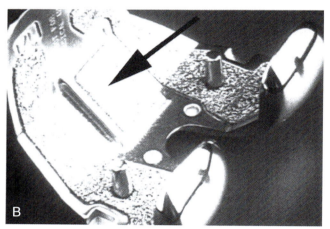

B

图 59-7 A、B. 滑车沟加深的股骨假体（箭头）

膝关节的 Q 角并导致髌骨轨迹不良。为了避免这个问题，大多数膝关节中股骨后内髁需要比后外髁截骨量多（图 59-9）。在许多现代人工全膝关节系统中，手术流程推荐相对于原始股骨后髁进行外旋截骨以优化髌骨轨迹。尽管后髁连线有助于确定股骨的外旋，但更为准确的方法是使股骨假体的旋转与外髁上轴线平行（图 59-10）。

通过识别股骨外上髁凸和内上髁凹来确定髁上轴线（图 59-10）。如果难以确定内侧凹的位置，整个内髁本质上是一个大的凸起，很容易触诊，如果能找到凸起的中心，也就对应着内上髁凹的位置。内上髁凹是内侧副韧带深层的附着点，其上覆盖着扇形的内侧副韧带浅层附着点。在大多数情况下，这些标志可以在术中被看到和触摸到，并可常规用于验证股骨截骨和假体旋转是否恰当。

然而，大多数外科医生和手术工具仍然以股骨后髁作为股骨假体对线的参考点。因此，了解股骨后髁轴线与髁上轴线的关系非常重要。髁上轴线相对于后髁连线

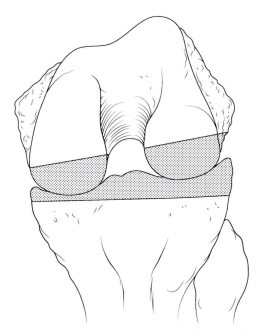

图 **59-8**　股骨后髁等量截骨会导致股骨假体内旋和髌骨轨迹不良（摘自 Krackow KA. The Technique of Total Knee Arthroplasty. St. Louis, Mo：Mosby；1990：131. 转载授权）

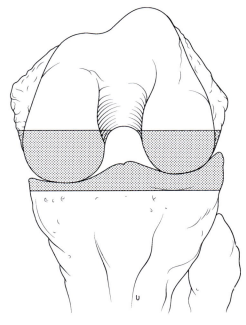

图 **59-9**　合适的股骨后髁截骨能避免股骨假体的内旋。平行于髁上轴线截骨，后内髁的截骨量多于后外髁（摘自 Krackow KA. The Technique of Total Knee Arthroplasty. St. Louis, Mo：Mosby；1990：131. 转载授权）

约成 3° 外旋，因此许多手术工具将股骨截骨模块的旋转确定在相对于股骨后髁轴线外旋 3°（图 59-11）。

在大多数的内翻膝中，使用后髁做参考确定股骨假体的旋转相当准确。然而，外翻膝并非如此。大多数外翻膝存在股骨远端和后方的外髁发育不良。因此，在外翻膝中，以后髁做参考将导致股骨假体明显内旋，从而产生极为糟糕的髌股轨迹。在外翻膝中，即使时常存在外侧支持带紧张，如果能正确地纠正轴向畸形，实现股骨假体良好的对线以减小 Q 角并改善髌骨轨迹，很少需要进行外侧支持带松解。

前方滑车沟是术中确保股骨正确截骨的一个有用的标志。在正常股骨中，滑车沟的外侧比内侧更突出。因此，当滑车沟前表面截骨时，滑车沟外侧的截骨量应当比内侧多。从上往下看时，内侧截骨面的长度应该比外侧要短得多（图 59-12）。这通常被称为"三角钢琴征"或足趾在内侧、足跟和小腿在外侧的"靴子征"。如果内侧截骨面的长度等于或长于外侧，将导致股骨假体内旋。应识别髁上轴线，并重新评估和校正旋转角度。

除髁上轴线和股骨后髁线，由 Whiteside 和 Arima 描述的第三个标志也非常有用。Whiteside 线是滑车沟的最深部分，与髁上轴线相垂直。Whiteside 线是确保股骨截骨模块安放准确的一个有用的最终检查标准（图 59-13）。

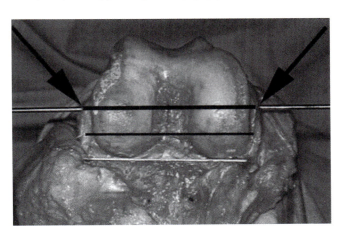

图 **59-10**　髁上轴线用放置在内外上髁中心（箭头）的钢针标记。股骨截骨平行于这条线（下方的线）。可以看到内髁将比外髁截骨量多

除股骨假体的旋转外，股骨假体安放的内外侧位置也会影响髌股轨迹。假体放置偏内会使整个滑车沟内移，从而产生相对偏外的髌骨轨迹（图 59-14）。尽管对于大多数的股骨，假体中外侧的尺寸接近覆盖整个截骨面，但是也经常有几毫米未覆盖的股骨。股骨假体应尽可能靠近截骨面的外侧缘放置。这样有助于通过外移滑车沟来改善髌股轨迹。然而，不要过度偏外放置股骨假体也很重要。如果股骨假体突出于外髁也会顶着外侧支持带，导致外侧支持带紧张，这与术后疼痛和髌骨轨

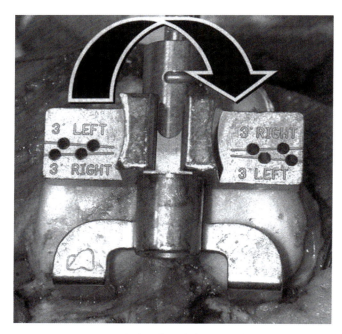

图 59-11 NexGen 全膝关节系统中的左侧膝关节股骨定位装置，定位装置将股骨截骨模块确定在相对后髁外旋 3° 的位置（箭头）。虽然在大多数膝关节中应用该定位装置是准确的，但每次应使用髁上轴线或 Whiteside 线来验证外旋是否合适

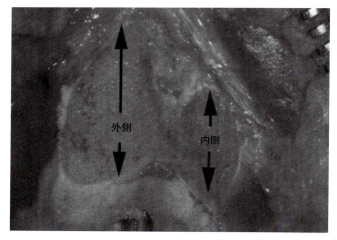

图 59-12 股骨远端的前方（右膝）。外侧的截骨面要明显长于内侧，表明股骨截骨的外旋合适

迹不良密切相关。

初次人工全膝关节置换的胫骨假体

正如股骨假体的旋转在髌骨轨迹中极其重要一样，胫骨假体的旋转也是如此。胫骨假体的内旋会增加 Q 角，从而增加合力，使髌骨有向外侧脱位的趋势。胫骨假体外旋会减小 Q 角，减小使髌骨倾向于向外侧脱位的合力，从而改善髌骨轨迹。但是，必须说明的是，胫骨

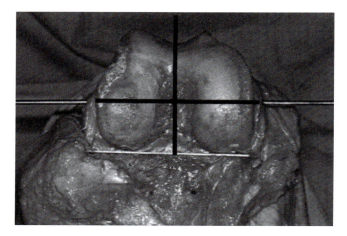

图 59-13 沿滑车沟最深处绘制出 Whiteside 线与髁上轴线相垂直。图中使用位于内外上髁中心的钢针标记髁上轴线

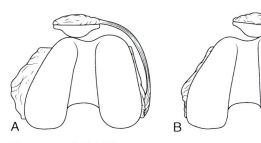

图 59-14 偏外侧放置股骨假体（A）相对于偏内侧放置（B）改善了髌骨轨迹（摘自 Krackow KA. The Technique of Total Knee Arthroplasty. st. louis, Mo：Mosby；1990：139，图 5-12. 转载授权）

假体的过度外旋会导致患者出现"内八字"，随之而来的问题包括绊倒和影响美观的畸形。

有学者提出胫骨假体正确的旋转方向应对应胫骨结节中内 1/3。然而，这是一个难以确定的标志。胫骨结节的最高点是一个更好的标志。Berger 等描述了一种确定胫骨假体旋转的技术。从胫骨结节的最高点植入一枚钢针并朝向后交叉韧带方向。然后，将假体放置在胫骨结节最高点内旋 18° 的位置（即表盘上 3min 代表的角度大小），这点大致对应胫骨结节内 1/3 的中心，但它是一个可重复性更高的标记（图 59-15）。另一种检查胫骨假体旋转正确的方法是假体的前缘与原始胫骨的前缘对齐。

胫骨近端不对称的解剖增加了确定胫骨假体旋转的复杂性。对于大多数对称的胫骨假体，当其被放置在胫骨上时，保持假体与胫骨后外侧齐平，部分胫骨后内侧仍无假体覆盖，这样意味着胫骨假体旋转正确（图 59-16）。然而，如果假体选大、加上外科医生试图获得完美的胫骨覆盖时，将会因尝试覆盖暴露的胫骨后内侧而出

现假体内旋。应该注意的是，不对称的胫骨假体也是如此，如果在合适的外旋角度下，假体也可能不能完全覆盖胫骨。因此，应该独立于胫骨的覆盖程度确定胫骨假体的旋转。

此外，胫骨假体内外侧的放置位置也会影响髌股关节和髌股轨迹。偏外侧放置的胫骨托减小了 Q 角，改善了髌股轨迹。故建议胫骨托尽可能偏外侧放置。因此，清除周围足量的软组织，以看清胫骨外缘非常重要（图59-17）。由于大多数膝关节骨关节炎存在内翻畸形，可以去除胫骨近端内侧少量无假体覆盖的骨质，有助于通过有效延长内侧副韧带来获得合适的韧带平衡。

髌骨假体

除了重建合适的髌骨厚度外，髌骨假体安放位置偏内偏外对髌股轨迹也非常重要。大多数髌骨呈椭圆形，内外径大于上下径。髌骨假体可以放置在髌骨内侧或外侧。髌骨假体放置在原始髌骨的内侧会减小 Q 角，而放置在外侧将增大 Q 角（图59-18）。因此，假体放置在内侧有助于改善髌股轨迹。此外，Hofmann 的研究显示，正常的髌骨中心位于软骨下骨中心内侧约 3mm 处，因此髌骨假体的中心应位于截骨后髌骨中心内侧至少 3mm 处。Miller 等进一步研究发现，将假体中心放置在髌骨几何中心内侧 3.75mm 处能改善髌骨的运动轨迹。髌骨外侧残留的骨质均应去除，因为这些骨头会过度生

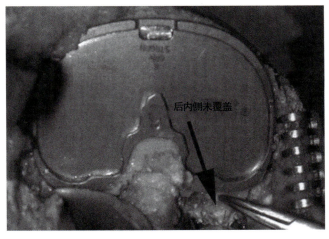

图 59-16　当胫骨假体外旋正确时，胫骨近端内后侧的部分没有假体覆盖

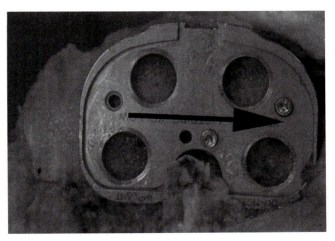

图 59-17　右膝关节放置准确的胫骨试模。试模尽可能靠外侧放置（箭头）以优化髌骨轨迹，内侧会残留有无假体覆盖的骨面。重要的是充分游离软组织以看清胫骨的外侧边界，同时腾出空间来放置向外牵拉髌骨的牵开器

长，导致髌股撞击和疼痛。此外，这些少量的骨质会撑顶外侧支持带，使其变紧，造成髌股轨迹不良。

结语

初次人工全膝关节置换术中影响髌股关节的因素有很多。避免髌股关节过度填充并选择合适尺寸的股骨假体至关重要。在正常 Q 角下发生过度填充会导致外侧支持带紧张，合力会使髌骨产生外侧脱位的倾向。

偏外侧安放股骨假体和胫骨假体，在原始髌骨上偏内侧安放髌骨假体也会减小 Q 角。股骨和胫骨假体正确的旋转是实现良好髌股轨迹的基础。股骨或胫骨假体内旋会导致髌股轨迹不良，而合适的外旋可以优化髌股轨

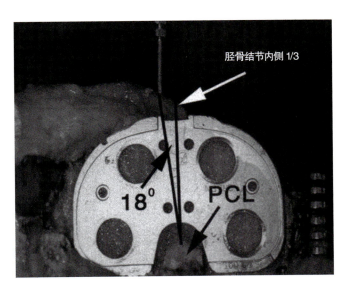

图 59-15　获得胫骨假体合适外旋的操作指导。在胫骨结节的最高点朝向后交叉韧带方向打入一枚钢针以确定胫骨的方向。然后，将假体放置在胫骨结节最高点内旋 18° 的位置（即表盘上 3min 所代表的角度大小）。这点大致对应胫骨结节内侧 1/3 的中心位置

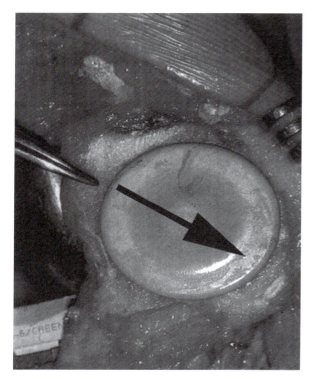

图 59-18　髌骨假体放置在原始髌骨的内侧以优化髌骨轨迹（箭头）

迹。股骨假体的旋转应平行于髁上轴线，胫骨假体的旋转应相对胫骨结节最高点内旋18°。

当安放完所有组件后，应进行试验性复位以评估髌股轨迹。评估应在不使用巾钳的情况下使用"无拇指"技术进行。如果对髌股轨迹存在担忧，可以松开止血带，因为止血带会捆绑股四头肌而影响髌股轨迹。如果髌骨轨迹仍然不佳，应注意假体的旋转和安装位置是否理想。只有当术前存在外侧支持带紧张时，才应进行

外侧支持带松解。如果术前外侧支持带不紧，那么意味着髌骨滑车的关系被破坏，必须进行纠正。在现代全膝关节系统中，最常见的问题是股骨或胫骨假体的内旋。总之，关注细节、对线、旋转和位置，即便最复杂的髌股关节也可以得到妥善处理，实现术后良好的轨迹（图59-19）。

髌骨轨迹不良的全膝关节翻修术

如前所述，通过做到正确的假体旋转和对线，注意软组织平衡，努力避免髌股并发症至关重要。但全膝关节置换术后仍可能出现髌股并发症，下面的章节我们将讨论术后髌股关节并发症的诊断和治疗。

当出现髌股关节问题时，重要的是识别和解决潜在的原因。有观点认为通过简单的外侧松解就可以纠正髌骨半脱位或脱位，但如果没有明确半脱位或脱位的根本原因，外侧松解只能获得暂时的解决。只有当术前外侧支持带很紧并且术中没有松解时，才应该考虑行外侧支持带松解或同时行内侧支持带紧缩。髌骨轨迹不良最常见的原因是股骨假体或胫骨假体分别或两者同时存在内旋。

髌股轨迹不良的评估

当评估髌股关节问题时，一套完整的包括 Merchant 位或对切线位的 X 线片非常重要。还应拍摄全长轴位片以评估轴向对线。虽然下肢轴向对线不良会引起髌股关节问题，但最常见的是由于胫骨假体或股骨假体分别或两者同时旋转不佳导致的。

Berger 等描述了一种在翻修手术前使用非侵入性计算机断层扫描（CT）评估假体旋转的方法。该方法使用

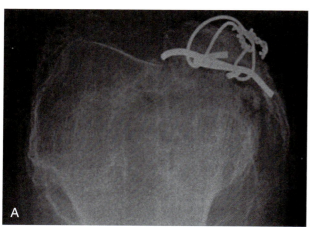
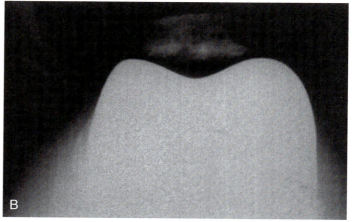

图 59-19　A. 术前髌骨轴位片显示膝关节严重轨迹外移。术中特别关注假体的安放位置，但没有进行支持带的松解。B. 术后髌骨轴位片

一个通过髁上轴线的单一切面评估股骨假体的旋转。从外上髁凸到内上髁凹画出髁上轴线，根据后髁画出第二条线。两条线所成的角度即为股骨假体的旋转（图59-20）。股骨假体应平行于髁上轴线，任何内旋都可能导致髌股关节问题。

胫骨假体的旋转也可以使用这种方法进行评估。首先获得 3 个通过胫骨的切面：一个通过胫骨结节，一个通过胫骨平台近端，一个通过胫骨假体，将这 3 个切面叠加。然后找到胫骨平台的几何中心，这点到胫骨结节最高点的连线即为胫骨结节的方向，第二条线为胫骨假体的前后轴。这两条线所成的角度即为胫骨假体的旋转（图59-21）。通过以往的研究，我们得知使用这种方法得到合适的旋转角度应为 18°。如果胫骨假体旋转超过18°，则内旋过多，很可能出现髌股关节问题。

一项针对 20 例全膝关节置换术后功能良好和 30 例术后髌骨轨迹不良的研究显示，在对线、平衡良好的膝关节中，髌股关节问题的严重程度与股骨假体和胫骨假体的联合内旋角度相关（图59-22）。股骨假体加胫骨假体的内旋角度越大，术后并发症越严重。随后的作者证实了传统 CT 扫描在识别股骨假体和胫骨假体旋转中的准确性。近期有关胫骨假体旋转的研究中，有学者使用三维重建以解决二维 CT 扫描的潜在问题。Roper 等描述了一种使用 3D 重建评估胫骨假体旋转的流程。他们发现使用标准化流程的 3D 重建具有极好的观察者内部和观察者间可信度。出现轻微的髌股关节问题时，可能只存在轻微的旋转不良。但当出现更严重的髌股关节问题时，应怀疑胫骨假体和股骨假体均有明显的旋转不良。

我们可以通过 CT 轻松地评估假体旋转不良的位置和程度。如果问题只出在一个假体上，那么可以考虑单纯翻修存在问题的假体。如果是单纯胫骨假体内旋的问题，除胫骨假体翻修外也可以选择更换定制外旋的聚乙烯衬垫。我们曾成功地应用定制的衬垫纠正单纯胫骨假体内旋引起的髌骨轨迹不良。

除了术前 CT 扫描，术中也可以评估假体的旋转。根据外髁凸和内髁凹可以容易地识别髁上轴线，用以评估股骨假体的旋转。在术中可以根据胫骨假体中心相对于结节最高点的位置来评估胫骨假体的旋转（图59-23）。虽然术中评估很重要，但仍强烈建议术前进行 CT 扫描，因为初次假体的旋转异常经常是由解剖变异引起的，在翻修时解剖变异仍然存在，尤其是在显露困难的

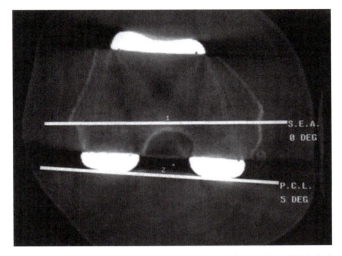

图 59-20　通过右膝髁上轴线的 CT。通过比较髁上轴线（上线）与股骨假体的后髁线（下线），确定股骨假体的旋转。图中的假体内旋了 5°。P.C.L.，后髁连线；S.E.A.，外髁上轴线

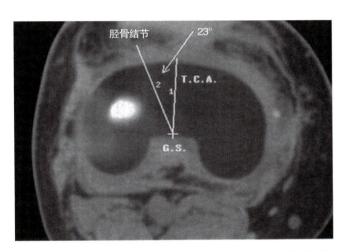

图 59-21　确定胫骨假体旋转的 CT。从胫骨结节最高点到胫骨几何中心画一条线，与沿胫骨假体前后轴画的线进行比较。合适的旋转角度为 18°。所示的假体内旋 5°。G.S.，几何中心；T.C.A.，胫骨假体轴

情况下，很可能会误导翻修的医生。

伸膝装置断裂

其他的伸膝装置问题可能与胫股假体的旋转相关，也可能不相关。全膝关节置换术后灾难性的并发症之一就是伸膝装置断裂，据报道发生率高达 2.5%。通常急性股四头肌断裂可以很容易地进行一期修复，但慢性股四头肌或髌腱断裂会更加困难。

伸膝装置断裂临床上表现为主动伸膝功能的丧失。当股四头肌腱断裂时，髌骨近侧通常可触及缺损（图59-24）。通常可以通过 X 线片明确诊断，表现为髌骨位于正

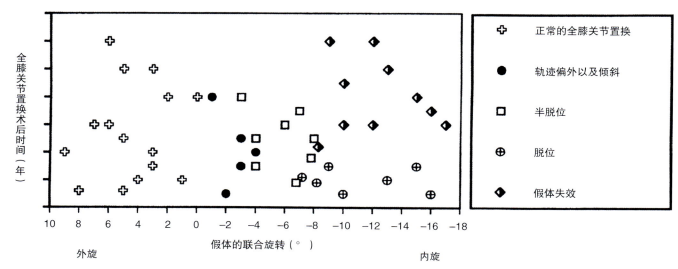

图 59-22 图表显示了全膝关节置换术后股骨和胫骨假体的联合旋转对髌骨轨迹的影响。随着内旋的增加,髌骨轨迹不良以及最终髌骨引起假体失效的风险随时间而增加

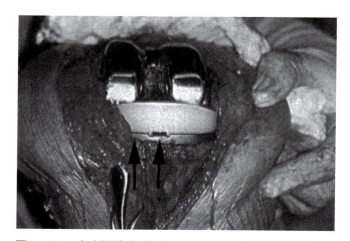

图 59-23 术中评估右膝胫骨假体的旋转。胫骨假体的中心(右箭头)位于胫骨结节中内 1/3(左箭头)的内侧,因此假体是内旋的。胫骨结节周围放置了一个巾钳,结节中心用剥离子标记

但相比慢性断裂更难治疗。当考虑行单纯伸膝装置重建时,评估假体的位置和旋转至关重要。当存在潜在的假体位置或旋转不良时,单纯重建伸膝装置很容易失败,必须同期解决这些问题。在一项包含 17 例一期直接修补或异种移植治疗这类并发症的系列研究中,有 11 例最终失败。其他手术技术包括自体半腱肌腱重建、内侧

常位置的近端或远端(图 59-25),对切线位或 Merchant 位显示髌骨不在滑车沟中(图 59-26)。髌腱断裂后可出现"月出征"(Rising Moon Sign),即在前后位 X 线片上显示髌骨位于股骨假体最高点水平之上(图 59-27)。在侧位片上,可使用 Insall-Salvati 比值来评估髌腱的完整性(图 59-28)。Insall-Salvati 比值为髌腱长度(从胫骨结节附着点到髌骨底部附着点的距离)除以髌骨长度。正常比例约为 1.2;高于此值则表明髌腱断裂。

髌腱断裂可分为两大类:急性和慢性。急性髌腱断裂可以通过直接缝合或半腱肌加强修补实现一期修复,

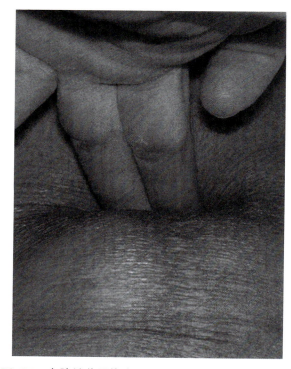

图 59-24 全膝关节置换术后股四头肌腱断裂患者的膝关节照片。髌骨近端可触及缺损

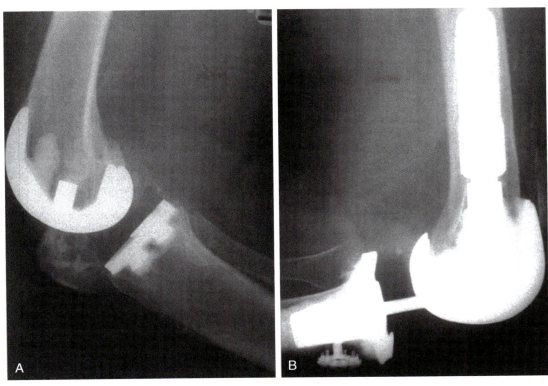

图 59-25 A. 股四头肌腱断裂的侧位片。可见髌骨位于正常位置的远端。B. 髌腱断裂的侧位片，可见髌骨位于正常位置的近端。图中可以注意到胫骨结节区域的植入物，表明在翻修手术时部分或整个髌腱受损，并尝试使用软组织固定纽扣修复肌腱

腓肠肌转位皮瓣、同种异体跟腱、人造补片，或同种异体的伸膝装置。

Emerson 等报道了 13 例使用包括胫骨结节、髌腱、髌骨和股四头肌腱的完整同种异体伸膝装置，重建全膝关节置换术中或术后髌腱断裂后初步结果比较乐观。他们发现远端同种异体骨栓（位于同种异体髌腱的下部）和宿主胫骨结节间可形成良好的骨性愈合，没有患者出现超过 20° 的伸膝迟滞。然而，随后对同一组患者的随访发现，随访到的 9 例患者中有 3 例患者出现了20° ~40° 的不可接受的伸膝迟滞。Emerson 描述的技术

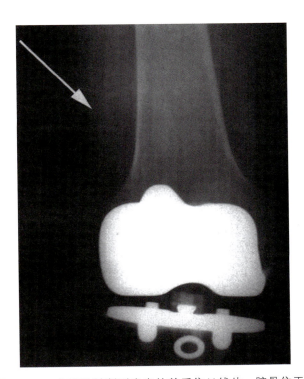

图 59-27 右膝髌腱断裂患者的前后位 X 线片。髌骨位于其正常位置的近端，可见"月出征"。图中白色箭头所指为髌骨的位置。图中可以注意到胫骨结节区域的金属内植入物，表明在初次全膝关节置换术中尝试使用软组织固定纽扣修复部分或整个断裂的髌腱

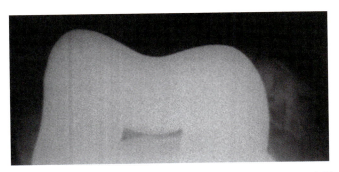

图 59-26 右膝对切线位或 Merchant 位 X 线片显示股四头肌腱断裂的患者髌骨从滑车沟中脱位

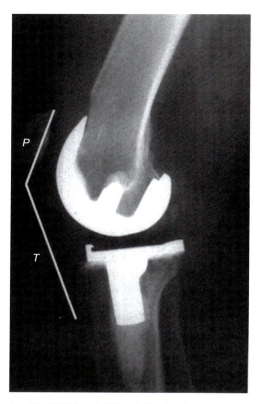

图 59-28 髌腱断裂患者的膝关节侧位片。Insall-Salvati 比值是髌腱的长度（*T*）除以髌骨的长度（*P*）。正常值为 1，> 1.2 表示髌腱断裂

中通过收紧移植物来屈曲 60°，"不伴过度的紧绷"。笔者的病例结果较差，7 例接受重建的患者在平均 39 个月均出现临床失败。

在一项包含 40 例患者的病例系列研究中，Nazarian 和 Booth 通过改进手术技术取得了更好的结果。在膝关节完全伸直呈最大张力状态下缝合股四头肌的吻合点，通过使用这种技术，我们发现复发性伸膝迟滞的发生率大大降低。我们目前使用同种异体伸膝装置移植物治疗慢性伸膝装置断裂、严重的低位髌骨和髌骨骨折，以及髌骨切除术后伸膝装置功能不良的患者。

我们目前的手术技术包括使用新鲜冷冻同种异体移植物并且在膝关节完全伸直状态拉紧移植物，将附着有髌腱的胫骨骨块放入原始胫骨槽中，用多根钢丝固定，如果需要额外的固定，可使用双皮质螺钉（图 59-29）。原本的伸肌组织用不可吸收的粗缝线与同种异体移植物缝合，不进行髌骨表面成形（图 59-30）。也可以使用类似的手术技术和原理，用新鲜冷冻的同种异体的带跟骨块跟腱移植物进行重建。Crossett 等的研究显示，用同种异体跟腱移植物重建髌腱断裂效果可靠。在研究的 9 例患者中，平均伸膝迟滞从术前的 44°

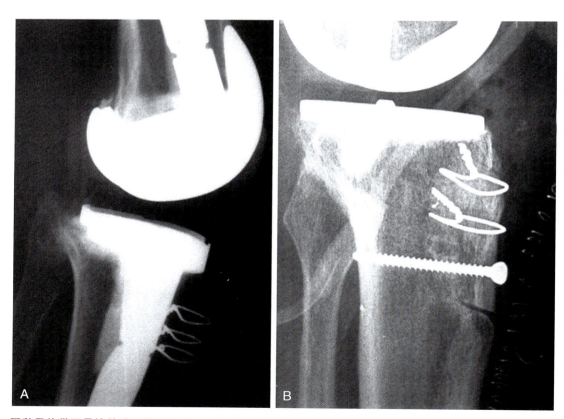

图 59-29 同种异体带胫骨块伸膝装置移植的固定方法。A. 侧位片显示胫骨块和原始胫骨间用 3 根钢丝固定，术后 6 个月连接处愈合。B. 术后即刻侧位片显示使用双皮质螺钉行同种异体伸膝装置移植的辅助固定

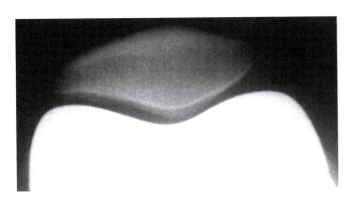

图 59-30 Merchant 位片显示同种异体伸膝装置修复术，未行髌骨表面成形，可见髌骨轨迹位于滑车沟中央

减少到术后的 3°。

另一种越来越流行的治疗髌腱断裂的技术是使用人造补片来辅助重建的。Browne 等描述了一种技术，将补片移植物插入胫骨槽，并用聚甲基丙烯酸甲酯和贯穿螺钉固定。然后将人工补片以裤子套背心的方式（Pants-Over-Vest Fashion）运用到修复中（图 59-31）。在对 13 例患者平均 42 个月的随访中，他们报道称 9 例患者术后伸膝迟滞小于 10°。

术后管理包括使用支具将膝关节固定于伸直位 6~8 周，然后逐渐进行主动屈曲锻炼。术后大约 10 周允许

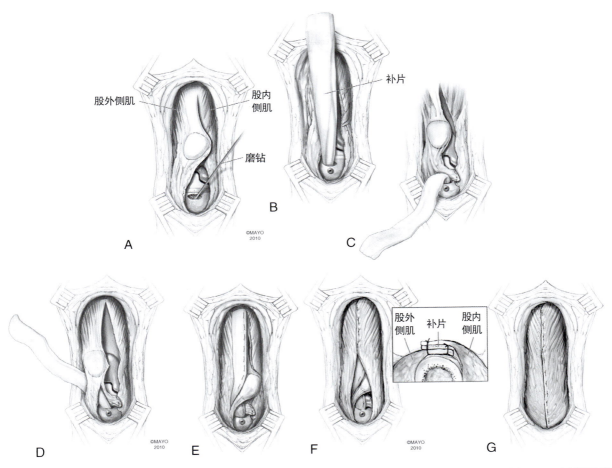

图 59-31 A. 当计划保留胫骨假体时，用磨钻在胫骨前内侧开槽来以容纳补片。B. 将补片插入胫骨槽中，用聚甲基丙烯酸甲酯、贯穿螺钉和固定纽扣固定。C. 游离宿主的外侧软组织瓣并插入补片和聚乙烯间，固定至内侧软组织。D. 在外侧软组织中开口，将补片从髌骨和伸肌支持带的深面拉至浅层。E. 游离、推进髌骨和股四头肌腱，以恢复合适的髌骨高度。然后将补片与外侧支持带、股外侧肌和股四头肌腱缝合。最后去除近端多余的补片。F. 游离股内侧肌和内侧支持带，使内侧软组织以所谓的裤子套背心的方式（Pants-Over-Vest Fashion）覆盖补片。横断面图像显示在髌骨远端水平股外侧肌（深）和股内侧肌（浅）包裹补片。然后用缝线缝合该结构。G. 紧密关闭远端关节切口，使宿主软组织完全覆盖补片 [摘自 Browne JA, Hanssen AD. Reconstruction of patellar tendon disruption after total knee arthroplasty: results of a new technique utilizing synthetic mesh. J Bone Joint Surg Am. 2011; 93（12）: 1137-1143. 转载授权]

主动伸膝，根据我们的经验，在接下来的 3~6 个月内屈曲功能会逐渐改善。术前和术中评估胫骨假体和股骨假体的对线和旋转非常必要，以防止伸膝装置功能障碍的复发。根据我们的经验，通常情况下需要翻修假体。

结语

一旦出现髌股问题并产生临床表现，识别和处理髌骨功能不全的潜在原因非常重要，单纯的外侧松解只能获得短暂的解决。多种因素可能导致全膝关节置换术后的髌股关节问题。然而，髌骨轨迹不良最常见的原因是股骨假体或胫骨假体分别或两者同时出现内旋。术前可以使用 CT 评估和量化旋转不良。术中可以使用髁上轴线和胫骨结节评估股骨假体和胫骨假体的旋转。有问题的假体必须进行翻修。

在所有组件翻修到位后，应进行试验的复位来评估髌骨轨迹。应在支持带不用巾钳钳夹的情况下使用"无拇指"技术进行评估。随后调整组件的位置，直到髌骨轨迹良好。当使用这些技术并关注细节、对线、旋转和位置时，即便最复杂的髌股关节也能得到妥善处理，实现术后良好的轨迹。

（钱文伟翻译；孙立校对）

第 60 章

全膝关节置换术后持续积液及反复血肿

Stuart B. Goodman, MD, PhD, FRCSC, FACS, FBSE, FICORS | Jiri Gallo, MD, PhD

全膝关节置换术后持续积液

引言

全膝关节置换术后的患者希望能达到无痛，功能正常，有正常的耐力和力量，并且没有炎症的迹象。本节将关注全膝关节置换术后出现的持续积液。

定义

慢性积液被定义为 TKA 术后 3 个月出现的大量关节积液。相反，TKA 术后出现少量的关节积液是正常的。虽然没有数据，我们认为针对 KTA 术后膝关节肿胀患者进行反复膝关节穿刺往往意味着 TKA 手术没有达到应取得的效果，并且需要医生进行进一步评估。对于单纯的关节复发积液，关节穿刺抽吸的关节液不应为血性（提示关节积血）。如果关节液的性状及相关检查支持假体周围感染（PJI）的诊断，则诊断应为 PJI 而不是慢性积液。同样的，对于血性关节液，我们会采取不同的诊断及治疗手段。

流行病学

慢性积液的发生有两个高峰，第一个高峰是术后早期（通常是术后 2 年）。第二个高峰更常见，发生较晚，术后 10~20 年之间出现，这时无菌性松动或聚乙烯衬垫磨损是主要的问题。

关于"病因不明的慢性积液"的数据，包括与高渗相关的积液的病例数据还不为人知，但是这些病例一般很少见。根据澳大利亚骨科协会全国关节置换登记系统 2018 年的年度报道，初次 TKA 术后 3 年的累计翻修发生率为 0.9%~3%，根据患者年龄性别不同而有所差异。根据瑞典膝关节置换登记系统 2017 年报道，在 2006—2015 年，不到 5% 的全膝关节置换术后翻修的原因被归类为其他（除外感染、松动、磨损、骨折、髌股症状和膝关节不稳），慢性膝关节积液导致的翻修即属于其他

类别。根据捷克国家膝关节置换登记系统，在 2015—2018 年 10 月 18 日期间有 0.85% 的患者因为膝关节慢性不明原因积液接受了翻修手术。

持续积液的病因

针对慢性积液的有效的、个体化的治疗策略需要建立在正确诊断的基础上。有多种病因可导致 TKA 术后慢性积液（表 60-1）。一般情况下，TKA 关节积液增多与机械和 / 或生物刺激有关。相对于机械原因，生物原因有明确的致病机制导致关节液的过量产生。

生物性因素

首先，必须排除 PJI。感染时，假滑膜细胞被刺激，作为宿主对微生物入侵的复杂反应的一部分。由于感染性炎症的"血浆渗漏"机制，滑膜内膜下血管网的改变可使大量的液体进入关节腔。不幸的是，即使关节液是透明的，标准诊断测试是阴性的，微生物感染仍然可能是 TKA 术后慢性关节积液的原因。

无菌性松动的过程也可能伴随着 TKA 的持续积液（见第 62 章）。简单地说，由于磨损或腐蚀，植入物表面产生的假体副产物与假滑膜细胞相互作用，引发炎症反应，导致关节液大量产生。TKA 术后出现慢性积液的时间可能比出现明显的临床并发症的时间早数月至数年。然而，慢性积液在术后早期的发生率很低。

对植入金属和腐蚀产物的过敏反应与由淋巴细胞介导的Ⅳ型（延迟型）免疫反应有关。这可能引起慢性炎症并伴有慢性积液。令人惊讶的是，尽管有广泛的研究，但可供临床实践使用的结论相对较少。

此外，TKA 术后持续积液可能与导致 TKA 手术的原发疾病有关，如类风湿性关节炎的活动性增加。在类风湿性关节炎中导致积液和关节破坏的致病机制是由自身免疫性滑膜炎引起的。类似的，尿酸盐晶体或焦磷酸钙二水合物晶体沉积疾病可导致 TKA 术后关节液增多。

表 60-1　根据病因对 TKA 术后慢性积液进行分类（由 Niki 等进行改进）

积液类型	描述
感染	患者膝关节符合 MSIS 关于 PJI 的诊断标准，诊断通过临床表现、血清学检查、关节液检查、组织和假体检查建立
磨损导致的	PJI 被排除诊断；假体磨损产生的副产物在关节液和假体周围组织被分离出；关节液的细胞学 / 生物学 / 免疫学特征符合颗粒引起的滑膜炎表现
人工膝关节不稳相关	除外上述情况；在没有炎症的情况下出现积液并伴有临床膝关节不稳表现；关节穿刺液通常清澈，淡黄色
与对金属过敏相关	尚存争议；皮肤 / 组织出现的迟发性超敏反应并不可靠；细胞分析提示以淋巴细胞为主；刺激试验结果不可预测（如淋巴细胞转移试验）
风湿性	由风湿病专家诊断的风湿性疾病，关节液不透明，形状取决于疾病的活动度
其他	仍有病例经过反复膝关节穿刺和临床 / 实验室检查后无法明确积液原因

关节穿刺获得的液体物通常浑浊不透明，可能带有颜色，需讨论 PJI 发生的可能性。

色素沉着绒毛结节性滑膜炎（PVNS）也可发生在初次 TKA 后，以局部或弥漫性的形式出现。这种关联的真实发生率并不是已知的，只有病例报告已在文献中记录。假性滑膜的增生性疾病可能与炎症宿主对假体副产物的反应有关。然而，假滑膜在"正常"和"异常"增殖之间存在一个界限问题，因为所有暴露于假体副产物的患者（只是数量上的不同）都表现出了假滑膜的形态转变。

最后，反复的血液渗漏到 TKA 可引起滑膜炎和慢性积液（复发性关节血肿），见于血友病。

机械性因素

TKA 术后的膝关节不稳可能与疼痛及慢性积液有关。关节液在不稳定的膝关节中产生的机制目前还没有被完全阐明。它被认为与关节滑膜的创伤有关，当 TKA 不稳定时，膝关节被反复拉伸，可能导致反复的亚临床出血并进入关节腔。此外，与不稳定性相关的聚乙烯过度和不对称磨损可能导致关节液的过量生产。

TKA 术后产生滑膜液的组织

对 TKA 术中获得的组织进行组织学研究发现了覆盖在人工膝关节关节囊内部的滑膜样组织（也称为假滑膜）。在稳定的、功能良好和没有受到刺激的人工膝关节，假滑膜组织是薄的和离散的（图 60-1）。另一方面，由于膝关节不稳或假体松动，假滑膜在形态、结构和大小上可能相差很大（图 60-2）。令人惊讶的是，假滑膜还没有被深入研究，特别是全髋关节置换术的类似研究已经取得了很多进展。而全膝关节置换术中关节液的量要比全髋关节置换术中高得多，而且 TKA 手术时关节组织很容易获得。因此，必须采用没有做过 TKA 的膝关节来推测 TKA 术后滑膜的形态和功能特征。尽管如此，TKA 术后导致假滑膜发育 / 稳态的生物信号与天然的或骨关节炎的膝关节是不同的。

假滑膜内层表面由假滑膜巨噬样细胞（类似于 A 细胞型）及成纤维细胞（类似于 B 细胞型）构成（图 60-3）。在表面下是一层纤维组织，这一层的大小和结构取决于 TKA 手术后的年限，并且类似于天然膝关节滑膜。当人工膝关节健康且稳定时，滑膜由薄但相对组织良好的纤维组织组成，其中包括成纤维细胞、毛细血管、小微动脉 / 小静脉，以及类似于天然关节的交感神经和感觉神经。

在对炎症或机械信号的应答中，炎性巨噬细胞群有别于单核细胞。它们被假滑膜循环网络中的特定细胞因子吸引到关节处。在晚期积液的情况下，特异性促炎症细胞因子被作为宿主对假体副产物（主要是磨损颗粒）反应的一部分而表达。而对 TKA 术后早期慢性积液我们了解甚少。

炎性巨噬细胞和其他免疫细胞产生广泛的促炎物质，包括那些刺激表面假滑膜细胞产生过量的关节液和 / 或使血浆超滤液流入关节腔的物质。它们在局部的对抗物为常驻的组织巨噬细胞，它能够化解炎症，恢复组织结构，并维持"健康"的天然关节。然而，对于 TKA 术后的慢性积液，这种调节作用是不够的，也没有被完全了解。

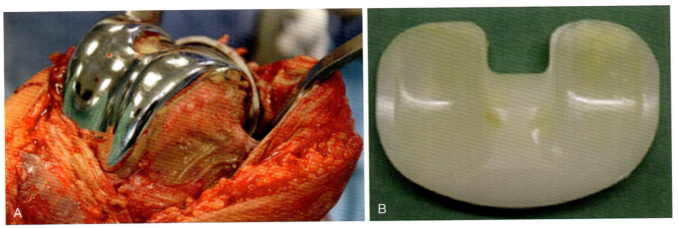

图 60-1 A. 右膝 TKA 手术后 23 年覆盖在稳定的人工膝关节股骨远端周围的假滑膜。B. 在同一次手术中取出的聚乙烯衬垫显示了轻微的磨损和聚乙烯表面的氧化降解

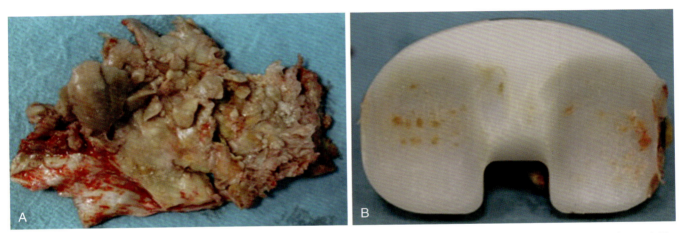

图 60-2 A. 左侧 TKA 术后 18 年无菌性松动,可见假滑膜肥厚性改变。B. 术中取出的聚乙烯衬垫可见损伤,同时可见腐蚀、抛光和分层改变

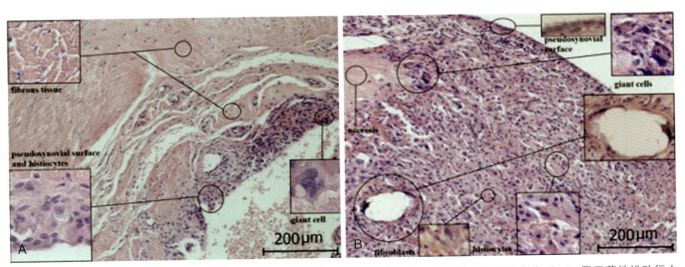

图 60-3 A. 针对衬垫总固体没有受损且稳定的人工全膝关节翻修术中获得的假滑膜进行组织形态分忻。B. 因无菌性松动行人工膝关节翻修术中获得的假滑膜组织形态分析。HE 染色,比例尺 200μm

临床表现

对于 TKA 术后的"慢性积液"没有特异性的临床表现。一般来说，早期的膝关节是没有症状的。随着液体量的增加，患者会出现疼痛、关节受压和关节功能时的充盈感等主观症状。

诊断流程

对于 TKA 术后关节积液的诊断需要采用系统性流程，包括全面的病史和体格检查，实验室检查（血液学检查，关节液检查和组织学检查）和影像学检查。术后早期即出现的关节积液可能提示感染或人工膝关节不稳。术后晚期出现的关节积液可能提示机械性松动，迟发/残留人工膝关节不稳或磨损。

关节穿刺

穿刺是诊断的关键步骤。它应该在严格的无菌条件下进行。一般来说，从稳定和健康的 TKA 抽取的关节液与从天然膝关节抽取的没有显著差异。然而，人工膝关节和天然膝关节在细胞和生化含量方面存在较大差异。

关节液检查

无论手术后多长时间，诊断检查的关键任务是排除感染/无菌性松动/不稳定是否是持续性积液的原因。如果排除感染，以下方法可能有助于确定持续性积液的病因（表 60-2）。关节液的分析可以区分非感染性炎性和非炎性因素。一项研究提出用荧光激活细胞分类器根据表型特征对关节液细胞进行分类。作者能够区分感染/非感染信号，以及识别与类风湿性关节炎活动增加相关或由过敏引起的积液病例。

采用新的更精确的技术可以进行更详细的分析。流式细胞术允许使用荧光标记抗体同时定量许多表面蛋白。此外，还需要复杂的计算技术来分析、可视化、集成和解释这些数据集。单细胞流式细胞术和 Mass 流式细胞术分析已经被开发出来，允许在只有少量关节液的情况下进行检查分析。此外，滑膜液代谢物可能有助于区分低度和高度炎性关节病变。

活检

假滑膜可以通过关节镜技术获得。在直接的视觉控制下，用抓钳取一小部分组织。关于组织取样的数量或位置缺乏公认的规则。通常选取假滑膜肥厚的地方。获得样本后，小的组织样本放入装有固定溶液的运输容器中，固定溶液通常是福尔马林（10% 的水和甲醛的混合物）。免疫遗传学检查需要特殊的溶液（如 RNA 分析等）。

许多研究评估了组织病理学检查在区分感染性和非感染性 TKA 失败原因中的作用。此外，还有方案可以对滑膜炎进行分类，将组织标本区分为低级别或高级别滑膜炎。然而，目前还没有专门的研究来解读 TKA 术后慢性非感染性积液患者的活检。

表 60-2 TKA 术后关节持续性积液的诊断方法（除外假体周围感染诊断方法）

方法	结果
滑膜液细胞计数	低/高细胞计数液体，以中性粒细胞/淋巴细胞为主，占单核细胞/嗜酸性粒细胞/嗜碱性细胞
SF 镜检	发现吞噬细胞中的假体副产物，尿酸盐/焦磷酸盐晶体，非常罕见地发现如 LE 细胞
生物化学分析	包括特殊代谢物在内的一组生物标志物可以帮助鉴别特殊的非感染性持续性积液（至今难以解释）
流式细胞仪等技术	对细胞亚型进行非常精确的描述，包括它们的激活状态（至今难以解读）
基因分析	报告数千个平行基因的转录水平（至今难以解读）
活检	滑膜炎评分、异物反应、过敏反应、其他肉芽肿性炎症、色素沉着的绒毛结节性滑膜炎
免疫学检测	在风湿性疾病、反应性关节炎以及过敏反应的鉴别中发挥作用

LE, 系统性红斑狼疮；SF, 滑膜液

免疫学检测

已有大量文献描述了血清/关节液/组织样本的免疫学试验。它们可能有助于鉴别 TKA 术后持续性积液的非感染性原因之间的差异，因为关节积液的病理生理和假体副产物刺激的免疫反应或无法控制对假体副产物的免疫反应密切相关。一般来说，炎症反应是由数百个基因、大量细胞、细胞因子等物质协调的。目前还没有一种单一的测试方法可以总体描述某个特定免疫反应。只有小部分的免疫反应可以被某种特殊的测试检测到，我们开始了解使用生物信息学解读免疫学的检测结果可能提供益处。炎症介质（细胞因子、酶、二十烷类）的水平可以在血液滑液样本中测定。可分别评估中性粒细胞、淋巴细胞的特殊功能以及免疫应答类型（Th1、Th2、Th17 等）。在检测嗜碱性粒细胞、嗜酸性粒细胞、巨噬细胞和其他免疫细胞方面也有诊断潜力。通过流式细胞术可以很容易地实现特定免疫群体的定量，流式细胞术已成为分类白细胞群体 / 亚群体（包括其分化状态、激活状态、克隆状态等）的标准测试。临床免疫表型可以帮助我们更好地研究非感染和 / 或非风湿性关节的关节液，同时为与植入假体相关病理及关节液分析提供新的途径。重要的是，风湿病诊断学和免疫学也可以帮助鉴别其他感染相关疾病，如分枝杆菌性关节炎、莱姆病或其他反应性关节炎。

将来，在出现持续性产生滑膜液体这类免疫病理改变时，我们能够确定某个基因的表达情况。总之，这些测试应该由临床免疫学家和风湿病学家进行。

影像学检查

在 TKA 并发症的诊断检查中，X 线摄影至关重要。影像学可以检测到假体松动、不稳定、假体周围骨溶解以及其他种假体相关的异常表现。利用金属还原重建算法和双能量数据采集与后处理技术相结合以减少金属伪影，可以在计算机断层摄影上对骨 – 假体界面详细评估。磁共振成像可以识别假体周围的骨缺损和软组织的病变。假滑膜增厚和类似骨骼肌的低到中等信号强度是聚乙烯磨损引起的滑膜炎的典型表现。一项大型回顾性研究报道，磁共振成像可以区分感染、假体副产物和其他刺激引起的假滑膜。它在临床上也可用于诊断复发性关节积血和血管相关并发症的患者。骨显像包括 FDG-PET（氟 –D– 葡萄糖正电子发射体层摄影术）可以在其他方法失败的情况下帮助确定有症状的膝关节的病因。

治疗

我们提出了一个治疗策略（图 60-4）。如果怀疑感

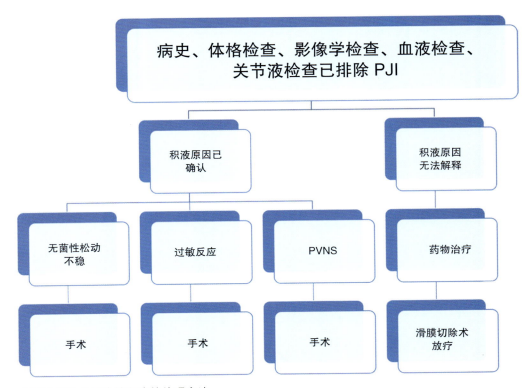

图 60–4　TKA 术后持续性非感染性积液的处理方法

染可能是持续性积液的原因，应遵循最近的 PJI 治疗指南。一般来说，再手术时要特殊针对可调整的原因（表60-3）。

不明原因导致的持续积液

对于不明原因导致人工膝关节积液的治疗尚缺乏足够的临床证据。尽管人工膝关节稳定，骨床完整，功能可以接受，但积液还是反复发生。

考虑到假体周围慢性炎症的发病机制，抗炎策略可能可以用于解决 TKA 术后持续性积液。这些措施可以引导假滑膜巨噬细胞和成纤维细胞进入 M2 抗炎表型，降低中性粒细胞的数量或活性。通过抗炎、保持稳态的巨噬细胞 / 成纤维细胞和常驻组织细胞即可解决无菌炎症，不需手术治疗。不幸的是，这些方法中的大多数还没有在 TKA 术后的患者中进行研究（表 60-4）。

表 60-3　针对不同的已知病因导致的持续积液的治疗方案

病因	治疗措施
感染	一期、二期翻修手术治疗
不稳	翻修手术
无菌性松动	清创，翻修
过敏反应	治疗措施有争议，包含清创在内的翻修手术，滑膜部分 / 全切除，重新植入不易引起过敏反应的假体
风湿性疾病	治疗原发病
PVNS	滑膜切除
未知病因	药物治疗，滑膜切除

PVNS，色素沉着绒毛结节性滑膜炎

表 60-4　针对 TKA 后持续积液及持续滑膜炎可能有效的治疗措施

治疗措施	疗效证据等级
注射糖皮质激素	非常低
NSAIDs	证据不足
甲氨蝶呤	证据不足
生物疗法	证据不足
脂质相关药物	证据不足
放射疗法	证据不足
小剂量外激光照射治疗	证据不足
滑膜切除	疗效证据等级低

此表显示了进一步研究的方向
NSAIDs, 非甾体类抗炎药；TKA, 全膝关节置换术

药物治疗

关节内注射皮质类固醇似乎是解决无菌炎性滑膜炎最直接的方法。然而，人们对这种干预的效力和潜在危害感到担忧。一些研究质疑皮质类固醇注射对骨关节炎性滑膜炎的长期疗效。最近一项研究注射皮质类固醇效果的研究报告显示，3 个月内发生急性感染的风险为0.16%，或每 625 次注射会发生 1 次感染。本研究作者将 TKA 术后关节内注射皮质类固醇的适应证限制如下：麻醉下接受手法松解的患者，以及合并慢性浆液性或血性渗出且排除了感染的患者。

非甾体类抗炎药可能是治疗 TKA 术后持续性积液的有效药物。在骨关节炎的情况下，双氯芬酸 150mg/d 可以良好地缓解疼痛，减少僵硬和残疾。然而，长期给药的一个担忧是胃肠出血的风险。COX-2 选择性非甾体类抗炎药（NSAIDs）可用于胃肠并发症风险较高的患者，可在应用 NSAIDs 时联合胃肠保护药物。到目前为止，在 TKA 之后还没有这样的研究。

近年来，生物治疗已成为许多系统性自身免疫性疾病的金标准。但很少有研究探索 TNF-α 拮抗剂在慢性滑膜炎等疾病上的治疗效果。有研究报道过重组人白介素 -1 受体拮抗剂 Anakinra 作用于慢性膝关节滑膜炎。到目前为止，还没有针对 TKA 术后膝关节的此类研究。

脂质相关药物可以介导组织 / 器官的分解过程。到目前为止，尚不清楚哪些亲分解分子（脂氧素、消退素、保护素等）可能在人工膝关节中有效减少炎症及阻止假滑膜组织的失调。哪些细胞介导了炎症的消退，具

体的分子途径（IL-4，9，10，22，TGF-b）和代谢条件尚不清楚。此外，关节内输送"分解分子"的适当载体还有待开发，并需在适当的临床试验中进行临床试验。到目前为止，还没有关于 TKA 术后持续性积液治疗的研究。

放射性滑膜切除

用射线照射可以清除深达 1.0~1.2mm 的假滑膜表层。在 TKA 中，这种治疗使假滑膜产生坏死性增生。因此，放射性钇（90Y）可以治疗持续性滑膜炎。同时可结合手术滑膜切除术，以防止复发的疾病。一项研究报告了镥 -177 锡胶体对常规治疗难以治愈的膝关节炎性滑膜炎患者的疗效。铼 -188 锡胶质放射也可用来治疗膝关节滑膜炎。然而，这些治疗的总体证据仍然不够充分，并且对于人工膝关节，目前尚无相关临床研究。在接受 TKA 的患者中，妊娠、母乳喂养和年龄在 20 岁以下的手术禁忌证非常罕见。

外照射治疗（External Beam Radiotherapy）

最近发表的一篇综述总结了外照射治疗的适应证，包括肿瘤或其他增殖性疾病。一些研究报告了外照射治疗在 PVNS 患者中单独或在手术后应用的效果。然而，对于 TKA 术后持续积液的治疗尚无报道。在非人工置换的膝关节中，治疗方法为用 3000~4000rad 照射整个受到病变影响的膝关节。这种治疗的禁忌证包括缺乏明确诊断、骨骺关闭、感染或恶性肿瘤。须告知患者继发恶性肿瘤的风险。

滑膜切除术

部分滑膜切除术是 TKA 手术中常规操作的一部分，尽管没有 Meta 分析证明该操作对最终临床结果会产生影响。尽管如此，在 TKA 翻修期间去除假滑膜是一个有益的步骤，有助于整个手术的成功。因此，对于诊断不明且仅持续积液的患者，滑膜部分切除术可能存在益处。然而，关于这一操作在这种特殊情况下的有效性的数据很少。一些研究报告了对于非人工膝关节患者，手术滑膜切除术联合或不联合放射性滑膜切除的长期疗效。关于手术技术，人们担心即使在有经验的外科医生手中，关节镜滑膜切除术也不能确保肥厚的滑膜被完全切除。同时可能会对假体造成损伤。此外，在关节镜手术过程中，外科医生不能处理不稳定，并更换垫片。PVNS 尤其具有挑战性，因为即使手术也容易复发。对

于弥漫性 PVNS，滑膜全切除术加上手术保证人工膝关节的稳定性可视为一种成功的策略。在一些患者中，即使在 TKA 术后，滑膜全切除术也难以实现。在这些病例中，滑膜切除术联合外束放疗可能是单独手术的替代方案。如果手术后 PVNS 复发，外束放疗可能是阻止PVNS 局部复发的一种选择。

全膝关节置换术后复发性关节积血 / 出血
发病率和因果关系

TKA 术后关节内会有轻微的有限出血。然而，当较严重的关节积血引起过度疼痛和肿胀而影响康复时，需要合适的诊断和治疗。如果关节出血是急性的，即术后数小时内发生，则应考虑对主要血管的直接损伤，并立即采取措施重新检查，同时在必要时向血管外科医生寻求帮助（见第 62 章）。TKA 术后数周、数月甚至数年出现复发性血肿比急性血管损伤更常见。然而，复发性血肿的发生率仍然较低，为 0.17%~1.6%。TKA 与出血之间的间隔时间平均为 32.2 个月（1 个月至 10 年）。

这些迟发性出血事件可能是由于滑膜肥大的反复创伤所致；滑膜残余炎症或淤塞；局部增生性疾病如PVNS；机械性因素包括膝关节不稳、假体松动或假体或骨水泥撞击软组织；血液系统疾病如血友病，或其他凝血因子缺乏。药物因素包括抗凝剂和抗血小板药物；或与血管脆性增加相关的系统性疾病，如糖尿病、高血压或动脉粥样硬化（图 60-5）。复发性关节积血 / 出血是由于假性动脉瘤、动静脉瘘或其他血管异常引起的。

临床诊断

病史和体格检查对 TKA 术后关节血肿的诊断和治疗有重要意义。病史应包括膝关节手术（或手术）的时间、关节积血的数量和频率以及治疗经过，以及是否有任何诱发因素。外伤史、抗凝药物使用史同样相关。应询问患者在积血出现前膝关节功能如何，包括有无疼痛或不稳，打软腿，并且主观上是否有感觉膝关节稳定或松弛。严重的关节积血可能导致患者出现低热、局部发红、发热和肿胀。然而，同时需警惕急性或慢性感染。因此，对于初次 TKA 术后是否有长时间使用抗生素或是否存在伤口愈合问题应予以询问。长期应用抗生素可能会掩盖正在进行的、部分被抑制的感染征象。体格检查应包括对患者和整个肢体的全面评估，包括任何感染和炎症迹象。应检查伤口，确定愈合程度。是否有红

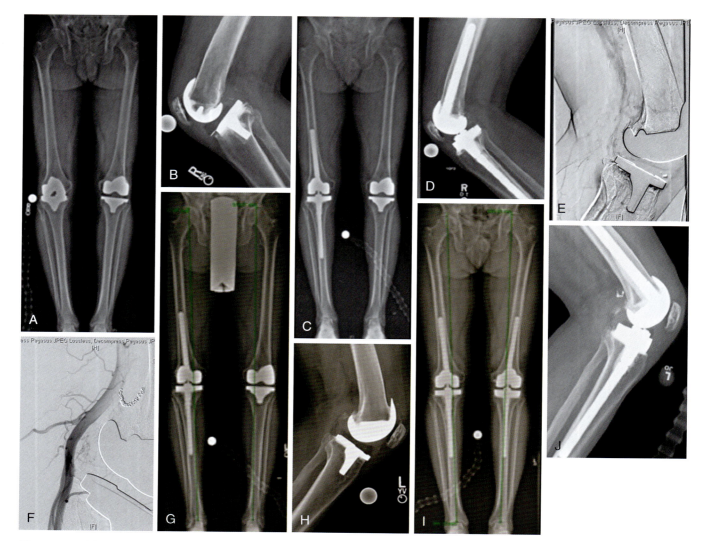

图 60-5 双侧 TKA 术后复发性关节积血。术前站立正位（A）和右膝侧位（B）X 线片显示右侧胫骨向后半脱位、松动移位的胫骨假体和未固定的聚乙烯垫片。右膝被翻修为限制型 TKA（C、D）。几年后，左膝出现复发关节血肿并伴有轻度屈曲不稳定。随后的膝关节血管造影显示了一根大的向后供血的血管在出血（E），进行了栓塞（F）。不幸的是，膝关节不稳继续进展并导致持续复发的关节积血（G 和 H 为血管螺栓手术前拍摄）。将左膝翻修为限制型假体，并进行广泛滑膜切除术（I、J）

肿、发热、触痛并确定膝关节的活动度。理想情况下，对肢体血管的评估应包括足部的温度和毛细血管充盈情况、确定足背动脉和腘动脉搏动情况，如果存在怀疑的话，还应检查包括膝关节周围，特别是腘窝的瘀伤情况。对肢体进行简单的神经系统检查也很重要。

影像学及实验室检查

膝关节 X 线片可以帮助评估假体是否松动、位置不良或是否存在假体周围骨折，以及是否存在骨水泥、假体或骨的突出或是否有松动的碎片。TKA 术后假性动脉瘤可以通过超声或磁共振血管造影术鉴别。在假滑膜血管丰富的病例中，通过血管造影可看到弥漫性关节周围血管影伴供血血管扭曲或肥大。血液检查应包括完整的血细胞计数，可能的凝血相关指标，包括凝血酶原时间（PT）、部分凝血酶时间（PTT）和国际标准化比率（INR）；红细胞沉降率（ESR）和 C- 反应蛋白（CRP）排除感染；以及任何其他需要进行的测试。

诊断性关节穿刺

关节穿刺应采用严格无菌技术。抽吸液的性质应该是带血的，抽吸液体数量应该记录在案。如果考虑抽出的就是血液，则进行细胞计数可能没有意义；在这种情况下，尤其当怀疑感染时，应将抽吸物送去进行有氧和无氧培养。

下一步：保守治疗或进一步影像学评估

在 TKA 术后的围术期第一次出现明显的关节积血时，通常出于诊断目的和缓解疼痛而对膝关节进行穿刺。之后进行一系列的保守治疗措施。停止非必需的抗凝药物。抬高患肢休息。局部应用冰敷和敷料加压可能有用。禁忌长期制动，因为这会导致僵硬、肌肉萎缩和功能丧失。经过一段保守治疗（通常持续几天）后，可以通过物理治疗对膝关节进行轻微活动。在一项研究中，该方法对 TKA 术后合并血肿的患者有效率超过 82%（14/17）。

如果关节血肿复发，要进行进一步的影像学检查。对于这项研究，通常有两种首选方案：针对膝关节周围血管造影，磁共振血管造影术（MRA）。选择性经动脉血管造影术是更常用的方法（图 60-5）。该技术可用于急性或慢性情况下识别动脉瘤、假性动脉瘤、动静脉瘘，或更常见的是沿着滑膜血管发现局部出血灶。血管造影发现的最常见的离散性出血来源是膝上外侧动脉。血管造影最常见异常是血管异常丰富的滑膜。

标准的血管造影技术既可用于诊断，又可用于治疗：可以识别局部的高血管滑膜区域，然后使用聚乙烯醇或其他颗粒、微球和 / 或线圈栓塞。这些颗粒和微球的直径通常为 200~700μm，大到足以阻断膝关节动脉各分支的血流。小颗粒 / 球体可阻塞服务于皮肤的末端小动脉，导致皮肤坏死。如果较大、较近端血管需要闭塞，则使用 2~3mm 的线圈。大多数系列报道选择性经动脉造影和栓塞的病例数都很少，少于 10 例。据报道，美国一组 13 例接受单髁或全膝或翻修膝关节置换术的患者中有 12 例（92.3%）接受了栓塞治疗，取得了临床成功。13 例患者中有 2 例出现短暂皮肤缺血。来自荷兰的一系列研究报告了 14 例患者的 24 个栓塞手术，所有病例的第一次栓塞在技术上都被认为是成功的。然而，初次栓塞后的临床成功率只有 50%；4 例和 3 例患者分别接受了第二次和第三次栓塞治疗，原因是复发性关节积血。最终的成功率（平均 2 年后无进一步出血）为 86%（14 例患者中的 12 例）。另一个美国研究系列描述了 10 例膝关节手术患者（9 例与关节置换术相关）和随后需要栓塞的关节积血患者的结果。总共进行了 14 例手术；4 例患者需要进行二次手术，其中只有 2 例成功控制了复发性出血。2 例患者出现轻微局部皮肤缺

血。最近发表的一项研究纳入了更多病例，同时包括非人工膝关节。奥地利报道了对 35 例膝关节手术（其中 18 例为关节置换术）进行血管造影和栓塞，在血管结构的识别和栓塞方面的成功率为 100%，但临床成功率只有 93.4%（2 例患者复发出血）。虽然上述研究是有限的，但它们表明，如果保守治疗复发性关节积血失败，初次尝试栓塞是必要的。最近的一项系统综述报道了 91 例复发性自发性关节积血患者，他们接受了 99 次栓塞治疗（颗粒栓塞、线圈栓塞或明胶泡沫栓塞）。血管造影介入治疗被认为与 2 个主要的和 6 个次要的并发症有关。栓塞术后关节出血复发的患者占 11%（10/91 例）。

与选择性经动脉血管造影术相比，MRA 是一种侵入性更小的诊断技术。MRA 首先用于解剖定位充血的滑膜和供血血管，然后可以选择性栓塞，而不进行更广泛和侵入性的血管造影。获得膝关节快速序列 T1 加权三维梯度 – 回声磁共振成像（MRI）图像，完成 MRA。使用一种减影技术，在没有对比的情况下首次获得面具图像，从膝下的腘动脉到三分叉处的三维血管模型被获得。在 13 例治疗（保守治疗 11 例，滑膜切除术 2 例）失败的病例中，有 12 例在 MRA 中发现了通向富血管滑膜的供血动脉。9 例接受血管造影栓塞治疗的患者中有 7 例没有再出血。2 例栓塞失败的患者在栓塞后接受保守治疗。另外 4 例接受 MRA 治疗的患者随后行滑膜切除术而不是栓塞，均获得成功。2 例患者接受了 MRA，然后进行了滑膜切除术，后仍未能控制复发出血，最后通过栓塞获得成功。因此，MRA 是一种微创诊断程序，可以作为一种较小范围的血管造影的指导。选择性经动脉血管造影术和 MRA 都使用造影剂，对于对造影剂过敏或有肾脏或肝脏疾病的患者必须谨慎使用。两种成像技术的安全性比较后，MRA 要更好。此外，MRA 有助于评估假体界面和骨溶解区域。

手术及放射性滑膜切除

一旦临床诊断为 TKA 术后迟发性关节出血，如果没有明确的手术适应证（如膝关节不稳定、松动或膝关节假体位置不良），则首先进行保守治疗。如果持续出血导致保守治疗失败（图 60-6）或关节出血复发，则下一步进行选择性血管造影，或 MRA。选择性血管造影的成功率尚可。然而，在有些病例中，选择性血管造影（即使重复进行）可能无法成功，或者患者 / 医生更倾向于手术治疗。如存在慢性的滑膜增厚或有机械型撞

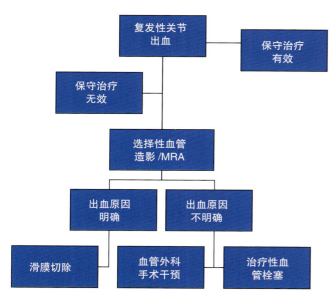

图 60-6 处理复发性关节出血流程图。在某些机构诊断性血管造影可在膝关节制动后即刻进行。针对复发性关节出血，可以采用治疗性制动或手术切除滑膜

击等情况，我们可以采用手术治疗。

尽管滑膜切除术可以通过开放手术或关节镜的方式进行，我们还是推荐成功率超过 90% 的开放性切除。开放手术还可以让我们全面评估人工膝关节假体位置、对线、稳定、是否有游离体、残留半月板、撞击等情况。同时避免了关节镜操作对假体可能造成的损伤。当不能明确出血来源时，开放性滑膜切除需要在前期进行的血管造影的结果指导下进行。滑膜切除通过电凝的方式进行，通过高温阻断滑膜内残留的血管。在关闭切口前应先松开止血带并确保没有活动性出血。在切口关闭前应放置引流。同时术后膝关节要进行活动以避免术后膝关节僵硬。

偶尔有的病例在进行血管造影或手术切除后仍有关节出血，放疗可能解决这样的复发性关节出血。放射性同位素钇已被用来烧蚀发炎的滑膜。Yttrium-90 穿透厚度可高达 11mm，平均穿透厚度 3.6mm。该手术的禁忌证包括妊娠、哺乳期、年龄 < 20 岁和持续的局部感染。出现骨坏死和恶性肿瘤是这种治疗的潜在风险，但在人工膝关节中尚未有报道这类并发症的发生。

结语

人工膝关节持续性积液是无法接受的且令人苦恼的 TKA 术后并发症。首先必须排除假体周围感染。我们给出了处理流程图。如果能排除假体周围感染，那么手术切除假滑膜是第一个手术治疗选择。顽固性病例可联合放疗。TKA 术后晚期或复发性关节血肿是一种罕见的现象。大多数病例是由富血管的肥厚的滑膜撞击引起的。初次诊断时，应根据可逆和可能改变的危险因素（如抗凝）采取行动，建立保守治疗计划。如果不成功，进行进一步影像学评估，选择性栓塞供血血管。如果一次或多次尝试栓塞效果不佳，可以进行开放性滑膜切除术。尽管需要更先进的技术和治疗手段，但总的来说可以获得良好的临床疗效。

（钱文伟翻译；孙立校对）

第 61 章

金属过敏及处理

Nicholas B. Frisch, MD, MBA | Joshua J. Jacobs, MD

金属过敏是一个非常有争议的话题，因为它涉及膝关节置换术。有些人甚至质疑它的存在。那些认为金属过敏的确存在的临床观点也承认，金属过敏诊断困难，如何处理仍缺乏相应的证据支持。金属过敏筛查应该成为常规吗？如果患者告知金属过敏，应做哪些检查？疑似金属过敏的患者是否应该使用"低致敏性"假体？这些是我们骨科医生面临的众多问题中的一部分，这些有关金属过敏的问题将在本章中讨论。

引言

据估计，普通人群中金属过敏的患病率为 10%~15%。如果你使用斑贴测试作为诊断工具，大约 14% 的人对镍敏感。由于它涉及全膝关节置换术（TKA），对于临床上是否真的存在具有临床意义的金属过敏仍存在争议。文献支持存在对其他常用医疗器械的过敏反应。这些包括用于心血管外科、神经内科、整形外科和口腔科。植入其他骨科器械也有过类似的免疫反应报道。在关节置换术的文献中也有病例报道支持存在过敏反应。随着围绕这一主题的文献越来越多，这一问题也变得不容忽视。至少，当金属过敏问题出现时，创建一个解决流程来解决临床工作中的金属过敏是重要的。

针对金属假体的过敏反应

金属植入物的过敏反应一般被认为是 IV 型超敏反应。这些是细胞介导的，延迟型超敏反应，当致敏 T 淋巴细胞识别抗原并启动级联反应时发生，最终导致释放细胞因子，使炎症反应持续。金属碎片、微粒和离子，都是由金属成分产生的，通常是由于磨损和腐蚀导致的。众所周知，所有的金属在与生物系统接触时，都会经历某种程度的腐蚀。释放的金属离子可以与局部血清蛋白复合物激活免疫反应。除了这些 IV 型超敏反应，还伴随一个对植入物的磨损和腐蚀碎片的先天性免疫反应。这涉及一个非特异性的、即时的和主要由巨噬细胞驱动的免疫反应。

临床表现

当患者计划行关节置换手术时，确定患者是否有金属过敏是有价值的。大多数外科医生会例行询问患者是否对药物或其他环境因素过敏，但可能不会特别询问患者是否有金属过敏史。Nam 等报道了 1495 例接受全髋关节和全膝关节置换术的患者，其中 1.7% 的患者自述有金属过敏史。当被特别问及有金属过敏史时，这个数字增加到 4%。与无金属过敏报告的患者相比，有金属过敏报告的患者在全髋关节置换术后功能结果下降，全髋关节置换术后心理健康评分下降。另一个需要考虑的可能存在争议的话题是，TKA 术后可能对临床结果产生不利影响的心理因素。Otero 等对 446 例接受全髋关节置换术和全髋关节置换术的患者进行了前瞻性研究，结果表明，报告过敏的患者术后结局评分较低。虽然本研究没有特别针对金属过敏的问题，但报告有过敏的患者在关节置换术后满意度可能倾向于略低。然而，这些患者在躯体因素评分（PCS）和心理因素评分（MCS）上有提高。同时也指出，即便他们的满意率略低，但他们的术后改善程度仍与那些没有报告任何过敏的患者相当。

对金属过敏患者的诊断是具有挑战性的，他们的症状可能很模糊。典型的临床表现是皮炎（皮肤反应）、荨麻疹或血管炎。在术后初期，需要注意的是，患者可能会出现涉及手术切口附近皮肤的反应（图 61–1）。这些反应通常是敷料、胶黏剂或 2- 辛基氰基丙烯酸酯胶黏剂引起的浅表接触性皮炎。对于这些病例，需要移除导致过敏反应的伤口敷料。口服抗组胺药物可能有效。对于更加严重的病例，可以请皮肤科医生会诊处理。总的来说，这些问题会随着时间得到解决。在某些情况下外用或口服糖皮质激素可以被用来解决这些皮肤问题。

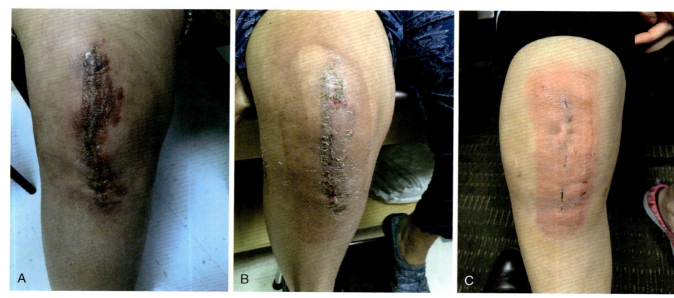

图 61-1 对于手术敷料导致的皮肤反应包括：在关闭切口时应用氰基丙烯酸酯胶（Dermabond）（A）、凝胶敷料（B）和手术纱布敷料（C）

对于有疼痛、慢性积液、僵硬或功能丧失等非特异性症状的患者，金属过敏的诊断尤其具有挑战性。这些患者需要进行全面检查，因为有广泛的鉴别诊断，包括假体周围感染、无菌性松动、中程屈曲不稳定、假体对线不良，髌股轨迹不良、复杂性局部疼痛综合征、晶体性关节病或潜在的心理障碍。必须进行详细的病史采集和体格检查。应进行适当实验室检测以排除感染，包括红细胞沉降率（ESR）和 C-反应蛋白（CRP）；如果这些检查结果不正常，应进行关节穿刺检查和滑膜白细胞计数等检测，进行晶体分析以排除晶体性关节病，并进行培养。培养物可以培养更长时间（超过 2 周），以排除某些微生物的感染。影像学检查应包括常规平片。如果担心假体对线、位置不良，可以考虑进一步使用 CT评估假体旋转情况。如果患者术后至少 1 年以上，锝骨扫描可用于更好地评估潜在的假体无菌性松动。

在排除了其他慢性疼痛的原因后，可以考虑对金属过敏进行特定的检查；然而，目前可用的检测方法在有症状的全膝关节置换术患者中的诊断和预测价值还没有被确立。两种最常用的测试包括皮肤斑贴试验和体外淋巴细胞转化试验。

斑贴试验

斑贴试验历来是诊断金属过敏的首选测试。普通的贴片通常含有硫酸镍和二氯化钴。其他金属也可以添加到贴片中，包括钼、钒和钯。斑贴试验的优点是，它可以由皮肤科医生在没有特殊设施的情况下例行进行，而且它适合大规模的筛查，能同时评估许多不同的潜在抗原物质。斑贴试验的缺点是多方面的：

1. 对皮肤反应的解释是主观的和定性的。
2. 该测试评估皮肤的反应，其中有不存在于深层组织的特殊抗原呈递细胞（朗格汉斯细胞）。因此，皮肤测试是否反映深层组织反应的倾向尚不清楚。
3. 有一部分患者对任何东西都没有反应。
4. 斑贴剂（通常是金属盐）是否能够代表关节中实际的金属/蛋白复合抗原。
5. 从理论上讲，斑贴试验，特别是反复试验，有可能诱发金属过敏。

Granchi 等对 20 例拟行膝关节置换术的患者、27 例膝关节置换术后且功能良好的患者及 47 例膝关节置换术后假体松动的患者进行了斑贴试验。他们发现患者膝关节置换术后对金属有阳性皮肤反应的概率显著升高，这与假体是否稳定无关。此外，他们发现在 TKA 术前有金属过敏史的患者中，TKA 失败的概率增加了 4 倍。Bravo 等回顾性地比较了 161 例有金属过敏史的 TKA 患者和 161 例既往无金属过敏史且未做过斑贴试验的 TKA患者，以确定斑贴试验阳性结果与并发症、临床结果和假体生存之间的关系。他们发现斑贴试验阳性和阴性患者的并发症发生率没有差异。在平均 5.3 年的随访中，他们发现在无再次手术和翻修的情况下，术后膝关节评分或生存率没有差异。他们确实发现：有金属过敏史但斑贴试验阴性的患者有关节纤维化倾向，然而，这些患者都不需要翻修。

淋巴细胞转化试验

淋巴细胞转化试验可以作为皮肤斑贴试验之外的选择。体外试验利用了淋巴细胞接触到使它们敏感的抗原时会增殖这一特点。这项检测的优点是检测了循环淋巴细胞和单核细胞，从而绕过皮肤，避免了表皮朗格汉斯细胞的混杂反应，并避免了因连续检测而致敏的可能。此外，这些结果是定量的，有助于分析。与皮试相比，该检测可能有更高的敏感性。然而，淋巴细胞转化测试有许多与斑贴测试相同的缺点，包括测试用试剂的不确定性，缺乏可靠的临床验证。此外，某些机构及某些临床环境下并没有条件进行淋巴细胞转化试验。

临床治疗

普通人群和外科医生人群对潜在的金属过敏的认识已经增加。近年来发表的几篇综述文章强调了对潜在金属过敏的日益关注。尽管意识提高了，但这两种可用的诊断测试的实施似乎是有限的。Hallock 等就骨科植入物对金属过敏的问题对骨科医生进行了调查。只有 6.8% 的受访者表示他们经常检查金属过敏，只有 4.5% 的受访者经常检查，而 50% 的受访者很少这样做。类似地，Razak 等进行了一项关于关节置换术前金属过敏筛查的调查，报告 69% 的受访者不进行常规筛查。即使斑贴试验结果呈阳性，44% 的外科医生仍会继续使用标准植入物。虽然这两项调查在外科医生中得到的反馈率都较低，但它们表明，对于金属过敏的临床意义并没有真正的共识，因此进行斑贴试验或淋巴细胞转化试验的倾向很低。

鉴于目前的技术水平，金属过敏是一种排除性诊断。目前还没有临床验证过的关于金属过敏的试验检测技术。有些人试图为金属植入物过敏建立诊断标准，但几乎没有共识存在，而且缺乏大规模的前瞻性研究。在TKA 患者中，如果患者对珠宝有明显的皮肤敏感史，或者对之前的金属植入物有过敏反应史，那么术前考虑进行金属过敏试验是合理的。这样的测试可以指导假体的选择。对于术后出现持续性疼痛、肿胀、不满或功能丧失等非特异性症状的患者，要记得首先进行彻底的诊断检查，以排除最常见的病因。如果仍然担心金属过敏，特别是如果有皮肤表现，可以使用金属超敏试验，但这些试验难以解读，不应作为翻修手术的唯一指征。鉴于上述的优点和缺点，一些作者提倡结合测试来提高诊断的准确性。Thomas 等主张联合应用包括斑贴试验、淋巴细胞转化试验和假体周围的组织学和细胞因子评估。无论如何，这些方法缺乏可靠的临床验证，需要告知患者诊断的不确定性。

如果术前检测钴和 / 或铬敏感性呈阳性，可以选择一些不含这些元素或尽量减少这些元素释放的材料。这些假体包括钛合金、锆铌合金或其他陶瓷化表面假体（图 61-2）。无钴和无铬的股骨假体也可以与全聚乙烯胫骨组件一起使用。这种方法可以消除或最大限度地减少患者通过斑贴试验和 / 或体外试验证明对敏感金属的暴露，从而减少对产生反应的金属的暴露。如果术前镍敏感性测试呈阳性（大约 15% 的人群中存在），那么这个问题就不那么清楚了。标准钴合金植入物含有小于 1% 的镍，镍存在于大块合金中，不存在生物可利用性状态。尽管人们可以通过使用钛合金或锆铌合金成分来避免使用镍，但有人认为不管患者是否有金属过敏试验阳性，标准钴铬和不锈钢植入都是合适的。这个观点的依据是标准假体使用的结果更可预测，这些假体已在临床实践中证明了它们的使用寿命。此外，在外科医生不习惯的情况下使用某种假体系统可能会对手术结果产生有害影响。此外，这种假体的成本可能更高，这也是我们的医疗系统可持续性的一个相关问题。

Munch 等回顾了丹麦膝关节置换数据库并与接触性过敏斑贴试验数据库进行交叉参考，以评估金属过敏与翻修手术之间的关系。327 例患者同时接受了 TKA 和金属过敏斑贴试验。他们没有发现金属过敏和翻修手术之间的联系。有趣的是，他们注意到那些接受过两次或两次以上翻修的患者有较高的金属过敏发生率，他们认为这是由于磨损和腐蚀增加了金属的释放。目前还没有大规模的研究证明使用"低过敏性植入物"可以改善长期疗效。最终，这是由外科医生和患者所共同做出的决策。

在我们的临床实践中，在可能的情况下，对于怀疑对钴、铬和 / 或镍敏感的患者，避免使用标准钴合金假体。虽然没有大型研究表明"低过敏性植入物"优于钴合金假体，但有几个较小的研究表明效果良好。

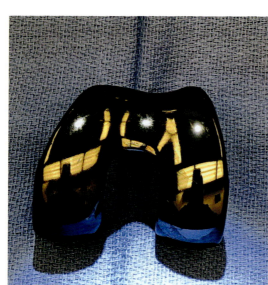
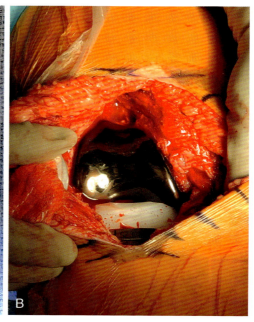

图 61-2 备用假体界面：黑晶（Oxinium）股骨假体（A），全钛合金膝关节假体（B）

Innocenti 等报道了 24 例疑似金属过敏的患者，使用氧扩散硬化锆股骨假体（氧扩散硬化锆铌合金）和全聚乙烯胫骨假体进行翻修。他们进行了详细的病史询问、斑贴试验和实验室分析，最终显示 20.8% 的患者被认定存在金属过敏。在平均 79.2 个月的随访中，没有患者报告任何过敏反应，也没有植入物失败或患者报告的膝前痛。此外，对怀疑或有金属过敏的患者使用非钴合金关节进行 THA 和 TKA 翻修的经验，带来了更好的结果。

由于只有零星的病例报告或小样本量的病例回顾研究支持对金属过敏进行翻修手术，因此只有患者在保守治疗症状持续不缓解，排除假体松动、感染、旋转不良、不稳定或局部慢性疼痛综合征迹象的情况下，我们才考虑翻修手术这个终极举措。知情同意过程需要传达这样的信息：翻修的结果是不可预测的。应首先尝试使用抗组胺和皮质类固醇治疗皮肤反应。翻修手术是非常具有挑战性的，特别是对固定良好的人工膝关节；骨量丢失会增加术后风险。此外，使用非钴合金假体并不能解决不锈钢手术器械（含 10%~14% 镍）碎屑脱落的问题。目前，非不锈钢手术工具并不容易获得，不锈钢器械的使用肯定会使组织暴露在金属碎屑之中（图 61-3）。

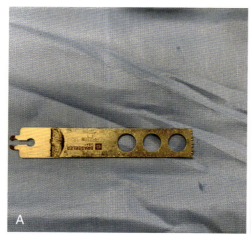
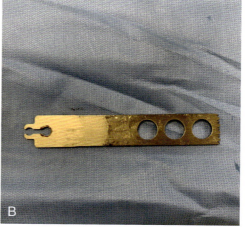

图 61-3 不锈钢锯片在常规膝关节置换术后产生的磨损：前面（A）和后面（B）

总之，骨科植入物的金属过敏仍然是一个具有挑战性和缺乏认识的临床难题。真正的患病率尚不清楚，但在 TKA 人群中出现因金属过敏引起显著的临床症状是非常罕见的。临床表现通常包括皮肤反应，非特异性症状如疼痛、肿胀等，对鉴别诊断并无帮助。目前的诊断方法还没有经过大量临床论证，所以在应用时应更加谨慎。对这类患者应先采取保守治疗，在非常罕见的病例中可进行假体移除，重新植入不易引起过敏的假体，翻修手术应永远作为疗效不确切的最后治疗手段。最后，自己报告对珠宝过敏或有对金属过敏的患者，可以考虑术前进行检测，通过检测结果指导我们使用什么材质的假体。然而，常规进行实验室筛查到现在也没有得到有力的文献支持，也未得到推荐。

（钱文伟翻译；孙立校对）

全膝关节翻修术

ROBERT L. BARRACK

第 62 章

第九部分

合并症状的全膝关节置换术后评估

David C. Ayers, MD | Matthew E. Deren, MD

全膝关节置换术（Total Knee Replacement,TKR）是一种可靠的手术方式，可缓解患者膝关节疼痛，提高膝关节功能。但少数患者术后症状会持续存在或出现新的症状。全面的病史和体格检查对于准确诊断患者症状的成因至关重要。通常我们需要对患者进行多次检查，以确保病史和体格检查结果的一致性。有的患者症状严重到足以将膝关节置换定义为失败。影像学检查是评估TKR 失败的常规步骤。诊断性检查的选择使用可补充从病史、体格检查和常规影像学检查中所获得的信息，协助医生对有症状的 TKR 患者做出准确诊断。在进行额外的外科手术前，明确的诊断和治疗方案是必要的。

病史

全面的病史对评估 TKR 术后不适至关重要。膝关节置换前的所有问题都应详细记录，包括术前准备，手术日期，围术期问题以及术后恢复延迟。膝关节置换术后持续的肿胀或引流会增加感染的风险。确定 TKR 术后伤口是否一期愈合及术后早期患者疼痛是否缓解十分重要。确定患者当前的症状与 TKR 手术之前的症状是否相符对诊断很有帮助。如果患者当前的症状与术前症状相同，则必须重新仔细评估膝关节是否是患者最初疼痛的原因。同时应明确是否存在并发症，包括糖尿病，神经系统疾病或血管疾病，局部感染病灶和免疫功能低下状态。

首先必须明确患者主诉内容。尽管患者通常以疼痛为主诉，但通过具体询问可以发现问题实际上是无力、打软腿或肿胀。打软腿可能是韧带不稳、髌股关节不稳、关节对位不良或肌无力的征象。无力可能是椎管狭窄或肌肉萎缩造成的。在明确以疼痛为首要问题之后，应精确定位疼痛位置。神经根痛可能源于腰椎疾病，膝关节内侧疼痛可能源于髋关节疾病，大腿或小腿的疼痛可能源于血管或神经病变。膝前疼痛通常源于髌股关节。膝后疼痛可能与腘部囊肿、深静脉血栓形成或假性动脉瘤有关。始终局限于小范围的疼痛可能是由神经瘤或慢性滑囊炎引起的。典型的膝关节疼痛常位于内外侧关节线内。

寻求膝关节疼痛的加重或缓解因素。与负重活动相关的疼痛可能表明假体松动。与活动无关，持续性的夜间痛可能与感染有关。术后早期出现并加重的疼痛是假体松动的典型表现，可能表明非骨水泥型假体骨长入不足或骨水泥型假体早期松动。与非骨水泥型假体骨长入不足相关的疼痛通常发生在术后第一年，而与骨水泥型假体松动相关的疼痛发生的时间要晚得多。

询问患者膝关节功能活动是否正常。记录患者能够行走的距离或时间，以及是否使用便携式设备辅助行走。询问患者上下楼梯的能力以及了解上楼或下楼时先用哪条腿。着重询问患者从椅子上起身的能力及行走过程中关节不稳的症状。

询问患者对 TKR 术后的期望。术前应将患者的问题与其预期结果及当前膝关节的症状和功能进行比较。患者的职业和工作经历也是记录和考虑的因素之一。据报道，领取工人补偿金的患者 TKR 术后效果较差。询问并记录任何正在进行或结果未定的关于患者膝关节状况的法律诉讼，评估患者潜在的抑郁症或精神疾病，记录患者抗抑郁药或其他精神类药物的服用史。生活质量评价量表（SF-36）中术前心理综合评分低于 50 分的患者，对 TKR 术后膝关节功能不满意的风险增加。

体格检查

对于 TKR 术后疼痛的患者，全面的体格检查不应仅限于膝关节，因为膝关节的疼痛可能与腰椎、髋关节或腹膜后病变有关。因此，除膝关节外，还需检查腰椎、髋关节和腹部。首先应该检查膝关节疼痛的外在因素。如果患者的疼痛有神经根痛的特征，则应仔细检查腰椎。髋关节检查是强制性的，包括髋关节的活动度及髋关节活动是否导致膝关节疼痛。发现步态异常，肢体不等长，髋关节周围组织薄弱或髋关节畸形。如果髋关节活动范围受限，或髋关节检查其他方面异常，则需进一步行影像学检查。有时对患者髋关节注射局麻药以明确是否可以减轻膝关节疼痛。对患者足部的检查应包括寻找周围神经病变的证据。四肢发凉、水肿等自主神经功能紊乱的表现可能提示反射性的交感神经营养不良综合征。跟腱反射阴性可能提示腰椎病变。动脉搏动消失可能提示周围血管疾病，需进一步行非侵入性动脉双功能超声扫描以明确诊断。最后检查患者的足踝，因为前足或后足畸形会增加膝关节的受力。

膝关节的检查通常从观察患者行走是否需要助行器开始。膝关节的内翻或外翻可能表明韧带不稳、假体松动或下沉、假体异位。负重时膝关节过伸的患者可能是后交叉韧带损伤或聚乙烯垫片的后侧过度磨损。评估膝关节红肿或关节积液的情况。关节线上触诊点的压痛可能表示受到潜在突出物的撞击，例如未切除的骨赘、骨水泥或突出的假体。胫骨平台内侧压痛和炎症通常提示鹅足滑囊炎。Tinel 征阳性的关节线外的压痛，通过局部注射可消除，提示存在神经瘤。

记录关节置换后膝关节主动和被动活动范围。比较术前和术后膝关节最大屈曲和伸展角度。注意活动时出现的骨擦音。检查膝关节是否有屈曲挛缩或伸直受限。膝关节从屈曲到伸直过程中发出的响声被称为髌骨弹响综合征，是由髌骨上极的软组织结节引起的。弹响声是因为软组织结节弹出髁间的滑车。

膝关节稳定性通过静态韧带测试确定。TKR 术后患者膝关节常伴有轻度前交叉韧带不稳，其稳定性与正常人接近。评估膝关节在完全伸展时以及在 30° 和 90° 屈曲时的功能。压力测试的松弛度通常记录为 1+、2+ 和 3+，并注明是否存在严格的终点。还应评估矢状面松弛度（在应力作用下胫骨的前后移位）。假性松弛是由假体塌陷引起的，不应与韧带功能不全相混淆。

髌股关节病变是 TKR 术后再次手术最常见原因之一，对于 TKR 术后有症状的患者，详细检查髌股关节很重要。通过评估膝关节伸直力量及是否存在伸直活动受限来确定膝关节伸展功能。在被动和主动活动时应观察髌骨轨迹。寻找髌骨倾斜、骨擦音或弹响的存在。髌骨活动度应在膝关节完全伸展和轻度屈曲的状态下评估。恐惧症阳性提示髌骨不稳定，而髌骨活动度降低可能与髌骨下陷或纤维化及瘢痕形成有关。触诊内、外侧髌骨以发现髌骨压痛。在检查膝关节时可能难以发现股骨和胫骨假体之间的旋转对位不匹配。髌股关节不稳定可能表明假体旋转不良的存在。

影像学检查

完整的影像学检查对评估 TKR 术后疼痛是必要的。针对早期骨关节炎行 TKR 是公认的术后持续疼痛和满意度降低的危险因素，故患者术前影像学检查是有帮助的。检查术后最初的 X 线片上是否存在骨－骨水泥界面或骨－植入物界面的透亮线。仔细检查连续的 X 线片是评估有症状 TKR 的重要部分。透亮线是骨水泥型 TKR 后的常见发现。非环绕的且仅在少部分界面上观察到的透亮线不能诊断为假体松动。放射学上假体松动的证据被定义为在连续 X 线上的进展性透亮线或是在骨水泥－假体或骨－骨水泥界面处呈环绕形且大于 2mm 的透亮线。假体下沉或位置改变可诊断假体松动。仅在界面的一部分（特别是在胫骨组件的Ⅰ区和Ⅳ区）存在的，宽度小于 1mm，并且在连续 X 线片上无进展，不提示假体松动，很可能不是患者疼痛的病因。短期内进展与术后即刻 X 线片上存在但未进展的透亮线意义完全不同。

常规影像学检查应至少包括以下 3 种视图：患者下肢负重时获得的前后位（AP 位）片，膝关节屈曲约 30° 时获得的侧位片，膝关节屈曲 30° ~45° 之间时获得的髌骨轴位片。股骨界面在侧位片中检查的效果最好，而胫骨界面在 AP 位和侧位片中检查效果均可。许多人认为在非骨水泥 TKR 中，骨－植入物界面的评估更加困难。荧光透视检查通过将 X 线束与检查界面相切（图 62-1）以确保界面的最佳可视化。在检查股骨和胫骨界面时，X 线束在侧面的位置会有所不同。一些作者主张在检查股骨前缘和后髁界面时，使用荧光透视法重新校对 X 线束（图 62-2）。荧光透视检查还有助于检查 AP 位平面中的胫骨界面。

下肢力线及假体应使用 X 线特别是下肢全长位片进行评估。如果怀疑假体在冠状面对位对线不良，这些方法尤为重要。理想情况下，股骨假体与下肢机械轴成 90° 角，胫骨假体与胫骨干轴线成 90° 角。侧位片上股骨假体前缘应平行于股骨前骨皮质。侧位片上胫骨假

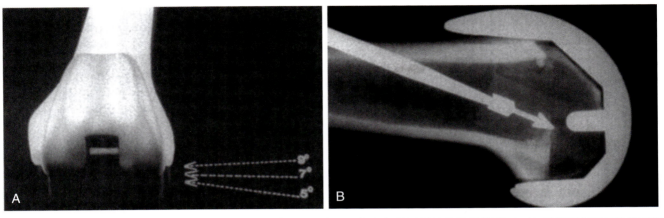

图 62-1　A. 荧光透视检查必须考虑股骨远端截骨角度。X 线束必须相应倾斜以评估股骨远端界面。B. 股骨远端界面的荧光透视侧位片。箭头指示股骨远端和假体之间的透亮线（摘自 Fehring TK, McAvoy GM. Fluoroscopic evaluation of the painful total knee arthroplasty. ClinOrthopRelat Res. 1996；331：226–233. 转载授权）

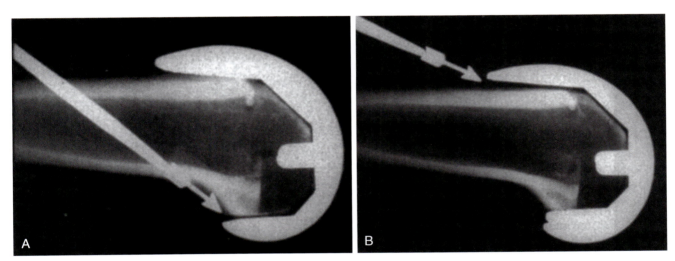

图 62-2　A. 股骨后髁界面的荧光透视侧位片。箭头指示假体后方和后髁之间的放射线透亮线。B. 股骨前方界面的荧光透视侧位片。箭头指示假体和股骨前方之间的放射性透亮线（摘自 Fehring TK, McAvoy GM. Fluoroscopic evaluation of the painful total knee arthroplasty. ClinOrthopRelat Res. 1996；331：226–233. 转载授权）

体的后倾角度因所用不同假体的类型而异。在后交叉韧带保留型假体中，胫骨侧假体通常有大约 7° 的后倾角。在后交叉韧带替代型假体中，胫骨假体有 0°~3° 的后倾角。X 线检查很难确定假体的旋转对线不良。如果怀疑股骨或胫骨假体旋转不良，则应对膝关节进行计算机断层扫描（CT）。可以确定股骨假体的旋转对线与髁轴线相关（图 62-3）以及胫骨假体与胫骨结节相关。该技术提供了一种无创方法，可以在 CT 上定量测定胫骨和股骨假体的旋转对线，对髌股关节不稳定的患者很有帮助。

　　侧位 X 线片可为评估 TKR 术后疼痛提供很多信息，

可以测量股骨假体的大小（前后径），并将其与对侧股骨的前后径进行比较。股骨前后径的增加可能与运动范围小和关节僵硬有关。股骨假体前后径减小可能与膝关节屈曲不稳有关。侧位片可发现原因是膝关节关节线的抬高造成了获得性低位髌骨。获得性低位髌骨可导致 TKR 术后屈曲活动受限。在侧位片上可以看到股骨和胫骨假体之间的接触点。股骨假体过度后滚可导致后交叉韧带挛缩，由此引发 TKR 术后疼痛和屈曲功能障碍。在侧位片上可评估剩余髌骨厚度，髌骨剩余过厚可导致膝关节屈曲功能降低。

　　髌骨轴位片对于评估髌骨轨迹尤为重要，可以发现

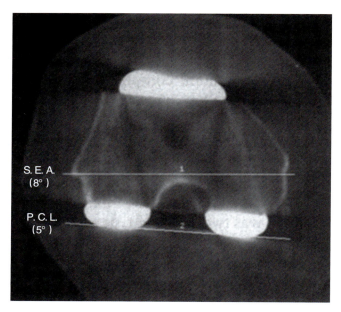

图 62-3 通过通髁线的右股骨轴向 CT 图像。外髁上轴线（S.E.A）连接外上髁凸和内上髁凹。后髁连线（P.C.L）连接内外侧假体后髁面（摘自 Berger RA, Crossett LS, Jacobs JJ, et al. Malrotation causing patellofemoral complications after total knee arthroplasty. ClinOrthopRelat Res. 1998；356：144-153. 转载授权）

髌骨倾斜或髌骨不稳（图 62-4）。有时膝关节不同屈曲程度的髌骨轴位 X 线片很有用。此外，通过髌骨轴位片通常还可以发现与髌骨假体聚乙烯材料有关的问题，例如背侧金属假体的磨损或聚乙烯的溶解。在髌骨切线位 X 线片中也可以发现髌骨应力性骨折。

从患者负重位 X 线片中可以获得聚乙烯垫片厚度和韧带平衡的相关信息。如果患者无法负重，则膝关节内翻和外翻应力位 X 线片对记录韧带不稳很有帮助。

核医学检查

对于 TKR 术后疼痛的患者，经过详细的病史询问、体格检查和 X 线检查，有时仍不能确定假体的固定情况。放射性核素检查可用于辅助诊断假体松动和感染。必须牢记，在无症状的膝关节中，双膦酸盐的扫描活性至少在术后 1 年才会增加。在无症状膝关节置换中，89% 的胫骨假体和 63% 的股骨假体 1 年后双膦酸盐的扫描活性增加。骨扫描作为一种补充检查手段，必须结合患者的病史、体格检查和 X 线片（图 62-5）。在大多情况下，骨扫描阴性要比阳性更有意义。如果 TKR 术后疼痛的患者骨扫描正常，则疼痛不太可能源于假体松动或感染。反之，如果 TKR 术后患者双膦酸盐摄取增加，则患者也不一定发生假体松动或感染。除了假体松动和感染外，创伤和肿瘤也是导致骨代谢增加的原因。在检测假体感染方面，双膦酸锝骨扫描的灵敏度为 95%，特异度仅为 20%。

柠檬酸镓是一种放射性同位素，会在炎症区域积聚。静脉注射时，镓与血清转铁蛋白结合并被带到感染部位的细胞外区域。镓扫描敏感性高，扫描结果阴性基本可以排除感染。但是由于镓可能在未感染的骨重塑部位显示摄取增加，其阳性预测值为 70% ~75%。

使用铟（铟 -111）标记的骨扫描可以提高对假体感染诊断的准确性。抽取患者的血液样本，使用铟 -111 标记其中的白细胞，这些标记的细胞被重新注入体内，然后进行骨扫描，白细胞局部聚集的区域提示感染。据报道，使用铟 -111 诊断假体感染的准确度为 84%，灵敏度为 83%，特异度为 85%（图 62-6）。但在类风湿性关节炎或骨溶解患者中会出现假阳性。据报道，当铟 -111 与双膦酸锝联合显像时，其诊断 TKR 术后感染的准确性为 95%。如果这两种骨扫描结果均正常，则应行进一步检查、观察随访或考虑其他可能性。在作者的临床工作中，当根据 X 线片结果怀疑假体有细微的松动时才会使用核医学检查，当假体明显松动时，通常不需要进行骨扫描。

计算机断层扫描

计算机断层扫描（CT）是一种有用的辅助检查手

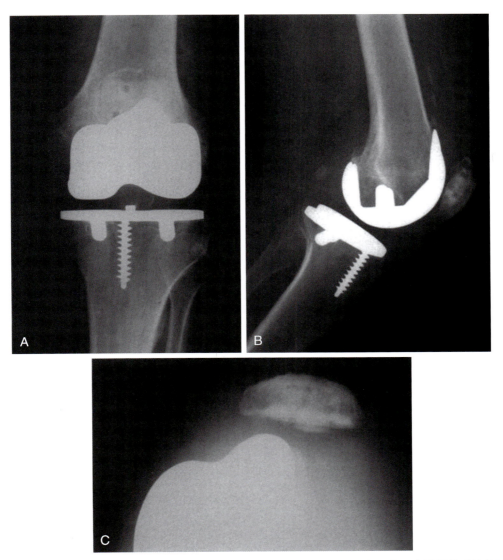

图 62-4　男性，76 岁，非骨水泥型全膝关节置换术后 8 年因膝关节不稳翻修，在更换胫骨和髌骨假体后的前后位（A）和侧位（B）X 线片。髌骨假体向外侧偏移，在髌骨轴位片（C）上发现髌骨不稳

段，尤其是在评估股骨和胫骨假体的旋转力线时。在髌骨不稳定的病例中，CT 可被用来评估假体的旋转安放。胫骨假体的旋转安放以胫骨结节和胫骨平台后髁为参考标志，股骨假体的旋转安放以股骨上髁轴为参考标志。当对侧膝关节有轻度骨关节炎或全膝关节置换术（TKA）后功能正常的情况下，双膝关节的 CT 检查可能会有所帮助。考虑到与对侧膝关节假体旋转、大小和对线的差异，患侧膝关节假体的位置不良可能是 TKR 术后疼痛的原因。

磁共振成像

　　一些中心已开发出特定的方案在行全膝关节置换术后的磁共振成像（MRI）检查时控制并减少金属伪影。可以通过 MRI 检查对滑膜和周围软组织的特征进行评估，并建立 3 种主要分类：分叶状肥厚性滑膜，片层状高信号影以及均匀渗出。在一项研究中，61 例 TKA 术后患者在行翻修手术之前进行 MRI 检查，结果表明分叶状肥厚性滑膜与聚乙烯表面磨损程度有关。在一项对 28 例 TKA 术后感染与非感染患者进行的队列研究中，MRI 中片层状高信号影对 TKA 术后感染诊断的灵敏度为 85%~92%，特异度为 85%~87%。但其他中心尚无能力重复这些结果。作者在其临床工作中很少进行 MRI 检查，但如果怀疑后交叉韧带、侧副韧带或伸肌损伤时，MRI 检查可能会有所帮助。如果在 TKR 术后反复

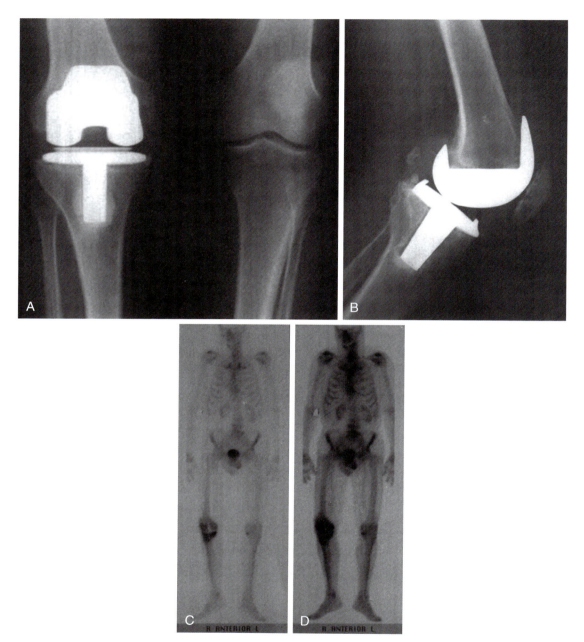

图 62-5 男性，73 岁，TKR 术后 2 年膝关节疼痛评估。A、B. X 线片显示股骨和胫骨假体松动。C、D. 骨扫描显示在股骨远端和胫骨近端的摄取均增加。关节穿刺检查结果阴性。翻修术中获得的关节液培养结果为凝固酶阴性的金黄色葡萄球菌

发生关节腔积血而又缺乏膝关节不稳定征象，MRI 检查有助于诊断是否是滑膜炎的原因所致。

实验室检查

血液学检验通常用于评估 TKR 术后疼痛的患者，包括血细胞计数和差异性分析，红细胞沉降率（ESR）和 C- 反应蛋白（CRP）。这些检查旨在作为假体感染的筛查测试。白细胞计数只在少数 TKR 术后感染的患者中升高。当以 ESR 30mm/h 作为诊断假体感染的阈值时，其灵敏度为 60％~80％。ESR 升高是非特异性结果。ESR 可能在无症状、非感染 TKR 患者术后的几个月内保持升高。CRP 比 ESR 更快恢复到正常水平，因此对于 TKR 术后 3 个月内出现疼痛的患者，CRP 的检测更有帮助。

对于 TKR 术后疼痛患者，关节穿刺检查是诊断假体感染的标准。关节液白细胞计数大于 25 000/μL，或中性粒细胞百分比大于 75％强烈提示假体感染。关节液细菌培养可以鉴定出引起假体感染的细菌种类。关节

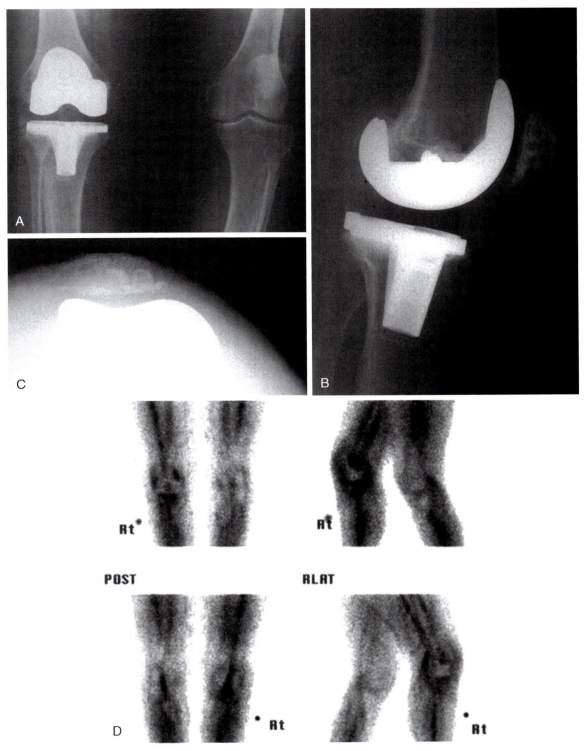

图 62-6　女性，78 岁，TKR 术后 16 个月膝关节疼痛评估。X 线片（A~C）显示没有假体松动的迹象。铟 –111 扫描呈阳性（D），股骨远端和胫骨近端的摄取增加。翻修术中获得的组织样本培养结果为链球菌

液中蛋白质含量升高和葡萄糖水平降低提示假体周围深部感染。确定患者在关节液抽吸时或近期是否曾使用抗生素尤为重要，因为抗生素的使用是获得假阴性结果的主要原因。在未使用抗生素的患者中，关节穿刺检查的

灵敏度为 75%。如果高度怀疑假体感染，则再次行关节穿刺检查可将灵敏度提高到 85%。穿刺结果假阴性的情况并不少见，单次关节液培养阴性不能排除假体感染。TKR 患者行穿刺检查必须在无菌条件下进行，且不得

使用局部麻醉剂，因为利多卡因中添加的防腐剂可对许多细菌产生杀菌作用，并可能导致关节液培养结果假阴性。

滑液中的生物标志物已成为诊断 TKR 术后疼痛患者假体感染的一种方法。α-防御素由嗜中性粒细胞释放，对关节内的病原体具有广谱的抗菌作用，其作为诊断假体感染的生物标志已被深入研究。在一项纳入 39 例 TKR 和 THR 术后怀疑假体感染的患者行关节穿刺检查，滑液中 α-防御素的灵敏度为 82%，特异度为 82%，阴性预测值为 92%，阳性预测值为 64%。α-防御素可作为 TKR 术后疼痛患者假体感染的补充诊断依据。

分子生物学技术可提高我们诊断 TKR 术后感染的效力，聚合酶链反应（PCR）是检测标本中细菌最灵敏的方法。该方法的原理是：几乎所有引起 TKR 术后感染的细菌均具有编码细菌核糖体小亚基 16S RNA 的基因，我们用一组引物靶向结合该基因并进行扩增，以此鉴定细菌 DNA 的种类。这种方法的灵敏度高，不能熟练掌握该实验方法可能造成假阳性率升高。在一项使用 PCR 技术检测假体感染的多中心研究中，将 PCR 技术与公认的假体感染诊断金标准进行比较，PCR 检测假体感染的灵敏度为 97.4%，特异度为 100%，阳性预测值为 100%，阴性预测值为 98.7%。该实验研究目前尚未常规用于临床，并且该方法是定性研究。尽管如此，此项技术不受关节液中抗生素的影响，在将来可为诊断假体周围感染提供新的选择。

在作者的临床工作中，所有接受 TKR 翻修的患者均在术前抽吸关节液，常规送检 α-防御素，以获得更多证据帮助诊断隐匿性假体周围感染。作者并不常规进行 PCR 检测，而是在培养结果阴性但与感染相关的生物标志物升高的情况下考虑进行检测，以此作为帮助诊断的补充证据。如果穿刺没有获得关节液，则在术中抽吸关节液并立即送检行细胞计数检测。

全膝关节置换术的失败

TKR 可明显缓解患者膝关节疼痛，恢复膝关节功能。对于那些没有获得期望结果的患者可分为两类。第一类是失败发生在术后早期（术后 5 年以内），第二类是失败发生在术后晚期（术后 10 年以上）。

TKR 术后早期失败备受关注，因为患者和术者的期望都远高于此，其希望假体能有 10~15 年的寿命。在一项纳入 440 例膝关节置换术后失败需要翻修的研究中，279 例（63%）在置换后的 5 年内实施翻修手术。在该项研究中，279 例患者接受膝关节翻修手术，其中 105 例（38%）因假体感染，74 例（27%）因关节不稳，37 例（13%）因髌股关节的问题，21 例（7%）因假体磨损或骨溶解，仅 8 例（3%）因假体的无菌性松动而实施早期翻修。非骨水泥固定失败和假体不稳是 TKR 术后早期失败需要行翻修术的两个主要原因。如果所有膝关节置换均常规行骨水泥固定和韧带平衡，那么早期翻修的病例将会减少约 40%，总体失败率将减少 25%。必须特别注意膝关节置换手术中的软组织处理，通过确保仔细平衡屈伸间隙，避免过早因关节不稳而进行翻修。

在没有明确诊断 TKR 患者术后疼痛原因的情况下，不应实施翻修手术。无论是关节镜还是开放手术，都不应对全膝关节置换术后疼痛的患者行手术探查。可以通过完整的病史、彻底的体格检查、完善的影像学资料、合适的实验室检查及辅以放射性核素扫描等，来明确绝大多数 TKR 术后患者疼痛的原因。

（李慧武翻译；孙立校对）

第 63 章

全膝关节翻修术的术前规划

Daniel J. Berry, MD

全膝关节翻修术是一项操作复杂且极具挑战性的手术，详细的术前规划可以提高手术质量和效率，并减少术后并发症。术前规划不仅要考虑取出失败假体所需的手术器械和新植入假体的设计和尺寸；术前规划需要考虑术中及术后可能发生的所有问题；需将手术过程从头到尾在脑海中进行预演，这使得术者必须熟悉手术过程中的每一步操作及技术。术前规划需考虑到术中可能出现的不可预测性问题。全面而周密的术前规划有助于术者掌握翻修所需的材料，让术者熟悉解决潜在问题所需的技术、假体和器械。使得由于无法获得定制的假体或器械，或由于术者不熟悉特定的技术而需要做出妥协的可能性降低。最后，详细的术前规划可帮助术者对一些需要事先与患者进行沟通的重要问题预先做好准备。患者要被充分地告知手术风险，这可能影响手术结果的潜在问题，如此可降低患者的期望值。最终无论结果如何，患者对整个手术过程都具有较高的满意度。

术前评估

病史和体格检查

通过询问病史和体格检查发现问题所在，这将影响接下来的手术方式。确定患者是否存在髋关节问题，如关节疼痛或僵硬，髋关节炎，既往骨折病史及髋关节或股骨截骨史。确定患者是否存在同侧胫骨畸形或踝关节及足部的问题，以上信息对术中优化下肢力线十分重要。尽可能多地了解患者膝关节置换失败的情况，确定假体的制造商、假体的设计和尺寸，可以通过查看患者病历中的产品标识来准确地鉴别假体的类型。如果术中需完整保留膝关节假体的一部分，则这些信息对于确保新植入的部分与其相匹配至关重要。了解是否有专用的假体取出装置。回顾病史或体格检查中是否有任何表明失败的 TKA 存在感染的征象，如果有，则需要进一步选择性地行 C- 反应蛋白（CRP）、红细胞沉降率（ESR）、膝关节穿刺检查和放射性核素扫描等检查。

评估患者皮肤条件和既往手术切口，发现患者既往是否存在伤口愈合问题。测量患者膝关节活动度，考虑僵硬的膝关节是否需要扩大显露范围。明确是否存在韧带功能不全或膝关节不稳，测量膝关节伸肌肌力。评估患者血管状况，如果病史或检查结果提示患者存在明显的周围血管疾病，术前需请血管科医生会诊或行无创性血管检查。询问患者既往是否有深静脉血栓病史，如果有，则应相应地制订预防深静脉血栓形成的方案，并请血管科医生会诊进行术前评估。综合评估患者健康状况，根据患者情况邀请内科、心内科、呼吸科、肾内科等相关科室的医生协助进行术前评估和术后支持方案的制订。如果计划实施大手术，或患者合并许多基础疾病，需术前联系 ICU。明确患者是否存在不明原因的出血或失血问题，术前评估患者血液学指标并联系血库做好备用输血准备。事先邀请其他科室，诸如整形外科、血管外科、内科等的专家对患者进行评估，可以避免一些问题的发生。同样，如果在术中或术后确实出现问题，由于他们已经了解患者的病情，因此可以更有效地进行处理，患者也更容易接受。

影像学检查

膝关节 X 线片应包括标准正位片、侧位片、髌骨轴位片和下肢全长位片（图 63-1）。膝关节应力位片有助于判断膝关节韧带功能，荧光透视检查的角度与植入物界面相切，可以获得假体固定情况的详细信息（图 63-2）。需结合影像学资料和术前评估的其他信息，以明确假体失败的原因。了解假体失败的原因有助于我们决定如何去处理这些问题。明确原来的假体是否固定良好，明确假体安装位置是否正确。使用 X 线片明确恢复下肢机械轴线所需的股骨和胫骨截骨角度（图 63-3）。使用手术导板预估所需的截骨量，以正确安装胫骨和股骨假体（图 63-4）。胶片测量模板如今已被数字化测量软件取代，数字化测量软件具有高效的优点，可提

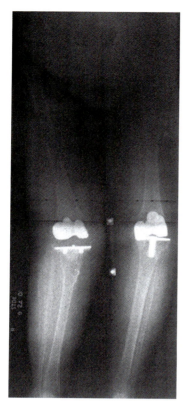

图 63-1 双下肢全长位片

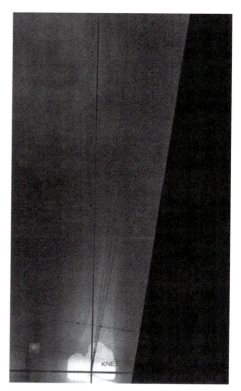

图 63-3 下肢全长位片上模板测量显示，股骨 7° 外翻截骨（胫骨 0° 截骨）将会重建下肢机械轴线

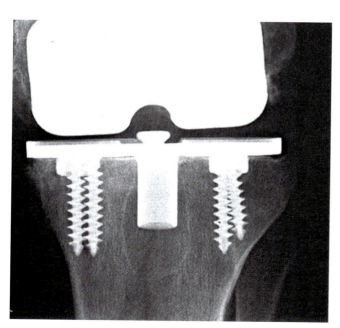

图 63-2 非骨水泥型胫骨假体的荧光透视片显示，骨 - 植入物界面存在一条完整的透亮线，假体柄周围存在骨溶解。翻修手术发现假体无骨长入

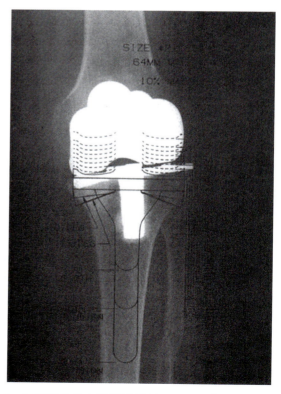

图 63-4 胫骨正位片上模板测量显示，胫骨截骨角度为 0° 可以重建下肢机械轴线。注意实际上胫骨截骨线会更靠上，截骨量也更少（见图 63-6）

供额外测量角度、长度和准度的工具。在膝关节正侧位片上使用测量模板以确定所需股骨和胫骨假体的尺寸。评估股骨和胫骨骨丢失的位置和严重程度，使用测量模板以确定是否需要大号金属假体或植骨（图 63-5）。仔细评估股骨远端，明确是否存在股骨髁特别是股骨后髁骨溶解的细微征象（图 63-6）。考虑股骨和胫骨骨丢失的严重程度以及如何获得和维持长期固定。在严重骨缺损病例中，干骺端多孔袖套（Sleeve）和多孔锥形补块（Cone）通过提供生物固定和坚强支撑，取得了良好的治疗效果。运用手术导板模拟干骺端 Sleeve 和 Cone 的尺寸和结构（图 63-7），确定预植入假体柄的长度和直径（图 63-8），确定是否需要调节偏心距来弥补异常骨畸形（图 63-9）。

　　评估髌骨。髌骨假体是由带金属背板的高交联聚乙烯组成还是全由聚乙烯组成？髌骨假体是松动的还是固定良好的？如果要去除髌骨假体，需考虑髌骨残留骨床是否能够植入新的假体。考虑是否存在胫骨或股骨假体旋转不良或髌骨轨迹不良的证据。如果主要问题是髌骨轨迹不良，则需行 CT 检查评估假体旋转情况。

　　经过详细的病史询问、体格检查和影像学分析，全面考虑可能影响手术顺利进行的每一个问题。术者需要

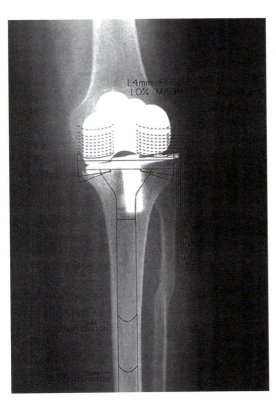

图 63-5　在胫骨正位片上进行模板测量。模板测量显示需要使用胫骨内侧金属垫块以弥补胫骨内侧骨缺损

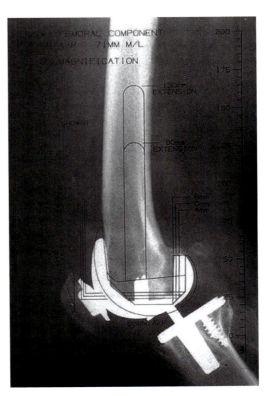

图 63-6　股骨后髁骨溶解。股骨模板测量显示需要股骨偏心杆以避免胫骨与股骨后方骨皮质撞击

系统回顾手术的每一个环节，主要有以下 3 个原因。首先，这使得术者去考虑手术的各个方面，手术所需的器械和假体，提前做好准备。其次，术者需回顾手术预计步骤，如此术者可以在实际的手术过程中更加有效率。术前预先想好方案，术中则无须再停下来考虑如何进行选择。周密的术前规划使得术者明白术中某一时刻所做的决定将会影响接下来的手术操作。最后，通过考虑手术的每一步操作，术者可针对各种意外情况做出相应的预案，以降低手术风险。

术前注意事项

皮肤

　　注意陈旧性手术切口。如果存在单个竖直前正中切口，则应利用此陈旧性切口。如果存在多条陈旧性切口，则选择最合适的一条。由于前膝部皮肤的血供主要来自膝关节内侧，因此经外侧的陈旧性切口是最佳选择。如果采取预防措施后皮肤坏死的风险仍然很高，则应考虑让整形外科医生对患者进行术前评估。整形外科医生可能有预防皮肤问题发生的有效方法，如果确实出现问题，患者也已事先了解情况。如果要掀起先前手术的肌肉皮瓣，需获取有关皮瓣血管蒂的位置信息，并向

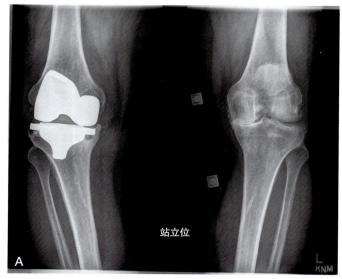
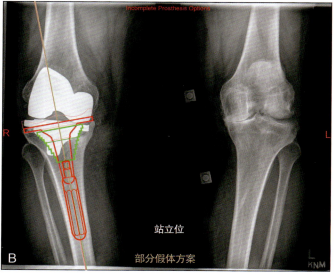
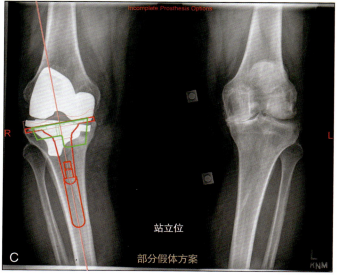

图 63-7 A. 胫骨近端骨丢失明显患者的 X 线片。B. 模板测量显示使用干骺端 Sleeve 和非骨水泥柄可进行重建。C. 模板测量显示需要使用干骺端 Cone 和骨水泥柄进行重建

整形外科医生咨询。

周围血管供应

如果既往病史或体格检查显示患者存在明显的周围血管疾病，请血管外科医生或专家会诊，行无创性血管检查和经皮血氧饱和度测定，以确定膝关节水平的伤口愈合是否存在问题。如果患者存在严重的周围血管疾病或血管重建史，除了显露和假体植入时不用止血带，其他大部分操作如常。当膝关节屈曲时，出血通常很少。

神经系统状态

确保术前评估并记录患者的神经系统状态。对于

术后神经麻痹风险高的患者，应术前制定方案以降低风险。当患者存在膝关节屈曲挛缩、外翻畸形，特别是两者兼有，在矫正畸形时腓神经处于较大张力，损伤风险较高。避免使用长效局部麻醉或神经阻滞麻醉，这使得术后神经功能评估困难。合理的术前规划是术后保持膝关节屈曲，直到神经状态得到确认。在术后评估患者神经的临床状态后，可以制定方案逐步进行膝关节伸直活动锻炼。

手术显露

术前很难确定是否需要对膝关节扩大显露，通常我们只能事先预估。需要扩大显露最常见的情况是膝关节

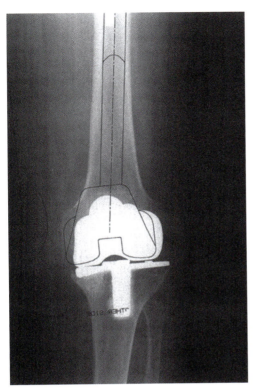

图 63-8　在股骨正位片上进行模板测量，以评估压配式股骨柄的预计直径

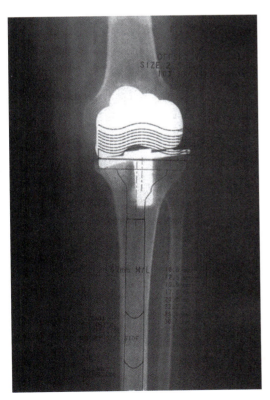

图 63-9　胫骨正位片上模板测量显示，使用偏心延长柄能避免胫骨假体悬出（图 63-5 所示同一病例未使用偏心柄）

僵硬。用于扩大膝关节显露的主要方法有近端股四头肌离断术、V-Y 股四头肌成形术和胫骨结节截骨术。膝关节扩大显露将在第 64 章详细讨论。

移除假体

术前规划要解决的最主要的问题之一是移除先前的假体。确定失败膝关节假体的品牌、类型和尺寸。需注意某些假体的设计更新迭代，其中一些在 X 线片上看起来非常相似。

了解假体的类型对于翻修手术十分重要，主要有以下几个原因。首先，如果要保留之前假体的某些组件，则需要准备相匹配的假体组件（胫骨假体，股骨侧假体，髌骨假体，胫骨柄，胫骨柄锁定接头等）。其次，了解假体的类型可以使术者准备特殊假体的取出器械。最后，术者可以提前了解特殊假体拆解和组装方法。

考虑取出假体所需的手术器械。对于骨水泥型假体，可使用骨凿、电锯或超声设备打开假体 - 骨水泥界面，用假体取出器取出假体。如果假体有胫骨柄，需使用特殊器械将其从髓腔中取出。需注意的是对于有柄假体，在取出过程中，假体髁部可能会和柄分离，使用特殊的假体柄取出器械可简单、快速地将柄取出。如果股骨或胫骨中有较大的骨水泥柱，需使用特殊器械去除骨水泥。髋关节翻修术中去除骨水泥的器械特别有用，包括手动骨水泥清除器械、筒形骨水泥去除装置和超声骨水泥去除系统。

如果是非骨水泥型假体，可使用摆锯或线锯来分离假体 - 骨界面。当有固定良好的假体柄或有螺钉需要从假体上去除时，需要金属切割工具。

骨缺损和模板

考虑骨缺损的位置、严重程度和几何形状。使用模板来确定假体植入的位置和尺寸，其可以帮助我们预测骨髓腔的最佳植入点，还可以使用模板对骨缺损进行评估和管理。选择有金属垫块的股骨和胫骨假体，如果需要，可以进行植骨。对于大多数伴有股骨远端或胫骨近端严重骨缺损的病例，可以使用套筒式或锥形干骺端固定装置（图 63-7）。对于股骨或胫骨巨大骨缺损的病例，需要行股骨远端和胫骨近端结构植骨，使用合适的内固定材料将其固定。

巨大骨缺损通常需要使用长柄假体，其可以提供额外支撑，有效地传递应力，从而保护脆弱的骨缺损部位。骨水泥柄和非骨水泥柄各有优缺点，在现代膝关节翻修术中都有应用。如果可能，应避免可能导致骨折的骨缺损，包括旧的螺钉孔。

最后，使用模板明确是否存在造成假体植入困难的骨畸形，明确是否需要使用偏心柄假体或特殊定制的假体，以优化假体和柄的位置和尺寸。

伸屈膝间隙平衡和重建关节力线

考虑伸屈膝间隙平衡的必要条件。手术的共同目标是平衡膝关节伸屈间隙，重建正常下肢力线。但是，人们越来越认识到，有时同时取得这两个目标非常困难。在膝关节翻修术中，屈膝间隙比伸膝间隙要大得多，这种情况并不少见，为了平衡膝关节伸屈间隙，需要抬高膝关节线。

术前测量 X 线片以确定股骨后方和股骨远端骨缺损的量。股骨后方骨缺损越大，则越需要加强股骨后方以填充屈膝间隙。以股骨上髁为测量点，如果股骨远端存在大量骨缺损，则需要加强股骨远端。体格检查可以提供膝关节屈伸间隙相对大小的信息。如果膝关节屈曲松弛而伸直紧张（已证实为屈曲挛缩），则屈膝间隙可能会大于伸膝间隙。同样，如果膝关节过度伸展、伸展松弛或伸直挛缩，则伸膝间隙可能会大于屈膝间隙。事先了解伸屈膝间隙相对大小，术者可以考虑处理这类问题的方案。

稳定性以及韧带缺损

询问病史和体格检查对于处理韧带问题十分重要。成功处理韧带问题可分为以下几类。

1. 优化下肢和假体对线。查看下肢全长位片以确定最佳胫股角（确定股骨远端截骨角度）。如果膝关节内侧副韧带功能不全，不要将偏向膝关节外侧的力线轴置于膝关节中央。如果膝关节外侧副韧带功能不全，不要将偏向膝关节内侧的力线轴置于膝关节中央。

2. 膝关节假体限制等级：在膝关节翻修术中，对于不同的问题需要使用不同限制等级的膝关节假体。总的原则是使用合适限制程度的假体来有效解决问题。尽管过度限制型假体不可取，但最低限制程度的假体通常并不符合患者的最佳利益，特别是高龄且不能耐受再次手术的患者。大多数韧带松弛的情况可以通过松解挛缩韧带

或加强松弛韧带来解决。当上述方法仍不足以解决该问题时，通常需要使用限制型全髁假体。很少因韧带功能严重不足或既往膝关节假体不稳而需使用旋转铰链型膝关节假体。

膝关节伸膝装置

良好的伸膝装置对于膝关节整体功能十分重要。

通过体格检查确定伸膝装置是否完整。如果伸膝装置功能严重不足，需考虑行膝关节翻修术是否合适，可替代方案包括使用膝关节固定支架行外部支撑或行膝关节融合术。如果具有行膝关节翻修术的指征，则需要对伸肌装置进行重建，通常是采用高分子聚合物网状材料或同种异体移植（同种异体骨 – 跟腱组织移植或同种异体骨 – 髌腱 – 股四头肌腱移植），或在少数紧急情况下，使用自体组织修复（例如半腱肌或股薄肌腱）。由于它们的特殊性质，即使在具有标准骨库的医院中，通常也需要提前订购此类同种异体移植材料。

考虑如何处理髌骨。功能良好的髌骨假体通常应该保留。大多数圆形髌骨假体无须去除，即使新植入的胫骨和股骨假体来自不同的厂家，因为不同厂家的假体几何形状不同，所产生的微小差异并不会增加髌骨假体翻修的风险。如果髌骨假体松动，需明确是否有足够的剩余骨量用于髌骨假体再植入。当剩余骨量不足不能再次植入新假体时，需考虑其他方案：髌骨成形术或髌骨加压植骨。

回顾髌骨轴位片，考虑是否需要改善髌骨轨迹。

切口愈合

预估是否存在切口愈合问题。通常，当患者存在过多的瘢痕组织、短缩肢体被延长（如永久性切除关节成形术）或下肢严重畸形时，伤口愈合会出现问题。在这些情况下，整形外科医生的术前评估会有所帮助。

术后问题
深静脉血栓

术前应考虑患者是否存在术后发生深静脉血栓的风险。对于高危患者，应请血管科医生会诊，提前制订术后深静脉血栓的预防措施。

医学问题

确定是否存在需术后特殊处理的医学问题。对于合并多种基础疾病或实施大手术的患者，需提前安排好其术后进入重症监护室。如果患者存在心血管、呼吸系统等基础疾病，需术前做好安排，术后请相关科室会诊，协助围术期治疗。

疼痛管理

考虑术后是否需要采取特殊的镇痛措施。术前咨询麻醉医生会有所帮助，有时可能会采用局部神经阻滞疗法帮助患者镇痛。

出院计划

术前与患者及家属商量出院后的护理计划。确定患者家庭支持水平，如果患者在家不能获得足够的支持，需继续在康复机构进行康复，事先做好安排可优化患者术后康复环境。

（李慧武翻译；孙立校对）

参考文献

第 64 章

翻修手术入路

Blake J. Schultz, MD | Nicholas J. Giori, MD, PhD | James I. Huddleston III, MD

引言

全膝关节翻修术是一项极具挑战的手术。与手术相关的并发症有伤口愈合不良，伸膝障碍，假体周围骨折，骨缺损，膝关节僵硬，膝关节不稳和感染。充分的手术显露可以减少手术并发症的发生率，髌旁内侧入路可以为膝关节提供良好的显露，此外还有几种特殊手术入路可以获得更大的手术显露。系统学习掌握这些方法将有助于获得最佳手术效果。

皮肤切口

选择合适的皮肤切口对于术后切口愈合至关重要。在大多数情况下，可以利用陈旧性手术切口。当存在多个手术切口时，皮肤坏死是术后灾难性并发症，如果术后出现皮肤坏死，应早期行皮瓣移植手术。前膝部皮肤的血供主要来自内侧膝降动脉的隐支（图 64-1）。所以通常来说，应该选择稍外侧切口。这样内侧血管可以为切口间组织提供血供，促进切口愈合（图 64-2）。通常需要延长切口以扩大手术显露范围。皮下组织和皮瓣应该有一定的厚度，以降低伤口愈合问题出现的风险。

在复杂的病例中，可以使用皮肤的"预切开"技术。具体的做法是切开皮肤，提升皮下蒂皮瓣，然后缝合切口。通常认为这种皮肤切口的愈合产生一种"延迟现象"，通过新生血管的长入增加皮肤组织的存活。皮肤扩张术是另外一种针对皮肤组织有限的方法。总之，骨科医生如果术前遇到皮肤缝合问题，需及时请整形外科医生会诊。

髌旁内侧入路

在大多数 TKA 翻修病例中，髌旁内侧入路可提供足够的显露。有条不紊地一步一步操作可以最大限度地减少对伸膝装置的损伤。内侧关节囊切开后，清除髌上囊和内外侧间沟的纤维性粘连组织。接着清除髌前和髌

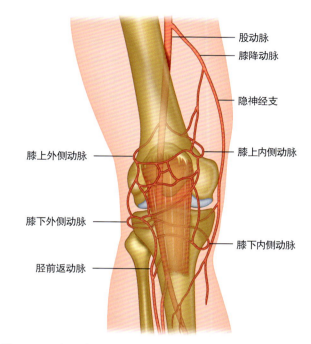

图 64-1　膝关节血液供应。注意膝降动脉隐支对前膝部血供的贡献

下部位的纤维粘连组织，完成对伸膝装置的粘连松解。术者应尽量避免翻转髌骨，以最大限度地减少对伸膝装置的潜在损伤。此外，可用光滑的铆钉将髌韧带中央固定于胫骨结节上，以减少髌腱上的张力，防止髌腱的完全撕脱。如果显露不足，可以采取不同的方法增加手术显露范围。

内侧剥离

通过松解内侧副韧带深层和半膜肌腱，行胫骨近端内侧骨膜下剥离，以增加手术显露范围。骨膜下剥离通过增加胫骨外旋有利于胫骨从前方脱出。胫骨结节继续外旋，有利于伸膝装置的外移，这使得进入胫骨外侧平台变得更加容易（视频 64-1）。

可在膝关节外侧再做一个切口，以增加胫骨外侧平

（图中标注）
股动脉
膝降动脉
隐神经支
膝上外侧动脉
膝上内侧动脉
膝下外侧动脉
膝下内侧动脉
胫前返动脉

台前方的显露。但应注意外侧切口近端不能高于髌骨下极，这可避免损伤膝上外侧动脉。在大多数情况下，这是髌骨唯一剩余的血供。

股四头肌斜切术

股四头肌斜切术是从股四头肌下翻技术演变而来的，Insall 对其进行改良，保留膝上外侧动脉（图 64-3），以 45° 角在股四头肌腱近端将其切开，在股直肌腱腹联合处横断股直肌。胫骨内侧骨膜下剥离结合股四头肌切开术可使近端和远端伸膝装置外移。这两种方法非常有效，可在绝大多数 TKA 翻修中获得足够的显露。即使同时使用这两种方法，也不影响术后康复。如果髌骨翻转仍很困难，可以行外侧支持带松解或将股四头肌切开翻折，尽管这很少需要。股四头肌切开技术可获得充分显露而不影响术后康复计划，我们几乎在所有膝关节翻修术中都会采用此方法。

V-Y 股四头肌下翻技术

Coonse 和 Adams 首先在 1943 年对股四头肌下翻技术进行了描述，它是从股四头肌腱的顶点向远端做一窄的倒 V 形切开（图 64-4）。V-Y 股四头肌下翻技术的优点是可以延长股四头肌腱，减少伸膝装置的张力并增加术后膝关节屈曲活动度，对于膝关节僵硬或强直的患者尤为重要。但此技术的弊端是会导致膝关节肌力减弱和伸膝迟滞。此外，髌骨的血管供应严重受损，增加其发生缺血性骨坏死的风险。Scott 和 Siliki 对这种切开方法进行了改良，将倒 V 形外侧切口向远端和外侧方向延长，通过清除外侧髌旁纤维粘连组织形成显露，注意保护膝上外侧动脉。肌腱可以用粗的不可吸收缝线进行缝合，注意张力适中，能使膝关节屈曲 90° 是比较好的结果。需避免股四头肌腱过度延长，否则会导致伸膝迟滞。由于存在各种潜在并发症，尤其是伸膝迟滞，V-Y 股四头肌下翻技术已成为历史，现在很少被关节外科医生运用。原来的康复计划要求术后膝关节制动 2 周。现代的经验是术后 1 周膝关节可进行 0° ~30° 主动屈曲，但只能在膝关节固定的情况下行被动伸展和非负重行走。接下来鼓励患者每天增加 10° 进行膝关节屈曲训练，直到达到术中最大被动屈曲活动度。术后 6~8 周开始进行膝关节主动伸展。根据我们的经验，这种技术基本上没有使用指征。

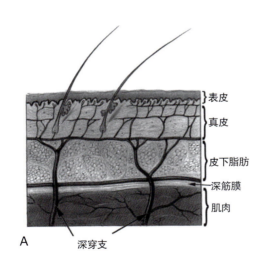

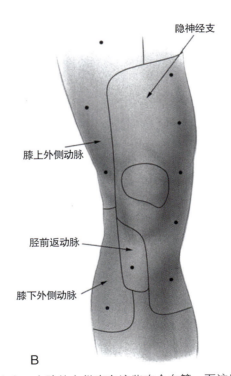

图 64-2 A. 大腿皮肤微血管解剖示意图。血管在深筋膜层以上形成吻合，皮肤的血供来自这些吻合血管，而这些吻合血管来自深部动脉穿支。B. 深部血管供应区域示意图（实心圆圈表示深部动脉穿支的大致位置）。前膝部大部分血供来自膝关节内侧，因此当存在多条陈旧性手术切口时，应选择外侧切口。这更像是内外侧血管连接的平面，更有利于切口愈合

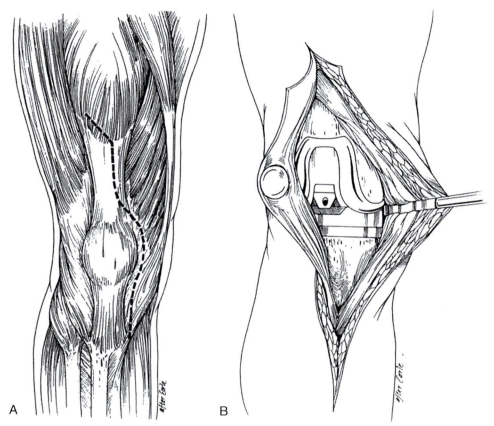

图 64-3　股四头肌切开技术。采用髌旁内侧入路（A），通过切断近端股四头肌，向外侧延长切口进一步显露膝关节（B）。通过向远端和横向切开获得更加充分的显露

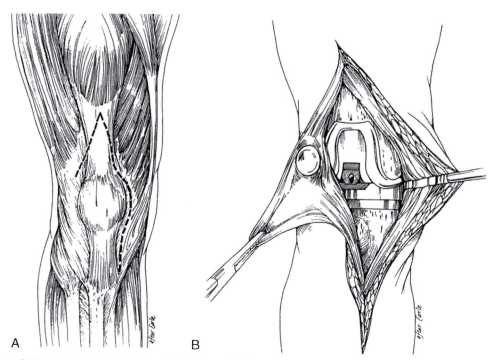

图 64-4　V-Y 股四头肌下翻技术。A. 手术切口示意图。B. 髌骨下翻获得手术视野显露。使用不可吸收缝线对股四头肌腱进行缝合，术后注意保护

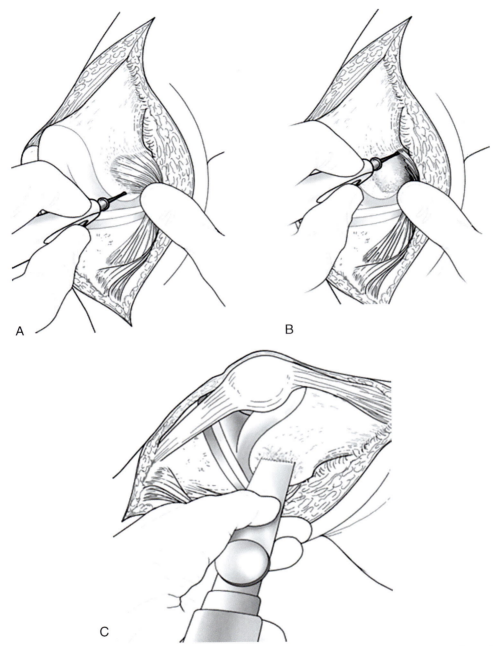

图 64-5　股骨骨膜下剥离。用电刀行内侧副韧带松解的开始（A）和完成（B）示意图。C. 用摆锯"清理"内侧副韧带附着点的骨质（摘自 lavernia c, contreras JS, AlcerroJc. The peel in total knee revision: exposure in the difficult knee. ClinOrthopRelat Res. 2011;469:146-153. 转载授权）

股骨广泛骨膜下剥离

　　Windsor 和 Insall 于 1988 年首次描述了股骨广泛骨膜下剥离。将内外侧副韧带同相邻的股骨远端骨膜一起完整剥离，获得股骨远端的"骨性显露"。广泛骨膜下剥离可能会引起膝关节不稳，因此需要选择铰链式假体。Lavernia 和 Alcerro 对股骨广泛骨膜下剥离技术进行了改良，他们使用电刀进行切开和剥离（图 64-5）。重建后，他们使用摆锯像"刷子"一样去除韧带附着点表层的纤维组织和骨皮质。在 116 例膝关节置换翻修的病例中，患者至少随访 2 年，其膝关节 KSS 评分、HSS 评分、生活质量及 WOMAC 骨关节炎指数评分都有所提高。绝大部分病例中患者都使用了限制性全髁假体。广泛骨膜下剥离技术的优点是避免损伤或撕裂肌腱、肌肉等重要软组织，避免与胫骨结节截骨（TTO）相关的潜在并发症。术后使用膝关节固定装置，直到患者可以独立做直腿抬高动作。术后第一天即开始进行物理治疗，在辅助下做 0°~30° 的被动屈曲活动。通常在术后第 3 天，膝关节屈曲活动度可以逐渐增加到 90°，并维持 8 周。

股骨内上髁截骨术

股骨内上髁截骨可用于纠正与膝关节内翻和屈曲畸形相关的软组织挛缩。Engh 使得这项技术得到推广。股骨内上髁截骨增加后方关节囊的显露，而无须广泛剥离韧带。通过膝关节内侧切开关节囊，并将其从胫骨干骺端内侧翻转至冠状面中央。将膝关节屈曲 90° 行内上髁截骨，保留大内收肌腱和内侧副韧带附着点（图 64-6），保留股骨内髁和股骨前方截骨面之间的皮质骨桥。内髁向后方移位提供了进入膝关节后间室的途径，必要时可以松解包括后内侧关节囊在内的软组织。以作者的经验，可用粗的不可吸收缝线进行重建，恢复膝关节的稳定性。只要固定牢靠，术后无须限制康复训练。此方法的潜在缺点是截骨部位周围异位骨化和纤维粘连形成，如果截骨部分太薄，则可能导致截骨块断裂。

"香蕉皮"显露法

"香蕉皮"显露法包括将髌腱从胫骨结节上剥离，保留外侧和远端肌腱与软组织，以保持伸膝装置的完整性，这样可以预防性降低伸膝装置张力，避免伸膝装置医源性撕裂。此技术总是与股四头肌近端斜切技术联合运用的（图 64-7）。采用标准的前正中切口，向远端延伸切口以扩大显露。选择髌旁内侧入路切开关节囊，切开股四头肌，接着小心剥离髌腱，保留与髌骨相连的软组织套袖，翻转髌骨显露胫骨前方。翻转软组织套袖，固定远端和外侧髌腱与附着的软组织。在膝关节后内侧抬高骨膜下套袖，以完全显露膝关节。此方法的优点是不涉及骨性操作，缺点包括伸膝装置损伤等。Lahav 和 Hofmann 回顾性研究 97 例患者，至少随访 2 年，结果显示患者膝关节平均活动范围为 106°，所有患者术后均无伸膝迟滞和胫骨结节疼痛。但该方法尚无其他相关研究报道。根据我们的经验，我们尚未使用过该技术。

胫骨结节截骨术（TTO）

当使用股四头肌切开和胫骨内侧广泛剥离仍未获得足够的显露时，可以使用胫骨结节截骨。Whiteside 于 1990 年首先对该方法做出描述。除了扩大显露，胫骨结节截骨还可以进入骨髓腔，必要时可以通过截骨去除髓腔内的骨水泥。在某些情况下，还可以将髌韧带止点向近端移位以减轻低位髌骨。胫骨近端巨大骨溶解是胫

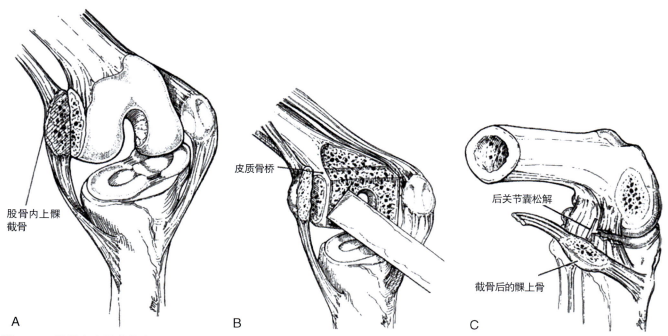

图 64-6　股骨内上髁截骨术。A. 具有完整大内收肌腱和内侧副韧带附着的内上髁向后方移位到股骨内髁。在膝关节屈曲体位，外旋和内翻膝关节可扩大显露。 B. 在股骨前方截骨面和内上髁截骨面之间存在皮质骨桥。可用缝线穿过皮质骨桥修复重建股骨内上髁。C. 用电刀松解后内方关节囊，包括后斜韧带的纤维组织，以完全纠正膝关节内翻畸形和屈曲挛缩

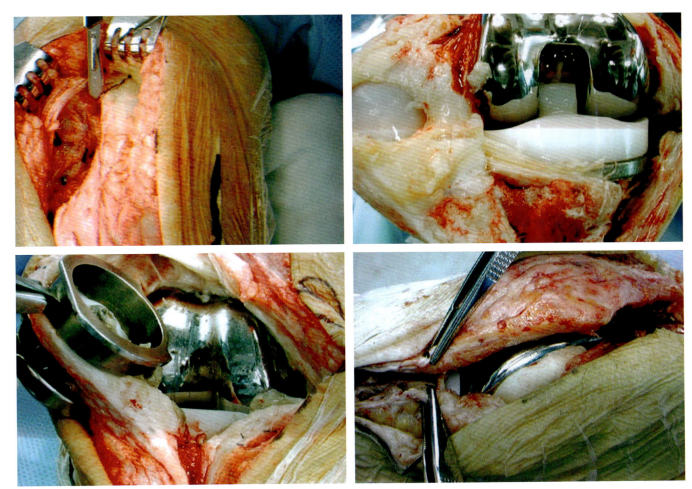

图 64-7 "香蕉皮"显露法：切开股四头肌，翻转髌骨显露胫骨前方。抬高完整的软组织套袖以便于闭合伤口（摘自 Iahav A, Hofmann AA. The "banana peel" exposure method in revision total knee arthroplasty. Am J Orthop. 2007;36:526–529; discussion 529. 转载授权）

骨结节截骨的绝对禁忌证。从胫骨结节前方截下的骨块必须足够大，长度为 8~10cm、厚度至少为 1cm。保留胫骨近端骨桥，以防止截骨块向近端移位。利用骨刀将胫骨结节和胫骨前嵴分离，同时注意保持胫骨外侧骨膜和软组织的完整，以促进骨愈合（图 64-8~ 图 64-11）。手术结束时，对胫骨截骨块可用钢丝或螺钉进行可靠的再固定（视频 64-2）。研究表明，胫骨结节截骨术后膝关节康复训练方案不变。一些学者主张使用该方法，截骨块固定后，膝关节在一定范围活动，截骨位置没有存在明显的移位。如果担心截骨块固定不牢或愈合不良，术者应限制患者负重训练和膝关节屈曲到 90°。在这种情况下，我们将在术后 6 周行 X 线检查，如果截骨部位愈合良好，则可以去除膝关节固定支具。胫骨结节截骨术后有何缺点仍需进一步研究。

小结

TKA 翻修术有多种手术方式。对于外科医生来说，充分了解每种技术的优缺点，选择最适合患者的手术方

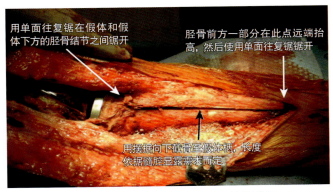

用单面往复锯在假体和假体下方的胫骨结节之间锯开

胫骨前方一部分在此点远端抬高，然后使用单面往复锯锯开

用摆锯向下截骨至假体柄，长度依据髓腔显露需求而定

图 64-8 胫骨结节截骨术使用的不同类型的锯进行

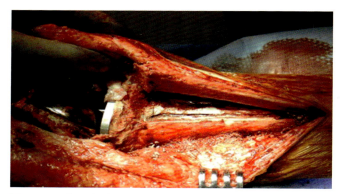

图 64-9 使用宽的骨刀劈开外侧骨皮质。胫骨结节截骨块的血供来自外侧肌肉组织

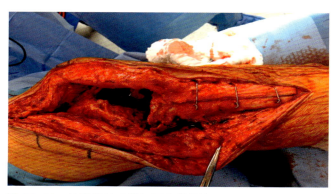

图 64-11 使用钢丝或螺钉固定截骨块

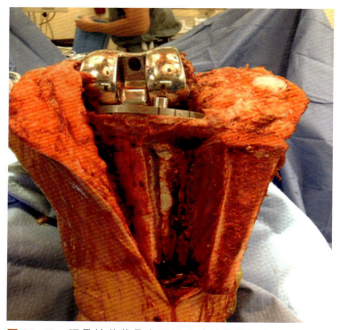

图 64-10 胫骨结节截骨术可以为膝关节提供良好的显露，同时也显露出髓腔内的骨水泥

式十分重要。对于任何手术显露，一步一步操作是基础。尽可能选择外侧皮肤切口，使用髌旁内侧入路切开关节囊。在获得广泛显露的同时，需注意髌腱撕裂，伸膝装置损伤会导致术后灾难性的并发症。清除髌上囊和内、外侧间沟内的纤维粘连组织，行内侧广泛剥离以及外旋胫骨有助于改善视野。在大多数情况下，股四头肌切开与广泛内侧剥离可提供充分显露。如仍需进一步扩大显露范围，胫骨结节截骨是一种行之有效的方法。

（李慧武翻译；孙立校对）

参考文献

第 65 章

全膝关节翻修术假体取出

Brent A. Lanting, MD, FRCSC, MSc | Steven J. MacDonald, MD, FRCSC

全膝关节翻修术是一项操作复杂且极具挑战性的手术。良好的手术显露和安全地取出假体是手术成功的关键。术者需充分理解每一步手术操作的目的，掌握不同的手术技巧，以取得良好的手术效果。

本章的主要目的是为外科医生系统地介绍安全取出先前假体和骨水泥的方法。本章将首先探讨如何显露膝关节，接着将讨论用于取出骨水泥和非骨水泥假体所需的特殊工具和技巧。

显露

良好的显露对于安全、有效地取出假体至关重要。对于翻修来讲，首选髌旁内侧入路，通过对伸膝装置进行松解来获得充分显露。使用股四头肌切开或胫骨结节截骨术进一步扩大显露，而股四头肌翻转术现在已很少使用。应根据临床需求来选择不同的显露方法。例如，如果骨水泥胫骨长柄假体显露不足，可选择胫骨结节截骨术。

充分显露股四头肌上、下方平面十分重要。选择髌旁内侧入路进入膝关节，清理滑膜组织，切除外侧间沟、髌骨和股四头肌腱下的所有瘢痕组织。清除髌腱周围的纤维粘连组织，游离髌腱以清晰显露其在胫骨上的附着点。继续清理胫骨近端，直到髌腱止点平面，以充分松解伸膝装置和显露胫骨假体。处理好伸膝装置后，用电刀清除外侧间沟的纤维粘连组织和增生的滑膜，直至重现外侧间沟。仔细解剖，确定髌骨外侧缘，去除髌骨外侧骨赘对提高髌骨活动度十分重要。清除股四头肌和股骨前方的瘢痕组织或粘连组织，即便其靠近关节囊，在极少数情况下，可能需要用到骨膜剥离器。

经过彻底的清除纤维粘连组织，可自由移动髌骨。翻转髌骨，可直接进入股骨假体－骨界面，特别是显露较困难的外侧。当髌骨无法外翻时，如果膝关节屈曲足够，髌骨半脱位通常也可获得良好的显露。尽管已有研究报道用铆钉将髌腱固定在胫骨结节上，以防止髌腱撕裂，但这种做法并不能降低髌腱撕裂的可能性。

工具

为了能够成功取出假体和残留的骨水泥，术者需要了解翻修所需的工具和器械，包括用于取出骨水泥或非骨水泥假体及骨水泥本身所需的工具。了解手术团队特别的手术技巧和偏好非常重要，因为不同的工具和技术可达到同一目的。术者应清楚每一步手术操作，提前安排好手术所需器械，以及潜在可能的备选方案。应考虑使用各厂家通用的翻修器械取出假体。

特殊的假体取出工具

大多数全膝关节翻修术都可以使用常规的假体取出工具顺利完成，这种工具适用于多种不同类型的假体。使用厂家专门的工具，可节省取出假体时间和精力。获得之前的手术信息有助于确定假体的类型，帮助我们了解假体取出过程中可能出现的困难。如果术者对需要进行翻修的假体不熟悉，向同事或生产厂家代表咨询会有所帮助。

手动和电动手术工具

全膝关节翻修术所涉及的手术器械如下所述。本节将简要介绍这些工具的用途。

骨凿

骨凿是假体取出最常用的手术工具之一。有不同规格的弯、直和弧形骨凿可供选择用于取出假体和骨水泥。需注意避免因骨凿使用不当而损伤松质骨。确保骨凿有良好的凿切性能，刃口锋利，无缺刃和崩刃。

电锯

电锯和骨凿一样，具有不同的规格，可被用来分离假体－骨水泥界面。建议使用薄的锯片，以最大限度地减少骨丢失，锯片必须紧贴假体表面，以防止锯片偏移，同时应进行膝关节灌洗，以避免对骨组织造成热损伤。此外，电锯还可用于取出髌骨聚乙烯假体，显露下方的骨水泥。对于非骨水泥假体，锯片的宽度应符合这些假体结构的几何形状，特别是胫骨假体，其金属底座具有间隙，锯片可以通过金属基座进入胫骨平台后方，也可使用电锯切断带孔的固定钉。术者需熟悉摆锯和往复锯的锯片，手术中可能会用到这些不同类型的锯片，需要提前做好准备。

电钻

电钻是膝关节翻修的另一个重要工具。金属切割钻头和细钻头都应提前做好准备。电钻可用于分离假体 - 骨或假体 - 骨水泥界面，假体取出后，其也可用于去除残留的骨水泥、聚乙烯或骨赘。在极少数情况下，可能需要使用金属切割磨钻分割金属假体或切断假体的多孔部分，以方便取出假体。在某些情况下，电钻会用于切断膝关节假体的柄，但是使用高速切割工具可能会更容易操作。

Gigli 锯

在取出骨水泥和非骨水泥股骨假体时，Gigli 锯是一种不经常使用但却非常有效的工具。将 Gigli 锯放置于股骨假体滑车凸缘的最近端，向远端和前方来回拉动。与其他工具一样，保持 Gigli 锯紧贴股骨假体以最大限度地减少骨丢失。在操作过程中，因 Gigli 锯始终与金属假体保持接触，这会导致需要使用多根线锯。因为股骨假体的几何形状，使用 Gigli 锯难以进入假体的远端和后方。对于股骨假体后髁，可对准股骨髁间凹槽在邻近假体的部位进行钻孔，然后将线锯穿过此孔，向前拉动以松解界面。由于 Gigli 锯容易被拉断，因此需要准备多根线锯。

高速切割工具

除了金属切割钻，高速切割工具也可被用于切割假体。在翻修手术中，切割假体的能力很重要，例如需切开假体以显露固定良好的远端假体柄或存在骨长入的假体。在极少数情况下，可能需要将假体切割成多个部分。金刚锯有助于取出固定良好的金属托髌骨假体。一些厂家生产带有金属切割刀头的高速切割工具，小心使用这些工具，防止其损伤骨或软组织。注意进行膝关节

灌洗，防止造成骨组织热损伤，金属碎屑应以无菌敷料隔离。

超声工具

超声设备将电能转换为机械能，用于特殊设计的工具上。骨水泥会选择性地吸收超声波的能量，从而使骨水泥软化，有助于将其取出。当超声工具遇到皮质骨时，会提供触觉和听觉反馈，阻止超声工具继续向前。这些特点使得超声工具可以安全、有选择性地取出骨水泥，减少对周围骨组织的损伤。超声设备对于髋关节翻修至关重要，但是在膝关节翻修中，术者通常可以直接显露骨水泥，超声设备相对来说没有那么重要。

假体取出

假体取出的顺序取决于其显露程度。通常先取出聚乙烯衬垫，以松弛软组织，扩大股骨和胫骨假体的显露。检查假体以了解假体的特点，明确是否需要专门的取出工具，特别是高限制性假体。很多假体系统配有专门的工具，便于假体的取出。同样，一些假体可用专门工具进行拆卸，术前需提前做好准备。首先取出聚乙烯衬垫，然后取出股骨假体。股骨假体取出后，可显露胫骨假体并且便于胫骨假体的取出。注意不要未经分离就试图强行取出假体，因为这可能会造成骨组织的严重损害。

股骨假体取出

对于骨水泥和非骨水泥股骨假体，取出的目的和原理是相同的。小心松解假体 - 骨或假体 - 骨水泥界面，尽可能少地损坏骨质。如果没有完全松解就试图取出假体，可造成骨的严重损害或骨折，使得膝关节重建更加困难。

需清理股骨假体前、内和外侧缘的所有软组织，以取出假体。在明确假体 - 骨或骨 - 骨水泥界面后，可用直的或弯的窄刃骨凿松解界面（图 65-1）。注意始终将骨凿朝向金属假体方向倾斜，以保护假体下方的松质骨。弯的骨凿通常是分离股骨假体后髁的最佳工具，可以通过假体和骨水泥或假体和骨之间的缝隙插入弯曲骨凿，从膝关节的外侧或内侧进行松解。

除了骨凿，还可以使用薄刃的电锯分离界面，大多数情况下电锯比骨凿对骨组织损伤更小。锯片必须始终紧贴股骨假体，防止锯片偏离进入软的股骨松质骨，

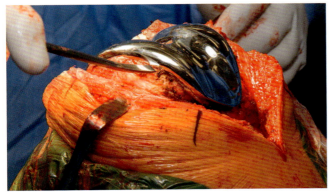

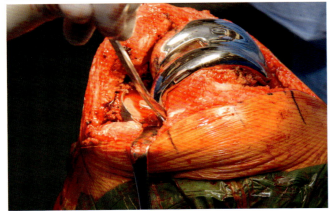

图 65-1　使用骨凿分离股骨假体的术中照片

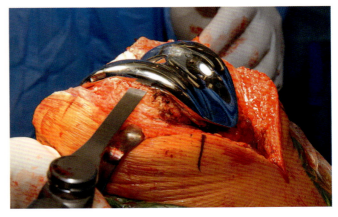

图 65-2　使用摆锯分离股骨假体的术中照片

造成骨缺损（图 65-2）。虽然薄的锯片对骨组织损伤更小，但更容易偏离。由于假体几何形状不规则，如固定钉或股骨假体后髁部位，锯片不能紧贴股骨假体，仍需使用骨凿分离界面。

Gigli 锯是取出股骨假体的另一种工具。向前拉动线锯以确保其始终紧贴假体，最大限度地减少对骨组织的损伤，联合使用 Gigli 锯和骨凿可分离股骨假体后髁界面。

当所有的界面都充分松开后，可以使用常规或专门的假体取出工具拔出假体。如果遇到股骨假体骨水泥柄固定良好的情况，需松解柄与骨水泥界面以取出股骨假体和柄，然后再取出剩余的骨水泥柱。在假体柄与骨界面没有松解的情况下，必须小心操作，防止股骨骨折或严重的骨损伤。可以使用高速金属切割锯在柄的基底横断柄，以直接显露柄 - 骨或柄 - 骨水泥界面。骨水泥 - 假体界面必须分离，股骨假体的主体部分方能取出，剩下固定良好的假体柄，然后使用诸如细头磨钻、超声设备或骨凿之类的工具直接松解界面以取出假体柄。由于大多数假体柄的结构都是组配式的，因此事先了解其特点对于假体的取出十分重要。例如，一些组配式假体

是用固定螺钉连接的，使用专门的螺钉取出器便于将其取出。股骨假体柄的取出分为两步，首先取出股骨髁假体，然后再取出固定良好的假体柄。

先前介绍的工具对于骨水泥和非骨水泥股骨假体均适用，以分离假体 - 骨水泥或假体 - 骨界面。其中非骨水泥多孔假体柄的分离更加困难，需使用高速金属切割工具将柄横断，以直接显露假体 - 骨界面。

如果遇到使用锥形柄的情况，股骨假体可用之前介绍的方法取出。对于锥形柄翻修而言，其界面可能不是骨 - 骨水泥界面，而是锥形柄 - 骨水泥界面。在这种情况下，可以使用骨凿或摆锯来分离金属 - 骨水泥界面。

一旦股骨假体被取出，需仔细评估锥形柄。如果锥形柄骨长入良好，则将其保留，并在此固定良好的锥形柄上进行重建。如果不适合保留，则使用细的磨钻和骨凿分离假体 - 骨界面，以取出多孔金属锥形柄。如果多孔锥形柄的开口太小，可以使用金属磨钻将其扩大，从而使得翻修假体与其相匹配。

然而，如果取出骨长入良好的锥形柄和复杂的股骨假体，将会导致股骨远端骨不连续，患者可能需要行股骨远端整体置换。

胫骨假体取出

由于胫骨托的几何形状相对简单，取出固定良好的胫骨假体要比股骨假体更加容易。当胫骨平台后外侧的显露难度增加或者令股骨髁让出空间困难时，去除胫骨假体似乎就没那么简单了。在试图取出胫骨假体前，需充分显露并分离假体界面，以减少骨组织损伤和骨折的发生。

如同股骨假体，可以使用骨凿（图 65-3）或电锯

（图 65-4）有效地分离胫骨假体 – 骨水泥界面。首先需明确并显露胫骨假体周围结构，以便看清假体 – 骨水泥界面。分离界面时应注意保持工具紧贴假体，以减少骨组织损伤。使用摆锯小心分离胫骨假体后外侧部分，注意保护后方的神经和血管（图 65-4）。如果选择使用骨凿，则应沿着由内向外的方向进行分离，以利于松解显露困难的假体外侧界面及柄的前后方。在任何时候，都必须注意保护髌腱。

使用"堆叠"骨凿技术分离假体 – 骨界面十分有效。将骨凿依次插入假体 – 骨界面，使得假体逐渐抬高，最靠近骨组织的层面应使用宽的骨凿，来增加接触面积以利于分散应力。注意切勿使用骨凿去撬胫骨平台，因为这会导致胫骨平台下方松质骨塌陷。当术者使用该方法处理伴有骨量不足或骨溶解的胫骨假体时，很容易不经意间损伤下方的骨组织。一旦界面充分松解，使用简单的击打器就可轻松取出假体。值得注意的是，需小心显露胫骨假体和柄后方的区域。最后，如果是全聚乙烯胫骨假体，可以使用摆锯分离聚乙烯 – 骨水泥界面以取出胫骨假体。

充分松解胫骨假体近端界面，使用一定的力量拔出骨水泥柄。有时尽管已充分松解近端界面，但仍无法拔出骨水泥柄，此时可在胫骨托盘与柄交界处，以高速切割工具切断胫骨托盘，显露固定良好的假体柄。

非骨水泥胫骨假体通常使用螺钉进行额外固定，需使用专门的螺钉取出器进行拆卸。与固定良好的骨水泥胫骨柄一样，对于使用一定力量无法拔出的非骨水泥柄，可以切断胫骨托盘，以直接分离假体柄界面。对于具有多孔结构的胫骨假体柄，假体本身一般设计有专门

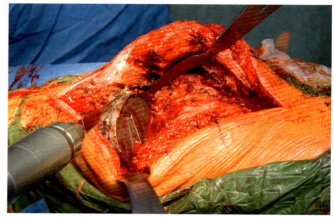

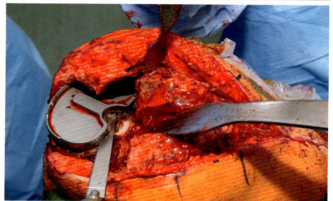

图 65-4 使用往复锯取出胫骨假体的术中照片

的结构，以利于显露和分离胫骨托盘，然后可使用高速磨钻取出假体柄。

如同股骨假体锥形柄，当胫骨假体被取出后，需仔细评估胫骨假体锥形柄是否适合保留。如果决定将其取出，使用细的磨钻和弯的窄头骨凿将会非常有用。

对于骨水泥或非骨水泥胫骨假体，取出胫骨假体托盘后，可以直接显露骨 – 骨或柄 – 骨水泥界面，有助于假体柄的取出。极少数情况下，由于胫骨假体取出后造成的骨缺损，需要行胫骨近端重建。

髌骨假体取出

在全膝关节翻修术中，大多数情况不需要对髌骨假体进行翻修，但如果存在髌骨假体位置不正、轨迹不良或假体感染，则需将其取出。如果确定取出髌骨假体，应小心操作以避免伸膝装置的损伤。髌骨假体取出后，残余髌骨很薄，骨质很软，取出固定钉会进一步损害髌骨，使得情况更加复杂，而操作不当也会导致髌骨损害或髌骨骨折的发生。如果髌骨假体固定良好且聚乙烯仅存在"冷流形变"，应尽可能将其保留。如果髌骨假体

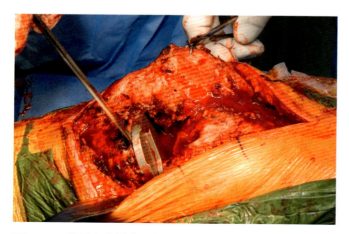

图 65-3 使用直的骨凿取出胫骨假体的术中照片

确实需要取出，则使用股骨假体和胫骨假体取出的方法将其小心取出。清除髌骨周围软组织，显露髌骨假体界面，如果是全聚乙烯髌骨假体，可以使用摆锯分离聚乙烯 – 骨水泥界面，有意保留少量聚乙烯，然后使用细头磨钻取出剩余的聚乙烯、固定钉和骨水泥。在取出髌骨假体时最好避免使用骨凿。

金属背衬型髌骨假体经常会发生聚乙烯磨损，与下方固定良好的金属托相分离。当骨组织长入固定栓时，使用骨凿分离骨 – 金属界面或撬拨髌骨假体可能无效，甚至会破坏骨组织，增加医源性骨折的可能性。使用金属切割锯切断固定栓是一种简单有效的方法。充分清理髌骨周围软组织，明确骨 – 假体界面，使用圆形金属切割锯沿髌骨假体周围进行松解，以分离假体 – 骨界面及切断固定栓 – 金属托的连接，然后再使用细头磨钻取出剩余固定栓。应使用无菌敷贴隔离金属碎屑。

骨水泥取出

骨水泥取出可作为膝关节翻修术中骨准备的一部分，或者在骨准备之前取出骨水泥。在骨准备前，可用直的骨凿、咬骨钳或磨钻去除表面骨水泥，注意减少对骨组织的损伤。在极少数情况下，可保留少量固定良好的骨水泥，尤其是在胫骨中。

使用直头、圆头骨凿取出股骨或胫骨髓腔内的骨水泥。当使用圆凿时，需注意避免损伤皮质骨。理想情况下，应使用骨凿径向劈开骨水泥，而不是分离骨 – 骨水泥界面，以避免损伤下方的松质骨。超声设备也是取出骨水泥的有效工具，特别对于固定良好的髓腔内骨水泥，应注意避免穿透骨皮质，特别是在胫骨皮质很薄的情况下。髌骨假体置换有时需要优化股四头肌功能，但通常不需要。髌骨翻修极具挑战性，发生髌骨骨折和髌骨血供受损的风险较高。

结语

术前需了解全膝关节翻修术的手术目的、技巧及手术器械。良好的显露对于取出假体和重建膝关节至关重要。在取出假体和骨水泥的过程中，应注意减少对软组织和骨的损伤。术前做好手术备选方案，提前准备好备用手术器械。良好的手术显露和减少假体取出过程中的损伤是膝关节翻修术成功的基石。

（李慧武翻译；郭林校对）

参考文献

第 66 章

全膝关节翻修术假体的选择

Douglas A. Dennis, MD | Jacob M. Elkins, MD, PhD

引言

　　全膝关节置换术（TKA）是目前骨科领域最为成功和成熟的手术方式之一。尽管其成功率很高，但有时也会出现失败。TKA 失败原因主要有假体松动、感染和假体不稳。其他的原因还包括假体周围骨折、关节僵硬、聚乙烯磨损、假体位置不良和伸膝装置问题。感染通常是早期（<2 年）翻修最常见的原因，而无菌松动则是晚期翻修的主要原因。TKA 翻修术是大多数 TKA 失败后的规范化治疗方法，需要根据每个患者的具体情况制定不同的治疗方案。

　　使用个性化定制的假体行 TKA 翻修可降低假体的再翻修率。Bugbee 等比较了 3 组 TKA 翻修患者的预后。第一组患者使用初次假体进行翻修，第二组患者使用改良的初次假体进行翻修，第三组患者使用特殊定制的假体进行翻修。平均随访时间为 7 年，3 组患者的再翻修率分别为 25%、14% 和 6%。膝关节翻修假体的可选择性很多，正确选择合适的假体对于膝关节翻修术的成功实施至关重要。

术前临床评估

　　术前患者的全面评估对于提高 TKA 翻修的预后非常重要，包括详细的病史询问、体格检查、实验室检查和影像学检查。术前明确 TKA 失败的原因至关重要，如果术前未能明确原因，将会影响 TKA 翻修的成功率。如果患者合并有感染、Charcot 关节病、神经肌肉疾病等影响手术结果的疾病，术前应予以处理。

　　了解先前的手术过程和植入的假体，回顾以往手术的手术入路、软组织松解情况以及植入假体的尺寸和类型，有助于提高翻修手术的成功率。

　　临床检查包括膝关节运动范围、韧带稳定性、下肢力线、伸膝装置的完整性和髌股轨迹的评估。评估髋、踝关节及其对下肢力线的影响。术前应评估并处理引起下肢疼痛的其他因素，如下肢血管功能不全、髋关节疾病和神经根疼痛。

　　最终，需根据先前假体的失败模式决定最终翻修假体的选择。

既往假体的术前评估

　　术前对既往假体进行评估有助于术者选择合适的翻修假体。在全膝关节翻修中，术者将会遇到植入不同类型假体的患者。一些 TKA 翻修手术仅针对其中一部分类型的假体，因此需充分了解不同类型的假体系统，以利于 TKA 翻修术的成功实施。此外，对特殊类型假体的充分认识，有助于术者提前准备专门的假体取出装置，事先了解之前的手术记录和病例资料有助于确定假体的尺寸和类型。

TKA 翻修的指征
假体不稳

　　假体不稳仍是导致初次 TKA 和翻修后 TKA 失败的最常见原因之一。正如 Vince 等所述，TKA 术后膝关节不稳的原因主要有：①假体松动；②骨质丢失；③假体断裂；④假体尺寸或安放位置不当；⑤骨折；⑥假体磨损；⑦侧副韧带损伤。作者强调，通常只有侧副韧带功能不全时才需要使用高限制性假体。

　　膝关节不稳主要有 4 种类型：膝关节反屈、伸直不稳定、屈曲不稳定和混合类型。不同类型的膝关节不稳定处理方法不同。

　　反屈是膝关节不稳最少见的类型，处理起来极具挑战性。膝关节反屈重在预防，神经肌肉功能障碍是引发膝关节反屈的最常见原因。术中，伸直间隙过大或侧副韧带不稳可能导致膝关节过伸。术前患者膝关节的反屈畸形通常存在严重的股四头肌无力，常见于神经肌肉功能障碍的小儿脊髓灰质炎患者，也见于椎管狭窄的患者。不伴有神经肌肉疾病的固定外翻畸形可能存在髂胫束挛缩的情况。类风湿性关节炎的患者通常存在侧副韧带松弛，也会造成膝关节反屈畸形。股四头肌无力的患者，膝关节会代偿性过伸以避免下肢不稳。在初次 TKA 或 TKA 翻修术后的患者中，股四头肌无力也会导致膝关节进行性反屈畸形。因此，对存在膝关节反屈畸形和股四头肌无力的患者实施全膝关节置换术应慎重。

纠正膝关节反屈的方法主要有：减少股骨远端截骨量，有意识地造成膝关节轻微的屈曲挛缩。其次是由 Krackow 和 Weiss 推荐的通过改变侧副韧带的位置来调整侧副韧带的紧张度，从而获得一个相对紧的伸直间隙防止过伸不稳定。在 TKA 翻修中，存在膝关节反屈的患者治疗十分困难。对于由股四头肌无力继发膝关节畸形的患者，最好的选择是关节融合术。股四头肌无力的患者行全膝关节置换术通常需要使用限制性旋转铰链型假体，但由限制膝关节过伸所产生的异常应力，有可能导致翻修的早期失败。我们提倡运用"三步法"进行膝关节翻修，首先重建胫骨平台，然后在屈曲位稳定膝关节，最后在伸直位稳定膝关节。

膝关节内翻－外翻不稳定在初次 TKA 术后更为常见。通常与韧带不平衡、假体位置不正、截骨过多或假体故障有关。在评估膝关节平衡时，屈曲位和伸直位都应进行评估。由于内翻－外翻不稳通常与膝关节畸形有关，因此应仔细分析膝关节术前影像学资料。术中韧带不平衡、不对称截骨、医源性韧带损伤都可能导致膝关节不稳。术后韧带松弛可能会延误膝关节内翻－外翻不稳的诊断。

膝关节屈曲不稳是初次 TKA 术后另一种常见的并发症，由屈曲间隙松弛所致。膝关节屈曲不稳与使用后交叉韧带保留型（CR）假体有关，并且存在漏诊的情况。这种类型的不稳定可能是对称性的或非对称性的，通常与股骨假体旋转不良有关。患者主要表现为上下楼梯时膝关节疼痛，鹅足腱压痛，抽屉试验阳性，在膝关节运动范围测试中表现为过度屈曲。膝关节屈曲不稳主要出现在膝关节屈曲 90° 或处于半屈曲位时。膝关节半屈曲位不稳定是指在膝关节伸直位到屈曲 90° 之间出现的膝关节不稳定。

目前尚缺乏因 TKA 术后膝关节不稳行膝关节翻修的研究报道。研究证实，TKA 术后膝关节不稳进行翻修可改善膝关节功能。有几项研究表明对 CR TKA 和后稳定型 TKA 进行翻修可取得良好的效果。但是针对膝关节不稳的手术治疗仍需谨慎。例如，有研究报道仅更换聚乙烯衬垫存在很高的翻修失败风险。

骨质丢失

大多数 TKA 失败都会导致一定程度的病理性骨质丢失，可能与感染、骨溶解、骨坏死、无菌性松动、应力遮挡或机械性失败有关。全膝关节置换术中骨丢失的处理取决于其缺损的程度和位置。在 TKA 翻修中，经常会遇到严重骨丢失的病例，其丢失程度往往比术前 X 线片所显示的要多。

术前 X 线片可提供一些有关骨缺损程度的线索。TKA 翻修术中骨缺损程度的精确评估通常在取出既往假体之后，因为取出固定良好的假体可能会加重骨丢失。

感染

假体感染是 TKA 术后灾难性并发症，是 TKA 术后早期失败最常见的原因，也是任何时间点行 TKA 翻修中较为常见的原因之一。手术是治疗假体感染的常用方法。急性感染可以通过膝关节灌洗、清创以及更换聚乙烯衬垫进行治疗，但这些策略并不适用于慢性感染。对于慢性感染，选择一期或二期翻修仍未达成共识。二期翻修通常使用含高浓度抗生素的骨水泥进行旷置。在一期或二期翻修术中，骨量的保存对于后续膝关节重建至关重要。因感染行膝关节翻修与其他原因行膝关节翻修、假体的选择通常相似。

TKA 翻修假体选择的原则
一般原则

TKA 翻修的原则与初次膝关节置换术相似，但会遇到诸多困难，如软组织瘢痕形成、骨丢失、伸屈膝间隙不平衡、韧带不稳定以及关节线异常等。为解决这些困难，需使用包括不同限制等级假体、补块和延长杆的翻修假体系统。术者对假体类型的选择是膝关节翻修术成功的关键。

在选择翻修假体时，术者须考虑多种因素。选择的假体需满足膝关节适当的活动范围。可以选择不同限制等级的假体，包括后交叉韧带保留型假体、后交叉韧带替换型假体、内翻－外翻限制型假体和铰链型假体。可以选择不同规格的假体，例如，后交叉韧带替代型假体的凸轮和立柱有不同的尺寸、形状和位置，允许膝关节不同程度的屈曲活动。这些差异反映了假体不同的性能。应评估聚乙烯衬垫与胫骨托盘之间的锁扣机制。全面了解不同类型的假体有助于术者选择合适的假体。由于翻修手术的复杂性，没有任何一种假体类型适用于所有患者。

单个组件翻修

在 TKA 翻修术中，单个组件翻修通常指更换聚乙烯衬垫或髌骨翻修。当存在聚乙烯衬垫磨损和早期骨溶解时，单独更换聚乙烯衬垫已显示出良好的短期效果。Griffin 等对 68 例压配型假体（PFC；DePuy Synthes，J&J，Warsaw，IN）单独更换聚乙烯衬垫的短期结果进行了报道。术后至少随访 24 个月，结果显示其中有 16% 的病例翻修失败，大部分是无菌性松动引起的，但是有 97% 的受试者没有明显的骨溶解进展征象。一些证据表明单独更换严重磨损的聚乙烯衬垫会引起诸多并发症。此外，除磨损以外的原因单独更换聚乙烯衬垫通常效果较差。Babis 等研究结果表明，针对 TKA 术后膝关节僵硬，单独更换聚乙烯衬垫效果很差。Brooks 等研究报道，针对 TKA 术后膝关节不稳定，单独更换聚乙烯衬垫的失败率接近 30%。此外，单独更换聚乙烯衬垫的时机对于翻修手术的成功实施十分重要。Willson 等研究结果表明，初次 TKA 术后 3 年内更换聚乙烯衬垫的再翻修率是 3 年后更换聚乙烯衬垫的 3.8 倍。

TKA 翻修假体的限制等级

后交叉韧带保留型假体

一般来讲，后交叉韧带保留型（CR）假体的限制程度较低，其在 TKA 翻修中很少被使用，并且要求术者熟练掌握后交叉韧带（PCL）的平衡技术。术前评估膝关节屈曲和伸直位的稳定性及 PCL 的功能，对于该类型假体的使用至关重要。后交叉韧带保留型假体的原理在 TKA 翻修中与初次 TKA 中相同。如果术者可以通过维持 PCL 的功能和恢复关节线来取得屈伸膝间隙

的平衡，则可以保留 PCL。在膝关节翻修中使用 CR 假体，其优点是保留了骨量，以及在初次 TKA 中发现的保留 PCL 的理论优势。其缺点是难以平衡 PCL、恢复关节线以及获得充足的屈曲稳定性。因此，在 TKA 翻修时不推荐保留或使用 CR 假体。一种可能的适应证是，在完整保留 PCL 且功能良好的 CR 假体中单独更换聚乙烯衬垫。在 TKA 翻修时，通常不保留 PCL，而使用后交叉韧带替代型假体。特别值得注意的是，类风湿性关节炎的患者使用 CR 假体其并发症的发生率更高，因此在膝关节翻修中应谨慎使用该类型假体。

考虑到 TKA 翻修术中评估 PCL 完整性（连续性、张力和组织损伤）的难度，术者倾向于选择后交叉韧带替代型假体，使用高形合度的聚乙烯衬垫以增加膝关节的稳定性（图 66-1）。尽管后交叉韧带替代型假体已应用于膝关节翻修术中，但其临床价值尚缺乏研究。

后交叉韧带替代型（PS）假体

在 TKA 翻修术中，PS 假体仍是作者的主要选择，其优点主要有 PCL 功能的可靠替代，易于矫正膝关节畸形，增加膝关节屈曲稳定性，增强股骨的后滚运动从而增加膝关节活动范围，这有利于术前膝关节僵硬的患者。PS TKA 假体采用凸轮和立柱机制，以增强膝关节屈曲稳定性和股骨的后滚运动。不同类型的凸轮和立柱机制的区别在于立柱的尺寸（高度和宽度）、形状和在矢状面的位置。如前所述，这些类型假体的差异主要在于膝关节运动功能的不同。术者需了解这些区别，以选择适合患者的假体类型。在最常见的 PS 假体中，当膝关节屈曲约 70° 时，凸轮和立柱才开始接触。因此，对于诸如行走等膝关节屈曲活动度较小时，凸轮和立柱不会接触。其他类型的 PS 假体，凸轮和立柱可在膝关节屈曲 30° 时开始接触，进而引导股骨髁发生后滚。由于股四头肌力臂的增加，股骨髁较早的后滚可以增强股四

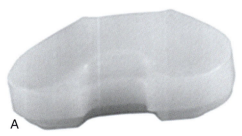

图 66-1   标准（A）和高形合度（B）聚乙烯衬垫

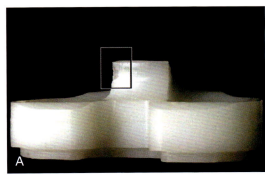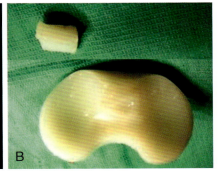

图 66-2　A. 在聚乙烯立柱的后内侧发现磨损征象（A）。在某些情况下，这将会进一步损坏立柱结构，最终导致立柱断裂（B）

头肌的功能。传统型 PS 假体中聚乙烯立柱磨损十分有限。尚不清楚立柱磨损是否会对凸轮 - 立柱早接触型的假体产生影响。

使用 PS TKA 假体的潜在风险包括：凸轮后脱位；因截骨量增加而引起的髁间骨折；聚乙烯立柱的磨损或断裂；髌骨弹响综合征的发生率增加。在增加屈曲稳定性的同时，术者仍需注意屈伸膝间隙平衡，以降低脱位风险。在 TKA 翻修术中，由于股骨远端截骨量较多，或股骨远端存在严重的骨溶解，股骨髁骨折的风险增加。股骨内髁发生骨折的风险较大，这是因为与股骨外髁相比，内髁的解剖更加窄小和狭长，向股骨干的过渡更加突然。因此，股骨髁间凹槽两侧保留的骨量是不同的。在骨量减少或骨溶解严重的患者中，股骨髁骨折的风险增加，这对于某些类型的假体尤其关键，因为在这些类型的假体中，髁间窝的尺寸不与假体的尺寸成比例减小。

Zingde 等使用荧光透视法对固定平台和旋转平台 PS 假体的凸轮 - 立柱运动进行在体研究。结果显示，在旋转平台假体中，聚乙烯衬垫的轴向旋转与股骨旋转相一致，保持中央凸轮与立柱相接触，而在固定平台假体中则无此现象。如果在固定平台假体中出现股骨 - 胫骨轴向旋转，那么通常可以在立柱的后内侧观察到凸轮与立柱的偏心接触，这可能是固定平台 PS 假体取出时观察到偏心磨损的原因。立柱过度磨损可导致立柱断裂，常见于膝关节不稳和使用高交联聚乙烯衬垫的病例（图 66-2）。

髌骨弹响综合征在 PS 假体中的发生率较高，主要与假体的设计有关。若假体髁间窝的几何形状是方形或矩形的，以及髁间窝的边缘过高，则髌骨弹响综合征发生的风险更大。在 Martin 等的一项大型研究中，对

两种不同类型的 PS 假体（1109 PFC Sigma；600 Attune, Depuy Synthes, Warsaw, IN）术后 2 年髌骨骨擦音的发生率进行评估。结果显示，植入 PFC Sigma 型假体骨擦音的发生率为 9.4%，而植入 Attune 型假体骨擦音的发生率为 0.83%。

当膝关节存在内翻或外翻应力时，需注意传统 PS TKA 假体无法提供膝关节稳定性，因此当侧副韧带松弛或损伤时，该类型的假体也无法提供膝关节稳定性。在这些情况下，应考虑使用内翻 - 外翻限制型 TKA 假体。

内翻—外翻限制型假体

TKA 翻修中下一个限制级别的假体是非铰链型内翻 - 外翻限制型假体。与传统 PS 假体相比，该类型假体对内翻、外翻和旋转运动限制级别更高。内翻 - 外翻限制型假体通常具有更深的股骨髁间窝和相应更高的聚乙烯立柱，该聚乙烯立柱一般用金属螺钉固定。当侧副韧带损伤或松弛时，内翻 - 外翻限制型假体立柱与髁间窝的紧密连接可提供膝关节在冠状平面的稳定性（图 66-3）。然而，当内侧副韧带功能完全丧失时，这种紧密连接可能会导致凸轮 - 立柱机制的最终失败。因假体限制等级增加而引起的界面应力增加，进而导致假体固定失败是内翻 - 外翻限制型假体的另一个缺点。使用旋转平台型假体可降低界面应力。研究表明，使用旋转平台型假体可减少 73% 的胫骨近端应力。旋转平台型 TKA 翻修假体显示出较好的中期临床和影像学结果，需长期随访以进一步明确其在减少聚乙烯衬垫磨损、降低界面应力和延长凸轮 - 立柱寿命等方面的优势。

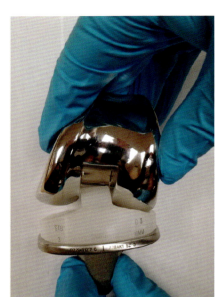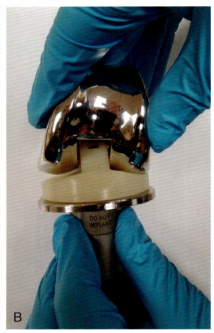

图 66-3 标准后稳定型假体聚乙烯衬垫（A）与内翻－外翻限制型假体聚乙烯衬垫（B）之间的差异。内翻－外翻限制型假体的立柱更高，使得立柱周围与髁间窝相接触，增加膝关节冠状面上的稳定性

铰链限制型假体

铰链限制型假体是限制等级最高的膝关节假体。第一例铰链式人工膝关节置换发生在 125 年前，当时 Themistocles Gluck 使用象牙材质的铰链型假体为一位 17 岁患有肺结核的女孩实施全膝关节置换术。该假体与 20 世纪下半叶出现的早期铰链型假体十分相似，如 Stanmore、Walldius、Guepar 和 Herbert 型假体。在这些铰链限制型假体中，通常使用髁间锁定螺钉连接固定股骨和胫骨两部件。在作者的临床工作中，使用这些类型的假体并不常见，仅限于 MCL 功能完全丧失、严重膝关节屈曲不稳、无法控制的过伸畸形以及由于肿瘤切除或股骨髁上粉碎性骨折而造成严重骨缺损的患者。

铰链型假体限制程度高，存在聚乙烯衬垫过早磨损及假体早期松动的问题。早期的铰链型假体限制膝关节正常的旋转活动，导致假体的早期松动和失败。现代铰链型假体大多采用聚乙烯旋转平台，具有一定的旋转自由度，降低聚乙烯衬垫和固定界面的应力。但使用旋转平台铰链型 TKA 假体进行膝关节翻修的早期结果并不令人满意，从而进一步限制了其临床应用。最新一代的铰链型 TKA 翻修假体对先前假体的缺点进行了改进，如髌骨轨迹的改善，加强干骺端和骨干端固定的稳定性，以及铰链结构的改良，降低界面应力。因此，对于

具有适应证的患者，新型铰链型假体取得了良好的临床效果。在 Hossain 等的一项研究中，与 PS 假体和内翻－外翻限制型假体相比，植入旋转铰链型假体的患者在术后 5 年具有更高的满意度和假体生存率。由于铰链型假体对膝关节运动限制程度高，因此只有在少数情况下才需要使用。

为了最大限度地延长限制型假体的寿命，术者需注意恢复下肢力线，平衡膝关节软组织，以最低程度限制假体获得膝关节稳定性。

TKA 翻修术中补块的应用
使用补块填充骨缺损

小的骨缺损的治疗方案包括在股骨稍高平面或胫骨稍低平面截骨，以切除骨缺损或将假体移离缺损，还可以通过植骨、骨水泥填充或螺钉加强骨水泥填充处理骨缺损。

金属补块在处理骨缺损方面已有很长的历史，其适用于中等大小（< 15mm）的周围型骨缺损。对于单侧或双侧胫骨平台骨缺损，常用楔形或矩形金属补块附于胫骨托盘的下方，用于增强胫骨假体（图 66-4）。对于严重的双侧胫骨平台骨缺损，使用双侧胫骨补块可恢复关节线，从而避免使用过厚的聚乙烯衬垫（图 66-5）。如果剩余的骨量不足或患者 BMI 较高，则骨塌陷的风

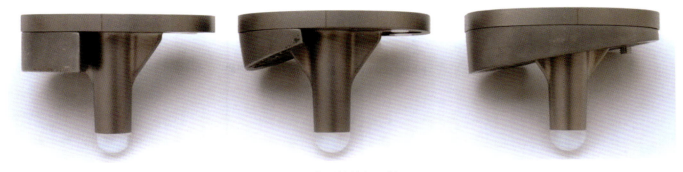

图 66-4　胫骨金属补块具有不同的几何形状。其中矩形和楔形补块如图所示

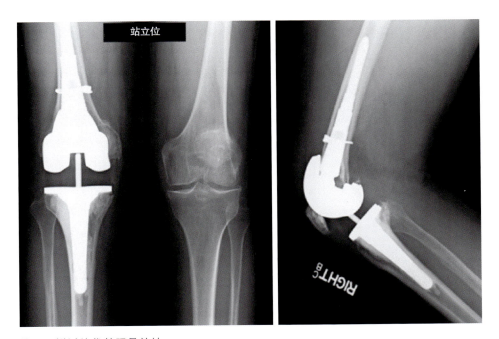

图 66-5　可使用厚的聚乙烯衬垫代替胫骨补块

险增加，应选择使用假体延长杆（图 66-6）。使用周围型金属补块的缺点包括在补块与假体界面存在潜在的微动；补块的尺寸和形状规格有限，无法应用于巨大骨缺损的修复；其不能恢复骨量，对于年轻患者的使用需谨慎。金属补块的长期临床随访数据尚缺乏，但中期随访已显示出良好的结果。Pagnano 等和 Lee 等均对胫骨金属补块良好的临床效果进行了报道。术后早期与胫骨金属补块有关的放射性透亮线的发生率较高，但是该放射性透亮线未出现进行性增宽。

大块异体骨结构植骨是重建干骺端巨大骨缺损的传统方法，而采用干骺端袖套（Sleeve）和锥形补块（Cone）进行干骺端骨缺损重建在逐渐增多，其具有诸多优点，如使用方便以及可提供长期固定作用。Sleeve 和 Cone 具有不同的尺寸和形状，适用于大多数

AORI Ⅱ型和 AORI Ⅲ型骨缺损（图 66-7）。使用 Sleeve 和 Cone 重建干骺端可取得良好的短期和中期随访结果。Watters 等报道了 104 例使用 Sleeve 进行 TKA 翻修的结果，术后平均随访 5.3 年，其中仅有 2 例（1.5%）因感染需要取出，仅 1 例无骨整合。Sleeve 无须骨水泥固定，其表面的多孔结构可以实现骨长入（图 66-8）。

多孔干骺端 Cone 具有良好的中期临床结果。Kamath 等报道了 66 例使用多孔钽干骺端 Cone 进行 TKA 翻修的结果，术后平均随访 5.8 年，其中仅 3 例需要翻修，仅 2 例出现放射性透亮线。使用 Sleeve 和 Cone 可配合延长杆使用以进一步增强稳定性。干骺端 Cone 与宿主骨相接触，可实现其表面的骨长入。使用骨水泥将胫骨平台及延长杆与干骺端 Cone 相固定（图 66-9）。干骺端金属补块的主要缺点是无法恢复骨量以及取出困难。

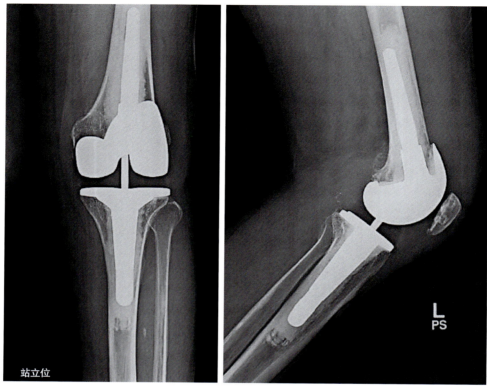

图 66-6   使用胫骨延长杆将应力传递到胫骨干，以降低胫骨塌陷的风险

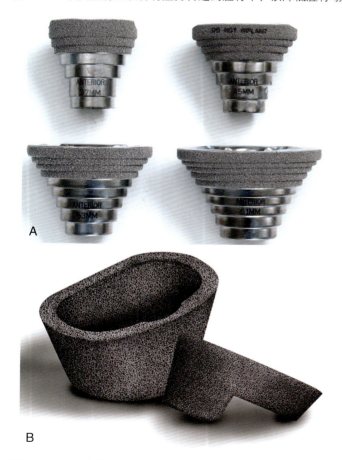

图 66-7   胫骨袖套（Sleeve）（A）和锥形补块（Cone）（B）有助于重建干骺端骨缺损

延长杆固定

在 TKA 翻修中，假体延长杆是辅助固定的一种有效方法。其能够将关节面的负荷传递到髓腔，降低假体与骨界面的应力。对于假体延长杆究竟应该采用骨水泥固定还是生物压配固定尚存在争议。研究报道，两种类型的假体延长杆取得相同的结果。非骨水泥柄与髓腔紧密结合，具有良好的旋转稳定性。骨水泥柄具有圆形轮廓，以方便取出。膝关节假体的交锁机制有利于防止假体微动或柄分离。如果将来需行 TKA 翻修，使用压配型假体延长杆可保留更多的骨量。由于压配型假体延长杆的特点，股骨髁假体或胫骨假体的位置由髓腔内柄的位置决定，这将限制其在膝关节畸形患者中的应用，尤其是干骺端或骨干畸形。当患者存在膝关节畸形时，使用偏心胫骨托或偏心髓内杆将有所帮助（图 66-10）。对于存在解剖畸形或严重骨质疏松的患者，如果使用压配式假体延长杆无法取得稳定的固定，使用骨水泥柄是一种有效的方法。骨水泥柄具有固定方便，安放位置灵活，可局部释放抗生素的优点。

骨水泥假体延长杆的长度是另一个存在争议的话题。研究表明，即使存在干骺端骨缺损，30mm 的骨水泥延长杆也能提供良好的固定作用。但是在该项研究

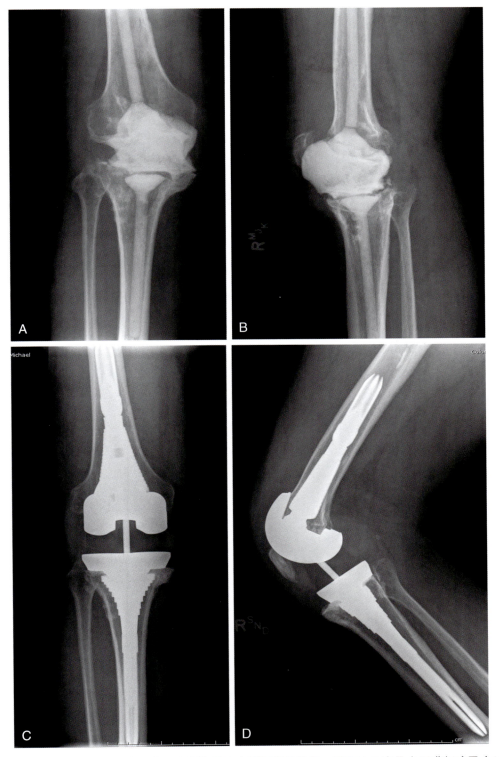

图 66-8　一例 67 岁假体周围感染的患者，在取出假体后存在明显胫骨缺损，填充抗生素骨水泥进行旷置（A、B）。使用胫骨 Sleeve 和补块（C、D）恢复关节线，提供干骺端支持和固定

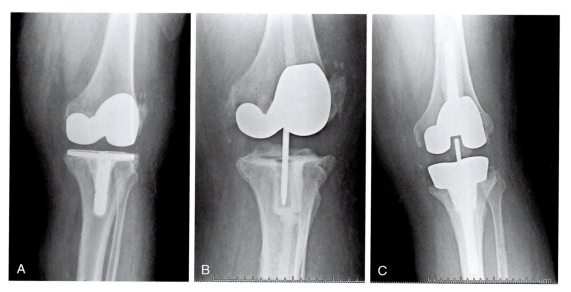

图 66-9 男性，54 岁，因创伤性关节炎行右膝关节单髁置换术，后因无菌性松动行 TKA（A）。后又出现假体感染，取出假体后填充抗生素骨水泥进行旷置（B）。进行膝关节重建时（C），因干骺端骨缺损而使用胫骨 Cone，以恢复关节线，提供干骺端支持和固定

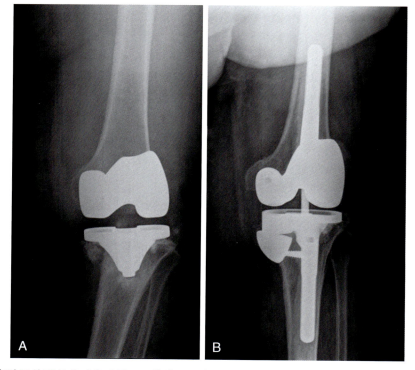

图 66-10 髓内偏心柄有助于处理关节成角畸形。X 线片显示内侧胫骨平台严重骨溶解，继发胫骨托盘内翻塌陷（A）。联合使用金属补块，附于胫骨托盘下方的楔形补块和胫骨髓内偏心柄重建膝关节（B）

中，Lachiewicz 等表明几乎所有使用延长杆的病例均存在放射性透亮线，而辅以使用干骺端 Cone 可降低放射性透亮线的发生。

使用假体延长杆的缺点主要有术中骨折的发生以

及存在骨皮质穿透的风险，特别是非骨水泥柄，其发生率高达 50%。此外，骨水泥柄取出困难可导致大的骨缺损。将胫骨平台的应力传导到髓腔可导致应力遮挡，影响假体的长期稳定性。使用假体延长杆可造成柄尖

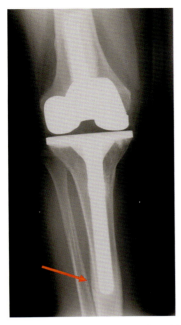

图 66-11　与压配型假体延长杆相关的皮质骨增生（红色箭头）

体延长杆远端的刚度和应力传递，降低柄尖痛的发生率（图 66-12）。

　　近年来，越来越多的组合使用非骨水泥压配型假体延长杆和骨水泥干骺端组件进行膝关节重建。该方法取得了良好的 5 年随访结果，具有稳定性好、松动率低、生存期长的优点。

结语

　　模块化膝关节假体系统有助于处理 TKA 翻修中面临的众多问题。假体系统须具有多种不同限制等级的假体、股骨和胫骨补块以及假体延长杆。使用假体系统有助于术者根据术中情况组合式使用合适的假体。注意假体的长期稳定性与限制程度成反比，建议选择最低限制程度的假体，以获得长期稳定性。对于大多数干骺端骨量不足的 TKA 翻修，通常需要使用假体延长杆。

本章摘要

　　以下内容是对 TKA 翻修中假体的选择进行简要总结。当然，明确的诊断和手术适应证是 TKA 翻修成功的关键。

交叉韧带保留型假体

　　适应证很少。主要包括单独更换髌骨假体，以及既往行单髁置换术的患者 PCL 功能完好，行 TKA 将其翻修。

痛，特别是压配型假体延长杆。据 Barrack 等研究报道，11% 使用压配式股骨柄和 14% 使用压配式胫骨柄的患者出现柄尖痛。此外，19% 使用骨水泥胫骨柄的患者也存在柄尖痛。然而在这项研究中，与使用骨水泥柄的患者相比，使用压配式胫骨柄的患者临床结果较差，满意度更低。柄尖疼痛可能会在术后 1~2 年内缓解，这通常与柄尖处皮质骨增厚有关，因为它能够更好地承受柄尖的负荷（图 66-11）。使用开槽型延长杆有利于降低假

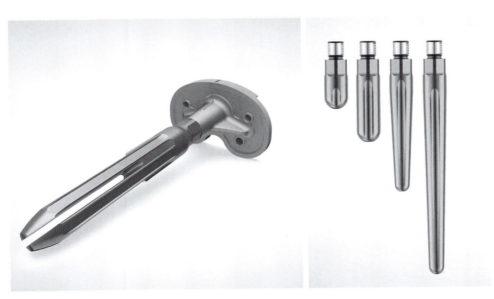

图 66-12　凹槽降低髓内柄的整体刚度，改善应力传递，降低柄尖痛的发生率

后稳定型假体

TKA 翻修术主要采用的假体类型，适用于大多数翻修手术。需具备膝关节内外翻和屈曲稳定，韧带功能完好。

内翻-外翻限制型假体

适应证包括：侧副韧带功能不全引起的膝关节内外翻不稳。内侧副韧带不得完全断裂。使用旋转平台以降低界面应力，防止凸轮 – 立柱结构磨损或断裂。

铰链限制型假体

适应证很少。主要包括侧副韧带完全断裂伴膝关节反屈的老年患者。

假体延长杆

适用于大多数 TKA 翻修（除了简单更换聚乙烯衬垫或髌骨假体）。对于假体延长杆究竟应该采用骨水泥固定还是生物压配固定尚无定论。

金属补块

适应证主要包括无法使用简单植骨修复的骨缺损，比如胫骨平台和股骨远端 / 后方的金属补块等。干骺端大的骨缺损可以采用同种异体骨结构植骨，同时大家越来越倾向于使用干骺端袖套（Sleeve）和锥形补块（Cone）进行处理。

（李慧武翻译；郭林校对）

第 67 章

全膝关节翻修术中假体延长杆的应用

Denis Nam, MD, MSc | Wayne G. Paprosky, MD

引言

全膝关节置换术（TKA）翻修的目的是重建正常下肢力线，恢复膝关节正常功能。由于骨与软组织的缺损，膝关节翻修术极具挑战性，这主要与以下因素有关：原发畸形、感染、骨溶解、无菌性松动、假体取出后并发症以及伴随的全身性疾病。为了重建膝关节解剖，外科医生需使用生物的或机械的增强装置来修复骨或软组织缺损。

在正常的胫骨中，胫骨近端的松质骨和皮质骨支撑着其上方的关节软骨。皮质骨的硬度向远端逐渐增加，而松质骨硬度逐渐降低。关节载荷通过关节软骨传递到下方的松质骨和皮质骨。在初次膝关节置换术中，聚乙烯衬垫、金属假体和骨水泥共同将载荷直接传递至下方的松质骨和皮质骨。而在膝关节翻修术中，由于缺乏足够的骨性支撑，剩余的骨质不足以承受应力，会导致翻修的早期失败。

在初次 TKA 中，早期铰链型假体延长杆设计的目的是分担假体 – 骨界面的旋转和屈曲应力。TKA 翻修组件通常用于保护有限的剩余骨质，这些骨质可能直接位于假体、骨水泥、金属增强块或结构性植骨的下方。当使用大量颗粒骨或结构性植骨时，需注意减少负荷来保护植骨。最后，由于假体的限制性，没有柄的翻修假体将对正常骨组织施加异常应力，关节载荷是体重的数倍，而假体延长杆可将载荷传递至髓腔。如果假体延长杆无法传递载荷，则剩余的松质骨所承受的载荷将超过其极限强度，导致假体固定失败。

因此，假体延长杆的目的是传递关节应力，降低关节负荷。假体延长杆的刚性大，附于股骨假体或胫骨托盘发挥作用。Brooks 等研究表明，对于胫骨近端内翻畸形，使用附有金属增强块的胫骨假体可以降低应力，使得胫骨近端应力分布更加均匀。因为假体的刚度高于松质骨，应力可以通过假体传递到柄或胫骨皮质边缘。

Bartel 等应用有限元分析研究表明，使用金属胫骨托盘和中央固定钉，可以降低假体下方松质骨的应力。Lewis 等研究发现，胫骨假体延长杆可降低宿主骨的应力，当柄的长度达到 70mm 时，关节线所承受的轴向载荷可降低 23% ~39%。当假体延长杆远端固定时，柄屈曲扭矩发生变化。附于胫骨托盘的柄增加假体强度，降低假体屈曲扭矩。根据假体延长杆的几何形状、尺寸、长度、位置和组成成分，将应力传递到骨干的骨皮质。Bourne 和 Finlay 尸骨研究表明，胫骨近端骨皮质与假体接触减少可导致胫骨近端应变值降低 33% ~60%。当假体延长杆长增加到 15cm 时，胫骨近端出现应力遮挡，假体延长杆尖的应力增加 1 倍。TKA 翻修中使用假体延长杆的优点还包括增加假体固定面积，有助于假体对线以及髓腔内的骨水泥释放抗生素。

目前假体延长杆固定的方式有两种。因骨水泥假体延长杆较短（30~100mm），使用骨水泥假体延长杆时应力沿骨 – 骨水泥界面传递到关节线近端。骨水泥可以填充假体延长杆与干骺端骨组织之间的腔隙，有助于消除假体微动，减少应力遮挡。使用干骺端填充型骨水泥柄的优点还包括方便假体安放，减少柄尖疼痛，以及适用于骨干畸形的患者。使用骨水泥假体延长杆的缺点是因翻修取出假体时会造成骨缺损。当使用非骨水泥假体延长杆（长度通常 > 150mm）时，应力会传递到假体延长杆的末端。非骨水泥假体延长杆的优点包括：易于取出（表面光滑、无骨长入的非骨水泥柄），有助于假体对线。研究表明，使用非骨水泥柄可能造成假体近端应力遮挡，但这通常与技术有关。对于非骨水泥假体，如果不使用骨水泥固定假体延长杆，应力遮挡效应可能会更小。如果非骨水泥柄的尺寸过小，将会导致假体早期松动。此外，使用非骨水泥柄，其柄尖痛发生率较高。据研究报道，当使用钴铬合金非骨水泥柄时，股骨假体延长杆尖痛的发生率为 11%，胫骨假体延长杆尖痛的发生率为 14%。假体延长杆末端开槽可降低假体的弹性模量，降低柄尖痛的发生率。应力遮挡和柄尖疼痛多与技术有关，不应作为避免使用非骨水泥柄的指征。几项研究表明，当使用骨水泥假体延长杆或非骨水泥假体延长杆时，假体稳定性和应力分布均有改善。

外科医生需注意假体延长杆的使用不能替代合适假体的选择。假体延长杆只是辅助减轻部分关节线处假体的过多应力，如果不能正确重建关节附近组织，则柄的类型和尺寸无关紧要。随着压力的增加或软组织的受损，必须改变柄的固定方式。

假体延长杆具有多种不同的几何形状。使用较大直径的假体延长杆会传递更多的载荷，但由于大多数假体系统在柄与假体结合部具有固定直径的连接点，所以这通常会被限制。此外，结合部金属底座的屈曲扭矩也已被确定。假体延长杆越长，则近端骨组织应力遮挡效应越大。但不能单独考虑此因素，由于干骺端骨髓腔的形状，短的、宽的柄尖端会发生撞击。使用长的、细的柄可避免尖端撞击，因为假体延长杆可在骨干中移动。柄与骨组织的接触面积也决定了应力转移的大小。更复杂的是，假体延长杆的表面结构也影响假体固定。目前，大多数非骨水泥柄表面是光滑的或无多孔涂层修饰的。柄的成分通常是钛合金，以降低柄的弹性模量，减少柄末端疼痛的发生，以及降低近端骨组织的应力遮挡效应。假体延长杆开有凹槽，以降低柄的刚度，有助于固定。柄上的凹槽或齿槽与髓腔紧密相配，以降低关节线处的旋转应力。凹槽还可以降低柄的弹性模量，从而降低近端骨组织的应力遮挡效应（图67-1）。

术前规划

术前规划对于膝关节翻修术至关重要。下肢全长片可对股骨和胫骨进行完整评估，有助于确定关节线的位置、截骨对线、假体的尺寸和安放位置以及是否需要增强块，还有助于评估髓腔，以确保髓内对线与下肢机械轴的方向相符。使用模板有利于确定股骨和胫骨假体延长杆插入髓腔的位置，优化假体对线，有利于确定假体延长杆的理想长度、固定方式以及是否需要使用偏心柄。偏心关节面需要使用偏心柄或胫骨垫块，以确保假体对线，优化胫骨平台覆盖范围，防止假体悬挂（图67-1和图67-2）。评估髓腔以明确是否可以插入直的假体延长杆，或者是否因存在骨干畸形而需要进行截骨。严重的骨干畸形会影响假体延长杆的选择，应首选短的骨水泥假体延长杆。对于非骨水泥假体延长杆，估计柄

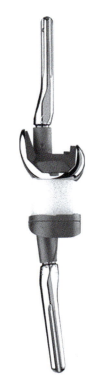

图67-1　压配型股骨和胫骨假体延长杆如图所示。柄具有凹槽，有助于与髓腔紧密相配，降低旋转应力。压配式柄有助于降低假体的弯曲应力。光滑的表面允许假体有所下沉，继而压紧重新稳定。偏心柄适用于关节面不对称的患者（图片来自 Zimmer, Warsaw, IN.）

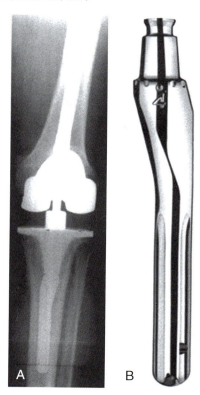

图67-2　A. 偏心柄可以使胫骨托盘沿预期方向移位，以避免假体悬挂，获得最佳覆盖范围。B. 胫骨偏心柄假体（图片来自 Zimmer, Warsaw, IN.）

的长度和宽度，以获得紧密压配。预估假体延长杆的长度，较长的柄因接触面积更大，可提供更牢靠的支撑，但不能单独评估假体延长杆长度与支撑强度的关系，因为假体延长杆的压配程度也是一个重要因素。对于严重骨缺损患者，应选择压配紧密的长柄假体（图 67-3）。当存在明显的软组织不平衡或膝关节不稳时，可选择较高限制程度的长柄假体（图 67-4）。

　　至少使用两种不同长度和宽度柄的模板进行测量（图 67-5）。事先确定的假体延长杆通常会因尺寸过小而不能紧密相配，或因尺寸过大而发生卡压，因此需更换尺寸更大或更小的柄。如果髓腔开始变窄时柄尖发生卡压，可再次扩髓去除更多的髓内骨，以避免发生卡压。但如果去除的骨量过多，则柄末端应力增加，可能会导致柄尖痛或骨折的发生。对于骨质疏松的患者应格外小心，因为容易过度扩髓，从而去除过多的骨质（图 67-6）。据报道，采用非骨水泥柄进行压配固定，术中假体周围骨折的发生率在胫骨侧为 4.9%，在股骨侧为 1%（总体发生率为 3.0%）。假体周围骨折多为无移位骨折，无须手术干预即可愈合良好。另一种解决方法是

换成直径较短或较长的柄。使用模板有助于确保所选的柄长度足够，以获得稳定支撑。

　　大多数柄附于翻修假体的固定位置。因此，术前估测假体在冠状面和矢状面上的位置至关重要。股骨侧假体的尺寸通常取决于膝关节的解剖结构，因为对于髓腔来说，股骨内外髁的宽度相对较一致。对于直的假体延长杆，假体在矢状面上的安装位置取决于柄的位置，膝关节屈曲间隙也被相应确定。当使用直的假体延长杆时，如果想要调整膝关节屈曲间隙，唯一的选择是增大或减小股骨假体的尺寸（图 67-5）。因为假体的位置已由直的假体延长杆事先确定，所以改变假体位置或在股骨后方使用垫块均无法改变膝关节屈曲间隙。使用偏心柄或具有不同连接位置的假体是可行的方法。在胫骨侧，由于内外侧胫骨平台通常是不对称的，因此在冠状位确定假体延长杆的位置往往更加困难（图 67-7）。最终，假体的安装需恢复关节线，重建下肢力线，避免假体悬挂。

　　许多新的膝关节翻修系统在假体 - 柄结合部具有旋转关节，或配有偏心柄假体延长杆，以方便调整假体位置（图 67-1 和图 67-2）。股骨偏心柄可提供稳定的支

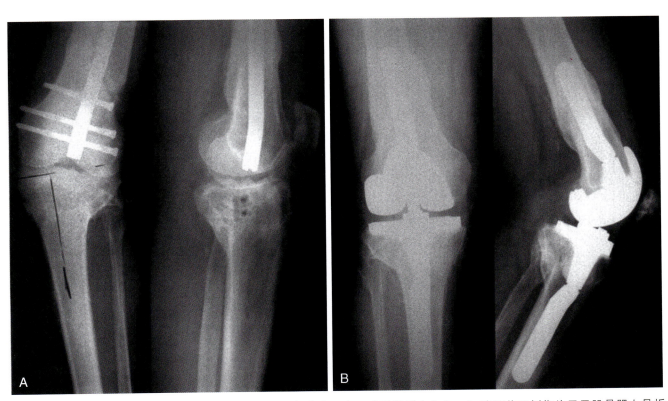

图 67-3　男性，77 岁，9 个月前因跌倒行膝关节切开复位内固定，术后骨折未愈合。A. 膝关节正侧位片显示股骨髁上骨折，伴创伤性关节炎及内固定失败。B. 术后 9 个月的 X 线片

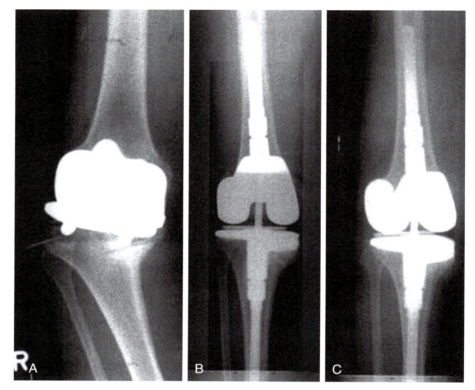

图 67-4 女性，55 岁，因退行性膝关节炎行初次全膝关节置换术，植入非骨水泥假体，患者主诉膝关节内侧和下肢疼痛明显。A. 不稳定的非骨水泥膝关节假体的正位片。使用具有骨水泥柄的限制型膝关节假体进行翻修，术后 2 个月（B）和 2 年（C）的正位片。因内侧副韧带功能不全导致膝关节不稳，需要使用限制型假体以弥补韧带松弛

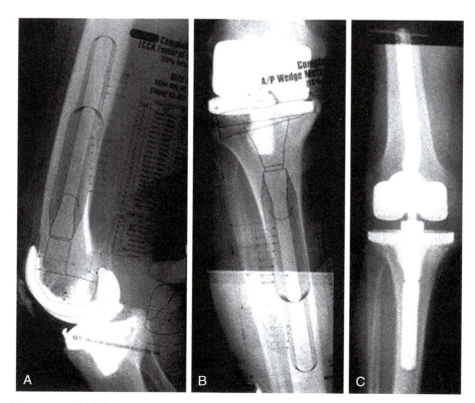

图 67-5 男性，65 岁，因聚乙烯衬垫磨损导致严重骨溶解。金属背衬的髌骨假体已被取出。在膝关节正位片（B）和侧位片（A）上进行术前模板测量。因严重骨溶解，需考虑使用大块异体骨移植或打压植骨以恢复骨量。C. 术后 X 线片

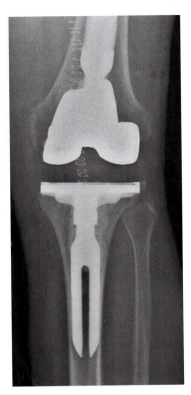

图 67-6　全膝关节翻修术中，胫骨侧使用非骨水泥假体延长杆。膝关节正位片显示胫骨干被过度扩髓，移除的骨质过多，选择假体延长杆的尺寸过大

撑，减少假体卡压的可能。当假体安装对线不佳时，偏心柄的使用和假体 – 柄结合部旋转关节的存在便于调整假体位置，使非骨水泥假体延长杆使用更简便。

手术技术

在重建膝关节前，必须排除感染，取出先前假体，并尽可能保留骨量。在重建过程中，必须对周围软组织进行充分评估和保护。

在极少数情况下，由于严重的膝关节畸形、骨缺损或韧带功能不全，在初次全膝关节置换术中可能会考虑使用带柄假体。如果假体对线良好，在普通假体植入后，不需要立即使用带柄假体进行翻修。如果截骨与髓内定位轴不匹配，将会导致假体延长杆在髓内撞击，引起假体对线不良、假体延长杆无法紧密匹配或医源性骨折。

完成股骨和胫骨关节表面的准备工作。相比于窄的髓内定位杆，作者更倾向于使用扩髓器。使用扩髓器以最小数量级的增加进行扩髓，使最大直径的扩髓器插入骨干峡部。由术者决定使用手动或电动扩髓器。使用电动扩髓器可节约手术时间，但需注意避免骨皮质变薄、

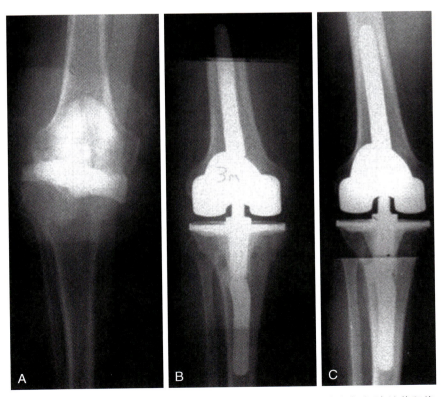

图 67-7　患者曾接受胫骨高位截骨术，合并内侧胫骨平台骨缺损，需要使用胫骨偏心柄行膝关节翻修。因为既往存在假体感染，行膝关节二期翻修术。A. 术前 X 线片。B. 术后 3 个月 X 线片。C. 术后 2 年 X 线片。偏心柄使用增大了胫骨假体覆盖面积，无明显假体悬出

穿孔或骨折的发生，特别是使用长柄假体时。在大多数情况下，可使用直的扩髓器进行股骨和胫骨扩髓，但当遇到髓腔严重畸形的患者，柔性软杆扩髓器有助于髓腔的准备。使用扩髓器在膝关节的骨面上做一入口，旋转扩大，去除增生硬化骨，避免扩髓器偏离正确方向。在翻修手术中，取出骨干中固定良好的骨水泥至关重要，以避免扩髓器偏移，导致偏心扩髓。可以使用反向骨刮匙取出骨水泥，但需注意避免骨皮质穿透。也可使用超声波装置取出髓腔内的骨水泥。然后以毫米级加大扩髓，直到感觉或听到与髓腔内骨皮质相接触为止。将截骨导向器安装到定位杆上，完成初步截骨。在髓内使用最大直径并确保能通过峡部的定位杆，以获得最佳截骨，避免卡压及假体-柄位置不良。扩髓器全长等宽可获得最佳对线。当遇到硬化的骨组织时，应轻柔缓慢地插入髓腔，此时扩髓器充当髓内定位杆的角色。然后将更小直径的扩髓器插入更远端，以保证获得良好对线。

截骨完成后，可按常规步骤进行膝关节伸屈间隙和内外侧软组织平衡。初步截骨包括胫骨近端、股骨远端和股骨后方截骨。截骨量应尽可能少，随即进行伸屈膝间隙评估。此时，使用预先测量好的垫块或张力测量装置十分重要。综合这种测量和术前模板测量结果确定关节线位置。可以通过计算确定股骨假体的尺寸、股骨远端重建量和胫骨厚度。胫骨假体影响膝关节屈伸间隙，其厚度取决于关节线的位置。伸屈膝间隙垫片测量确定屈膝间隙平衡的股骨假体尺寸和伸膝间隙平衡的股骨远端垫块厚度。根据我们的经验，TKA翻修中关节线有升高趋势。因此，术前使用模板测量及术中充分评估可避免抬高膝关节线，股骨远端垫块几乎总会用到。为避免膝关节屈曲间隙松弛，需要使用偏心或更大尺寸的股骨假体。

需要重申的是，如果不使用偏心柄，则股骨和胫骨假体的位置取决于假体延长杆的位置。胫骨假体托盘的尺寸不仅取决于假体的覆盖范围，还取决于假体在冠状面的悬挂程度。如果遇到髓腔偏心畸形或胫骨平台缺损，则需使用偏心覆盖胫骨托盘或偏心柄。这种问题在矢状面上很少见。

对于股骨假体，在矢状面改变厚度存在另外的问题。术前规划对于确定在翻修过程中是否需要增加或减少膝关节屈曲间隙至关重要。取出先前的股骨假体，确定翻修假体的尺寸。确定股骨假体的尺寸是否需要改变及其对膝关节屈曲间隙的影响。股骨假体尺寸的改变将

影响膝关节屈曲间隙的大小，这是单独评估股骨假体时改变屈曲间隙的唯一方法，较小尺寸的股骨假体增加膝关节屈曲间隙。在股骨后方加垫块，以确保假体后方骨性接触，维持膝关节旋转稳定性。确定股骨假体的尺寸后，可完成股骨侧截骨，垫块的最终形状也随之确定。所有截骨均以髓内定位杆作为参考。

如果需要大块的异体骨结构植骨，需要确定植骨块的尺寸和形状，完成植骨块的固定。根据骨缺损的大小，植骨可在测定膝关节间隙前完成。如果需要以整个结构异体骨代替关节骨，则需测量植骨块的长度。完成异体骨的准备，使之满足假体与缺损形状。异体骨移植时髓内定位杆的直径取决于切取时扩髓器的宽度。需要合适尺寸的植骨块，不在植骨块内过度扩髓，防止植骨块强度降低。

进行股骨和胫骨扩髓，至合适的深度和宽度，以满足假体延长杆的尺寸。术者可以根据自己的意愿行"手动"或"电动"扩髓。需进行术前和术中评估，以确定假体延长杆的压配程度。假体延长杆种类繁多，在大多数情况下，不同长度和宽度的假体延长杆可满足不同的需求。术者需注意不同假体系统之间的差异，有的假体系统假体延长杆直径以1mm数量级递增，而有的假体系统假体延长杆直径仅以偶数或奇数或更大间隔的数量级增加。对于大的骨缺损，假体延长杆的选择较少，因此术前进行模板测量十分重要。当存在更大的结构性骨缺损或软组织功能不全时，需要更大的压配式假体延长杆，这意味着扩髓相应加深，要去除更多的骨质，以确保皮质骨袖套可支撑假体延长杆。根据术前使用垫块的计划来调整扩髓深度十分重要。

对于扩髓宽度的确定，术前可进行模板测量，术中可根据骨皮质与扩髓器相接触时的声音或感觉进行判断。评估扩髓程度，以确定骨皮质是否被去除。通常作者进行扩髓会超过假体延长杆末端约1cm，以确保不会因假体延长杆末端卡压而导致骨皮质穿出。扩髓深度包括假体延长杆和假体覆盖部分长度。如果扩髓超过柄尖须去除大量的骨质，这提示我们应该使用较短的假体延长杆。对于常规翻修，扩髓不应过度，不能明显听到扩髓器接触骨皮质的声音。假体延长杆的插入方向要和扩髓成一直线。很难绝对限定每例的扩髓程度，这需要在术前和术中根据临床判断做出决定。比较初次TKA骨和软组织的完整性，以确定所需额外支撑的程度。对于大块异体骨结构植骨，髓内柄固定应与骨皮质接触长度

更长（图 67-3）。因此，扩髓时应在感觉到或听到扩髓器与骨皮质相接触后再扩髓至少 1~2mm。

进行股骨和胫骨假体试模复位，以评估截骨准确性，此时可不用安装假体延长杆。在进行重新截骨之前，需安装假体和柄重新进行评估。评估假体安装失败的原因。无柄时不能坐入假体等同于截骨不准确，需要重新进行截骨。能坐入无柄假体，但不能坐入带柄假体，可能意味着柄的尺寸不当，假体延长杆发生骨内撞击，或者是截骨与柄的位置不相匹配。如果发生假体延长杆撞击，则需要重新进行扩髓或改变柄的尺寸。在膝关节翻修中，由于骨溶解和假体松动导致邻近关节面骨硬化，硬化骨会引起定位杆、扩髓器、假体延长杆或假体托盘发生偏离，进而导致假体位置不良。充分清除硬化骨有助于假体对线正确。如未能清除硬化骨或没有认识到该问题，将会导致截骨对线不当和假体位置不良。此时，唯一的选择是更换髓内定位杆并重新进行截骨。

有时当重新评估截骨面与髓内定位杆的关系时，发现虽然截骨线是正确的，但当加大扩髓量以适合较粗的压配型假体延长杆时，却发现扩髓与假体延长杆不相匹配。发生这种情况的原因是骨的前屈或非圆柱性质，当较粗的柄插入髓腔时，那个节段与原来髓内定位杆所确定的长轴不同。可选择重新截骨以使其与较粗的假体延长杆相匹配，或选择增加或不增加长度的细柄。选择后者有利于截骨与骨长轴相匹配，并且在大多数情况下，都可选择后者，以避免假体对线不良的发生风险。假体安放完成后，评估伸屈膝间隙。

进行术中摄片，以确保手术按照术前规划进行。如果担心所使用假体延长杆的尺寸，假体延长杆与骨皮质是否匹配，骨皮质是否穿透，或者假体延长杆是否通过先前骨缺损的地方，应考虑行术中摄片。术中摄片是评估膝关节是否取得理想重建的宝贵工具。

在膝关节翻修手术中，包容性骨缺损通常不需要进行大块异体骨结构植骨。在这些情况下，自体骨或异体骨移植可用于恢复骨量。将假体延长杆插入骨干，但不需要完全坐入，假体延长杆充当试模和阻挡物，以防止植骨填充髓腔。在假体延长杆周围和骨缺损内植骨，将其压实，做成与宿主骨有更广泛接触的结构，然后取出假体延长杆，保持植骨结构的完整性。

按照常规方法插入假体。如果使用骨水泥进行固定，骨水泥应有足够的长度，注意假体-柄结合部不能用骨水泥固定。如果骨水泥延伸到遮盖点，即假体逐渐

变细部分开始增宽处，或者延伸到假体托盘与粗柄结合处，拔出假体将极其困难。骨水泥领会妨碍柄拔除，导致再翻修时骨折。

如果使用的是完整的靠近关节部分的同种异体骨，应在没有植骨的情况下尝试复位，以决定假体-异体骨复合物恰当地旋转。关节复位应该是可行的，因为带柄假体在宿主骨内压配方式是稳定的。在宿主骨和异体骨上做好标记，以复制合适的旋转，并估计柄长。然后用骨水泥固定假体-异体骨复合物，注意柄和假体结合部不能有骨水泥。将复合物打击植入宿主骨，最后修整结合部，保证宿主骨与植骨皮质最大限度接触，减少通过柄的应力（图 67-8）。

结果

TKA 翻修中随访时间最长的骨水泥假体延长杆，随访时间为 58.2 个月，取得良好的随访结果。在 40 例使用假体延长杆的膝关节翻修中，其中影像学上仅 1 例股骨假体出现松动，3 例股骨假体和 5 例胫骨假体出现不完全、进展性的放射性透亮线。Lachiewicz 等回顾性分析 58 例 TKA 翻修术，手术使用 30mm 长的骨水泥固定型胫骨假体延长杆，术后平均随访 5 年，结果显示没有患者因胫骨假体松动需要再次进行翻修，但翻修术中发现绝大多数患者存在小的干骺端骨缺损。

Bertin 等研究报道了 53 例使用非骨水泥假体延长杆患者的早期结果。使用的假体延长杆为非骨水泥固定型短柄，但并不是所有的延长杆都采取压配式固定。结果显示，除了 4 例患者有严重的术后并发症外，91%的患者膝关节疼痛得到缓解，84%的患者膝关节活动度超过 90°，80%的患者行走时间超过 30min。88%的假体延长杆周围存在放射性透亮线，但其与疼痛程度或假体失败率无关。然而该研究的结果难以说明问题，因为非骨水泥假体延长杆应以压配的方式插入骨干中以提高假体的稳定性。在一项 113 例 TKA 翻修的回顾性研究中（107 例骨水泥型假体延长杆和 95 例压配型假体延长杆），术后随访 2 年，Fehring 等发现 93%的骨水泥柄影像学检查显示稳定，而仅有 71%的非骨水泥柄显示稳定。因此，作者认为使用非骨水泥型假体延长杆时需谨慎。

在 Insall 等的一项包含 76 例膝关节翻修病例研究中，术后随访 42 个月，其中仅 3 例假体因松动而失败，3 例因感染而失败。所有患者均使用开槽型假体延长

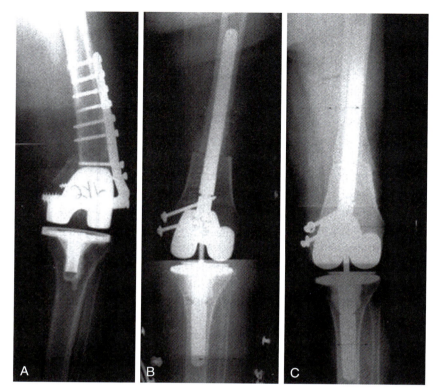

图 67-8 男性，69 岁，因严重的骨溶解和内固定失败需要行异体骨结构植骨。A. 术前 X 线片。B. 术后即刻 X 线片。异体骨结构植骨使用髓内定位杆进行切取，其宽度与宿主髓腔中扩髓器的宽度相等。骨水泥固定假体 – 植骨界面，以确保假体延长杆与宿主骨紧密相配。理想情况下，不能有骨水泥进入植骨 – 宿主交界处。C. 术后 2 年 X 线片

杆，术后并发症的发生率为 13%，但所有的并发症均与假体延长杆无关。根据 HSS 评分结果，84% 的患者取得良好的效果。该研究中 6 例翻修失败的患者需要再次进行翻修。在 67% 的股骨柄和 69% 的胫骨柄周围出现1~2mm 的放射性透亮线，这些放射性透亮线通常在术后几个月出现，不影响手术结果。在 4% 的股骨柄和 6%的胫骨柄周围存在 > 2mm 的进展性放射性透亮线，但也与预后无关。这种类型的影像学表现与失败假体延长杆的明显不同。据 Sah 等研究报道，在 88 例使用混合方式固定假体延长杆的 TKA 翻修中，术后平均随访时间为 5.5 年，对非骨水泥压配型假体延长杆，仅使用骨水泥固定干骺端区域，结果显示术后 5 年假体生存率为100%，术后 10 年假体生存率为 90%。

目前关于直接比较 TKA 翻修中骨水泥干骺端固定型假体延长杆和非骨水泥骨干固定型假体延长杆的研究较少。Gililland 等对 TKA 翻修中 48 例使用骨水泥型假体延长杆（48 例，平均随访 76 个月）与 33 例非骨水泥型假体延长杆（33 例，平均随访 121 个月）进行双中心回顾性研究。结果显示，两组患者术前、术后 KSS 评分

无明显差异（P=0.7），两组之间股骨或胫骨假体失败率也无明显差异（P=0.6~0.99）。

Paprosky 报道了一项关于使用带柄假体结合股骨远端植骨进行膝关节翻修的研究。该方法主要用于假体周围骨折、骨折不愈合和严重的股骨远端骨缺损。本项研究不纳入骨肿瘤患者，术后平均随访 32 个月，根据HSS 评分结果，9 例患者中有 7 例结果良好或优异，其余 2 例结果一般。并发症的发生与假体延长杆无关，需注意软组织平衡的问题，软组织不平衡将会导致髌骨半脱位或膝关节反屈。在植骨部位愈合前，需要在保护下负重至植骨愈合。Mnaymneh 等的研究结果相似，86%的患者植骨部位愈合，膝关节活动度平均为 92°。2 例患者出现股骨侧骨不连和骨折，需再次行翻修手术。Vince 和 Long 报道 44 例使用压配型假体延长杆的膝关节翻修病例，术后随访 2~6 年，尽管假体延长杆与髓腔相匹配，但临床和影像学检查显示存在假体松动。由此作者得出结论，即使假体延长杆与髓腔相匹配，但由于骨质量较差，使用压配型假体延长杆固定仍不充分，需要使用骨水泥在假体合适的位置进行固定。失败假体周

围存在大量完整的放射性透亮线和明显的骨皮质反应。

结语

　　与髋关节翻修术一样，膝关节翻修术的数量也在逐年递增。因此，膝关节翻修术中骨缺损的严重程度及膝关节重建的复杂性也随之增加。使用压配型假体延长杆可减轻关节负荷，将应力传递到骨干。近关节处骨组织的应力遮挡与负荷过大之间的平衡仍需注意。目前来看，假体延长杆具有良好的支撑作用，没有明显的应力遮挡效应。假体延长杆可抗剪切、弯曲和旋转，但骨组织仍承受一定的压应力。这就要求剩余骨量具有足够的

结构完整性以承担剩余载荷。中期研究结果表明使用带延长杆假体可以取得良好效果，假体延长杆是膝关节翻修术的重要辅助手段。但假体延长杆不能替代假体周围软组织的支撑作用。

（李慧武翻译；郭林校对）

第 68 章

铰链型膝关节假体和巨型假体

Nicholas A. Bedard, MD | Matthew P. Abdel, MD

引言

铰链型膝关节假体置换术最早出现在 20 世纪 50 年代。相比于同一时代其他类型的膝关节假体，这种新型膝关节假体可以处理更复杂的膝关节畸形和病变。然而早期的铰链型假体失败率很高，随着标准髁限制型假体的发展，铰链型膝关节假体的使用率急剧下降。在 20 世纪 80 年代，开始出现使用巨型假体治疗肿瘤切除后造成的大的节段性骨缺损的患者，主要用于替代节段性股骨或胫骨干骨缺损。巨型假体的适应证已扩大到其他原因造成的大的节段性骨缺损，如骨折和假体周围感染（PJI）。本章主要介绍各种类型的铰链型膝关节假体和巨型假体的发展、适应证及临床结果。

铰链型膝关节假体的演变和临床结果

关于铰链型假体的临床数据应仔细分析。由于假体设计的改进、手术技术的提高以及患者适应证的选择，早期铰链型膝关节假体的结果已无法反映当前的结果。此外，许多关于铰链型膝关节假体的报道混合了初次膝关节置换和膝关节翻修的分析结果，但两种类型手术的患者在骨缺损、软组织受损和既往手术次数等方面存在很大的差异。

固定铰链型膝关节假体

发展史

第一代铰链型膝关节假体采用单轴铰链型设计，这种假体只允许膝关节屈曲和伸直运动，限制了膝关节正常的旋转活动，且关节面是金属与金属相接触。这种类型的假体包括 Walldius 和 Shiers 假体，以及在 20 世纪 70 年代出现的 Stanmore 和 Guepar 全金属固定铰链型膝关节假体。

早期金属对金属固定铰链型假体的结果较差。1986 年瑞典人工关节置换登记系统的数据显示，对于膝关节骨关节炎行初次膝关节置换术的患者，使用固定铰链型膝关节假体术后 5~6 年假体生存率仅为 65%，而当时使用两部分或三部分组成的假体生存率为 87%。但对于类风湿性关节炎的患者，取得了较为良好的结果。使用铰链型膝关节假体术后 5~6 年的生存率为 83%，而使用两部分或三部分组成的假体生存率为 90%。铰链型假体翻修最常见的原因是无菌性松动（16.4%），其次是感染（12.1%）。

研究发现假体的设计是导致假体失败的主要原因。铰链型假体限制了膝关节的正常旋转活动，传导至骨 - 骨水泥界面的应力过大，从而导致假体的松动率增高。铰链型假体的关节面为金属与金属相接触，由此产生过多的金属磨损颗粒，导致患者术后膝关节积液、滑膜炎和骨溶解，进而引起假体松动。

即使对 Guepar 固定铰链型膝关节假体进行改良，包括使用延长柄，结果也不令人满意。据 Cameron 等研究报道，45 例患者使用 Guepar Ⅱ 型假体进行全膝关节置换，术后随访 2~13 年，结果显示术后假体无菌性松动率仅为 7%，这归因于延长柄的使用和骨水泥技术的改进。但在接下来 1~7 年的随访中，优良率从早期报道的 67% 下降至 38%，伸膝装置问题和感染仍是术后主要并发症。

对 Stanmore 型金属对金属界面固定铰链型膝关节假体进行改进，包括使用金属 - 聚乙烯套管。据 Grimer 等研究报道，103 例患者使用 Stanmore 假体进行初次膝关节置换术和膝关节翻修术，其中 80% 的患者术后平均随访 68 个月，结果显示仅 64% 的患者获得满意的手术效果，70% 的患者膝关节疼痛得到缓解。此后对 Stanmore 假体进一步改进，形成金属 - 聚乙烯界面的旋转铰链型膝关节假体。

德国医生 Blauth 和 Hassenpflug 介绍了一种固定铰链型膝关节假体，针对以前固定铰链型假体的缺陷进行改进，包括限制膝关节轴向旋转，金属 - 金属界面上传递负荷及截骨过多等。Blauth 假体增加聚乙烯衬垫以满足较大的股骨假体髁表面，应力可通过聚乙烯表面传递到相邻的骨组织。在一项 422 例使用 Blauth 假体行初次 TKA 的研究中，术后平均随访 6 年，其中仅 3 例患者（0.7%）因假体松动进行翻修，假体感染率为 3.8%。以假体无菌性松动定义假体失败，术后 10 年和 20 年假体的存活率分别为 98.4% 和 96.0%。以假体松动、感染、患者失访等定义假体失败，术后 20 年假体的整体存活率为 87%。需要注意的是，这些优良的结果适用于初次膝关节置换，不包括膝关节翻修术。

其他作者还对因肿瘤切除使用固定铰链型假体重建膝关节进行报道，取得良好的长期效果。Ruggieri 等评估 699 例因骨骼肌系统肿瘤切除后使用巨型假体［The Kotz Modular Femur–Tibia Reconstruction System（KMFTR；Stryker；UK）and the Howmedica Modular Reconstruction System（HMRS；Stryker；UK）］行膝关节重建的患者，术后平均随访 11 年，结果显示，术后 10 年和 20 年假体总体生存率分别为 80% 和 55%，翻修的原因通常是骨折、无菌性松动和感染。以无菌性松动定义假体失败，术后 10 年和 20 年假体的生存率分别为 94% 和 82%。

尽管使用巨型假体重建巨大骨缺损的患者群体与之前的研究不同，但结果表明，与早期固定铰链型膝关节假体相比，巨型假体的生存率得到改善，特别是在无菌性松动方面。随着旋转铰链型膝关节假体的改进，其适应证逐渐扩大。Ruggieri 等报道使用固定铰链型巨型假体的适应证有：全股骨重建、肌力减退的老年患者、股骨远端切除伴股四头肌广泛缺损，使用固定铰链型膝关节假体具有良好的稳定性。

旋转铰链型假体

发展史

早期铰链型假体限制膝关节的正常旋转活动，临床结果不令人满意，为了避免铰链型假体的缺点，旋转铰链型假体不断改进，除了屈曲和伸展活动，旋转铰链型假体还允许膝关节进行内、外旋活动。早期的旋转铰链型假体包括 Spherocentric、Sheehan 和 Herbert 假体。许多早期的旋转铰链型假体没有股骨滑车或髌骨假体，这是假体失败的潜在原因，也是以后假体设计寻求纠正的缺陷之一。

第一例使用 Noiles 旋转铰链型假体的全膝关节置换术于 1976 年实施。与固定铰链型假体不同，该假体采用胫骨轴承组件，该组件可安装在骨水泥胫骨聚乙烯袖内，然后通过铰链结构将胫骨轴承组件固定于股骨假体。胫骨轴承组件在胫骨聚乙烯袖内可以有 20° 的内旋、外旋活动，而没有明显的旋转阻力。轴向负荷可在铰链和聚乙烯胫骨承重面上传递。理论上，允许轴向旋转和聚乙烯胫骨承重面传递负荷可降低骨 – 骨水泥界面的应力。随后又进行了一些改良，包括改进股骨髁假体，以防止股骨假体下沉。

多年来，Noiles 旋转铰链型假体经过不断改良，演变为现在的 S–ROM 系统，旋转铰链型膝关节假体（Depuy, Inc Warsaw, IN）及其改良已显著提高假体影像学和临床随访的中期结果。自从早期不同类型的旋转铰链型膝关节假体出现以来，已不断地对其进行改良，形成新的旋转铰链型假体系统。当今市场上可获得多种旋转铰链型膝关节系统。

临床结果

与金属对金属界面的固定铰链型膝关节假体相比，旋转铰链型膝关节假体的早期结果更令人满意，但假体松动和髌骨不稳的问题仍然存在。两项研究对使用旋转铰链型假体治疗严重韧带不稳和骨缺损的早期结果进行报道，术后随访 50 个月，其中 80% 行初次 TKA 和 61%~74% 行膝关节翻修术的患者获得满意的结果。在这项研究中，10% 的患者 X 线片上可观察到假体松动的可能征象，26% 的患者出现进展性放射性透亮线。在另一项研究中，7% 行初次 TKA 和 20% 行膝关节翻修术的患者出现进展性放射性透亮线。最常见的并发症是髌骨不稳，其在初次 TKA 中的发生率约为 22%，在膝关节翻修术中的发生率约为 36%。69 例非肿瘤患者使用相同的旋转铰链型假体行膝关节置换术，术后随访 75 个月，获得了与前述研究相似的结果。这些患者膝关节的功能得到明显改善，但术后并发症的发生率较高（深部感染为 14.5%，髌骨并发症为 13%，假体断裂为 10%），在最后一次随访中，假体松动的发生率为 13%。

为提高手术疗效，不断对多种旋转铰链型膝关节系统进行改进。假体的更新迭代、骨水泥技术的改进以及干骺端固定的选择，使得现代旋转铰链型膝关节假体获得良好的结果。

2017 年 Cottino 等报道了迄今为止规模最大的一项研究，408 例患者使用旋转铰链型假体行初次 TKA 和膝关节翻修术［假体感染（35%），无菌性松动（13%），假体周围骨折（13%），骨折不愈合（5%），机械性失败（4%），关节纤维化（4%），假体位置不良（3%），神经系统疾病（4%），类风湿性关节炎（2%），佝偻病、伸膝装置失效、侏儒症和先天性膝关节脱位（各占0.2%）]，术后平均随访4年。该研究使用了多种旋转铰链型膝关节假体，并在28%的病例中使用干骺端Cone进行固定。术后10年假体无菌性松动翻修率为4.5%。术后2年和术后10年假体整体翻修率分别为9.7%和22.5%，其中最常见的原因是假体感染（占所有翻修手术的54%）。高感染率可能的原因包括患者并发症较多、膝关节多次手术以及既往膝关节感染史。

相比于Cottino等的研究，另一项随访时间相似的大型研究显示，旋转铰链型膝关节假体的生存率更低，并发症发生率更高。该研究回顾性分析了142例使用旋转铰链型膝关节假体的患者（all Orthopedic Salvage System，OSS；originally the Finn Knee，Biomet Inc，Warsaw，Indiana），包括11例初次TKA和131例膝关节翻修术，其中42%的患者因假体感染而分两期手术，术后平均随访57个月。结果显示，股骨和胫骨无菌性松动的发生率分别为15%和1.5%。虽然上述两项研究的结果难以直接比较，但需要指出的是本研究假体未使用干骺端固定，如干骺端袖套（Sleeve）或锥形补块（Cone），这可能是与Cottino等的研究结果相比，两者无菌性松动率存在差异的原因。此项研究中假体术后5年和10年的整体生存率分别为73%和51%。其他并发症的发生率分别为：深部感染23%，包括12例急性深部感染和21例慢性深部感染，假体周围骨折7%，伸膝装置并发症5%，假体断裂4%和假体机械性失败4%。

一项发表于2018年的Meta分析纳入了超过50项使用铰链型膝关节假体的研究结果。该研究的排除标准包括初次TKA、使用巨型假体、骨肿瘤或因假体感染行一期翻修术。该Meta分析最终纳入了10项符合标准的研究，结果显示使用旋转铰链型膝关节假体最常见的指征为感染、无菌性松动、膝关节不稳定和骨缺损。对于膝关节翻修术，不同研究的假体术后5年生存率差异较大，为51%~90%。深部感染是最常见的术后并发症，其发生率为3%~24%。假体无菌性松动发生率为1%~16%，其中有5项研究报道假体无菌性松动率在5%以下。

在上述Meta分析以及Cottino等和Farid等的研究中，使用旋转铰链型假体术后结果和并发症差异较大，

其结果很难进行比较，因为各项研究中假体使用的适应证、患者群体、膝关节周围软组织情况、使用假体类型以及固定方式不同。与固定铰链型假体或早期旋转铰链型假体相比，现代旋转铰链型假体在降低假体无菌性松动方面做出很大的改进。Farid等指出，尽管随着旋转铰链型假体的不断改进，假体松动和机械性失败等并发症的发生率逐渐降低，但近年来需要行铰链型膝关节假体置换术的患者群体已发生巨大改变。

在过去的30年里，虽然旋转铰链型膝关节假体在不断改进，但由于其适应证的扩大，结果并不令人满意。旋转铰链型膝关节假体置换术后假体感染率较高，这与假体类型无关，而与患者复杂的病情有关。

鉴于不同类型旋转铰链型膝关节假体置换术的结果难以比较，接下来将详细介绍特殊情况下使用旋转铰链型假体和巨型假体的结果。

巨型假体

旋转铰链型关节替代假体又称巨型假体，主要用于肿瘤切除后膝关节重建，替代股骨远端、胫骨近端等节段性切除后的骨缺损。巨型假体已发展为模块化膝关节假体系统，假体柄具有多孔涂层，以利于剩余宿主骨与假体柄相接触部位的骨长入。模块化巨型假体系统使得假体获取更加便捷，即使术中发现骨缺损与术前规划不同，术者也有更多的选择进行骨缺损重建。巨型假体主要应用于恶性或具有侵袭性的良性骨肿瘤切除后的膝关节重建。

Pala等报道一项247例使用旋转铰链型巨型假体系统（GRMS；Stryker；Mahway，NJ，USA）重建肿瘤切除后膝关节的研究，术后平均随访4年（2~8年）。中期随访结果显示，假体总体失败率为29.1%，其中最常见的原因是感染（9.3%），软组织功能障碍（8.5%），无菌性松动（5.7%）和肿瘤复发（5.7%）。假体术后4年和8年总体生存率分别为70%和58%。如果仅考虑"经典"定义的失败原因（感染、无菌性松动和假体断裂），假体的生存率相对较高，术后4年和8年分别为84%和69%。股骨远端和胫骨近端假体的生存率无显著性差异。

Myers等对使用巨型假体重建因肿瘤切除的股骨远端和胫骨近端的膝关节长期随访结果进行了报道，在该研究中，作者还比较了固定铰链型和旋转铰链型巨型假体的生存率，术后平均随访15年。结果显示335例股骨远端置换的患者术后5年、10年和20年假体翻修率

分别为 17%、33% 和 58%。固定铰链型和旋转铰链型假体早期失败率相似，然而术后 10 年因无菌性松动导致的假体翻修，固定铰链型假体的发生率为 35%，旋转铰链型假体为 24%，修饰羟磷灰石领的旋转铰链型假体为 0。当使用旋转铰链型假体时，术后 20 年假体总体翻修率降低 52%。使用巨型假体重建胫骨近端的研究结果与上述研究结果相似。据 Myers 等研究报道，194 例使用巨型假体行胫骨近端置换的患者，术后平均随访 15 年，假体整体翻修率为 28%，术后 5 年、10 年和 20 年的假体翻修率分别为 21%、42% 和 59%。

相比于固定铰链型巨型假体，使用旋转铰链型巨型假体重建胫骨近端在术后 10 年和 20 年的翻修率均降低 50% 以上，其主要原因是无菌性松动发生率降低，术后 10 年随访结果显示，固定铰链型假体的无菌性松动发生率为 46%，而旋转铰链型假体的无菌性松动发生率仅为 3%。尽管这两种类型假体的生存率相对都可以接受，尤其是仅使用旋转铰链型假体时，但深部感染仍是一个严重的问题，研究显示股骨远端置换感染的发生率为 10%，胫骨近端重建时使用腓肠肌皮瓣前、后的感染率分别为 31% 和 14%。

骨肿瘤切除后使用巨型假体进行膝关节重建，以维持与患者日常生活相适应的膝关节功能。Bernthal 等在 2015 年对 69 例下肢骨肿瘤患者膝关节重建 13.2 年后的步态分析和膝关节活动度分析结果进行了报道。该研究中有 1/3 的患者进行股骨近端置换，大多数患者因膝关节周围骨肿瘤使用巨型假体进行膝关节重建。结果显示，相比于股骨远端或近端重建，胫骨近端重建的患者膝关节力量略有降低，但各组患者的步态均正常，膝关节功能也满足患者的日常生活活动。有趣的是，因骨肿瘤切除使用巨型假体进行膝关节重建的患者，其活动度与全髋关节置换术后的患者相似。

尽管与初次关节置换术相比，使用巨型假体重建膝关节存在较高的失败率和并发症，但重建后的膝关节功能良好，结果与铰链型膝关节假体置换术相似，特别是在使用旋转铰链型巨型假体时。鉴于此，巨型假体使用的适应证也在逐渐扩大，包括因骨折、感染、翻修造成的膝关节周围严重骨缺损。

全膝关节置换术后非感染性翻修

旋转铰链型膝关节假体经常用于 TKA 翻修，但对于特殊适应证的 TKA 翻修尚缺乏研究报道。大部分研究包含多种不同的 TKA 翻修适应证，如膝关节不稳、假体无菌性松动、假体感染以及假体周围骨折等。这些研究有助于理解使用旋转铰链型假体行 TKA 翻修结果的一般规律，但对于特殊适应证的 TKA 翻修，评估其结果也很重要，因为手术结果会因适应证的不同而发生变化。

旋转铰链型膝关节假体置换术的常见适应证是初次 TKA 术后膝关节不稳，但只有少数膝关节不稳需使用铰链型膝关节假体进行置换，大多数膝关节不稳可通过调整假体位置、假体尺寸或使用内外翻限制型假体（VVC）进行解决。对于侧副韧带功能完全丧失，伸屈膝间隙极度不平衡，使用其他方法无法解决的情况，或使用较高限制型假体（例如 VVC）置换后膝关节仍不稳定，可使用旋转铰链型假体进行膝关节置换。2015 年发表的一篇研究报道，96 例老年患者（≥ 75 岁）因初次 TKA 术后膝关节不稳行旋转铰链型膝关节假体置换，术后平均随访 7.3 年。研究结果显示，患者 KSS 评分显著提高（术前平均 37 分，术后平均 79 分），无假体松动发生（0），仅 1 例发生深部感染（1%）。另一项类似的研究报道，26 例老年患者因侧副韧带功能不全行旋转铰链型膝关节假体置换，术后平均随访 46 个月。此项研究包括 5 例初次 TKA，患者平均年龄为 77 岁。结果显示，无假体无菌性松动发生，仅 3 例因假体周围骨折（1 例）和深部感染（2 例）需再次翻修。

据 Joshi 和 Navarro-Quilis 研究报道，78 例患者因假体非感染性失败使用旋转铰链型膝关节假体进行翻修，排除初次 TKA 和因假体感染进行翻修的病例，术后平均随访 7.8 年。结果显示，73% 的患者取得优异的结果，9% 的患者取得良好的结果。7 例患者因膝关节不稳或脱位行翻修手术（9%），4 例患者存在无菌性松动的影像学征象（5%），但未进行翻修，2 例患者因假体感染性松动进行翻修（2.6%）。

尽管不同的研究结果很难直接进行比较，但对于老年患者，使用旋转铰链型膝关节假体进行非感染性翻修取得了满意的中期结果，对于感染性翻修也取得了良好的结果。

旋转铰链型假体的另一使用适应证是膝关节纤维化患者的 TKA 翻修。Farid 等使用 VVC 或旋转铰链型假体对严重先天性膝关节纤维化的患者进行 TKA 翻修。14 例患者中有 9 例存在严重的关节囊和侧副韧带瘢痕以及异位骨化，需要进行股骨远端截骨和切除侧副韧带，以提高膝关节活动度，然后使用旋转铰链型假体进行膝关节重建，术后平均随访 34 个月。结果显示，86% 的患者膝关节屈曲活动度提高 35°，末次随访时膝关节屈曲活动度至少达到 100°。12 例患者膝关节屈曲挛缩获得平均 28° 的矫正，只有 4 例患者在末次随访时仍存在平均 8° 的屈曲挛缩。1 例患者因术后膝关节活动度不满意需使用旋转铰链型假体进行再次翻修，术后 2 年膝关节活动度为 5°~120°。最后 1 例患者使用旋转铰链型膝关节假体翻修后膝关节屈曲挛缩更加严重，但没有选择进行再次手术。该研究中无深部感染发生，有 1 例血肿需行切开引流，1 例切口感染使用抗生素治疗后痊愈。

Van Rensch 等于 2018 年报道了 38 例初次 TKA 术后膝关节僵硬的患者（活动度 < 70° 定义为膝关节僵硬）使用旋转铰链型膝关节假体进行翻修的结果。其中 24 例患者 TKA 术后膝关节僵硬的原因主要包括假体位置不良（15 例），无菌性松动（7 例），膝关节不稳（2 例），所有患者均排除感染因素。结果显示，术后患者膝关节活动度明显提高，平均增加 40°，但仍有 6 例患者膝关节活动度 < 70°。使用旋转铰链型膝关节假体进行翻修的并发症主要有 2 例患者因假体无菌性松动需要再次翻修（5%），1 例患者因假体深部感染最终导致截肢（2.6%）。

旋转铰链型膝关节假体有助于膝关节纤维化患者的翻修，因为相比于其他低限制型假体，旋转铰链型假体允许更广泛地切除关节囊和韧带，同时获得膝关节稳定性。Hermans 等回顾性分析了 40 例因先天性膝关节纤维化使用旋转铰链型假体（55%）或 VVC（45%）进行翻修的结果。结果显示，相比于 VVC，使用旋转铰链型膝关节假体术后患者 KSS 功能评分提高，KSS 疼痛评分降低，膝关节疼痛改善，膝关节屈曲和伸展活动度增加。尽管本研究存在一定的局限性，但综合本研究及其他研究的结果，旋转铰链型假体对膝关节纤维化的患者进行翻修十分有帮助，因为其允许切除更多的软组织，同时可获得最佳的膝关节稳定性。

假体周围感染

PJI 以及手术治疗假体感染可导致膝关节周围骨和软组织严重缺损，需要使用铰链型假体重建膝关节。使用旋转铰链型假体和巨型假体治疗假体感染往往分为两期进行，但也有诸多研究进行一期手术，使得这些研究的结果难以直接比较。Alvand 等于 2018 年报道一项使用巨型假体治疗髋、膝关节假体感染的研究，包括 29 例膝关节假体和 40 例髋关节假体，术后至少随访 2 年。大部分患者分两期进行手术（70%）。结果显示，术后并发症总体发生率为 48%，其中超过一半的并发症是由多次注射导致的。髋关节假体感染治疗的成功率（83%）要高于膝关节假体感染（59%）。髋、膝关节假体生存率和术后并发症发生率无显著性差异，术后 5 年假体总体生存率为 81%。

对于假体周围感染，除了使用旋转铰链型假体分两期手术重建膝关节外，一些研究报道可进行一期手术重建膝关节，包括彻底清除滑膜、侧副韧带和交叉韧带，以完全暴露后方关节囊，然后使用旋转铰链型膝关节假体，联合使用抗生素骨水泥、静脉使用抗生素等标准 PJI 治疗方法。Zahar 等于 2016 年报道了一项 70 例假体感染患者使用旋转铰链型假体进行一期 TKA 翻修的研究结果。术后随访 10 年，假体感染一期翻修的指征是病原菌种类明确。本研究中只有 11 例患者未行一期翻修手术，其中包括 8 例患者因细菌培养阴性而行二期翻修手术，3 例患者因伸膝装置的损伤而行关节融合术。结果显示，末次随访时 5 例患者发生假体再次感染（7%），而 93% 患者的假体未再次出现感染。10% 的患者因假体无菌性松动再次翻修，假体的 10 年生存率为 75%。

旋转铰链型膝关节假体应用于初次 TKA

如前所述，旋转铰链型假体通常用于严重骨缺损或韧带不稳的膝关节重建，有时也应用于初次膝关节置换术。Kowalczewski 等报道一项 12 例终末期膝关节炎患者使用旋转铰链型假体行初次 TKA 的研究，患者存在 MCL 断裂或膝关节畸形需行 MCL 和 LCL 松解，术后至少随访 10 年。结果显示，末次随访时无假体感染及无菌性松动的发生。

Petrou 等报道一项旋转铰链型膝关节假体用于初次 TKA 的研究结果，100 例膝关节韧带或骨缺损的患者使用骨水泥 Endo 旋转铰链型假体（Waldemar Link GMBG & Co, Hamburg, Germany）重建膝关节，术后平均随访 11 年。结果显示，末次随访时膝关节 KSS 评分为 93 分，功能评分为 70 分，结果令人满意。2 例患者出现假体感染（2%），无假体无菌性松动的发生。术后 15 年假体的生存率为 96.1%，5 例患者失访，术后 12 年校正后的假体生存率降至 80.3%。研究结果表明，相比于假体翻修手术，旋转铰链型假体应用于初次 TKA 可以获得良好的结果，假体感染等并发症发生率更低。

旋转铰链型膝关节假体用于初次 TKA 的另一个适应证是终末期 Charcot 关节病。Charcot 关节病可引起膝关节明显的骨质破坏和痛温觉丧失，如若实施膝关节置换术，许多学者提倡增加膝关节假体的限制等级。Bae 等研究报道 9 例（11 膝）Charcot 关节病患者行旋转铰链型假体膝关节置换术，术后随访 10~22 年（平均 12 年）。结果显示，患者膝关节功能明显提高。其中 1 例发生深部感染（9%），2 例出现假体移位（18%）。术后 10 年假体翻修率为 27%。Tibbo 等报道一项 37 例 Charcot 关节病的患者行初次膝关节置换术的研究，取得相似的结果，但并发症发生率相对较高。当以非感染性翻修定义假体失败时，术后 10 年假体的生存率为 88%。而术后 10 年假体的整体生存率为 70%。本项研究中 35% 的患者使用旋转铰链型膝关节假体，19% 的患者使用后稳定型膝关节假体，46% 的患者使用 VVC。

膝关节先天性畸形有时需要使用旋转铰链型假体进行重建。Sewell 等于 2012 年报道了 11 例继发于骨骼发育不良的膝关节炎患者，使用定制的旋转铰链型膝关节假体行 TKA。术后平均随访 7 年，结果显示患者 KSS 功能评分和疼痛评分显著改善。其中 4 例患者进行翻修（36%）：1 例无菌性松动，2 例假体周围骨折（髌骨骨折和胫骨骨折），1 例因膝前疼痛行髌骨切除术。

股骨远端骨折

巨型假体应用于初次骨肿瘤切除后重建膝关节取得了良好的结果，其适应证逐渐扩大，如老年患者的股骨远端假体周围骨折。Mortazavi 等报道 22 例股骨远端假体周围骨折的患者使用旋转铰链型假体行膝关节置换术，其中 3 例患者存在既往术后骨不连。术后平均随访 59 个月，其中 4 例患者失访。在 18 例随访患者中，5 例患者接受翻修手术（28%）。该研究中 1 例患者存在无菌性松动，3 例患者出现假体周围骨折。Rahman 等回顾性分析了 17 例股骨远端假体周围骨折的患者使用旋转铰链型假体行膝关节置换术，获得相似的结果。术后平均随访 34 个月，3 例患者进行翻修手术（18%）。该研究中 1 例患者存在深部感染，2 例患者出现假体周围骨折，其中 1 例采取保守治疗，1 例进行翻修手术。研究表明，旋转铰链型假体是治疗股骨远端假体周围骨折一种成功的方法，术后并发症与其他方法相似。

近年来，股骨远端置换术的指征已逐渐扩大到粉碎性股骨远端骨折。Hart 等报道 38 例年龄超过 70 岁股骨远端骨折的患者，分为切开复位内固定组（ORIF，n=28）或股骨远端置换组（n=10）。结果显示，两组患者术后并发症无显著性差异，每组中存在 1 例深部感染。两组之间术后翻修率，术后 1 年膝关节功能及术后 1 年死亡率方面无显著性差异。研究表明，对于老年患者的粉碎性关节周围骨折，股骨远端置换取得相同的良好结果。

铰链型膝关节假体置换术的适应证

固定铰链型膝关节假体置换术

根据作者观点，目前没有使用固定铰链型膝关节假体的适应证。有些学者建议在全股骨置换术、肌力减弱的老年患者和股四头肌广泛缺损的股骨远端切除术中使用固定铰链型膝关节假体，以增加膝关节稳定性。但目前作者尚未发现这些情况下使用固定铰链型膝关节假体的优点。

旋转铰链型膝关节假体置换术

当患者存在骨缺损或韧带不稳，使用较低限制等级的膝关节假体无法重建膝关节时，旋转铰链型膝关节假体是良好的选择。当假体的限制程度增加时，使用假体柄和干骺端固定（干骺端 Cone 或 Sleeve）十分重要，以降低骨 – 假体界面的应力。接下来将详细介绍使用旋转铰链型膝关节假体的适应证。

胫骨近端或股骨远端骨肿瘤切除

根据骨肿瘤切除范围，旋转铰链型膝关节假体可用于肿瘤切除后膝关节的重建（图 68-1），特别是当切除侧副韧带附着的股骨远端或胫骨近端时。如果需要进行广泛骨切除，则模块化节段替代旋转铰链型膝关节假体系统（巨型假体）有助于重建节段性骨缺损。对于胫骨近端骨肿瘤，应特别注意胫骨结节，如果必须将其切除，应注意重建伸膝装置。

严重对线不良

在初次膝关节置换或膝关节翻修中，严重的对线不良通常与骨缺损有关，需要大量的韧带松解以取得合适的对线。在这种情况下通常需要使用旋转铰链型膝关节假体，以获得膝关节稳定性。

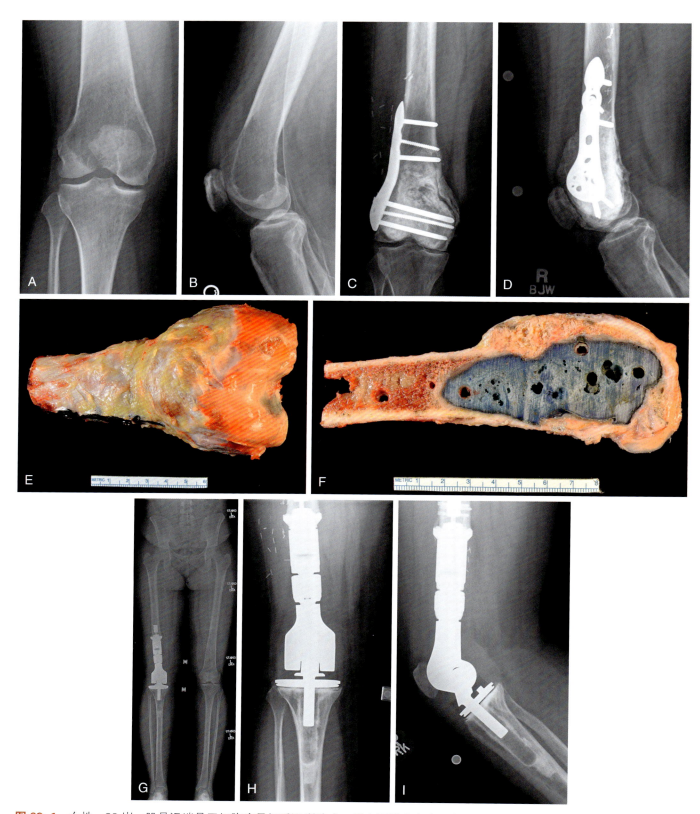

图 68-1　女性，38 岁，股骨远端骨巨细胞瘤最初采取刮除术、骨水泥填充和内固定治疗，后因肿瘤局部复发而行股骨远端置换术。A、B.膝关节正侧位片显示股骨远端骨巨细胞瘤。C、D.膝关节正侧位片显示骨巨细胞瘤采用刮除术、骨水泥填充和内固定治疗后局部复发。E、F.股骨远端后的照片。G~I.股骨远端置换术后的下肢全长片和正侧位片

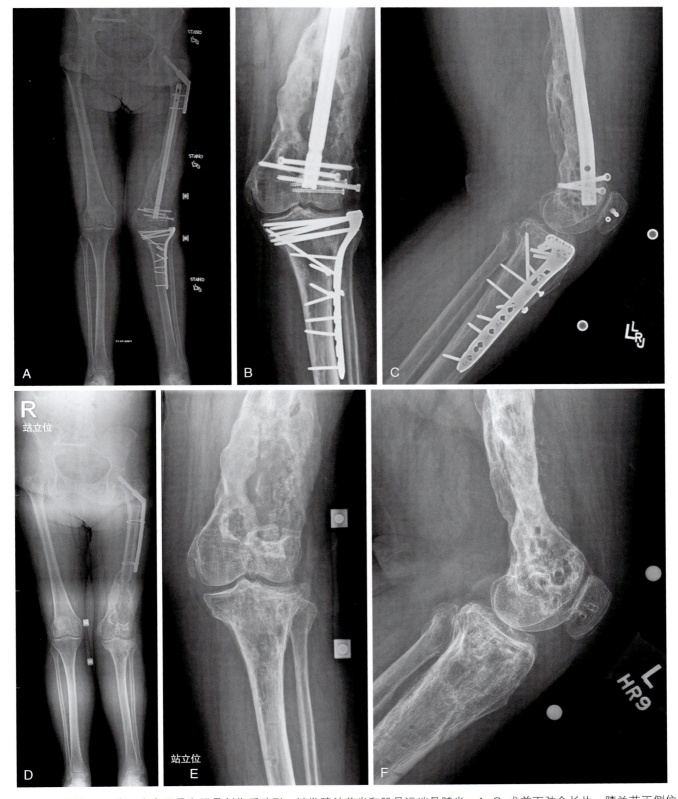

图 68-2　女性，61 岁，患有股骨和胫骨创伤后畸形，继发膝关节炎和股骨远端骨髓炎。A~C. 术前下肢全长片、膝关节正侧位片。D~F. 内固定取出后的下肢全长片、膝关节正侧位片

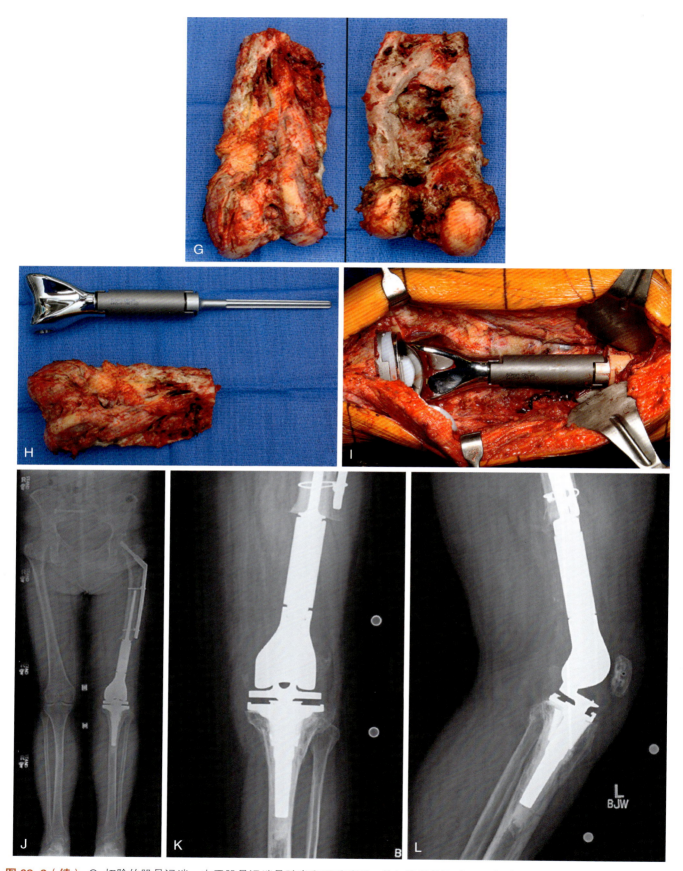

图 68-2（续） G. 切除的股骨远端。由于股骨远端骨髓炎和严重畸形，故切除股骨远端。H. 切除的股骨远端被用来帮助确定假体的尺寸。I. 旋转铰链型股骨远端置换的术中照片。J~L. 末次随访时的下肢全长片和膝关节正侧位片

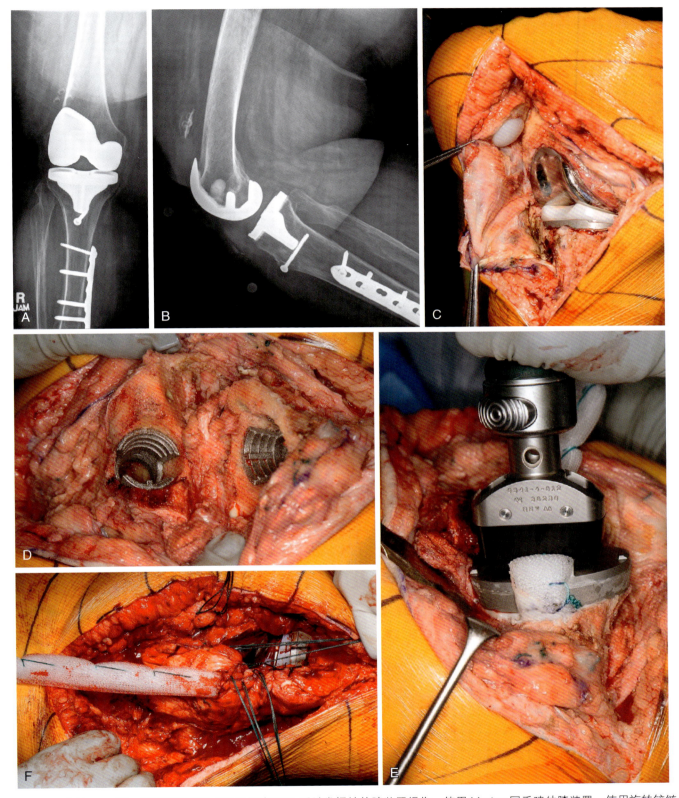

图 68-3　女性，63 岁，因膝关节反屈 20° 行初次 TKA 后继发慢性伸膝装置损伤，使用 Marlex 网重建伸膝装置，使用旋转铰链型膝关节假体进行翻修。A、B. 翻修前的膝关节正侧位片。C. 伸膝装置失败的术中照片。D. 使用干骺端 Cone 行干骺端固定的术中照片

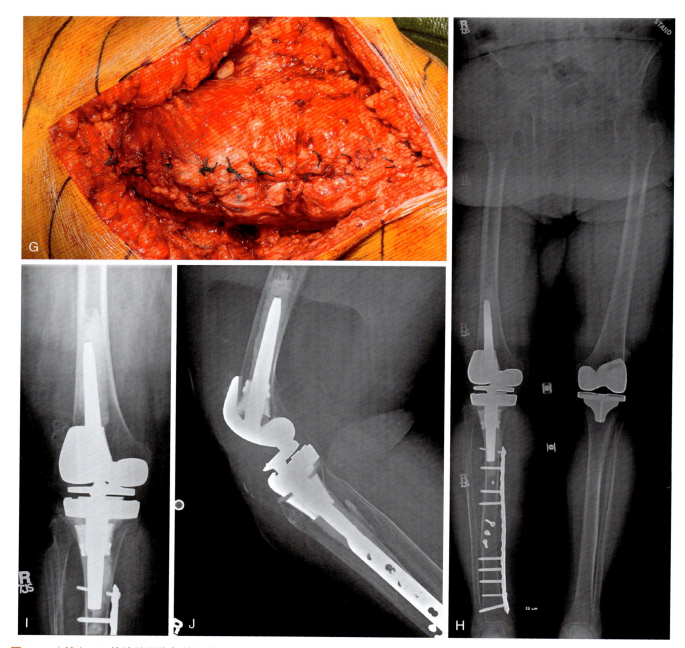

图 68-3（续） G. 伸膝装置修复的术中照片。H~J. 末次随访时的下肢全长片、膝关节正侧位片

广泛骨缺损

对于膝关节翻修术、膝关节感染的外科治疗以及先天性或创伤后膝关节畸形，重建膝关节时会遇到侧副韧带附着点处的骨缺损（图 68-2）。先前的手术、创伤或骨缺损通常会导致膝关节不稳，需要使用旋转铰链型膝关节假体或巨型假体重建膝关节稳定性。

严重的膝关节内翻或外翻不稳

如果在冠状面中遇到严重的膝关节不稳，并且无法通过平衡韧带和使用 VVC 进行矫正，则需使用旋转铰链型假体以获得膝关节的稳定性。

屈伸膝间隙严重不平衡

如果无法通过调整假体安放位置、金属增强块以及增加聚乙烯衬垫的厚度来平衡屈伸膝间隙，则需使用旋转铰链型膝关节假体。

伸膝装置功能缺失

伸膝装置缺失可导致膝关节前后位不稳，应考虑使用旋转铰链型膝关节假体（图 68-3）。这在因小儿麻痹症等神经病变导致股四头肌力显著减弱的病例中十分常见。

特殊类型的骨折

老年骨质疏松患者的假体周围骨折、老年患者假体固定失败、股骨远端骨折或关节周围粉碎性骨折，尤其是需要即刻负重和早期活动时老年患者，可使用旋转铰链型膝关节假体。

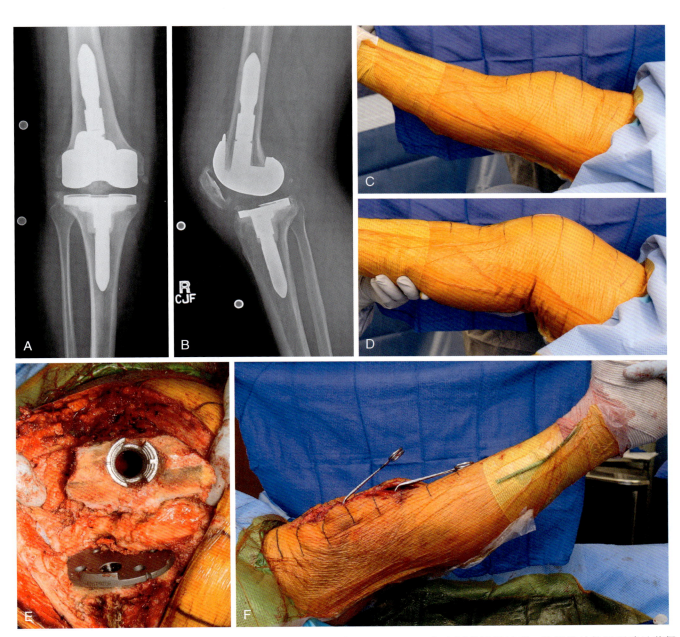

图 68-4 男性，45 岁，膝关节纤维化患者，术前膝关节活动度为 10°～25°，行广泛软组织清理，使用旋转铰链型膝关节假体进行翻修，术后辅以放射及抗炎治疗。末次随访时患者膝关节的活动度为 0°～65°。A、B. 翻修术前膝关节正侧位片。C、D. 术中膝关节伸展和屈曲活动的照片。E. 术中照片显示广泛的软组织清除和使用干骺端 Cone 行干骺端固定。F. 翻修手术后膝关节伸展和屈曲活动的照片

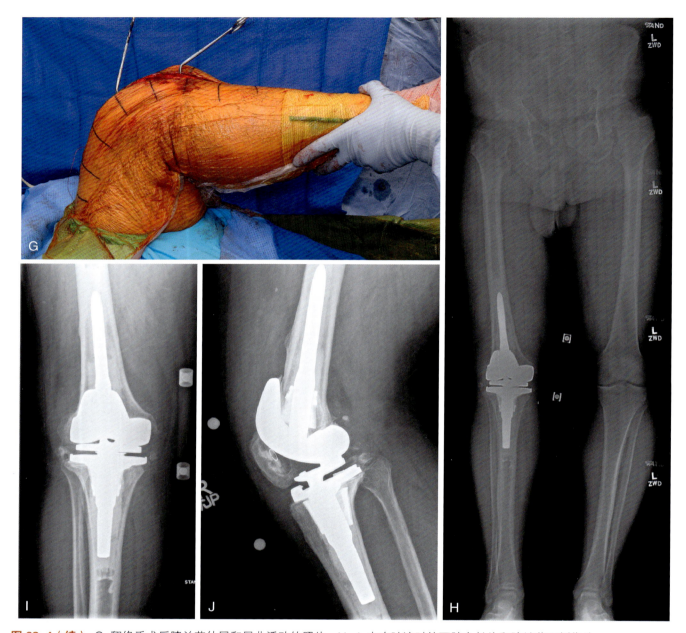

图 68-4（续） G.翻修手术后膝关节伸展和屈曲活动的照片。H~J.末次随访时的下肢全长片和膝关节正侧位片

关节纤维化

当先天性膝关节纤维化的患者行翻修手术时，使用旋转铰链型膝关节假体有助于彻底清除瘢痕组织和必要的截骨，以取得满意的膝关节活动度和假体的稳定性（图 68-4）。

神经性（Charcot）关节病

骨质破坏和膝关节痛温觉丧失使得 Charcot 关节病患者行膝关节置换术更加困难。尽管该类患者并非总是需要限制等级较高的膝关节假体，但是在对 Charcot 关节病患者进行膝关节置换术时，应提前准备好旋转铰链

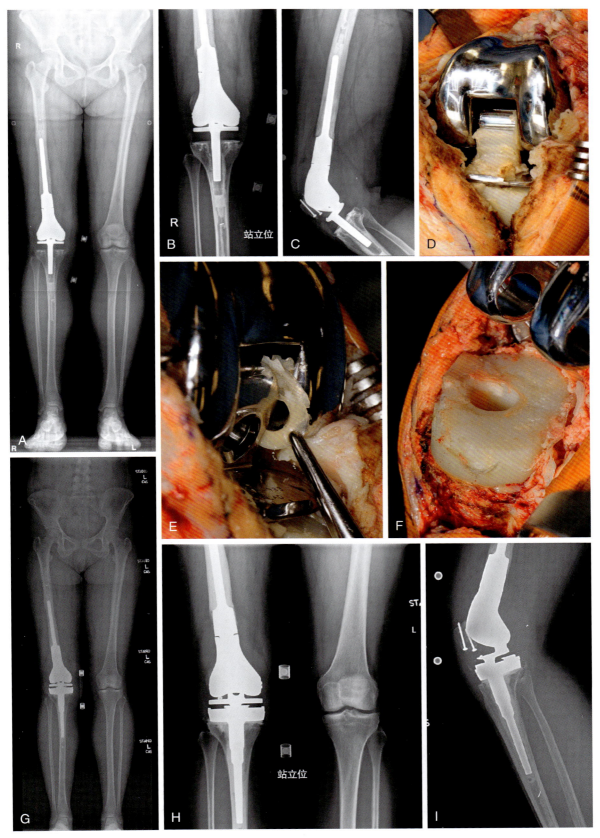

图 68-5 男性，41岁，25年前因股骨远端软骨肉瘤行股骨远端切除术，现由于聚乙烯磨损开始出现膝关节疼痛和不稳。行胫骨假体和股骨袖套翻修。A~C. 翻修术前的下肢全长片和膝关节正侧位片。D~F. 术中照片显示股骨袖套和全聚乙烯胫骨假体广泛磨损。G~I. 末次随访时的下肢全长片和膝关节正侧位片

型膝关节假体，以备不时之需。

既往旋转铰链型 TKA 的翻修

旋转铰链型膝关节假体置换术失败的患者通常需要另一种旋转铰链型假体进行翻修（图 68-5）。

结语

旋转铰链型膝关节假体是膝关节重建重要的工具。多年来，随着假体不断的改进，旋转铰链型膝关节假体和巨型假体的适应证在逐渐扩大。假体的改进使得假体松动、机械性失败等并发症的发生率降低。但由于假体本身结构的复杂性，术后仍有并发症的发生。在这些极具挑战性的病例中，使用旋转铰链型膝关节假体可以获得令人满意的结果。

（李慧武翻译；郭林校对）

第 69 章

膝关节翻修术中骨缺损的处理方法

Shankar Thiagarajah, MB ChB, FRCS (Tr&Orth), PhD | Allan E. Gross, MD, FRCSC, O.Ont |David Backstein, MD, MEd, FRCSC

骨缺损是全膝关节置换术（TKA）翻修中常见的难题。骨缺损的病因是多方面的，包括骨溶解、感染性松动、应力遮挡、术中截骨不当、创伤以及取出固定良好的假体时造成的骨丢失。

骨缺损的处理取决于几个因素，包括骨缺损的大小、部位以及包容性或非包容性。手术成功的关键是假体取得良好支撑和稳定的固定。小的包容性和非包容性骨缺损可采用骨水泥、颗粒骨移植或垫块进行修复。中等大小的骨缺损可使用异体骨结构植骨、垫块或干骺端固定装置（干骺端 Sleeve 和 Cone）进行修复。对于干骺端非包容性巨大骨缺损，尤其是侧副韧带附着点的骨缺损，异体骨–假体复合体（APC）或巨型假体是可靠的选择。

本章节将主要介绍 TKA 翻修术中骨缺损的分类，回顾骨缺损的发病机制，评估骨缺损的处理方法，简要概述处理骨缺损的手术技巧，回顾这些处理方法的结果。

分类

TKA 翻修术中骨缺损的分类有助于术者了解缺损的程度。术中假体取出后，可更好地对骨缺损进行评估。骨缺损的分类有助于术者确定手术步骤和所需的假体类型。

还没有任何一种骨缺损分类方法被广泛认同。Anderson 骨研究所（AORI）骨缺损分类应用最为广泛，有助于骨缺损的处理（表 69-1）。1 型缺损是骨 – 假体界面小的包容性缺损，干骺端完整，关节线正常。可通过增加截骨量或使用颗粒骨或骨水泥填充进行处理。2 型缺损（干骺端骨缺损）可发生于一侧股骨髁或胫骨平台（2A），或两侧股骨髁或胫骨平台（2B）。3 型缺损累及股骨髁或胫骨平台的主要部分，这些缺损常伴有侧副韧带或髌韧带撕裂。较小的 2 型缺损可采用骨水泥、颗

表 69-1　AORI 骨缺损分类指南及处理原则

AORI 缺损类型（股骨）	缺损特点	MCL/LCL	处理
F1	干骺端骨完整	完整	骨水泥或颗粒骨
F2a	干骺端骨缺损，单侧髁	完整	金属垫块或植骨
F2b	干骺端骨缺损，双侧髁	完整	异体骨结构植骨或干骺端固定装置
F3a	干骺端骨缺损	损伤	异体骨-假体复合体或巨型假体
AORI 缺损类型（胫骨）	缺损特点	MCL/LCL	处理
T1	干骺端骨完整	完整	骨水泥或颗粒骨
T2a	干骺端骨缺损，单侧平台	完整	金属垫块或植骨
T2b	干骺端骨缺损，双侧平台	完整	金属垫块、异体骨结构植骨或干骺端固定装置
T3[a]	干骺端骨缺损	损伤	异体骨-假体复合体或节段替代假体

a：伸膝装置损伤可能
LCL，外侧副韧带；MCL，内侧副韧带

粒骨移植或金属垫块进行处理。更大的 2 型和 3 型干骺端缺损需要异体骨结构植骨或干骺端固定装置。伴有相邻韧带损伤的 3 型缺损需要使用 APC 或巨型假体。

另一种分类方法是 Mount Sinai 骨缺损分类，将骨缺损简单分为包容性和非包容性（节段型或周围型）（表 69-2）。包容性骨缺损周围皮质骨完整，而非包容性骨缺损周围皮质骨不完整，需要进行颗粒骨移植。

包容性骨缺损可细分为：

Ⅰ型缺损。干骺端完整，不需要进行植骨或填充垫块来恢复正常的关节线。小的骨缺损可用骨水泥填充或增加

表 69-2　Mount Sinai 骨缺损分类指南及处理原则

分类	缺损类型	缺损特点	MCL/LCL	处理
1	没有明显的骨缺损	无骨溶解迹象，无显著假体移位，干骺端完整	完整	骨水泥或颗粒骨
2	包容性骨缺损伴骨皮质变薄	髓腔变宽，但仍存在骨皮质 Sleeve	完整	＜ 4mm，骨水泥 4~15mm，金属垫块＞ 15mm，干骺端固定装置或者异体骨结构植骨
3	非包容性骨缺损（节段性），股骨内、外髁或胫骨平台骨量＞ 50%	股骨内、外髁或胫骨平台骨缺损＜ 50%，深度＜ 15mm	完整	单侧股骨髁或胫骨平台骨缺损，金属垫块双侧股骨髁或胫骨平台骨缺损，干骺端固定装置或异体骨结构植骨
4	非包容性骨缺损（节段性），股骨内、外髁或胫骨平台骨量＜ 50%	股骨内、外髁或胫骨平台骨缺损＞ 50%，深度＞ 15mm	损伤	巨型假体或 APC

APC：异体骨－假体复合体

截骨量。膝关节翻修术中建议使用带柄的股骨髁假体。

Ⅱ型缺损。干骺端骨缺损，小的缺损（＜ 1.5cm）需要植骨、骨水泥填充或金属垫块以恢复正常的关节线。此类型骨缺损建议使用带柄假体进行修复，尤其是当使用金属垫块时。较大的骨缺损需要使用异体骨结构植骨或干骺端固定装置（干骺端 Sleeve 或 Cone）。

非包容性骨缺损为节段性骨缺损，无残余皮质骨，可细分为：

Ⅲ型缺损。小的缺损可使用异体骨结构植骨或垫块进行处理，大的缺损需要异体骨结构植骨或干骺端固定装置。

Ⅳ型缺损。伴有侧副韧带损伤的大的缺损需要 APC 或巨型假体。

全膝关节置换术中骨缺损的成因

骨缺损的病因是多方面的。本节将主要讨论由机械性因素、应力遮挡、骨溶解和感染导致的骨缺损。

机械性因素

早期初次 TKA 中截骨是造成骨缺损的常见原因。由于早期假体的限制程度过高，引起传导至骨－假体界面上的旋转应力过大，导致假体的早期松动。松动的假体产生微动，进而造成骨缺损。20 世纪 80 年代初，随着表面置换型假体的出现，TKA 所需截骨量减少，使用相对较薄的聚乙烯衬垫。然而矛盾的是，这将引起聚乙烯衬垫磨损的增加，聚乙烯磨损颗粒可导致骨溶解。

膝关节翻修术中取出固定良好的假体可导致医源性骨缺损，特别是非骨水泥假体。股骨后髁缺损发生的风险较高。因此在取出假体前，需充分松解骨－骨水泥－假体界面。

应力遮挡

TKA 失败常见于胫骨侧，通常是由于骨小梁支撑的压力性失败。而应力遮挡是导致这种失败的重要因素。使用胫骨托和假体延长杆可使假体下方骨组织的应力降低 39%。

股骨远端干骺端部位的骨组织强度也降低。有限元分析结果显示，股骨假体使得通过股骨远端前方传导的应力降低一个数量级。骨丢失主要发生在术后第一年，但此后可能会不断进展。假体固定方式对应力遮挡的影响尚存在争议。Mintzer 等指出骨量减少与假体的类型和固定方式无关，而 Seki 等研究显示，当假体使用骨水泥

固定时，骨密度降低 57%，而相同类型的假体使用非骨水泥固定时，骨密度降低 28%。

骨溶解

全膝关节置换术中磨损颗粒的产生是刺激假体周围炎症反应和骨溶解的重要因素。早期 TKA 中骨溶解较为普遍，可发生于股骨、胫骨和髌骨假体中。骨溶解可导致支撑假体周围骨组织丢失，无法支撑假体。因骨溶解造成的假体支撑骨丢失可导致假体周围骨折。

磨损颗粒产生的原因是多方面的。有限元分析证实，与 THA 的顺应性关节面相比，THA 非顺应性关节面接触应力要大很多。这点与较不顺应的 TKA 假体表面磨损相一致。TKA 的接触应力可超过聚乙烯的屈服应力，特别是聚乙烯衬垫小于 6mm 时。聚乙烯的非关节面也会产生磨损颗粒，称为聚乙烯内衬背面磨损。Engh 等研究表明，不同假体间的磨损程度具有较大的差异。金属托表面的粗糙度和胫骨假体锁定机制是影响聚乙烯磨损的重要因素。

磨损颗粒的数量随着施加载荷和循环次数的增加而增加。因此，对于体重较大和较活跃的患者，骨溶解更加明显。下肢力线不正引起关节面接触应力增加，加速磨损和机械性骨缺损，导致假体早期失败。聚乙烯磨损颗粒也可来源于髌股关节。髌股关节承受应力可超过 4600N，通常分散在非常小的接触面上，超过聚乙烯的屈服应力。任何髌骨轨迹不佳或倾斜将进一步加大局部应力。

与聚乙烯材料相关的因素主要包括聚乙烯质量，生产技术，γ 射线消毒，钛金属承重面，以及使用螺钉固定胫骨假体。一些研究表明，骨溶解在非骨水泥假体中更为普遍。假体多孔涂层可降低骨溶解的发生率。据研究报道，高交联聚乙烯可降低假体磨损和骨溶解的发生，但临床和影像学中期随访结果尚无明显改善。近期研究结果显示，高交联聚乙烯可降低由骨溶解引起的假体翻修率，由骨溶解导致的巨大骨缺损也很少发生。

感染

TKA 感染可引起急性炎症反应，产生化脓、富含细胞毒素的炎性渗出液，导致骨丢失。TKA 感染时，骨丢失迅速且极具破坏性。低毒性细菌如表皮葡萄球菌引起的感染具有隐匿性，术后影像学可发现进行性假体周围透亮线增宽，但往往无明显临床感染征象。

TKA 感染翻修取出假体时可进一步造成骨丢失。二期翻修使用抗生素骨水泥间隔器后，可因膝关节负荷和磨损导致机械性骨丢失。一项研究结果显示，TKA 翻修时使用抗生素骨水泥间隔器，股骨侧骨丢失平均 12.8mm，胫骨侧骨丢失平均 6.2mm。如果膝关节稳定性良好，通常使用髁型膝关节假体，如果膝关节不稳，如侧副韧带功能缺乏，则使用骨水泥旋转铰链型膝关节假体或胫骨髓内钉。

处理方法

TKA 翻修中骨缺损的处理方法主要包括骨水泥填充、自体植骨、异体骨结构植骨、垫块、干骺端固定装置、巨型假体和 APC。需要根据骨缺损的大小选择合适的处理方法。

骨水泥填充

骨水泥可填充小的包容性骨缺损，其主要优点是方便塑形以填充不规则骨缺损。即使使用螺钉加强骨水泥填充，生物力学试验仍证实骨水泥填充骨缺损效果不佳。因此，使用骨水泥填充骨缺损仅限于深度小于 5mm 的非包容性骨缺损。对于单侧胫骨平台或股骨髁小于 50% 的包容性骨缺损，可以使用骨水泥填充。

自体骨

自体骨具有良好的骨诱导性和骨传导性，是骨缺损修复的理想材料。但较大的骨缺损无法单独使用自体植骨进行修复。对于大于 10mm × 10mm 的包容性骨缺损，很难单独使用自体骨填充。自体骨不适用于膝关节翻修。自体骨的优势为具有生长能力，可促进宿主骨 – 自体骨界面愈合。

异体骨

异体骨移植可恢复骨量，是修复骨缺损的理想方法，具有来源广泛，无供骨部位并发症等优点。可修整骨块以匹配骨缺损的形状。异体骨具有骨传导性，而不具有骨诱导性，因此异体骨的愈合速度要比自体骨慢。异体骨的整合受多种因素影响，其中受区骨床是一个重要因素。自体颗粒骨与宿主骨整合分为血管长入、新骨形成，继而进行改建的过程。异体骨结构植骨在宿主骨 – 异体骨界面进行整合，骨块内部很少发生改建。异体骨结构植骨是填充骨缺损的重要方式，不包含任何颗粒骨。异体骨的供骨部位包括股骨头、股骨远端和胫骨近端，TKA 翻修术中使用大块异体骨可获得假体的稳定性。

移植的异体骨通常都是经过冷冻或冻干处理，通过处理的移植骨可以长期保存，在 –70℃ 条件下冷冻可以保存 5 年。虽然经过上述处理，异体骨的免疫原性被降低或消除，但它们的生物活性也降低。主要组织相容性复合体（MHC）Ⅰ 和 Ⅱ 是引起异体骨移植后宿主免疫反应的抗原。动物学研究表明，当移植骨与宿主的 MHC 相容性存在差异时，可引起明显的排异反应。同样对人类白细胞抗原（HLA）相容性对异体骨移植的影响进行研究。一项多中心研究显示，异体骨移植对 HLA 相容性十分敏感，但没有确切的生物学或临床证据。其他研究表明，当移植骨与宿主的 HLA 相容性匹配时，影像学显示骨整合更好，但无显著的统计学差异。因此，目前在使用异体骨进行 TKA 翻修中，不对 MHC 或 HLA 进行匹配。

使用异体骨移植的相对禁忌证是吸烟，术前应鼓励患者戒烟。活动性感染是绝对禁忌证。

金属垫块

使用金属垫块可处理股骨侧或胫骨侧中等大小的（< 1.5cm）包容性和非包容性骨缺损，具有种类繁多、使用方便和操作简单的优点，无疾病传播、骨不连和骨吸收的风险。其缺点主要包括费用相对较高，无法恢复骨量，以及安装垫块时需要进行额外的截骨。

胫骨侧垫块已显示出比使用骨水泥填充或螺钉加强骨水泥填充更加优异的生物力学性能。金属垫块也可附于股骨假体，用于增强股骨，特别是髁部缺损不完全、不对称的病例，效果较好。垫块可置于内侧和外侧。使用垫块可恢复正常的关节线，股骨后方垫块可矫正因初次 TKA 或不对称骨缺损引起的假体旋转不良。垫块置于股骨后外侧可防止股骨内旋，垫块置于胫骨内侧可避免胫骨内翻。

有限元分析显示，使用金属托和假体延长杆可显著降低胫骨干骺端骨缺损部位应力。当缺乏松质骨支撑假体时，最佳的解决方案是将载荷转移到髓腔周围骨皮质。Brooks 等研究表明，使用 70mm 的胫骨柄将降低约 30% 的膝关节载荷，从而减轻胫骨缺损处的载荷。

干骺端固定装置

金属干骺端锥形垫块（Cone）和袖套（Sleeve）用于填充大的（> 2cm）包容性和非包容性骨缺损。钽金属是理想的组成材料，具有高孔隙率、高摩擦系数和增加成骨细胞活性的优点。一旦干骺端固定装置与宿主骨整合，可传导轴向载荷，提供旋转稳定性，保护胫骨和股骨假体固定界面。假体可使用骨水泥固定于干骺端 Sleeve 或 Cone 中。

干骺端 Sleeve 或 Cone 的使用指征是假体固定不稳，不足以抵抗旋转应力。当胫骨侧骨量不足以支撑假体延长杆，或内、外侧股骨假体周围无骨组织相接触时，需使用干骺端 Sleeve 或 Cone。

干骺端 Sleeve 和 Cone 是固定假体的有效方法，根据术者的经验与倾向选择假体类型，必要时可使用定制型膝关节翻修假体。

与异体骨结构植骨相比，干骺端固定装置的优点主要包括操作简单，可获得长期可靠的生物固定以及术后可早期负重。缺点主要包括价格昂贵，安装时需进行切骨，翻修时取出困难，以及缺少术后长期随访结果。

巨型假体和异体骨—假体复合体

巨大非包容性骨缺损常伴有侧副韧带缺失，不能使用异体骨结构植骨或干骺端固定装置进行处理，而需使用巨型假体或异体骨－假体复合体。

使用巨型假体替代节段性骨缺损，旋转铰链替代缺失的侧副韧带。

APC 预先将带柄假体使用骨水泥固定于股骨远端或胫骨近端的异体骨块中，然后使用逐步切骨和钢缆环扎的方法将其压配固定于宿主骨中。APC 的临床应用较少，与巨型假体相比，其手术时间延长，技术难度增加，限制程度更小。目前作者仅在膝关节上方存在较长的 THA 股骨柄，股骨远端无法放置 TKA 假体延长杆的情况下使用 APC。

手术技巧

本章节将重点介绍使用异体骨结构植骨或 APC 处理非包容性骨缺损的手术技巧。医疗器械公司提供了垫块、干骺端固定装置和巨型假体的详细使用说明。

术前规划

术前影像学评估骨缺损。计算机断层扫描（CT）可提供骨缺损的形状、位置、尺寸以及是否存在骨皮质包容的详细信息。由于骨缺损通常比 X 线片上显示的要严重，因此对于可能需要使用垫块或异体骨的翻修手术，建议术前行 CT 扫描。此外，如果怀疑侧副韧带附着点骨缺损，需行 CT 扫描，以明确是否需要使用限制型或铰链型假体。

结合患者的临床表现和术前影像学检查，明确骨缺损的严重程度，以更好地确定手术方式、显露范围、假体类型以及是否需要植骨。通常术中所见的骨缺损比术前影像学评估的要严重，可能需要更大的异体骨块。翻修手术中需使用带柄假体，以获得宿主骨－异体骨界面或宿主骨－垫块界面的稳定性。如果存在韧带不稳，需要增加假体的限制程度。如果怀疑伸膝装置损伤，术前应准备网状结构的补片或伸膝装置附着的近端胫骨块。

翻修的基本原则是恢复关节线，平衡膝关节屈伸间隙，维持内外翻和前后方向稳定性。

异体骨的获取

根据美国组织库协会指南，异体骨需在无菌条件下进行处理，在 –70℃ 下进行冷冻，使用 25 000Gy 的放射线进行消毒。

手术技巧

异体骨结构植骨

异体骨的供骨部位可包括股骨头、股骨远端或胫骨近端，可用于填充大的（＞1.5cm）包容性或非包容性骨缺损。

取出先前的假体，彻底清除瘢痕组织。在宿主骨结构完整的地方进行切骨（图 69-1），然后使用高速磨钻去除硬化骨，暴露健康松质骨，建立血供丰富的骨床。

修整异体骨，使之与骨缺损大小相匹配。异体骨块等于或稍大于骨缺损，使之建立有效的机械性交锁机制。脉冲冲洗异体骨块和宿主面。

暴露骨缺损处的松质骨床，以促进异体骨与宿主骨愈合。对于包容性骨缺损，将异体骨打压植入骨缺损部位。对于非包容性骨缺损，使用克氏针临时固定，克氏针的放置不应影响假体延长杆。根据其稳定性，可使用螺钉加强固定（图 69-2），也可使用长柄假体增加固定（图 69-3），需注意固定螺钉不应影响假体延长杆，两枚直径 6.5mm 的 AO 螺钉可取得满意的固定。使用颗粒骨修复剩下的小的骨缺损。使用骨水泥固定异体骨－假体和宿主骨－假体界面，但不能用于假体延长杆。避免骨水泥进入异体骨－宿主骨界面。骨水泥固化后，取出

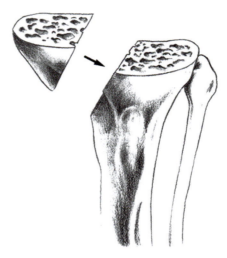

图 69-1 胫骨非包容性骨缺损的结构植骨

临时固定骨块的克氏针，若异体骨块稳定性良好，则不需要使用螺钉进行固定。

异体骨—假体复合体

对于包容性骨缺损，应将宿主骨边缘切开以显露骨缺损的程度，尽可能保留软组织附着的残存骨。评估骨

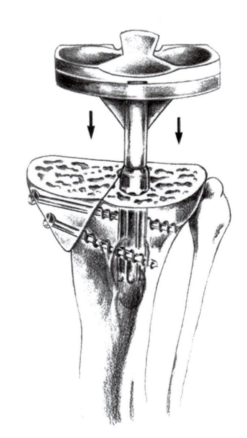

图 69-2 异体骨块螺钉固定

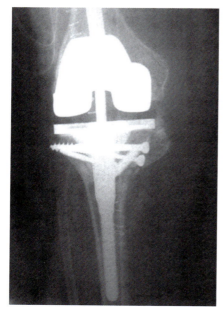

图 69-3　使用压配型假体延长杆增加稳定性

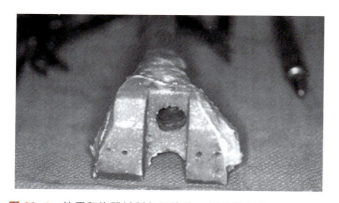

图 69-4　使用翻修器械制备异体骨 – 假体复合体

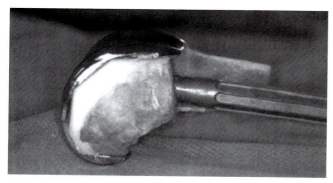

图 69-5　通过逐步切骨增加异体骨的稳定性，使用骨水泥固定异体骨 – 假体复合体

缺损的尺寸和形状，在无菌操作台上制备异体骨 – 假体复合体（图 69-4）。

根据胫骨假体托的位置预估胫骨假体的尺寸和位

置，以恢复关节线。选择胫骨聚乙烯衬垫的厚度和股骨假体的尺寸和位置，以平衡伸屈膝间隙。根据膝关节内外翻和前后方向的稳定性选择不同限制程度的假体。

进行逐步异体骨切骨和宿主骨切骨（图 69-5）。逐步切骨可增强异体骨的旋转稳定性，增加宿主骨与异体骨的接触面积，以促进愈合。所以，确保异体骨 – 宿主骨界面良好接触和异体骨的旋转稳定十分重要。

使用全膝关节翻修器械进行切骨，然后进行试模复位，仔细评估关节线水平，因为使用异体骨结构植骨有使关节线移位的可能。使用股骨异体骨块，关节线下移，使用胫骨异体骨块，关节线抬高。

膝关节线最准确的测量是对侧正常膝关节 X 线片上腓骨小头距关节线的距离。如果患者对侧膝关节也进行了关节置换，可参考如下参数确定关节线：腓骨小头距关节线约 1.5cm，股骨内上髁距关节线约 2.5cm。术者需确保伸屈膝间隙平衡，假体旋转对线良好，以恢复下肢力线。假体的旋转定位以股骨髁上轴和胫骨长轴作为参照。也可根据髌骨轨迹判断假体旋转对线是否正确。

使用骨水泥固定假体 – 异体骨界面（图 69-5），但不能用于异体骨 – 宿主骨界面或宿主骨髓腔中。通过逐步切骨和压配型假体延长杆的使用，可获得异体骨 – 假体复合体的稳定性（图 69-6）。避免使用骨水泥型或多孔涂层的假体延长杆，以利于日后的进一步翻修。在股

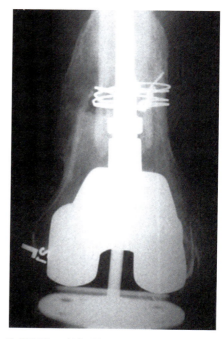

图 69-6　使用假体延长杆增加稳定性

骨侧，使用钢缆环扎或螺钉将侧副韧带附着点的骨皮质固定于复合体上（图 69-7），在胫骨侧，通过逐步切骨和压配型假体延长杆的使用通常可获得良好的稳定性，如担心复合体的稳定性，可使用螺钉增强固定。使用颗粒骨填充异体骨–宿主骨界面的周围。避免使用钢板螺钉增加异体骨的稳定性，因为异体骨上钻孔会引起骨折。如果仍担心复合体的稳定性，钢板单骨皮质固定是最后的方法。考虑到胫骨近端软组织覆盖，胫骨近端应避免使用钢板和螺钉进行固定。

术后管理

根据手术的复杂程度制定不同的术后管理方案。对于包容性骨缺损修复，术后可部分负重，对于使用 APC 假体，术后需避免负重 6~12 周。术后即刻开始关节活动度和肌力训练，术后 3、6 和 12 个月行 X 线检查，评估植骨愈合程度。异体骨–宿主骨界面愈合大约需要 3 个月。

结果

骨水泥填充

Murray 等报道了一项 40 例使用长柄膝关节假体进行翻修的研究，在该研究中仅使用骨水泥填充包容性骨缺损，术后平均随访 58 个月。结果显示 KSS 评分平均为 83 分，术后早期可见放射性透亮线，但无进行性增宽。Vince 和 Long 等研究比较了 31 例使用后稳定型假体与 13 例使用限制型假体进行膝关节翻修的结果。13 例限制型假体中有 3 例假体因感染而失败。本研究的结论为使用压配型假体延长杆和骨水泥固定切骨面，无法为髁限制型假体提供稳定的固定，特别是骨量不足的时候。

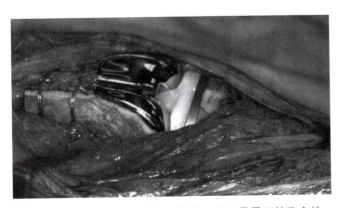

图 69-7　使用钢缆环扎增加异体骨–宿主骨界面的稳定性

Ritter 等报道了一项 57 例 TKA 中使用螺钉加强骨水泥填充胫骨平台骨缺损的研究，术后至少随访 3 年。术后 3 年 15 例患者 X 线片显示骨水泥和骨界面之间存在放射性透亮线，但与术后 2 个月时相比无明显进展。在假体延长杆处骨–骨水泥界面和螺钉与骨之间无放射性透亮线存在。随访超过 4 年的 27 例患者中有 10 例患者存在相似的现象。本研究中 57 例胫骨假体均未出现松动。

金属垫块

据研究报道，TKA 翻修中使用金属垫块处理 AORI 2 型骨缺损可取得满意的结果。金属垫块是一种方便、有效的处理骨缺损的方法，但金属垫块–假体界面存在潜在的微动，可导致假体腐蚀或金属碎屑的产生，假体与金属垫块界面也会出现放射性透亮线。

膝关节翻修术中，临床结果与放射学稳定性之间的关系尚不完全清楚。Kyung-Jae 等研究报道，对于 AORI 2 型和 3 型骨缺损，使用的金属垫块数量越多，假体周围放射性透亮线的宽度越大。

Patel 等报道了 79 例 TKA 翻修中使用金属垫块处理 AORI 2 型骨缺损的结果。术后 11 年假体的生存率为 92%。其中 14% 的患者金属垫块周围存在非进展性放射性透亮线，但其与膝关节评分、膝关节活动度、假体生存率或金属垫块的类型均无关。

Hockman 等报道，在 TKA 翻修中，单独使用金属垫块处理 AORI 2 型骨缺损，术后 5 年随访时假体松动率较高（59%）。当使用金属垫块联合异体骨结构植骨处理 AORI 3 型骨缺损时，假体松动率较低（16%）。

对于单侧 ≤ 15mm 的骨缺损，可单独使用金属垫块，对于更严重的骨缺损，如严重的 2 型或 3 型缺损，建议使用金属垫块联合干骺端固定装置。

颗粒植骨

Whiteside 和 Bicalho 等研究报道 63 例膝关节翻修术中使用颗粒骨填充大的股骨或胫骨缺损。使用颗粒骨填充和髓内柄可取得假体稳定的固定，术后仅 2 例患者需要翻修。术后 1 年在植骨区域可见骨小梁形成、骨愈合的征象，所有病例中均未出现明显的骨丢失。术后 3 周及后续时间点检测的组织学样本显示植骨区域及其周围可见活跃的新骨形成和血管长入征象，术后 18 个月活跃的骨重建现象消失。除 1 例患者外，所有患者膝关节疼痛均得到明显的改善。虽然并发症较高（22%），但除 1 例患者外，所有患者均取得假体稳定的固定、良好的韧带平衡和膝关节活动度。2 例患者需要再次行翻修手术，但由于 2 例患者的骨量恢复，翻修手术中所需植骨量减少。由此，本项研究得出如下结论，使用颗粒植骨结合髓内柄，可恢复骨量，取得假体稳定的固定。

异体骨结构植骨

TKA 翻修中使用异体骨结构植骨的短期和中期随访结果令人满意。术后假体 5 年生存率为 78.7%~93%，术后 10 年假体生存率为 72%~93%，术后 10 年并发症（愈合不良、骨折和无菌性松动）的发生率为 3.3%~11.5%。

Clatworthy 等研究报道一项 50 例（52 个膝关节）TKA 翻修中使用 66 块结构性异体骨修复骨缺损的结果。本研究中的骨缺损均为大的非包容性骨缺损，对于非边缘性骨缺损，使用股骨头、股骨远端和胫骨近端部位获得的异体骨块进行处理，对于边缘性骨缺损，使用 APC 进行处理。将影像学上的愈合，末次随访时 HSS 膝关节评分提高 20 分以上，以及未进行再次手术定义为成功，术后平均随访 8 年，总体成功率为 75%。术后 5 年植骨生存率为 92%，术后 10 年为 72%。HSS 膝关节评分从术前 32.5 分提高到 75.6 分，膝关节平均活动度从术前的 60.5° 提高到 88.6°。

Chun 等回顾性分析了 1997 年 8 月至 2003 年 3 月间 27 例使用新鲜冷冻股骨头异体骨进行 TKA 翻修的结果。27 例患者中有 26 例术后平均 7 个月可见异体骨愈合。术后至少随访 8 年，其中仅 1 例患者因感染进行再次翻修，没有患者因异体骨相关并发症需要再次翻修。

Wang 等回顾性分析了 28 例（30 个膝关节）AORI 3 型缺损的患者采用股骨头异体骨和带柄假体行 TKA 翻修。术后平均 6.6 个月可见异体骨与宿主骨愈合。术后平均随访 6.3 年，假体和异体骨的生存率均为 100%。

Bauman 等回顾性分析了 65 例（70 个膝关节）患者使用股骨头异体骨或 APC 进行 TKA 翻修的结果。术后 5 年假体的生存率为 80.7%，术后 10 年的生存率为 75.9%。

Engh 和 Ammeen 等研究报道 47 例（49 个膝关节）严重胫骨缺损的患者行 TKA 翻修术。其中 35 个膝关节单独使用异体骨结构植骨，14 个膝关节使用异体骨结构植骨结合胫骨金属垫块。术后平均随访 8 年，没有出现植骨塌陷或与其相关的假体无菌性松动发生。

Richards 等对 24 例使用股骨头异体骨和 48 例未使用股骨头异体骨行 TKA 翻修的结果进行比较。尽管使用异体骨的患者存在更大的骨缺损，但其术后评分更高。

Sandiford 等对 15 例使用干骺端 Cone 和 30 例使用股骨头异体骨行 TKA 翻修的结果进行比较，术后至少随访 5 年，结果显示两组患者在假体生存率、膝关节疼痛和功能方面无显著性差异。使用异体骨的患者术后 5 年和 10 年假体的生存率分别为 93%（95%CI，77~98）和 93%（95%CI，77~99）。术后 3 个月可见异体骨愈合，术后 6 个月异体骨完全愈合。使用干骺端 Cone 的患者术后 5 年假体生存率为 91%。

TKA 翻修中使用异体骨结构植骨结合压配型假体延长杆是处理骨缺损的有效方法，并且可恢复骨量。但该方法操作困难，术前需充分准备。

干骺端固定装置

目前有关使用干骺端 Sleeve 和 Cone 进行 TKA 翻修的研究报道相对较少。

Bonanzinga 等对使用干骺端 Cone 修复骨缺损的研究进行了 Meta 分析，该分析纳入 16 项研究、442 例患者（447 例假体和 523 例钽金属 Cone）。术后平均随访 42 个月（5~105 个月），结果显示，523 例 Cone 的松动率为 1.3%。其中 7 例松动的 Cone 中有 5 例位于股骨侧，表明在准备股骨干骺端时需特别注意。总体感染率为 7.38%，但绝大多数是先前存在的感染，新近发生的感染率仅为 0.99%。

Zanirato 等对使用干骺端 Sleeve 处理骨缺损的结果进行了 Meta 分析。纳入 13 项Ⅳ级研究、1079 例 TKA 翻修患者（1554 例干骺端 Sleeve）。术后平均随访 4 年，假体和干骺端 Sleeve 的非感染性生存率分别为 97.7% 和 99.2%。深层感染的发生率为 2.7%。

目前的结果表明，干骺端 Cone 和 Sleeve 是处理 TKA 翻修中 AORI 2B 和 3 型缺损的可靠方法，但仍需长期随访结果。

巨型假体

迄今为止，仅有几项小型研究报道巨型假体在 TKA 翻修中的应用。

Berend 等回顾性分析了 37 例患者（39 个膝关节）行旋转铰链型膝关节假体置换术的结果。手术指征包括 35 例翻修手术（其中 13 例假体周围骨折）。结果显示，KSS 评分从术前的 39 分提高到 87 分，术后 46 个月假体的生存率为 87%。

Barry 等回顾性分析了 17 例患者使用巨型假体行股骨远端置换，结果显示，术后 2 年假体生存率为 100%，术后 5 年假体生存率为 90%。与 15 例行股骨干置换的患者相比，其深部感染率更低（25%：90%）。股骨干置换术后 5 年假体生存率较低，为 30%。

Kostuj 等将巨型假体用于恶性骨肿瘤切除后重建膝关节和翻修中处理骨缺损的中期结果进行比较。结果显示，翻修组深部感染率较高（29.5%：9.1%），但两组的临床结果得分相似。

Kouk 等对旋转铰链型膝关节假体用于复杂 TKA 翻修的结果进行了 Meta 分析，纳入 10 项研究，结果显示，术后 10 年假体的生存率为 51% ~92.5%，并发症发生率为 9.2% ~63%，其中感染和无菌性松动为最常见的并发症。

结语

随着 TKA 翻修的增加，骨缺损的处理变得极为重要。现在外科医生具有多种可选择的处理方法，可获得良好的中期结果。

对于骨缺损 < 4mm 的 AORI 1 型缺损，建议单独使用骨水泥填充，必要时可使用颗粒植骨以恢复骨量。

对于股骨髁或胫骨平台 < 1.5cm 的非包容性 AORI 2A 型缺损，可使用金属垫块或楔形垫块。对于两侧股骨髁或胫骨平台骨缺损（AORI 2B 型），建议使用干骺端固定装置。对于侧副韧带完整的 AORI 3 型缺损，可选择干骺端固定装置或异体骨结构植骨，结合带延长杆的髁限制型假体。如果 AORI 3 型缺损伴有侧副韧带缺损，特别是内侧副韧带缺损，建议使用旋转铰链限制型假体。对于干骺端巨大非包容性骨缺损，建议选择巨型假体，其次为异体骨 – 假体复合体。

（李慧武翻译；郭林校对）

参考文献

第 70 章

全膝关节翻修术之非骨水泥固定

Leo A. Whiteside, MD

假体固定、骨重建和韧带平衡是 TKA 翻修术中的三大主要目标（图 70-1）。经过一次或多次失败后，因松质骨已不存在，假体固定常很困难，因此使用骨水泥将假体固定于骨干皮质骨是可行的方法。然而使用骨水泥固定将导致更多的骨量丢失，翻修时取出假体需要广泛的暴露和骨干截骨。有时多次失败后只能通过截肢进行挽救。非骨水泥技术是一种可靠、有效的解决方法，使用非骨水泥型假体延长杆咬合骨干峡部，骨缺损部位进行植骨填充，可获得充分固定和恢复膝关节周围骨量。在大多数 TKA 翻修中，假体可获得良好的固定，但也存在异体骨整合不佳，未恢复缺损骨量，常因晚期塌陷和感染导致翻修失败。大量植骨两个主要问题为血管化和骨整合。异体骨植骨仍然存在免疫顺应性问题，骨组织自身免疫原性不高，但骨髓细胞可引发强烈的免疫反应，产生的免疫过程阻碍植骨骨化和骨整合。

自 1984 年以来，非骨水泥固定技术应用于 TKA 翻修中，取得了良好的效果。假体固定可靠，因机械性失败需再次翻修的情况很少发生。

对于感染 TKA，标准的治疗方法为取出假体，抗生素治疗 6 周，最后以含抗生素骨水泥假体翻修。然而，非骨水泥型假体重建可避免进一步骨破坏，恢复骨量。在早期 TKA 翻修中，取出假体，彻底清理膝关节，然后抗生素治疗 6 周，3 个月后使用带柄假体和颗粒骨移植重建膝关节。随着非骨水泥固定技术和含抗生素新型假体成功应用于 TKA 翻修，假体可在膝关节局部释放高浓度抗生素，清除感染，获得稳定的固定。基于此，感染 TKA 可行一期翻修，无须再经历 3 个月的等待期。使用非骨水泥固定技术，无须进行植骨，带有凹槽或多孔涂层的假体延长杆和假体干骺端边缘直接坐入剩余皮质骨，可获得牢靠固定。虽然干骺端骨缺损未进行植骨，但早期非骨水泥固定取得了成功，感染清除率超过 95%。

植骨技术

传统上块状异体骨用于修复大块骨缺损，但并发症发生率较高，异体骨排异反应的破坏效应影响远期效果。由于骨髓具有免疫原性，排斥反应成为异体骨应用的主要问题。但是可将骨髓成分从小块异体骨中彻底去除，以降低炎性反应和植骨丢失，充分利用异体骨的骨传导能力。将小块异体骨浸泡在抗生素溶液中，以增加抗生素富集，术后异体骨可缓慢释放抗生素。大块异体骨愈合缓慢，绝不可能被新骨替代，当开始骨化和血管化时，异体骨块变得薄弱。与此相反，小块异体骨已被证实在支撑新骨形成的同时对小的和大的骨缺损能牢固支撑。直径 1cm 结构完整的小骨块，足以充当新骨形成基质，直径 < 0.5~1cm 的骨块易被吸收，而直径 > 1cm 的骨块骨长入缓慢，且易于塌陷。

尽管异体骨不具有骨诱导作用，但可充当新骨生长支架。去矿物质骨具有轻微骨诱导作用，可添加到异体骨中，加速成骨。周围骨结构具有骨诱导活性，因为干骺端血供丰富，即使 TKA 反复失败后也能愈合。

骨准备技术

在骨准备时，应做最小量切骨（图 70-2）。已经存在的骨侵蚀几乎不可能完全坐稳假体，但可通过假体延长杆固定，以防止假体不稳。将假体坐入剩余的干骺端骨边缘，假体坐入患者自身骨组织可控制轴向移位，假体延长杆可防止假体向骨缺损倾斜。可使用螺钉和固定桩增加假体的稳定，便于使用颗粒骨填充非包容性空腔缺损。非骨水泥型假体延长杆结合颗粒植骨技术可促进骨的快速愈合和重建，操作简便，无大块异体骨的后期塌陷。

胫骨准备

重建巨大胫骨缺损依靠对轴向负荷的边缘支撑和假

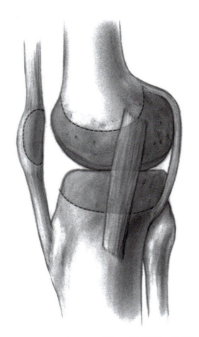

图 70-1　TKA 失败时存在股骨、胫骨和髌骨广泛的骨缺损，但韧带和关节囊通常完整。松质骨已不存在。图中阴影区域表示皮质骨和松质骨缺损（摘自 Whiteside LA. Results：cementless. in：Rorabeck CH, Engh GA, eds. Revision Total Knee Arthroplasty. Baltimore：Williams & Wilkins；1997. 转载授权）

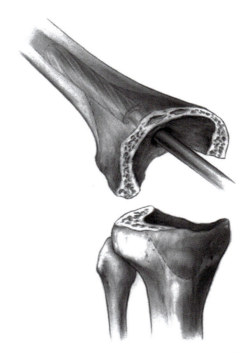

图 70-2　髓内对线，确定最少量切骨标志。确定骨缺损严重程度，术者应做最少量切骨，保存剩余骨量，为假体提供牢固支撑（摘自 Whiteside LA. Results：cementless. in：Rorabeck CH, Engh GA, eds. Revision Total Knee Arthroplasty. Baltimore：Williams & Wilkins；1997. 转载授权）

体延长杆的固定来稳定假体。胫骨假体使用螺钉固定可有效增强假体的稳定性，结合非结构异体骨填充中央和周围骨缺损。大块异体骨也适用于此类缺损。但使用长柄假体可增强固定，颗粒植骨可重建胫骨近端骨缺损，无须使用螺钉固定或异体骨结构植骨，假体失败和并发症发生率较低。

外侧胫骨皮质常保存相对完好，腓骨头仍存在。如果胫骨结构破坏严重，腓骨头可用于胫骨假体近端坐入的参考（图 70-3）。更严重的情况，松质骨完全缺损，遗留大的空腔缺损和胫骨边缘巨大缺损。此时无论使用结构植骨还是颗粒骨填充，均建议使用长柄假体固定。当使用颗粒骨填充时，胫骨托应坐于胫骨边缘的完整部分，假体延长杆应紧密卡在胫骨峡部。如同股骨假体一样，胫骨干和假体延长杆紧密压配，以维持假体的稳定，防止假体倾斜。使用异体骨填充巨大骨缺损，植骨区域可受保护直至植骨愈合和新骨形成（图 70-4）。当胫骨近端完全缺损时（图 70-5），可使用多孔金属补块修复骨缺损，通常需要多个金属补块以取得两侧胫骨的牢固支撑。这些金属补块置于内、外侧干骺端剩余皮质骨边缘，假体延长杆和胫骨干紧密相配，可取得假体稳定固定，有助于骨长入（图 70-6）。

股骨准备

评估骨缺损时，经常发现股骨内、外髁至少部分完整。使用髓内定位系统，股骨远端切骨应使得假体至少能够在一侧股骨髁获得坚实坐入。有时假体可在两侧股骨髁均获得固定。两侧股骨髁中的一侧即可承担股骨假体的坚实坐入，在股骨远端不必过多地切骨（图 70-7）。股骨假体的稳定固定需要假体后方的坚实坐入，防止膝关节屈曲时假体在前后方向移位，并且增强假体旋转固定。股骨髁后方做最少量的切骨，保留剩余骨量，使得股骨假体坚实坐入。多数情况下，由于骨侵蚀，股骨髁后方遗留空腔缺损，股骨后方切骨面与股骨后方骨皮质相平齐（图 70-8 和图 70-9）。增强股骨假体后方，股骨后方切骨面应与股骨通髁轴平行，以取得准确的股骨假体旋转对线。股骨远端和后方的骨缺损可使用垫块来填充，保证假体和后方骨组织相接触，使用三点固定技术将股骨干与假体延长杆紧密相配，取得假体的稳定固定（图 70-10 和图 70-11）。假体完全坐入后，股骨远端和后方的空腔缺损可进行植骨。

有时会遇到股骨远端节段性骨缺损的病例，此时假体仅通过假体延长杆进行固定（图 70-12）。在这种

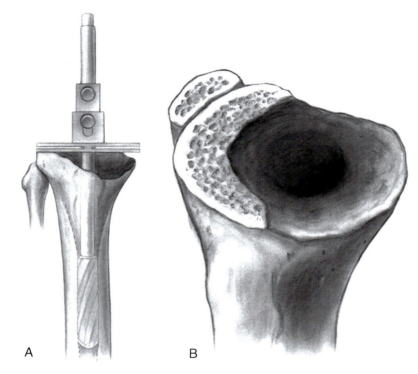

A　　　　　　　　　　B

图 70-3　A. 经髓内杆获得良好的对线。使用胫骨近端切骨引导装置修整上部胫骨边缘。做最少量切骨，可能会遗留大的胫骨边缘缺损。B. 使用长柄支撑胫骨假体，胫骨近端边缘的 1/4 可为胫骨假体提供支撑，腓骨头也可为胫骨假体提供支撑（摘自 Whiteside LA. Results：cementless. in：Rorabeck CH, Engh GA, eds. Revision Total Knee Arthroplasty. Baltimore：Williams & Wilkins；1997. 转载授权）

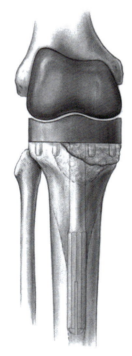

图 70-4　胫骨假体坐于胫骨边缘的完整部分，使用螺钉和固定栓加强固定，假体延长杆与胫骨干紧密相配，获得充分的稳定性，有助于植骨区域骨整合（摘自 Whiteside LA. Results：cementless. in：Rorabeck CH, Engh GA, eds. Revision Total Knee Arthroplasty. Baltimore：Williams & Wilkins；1997. 转载授权）

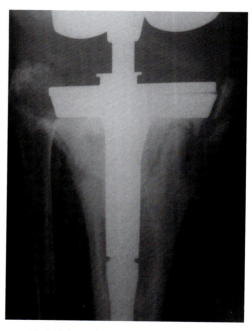

图 70-5　一位多次行翻修手术患者的术前 X 线片。感染导致胫骨干骺端松质骨和皮质骨破坏，干骺端下方内、外侧皮质骨边缘尚可接受，骨水泥周围的放射性透亮线显示骨缺损程度

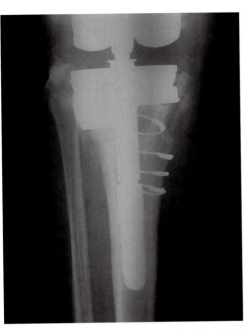

图 70-6　上图中胫骨重建后的 X 线片。使用多孔补块和带凹槽的假体延长杆进行干部重建

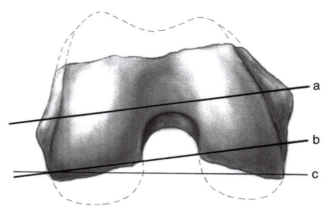

图 70-8　股骨通髁轴可为股骨假体旋转对位提供参考。虚线表示初次 TKA 前股骨远端的轮廓。a 代表股骨通髁轴，b 代表股骨后髁合适的截骨线，如果按照 c 进行截骨，股骨假体将严重内旋（摘自 Whiteside LA. Results：cementless. in：Rorabeck CH, Engh GA, eds. Revision Total Knee Arthroplasty. Baltimore：Williams & Wilkins；1997. 转载授权）

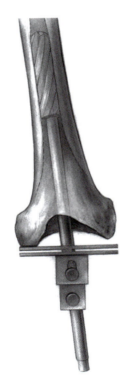

图 70-7　将扩髓器安装到股骨截骨导向器。髓内定位确定外翻角为 5°，股骨远端进行最少量切骨（摘自 Whiteside LA. Results：cementless. in：Rorabeck CH, Engh GA, eds. Revision Total Knee Arthroplasty. Baltimore：Williams & Wilkins；1997. 转载授权）

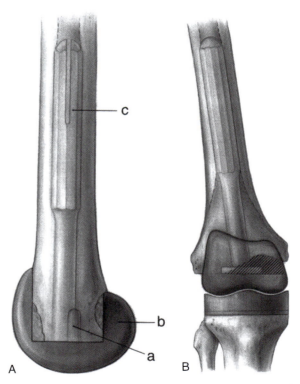

图 70-9　A. 使用固定栓（a）、股骨假体后方增强（b）和使用长柄（c）固定股骨假体。B. 假体延长杆与骨干紧密相配，股骨假体坐入边缘皮质骨，以防止假体移位和向骨缺损部位倾斜（摘自 Whiteside LA. Results：cementless. in：Rorabeck CH, Engh GA, eds. Revision Total Knee Arthroplasty. Baltimore：Williams & Wilkins；1997. 转载授权）

情况下，多孔假体延长杆与髓腔紧密压配，承受来自轴向、扭转以及前后方向的应力（图 70-13）。通常不需要延长保护性负重时间，因为假体可取得良好固定，但当股骨假体髁后方无骨组织支撑时，需要术后 6~8 周内避免屈膝负重运动。

植骨准备和植骨

将直径 0.5~1.0cm 的新鲜冷冻异体松质骨在浓度为 50 万 U 多黏菌素 B 和 2g/L 万古霉素的生理盐水中浸泡

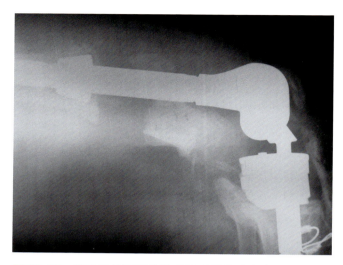

图 70-12 使用股骨远端节段替代型假体重建膝关节的 X 线片，假体后方无剩余骨组织承受股骨假体旋转和前后方向的应力

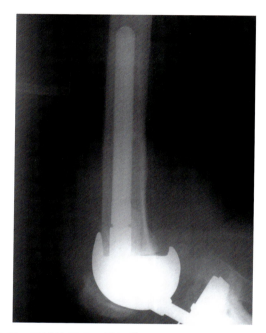

图 70-10 X 线片显示股骨假体严重松动，股骨后髁骨缺损。但股骨后方骨皮质完整，可与股骨假体相配

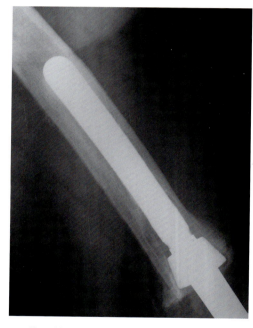

图 70-13 楔形补块附于多孔涂层柄的股骨假体，以承受假体轴向和扭转应力

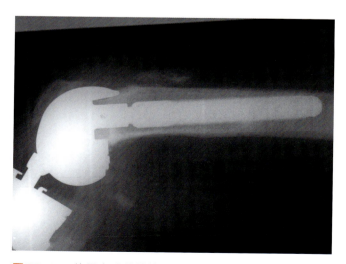

图 70-11 使用多孔补块填充上图中股骨后方缺损，使用三点固定技术固定假体延长杆，以承受术后早期膝关节屈曲时的载荷

5~10min。倒掉液体，每 30cm³ 松质骨块中添加 10cm³ 粉末状去矿物质松质骨。将自体骨碎片和骨干扩髓碎屑添加其中，增强骨诱导能力。将混合物填充骨缺损，然后安装假体，直至假体坐入剩余骨组织上，同时压紧颗粒植骨。剩余空腔缺损进行填充植骨，不用进行压紧，以避免阻碍早期血管长入和愈合。

临床经验

　　自 1984 年起，在作者医院非骨水泥固定技术已经应用于感染和非感染性 TKA 翻修中。术后随访 2~10 年，因假体松动导致的失败率为 3%。其余假体固定良好。17 例患者组织学检查结果表明，翻修术后早期骨形成活跃，后期植骨可完全愈合（图 70-14~ 图 70-17）。33 例感染膝关节假体清创后 6~12 周，使用非骨水泥固定技术进行翻修。其中 4 例患者因膝关节假体反复感染需要多次进行翻修，但目前膝关节功能良好。其中 1 例患者因膝关节假体反复感染需要进行截技。

　　临床经验表明，采用颗粒植骨重建膝关节后，术后第一个 2~5 年胫骨假体很少发生移位。鉴于使用异体骨结构植骨重建髋臼的经验，使用异体骨结构植骨重建膝关节取得了良好结果。据 Jasty 和 Harris 研究报道，使用异体骨结构植骨修复髋臼缺损，术后 4 年髋臼杯松动率为 32%。异体骨颗粒植骨与结构植骨的生物学行为不同。使用异体骨填充大的骨缺损，植骨区域可快速发生

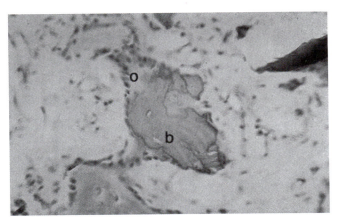

图 70-14　植骨后 3 周组织切片染色显示，去矿物质骨颗粒（b）周围可见成骨细胞（o）和新的类骨质。植骨区域可见血管长入，无明显骨吸收征象（摘自 Whiteside LA. Results：cementless. in：Rorabeck CH, Engh GA, eds. Revision Total Knee Arthroplasty. Baltimore：Williams & Wilkins；1997. 转载授权）

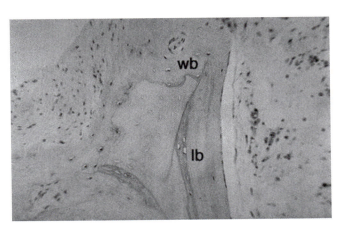

图 70-16　植骨后 21 个月组织切片染色显示，异体骨周围可见成熟的板层骨（lb）和无序的编织骨（wb）。植骨区域骨重塑明显降低，骨小梁完全包埋在板层骨或编织骨中。骨重塑降低，成骨细胞或破骨细胞活动主要在新骨形成区域（摘自 Whiteside LA. Results：cementless. in：Rorabeck CH, Engh GA, eds. Revision Total Knee Arthroplasty. Baltimore：Williams & Wilkins；1997. 转载授权）

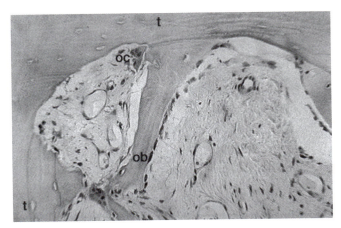

图 70-15　植骨后 3 个月组织切片染色显示，仍存在大量无活性的骨小梁（t）。异体骨附近可见明显的破骨细胞（oc）和成骨细胞（ob）。植骨区域可见多个骨吸收点。新骨形成通常在骨小梁的一面，而骨吸收则在骨小梁的另一面。此时成骨细胞数量少于 3 周时组织样本中的成骨细胞数量（摘自 Whiteside LA. Results：cementless. in：Rorabeck CH, Engh GA, eds. Revision Total Knee Arthroplasty. Baltimore：Williams & Wilkins；1997. 转载授权）

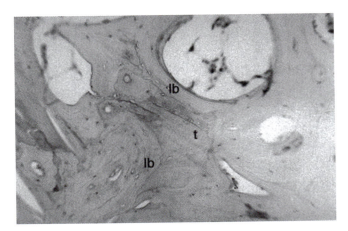

图 70-17　植骨后 37 个月组织切片染色显示，植骨区域可见被包埋的骨小梁（t）。异体骨完全被板层骨（lb）包裹。骨重塑持续存在，可见少量破骨细胞和成骨细胞活动

血管化和骨化，获得持久支撑（图 70-18~ 图 70-21）。采用植骨技术早期生物学反应活跃。当植骨重建和愈合后，发生塌陷的可能性很小。

植骨准备对于膝关节成功植骨至关重要。抗生素溶液浸泡、去除骨髓成分和假体稳定支撑是植骨技术成功的关键。植骨技术取得良好结果，可为假体提供长期支

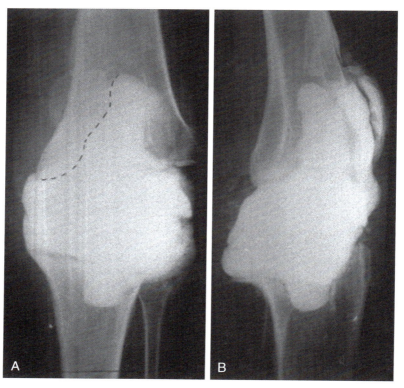

图 70-18 A. 术前膝关节正位片，该患者因两次感染行全膝关节翻修术。虚线表示骨水泥间隔器 – 骨组织界面。股骨内、外髁严重缺损，内、外侧胫骨平台、腓骨头以及胫腓关节严重破坏。B. 上述病例中膝关节侧位片。股骨前方和股骨后髁严重破坏

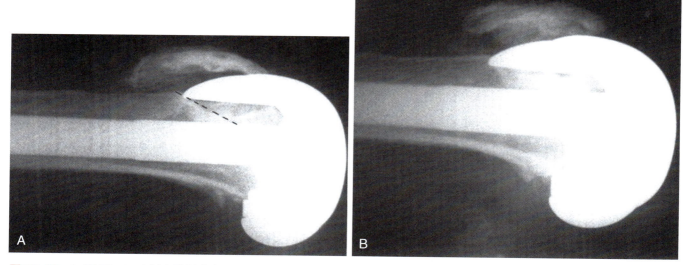

图 70-19 A. 图 70-14 病例中膝关节术后 1 个月的侧位片。虚线表示患者股骨远端前方自身骨量的范围。股骨假体下方是填充的颗粒松质异体骨和去矿物质异体骨。股骨假体后侧面坐入股骨干剩余部分。B. 同一病例术后 2 年膝关节侧位片，植骨已愈合

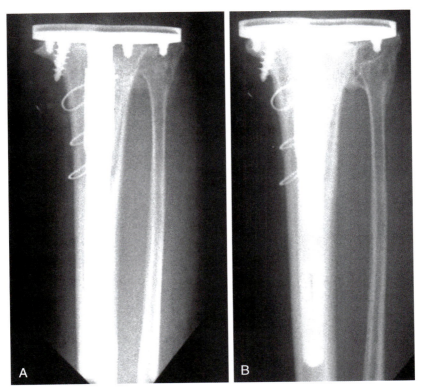

图 70-20　A. 图 70-14 病例中膝关节术后 1 个月胫骨正位片。长柄与胫骨干紧密相配，胫腓关节处可见新鲜植骨。胫骨内侧边缘和腓骨头共同为胫骨假体提供支撑。B. 同一病例术后 2 年胫骨正位片。胫腓关节可见愈合

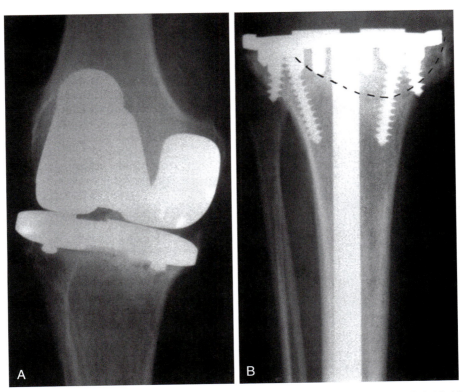

图 70-21　A. 骨水泥型 TKA 术后 5 年膝关节正位片。胫骨假体松动，可见内翻倾斜移位，内侧胫骨平台广泛破坏。B. 上述膝关节术后 1 年正位片。虚线表示先前的骨缺损范围。胫骨外侧缘和假体延长杆为胫骨假体提供支撑，保护内侧胫骨假体下方植骨直至愈合。植骨愈合后，可为胫骨假体内侧提供支撑

撑，再次翻修的情况很少发生。

在膝关节假体感染的病例中，使用非骨水泥固定技术，不进行植骨，可取得良好的效果，表明膝关节假体和延长杆的固定不依靠植骨支撑，而是依靠与假体直接接触的骨组织来支撑，特别是与假体延长杆紧密压配的皮质骨。假体需具备强度高的特性，以避免在使用过程中出现疲劳断裂。

（李慧武翻译；郭林校对）

参考文献

第 71 章

全膝关节翻修术中髌骨翻修

Kevin I. Perry, MD | Arlen D. Hanssen, MD

既往对全膝关节翻修术中髌骨翻修的研究报道较少，主要原因是绝大多数全膝关节翻修术中，如果髌骨假体固定良好，或仅有轻微磨损，髌骨轨迹良好，常保留髌骨假体，不进行翻修。因假体周围感染行 TKA 翻修时，髌骨假体需取出。在非感染性 TKA 翻修中，60%～70% 的病例保留髌骨假体。研究表明，如果髌骨假体固定和功能良好，即使可能与计划翻修的股骨假体不能很好地匹配，也常将髌骨假体保留在原位，不做翻修。本章节将主要讨论 TKA 翻修中髌骨翻修的手术原则，特别是髌骨骨缺损的处理方法。

髌骨假体良好的功能和长期耐久性很大程度取决于股骨和胫骨假体轴向和旋转对位相匹配。但这一理念经常在单独进行髌骨翻修时被忽视，也是单独翻修髌骨时外侧支持带松解率高、临床效果欠佳以及术后并发症风险增加的原因之一。多数情况下，髌骨假体轨迹不良、无菌性松动、假体断裂或过度磨损的原因是股骨和胫骨假体安放位置不正确。因此，在进行髌骨翻修前，必须确保股骨和胫骨假体安放正确，并且需要认识到单独翻修髌骨结果具有不确定性。

手术注意事项

在 TKA 翻修中，避免伸膝装置损伤至关重要。术中显露膝关节通常需要翻转髌骨，髌骨向外半脱位结合胫骨假体外旋向前半脱位可提供充分显露。作者认为，只要膝关节能够完全伸直，全膝关节翻修术中从来不需要进行翻转髌骨。松解膝外侧间室的瘢痕组织有助于伸膝装置向外半脱位。因膝关节僵硬需要充分显露时，可选择股直肌切开或胫骨结节截骨术。

表 71-1 列出髌骨假体翻修的主要适应证。如果确实需要进行髌骨翻修，髌骨剩余骨量和骨质量决定新的髌骨假体类型和手术方法的选择。髌骨丢失的原因包括初次 TKA 中过度切骨，髌骨溶解，感染以及取出髌骨假体时骨丢失，特别是取出固定良好的金属托髌骨假

表 71-1 髌骨假体翻修适应证

严重的髌骨骨溶解
髌骨假体断裂
中重度髌骨假体损坏
假体位置不正确影响髌骨轨迹
因活动性感染需取出髌骨假体

体。对于金属托髌骨假体，可使用金刚锯切割固定柱。对于髌骨假体非感染性翻修，可保留这些固定柱，植入新的髌骨假体将其覆盖。取出金属托髌骨假体而不损害髌骨十分困难，如果金属托髌骨假体固定和功能良好，可将其保留，避免因取出髌骨假体造成骨缺损或骨折。

取出之前的髌骨假体，清除纤维粘连组织和剩余骨水泥。如果骨水泥或金属柱固定良好，并且不影响新的髌骨假体的安放与固定，在非感染的病例中，可将其保留。评估髌骨剩余骨量，判断其是否可以为新的髌骨假体提供足够支撑。

髌骨翻修中 85%～90% 的病例，髌骨的剩余厚度 > 8～10mm，可以成功实施标准柱或双面凸髌骨假体的植入。但当髌骨的剩余厚度 < 8～10mm 时，需要不同类型的髌骨假体或髌骨重建技术（表 71-2）。髌骨缺损的处理方法取决于剩余髌骨的质量和位置，特别是支撑边缘是否完整。作者认为，除非是严重的髌骨坏死或骨髓炎，髌骨切除从来不用于 TKA 翻修中。

髌骨假体取出后的处理方法
剩余髌骨骨量充足
标准三柱聚乙烯髌骨假体

当髌骨剩余厚度为 10～15mm 时，通常可以在剩余松质骨区域钻取新的固定柱孔洞，小的骨缺损孔洞可使用骨水泥加强固定。最好是仅存在小的边缘骨缺损，在剩余的硬化骨区域，可以通过钻孔加强固定。

表 71-2　髌骨骨缺损的处理方法
无髌骨假体植入的方法
髌骨切除成形术
"海鸥翼样"截骨术
松质骨打压植骨
有髌骨假体植入的方法
螺钉加强骨水泥填充
钢缆环扎
结构植骨
三柱髌骨假体
多孔金属托

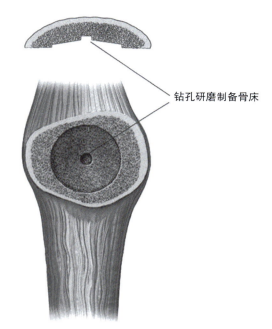

钻孔研磨制备骨床

图 71-1　双凸面聚乙烯髌骨假体植入时髌骨准备示意图

双凸面聚乙烯髌骨假体

如果髌骨存在大的中心凹陷，无法支撑髌骨假体固定柱时，双凸面聚乙烯髌骨假体是一种有用的选择（图71-1）。研究表明，如果存在足够的假体边缘支撑，双凸面髌骨假体可用于仅 5mm 的中心骨残留。这种方法的主要缺点是，髌骨的整体高度要小于正常髌骨或采用其他方法重建髌骨的高度（图 71-2）。在一项 TKA 翻修的研究中，89 例患者使用双凸面聚乙烯髌骨假体进行髌骨翻修，以末次随访时是否存在无菌性松动定义假体失败，术后 10 年和 14 年假体的生存率分别为 98% 和 86%。在此项研究和其他使用双凸面聚乙烯髌骨假体行初次 TKA 的相关研究中，髌骨骨折的发生与髌骨中央厚度 < 6mm 相关。非感染性失败与髌骨坏死及髌骨边缘缺乏支撑结构相关。

髌骨骨缺损

约 10% 的髌骨翻修中存在髌骨骨缺损，需要不同的方法进行处理。严重髌骨骨缺损，如剩余髌骨厚度 < 8~10mm，历来都是一个棘手的问题，严重影响 TKA 翻修的结果。在 20 世纪 80—90 年代，最常见的处理方法是简单取出髌骨假体，也被称为髌骨成形术或髌骨切除成形术。在过去的几十年中，出现多种髌骨骨缺损的处理方法，这些方法根据是否有髌骨假体植入分为两类。

无髌骨假体植入的方法

髌骨切除成形术（髌骨成形术）

在过去，取出髌骨假体是处理髌骨骨缺损常用的方

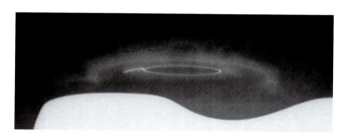

图 71-2　髌骨轴位片显示使用双凸面聚乙烯髌骨假体降低髌骨厚度

法。该方法主要包括修整髌骨轮廓，去除尖锐或偏心的骨边缘，使得中心髌骨轨迹处于股骨滑车内。尽管该方法简单易行，但临床结果较差，中期随访结果显示存在持续性膝前区疼痛，髌骨碎裂，残余髌骨侧向半脱位等并发症（图 71-3）。这些结果很大程度上是由于对股骨和胫骨假体旋转对位匹配缺乏理解所导致的。

在一些近期的研究中，当强调髌骨成形术后股骨和胫骨假体旋转对位匹配的重要性时，髌骨成形术的临床结果有较大改善。髌骨成形术的主要缺点是难以恢复髌骨正常厚度，其对髌骨运动及股四头肌力十分重要。作者认为，只有少数几种情况可以实施髌骨切除成形术。首先是当软组织和关节囊紧张时，髌骨成形术有助于闭合关节囊，如假体感染的二期翻修。其次是严重低位髌骨，髌骨成形术可避免髌骨假体与胫骨假体发生碰撞。

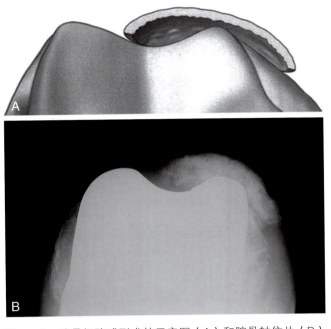

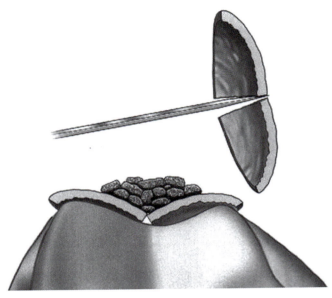

图 71-4　鸥翼截骨术示意图。髌骨残留骨进行中心纵向截骨，调整髌骨碎片方向，碎片背面骨移植，使得中央髌骨轨迹位于股骨滑车内

图 71-3　髌骨切除成形术的示意图（A）和髌骨轴位片（B），术后 6 年，残余髌骨侧向半脱位

"海鸥翼样"截骨术

"海鸥翼样"截骨术（鸥翼截骨术）不仅仅是取出髌骨假体，还对髌骨残留骨进行调整，使得其与股骨滑车相对，以优化髌骨轨迹。髌骨残留骨通过中心纵向截骨故意折断，以形成内外侧"翼"（图 71-4）。在髌骨轴位片上，髌骨残留骨与海鸥翼相似。然后将髌骨碎片调整方向，使得碎片下表面与股骨滑车相对，理论上有助于优化髌骨轨迹。

随后研究报道鸥翼截骨术取得了相对满意的结果。在一项研究中，12 例患者实施鸥翼截骨术，随访期间髌骨轨迹良好，未出现髌骨侧向半脱位，获得满意的临床结果。在一项 115 例髌骨翻修的研究中，17 例（15%）剩余髌骨厚度 < 12mm 的患者选择鸥翼截骨术。在 13 例患者的随访中，12 例患者影像学上显示愈合的髌骨处于股骨滑车中央，1 例患者显示坚实的纤维连接，未出现髌骨骨折，但其中 1 例发生缺血性骨坏死和髌骨碎裂，第 13 例患者在随访 3 年时出现髌骨侧向半脱位。

因此，鸥翼截骨术是处理髌骨骨缺损的有效方法之一，但其主要的缺点是降低髌骨厚度，影响伸膝装置的功能。在某些情况下，可在髌骨碎片背面进行骨移植（图 71-4）。植骨可促进髌骨碎片愈合，恢复部分髌骨量。

松质骨打压植骨

松质骨打压植骨是将松质骨紧密打压，植入骨缺损部位，然后使用软组织瓣覆盖。软组织瓣形成囊腔，用于移植骨填充，移植骨可根据股骨滑车进行压缩模制。该术式的技术要求对于成功实施非常重要。假性半月板、瘢痕组织、股四头肌腱下表面和髌骨残缘外周的大部分髌周纤维组织要保留。这些组织的保留是该术式的基础，因此在暴露膝关节时，要避免清除这些髌周组织。

去除髌骨外壳内的纤维假膜。股四头肌腱下表面的滑膜瓣最为可靠（图 71-5A）。从近端向远端逐渐分离滑膜瓣，使得滑膜瓣根部稳固附于髌骨上方（图 71-5B）。

翻转滑膜，使用多根不可吸收的 0 号线将其间断缝合于假性半月板边缘、髌周纤维组织和残余髌骨边缘。留有一个小的开口，将骨移植物插入髌骨缺损部位。

自体松质骨通常取自股骨干骺端，如果局部自体松质骨来源不足，也可使用异体松质骨。将移植骨块切成长和宽为 5~8mm 小的骨块，然后将足量的小的骨块通过滑膜瓣开口填充到骨缺损处，使得重建髌骨具有约 25mm 的高度。然后缝合完全封闭囊腔（图 71-5C）。如果局部软组织不足，组织瓣可取自髌上囊或膝关节外侧间沟的阔筋膜。检查缝合的紧密性，以确保组织瓣完全包含骨移植物。然后使用一些缝线或巾钳临时固定髌骨周围组织，使得移植骨在股骨滑车上进行压缩模制。术后康复方案与 TKA 翻修后常规方案相同。

在最早的研究报道中，8 例患者（9 个膝关节）实施该术式，所有髌骨厚度均 < 9mm，术后平均随访 36 个月，影像学测量髌骨高度平均为 19.7mm（17~22.5mm）。本研究建议重建髌骨的最初高度至少为 25mm，因为随着时间的推移，移植骨会被压缩 3~5mm（图 71-6）。在作者所在单位的一项研究中，1997—2014 年间 93 例髌骨骨缺损的患者实施该术式（未发表数据，2018 年），结果显示术后 10 年髌骨假体的生存率为 96%。该术式的主要优点是可以恢复髌骨骨量，提高

髌骨厚度，主要缺点是如果局部自体骨来源不足，需要使用异体骨。

在一项包括 3 例患者的小样本研究中，当担心髌腱或股四头肌腱的强度和完整性时，可对该术式进行改良。使用异体跟腱加强固定股四头肌腱远端和髌腱近端。尽管很难预测何时将会出现髌骨骨折，但在这种情况下或植骨时存在小的骨折时，使用该改良术式是有帮助的。

有髌骨假体植入的处理方法
螺钉或克氏针加强骨水泥固定

据一项病例报道，对于单侧节段性髌骨骨缺损，处理方法与小的胫骨缺损相似，使用横向螺钉固定髌骨，螺钉头可支撑标准的三柱全聚乙烯髌骨假体。对于髌骨

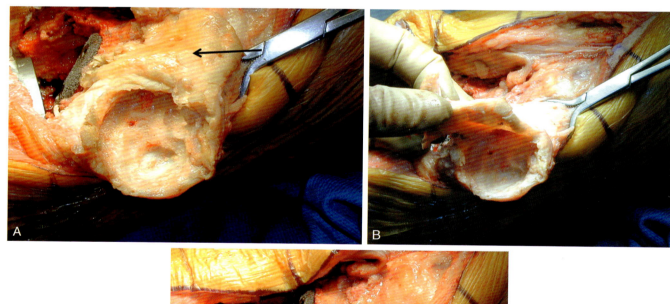

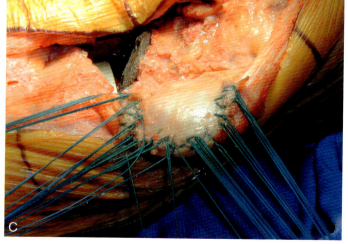

图 71-5　A. 男性，72 岁，髌骨骨缺损的术中照片，剩余骨量仅包括前皮质和不规则髌骨边缘。箭头指向的位置为股四头肌腱下表面的纤维组织，可被提起形成原位组织瓣。B. 股四头肌腱下表面分离的组织瓣的术中照片。C. 使用间断缝合关闭组织瓣的术中照片

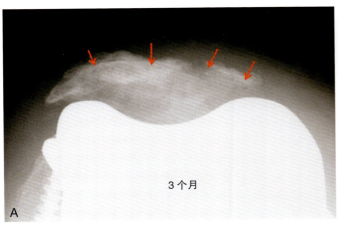
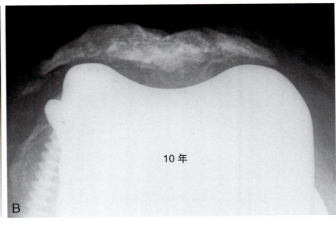

图 71-6　A. 上述病例中髌骨植骨术后 3 个月的髌骨轴位片。箭头指示髌骨外壳和植骨界面。B. 术后 10 年的髌骨轴位片。植骨愈合良好，与术后即刻 X 线片相比，髌骨高度降低 4mm

中央型空腔缺损，只有髌骨边缘残留，无法安装髌骨假体固定柱，使用克氏针经髌骨边缘插入骨缺损部位，以增强骨水泥固定。

经骨皮质钢缆固定

　　介绍一种新的处理髌骨骨缺损的方法，该方法也使用标准的三柱全聚乙烯髌骨假体。在一项研究中，28 例患者（30 个膝关节）的髌骨厚度均 < 8mm。髌骨骨床准备完成后，将 3 根钢缆固定于全聚乙烯髌骨假体的 3 根立柱上（图 71-7）。然后将钢缆穿过髌骨前皮质的 3 个孔洞，在髌骨和髌骨假体之间填充骨水泥，在髌骨前表面收紧钢缆，使得骨水泥充分压缩和固化。小心处理髌骨和钢缆，以避免术后髌骨骨折。此方法的主要缺点是重建髌骨平均高度通常 < 15mm。

髌骨结构植骨

　　自体单皮质髂骨植骨可取自髂前上棘，将其形状与残留的髌骨外壳相匹配。髂骨植骨的松质骨面与髌骨相对，并使用 4 枚 1.5mm 皮质螺钉固定。使用松质骨填充所有残留骨缺损，使用骨水泥将新的髌骨假体固定于骨移植物皮质骨表面。该术式的成功实施需满足以下条件：①髌骨外壳不能存在骨折，并且可以和骨移植物相匹配；②髌骨需具有较好的质量，以接受螺钉固定；③伸膝装置必须连续。如果髌骨骨床的质量较差，建议使用自体骨移植以促进愈合。该方法的缺点是增加取骨部位的并发症。此外，新的髌骨假体直接固定于骨移植物的皮质表面，而不是松质骨床，术后该界面可见放射性

透亮线。

一体化的多孔三柱金属髌骨假体

　　随着钛金属 3D 打印一体化髌骨假体的应用，髌骨表面准备应尽可能平整（个人交流，Victor Krebs，2016年）。在剩余髌骨上钻取与假体相匹配的 3 个孔洞，这些孔洞通常在剩余髌骨前皮质上钻取，髌骨假体固定柱通常突出骨皮质数毫米。作者使用该假体对 5 例患者实施髌骨翻修术，根据作者的经验，对于厚度为 8~12mm相对较平的残余髌骨，使用该方法较为有用（图 71-8）（未发表数据，2018 年）。虽然对于这类患者，比较公认的处理方法是植入其他类型的髌骨假体，如双凸面髌骨假体，但与插入式髌骨假体不同的是，使用该类型非骨水泥金属托髌骨假体，重建髌骨的高度为 18~22mm，可提高伸膝装置的功能。

多孔增强金属托髌骨假体

　　一种特殊的多孔金属假体，可用于处理严重的髌骨骨缺损，重建髌骨高度。在一项尸骨研究中，比较使用增强髌骨假体和髌骨切除成形术行髌骨翻修，金属托髌骨假体可重建髌骨正常高度，具有良好的髌骨轨迹和股四头肌力。

　　该术式较为简便，使用球形磨锉进行髌骨准备，将缺损的髌骨磨锉成一凹面，与圆形多孔金属托相匹配（图 71-9）。金属托安放完成后，将金属托间断缝合于伸膝装置和周围软组织上，以维持金属托的位置。然后使用骨水泥将聚乙烯假体固定在多孔金属托上。

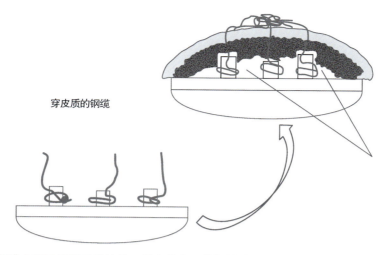

穿皮质的钢缆

图 71-7 将钢缆固定于标准全聚乙烯髌骨假体的 3 根立柱上。将钢缆分别穿过髌骨前皮质上的 3 个孔洞，然后在骨水泥固化时将其收紧

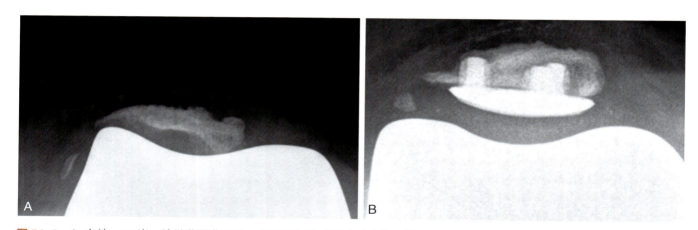

图 71-8 A. 女性，53 岁，膝关节屈曲不稳，行髌骨切除成形术后膝前区持续疼痛。B. 上述患者术后 3 年的髌骨轴位片，股骨和胫骨假体翻修后，植入多孔钛金属 3D 打印一体化髌骨假体

在一项早期的研究中，20 例髌骨骨缺损的患者使用该类型假体行髌骨翻修，术后随访 32 个月，其中 17 例患者（85%）获得良好的结果，3 例患者出现髌骨下极骨折。另一项相似的研究报道，翻修术后平均随访 32 个月时，所有的 11 例患者金属托与髌骨外壳均整合良好。在一项研究中，23 例髌骨厚度＜ 10mm 的患者行髌骨翻修，术后平均随访 7.7 年，将髌骨外壳缺血性坏死或金属托仅固定于软组织中定义为失败，假体的生存率为 83%。

在一项对比研究中，16 例（18 膝）髌骨严重缺损的患者使用金属托髌骨假体行髌骨翻修，其中 6 例患者（7 个膝关节）髌骨假体无骨组织支撑，另外 10 例患者（11 个膝关节）至少 50% 面积的髌骨假体被宿主骨覆盖，结果显示，缝合固定于软组织上的 7 例髌骨假体最终发生松动而失败。另有研究报道，既往行髌骨切除术的患者使用金属托髌骨假体重建髌骨，最终全部失败。因此，使用该类型的髌骨假体时，残留髌骨具有足够的骨量十分重要。此类型假体的主要优点是精确重建髌骨高度，优化髌骨轨迹和股四头肌力，主要缺点为成本极高。

讨论

膝关节翻修中髌骨翻修依然是一个重要的方面，多种不同的处理方法被用于解决髌骨翻修中的问题。随着假体的不断改进和对假体正确对位的深入理解，可避免髌骨轨迹不良，降低髌骨假体失败的发生率。当髌骨假

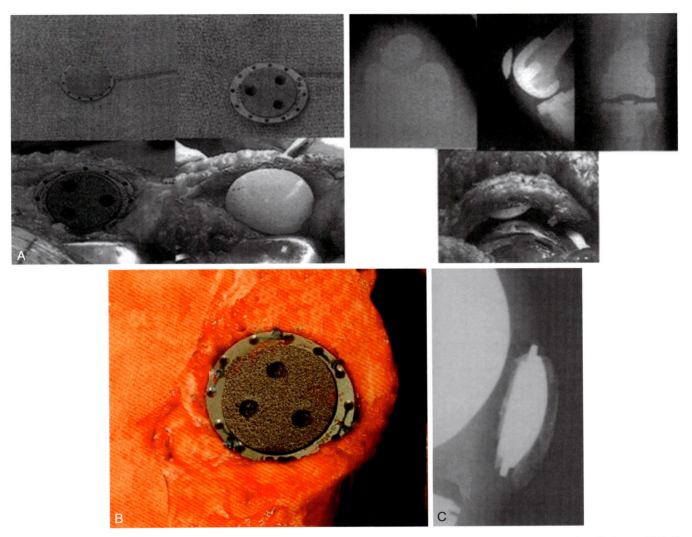

图 71-9　A. 多孔金属托具有圆顶形表面，可与髌骨外壳相匹配。金属托反面具有 3 个立柱孔，可使用骨水泥将全聚乙烯髌骨假体固定其中。髌骨外壳使用圆形磨锉进行处理，与圆顶形金属托相匹配。B. 钛金属边缘具有缝合孔眼，可将金属托固定于周围软组织和残留髌骨边缘。C. 术后 18 个月膝关节侧位片显示金属托与髌骨外壳整合良好

体失败时，很少单独进行髌骨翻修，需要纠正股骨和胫骨假体的旋转对位，以减轻髌骨所受应力，降低髌骨假体失败率。

　　如果剩余髌骨的骨量充足，可使用标准的三柱髌骨假体或双凸面聚乙烯假体。如果髌骨严重缺损，可有多种处理方法。对于严重髌骨骨缺损，如果不彻底解决髌骨轨迹的问题，单独进行髌骨翻修可能会再次失败。尽量避免行髌骨切除成形术，尽管有时确实需要，但其临床结果往往很差。本章节介绍的多种方法都不能恢复髌骨高度和骨量，但植骨可以。而多孔金属托髌骨假体这类新方法，可恢复髌骨解剖高度，并且具有聚乙烯关节面。

（李慧武翻译；郭林校对）

人工全膝关节置换术后感染的处理

HANY S. BEDAIR

第十部分

第 72 章

全膝关节置换术后感染发病率、预防及经济影响

Stephen J. Nelson, MD | Patrick K. Strotman, MD | James A. Browne, MD

引言

假体周围感染（PJI）是全膝关节置换术（TKA）后最可怕的并发症之一。在宽敞的潜在空间内，越来越多耐药菌与假体在生物膜的保护下结合，使得这些感染难以完全根除，需要手术和抗生素两方面的强有力干预。即使在合理治疗的情况下，PJI 也会带来显著的死亡风险。这样的结果给医患双方都痛苦。面对如此严重的后果，有一句谚语说得好："预防为主，治疗为辅"。本章节将对 TKA 后感染的发病率进行评论，然后讨论与 PJI 相关的危险因素、预防步骤以及经济影响。

发病率

虽然 PJI 是一个相对少见的并发症，但它已经取代了聚乙烯磨损和无菌性松动，成为 TKA 翻修的最常见原因。Bozik 等评估了全国住院患者样本，发现 25.2% 的翻修手术是因为感染而进行的。据报道，PJI 发病率为 0.7%~2.2%。Kurtz 评估了医疗保险 5% 的国家样本管理数据，指出手术后 2 年内感染的发病率为 1.55%。Crowe 检查了 2009—2011 年在纽约大学拉戈内医学中心进行的 3419 例初次 TKA，发现感染率为 0.76%。Pulido 在 Thomas Jefferson 大学医院对 2001—2006 年期间收治的 4185 例患者进行了 PJI 发病率的前瞻性评估，他们报道其感染发病率为 1.1%。尽管有越来越多的预防措施，但有一些证据表明，随着预期寿命的延长和关节置换手术量的增加，PJI 的发病率可能在缓慢增加。

虽然术后急性感染是骨科医生的主要关注点，但 Kurtz 及其同事发现术后发生感染的风险时间不超过 2 年，有 0.46% 的患者在术后 2~10 年内发生感染。在芬兰健康登记处的一项评估中，Huotari 指出人工髋关节或膝关节置换术后晚期（超过 2 年）PJI 的发病率约为 0.07%/（关节·年）。

感染是全膝关节翻修术最主要的原因之一，目前翻修术后感染率呈指数级增长，Frank 等报道的其感染率为 7%。Cochran 等报道术后 1 年的一期翻修患者再感染风险为 24.6%，二期翻修患者为 19%。

在他们的研究中，一期和二期翻修术后 6 年的翻修累计风险分别为 38.3% 和 29.1%。目前翻修术后感染风险的增加原因尚不清楚，可能是由于手术时间的延长、手术的复杂性、感染的清创不彻底，或者未将植入物失效诊断为感染。所有这些因素都可能导致经历多次翻修术的患者感染发病率较高。

预防

TKA 中预防感染可分为术前预防、术中预防和术后预防 3 个阶段。在每一个阶段的努力都旨在提高患者的免疫能力或降低手术的微生物污染水平。

术前预防

在减少感染发病率的较量中，适当的患者选择和优化再怎么强调也不为过。在 TKA 中发现了一些患者特有的感染危险因素，包括炎症性关节炎、男性、年龄、ASA 评分 > 2、较低的社会经济地位和丙型病毒性肝炎。季节也与手术部位感染（SSI）的可能性相关。这些危险因素有些是可改变的，有些不是。可改变的危险因素包括营养不良、糖尿病、肥胖、抑郁、吸烟、阿片类药物依赖、耐甲氧西林金黄色葡萄球菌（MRSA）定植，以及近期的关节镜手术或类固醇注射。每一个可改变的风险因素都将单独处理。值得注意的是，关于如何优化患者风险因素来降低 PJI 发病率，目前还没有足够的前瞻性数据支持。

最佳的营养状态以促进良好的伤口愈合是预防 PJI 的必要条件。Saleh 等观察到术后伤口引流 5 天或以上的患者发生感染的可能性是没有引流患者的 12.5 倍。营养不良阻碍胶原衍生肽的合成并导致免疫系统功能障碍。Greene 指出，术前营养状况与术后伤口并发症的发

生密切相关。术前淋巴细胞计数低于 1500 个 /mm 的患者发生伤口并发症的概率是正常人的 5 倍；人血白蛋白水平＜ 3.5g/dL 的患者发生伤口并发症的概率是正常人的 7 倍。Jaberi 及其同事还调查了长期术区引流的患者，发现营养不良的患者（血清转铁蛋白＜ 200mg/dL，人血白蛋白＜ 3.5g/dL，或者淋巴细胞总数＜ 1500/mm^3）接受关节置换术更容易发生感染。Yi 等发现，具有上述 3 个实验室参数中的一个或多个与发生慢性感染性失败和术后急性感染合并关节无菌翻修独立相关。

糖尿病与 TKA 术后出现的多种并发症有关。Marchant 等评估了全国住院患者样本，发现糖尿病控制不良的患者下肢全关节置换术（TJA）后全身并发症的发生率显著增加、死亡率更高、住院时间更长。他们还发现伤口感染的风险增加（OR=2.28；95%CI=1.36~3.81；P=0.002）。Adams 等评估了凯萨医疗机构全关节置换登记处，但无法确定糖尿病患者的翻修率或深部感染的风险增加。尽管存在这种明显的差异，Cancienne 仍能够确定围术期糖化血红蛋白（HbA1c）与 TKA 术后需要手术干预的深部感染率之间有密切的关系。分析表明，感染风险增加的拐点是糖化血红蛋白值为 8.0mg/dL（图72-1）。作者警告，糖化血红蛋白应作为 PJI 患者相关的其他危险因素。在手术前尝试降低糖化血红蛋白似乎是有道理的，但可能不能作为反对手术的一个很好的建议。

肥胖患者亦被发现在 TKA 术后感染风险增加。确切的病理生理机制尚不清楚，但可能与切口表面张力增

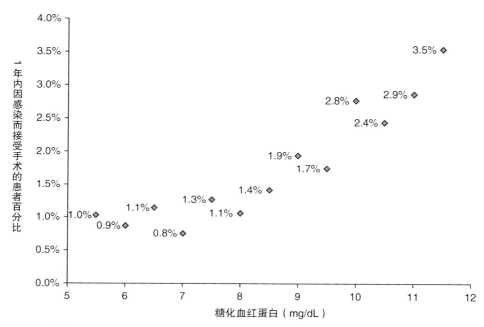

图 72-1 初次全膝关节置换术后 1 年内深部感染的发生率及术后 3 个月内糖化血红蛋白水平的关系 [摘自 Cancienne JM, Werner BC, Browne JA. Is there an association between hemoglobin A1C and deep postoperative infection after TKA? ClinOrthopRelat Res. 2017；475（6）：1642-1649. 转载授权]

加或为了显露而进行更多的剥离所致的血肿形成、血清聚集或引流时间延长有关。Jämsen 对芬兰 7181 例接受下肢人工关节置换术的患者进行了单中心研究，结果发现身体质量指数（BMI）正常的患者感染率为 0.37%，而病态肥胖患者的感染率增加至 4.66%。

Nunez 等对 60 例接受初次 TKA 平均 BMI 为 39.9kg/m^2 的患者进行了病例对照研究。结果发现，这些患者院内伤口问题的发生率是对照组的 2 倍（11.6%：6.6%），PJI 的发生率是对照组的 3 倍（5.0%：1.6%）。Mayo 医学中心最近的一项研究发现，BMI 与伤口深部感染的风险之间存在显著的相关性（图 72-2）。平滑样条分析显示，在 BMI 起点阈值为 35kg/m^2 时，BMI 每增加一个单位，发生浅表或深部感染的风险增加 7%（HR，1.07；P ＜ 0.001）。

在 TKA 之前减肥是否能降低感染的风险尚不清楚。许多作者已经研究了人工关节置换术前行减肥手术是否

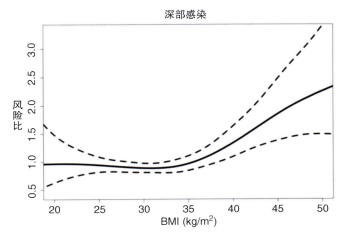

深部感染

图 72-2　来自 Mayo 医学中心数据库中 TKA 术后假体周围感染的风险与身体质量指数（BMI）的函数关系。虚线表示 95% 可信区间［摘自 Wagner ER, Kamath AF, Fruth K, Harmsen WS, Berry DJ. Effect of Body Mass Index on Reoperation and Complications After Total Knee Arthroplasty. J Bone Joint Surg Am. 2016; 98（24）: 2052-2060. 转载授权］

能改善肥胖患者的临床疗效；Smith 等对这方面相关的 5 项研究进行了 Meta 分析，结果发现，减肥手术组的伤口感染和整体医疗并发症的发生率较低。

抑郁症也与 TJA 术后的不良预后有关。Gold 等利用加利福尼亚州全支付医疗卫生成本和项目数据库进行了一项回顾性研究，通过多变量分析发现抑郁症在 90 天内再入院的患者中更为普遍。Ricciardi 等回顾了 2010—2014 年间进行的 10 759 例 TKA 患者，在术后 30 天内发现了类似的结果。在一个对全国住院患者样本的单独的多变量分析中，抑郁症的诊断率为 10%，而且在这些患者中，术后感染的风险更高（OR=1.33）。虽然识别和治疗导致应对能力差的抑郁症和其他精神疾病患者可能会提高满意度，但尚不清楚这是否会影响 PJI 的发生率。

吸烟是一个不可忽视的危险因素，它与一些不良的术后结果有关，包括感染和翻修。尼古丁改变微血管系统的灌注、降低创面的氧分压、损害上皮形成。在 Mayo 数据库的一项评估中，接受全髋关节置换术（THA）或 TKA 的吸烟患者术后发生深部感染（2.37；95%CI，1.19~4.72；P=0.01）和假体翻修（1.78；95%CI，1.01~3.13；P=0.04）的风险比较高。Sahota 等观察了吸烟患者接受 THA 或 TKA 术后急性期的并发症，他们指出，在利用倾向匹配来限制该人群中常见的混杂变量后，吸烟者出现手术并发症的可能性是普通人群的两倍。2002 年，

Moller 等进行了一项随机对照试验证明在 THA 或 TKA 术前 6~8 周戒烟可显著降低伤口并发症发生率和二次手术率。Bedard 等的一项 Meta 分析显示，相对于既往吸烟患者，目前吸烟患者的伤口并发症的风险［OR，1.36（1.16~1.60）和 PJIOR，1.52（1.07~2.14）］显著增加，表明一些吸烟有关的并发症可能是可逆的。

阿片类药物具有免疫抑制的特性，术前服用阿片类药物会增加 PJI 的风险［校正后 OR 值，1.53（95% CI，1.14~2.05），P=0.005］。Cancienne 等进行了一项大型数据库研究，调查了 2007—2015 年间接受初次 TKA 治疗的患者。他们的研究结果表明，术前服用麻醉类镇痛处方药是术后延长使用阿片类药物的最显著的危险因素（OR=5.74）。感染与术前麻醉类镇痛药物的使用（OR=1.16）和术后麻醉类镇痛药物的使用（OR=1.33）独立相关。在给退行性关节疾病患者（可能需要进行关节置换）开阿片类药物时要谨慎，并在术前和术后通过麻醉处方监控程序识别患者。

在最近的一项研究中认为，膝关节内既往皮质类固醇注射也被认为是感染的一个可能的危险因素。Papavasiliou 等评估了 144 例接受 TKA 患者中的 2 例 PJI 患者，结果发现，发生 PJI 的患者在手术前几个月都接受了关节内注射皮质类固醇治疗。这一发现在一个医疗记录数据库的评估中得到了证实，该数据库发现，在术前 3 个月内接受皮质类固醇注射的患者感染发生率明显较高。在皮质类固醇注射后 3 个月以上接受 TKA 的患者的感染率没有显著差异，建议在皮质类固醇注射和关节置换术之间至少要维持 3 个月的窗口期。

膝关节镜检查后 6 个月内行膝关节置换术也被认为是术后感染的危险因素。与同期行 TKA 的年龄相匹配的对照组相比，关节镜检查后 6 个月内行 TKA 的患者发生术后感染（OR=2.0，P=0.004）、僵硬（OR=2.0，P=0.001）和静脉血栓栓塞（OR=1.6，P=0.047）的风险较高。6 个月以上再行手术的并发症风险并没有增加。如果患者近期接受了膝关节的侵入性操作，选择性延迟 TKA 来减少 PJI 的风险可能是明智的。

上述每一种可改变的危险因素都侧重于试图提高患者的免疫能力，但是，也存在着降低宿主微生物负担的空间。无症状的 MRSA 定植已被认为是后期发生 MRSA 感染的危险因素。在 758 例患者中，与入院时甲氧西林敏感的金黄色葡萄球菌（MSSA）定植（RR，13；95% CI，2.7~64）或无金黄色葡萄球菌定植（RR，9.5；95%

CI，3.6~25）相比，入院时 MRSA 定植增加了后期发生 MRSA 感染的风险，作者建议应鉴定无症状 MRSA 宿主以在术前进行 MRSA 干预。Rao 等筛选出鼻腔携带金黄色葡萄球菌的患者，术前 5 天开始用莫匹罗星软膏（每日 2 次）和氯己定（每日冲洗 1 次）来去除细菌定植。作者指出，在 636 例参与者中，164 例参与者金黄色葡萄球菌检测阳性并接受去除细菌定植治疗方案。在 1 年的随访中，所有 164 例参与者均未发生术后感染。Kim 还评估了 MSSA 和 MRSA 的预筛查方案的实施情况，结果发现，用莫匹罗星和氯己定冲洗去除细菌定植方案治疗携带者使感染率降低至 0.19%，显著低于采用治疗方案前的感染率（0.45%，$P=0.0093$）。

术前用氯己定也可以降低膝关节置换术后伤口感染的发生率。在一个包括 4 项临床试验的 Meta 分析中，数据表明术前使用氯己定与感染率降低有关（OR=0.22；95%CI，0.12~0.40；$P=0$）。Banerjee 等指出，术前使用氯己定淋浴或局部应用可能会使病原微生物菌落数大幅度减少。作者认为，全身清洁比局部应用可能更具有额外的优势。

术中预防

麻醉似乎对关节置换术后感染率有影响。Chang 等进行了一项数据库研究，比较了全身麻醉与硬膜外麻醉下行 THA 和 TKA 的患者术后感染率。通过对手术类型、年龄、性别、并发症和医院教学状况进行调整后，与硬膜外麻醉相比，全身麻醉的 SSI 的比值比（OR）为 2.21。Zorrilla-Vaca 对 13 项研究进行了 Meta 分析，研究发现与全身麻醉相比，采用硬膜外麻醉行 TKA 对 SSI 发生率具有有利的影响（OR=0.75；95%CI，0.68~0.84；$P < 0.001$）。值得注意的是，研究发现神经阻滞麻醉对 SSI 的发生率并没有影响。此外，维持生理体温可降低术后并发症的风险。体温过低可能导致手术部位的血管收缩和氧分压降低。手术室中多学科之间的团队意识和沟通对于降低患者风险至关重要。

围术期抗生素的应用显著影响人工关节置换术后 SSI 的发生率。在对 7 项研究的 Meta 分析中发现，预防性使用抗生素可使伤口感染的绝对风险降低 8%，相关风险降低 81%（$P < 0.00001$）。国家外科手术感染预防项目建议在切皮前 1h 内开始输注第一剂抗生素，在手术结束后 24h 内停用预防性抗生素。在繁忙的围术期，恰当的预防性抗生素的使用时机可能是一个挑战。

Rosenburg 等发现，将抗生素的使用纳入手术 "Time Out" 时，抗生素使用的依从性从 65% 提高到 99.1%。作者提倡将抗生素的使用纳入 "Time Out"，以促进沟通和适当的护理。术后 24h 继续使用抗生素的常见做法最近受到了密切关注，美国疾病控制与预防中心（CDC）建议，即使在引流管存在的情况下，在手术室关闭切口后也不应额外预防性使用抗生素。

降低感染率的最佳术区备皮方法一直存在争议。Darouiche 进行了一项前瞻性、随机对照试验，比较了氯己定溶液 – 酒精和聚维酮 – 碘伏在 II 类切口手术（在控制条件下即没有大量渗出或异常污染的情况下进行的结直肠、小肠、胃食管、胆道、胸部、妇科或泌尿外科手术）部位的消毒效果。作者发现氯己定溶液 – 酒精对浅表切口感染（4.2%∶8.6%，$P=0.008$）和深部切口感染（1%∶3%，$P=0.05$）都有保护作用。一些作者提倡使用含碘制剂进行皮肤准备，因为这些方法准备的患者中塑料黏布的黏附性更好。这些作者认为，手术皮肤准备好后，如果不加覆盖物，残留的皮肤菌群可能会被暴露。他们证明用 DuraPrep 溶液与 ChloraPrep 溶液制备的皮肤相比，前者具有更大的褶皱附着力。然而，术中使用塑料黏布预防 SSI 的优点尚有待证实。目前 CDC 指南规定，除非有禁忌证，手术中的皮肤准备应该用酒精制剂。

无论手术部位首选的消毒化学制剂是什么，皮肤准备的技术和细致程度都是很重要的。通常，在 TKA 术前无菌消毒过程中下肢处于伸直状态，尽管在该位置时膝关节前部皮肤较松弛。当膝关节从伸直位到屈曲位时，可以发现膝关节前部皮肤不对称，其自然褶皱处没有被消毒（图 72-3）。因此，采取膝关节屈曲位消毒可以提供更好的皮肤表面覆盖，没有明显的缺点。

铺单后进行第二次手术部位皮肤消毒准备一直被提倡用来减少 SSI 的发生率。Morrison 等研究了在最后的黏布覆盖前用碘伏和异丙醇进行手术部位皮肤消毒的效果，结果发现与对照组（6.5%，19/294，$P=0.02$）相比，干预组（1.8%，5/283）表浅 SSI 的发生率显著降低。

在手术室中已经有大量的研究和策略来减少细菌数量和感染率。研究发现，在预防 SSI 的发生方面，可渗透的棉质手术衣和单子不如不透气的材料。在手术着装方面，没有证据证明外科手术衣、头部覆盖、未擦洗人员的手臂覆盖或者戴口罩会影响感染率。勤换手术无菌手套可降低手套污染率，但是，与 SSI 的发生并没有明

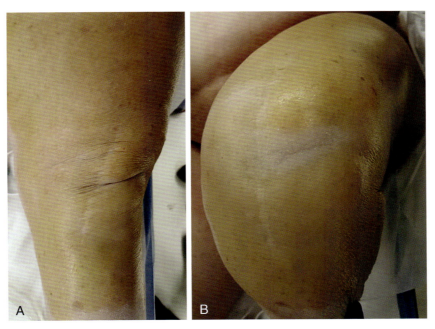

图 72-3　膝关节伸直位皮肤消毒（A）和随后屈曲位时（B）皮肤消毒的情况，显示皮肤自然褶皱处有部分区域未被消毒 [摘 自 Knoll PA, Browne JA. Prepping the knee in maximal flexion：getting into every nook, cranny, and fold. Arthroplasty Today.2016；3（2）：99-103. 转载授权]

确的关联。

尽管人们发现可换气式密闭手术服（"太空服"）可以减少空气中的细菌数量，但它们并未能证实可以减少伤口污染。尽管可换气式密闭手术服和手术头盔系统不能降低感染率，但一些人认为，它们可以为外科医生提供舒适感和防溅保护，这也是它们比传统的手术衣和口罩更昂贵的原因。

层流已被广泛用于减少空气中细菌的数量，但其对 SSI 的实际影响仍然存在争议。Miner 等研究了层流的影响和 8288 例 TKA 患者术后急性期的结果，并没有发现感染发生率的差异。同样，在德国，一项包括 33 463 例 THA 患者的队列研究层流未被发现对感染率有任何影响。这是一个难以控制的变量，与手术室的人流、手术室的人员数以及托盘的暴露等多个因素有关。

使用含抗生素的骨水泥是一些外科医生寻求降低感染率的另一种策略。尽管有一些证据表明含庆大霉素的抗生素骨水泥可以降低深部感染率，但最近的一项系统综述和 Meta 分析表明，在初次 TKA 中，用抗生素骨水泥患者的深层或浅表 SSI 的发生率与普通骨水泥相比没有显著差异。最终，仍缺乏随机临床试验和长期随访的回顾性研究来检验抗生素骨水泥在初次 TKA 中的疗效。

在伤口缝合前用稀释的碘伏冲洗可能是降低 SSI 发

生率的有效方法。Brown 等比较了 1862 例未使用稀释碘冲洗的 THA 或 TKA 病例与 688 例使用稀释碘冲洗的病例，结果表明，用 0.35% 碘伏冲洗 3min 的治疗组中仅有 1 例感染，而对照组中有 18 例感染（$P=0.14$）。然而，对于这种冲洗剂的安全使用仍存在担忧，稀释的葡萄糖酸氯己定溶液冲洗可能提供类似的益处。

当缝合关节囊时，用带刺的缝线或传统缝线间断缝合的感染率没有差异。然而，Fowler 证明带刺缝线的细菌黏附性明显低于传统编织缝线（48 000：299 000 CFU/cm^2；$P=0.04$）。对于浅表切口缝合，订皮机可提供最快的缝合效果，而皮内缝合可最大限度地吻合伤口边缘。但是，不管缝线、订皮机或黏合剂在预防感染方面均没有优越性。

手术时间延长可能与 PJI 发生率增高有关。George 等评估了国家外科手术质量改进计划的数据库，结果发现较长的手术时间与较高的再次手术风险（$P < 0.001$）、SSI（$P < 0.001$）和伤口裂开（$P < 0.001$）等不良结果有关。Willis-Owen 等发现，较长的止血带使用时间与感染发生率较高有关。Naranje 等回顾了 2000—2012 年间收治的 9973 例初次 TKA 患者，在控制了与年龄和性别相关的混杂变量因素后，手术时间长短对感染翻修的危险性没有显著影响。正如前面列出的许

多危险因素一样，手术时间是一个变量，与其他因素之间有着复杂的相互作用。最终，应采取措施减少术中延误，以限制伤口长时间暴露于微生物。

术后预防

TKA 术区敷料有几种不同的材料，目前尚不清楚哪一种材料在预防 PJI 方面有优越性。Sharma 等对髋关节和膝关节置换术后的伤口护理进行了 Meta 分析，评估了 12 项随机对照试验，发现使用薄膜敷料（OR=0.35；95%CI，0.21~0.57）或使用亲水性纤维敷料（OR=0.28；95%CI，0.20~0.40）的伤口比使用传统敷料处理的伤口发生并发症的可能性明显降低。然而，任何敷料都没有降低 SSI 或 PJI 的发生率。

在 TKA 术后缩短住院时间的时代，常规留置尿管的使用频率已经减少，进而减少了院内感染，因为术后留置尿管时间超过 2 天与院内泌尿道感染的可能性的增加有关（HR=1.21；95% CI，1.04~1.41）。Miller 等证实，椎管内麻醉不是留置尿管的适应证。作者将 200 例接受 THA 的患者随机分为使用或不使用留置尿管的两组，结果发现在尿潴留、尿道感染的发生率或住院时间方面没有差异。

同种异体输血也与 SSI 风险增加有关。Kim 等对 6 项研究进行了 Meta 分析，研究 21 770 例患者并发现异体输血使 SSI 发生率从 1.74% 增加到 2.88%（OR=1.71，95%CI，1.23~2.40，P=0.002）。有些作者主张术前自体献血，因为自体受者似乎没有相同的和 SSI 相关的同种异体易感性；然而，随着适当的输血机制和抗纤溶药物的使用，输血频率显著下降，而且随着现代血液保存策略的发展，术前不需要自体献血。使用止血带并没有降低输血率。

术后血糖控制不佳与糖尿病患者和非糖尿病患者的感染均有关。急性高血糖影响细胞浸润和运动，从而降低预防感染的先天免疫潜能。Jämsen 等通过研究 1565 例接受 TKA 的骨关节炎患者，首次证明术前血糖升高与 PJI 之间存在联系，即使控制了 BMI 之后，这一点仍然很显著。Mraovic 等证实，PJI 患者围术期血糖水平明显较高，包括术前非禁食时和术后第 1 天的血糖值。作者报道，术后早晨血糖 > 200mg/dL 会使 PJI 的风险增加 2 倍。Kheir 等研究围术期的血糖控制情况，并对近 25 000 例人工关节置换病例进行了回顾性分析。作者发现，PJI 的发生率与术后第 1 天早晨的高血糖水平有关，

在血糖水平 ≥ 115mg/dL 时二者呈线性关系。该研究强调了围术期血糖控制的重要性，并指出降低 PJI 可能性的最佳血糖阈值为 137mg/dL。

关节置换术后预防性口服抗生素的使用（术后 24h 后）是一个有争议的话题。在 Inabathula 进行的一项回顾性队列研究中，PJI 高危患者在出院后 7 天内预防性口服抗生素，结果发现，没有延长使用抗生素的高危患者发生感染的可能性是延长使用口服抗生素的高危患者的 4.9 倍（P=0.009）。在推荐常规使用预防性口服抗生素之前还需要做进一步研究。

减少术区引流可能会降低感染的风险。Patel 等研究了 THA 和 TKA 围术期术区引流时间延长的相关因素。作者发现病态肥胖、引流量的增加以及使用低分子肝素预防下肢深静脉血栓形成的患者术后伤口愈合的时间比使用阿司匹林或华法林治疗的患者要长。虽然没有确凿的证据表明某些用于预防 VTE 的药物会导致 PJI 的发生率增加，但有报道称 TKA 术后感染和抗凝剂的使用而出现的出血高风险有关。

在术后随访期间，对接受牙科手术的患者使用预防性抗生素一直是一个有争议的话题。有人担心，常规清洁或更具侵入性的操作后正常的牙周菌群可能导致短暂的菌血症。虽然 2009 年美国骨科医师学会（AAOS）信息声明提倡在接受牙科手术的人工关节置换患者中可考虑预防性使用抗生素，但 2013 年 AAOS-ADA 临床实践指南建议不要长期使用预防性口服抗生素。与牙科手术有关的菌血症与 PJI 之间明确的联系仍未被确定。

经济影响

治疗 PJI 的费用比较昂贵。入院接受 PJI 治疗的患者已被证明增加了费用，其中包括药品、手术室服务、实验室费用、诊断和放射学评估、血液制品、麻醉服务和物理治疗有关的费用。据最近报告，在三甲级别的治疗中心治疗 PJI 的年平均费用为 116 383 美元（范围 4 416~269 914 美元）。这个费用是一个初次 TKA 费用的 4 倍（28 249 美元；范围 20 454~47 957 美元）。

治疗耐药菌株相关的费用远远高于治疗药物敏感菌株的费用。Parvizi 指出，治疗甲氧西林耐药菌株感染的相关治疗费用为 107 264 美元 / 例，而治疗敏感菌株引起的 PJI 治疗费用为 68 053 美元 / 例（P < 0.0001）。

随着 PJI 发病率和患病率的上升，随之带来的经济影响同样将会增加。在对美国住院患者样本的评估中，

Kurtz 指出，在 2001—2009 年的研究期间 PJI 的相对发病率发生了增加。作者指出，在他们的研究期间，美国医院感染翻修的年平均费用从 3.2 亿美元增加到了 5.66 亿美元（图 72-4）。如果完全统计治疗 PJI 相关的费用以及美国老龄化人口中 TKA 相关的费用，到 2020 年美

国医疗卫生系统所花费的相关治疗费用超过 16.2 亿美元。

这些昂贵的治疗费用激励一些医疗卫生组织和公司参与感染的预防。Stambough 证明了一项通用的葡萄球菌细菌定植治疗方案的成本效益。Fornwalt 制定了一系列质量改进措施和房间消毒策略，同样展示出了成本效益。

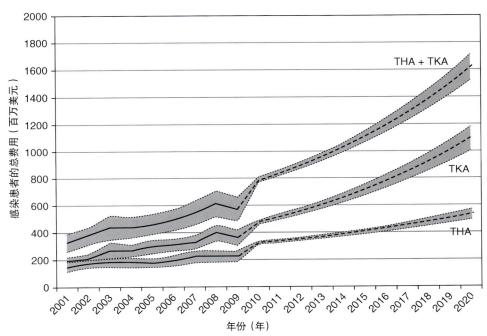

图 72-4 美国历史感染的和预计感染的全髋关节置换术（THA）、全膝关节置换术（TKA）和总的关节置换术（THA+TKA）数量。虚线表示每一种手术的预测值；点线表示历史估计（2001—2009 年）和统计预测值（2010—2020 年）的 95% 可信区间 [摘自 Kurtz SM, lau E, Watson H, Schmier JK, ParviziJ.Economic burden of periprosthetic joint infection in the United States. J Arthroplasty. 2012；27（8 suppl）：61-65.e1. 转载授权]

Siegel 提倡使用一次性器械来降低手术感染率。虽然有多种方法来控制感染，但是尚未找到最佳的成本效益组合。

在目前的捆绑支付医疗体系中，治疗感染的经济风险落在医生、医院或者负责的医疗组织身上。因此，医疗卫生组织不愿意去照顾高危患者。对这些 PJI 高危人群的护理是一个值得关注的问题，而 TKA 在这些患者中的应用前景将会引起人们极大的兴趣。与治疗 PJI 相关的经济负担可能继续推动高危患者的医疗优化和规范感染预防方案；然而，它也可能会完全阻碍对这些患者的关节置换治疗。

结语

TKA 术后的感染是一种灾难性的、治疗费用昂贵的并发症。虽然相对少见，但随着时间的推移，其发病率的增加和其昂贵的治疗费用是患者、外科医生以及整个社会最关注的问题。应采取预防策略，以优化术前患者状态，并在整个过程中提供适当的医疗护理，从而减少这一并发症的发生。

（张晓岗翻译；马建兵校对）

第 73 章

感染的诊断

Karim G. Sabeh, MD | Hany S. Bedair, MD

病例

患者，女性，59 岁，12 年前因非创伤性终末期骨关节炎接受双侧人工全膝关节置换术（Total Knee Arthroplasty，TKA）治疗，右膝关节疼痛加重并伴有发热、不适和恶心，已持续 4 天。10 天前出现上呼吸道感染症状，现已治愈。体格检查：手术切口清洁、干燥、无皮肤破溃及渗液，膝盖皮温较健侧高，伴大量关节腔积液。膝关节活动度 5°~98°（既往关节活动度 0°~110°），极度屈曲时疼痛。X 线片显示膝关节假体位置尚可，在骨－骨水泥－假体界面周围有轻微的透亮带，无大面积的骨溶解。红细胞沉降率（ESR）：86mm/h（正常值 < 30mm/h），C-反应蛋白（CRP）：16mg/L（正常值 < 8mg/L）。关节液白细胞计数：369 000 个/μL，多核白细胞百分比：99%。革兰染色结果显示革兰阳性球菌聚集，最终培养出耐甲氧西林金黄色葡萄球菌。

定义

近几十年来，关节假体周围感染（Periprosthetic Joint Infection，PJI）的定义被不断完善。2011 年，肌肉骨骼感染学会（Musculoskeletal Infection Society，MSIS）明确了关节假体周围感染的定义，随后国际共识会议（International Consensus Meeting，ICM）修改并进一步规范了关节假体周围感染的诊断标准。感染标准的规范化为临床医生确诊膝关节置换术后的假体周围感染提供了帮助。2018 年，基于循证医学和证据基础的最新标准公布，新标准（表 73-1）的敏感度为 97.7%，高于 MSIS 的（79.3%）和 ICM 的（86.9%），且新标准的特异度为 99.5%。

背景

膝关节置换术后关节假体周围感染和手术部位感染（Surgical Site Infections，SSI）是极具挑战的，且与发病率显著相关。考虑到医疗、情感和经济对患者、外科医生和医保系统的影响，骨科界已做出了巨大努力，以期望降低择期全膝关节置换术后感染的风险。此外，近期实施的捆绑支付计划旨在降低成本的同时改善患者护理，这给外科医生和卫生保健系统带来了巨大压力，使并发症（如关节假体周围感染）最小化，这对基于价值的体系的建立具有重要影响。

如何诊断 TKA 术后感染通常具有挑战性，有时需要复杂的决策。由于治疗方案不同于其他失败机制，因此外科医生能准确诊断至关重要。早期感染的诊断应首先了解相关危险因素，重点关注患者的医疗、手术及社会病史，然后进行体格检查。根据 Bayesian 理论建立的怀疑指数有助于解释后续测试结果。

评估 TKA 术后疼痛，若临床医生高度怀疑感染，必须依据患者风险因素、病史、体格检查，并确保制定适当的感染指数排除或明确感染。由于大多数检测只是评估全身性炎症而非局部感染，因此感染的诊断极具挑战性，尤其是在术后早期。急性 PJI 的定义为术后 90 天内的感染，而慢性 PJI 则发生于术后 90 天。Laffer 等认为，45% 为早期感染，23% 为延迟感染，32% 为晚期感染。无论手术期间假体细菌污染或术后细菌通过血源性传播及局部扩散均可能导致急性感染。由于在术后早期阶段，手术的全身炎症反应通常使炎性标志物升高，这导致感染症状可能与正常愈合过程相混淆。所有疑似关节 PJI 的患者均应进行进一步评估，如体格检查、影像学评估以及炎性标志物检测，如 ESR 和 CRP。

危险因素

许多因素能够影响膝关节置换术后感染的风险，有些是增加感染的危险因素，有些则为感染保护性因素。在过去的几十年中，由于现代外科手术与无菌技术的进步，尤其是预防性应用抗生素极大程度上降低了 PJI 的

表 73–1 2018 年肌肉骨骼感染学会（MSIS）的关节假体周围感染诊断标准

主要标准

（以下至少一项即为感染）

次要标准

感染：≥ 6 分

可疑感染（需术中进一步评估）：2~5 分

无感染：0~1 分

非决定性因素

（如次要标准为 2~5 分时）

	评分
两次阳性培养结果为同一病原微生物	
与关节腔或假体相通的窦道	
次要标准（血清或关节液标志物）	**评分**
血清 CRP 或 D–二聚体升高	2 分
ESR 升高	1 分
关节液白细胞计数或白细胞酯酶升高	2 分
α–防御素阳性	2 分
关节液 PMN（%）升高	2 分
关节液 CRP 升高	1 分
术中因素	**评分**
次要指标评分	—
组织学阳性	3 分
脓性渗出	3 分
单一培养阳性	2 分

CRP，C– 反应蛋白；ESR，红细胞沉降率；PMN，多核中性粒细胞；WBC，白细胞。如果次要标准分数为 2~5 分，参考术中因素进一步行 PJI 诊断

发病率。但 PJI 仍然是主要问题之一。降低 PJI 发生率的因素包括缩短手术时间、手术切皮前 60min 内给予预防性应用抗生素、使用含抗生素的骨水泥、术前氯己定溶液清洗以及层流手术室等。另一方面，多项研究证实了增加 PJI 风险的相关危险因素。Pulido 等研究分析了 9245 例患者后发现，较高的美国麻醉医师学会（American Society of Anesthesiologists，ASA）评分、病态肥胖、双侧关节置换术、同种异体输血、术后房颤、心肌梗死、尿路感染和住院时间延长均为 PJI 的独立预测因素。Namba 等在一项 56 216 例 TKA 的研究中明确了初次 TKA 术后手术深部感染相关的一些危险因素，其中身体质量指数（BMI）≥ 35［风险比（HR）=1.47］、糖尿病（HR=1.28）、男性（HR=1.89）、ASA 评分 ≥ 3 分（HR=1.65）以及创伤性关节炎（HR=3.23）均可增加 PJI 的发病率。不仅如此，炎性关节炎、镰状细胞性贫血、银屑病、营养不良、免疫缺陷及四肢既往手术史都与术后 PJI 的发生有关（表 73-2）。

除肥胖和糖尿病与 PJI 有关之外，营养状况在优化术后结果、预防术后感染及伤口并发症方面越来越重要。相关生物学标志物如人血白蛋白、前白蛋白和转铁蛋白水平均可体现患者营养状况，其中血清转铁蛋白水

表 73–2 关节假体周围感染（PJI）相关危险因素

PJI 的危险因素	比值比
肥胖（BMI > 35kg/m²）	1.37
BMI > 40kg/m²	6.7
BMI > 50kg/m²	21.3
创伤性关节炎	3.23
美国麻醉医师学会评分 > 3 分	1.65
糖尿病	1.28~3.1
3 个月内有关节腔注射史	2.0
类风湿性关节炎	1.81
酗酒	2.95
吸烟	2.02
营养不良	5~7
抑郁症	1.5

平对于预测术后感染率方面比淋巴细胞计数和白蛋白水平更为敏感。针对相关营养指标低的患者应格外重视，对营养不良的患者应在术前进行营养优化。

众所周知，炎性关节病是导致 TKA 术后感染的重要危险因素。类风湿性关节炎（Rheumatoid Arthritis，RA）患者发生感染的风险是非类风湿性关节炎患者的

2 倍。在对 2000 多例全膝关节置换术的研究中，接受常规表面关节假体置换的 RA 患者感染率是骨关节炎（Osteoarthritis，OA）患者的 2.4 倍，接受铰链型膝关节置换术的 RA 患者感染率是 OA 患者的 2.5 倍。Wilson 等回顾性分析了 1973—1987 年间的 4171 例全膝关节置换术，发现 67 例（1.6%）发生 PJI。其中 RA 患者的感染率［2076 例中有 45 例（2.2%）］明显高于 OA 患者［1857 例中有 16 例（1%）］。银屑病关节炎患者 TKA 术后感染率同样会增加。通过回顾性分析 16 例（24 个膝）关节因关节炎接受关节置换的银屑病患者资料发现，有 4 例出现了深部感染，其中 2 例分别发生于术后 1 个月和 6 个月，另外 2 例分别发生于术后 3 年和 5 年。最新研究显示，随着生物制剂和新的治疗方式的出现，银屑病患者 TKA 术后 PJI 有明显改善。对于炎性关节病患者，由于临床表现、症状和炎性标志物的升高，感染的诊断变得更加困难。然而，Della Valle 等发现，对于预测慢性 PJI 的血清和关节液检测与炎性和非炎性关节炎具有相似效果，因此推荐使用 ESR、CRP 以及关节液白细胞计数作为炎性关节病与 PJI 鉴别诊断的指标。

术前膝关节的既往感染史会增加 TKA 术后深部感染的风险。一项回顾性研究表明，65 例既往有感染病史的 TKA 患者中，5 例（7.7%）出现深部感染，而在 20 例既往有骨和关节感染史的患者中，3 例（15%）出现深部感染。在另一项 45 例既往有关节败血症病史的患者研究中，2 例（4%）发生深部感染。此外，尽管其他关节的 PJI 已经治愈，但 TKA 术后 PJI 的风险仍会增加。

关节腔内类固醇注射的时间与术后感染相关。Browne 等基于一项国家登记中心的数据研究发现，类固醇注射超过 3 个月，TKA 术后 PJI 发病率两组间无统计学差异。类固醇注射后的 3 个月内行 TKA，术后 3 个 月［2.6%，OR 2.0（1.6~2.5），$P < 0.0001$］和 6 个月［3.41%，OR 1.5（1.2~1.8），$P < 0.0001$］PJI 发生率明显高于对照组。而在注射后 3 个月以上接受 TKA 的患者中，感染发生率组间差异无统计学意义。相反，Bedard 等通过一项大型登记中心数据分析表明，如果关节腔内类固醇注射发生在术前 7 个月内，则 PJI 的风险会增加，但在 7 个月后风险恢复到基线水平。

许多使患者术后感染并发症发生率升高的内源性或宿主危险因素已被明确，其中包括吸烟、酗酒、阿片类药物使用、精神疾病、药物滥用、慢性肾衰、远离膝关节置换部位以外的感染、恶性肿瘤、口服类固醇、术后血肿，以及手术时间 > 121min。

患者的危险因素分为可变因素和不可变因素。许多发生关 PJI 的危险因素与患者并发症有关，因此是可以改变的。迄今为止，许多研究都强调术前优化可改变的危险因素，从而降低术后并发症的风险。

病史及体格检查

患者在 TKA 术后常表现为膝关节疼痛的非特异性症状。虽然这是术后一种常见的主诉，但与 PJI 有关的症状主要包括全身症状（发热、寒战、全身不适）、渗液、新发的或进行性疼痛和关节功能下降。

病史包括假体的类型、植入日期、既往手术史、术后伤口愈合状况、其他部位感染、当前临床症状、并发症、关节穿刺和组织样本培养的微生物结果以及 PJI 的抗感染治疗，包括局部用药。虽然发热往往考虑可能与感染有关，但辨别由感染引起的发热与术后正常发热反应十分必要。最近一项对 100 例 THA 和 100 例 TKA 患者的研究表明，正常发热反应在术后第一天达到高峰，至术后第五天恢复正常。且 19% 的患者最高体温为 39~39.8℃。发热也可能是其他具有显著发病率和死亡率的并发症的征兆，如肺不张、血肿、尿路感染、脂肪栓塞或静脉血栓栓塞（深静脉血栓或肺栓塞）。

术后急性期（90 天内）持续性疼痛无论伴或不伴有肿胀和发热都应提示深部感染的可能性。同样，经历过静止期，伴或不伴有肿胀和发热的新发疼痛，提示晚期血源性感染。在这两种情况下，AAOS 临床实践指南均建议对怀疑 PJI 的患者，在获取明确的检查结果（包括关节液或组织培养结果）之前，不应对疑似 PJI 的患者行抗生素治疗。

对于无明显炎症、肿胀或渗液的亚临床感染的诊断更具有挑战性。宿主因素、感染微生物或既往使用抗生素可能有助于亚临床感染的维持。虽然可以通过体格检查部分机械性因素，但疼痛可能是存在关节深部感染的唯一症状。一项对 52 例 TKA 术后感染患者的研究发现，所有患者均出现关节疼痛。其中 77% 的患者出现膝关节肿胀，27% 的患者有持续引流。

持续引流或伤口延迟愈合有助于感染诊断，它们被认为是假体周围深部感染发展的危险因素，在术后急性期，少量引流并不少见。然而，长期的伤口引流可使细菌进入手术伤口。约 25% 的 TKA 病例需术后引流，而引流液可能会培养出病原微生物。但从伤口引流液中取培养通常不可靠，因此不建议根据此培养结果进行抗生素治疗。

Tetreault 等用伤口拭子对 55 例 TKA 术后引流患者研究发现，仅 47% 的伤口拭子与深部培养结果相同。浅表细菌培养是典型的多重菌培养，41.8% 的病例会导致抗生素方案的改变。更重要的是，在 80% 有深部感染但培养阴性的病例中，浅表微生物培养阳性，有学者不建议使用伤口或鼻拭子采样诊断，因为可能导致过度治疗。然而在 TKA 术后，愈合良好的伤口重新出现渗液即可诊断为感染，随后应进行关节穿刺术以明确诊断。

成像方式

X 线摄像

当评估伴有 TKA 术后疼痛的患者时，应重新拍摄 X 线片，并与既往 X 线片进行比较。若处于 PJI 急性期，X 线上很难显示出任何感染迹象。然而，在慢性感染中，X 线可能显示出植入物松动、软骨下骨溶解、进行性透亮线、局灶性骨质减少和骨膜反应。虽然不是所有的假体周围松动均由感染引起，但进行性假体松动是与假体周围深部感染的影像学表现可能最为一致的（图 73-1）。

放射性同位素扫描-骨扫描

核医学检查有助于 TKA 术后感染的诊断。三相锝 -99m 骨扫描（TPBS）是一种广泛应用的检测方法，它对假体周围的骨重塑变化非常敏感，但其特异性较低，可能无法区分无菌性松动和感染，仅是一种潜在的检测方法。核医学检查可检测到术后 1 年内正常假体对放射性药物的吸收情况，侧面反映假体周围诱导成骨细胞活性。铟 -111 标记的白细胞扫描对感染有较高的敏感性（77%）和特异性（86%），其阳性预测值为 54%，阴性预测值为 95%。然而，该检查费用昂贵且耗时，并且在术后急性期应用的效用尚不明确。铟 -111 白细胞扫描和锝 -99m 骨扫描相互结合可提高深部感染检测的准确率至 95%（图 73-2）。

最近，氟脱氧葡萄糖正电子发射断层扫描（FDG-PET）被应用于诊断 TKA 术后 PJI。FDG-PET 能够检测到由炎性细胞葡萄糖转运体表达增加而导致的细胞内脱氧葡萄糖积累。一项研究发现，FDG-PET 对 TKA 术后

感染诊断的敏感性和特异性分别为 91% 和 72%。然而，PET 扫描技术应用尚不广泛，且价格昂贵，并且在假体周围无菌性炎症的诊断中，很可能因为继发于 FDG 摄取而得到假阳性结果。Reinartz 等报道，TPBS、WBC 和 FDG-PET 在 TKA 术后 PJI 诊断的准确性分别为 81%、84% 和 83%。

为了改善特异性方面的局限性，最新的序列成像技术在协助感染的诊断方面为最准确、最可靠的技术。可靠的信息技术，可用于协助感染的诊断。Wukich 等回顾性分析 24 例关节置换术后假体周围骨髓炎或感染的患者，使用锝 -99m 和铟 -111 序贯疗法的敏感性和特异性均为 85%。Johnson 等报道了锝 -99m 和铟 -111 白细胞成像的敏感性为 88%，特异性为 95%。这项研究包括 28 例患者，其中 9 例患者经手术证实为感染。Palestro 等报道用锝 -99m 和铟 -111 扫描 41 例患者后发现，其敏感性为 67% 的，特异性为 78%，其中 9 例经手术证实为感染。在一项 166 例髋、膝关节置换术患者的大型研究中，使用锝 -99m 和铟 -111 白细胞成像的敏感性为 64%，特异性为 78%，最终 22 例证实为感染。铟 -111 标记的免疫球蛋白 G 和锝 -99m 单克隆抗体等新技术的不断发展提高了感染诊断的准确性。

尽管先进的影像学检查技术令人振奋，但它们尚未被证实其优于传统 X 线检查和下面概述的实验室检测方案。

实验室研究

血清学检测

血清学检测可以协助外科医生准确诊断 PJI。传统的血液学检测方法包括白细胞计数、ESR 和 CRP。这些指标均为急性期反应产物，术后必然会升高。然而，这些炎性标志物在术后具有良好的特征性曲线。

白细胞计数很少升高，并且在预测假体深部感染方面几乎没有价值。Grogan 等在 10 年内确诊了 14 例 TKA 术后深部感染。虽然在诊断败血症时，外周血白细胞计数为 5100~41 600/mL，但仅有 4 例患者的白细胞计数高于 10 000/mL。Hanssen 等通过回顾性分析 86 例（89 膝）TKA 术后感染患者资料发现，平均白细胞计数为 8440/mL（范围 3800~19 200/mL），仅有 17 名患者的白细胞计数 > 9500/mL。

Beligen 等阐述了 CRP 和 ESR 在全髋、膝关节置换术患者中的正态分布特征。CRP 在术后第 2 天达到峰

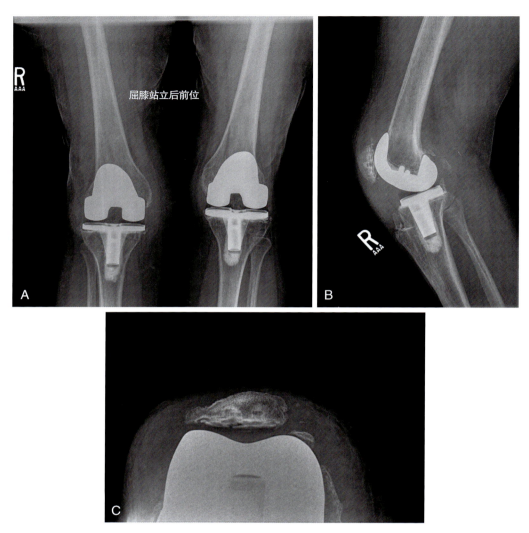

图 73-1 TKA 术后膝关节后前位（A）、右膝侧位（B）和右髌骨轴位（C）X 线片。显示假体位置良好。侧位片可见，股骨侧假体下方的骨与骨水泥界面有细微的透亮带，但无骨膜反应或骨溶解。伴有关节腔大量积液

值，前 3 周迅速下降，3 个月后恢复至正常水平。同时，ESR 在术后第 5 天达到峰值，并在术后第一个月内迅速下降，但术后 1 年内仍保持相对较高水平。因此，CRP 水平对诊断急性 PJI 更有帮助，并且任何炎性标志物下降趋势的逆转都应警惕感染的可能。

炎性标志物的价值在术后急性期难以明确。有些研究试图量化一个确定的临界值来辅助诊断术后急性期 PJI。Bedair 等评估了 11 964 例初次 TKA，并对 146 例膝关节在术后 6 周内进行关节腔穿刺。根据脓液的阳性培养结果，146 例中有 19 例被诊断为 PJI。与未感染组相比，感染组患者的平均 CRP 显著升高，而 ESR 的平均值未见明显异常。他们提出当 CRP 临界值为 95mg/L（正常值 < 10mg/L）时，阴性预测值为 91%，

因此更有助于排除感染。他们认为血清 CRP 是良好的筛查指标，当 ≥ 93~95mg/L 时应行膝关节穿刺术。另一方面，对于慢性 PJI（术后 90 天后），MISI 标准将 ESR 临界值设定为 30mm/h，CRP 临界值为 10mg/L，因此任何检测结果大于该数值时应怀疑深部感染，并进行关节穿刺术。

白介素-6

白介素-6（IL-6）是一种由单核细胞和巨噬细胞受刺激后产生的炎性细胞因子。IL-6 可以促进合成急性期反应蛋白，激活 T 淋巴细胞，促进 B 淋巴细胞分化。2010 年，一项 Meta 分析研究认为，IL-6 可能是优于 ESR 和 CRP 蛋白的诊断指标，其敏感性和特异性分别

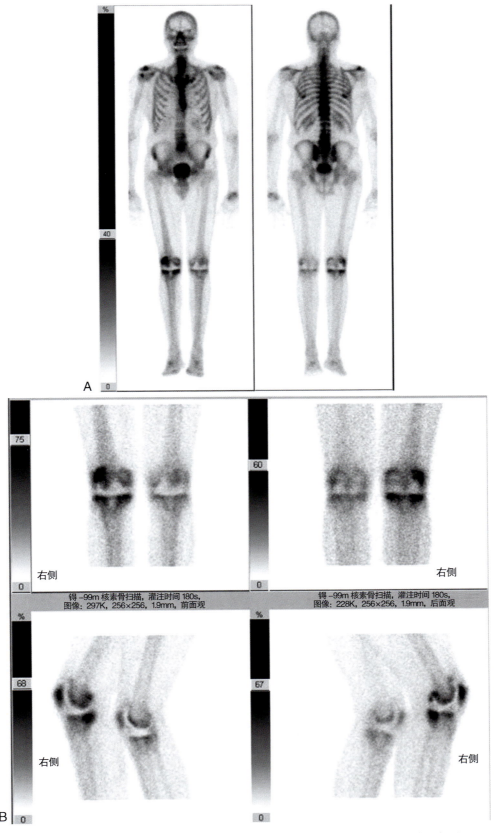

图 73-2 骨扫描。A. 全身扫描。B. 右膝关节。右膝关节骨与假体界面示踪剂活性的增加与预期炎症相关

为 97% 和 91%。然而，Glehr 等根据 MISI 标准前瞻性研究了 124 例因 PJI 行翻修手术的患者，发现 IL-6 的敏感性为 81%，特异性为 68%。Gollwitzer 等评估了 35 例因 PJI 接受全髋、膝关节翻修术的患者，血清 IL-6 的敏感性为 48%，特异性为 95%。Randau 等前瞻性研究了 120 例接受全髋、膝关节翻修术的患者，显示 IL-6 的敏感性介于 49%~79%，特异性介于 58%~88%。因此，这些结果变异性限制了其作为替代血清 ESR 和 CRP 的筛查工具的应用。

D- 二聚体

血清 D- 二聚体是一种广泛应用于检测纤维蛋白溶解的方法。最近的研究表明，它在检测感染期间发生的纤溶活性方面有效，从而有助于 PJI 的诊断。Shahi 对 245 例患者进行了前瞻性研究后得出，PJI 患者的 D- 二聚体中位数［1110ng/mL（范围 243~8487ng/mL）］明显高于无菌性松动患者［299ng/mL（范围 106~2571ng/mL）］，并且血清 D- 二聚体的敏感度为 89%，特异度为 93%，均优于血清 CRP 和 ESR。他们还提出，血清 D- 二聚体检测可能有助于确定最佳的假体再植入时机。

关节穿刺术

膝关节穿刺术被认为是诊断 PJI 的重要方法。关节液白细胞计数、分化、革兰染色和微生物的培养可以帮助明确诊断。此外，细菌培养及药敏结果有助于针对性的抗生素治疗。

在慢性或迟发性感染中，MISI 明确了关节液白细胞计数的临界值为 3000 个 /μL，PMN 百分比 > 80%。在术后早期，由于膝关节术后炎症和血肿，关节液白细胞水平会相对升高。MISI 标准指出，急性 PJI（90 天内）的关节液白细胞计数临界值应为 10 000 个 /μL，PMN 百分比为 90%。然而，为了进一步确定 TKA 术后 6 周内的关节液白细胞计数和鉴别的价值，Bedair 等对 11 964 例初次 TKA 中的 146 例膝关节进行穿刺术，发现关节液白细胞计数是明确术后早期感染的最佳方法。该研究表明，非感染患者的白细胞计数普遍 < 2780 个 /μL，而大多数感染患者的白细胞计数 > 10 700 个 /μL，其敏感性和特异性分别为 95% 和 91%。同时，关节液白细胞计数阈值为 2780 个 /μL 时，其敏感度为 84%，特异度为 99%。PMN 百分比为 89% 时，其敏感度为 84%，特异度为 69%。

如果高度怀疑感染，且穿刺结果为阴性或不确定，强烈建议 3~4 周内重复进行关节穿刺术直至完全排除感染。Barrack 等对 67 例患者（69 个膝关节）进行关节穿刺术发现，总体敏感性为 75%，特异性为 96%，准确率为 90%。并提出，停止抗生素治疗会改善膝关节反复穿刺结果的敏感性。他们认为以下两种情况行关节穿刺术需格外谨慎：①早期反复穿刺培养结果是阴性的，并最终培养出一种微生物；②初次关节穿刺培养已明确一种病原微生物，但怀疑污染或假阳性结果。值得注意的是，在任何情况下，对怀疑 PJI 但尚未做出明确诊断之前，不建议使用抗生素治疗。

α- 防御素

α- 防御素是一种人体抗菌肽，它由中性粒细胞分泌，能对抗关节液中的病原体。这种肽类通过与病原体细胞膜相结合将其迅速杀灭，从而为免疫系统提供支持。α- 防御素检测是一种能够测定人体关节液中 α- 防御素浓度的免疫分析方法。Bonanzinga 等对 156 例患者（65 个膝关节，91 个髋关节）进行前瞻性研究，他们在翻修术前行关节穿刺和 α- 防御素检测。该队列研究中，有 29 例符合 ICM 的 PJI 诊断标准。他们发现，α- 防御素免疫分析法的敏感性和特异性分别为 97% 和 97%，阳性预测值为 88%，阴性预测值为 99%。Parvizi 等分别对 23 例 PJI 和无菌性松动患者进行评估发现 α- 防御素免疫分析法的敏感性和特异性均为 100%。2017 年，Lee 等对诊断 PJI 的关节液生物标志物进行了系统回顾和 Meta 分析，结果显示关节液白细胞计数、CRP、α- 防御素、白细胞酯酶（Leukocyte Esterase，LE）、IL-6、IL-8 和 PMN 百分比均显示出诊断关节假体周围感染的高敏感性，且其中 α- 防御素是具有最高诊断优势比的最佳关节液标志物。

白细胞酯酶

近年来，LE 在 PJI 诊断中的应用受到广泛关注。LE 是一种由中性粒细胞分泌的酯酶，这些中性粒细胞聚集至感染部位，以往 LE 被用于诊断尿路感染。LE 是一种简单、廉价的检测方法，可以使用比色试纸方便、快捷地进行测量。然而，其缺点是关节液中血液的存在会干扰颜色的变化。因此，临床医生必须意识到这一干扰因素，并确保在使用之前通过对样本的离心以防止血液污染到关节液样本。Wyatt 等通过 Meta 分析显示，使用（++）读数作为 PJI 的阈值，其灵敏度为 81%，特异性为 97%。

关节液 C-反应蛋白

Parvizi 等最新研究表明,与血清 CRP 相比,关节液 CRP 更有助于 PJI 诊断。然而,Tetreault 等的后续研

究表明,关节液 CRP 相比血清 CRP 不具有诊断优势。还需进一步研究证实该结论。尽管如此,2018 年 ICM 的 PJI 诊断标准将关节液 CRP 水平作为诊断关节 PJI 的次要标准(表 73-3)。

表 73-3 TKA 术后 PJI 诊断的实验室数值及相应的敏感性和特异性

实验室指标	敏感性	特异性
ESR > 30mm/h	42%~94.3%	33%~87%
CRP > 10 mg/L	74%~94%	20%~100%
ESR 和 CRP 均升高	97.60%	93%
白细胞酯酶(++)	81%	97%
IL-6	48%	95%
D-二聚体	89%	93%
α-防御素	97%	97%
2018 年 ICM 的 PJI 诊断标准	97.70%	99.50%

术中评估

即使未使用抗生素治疗,且反复多次的关节穿刺也可能无法培养出致病病原微生物。继而受到来自皮肤菌群的污染导致假阳性培养结果,会使诊断复杂化。因此,许多外科医生保留对感染的最终诊断,直至取得术中组织病理学分析和组织培养结果来证实。

仅在术中使用革兰染色(GS)不足以排除感染。Della Valle 等回顾了 413 例术中革兰染色的结果,并与术中培养、组织化学和外科医生的术中评估结果进行了比较,以确定革兰染色对 PJI 的诊断能力。他们发现,在 68 例符合感染研究标准的病例中,仅有 10 例(敏感度为 14.7%)革兰染色能够正确识别出感染的存在。他们认为,革兰染色缺乏足够的灵敏度来诊断 PJI,因此不应常规进行。当遇到严重化脓感染的情况下,革兰染色可能有助于选择最初的抗生素治疗方法。

当前的共识表明,术中微生物培养应送检 3~6 个术中样本。为了从常规培养中获取更高阳性率,送检样本应至少培养 14 天,如果培养阴性且高度怀疑 PJI 或有惰性和顽固性病原菌感染,如痤疮丙酸杆菌,培养时间应延长至 21 天。

之前的研究表明术中冷冻切片是区分假体感染和松动的可靠且准确的方法。Feldman 等对 33 例全髋、膝

关节翻修术进行了回顾性分析。为了评估术中冷冻切片的有效性,他们比较了①冷冻切片与组织学切片的分析结果;②冷冻切片与术中培养的结果;③临床和影像学随访结果与最终诊断结果;④外科医生对术中感染的手术印象与最终病理结果;⑤术前 X 线片、核素扫描、实验室检查和术中革兰染色及最终的病理结果。如果在至少 5 个不同的视域中,每个高倍镜视野中有 5 个以上的 PMN 白细胞,则认为冷冻切片感染呈阳性。与组织切片相比,冷冻切片结果的敏感性、特异性和准确率均为 100%。术中培养阳性的患者的冷冻切片均呈阳性。在 24 例术中培养阴性的患者中,23 例冷冻切片呈阴性(特异性 96%)。在 9 例术中组织培养结果阳性患者中,仅 2 例术中革兰染色提示感染。与最终病理诊断相比,外科医生术中对感染评估的敏感性为 70%,特异性为 87%,准确性为 82%。在后续研究中,Lonner 等对 175 例行关节翻修手术进行前瞻性研究,发现冷冻切片对正确区分感染和无菌性松动的敏感性为 84%,特异性为 96%。

分子学检测

聚合酶链反应(Polymerase Chain Reaction,PCR)是被用于明确诊断感染的一种新方法。信使 DNA 链可识别特定种类的微生物,从而准确识别关节中的致病

菌。然而，PCR 技术昂贵，并且等待结果需约 2h，使其无法在手术中应用。而且最近研究表明，PCR 技术也会导致假阳性出现。虽然 PCR 技术仍在发展中，但在不久的将来，这项技术可能成为帮助外科医生评估感染并准确识别致病微生物的一种强有力工具。

其他基于分子技术，如二代测序（NGS）已证明可用于诊断 PJI。NGS 是 DNA 测序方法的集合，与 PCR 相比，它可以在更短的时间内生成大量数据，且成本更低。与 PCR 不同，NGS 可以在"开放"模式下使用，该模式不依赖于一组预先确定的引物。因此，通过表征样品中存在的所有 DNA，它能够提供完整的微生物谱图。NGS 可以在所有已知的微生物数据库中搜索匹配项，包括细菌、病毒、酵母、真菌和寄生虫，而无须进行额外的单独测试。该技术也有可能通过鉴定已知的耐药基因来提示微生物耐药性。然而，这些均是新兴技术，尚待验证，在解决其局限性的同时，还需进一步研究来确定其优势和成本效益。

未来的检测方法和生物标记物

近年来，由于需要通过改进诊断方法来帮助准确诊断 PJI，新技术应运而生。最近研究也表明，当常规检查结果为阴性或不确定时，这些检测或许有助于 PJI 的诊断。生物标志物已被证实能够在这一领域提供有希望的结果。Parvizi 等鉴定了 95 种符合 MSIS 在 PJI 诊断方面的生物标志物，其中包括人 α-防御素、中性粒细胞弹性蛋白酶 2、杀菌 / 通透性增加蛋白、中性粒细胞明胶酶相关脂蛋白、乳铁蛋白和白细胞酯酶，这些生物标志物能够准确预测 PJI，并且其敏感性和特异性均为 100%。Deirmengian 等对 112 例患者（37 例 PJI）进行关节液 α-防御素和 CRP 检测后发现，二者联合诊断 PJI 的准确率高达 99%。尽管该研究纳入了全身炎症性疾病和接受抗生素治疗的患者，但依旧取得了良好结果。虽然这些新的生物标志物和技术能够帮助临床医生准确诊断 PJI，但仍需进一步的研究来验证它们在 PJI 患者诊断中的有效性。

结语

准确诊断 PJI 和 TKA 无论对临床医生还是患者而言都是一个挑战。通常需要获得详尽的病史、完善体格检查和实验室检查有助于感染的诊断。影像学检查可以帮助评估整体感染情况，同时需要进行关节穿刺以明确诊断。如果证实存在感染，外科医生应采取各种措施迅速开始针对性治疗。根据具体情况进行临床决策。是单纯应用抗生素抑制，还是手术清创保留部分假体并联合应用抗生素，还是行一期或二期翻修术？只有在万不得已的情况下，才考虑关节融合术、截肢术等挽救措施。

（张晓岗翻译；马建兵校对）

第 74 章

微生物与抗生素

Sandra B. Nelson, MD | Laura K. Certain, MD, PhD

膝关节假体周围感染的微生物学

多种细菌及部分非细菌病原体是造成假体周围感染的原因（表 74–1）。大多数引起假体周围感染（PJI）的生物体是在宿主体表上或体内共栖的微生物，它们通过黏膜间隙进入关节。当临床医生面临经验性抗生素选择和局部给药时，知晓哪些微生物可能是感染源至关重要。值得注意的是，仅有少量研究报道了人工全膝关节置换术后感染的微生物学特异性，大多数文献结合了髋关节和膝关节置换术感染的资料。本章将着重于聚焦膝关节假体周围感染的微生物学研究。

表 74–1　导致膝关节假体周围感染的微生物 [a]

微生物	PJI 中的发生率 [b]
革兰阳性菌	60%~72%
葡萄球菌	44%~51%
金黄色葡萄球菌	12%~35%
凝固酶阴性葡萄球菌	16%~37%
链球菌	9%~13%
肠球菌	4%~9%
革兰阴性菌	5%~12%
肠道革兰阴性菌 （如大肠埃希菌）	7%~10%
假单胞菌属	1%~3%
厌氧菌	1%~5%
痤疮杆菌	3%
念珠菌属	0~1%
多重微生物感染	3%~7%
培养阴性的感染	16%~25%

a：仅包括针对膝关节置换后感染的微生物学特征
b：由于包含多重微生物的感染，总百分比＞100%

总体而言，导致 PJI 的病原体主要为革兰阳性菌，其中大部分是葡萄球菌感染。另外，据文献报道，5%~12% 的感染为革兰阴性菌，3%~36% 为多重感染，7%~25% 为培养阴性感染。此外，综合统计数据来看，单一的 PJI 发生时间不同（早期，延迟或晚期血源性）或宿主因素并不能完全解释某些致病菌的分布差异，而需要综合考虑两者对这些 PJI 致病菌的影响。各研究之间致病菌比例的不同可能反映了人群特征与当地微生物学的重要差异。关于早期术后感染的研究发现，多重致病菌感染和培养阳性的感染占比较高，而单菌种感染及培养阴性的感染在下级医院（Referral Centers）则比例较高。

大多数 PJI 为单菌种感染，然而部分膝关节假体周围感染则由多个病原体引起。一系列研究表明，PJI 中 3%~17% 为多重致病菌感染。而多重感染往往与早期感染、软组织缺损、创面裂开及伤口引流有关。葡萄球菌仍然是多重感染中最常见的致病菌，此外需要注意的是，耐甲氧西林金黄色葡萄球菌（MRSA）和厌氧菌在多重感染中往往更常见。

早期假体周围感染

病原体在手术期间或皮肤、软组织愈合前的术后窗口期侵入关节导致了早期假体周围感染（通常定义为术后 3 个月内发生的感染）。长期引流以及血肿、皮下积液的产生可能造成皮肤延迟愈合，致使皮肤定植菌侵入，从而增加早期假体周围感染的风险。虽然通过预防性使用抗生素和优化皮肤消毒减少了这种感染的可能，然而部分病原体并没有被手术消毒有效清除。而且即使在预防性使用抗生素后，部分病原体仍有可能在围术期侵入关节。大多数早期假体周围感染是由增殖更迅速、诱导炎性反应能力更强的高毒力病原体导致的，因此其症状更早。例如，在早期膝关节假体周围感染中金黄色葡萄球菌占 50% 以上，其他致病菌包括链球菌、革兰阴性菌和肠球菌。应注意的是，皮肤定植菌群在身体部位的分布是不同的。术后早期感染主要是由定植在手术区域的病原体导致的，因此髋关节假体周围感染与膝关节假体周围感染的微生物学分布也是不同的。与膝关节相比，由肠道菌群相关的病原体更多见于会阴部皮肤。因此，相比于髋关节，这些病原体（包括革兰阴性菌和肠球菌）在膝关节的发现率较低（髋关节比膝关节更多见，译者注）。此外还应注意的是，预防性使用抗生素的种类也可能会影响早期 PJI 的病原体种类。在一项研究中，与使用头孢唑林预防的患者相比，使用万古霉素作为预防性抗生素的患者更可能感染革兰阴性菌，但降低了 MRSA 感染的可能性。

迟发性假体周围感染

迟发性假体周围感染可能也是由于病原体在围术期植入导致的，但表现为亚急性或慢性。由于这些致病菌生长更为缓慢、毒力更低，因此迟发性假体周围感染在早期往往难以发现。由此类致病菌感染的患者往往在关节置换术后出现早期临床反应，并在术后 3~6 个月感到疼痛明显加重。除了诸如金黄色葡萄球菌和路邓葡萄球菌等毒性微生物能导致迟发性假体周围感染，有研究表明凝固酶阴性葡萄球菌等非毒性微生物导致的迟发性假体周围感染更为常见。相比之下，由革兰阴性菌导致的迟发性假体周围感染往往不太常见。病原体导致慢性假体周围感染的原因之一是，通过产生生物膜抵御宿主的免疫反应。生物膜由一系列黏附在假体表面的微生物及其合成的聚合物基质组成。生物膜内的致病菌往往增殖速度较慢，同时通过机械及静电屏障抵御宿主免疫防御及抗生素。由于它们的生长特性和生物膜基质的不可渗透性，固着在生物膜内的致病菌比浮游状态的致病菌（已离开生物膜的致病菌）对抗生素的敏感性低 1/500~1/10。

晚期假体周围感染

晚期感染主要是由于致病菌的血源性传播导致。致病菌可通过薄弱或破损的表皮、黏膜（包括：破损的皮肤、口鼻咽黏膜、膀胱内皮及肠黏膜表面）进入体内血液循环。我们可以通过细菌的侵入途径推断血源性感染的细菌种类。存在于皮肤表面的细菌包括金黄色葡萄球菌、路邓葡萄球菌、无乳链球菌（B 群链球菌）、化脓性链球菌（A 群）和停乳链球菌（C/G 群），可通过破损处皮肤侵入。这些菌种在湿疹、牛皮癣以及由静、动脉功能不全引起的溃疡等皮肤疾病中更为常见。总的来说，相比于早期和迟发性感染，链球菌属是导致血源性

PJI 的常见原因，一些研究表明可导致高达 37% 的晚期血源性 PJI。而凝固酶阴性葡萄球菌导致的晚期血源性感染往往并不常见。

先前的牙齿感染和牙龈炎可能会导致草绿色藻链球菌和其他口腔菌群的感染，包括由 HACEK 为缩写的微生物合集（嗜沫嗜血杆菌、伴放线杆菌、人心杆菌、啮蚀艾肯菌、金格杆菌）。尿路感染和菌尿是晚期 PJI 发生的危险因素。虽然与革兰阳性菌相比，革兰阴性菌引起的 PJI 较少，但其主要见于尿路感染的患者。

虽然药物注射导致的血源性感染不如在关节置换中常见，但其增加了血源性感染的途径。致病菌可能因皮肤准备不足（例如金黄色葡萄球菌和化脓性链球菌等皮肤致病菌）、不良注射习惯（口腔链球菌、口腔厌氧菌和啮蚀艾肯菌）以及药物本身污染侵入。其他在药物注射中常见的病原体包括绿脓杆菌（使用自来水做皮肤准备）和念珠菌种属。

除在创伤的情况下，引起晚期假体周围感染的病原体很少会直接侵入关节腔。除宿主的皮肤定植菌外，外部环境中的微生物：革兰阴性杆菌、分枝杆菌、真菌种属以及梭状芽孢杆菌等环境厌氧菌也可因创伤侵入机体。海上创伤后可能导致水中微生物（如绿脓杆菌以及其他非肠道革兰阴性菌、非结核杆菌）侵入机体。

随着微生物诊断学技术的进步，引起假体周围感染的致病菌菌谱正在扩大。虽然真菌和分枝杆菌感染仍然相对罕见，但报告的病例越来越多。在具有抗生素暴露（念珠菌）、注射药物使用（念珠菌）和创伤史的情况下，应考虑到这些微生物。随着诊断技术的进步，许多既往培养过程中生长不良以及不认为是关节置换术后感染致病菌的微生物（如支原体和螺旋体）也被识别出来。我们预计，随着诊断模式的改进，能够引起 PJI 的致病菌菌谱进一步扩大。

尽管微生物诊断学技术逐步发展，仍有部分导致膝关节假体周围感染的病原体令我们困惑。文献显示，培养阴性的 PJI 占 7%~25%。由于致病菌包埋在生物膜基质中，不适应培养基中生长环境，因此培养阴性的假体周围感染常见于生物膜相关的慢性感染。抗生素暴露史（3 个月内接受过抗生素治疗）同样增加了培养阴性假体周围感染的可能性。对生长环境要求苛刻及需要特殊培养基（如营养不良的链球菌、HACEK 微生物集）的病原体也是导致假体周围感染培养阴性的原因。支原体、真菌和分枝杆菌在常规细菌培养基中可能不生长，因此

当怀疑这类病原体存在时使用正确的培养基至关重要。新兴的非培养诊断模式（本章后面讨论）最终可减少感染中未知病原体的比例。

随着抗生素治疗在全球范围内的广泛使用，越来越多的感染由耐药菌造成，包括MRSA和耐甲氧西林的凝固酶阴性葡萄球菌、耐氨苄星青霉素和万古霉素的肠球菌以及具有广谱β-内酰胺酶（ESBL）的革兰阴性菌。部分研究表明，近来耐药菌导致PJI的发生率正在上升。由于耐药菌的产生往往与治疗失败相关，因此在经验性抗生素治疗及不同手术治疗方式中预测耐药菌是否产生至关重要。有抗生素暴露史或有多种并发症的患者存在耐药菌的可能性更高。某些耐药菌的流行程度在不同地理位置和治疗机构之间也有所不同：由MRSA导致的PJI在美国机构比欧洲机构更为常见。作为临床医生，了解当地的微生物学十分重要。

微生物学诊断

基于细菌培养的诊断

为了使用最佳的抗生素方案治疗PJI，必须确定致病菌，而主要手段仍然是标准的微生物培养。术前应对关节进行穿刺并将关节液送培养，同时一旦怀疑感染，那么术中假体周围的组织也应常规送培养。另外，若拔除假体应将其进行超声震荡，将超声震荡液进行培养。无论何种方式获得的样本均应进行需氧和厌氧细菌培养。真菌和分枝杆菌几乎不会导致PJI，因此不应对其进行常规送检，否则会导致额外费用。对于病史提示非典型原因（免疫缺陷、抗生素治疗未获改善、异常暴露；见上文微生物学部分）导致PJI的患者，则应进行特殊培养。

对于病情稳定的患者，通常的做法是在组织样本采集完成后再使用抗生素，因为我们认为术前使用抗生素会减少细菌培养的产量。事实上，在翻修手术之前的几周到几个月之内接受系统抗生素治疗的患者更可能出现培养阴性的PJI。因此，一旦怀疑PJI，应停止单纯抗生素治疗；相反，必须制定手术治疗感染的计划，并在术前停止使用抗生素。需要注意的是，单剂量标准围术期抗生素对细菌培养量的减少几乎没有影响。一种合理的方法是，在标准的时间（切皮前30~60min）进行标准的围术期抗生素预防，术后根据最可能的病原体（见经验性治疗章节）开始PJI的经验性抗生素治疗。

由于假体周围感染的微生物载荷往往较低，所以在术中应收集多个组织样本，通常3~5个。在收集组织样

本时，应使用一种新型装置存放样本。这种方法避免了交叉感染，从而获得更可靠更具说服力的结果。PJI中许多病原体（表皮葡萄球菌、痤疮杆菌）也是常见的污染菌，因此应十分注意术中组织进行细菌培养时产生相同病原体的数量。例如，在送培养的5个组织样本中只有1个组织培养出1个痤疮杆菌菌落，表明可能是污染菌而不是真正的病原体。使用新装置采集每个样品可降低多个培养物中污染菌生长的可能性，从而减少假阳性结果。由于具有更高的敏感性，组织样本应优先于拭子采集。

尽管使用了多个组织样本，然而许多PJI的培养结果仍然为阴性。一种可能增加细菌培养产量的方法是，将取出的假体进行超声震荡。超声震荡是指将取出的假体浸入无菌盐水中并向其施加高频声波的方法，产生的震动可使生物膜上的基质脱落。由于引起PJI的细菌可存在于假体的生物膜中，而超声会裂解生物膜，从而将细菌释放到周围的液体中，然后可将其接种到培养板或液体培养基中。虽然并非所有的研究都支持超声震荡技术，可以提高培养物的产量，但迄今为止的大量数据确实表明，超声震荡技术可以提高细菌的检测率，因此它可以作为标准培养技术的有效辅助手段。然而，超声震荡的应用并不广泛，同时，在各单位之间并没有对超声震荡的应用形成规范化方案。此外，一些单位发现样本的运输也存在困难，特别是在微生物实验室与手术室距离较远的情况下。除超声震荡外，将样本直接接种到血培养瓶也可提高培养物产量，虽然该方法并未写入标准化流程。

标准的细菌培养通常持续5~7天，如果未观察到细菌生长，则将其视为阴性。但是，PJI中的某些病原体，特别是慢性或惰性的PJI病原体，需要超过1周的时间才能生长。研究表明，将培养时间延长至10~14天可提高痤疮杆菌等对生长环境要求苛刻和生长缓慢的病原体的培养率。因此，对于慢性假体周围感染来说，建议将培养时间延长至10~14天以增加生长缓慢的病原体的产量。但这也会增加污染菌的检出率，从而降低特异性。同样，将多个不同样本送培养可以帮助临床医生解读结果。

分子诊断学

培养阴性PJI过高的发生率促使我们使用基因测序的诊断方法来识别病原体。3种主要方法已应用于PJI的诊断（表74-2）：16S核糖体测序、多重聚合酶链反

应（PCR）和二代鸟枪法测序（宏基因组学）。对于第一种方法，在 PCR 中使用通用引物扩增样本中各种细菌的 16S 核糖体基因。然后对所有扩增子进行测序，并将这些序列与数据库中的参考序列进行比较，以识别样品中存在的微生物。虽然这种方法可以识别通过常规培养无法获得的病原体，但实际上仍不清楚该方法是否比常规培养更为敏感。例如，一项大型研究发现，在培养阴性的 PJI 病例中，16S 测序能够在 16 例有抗生素治疗史的患者中识别出 8 例患者的病原体，从而证明了该技术有检测培养阴性 PJI 中病原体的潜力。然而，该研究同时发现在培养阳性的 PJI 病例中有 1/4 无法通过 16S 测序检查出任何病原体。

另一种分子诊断方法为多重 PCR，并使用具有针对潜在病原体靶点特异性的引物。这种方法首先应用于血培养和脑脊液样本，目前已应用于关节液。关于这种方法是否优于传统培养，研究结果尚未达成一致。由于细菌培养可以针对某种单一细菌，因此对于大多数感染而言，它仍然是最敏感的诊断方法。此外，当通过 PCR 检测到低毒力致病菌（如痤疮杆菌、表皮葡萄球菌）时，很难判断它是真正的感染还是宿主定植菌的遗传物质。细菌培养可以确定样本的菌落数量，而 PCR 的结果往往只能显示细菌存在与否。虽然可以通过 RT-PCR 对菌落数量进行定量，但是其临床意义尚不明确。最后，尽管可以将多重 PCR 分析设计为针对耐药特异的基因，但仍无法获得其耐药的表型，因此标准的细菌培养对于完整的敏感性分析十分必要。

最近，宏基因组技术也可用于 PJI 诊断，该技术可将样本中的全部遗传物质进行测序，并与数据库中的参考序列进行对比（二代测序或鸟枪法测序）。有病理报告显示，该技术已被应用于识别一些难以发现的病原体（如，支原体）。相比于多重 PCR，宏基因组学技术的优势是该技术并不先入为主的假设某种病原体存在。此外，通过测定某病原体的 DNA 比例以及判定该病原体基因组的完整性，这项技术可以给出病原体数量的半定量数据，以此判断该病原体是真正的病原体还是污染菌。然而，究竟如何定义和分析，来判断这种微生物是真正的病原体还是一种污染菌（特异性或敏感性），目前还不清楚。例如，在 11 例培养阴性 PJI 病例中通过二代测序技术能检测出病原体的有 9 例。但是在 17 例初次关节置换中，二代测序也能够检测出 6 例含有病原体。另外，由于仅有少数研究型实验室具备这种技术，因此不能快速获取结果用于患者的诊疗。基于基因测序的诊断方法是一种有前景的研究，但目前尚未有通过这些测序结果提高患者预后的报道，因此基因测序目前并不属于标准的 PJI 诊疗规范。如果使用这种方法，我们建议咨询传染病或微生物学专家帮助结果的解读。

抗生素的系统性治疗

一旦怀疑或确诊了假体周围感染，那么就要考虑手术治疗。如前文所述，对于大多数患者，由于可能会影响细菌培养的结果，应在术前停用抗生素。对于临床症状不稳的急性感染患者（早期或晚期血源性），应在采集血培养样本后进行经验性抗生素治疗。

经验性抗生素治疗

在获取术中样本后，患者即应该在等待培养结果的同时开始抗生素的经验性治疗，而这些抗生素应针对

表 74-2　基于基因测序的 PJI 诊断方法

技术	简述	优势	劣势	参考文献
16S 核糖体测序	通用引物可以扩增样本中任何细菌的 16S 核糖体基因。得到的扩增子（如果有的话）经过测序并与数据库中的参考序列进行比较以识别病原体	能够检测培养阴性的细菌	事实上，并不比细菌培养更敏感 仅能够在少数实验室完成，所以需数天到数周才可获取数据	51~53
多重聚合酶链反应（PCR）	在 PCR 中使用一组预设病原体的引物来确定样本中是否存在这些病原体	建立在已用于血液和脑脊液样本的现有商用技术基础之上 数小时内可得到结果	仅检测假定的病原体，而不是所有病原体 对诊断关节感染的敏感性和特异性未知	54~58
宏基因组学	样本中所有的遗传物质均进行测序，并与参考序列相比较	无偏倚的病原体检测方法 可以提供病原体丰富度的半定量数据	污染的问题仍未解决 对诊断关节感染的敏感性和特异性未知	59~61

最怀疑的致病菌。若通过术前穿刺获得了一种可疑病原体，那么经验性抗生素治疗应针对这种病原体，同时应意识到术中样本可能会提供其他信息（例如，关节穿刺获得的单一菌落凝固酶阴性葡萄球菌可能是，也可能不是 PJI 的致病菌）。如上所述，最可能导致 PJI 的病原体是革兰阳性菌，其中最常见的是葡萄球菌。在大多数机构中，鉴于 MRSA 和耐甲氧西林凝固酶阴性葡萄球菌（如表皮葡萄球菌）的流行，糖肽类（例如万古霉素）成为治疗革兰阳性菌的首选经验性药物。虽然革兰阳性菌仍然是导致 PJI 最常见的原因，但革兰阴性菌在各个阶段也能引起 PJI，因此经验性用药覆盖范围还应包括对革兰阴性菌具有活性的抗生素。

具体的抗生素选择应根据当地耐药菌情况而定；应与传染病部门和 / 或微生物实验室共同制定本单位的抗生素使用指南并使其规范化，确保经验性抗生素治疗覆盖当地环境中最常见的病原体。一般情况下，对于大多数患者糖肽类联合一种三代头孢是首选的方案（如，万古霉素 + 头孢曲松钠），能够覆盖绝大多数导致 PJI 的病原体。如微生物学部分所述，更广泛的经验性抗生素覆盖范围可能适用于特定患者（如假单胞菌、ESBL 革兰阴性菌或念珠菌）。另外，如果没有检测到特定的细菌，那么也可通过经验性抗生素方案完成治疗。

最终的抗生素选择

一旦明确了病原体，抗生素覆盖范围应该缩小到针对该病原体。通常，默认链球菌、肠球菌及葡萄球菌对 β - 内酰胺类是敏感的，因此对这类病原体应首选 β - 内酰胺类。例如，对药物敏感的链球菌感染首选青霉素，对药物敏感的肠球菌感染首选氨苄星青霉素，对甲氧西林敏感的葡萄球菌首选头孢唑林、萘夫西林或苯唑西林。对于革兰阴性菌，通常选用新一代头孢、碳青霉烯类或氟喹诺酮类，准确的选择取决于致病菌的药敏报告。无论选择何种抗生素及持续使用多长时间，都应使用静脉抗生素或高生物利用度的口服抗生素，以确保抗生素充分渗透到骨内（表 74-3 和表 74-4）。

除了已查明和可疑的病原体，宿主因素对经验性及最终抗生素的选择也有影响。例如，有潜在肾脏疾病的患者因使用糖肽类抗生素而造成肾毒性的风险更高。充血性心衰和慢性肾脏疾病患者可能因使用含盐量高的抗生素（如哌拉西林钠）导致容量超负荷。许多药物会与其他药物发生反应，在开始任何抗生素治疗前，应审查

药物间的相互作用。这与影响肝脏代谢的药物最为相关，包括利福平和唑类（如氟康唑）。体弱患者用药较多，一些药物 - 药物相互作用可能会妨碍某些抗菌药物的使用（例如，利福平用于接受华法林或其他口服药物抗凝治疗的患者）。另外，在使用抗菌药物之前，应回顾患者的过敏史。文献报道美国约有 10% 的患者对青霉素过敏，然而，其中绝大多数患者在进行青霉素过敏测试时没有明显过敏反应。当使用 β - 内酰胺类抗生素治疗时，由于药物过敏而使用替代方案的患者出现因感染导致二次入院等不良结果的可能性更高。因此，在这些患者中，应强烈推荐青霉素皮肤试验和 / 或试验剂量给药。

虽然长期以来我们认为静滴抗菌药物是治疗感染，包括骨关节感染的最佳方法，然而支持这一方法的数据有限。欧洲中心的经验表明，许多骨科感染可以通过口服抗菌药物加以控制（通常在静脉注射 1~2 周后）。一项针对多种肌肉骨骼感染患者的大型随机对照试验（RCT）并未发现通过静脉给予抗生素优于口服治疗。一般而言，在考虑口服抗菌药物时，首选具有较高生物利用度和骨渗透率的抗菌药物，如四环素类药物、磺胺甲噁唑、氟喹诺酮类药物和利奈唑胺。在现有的口服药物中，回顾性研究表明联合利福平和左氧氟沙星治疗由金黄色葡萄球菌引起的 PJI 效果最佳。在使用口服抗菌药物时，还需要考虑并要求患者遵守抗生素特定饮食限制和坚持口服方案。

护理因素也能够影响最终的抗生素治疗方案。对于出院后仍要进行经静脉抗生素治疗的患者，应简化治疗方案。在出院后推荐使用每日静滴一次的抗菌药物，包括头孢曲松钠、达托霉素和厄他培南。但是这些方案可能会扩大抗菌药物覆盖的菌谱，从而增加胃肠道副作用和艰难梭菌结肠炎的风险。最后，推荐在传染病专家的指导下进行抗菌药物的选择。

抗生素治疗的时间

抗生素治疗 PJI 的最佳持续时间尚不清楚，但一般为 6 周至 6 个月。膝关节假体周围感染最终的治疗方案取决于手术治疗感染的效果、致病菌和患者自身因素。美国传染病协会、欧洲临床微生物学和传染病协会有关于假体周围感染诊疗的指南；然而需要注意的是，仅有非常少的高质量临床研究能够验证这些指南。

清创、抗生素和保留假体（DAIR）治疗 PJI 的患者应接受至少 6 周的抗生素治疗，如果感染是由葡萄球菌引起的，则可能长达 6 个月。通过 DAIR 治疗由葡萄

表 74-3 导致假体周围感染（PJI）常见微生物的抗生素治疗推荐方案

微生物	首选方案 a	替代方案 a
苯唑西林敏感的葡萄球菌	萘夫西林 1.5~2g，加入等渗盐水，静滴，q4~6h 或 头孢唑林 1~2g，加入等渗盐水，静滴，q8h 或 头孢曲松钠 c1~2g，加入等渗盐水，静滴，q24h	万古霉素 15mg/kg，静滴 或 达托霉素 6mg/kg，静滴，q24h 或 利奈唑胺 600mg，口服 / 静滴，q12h
苯唑西林耐药的葡萄球菌	万古霉素 d15mg/kg，静滴，q12h	达托霉素 6mg/kg，静滴，q12h 或 利奈唑胺 600mg，口服 / 静滴，q12h
青霉素敏感的肠球菌	青霉素 2400 万 U，静滴，连续或分 6 次或 氨比西林 12g，加入等渗盐水，静滴，连续或分 6 次	万古霉素 15mg/kg，静滴 或 达托霉素 6mg/kg，静滴，q24h 或 利奈唑胺 600mg，口服 / 静滴，q12h
青霉素耐药的肠球菌	万古霉素 15mg/kg，静滴，q12h	达托霉素 6mg/kg，静滴，q12h 或 利奈唑胺 600mg，口服 / 静滴，q12h
绿脓杆菌	头孢吡肟 2g，静滴，q12h 或 美罗培南 e1g，静滴，q8h	环丙沙星 750mg，口服，一日 2 次或 400mg，静滴，q12h 或 头孢他啶 2g，静滴，q8h
肠杆菌属	头孢吡肟 2g，静滴，q12h 或 厄他培南 1g，静滴，q24h	环丙沙星 750mg，口服，一日 2 次或 400mg，静滴，q12h
肠杆菌科	根据体外药敏性静滴 β—内酰胺类或 环丙沙星 750mg，口服，一日 2 次	
β-溶血性链球菌	青霉素 2000 万 ~2400 万 U，静滴，q24h，连续或分 6 次或头孢曲松钠 2g，静滴，q24h	：万古霉素 15mg/kg，静滴，q12h
痤疮杆菌	青霉素 2000 万 U，静滴，q24h，连续或分 6 次或头孢曲松钠 2g，静滴，q24h	克林霉素 600~900mg，静滴，q8h 或 克林霉素 300~450mg，口服，一日 4 次或 万古霉素 15mg/kg，静滴，q12h

a：应根据患者肝肾功能情况调整抗菌用量。抗生素的选择应基于体外药敏试验以及患者的药物过敏、耐受、潜在的药物相互作用或特定抗菌药物的禁忌证等情况。临床和实验室对疗效和安全性的监测应基于 IDSA 指南。在使用氟喹诺酮类药物时，应注意和监测 QTc 间隔时间延长和肌腱病变的可能性。使用任何抗生素，都应该注意艰难梭菌结肠炎的可能性

b：氟氯西林可在欧洲使用。奥拉西林也可作为替代

c：使用头孢曲松钠治疗对甲氧西林敏感的葡萄球菌没有达成共识（见文本）

d：万古霉素标靶的选择应根据病原体、体外药敏结果以及利福平或局部万古霉素治疗的使用情况，并由当地传染病医生配合指导。最近出版了耐甲氧西林金黄色葡萄球菌（MRSA）感染的治疗指南（这些指南建议将万古霉素药物血中浓度维持在 15~20mg/L。虽然这种浓度适用于不使用利福平或未植入含抗生素的间隔器的 MRSA PJI 的治疗，但当使用利福平或植入含万古霉素的间隔器时，是否还需要这种药物浓度尚不清楚。在这种情况下，药物血中浓度可能至少需要达到 10mg/L。目前仍不清楚，治疗苯唑西林耐药、革兰阴性葡萄球菌时，是否需要使用万古霉素达到这种血药浓度）

e：也可应用其他抗绿脓杆菌的碳青霉烯类药物

表 74-4 具有较好口服生物利用度的抗生素

口服抗生素	有效菌谱	注释
阿莫西林	链球菌 痤疮杆菌	仅用于对青霉素高度敏感的细菌
克林霉素	革兰阳性菌	每日至少 3~4 次
氟喹诺酮类	革兰阴性菌 葡萄球菌 （联合利福平）	不良反应，应引起重视
利福平	葡萄球菌 （链球菌、痤疮杆菌，效果尚不明确）	多种药物互相作用 需要联合其他药物，禁止单独使用
四环素	葡萄球菌	此类药物的药敏性可能不同
磺胺甲噁唑 （复方新诺明）	葡萄球菌 革兰阴性菌	高剂量时副作用明显
利奈唑胺	革兰阳性菌	长期使用不安全

球菌导致的膝关节 PJI 来自 20 年前的一个小型 RCT 研究，同时该研究也说明了联合利福平和氟喹诺酮类抗生素治疗此类感染的好处。然而，这项试验并未研究抗生素治疗持续时间的影响：仅仅是显示了经过 6 个月抗生素治疗后良好的临床结果。最近，另外一项 RCT 研究显示 DAIR 术后经 8 周利福平和喹诺酮类抗生素的治疗后，与持续 6 个月抗生素治疗效果一致。许多观察性研究，包括各种病原体导致的 PJI 等，较短的疗程（1.5~3 个月而不是 6 个月）并未对结果产生不良影响。因此，尽管抗生素治疗持续 6 个月仍是现在通常的方案，但对于大多数患者来说似乎并不是必要的。

无论治疗时间长短，如果联合具有抗生物膜活性的抗生素，DAIR 治疗的成功率可能更高，如使用利福平治疗葡萄球菌或使用氟喹诺酮治疗革兰阴性菌。其原理是，保留的假体表面很可能仍有细菌的生物膜存在，因此，应使用抗生物膜活性的抗生素来增加治愈的可能性。然而，不能单独使用利福平，因为其耐药菌的产生十分迅速。同样地，由于可能出现耐药菌，喹诺酮类抗生素也不能单独用于治疗葡萄球菌感染。利福平用于治疗葡萄球菌引起的 PJI 是经过长期验证的。利福平还可能在治疗链球菌和痤疮杆菌引起的感染中发挥作用；但是，这部分数据尚不清楚，并且利福平目前不在这些病原体导致的 PJI 的标准治疗方案中。

对于假体取出和植入同期完成的患者来说（一期翻修），建议术后连续使用 6~12 周抗生素，对于葡萄球菌感染的患者，还应加用利福平。一般情况下，葡萄球菌感染的患者应接受更长的疗程，在感染的假体完全取出前加用利福平治疗，并在数月之后将新假体植入（二期置换）。对于二期置换的患者，无论哪种病原体导致的感染，指南都建议在假体取出后抗生素治疗维持 4~6 周。治疗完成后，应在患者停药数周内持续观察有无任何感染复发的症状，目的是在植入新假体前确保患者没有感染。

抗生素压制治疗

无论手术策略和抗菌治疗方案如何，有极少数膝关节假体周围感染无法完全治愈，并有复发的风险；特别是通过 DAIR 手术治疗包括 MRSA 等某些病原体导致的 PJI。目前还没有一种可靠的实验室或影像学检查能够在抗生素治疗结束时确定 PJI 是否能在微生物学上治愈。在既定的治疗结束后，停止抗生素治疗并转入长期压制是非常重要的（通常贯穿于整个假体寿命），但对

患者和医生来说，这往往是一个挑战。

这种方法已经开始应用，并且具有较高的复发风险，遗憾的是还没有随机对照研究报道长期抗生素治疗的最佳方案。降低治愈成功率的因素包括：未经手术治疗，通过 DAIR 手术治疗慢性感染，耐药菌导致的感染，DAIR 治疗葡萄球菌感染时未联合利福平。这些因素都会使临床医生倾向于采用长期抗生素压制。同时，还应考虑感染复发对患者的影响，那些会危及患者生命或肢体的感染应考虑抗生素压制。另外，身体条件较差无法承受再次手术的患者也应考虑抗生素压制。因此，需要权衡感染复发的风险与长期使用抗生素带来的风险之间的利害。这些风险包括药物的直接毒性、抗菌药物不耐受（特别是慢性胃肠道症状）以及对宿主菌群的影响（如耐药菌感染和艰难梭菌结肠炎的风险）。尽管其中一些风险难以量化，但多项回顾性研究表明，大多数患者（80% 范围内）可耐受长期抗生素压制，很少因副作用中断治疗。

需要特别注意的是，抗生素压制并不能完全保证感染不再复发，其中有约 1/3 的患者因感染需要进行再次手术。关于长期抗生素压制最大规模的研究报道，在长期保持抗生素压制的患者中，接受 DAIR 或二期翻修的患者更有可能获得无感染生存（69%：41%）。其中，金黄色葡萄球菌感染和接受 DAIR 手术的患者使用长期抗生素压制方案的获益最大。尽管如此，在长期抗生素压制的情况下感染仍有可能复发，在某些病例中感染非常顽固，导致后续治疗变得复杂。

小结

只有对病原体、宿主、抗生素疗效形成完整的认识，才能实现有效的 PJI 抗生素治疗。致病菌的识别是治疗的基础，因此采取适当的培养方法对于感染患者的诊疗至关重要。遗憾的是，仍有少数培养阴性的 PJI 患者。基因测序的方法可以帮助诊断，但尚未证明这些技术可以改善患者的预后。最后，我们应根据现有指南为每位患者及其感染的病原体制订个体化的抗生素治疗方案。

（张晓岗翻译；马建兵校对）

参考文献

第 75 章

清创保留假体及保守治疗

Darin J. Larson, MD | Kevin L. Garvin, MD

引言

人工全膝关节置换术（TKA）在过去几十年中一直是骨科领域中最成功的手术方式之一。良好的患者满意度和不断增长的假体生存率使得对该术式的需求大幅增长。虽然该手术疗效显著，但仍然无法避免并发症的存在。随着初次 TKA 的数量不断增长，由于各种病因导致的人工膝关节翻修术的发生率预计也会不断增加。假体周围感染（PJI）依然是最难治疗的并发症之一。虽然翻修的病因在不断减少，但以 PJI 为病因的翻修率相对一直在增加，目前占所有膝关节翻修术病因的 15%~25%。目前初次 TKA 术后 PJI 的发生率为 0.4%~2%，其在过去 10 年中基本保持稳定。

治疗 TKA 术后 PJI 的目标有 3 个方面：清除感染，使患者肢体功能恢复且能够独立应对日常生活，缓解疼痛。为了实现这些目标，手术干预与培养病原菌敏感抗生素相结合的多种技术均得到应用。这些治疗方案包括：①清创保留假体；②一期翻修；③二期翻修；④关节融合术；⑤截肢。虽然长期抗生素压制无法根除感染，但有时也会被采用。长期抗生素压制的适应证将会在本章节后面讨论。在美国，目前治疗 TKA 术后 PJI 的金标准是放置骨水泥间置器的二期翻修。其报道的成功率为 72%~100%。但是，取出假体后可能出现的严重骨缺损和假体再植入前患者的活动困难是该治疗方案的两大主要问题。更加令人担忧的是接受这些损伤较大、需要分期且恢复时间较长的手术方案的患者多数为有多种并发症（如糖尿病、癌症、肥胖症）的老年人。二期翻修包括在最初清创时移除所有假体，并植入抗生素复合骨水泥间置器，随后一段时间的静脉抗生素治疗，最终在确认感染根除的基础上移除骨水泥间置器，再次清创，二期植入新的人工关节假体。

假体保留，也被称为清创保留假体（DAIR），其作为二期翻修的替代方案一直被广泛报道。DAIR 的适应证包括假体固定牢固（具有临床及影像学证据），根据 Tsukayama 和 Segawa 定义的急性术后感染或急性血源性感染，无窦道，单一的低毒力且有敏感抗生素的致病菌。这些特定的适应证将在本章节的后面进行深入讨论。通过保留假体，宿主骨得以保留，同时可以避免长时间的负重限制及其他功能受限。保留假体的感染治疗方案包括以下几种：①开放彻底清创，包括或不包括假体组配部分的更换；②关节镜下灌洗和清创；③无须手术干预的长期抗生素压制；④多次关节腔穿刺联合抗生素治疗（表 75-1）。虽然已经有不少文献中报道了保留假体治疗方案良好的成功率，但这些技术的成功率仍不及二期翻修。严格的适应证能够提高保留假体治疗方案的疗效。

开放灌洗清创

开放清创灌洗同时更换假体的组配部分（包括放置新的人工膝关节衬垫）是治疗 TKA 术后感染最常被描述的保留假体的治疗方案。该术式通过开放关节腔来完成，多数情况会沿既往的手术切口。打开关节囊后，彻底清除炎症性滑膜，包括膝关节内外侧间沟和后方关节囊，同时充分灌洗所保留的假体。必须仔细地对所有坏死和感染的组织进行全面的清创，因为这可能是持续性感染的一个隐患。移除聚乙烯衬垫可以增加暴露，同时便于接下来的后关节囊清创。虽然清创后几周静脉注射抗生素是必要的治疗过程，但仅使用抗生素或在炎性滑膜没有被彻底清除的情况下，感染是无法被彻底根除的（图 75-1）。因此，彻底清创是该技术中至关重要的步骤。确保假体 - 宿主骨之间，假体 - 骨水泥之间或宿主骨 - 骨水泥之间没有被感染侵犯是非常重要的。然而，这些界面需要在术中直视下确保没有发生松动。

从既往文献来看，清创保留假体同时更换聚乙烯衬垫的感染控制率并不如二期翻修。文献中报道了该技术不同的成功率（表 75-2）。Burger 等对 39 例膝关节置换

表 75-1　膝关节假体周围感染的假体保留方法及适应证

方法	成功率	适应证	缺陷及不足
开放切口下的关节腔灌洗及清创（包括衬垫更换与不更换两种方式）	17.9%~100%	●症状出现小于 4 周 ●低毒力病原体且对抗生素敏感 ●没有窦道 ●没有影像学及临床表现的证据提示假体松动 ●没有影像学及临床表现的证据提示感染	●术后需合并应用针对培养结果敏感的抗生素 ●不更换聚乙烯衬垫是治疗不成功的相关因素之一
关节镜下灌洗清创术	38%~100%	●与开放清创相同，同时适用 ●有凝血功能障碍及切口愈合不良高风险的患者	●不能取出聚乙烯衬垫
长期抗生素压制	18%~25%	●不愿再次手术的患者 ●因严重的并发症无法耐受手术的患者 ●低毒力病原体感染 ●能耐受抗生素副作用的患者	●抗生素使用依从性的问题 ●可能造成抗生素耐药 ●其他未感染的植入物存在使用禁忌
反复关节腔穿刺	10%~15%	●与抗生素应用适应证类似	●因较少应用而造成极为有限的数据支撑

术后 PJI 患者进行了平均 4 年的随访，39 例中仅有 7 例成功治愈（17.9%）。Meehan 及其同事报道了 13 例患者平均随访 5.8 年的结果，所有患者均成功保留假体。因为对"成功"和"失败"没有统一的定义，使得该研究的证据在某种程度上存在矛盾。多数研究认为经过多次清创后只要假体最终保留，就定义为治疗成功，而另一些研究认为只要患者因感染复发需再次手术就定义为治疗失败。

一些特定的患者更适合清创保留假体。很多研究讨论了术前感染的持续时间，并认为其是治疗成功的最重要预测因素。通常情况下，可行清创保留假体的最大时限为症状出现后 2~4 周。然而，感染的真正持续时间是很难确定的，尤其是术后第一个月就出现症状的患者。因此术后早期感染的持续时间通常按手术后时间推算。

当讨论症状的持续时间时，区分术后早期的感染和初次关节置换术后几个月到几年发生的感染是很重要的。Tsukayama、Segawa 及其同事提出了一个基于假体周围感染临床表现的分类系统。他们描述了 4 种类型的感染：①Ⅰ型感染为假体翻修时病原菌培养为阳性；②Ⅱ型为术后急性感染；③Ⅲ型为急性血源性感染；④Ⅳ型为术后感染症状超过 1 个月的慢性无痛性感染。术后急性感染为初次 TKA 术后 1 个月内的感染；急性血源性感染通常是菌血症的结果，受累人工关节出现急性症状后的 48h 内发生。这些急性血源性感染可在数月至数年后在没有先前并发症的情况下出现。在这种情况下，症状的持续时间是最重要的。Gehrke 等报告了该术

式治疗迟发性感染的失败率超过 60%。Triantafyllopoulos 等评估了 78 例膝关节 PJI，终末随访时，有 43 例（55.1%）成功保留假体。感染症状超过 5 天被认为是治疗失败的独立危险因素。Urish 等注意到症状持续超过 4 周的患者比症状持续不到 1 周的患者失败的风险更高。在这项研究中，清创保留假体术后 4 年的总失败率为 57.4%，其中大部分失败（89.9%），发生在 DAIR 术后的第 1 年内。该研究将失败定义为患者在 DAIR 后接受任何手术。在 Wasielewski 及其同事的一项研究中，有 7 例急性感染（症状出现少于 2 周）的膝关节接受了清创保留假体的治疗。其中 5 例患者感染获得根除（失败率 29%）。作者还报道了 2 例慢性感染（症状超过 2 周）的结果，其中 1 例患者治疗失败。作者意识到在慢性感染中尝试保留假体很难将感染根除。

Konigsberg 等对 22 例急性血源性感染的患者行急诊清创和聚乙烯衬垫更换，其中 5 例患者在最少 2 年的随访中感染复发。在感染科的指导下，术后所有患者接受病原菌敏感抗生素 6 周。值得注意的是，在该研究中死亡率高达 25%，但作者认为这是由于患者整体健康状况不佳，与感染没有直接关系。Gardner 等的一项研究评估了 44 例患者在手术干预前的平均症状持续时间为 8.4 天，并随访至少 1 年。治疗失败的定义为后期需再次手术或长期抗生素压制。在术后平均 167 天，44 例患者中 25 例治疗失败（56.8%）。Marculescu 等回顾了 99 例假体关节感染，并得出结论：症状持续 8 天以上的失败率更高。Fink 等评估了术后发生急性假体周围感染的

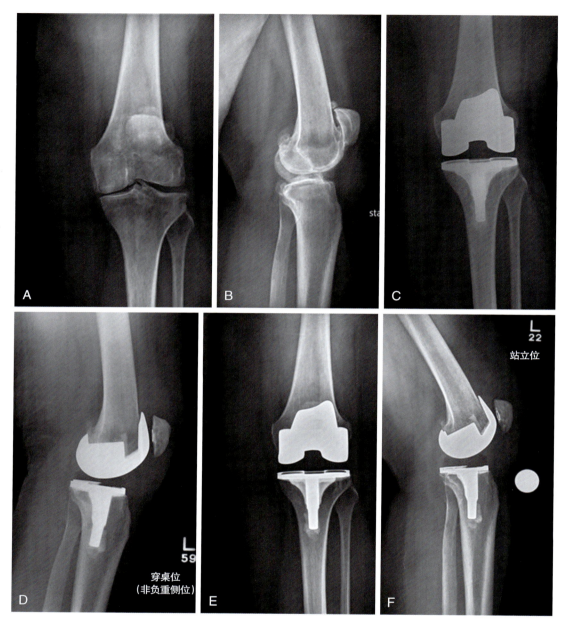

图 75-1 65 岁女性左膝因骨关节炎行全膝关节置换术，术后四个半月，患者恢复顺利，直到突然出现发热和左膝疼痛。炎性标志物轻度升高［红细胞沉降率（ESR）26mm/h，C- 反应蛋白（CRP）1.1mg/L］。行关节穿刺抽取关节液行细胞计数和培养，关节液外观为脓性液体。关节液白细胞计数为 15000 10⁶/L，中性粒细胞比例为 93%。培养结果为甲氧西林敏感的金黄色葡萄球菌。A、B. 初次 TKA 术前 X 线片。C、D. 为出现症状 24h 的 X 线片。无骨髓炎、骨溶解、进展性透亮线或松动迹象。患者接受了开放性灌洗和清创术，同时行滑膜切除和聚乙烯衬垫更换，保留所有金属假体。手术使用含氯的达金氏溶液冲洗。E、F. 开放性清创术后 16 个月随访时的 X 线片，无感染复发迹象

结果，并将其与急性血源性感染进行了比较。发现清创保留假体治疗术后急性感染组的成功率（82.1%）高于急性血源性感染组（57.1%）。这就提出了一个问题，即如果亚急性无痛性感染最近开始出现症状，那么这些症状是由于新的感染引起的，还是由于血源性感染引起的？在本研究中，症状持续时间超过 2 天的失败率更

高。这项研究的作者认为这种较高的失败率与生物膜的快速形成有关。

生物膜的形成会使细菌的根除变得困难。特定的细菌会聚集在被蛋白包裹的细胞膜上，产生多糖 - 蛋白质复合物或者多糖黏液层。生物膜内的细菌表现出对抗生素抵抗力增强的特性，包括基因转移，改变局部环境导

表 75-2　关于针对膝关节假体周围感染冲洗、清创的研究的总结

研究	膝关节 PJI病例数（人）	平均年龄（岁）	冲洗及清创方式	病原体	随访时间	成功率	预测因子	备注
Aboltins等	7	72.1（58~81）	开放切口+聚乙烯衬垫更换（尽可能）	MRSA, MSSA, CNS	29（6~65）个月	71.4%	n/a	1个患者术后6个月因感染无关的原因死亡
Azzam等	53	65（17~88）	26例开放切口+聚乙烯衬垫更换，27例原有聚乙烯衬垫用倍他定溶液浸泡后重新植入	耐甲氧西林葡萄球菌，甲氧西林敏感葡萄球菌，多细菌感染[a]	5.7（2.4~10.4）年[a]	45.3%	调整分析：葡萄球菌感染，ASA评分，关节周围化脓；未调整分析：住院期间尿路感染，清理术后持续引流[a]	
Barberan等	28	74.6±8.4	未特殊指出	金黄色葡萄球菌，CNS	>1年	57.2%	症状持续时间>6个月，MRSA感染[a]	
Bradbury等	19	n/a	开放切口+聚乙烯衬垫更换	MRSA	43（27~55）个月	16%	n/a	保留假体+慢性抗生素正制治疗被视为治疗成功
Brandt等	26	n/a	未特殊指出	葡萄球菌	成功组：2345.5天（55~5221）天；失败组：81（15~614）天[d]	38.5%	初次手术出现不良结果，症状出现2天后进行灌洗清理[a]	
Buller等	247	65（12~94）[a]	开放切口+聚乙烯衬垫更换	4组：①MRSA，奈万古霉素肠球菌和MRSE；②甲氧西林敏感CNS或MSSA；③其他革兰阳性菌或革兰阴性菌；④革兰阴性菌[a]	34个月（8天至12.9年）[a]	50.6%	症状出现时间，术前ESR，病原体（组1）、既往感染[a]	
Burger等	39	n/a	开放切口（未说明衬垫情况）	葡萄球菌，链球菌，革兰阴性菌，肠球菌，以及多种病原体混合感染	4.1（1~13）年	17.9%	症状持续时间<2周，易感病原体，没有引流或窦道，没有和感染相关的假体松动	
Byren等	51	n/a	开放切口+聚乙烯衬垫更换或关节镜	MRSA, MSSA, CNS（凝固酶阴性葡萄球菌）	2.3年[a]	74.5%	金黄色葡萄球菌感染，既往有翻修史，与不良预后相关的关节腔冲洗	
Chiu等	40	72.7（59~85）	开放切口+聚乙烯衬垫更换	MRSA, MSSA, CNS，表皮葡萄球菌，链球菌，多种病原体复合感染，念珠菌	79（36~143）个月	30%	术后早期（I型）和血行性（III型）感染与较好的预后相关	

表75-2（续）

研究	膝关节PJI病例数（人）	平均年龄（岁）	冲洗及清创方式	病原体	随访时间	成功率	预测因子	备注
Chung 等	16	70(56~78)	关节镜	MRSA, MSSA, CNS（凝固酶阴性葡萄球菌），链球菌，人支原体，阴性培养	47 (24~86)个月	62.5%	n/a	只有症状持续时间<72h，之前假体功能良好以及影像学上提示有明显松动时才可以采用
Duque 等	67	64.5(36~82)	开放切口+聚乙烯衬垫更换并用生理盐水、倍他定、达金溶液和杆菌肽灌洗	非耐甲氧西林金黄色葡萄球菌，耐甲氧西林金黄色葡萄球菌，链球菌，假单胞菌，大肠埃希菌，胃沙雷菌，变形杆菌属，肠氏菌属，颗粒链菌属，肠杆菌属，枸橼酸杆菌属，气球菌属	4.81 (2.04~9.41) 年	68.66%	所有 MRSA 和假单胞菌的感染	治疗针对链球菌和厌氧菌有 100% 的成功率
Estes 等	16	67 (28~91)[a]	使用含抗生素的骨水泥微珠的分期开放切口操作[a]	MRSA, MSSA, CNS, 大肠埃希菌、链球菌、多细菌复合感染，肠球菌，培养阴性	3.5 (1.2~7.5) 年 [a]	87.5%	n/a	
Fehring 等	46	61 (17~89)[a]	98% 的病例采用开放切口+聚乙烯衬垫更换[a]	敏感以及耐药的葡萄球菌属，其他菌属	46 (24~106)个月 [a]	37%	n/a	
Fink 等	39 例（早期围术期感染）和 28 例（急性血源性感染）	67.8(30~80)	开放切口下膝关节假体部件更换+奥替尼冲洗	金黄色葡萄球菌，表皮葡萄球菌，其他葡萄球菌，痤疮丙酸杆菌，链球菌，其他	41.8 (24~132)个月	71.6%, (82.1% 早期感染，57.1% 急性血行性感染)	不良因素：从手术到首次出现症状的时间较长，既往手术次数较多，ASA 分级较高，尼古丁滥用	
Gardner 等	44	70 (48~94)	开放切口+聚乙烯衬垫更换	金黄色葡萄球菌，表皮葡萄球菌，其他革兰阳性菌，革兰阴性菌	5 (1~9) 年	43.2%	n/a	
Geurts 等	20	69 (27~93)	开放切口+不更换聚乙烯衬垫+使用庆大霉素-PMMA 珠的分期操作[a]	金黄色葡萄球菌，CNS，链球菌，肠杆菌，铜绿假单胞菌，痤疮丙酸杆菌，多种细菌复合感染，培养阴性	52 (3~202) 个月	85%	症状出现与治疗间隔时间（最长 4 周）[a]	
Ilahi 等	5	60.2(49~70)	关节镜	CNS, 链球菌	41 (36~43) 个月	100%	n/a	极小样本量

表 75-2（续）

研究	膝关节 PJI病例数(人)	平均年龄（岁）	冲洗及清创方式	病原体	随访时间	成功率	预测因子	备注
Konigsberg 等	22	60 (25~86)[a]	开放切口＋聚乙烯衬垫更换	葡萄球菌种类、链球菌种类、其他[a]	56 (25~124)个月[a]	77.3%		葡萄球菌感染是唯一的阴性预测因子
Koyonos 等	78	64 (18~89)[a]	开放切口＋聚乙烯衬垫更换	葡萄球菌种类、革兰阴性菌、培养阴性[a]	54 (12~115)个月	38.5%		只有葡萄球菌感染独立预测失败
Kuiper 等	29	70 (成功组)，69 (失败组)	开放切口 (+/−) 聚乙烯衬垫更换 (+/−) 使用含庆大霉素海绵金属或微珠	CNS, 金黄色葡萄球菌、链球菌、大肠埃希菌、阴沟肠杆菌、粪肠杆菌、其他[a]	35 (0~79)个月[a]	75.9%		类风湿关节炎，症状>1周、晚期感染（>2年）、ESR>60mm和凝固酶阴性葡萄球菌
Löwik 等	86	73.2 (标准差±11.5)	开放切口下选择性膝关节假体部件更换＋使用含庆大霉素海绵金属或微珠	金黄色葡萄球菌、痤疮丙酸杆菌、脆弱拟杆菌、大芽孢杆菌、变形杆菌、棒状杆菌等	未注明最终随访	62.8%		KLIC 评分用于预测失败的清创和假体保留
Marculescu 等	52	74 (23~95)[a]	开放切口 (+/−) 聚乙烯衬垫更换[a]	葡萄球菌、链球菌、肠球菌、革兰阴性杆菌、厌氧菌、革兰阳性菌、复合感染、阴性培养物、真菌、其他[a]	700 (1~2779)天[a]	2年成功率60%[a]	单因素分析：金黄色葡萄球菌、窦道存在和症状持续时间>8天不良结果相关。多因素分析：存在窦道和症状持续时间≥8天与不良结局相关	
Martinez-Pastor 等	32	(70.7±11.3)	开放切口＋聚乙烯衬垫更换	革兰阴性菌	463 (344~704)天	75%	阴性预测：CRP>15 mg/dL，治疗不包括氟喹诺酮类药物	
Meehan 等	13	70 (44~86)[a]	开放切口。其中4例聚乙烯衬垫更换	链球菌属	2120 (672~4015)天	100%	n/a	
Meehan 等	22 例患者的24 个膝关节	66 (46~80)	开放切口，21例更换衬垫，3例用倍他定溶液浸泡后重新植入原有衬垫	葡萄球菌种类、链球菌、革兰阴性菌、曲霉菌	45.1 (24~140)个月	83.3%	n/a	
Narayanan 等	55	60.7 (成功组)，58.7 (失败组)	开放切口＋聚乙烯衬垫更换	金黄色葡萄球菌、表皮葡萄球菌、路邓葡萄球菌、放线菌、B型链球菌、痤疮丙酸杆菌、假单胞菌、复合感染	最小1年	2周内治疗成功率82%，大于2周成功率50%		2周后的清创、灌洗有可能会失败
Segawa 等	17	n/a	开放切口＋聚乙烯衬垫更换	葡萄球菌、链球菌、肠球菌	n/a	58.8%	n/a	

表 75-2（续）

研究	膝关节PJI病例数(人)	平均年龄(岁)	冲洗及清创方式	病原体	随访时间	成功率	预测因子	备注
Teeny 等	21	58 (30~74)	开放切口（未说明衬垫情况）	葡萄球菌，链球菌，革兰阴性菌，复合感染	4 (2~12) 年[b]	28.5%	n/a	
Urish 等	216	65.9±12.2	开放切口＋聚乙烯衬垫更换	金黄色葡萄球菌，革兰阴性菌，其他	31.5 (IQR 14.4~67.0) 个月	49.5%	培养阴性的感染风险失败风险最高，其次是金黄色葡萄球菌感染	
Vilchez 等	35	(70±10.8)[b]	开放切口＋聚乙烯衬垫更换	金黄色葡萄球菌	(879.3±205) 天[b]	68.6%	阴性预测因素：关节置换术后感染发生时间≤25天，入院时CRP＞22mg/dL，有记录的菌血症，需要二次清创	
Waldman 等	16	72 (57~82)	关节镜	葡萄球菌，链球菌，大肠埃希菌	64 (36~151) 个月	38%	n/a	仅包括症状≤7天和无影像学限体松动证据的患者
Zurcher-Pfund 等	21	80	11 例开放切口，10 例关节镜	MRSA, MSSA, CNS, 链球菌，大肠埃希菌，梭状芽孢希菌，出血败血性巴斯德氏菌	7 (4~20) 年	33%	n/a	

a：包含髋关节 PJI 患者数据
b：包含二期翻修患者数据
ASA：美国麻醉师协会；CNS，凝固酶阴性葡萄球菌；CRP，C-反应蛋白；MRSA，耐甲氧西林金黄色葡萄球菌；MSSA，甲氧西林敏感金黄色葡萄球菌；n/a，未获得致酸度增加，以及产生保护酶。随着症状持续时间的增加，生物膜成熟的风险也在增加，从而使治疗难度成倍增加。Gehrke 等提出生物膜的形成可以在几个小时内发生，而不是几天。利福平已被证实对产生生物膜的葡萄球菌具有杀菌作用，但如果单独使用，会迅速产生耐药性。

如前所述，一些研究报告了初次清创保留假体治疗失败，但最终控制了感染（图 75-2）。Choi 及其同事评估了 32 个经清创保留假体治疗的膝关节感染病例，初次清创后的感染控制率仅为 31%，但在经历了平均 1.7 次额外手术后的最后随访中发现感染控制提高到 81%。两个导致治疗失败的独立预测因素为：金黄色葡萄球菌感染和未更换聚乙烯衬垫。作者认为鉴定出致病菌是治疗成功的关键因素。Byren 等报告了 51 例膝关节 PJI 经清创假体保留治疗后 2 年随访的成功率为 75%。在这项研究中，重复 DAIR 并不被认为是失败的结果，也未指定症状持续时间。虽然许多术后早期感染和急性血源性感染可以通过清创保留假体成功治疗，但有时可能需要多次清创。每一次清创理论上都会降低感染复发的风险。

如 Tsukayama、Segawa 及其同事所证实的，虽然治疗时机被认为是治疗中最重要的因素，但其他因素也可以预测清创保留假体的成功与否，包括：①通过建立培养特异性抗生素来正确识别致病的低毒力微生物；②假体固定牢固（影像学或术中证实）；③无窦道；④假体周围骨骼和软组织情况尚可接受；⑤没有感染持续的影像学及临床表现（骨溶解或骨髓炎）（图 75-3）。

根据大多数研究，某些细菌比其他细菌更容易导致治疗失败。其中金黄色葡萄球菌被认为是最常见的致病菌。Urish 等报告，培养阴性的 PJI 治疗失败的风险最高，其次是金黄色葡萄球菌。Deirmengian 等的一项研究发现，即使在急性感染情况下，采用清创保留假体，对于革兰阳性菌也有更高的失败率（65%）。他们认为这可能是由于葡萄球菌产生的生物膜的原因。感染金黄色葡萄球菌的膝关节 PJI 失败率为 92%，而感染其他革兰阳性菌的患者失败率为 44%。在革兰阳性菌的失败病例中，40% 的患者随后感染了相同的病菌。Bradbury 等评估了 19 例致病菌为耐甲氧西林金黄色葡萄球菌的膝关节 PJI，19 例患者中有 16 例需要进行二次手术（84% 的失败率）。在这项研究中，症状持续时间似乎并不能预示失败；3 例成功的患者在症状持续平均 11.6 天后进行了 DAIR，16 例失败的患者在症状持续平均 4.4 天后进行了手术。在 Gardner 及其同事的研究中，71% 的金黄色葡萄球菌感染患者治疗失败，相比之

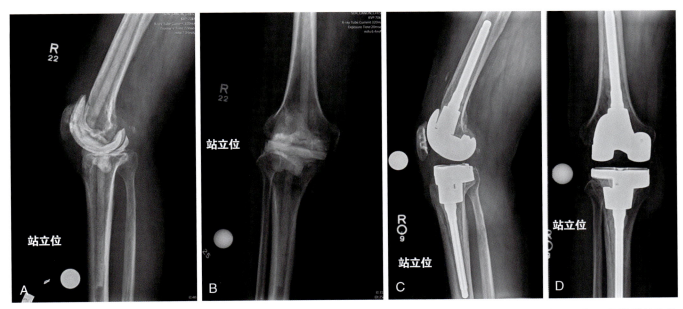

图 75-2　61 岁男性患者接受了右膝全膝关节置换术，术后病程因持续的伤口问题而复杂化。最终 6 个月后行开放性灌洗和聚乙烯更换。假体当时固定良好。清创时获得组织，革兰染色提示阳性球菌，但所有培养均为阴性。随后接受了 6 周的抗生素治疗，感染持续，2 个月后取出假体，植入抗生素间隔器，并行腓肠肌肌瓣手术。经过多次清创才植入新的假体。最终培养出痤疮杆菌。最终接受成功的假体再植入手术。术后 4 年无感染复发迹象。A、B. 抗生素间隔器植入后 X 线片。C、D. 显示膝关节假体成功再植入后 X 线片

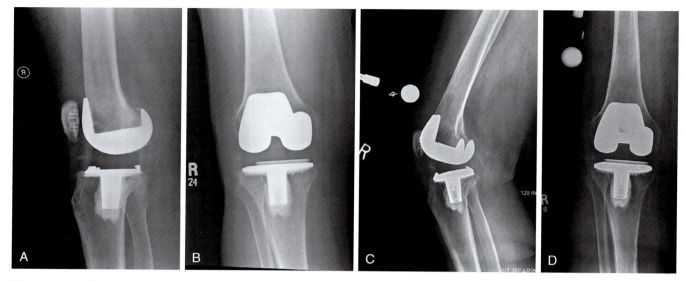

图 75-3 一例接受双侧全膝关节置换术的男性患者。术后初期表现良好。术后 4 个月，右膝出现急性疼痛。右膝穿刺抽液示：关节液白细胞计数 68 000。培养提示为 G+ 链球菌。第二天，急诊行开放清创和聚乙烯更换术。术后继续进行口服抗生素压制。术后随访 14 年无感染复发。A、B. 行 DAIR 后一年状态。C、D. 术后 14 年末次随访，无影像学证据提示假体松动或感染复发

下，29% 的表皮葡萄球菌感染患者治疗失败。然而，甲氧西林敏感金黄色葡萄球菌感染与耐甲氧西林金黄色葡萄球菌（MRSA）感染相对比，两者治疗失败率没有差异。Azzam 等报道了 104 例患者，平均随访时间为 5.7 年，56% 的患者治疗失败，这个更高的失败率与金黄色葡萄球菌引起的假体周围感染有关。Triantafyllopoulos 对 MRSA 导致的膝关节 PJI 采用 DAIR 治疗后有 54.5% 的病例失败。与上述研究相反，其他研究表明在细菌种类方面与失败率没有显著相关性。

渐进的透亮线或术中发现的假体松动是 DAIR 的禁忌证。这些发现通常发生在感染的后期，需要移除假体并二期翻修。松动的假体在宿主骨、假体、骨水泥之间存在潜在腔隙。细菌会隐藏在这些腔隙里，使得尝试保留假体的治疗方案往往无法获得满意疗效。

TKA 术后出现窦道是一个不利发现，提示软组织损害。在对 60 例膝关节 PJI 的回顾性研究中，Burger 等实施了 39 例清创保留假体术，其中有 17 例患者存在窦道，最终这 17 例患者均治疗失败。

术前发现骨髓炎的影像学证据，通常表现为假体周围骨溶解，或手术时发现相关的临床证据，是 DAIR 的另一个禁忌证。如前所述，异常的影像学表现通常在 PJI 的晚期才会出现，这意味着此时感染已经广泛地累及骨和周围软组织。Mont 等报道了应用 DAIR 治疗膝关节 PJI 的高成功率（83%）。在 4 例失败的病例中，手术记录均记载了符合慢性骨髓炎的骨组织病理改变。在这些案例中，成功的治疗需要对骨质进行彻底清创，这会使得保留假体很难实现。

另外一些影响 DAIR 成功的因素也被描述过，其中一些存在争议。年轻和健康的患者更容易获得手术的成功，高龄往往是手术失败的预测因素。清创时关节周围出现脓液也被认为是 DAIR 治疗失败的风险因素。Silva 等报道了使用铰链型膝关节假体的患者及免疫功能低下患者的预后较差。Gehrke 等也认为糖尿病、类风湿或其他免疫功能低下的患者不适合接受 DAIR。然而，在一项包括 216 例 TKA 术后感染的多中心回顾性研究中，Urish 等论述了美国麻醉师协会评分、糖尿病和类风湿性关节炎在校正后并不是预测 DAIR 治疗失败的风险因素。

已经有报道指出 DAIR 治疗失败后的患者往往预后较差。一些研究报道了后续手术结果不佳。Sherrell 等报道在 83 例因膝关节 PJI 接受二期翻修的患者中，有 28 例（34%）治疗失败，这些患者之前均接受过 DAIR。相反，也有其他研究报道了在 DAIR 失败后采用二期翻修或关节融合术治疗成功的结果。

关节镜下灌洗及清创

当进行关节镜下灌洗清创术时，该技术包括通过经典的前外侧和前内侧入口冲洗大量液体。如需要更好的视野或操作范围，可根据需要使用其他入口，包括上外侧、上内侧、后内侧和后外侧。许多研究推荐至少用 12L 的液体冲洗感染的关节。在此过程中，使用电动剃刀行广泛的滑膜切除术。对髌上囊，内外侧膝关节间沟，股骨髁间窝，假体 - 宿主骨界面和后方关节囊的彻底清创非常重要。手术结束时所有的假体均留在体内。术后的治疗方案同开放清创，使用 6 周或更长时间的病原菌敏感抗生素。关节镜手术的适应证与开放清创的适应证基本相同：感染症状持续时间短，假体固定牢固或无骨髓炎（影像学或临床证据），无窦道，低毒力致病菌。

多项研究表明，关节镜下清创的成功率较开放清创治疗低。虽然是微创，但无法更换假体组配部件。这可能会导致无法根除所有细菌，尤其是在生物膜已经形成的情况下。如果不使用其他入口，完全进入后关节囊几乎是不可能的；这或许是无法彻底清创的另一个原因。如前所述，无法更换聚乙烯衬垫被认为是失败的一个独立因素。虽然成功率可能比开放手术低，但对于有严重并发症、凝血功能障碍或切口较大的伤口愈合并发症风险较高的患者，这些微创手术可能是一种选择。

文献中关于关节镜下灌洗清创术的结果必须谨慎解读，因为这些研究中许多都是基于少量的患者进行的。Wasielewski 等报告了 1 例运用关节镜灌洗清创术成功治疗急性膝关节 PJI 的病例（100%）。该患者被纳入了一个接受开放清创治疗的更大患者队列中。Ilahi 等在一个小型研究中同样报道了较高的治疗成功率。在平均 41 个月的随访中，所有接受关节镜灌洗清创术治疗的 5 例患者都成功地保留了假体，没有感染复发的证据。与其他研究相似，这些患者在感染症状发生后很短时间内（7 天内）接受了手术治疗且致病菌为单一的低毒力细菌，有敏感的抗生素可供使用。

并不是所有关于关节镜下灌洗清创术的研究都有很高的成功率。Waldman 等报告了 16 例感染 TKA 中有 10 例失败（38% 的成功率）。在这项研究中，关节镜治疗的适应证包括症状持续 1 周或更短，无假体松动迹象，患者因凝血功能或医学上其他疾病无法接受开放清创。Byren 及其同事比较了关节镜清创和开放清创的结果。

88% 的开放清创病例获得成功，但通过关节镜清创的成功率仅有 47%。进一步分析这些研究，手术技术和术后治疗方案均未标准化。Liu 等报道了 17 例接受关节镜下清创的膝关节 PJI 患者中有 15 例获得了成功（88%）。在该研究中，术后几天内使用了一个连续抗生素灌洗和抽吸系统。Chung 等根据 C- 反应蛋白（CRP）水平评估了关节镜下清创的结果。最初，16 例患者中的 10 例（62.5%）在关节镜下清创术后成功地保留了假体。其余 6 例 CRP 持续升高的 PJI 患者最终都进行了清创保留假体术并更换了聚乙烯衬垫，最终根除了感染。

长期抗生素压制

无手术干预的长期抗生素压制也被视为在治疗 TKA 感染时保留假体的一种重要技术。虽然不手术清创无法消除感染，但治疗的目标是在保持膝关节功能的同时控制感染。该治疗方案只能用于一些特殊的情况，适应证包括：①严重的并发症无法耐受手术治疗；②单一的低毒力致病菌且有敏感的口服抗生素可用；③患者可以耐受药物的副作用；④没有影像学上的假体松动；⑤患者拒绝接受任何手术治疗。Garcia-ramos Garcia 等认为严重的骨缺损和周围软组织条件差也应作为抗生素压制的额外适应证。然而，由于对多个器官系统的潜在负面影响，监测是必不可少的。禁忌证包括存在其他未感染的植入物，如人工心脏瓣膜或其他人工关节假体。在任何需要长期使用抗生素的情况下，都应考虑到细菌产生耐药性的可能。

抗生素长期压制的成功率一直都非常低。Bengtson 和 Knutson 报道在一项包含 225 例膝关节 PJI 的多中心研究中只有 40 例（18%）患者治疗取得了成功。其他报道中该治疗方案的成功率为 25%。据我们所知，尚缺乏其他大规模的研究评估长期抗生素压制治疗膝关节 PJI 的疗效。

多次关节腔穿刺

多次关节腔穿刺已被提出作为一种保留假体的方法。该技术包括反复对感染的膝关节行穿刺抽液，以减少细菌负荷。另外给予静脉抗生素。多次关节腔穿刺治疗膝关节 PJI 的疗效的相关报道甚少。文献报道其细菌清除率很低（10%~15%）。事实上，由于缺乏彻底的清创，完全根除是不太可能的。这种治疗应该留给那些不能接受任何外科手术的患者。这项技术的其他适应证与之前列出的长期使用抗生素的适应证相似。

结语

　　TKA 是治疗膝关节骨关节炎最成功的手术方式之一。然而，术后并发症始终没有完全消除。在已知的并发症中，假体周围感染毋庸置疑最难处理。二期翻修被视为治疗这类感染的金标准。然而，保留假体方案已被研究作为一种治疗选择，以减少这些分期手术带来的病态及长期的功能受限。在多种保留假体的策略中，开放清创保留假体并更换模块化假体部件成功率各不相同。

　　开放清创保留假体并更换聚乙烯衬垫最好运用于符合特定标准的患者。感染持续时间被列为清创成功或失败最重要的预测因素。症状出现不超过 4 周的治疗效果最好。其他有利于治疗成功的因素包括：①无窦道形成；②假体固定牢固（影像学或临床证据）；③单一低毒力致病菌且有敏感抗生素可用；④无感染的影像学证据。在彻底清创后，会进行一个疗程的抗生素治疗。如果符合上述所有标准，或许可以避免进一步的手术和移除假体。关节镜下灌洗清创术、长期抗生素压制和反复关节腔穿刺也被认为是潜在的保留假体的治疗方案。然而，支持应用这些技术的数据非常有限。

（张晓岗翻译；马建兵校对）

参考文献

第 76 章

感染后假体再植入

Charles S. Carrier, MD | Antonia F. Chen, MD, MBA

引言

假体再植入是假体周围感染（PJI）的二期翻修术中关键的一步，通常用于解决疼痛和恢复功能。术前，外科医生必须对患者进行评估，并解决可改变的危险因素，以降低再感染的风险。假体再植入之前，外科医生必须尽最大能力确认感染已被成功治愈，然而不幸的是，这仍然是一门不完善的科学。血清炎性标志物和关节液分析可能有助于确定患者是否接受再植入术，或需要重新清创手术。术中应彻底清创，并且对每一位接受假体再植入的患者，需仔细考虑骨骼和软组织缺损，关节挛缩和皮肤瘢痕，植入物和骨水泥选择，伤口闭合以及敷料管理等问题。对于每一位 PJI 患者，术后负重的计划，抗生素治疗和预防方案，以及患者的监护必须个体化制定。

术前患者最优化

在一期已经取出假体，彻底清创和冲洗，以及放置了抗生素间隔器以后，外科医生必须评估患者的危险因素，并确定是否存在可纠正的危险因素，以提高假体周围感染治疗的成功率（表 76-1）。这种方法是有用的，有助于对病情进行更细致的分析，更积极地考虑手术和非手术治疗，并指导患者考虑相关可替代的手术治疗方案的讨论，例如融合术或截肢术。

炎性关节病

类风湿性关节炎（RA）和其他密切相关的炎症性关节炎已被公认为再植入后失败的独立危险因素。与骨关节炎患者相比，类风湿性关节炎患者再植入后发生假体周围感染的风险明显更高，危险比为 5.5。抗风湿药（DMARDs）可能在增加假体周围感染风险中扮演重要角色，并且是初次全膝关节置换术（TKA）患者中假体周围感染的明确危险因素。最新的美国风湿病学会（ACR）和美国髋膝关节协会（AAHKS）的建议指出，对于择期的人工关节置换术，一些 DMARDs 在围术期应继续应用，而生物制剂应在术前和术后 2 周各使用一个给药周期。在需要接受再植入术的患者中，如果先前接受过 DMARDs，则在生物制剂的给药周期完成之前，最好不进行再植入手术，以最大限度地减少再次感染的风险。如果可能，建议不要在二次置换阶段使用 DMARDs。

糖尿病

糖尿病是另一个公认的可导致再植入后再次感染风险增加的危险因素，正如 Hoell 等发现的一样，糖尿病与再感染的相关比值比为 6.65。因此，我们主张再植入患者术前血糖应当得到良好的控制，包括糖化血红蛋白 < 7.7% 和血糖 < 11.2mmol/L，这也类似于择期初次人工关节置换术患者的标准。

身体质量指数

目前，在身体质量指数（BMI）对于二期人工关节翻修术成功率的影响方面，文献报道不一。一些研究表明，它是一种独立的风险，BMI 每升高 $1kg/m^2$，再感染风险增加 22%。相反，其他研究表明高 BMI 和低 BMI 的患者在二期人工关节翻修术成功率方面没有差异。如果临床上可行，建议再植入术遵循初次人工关节置换术指南，建议 BMI < $40kg/m^2$，但是不应为了等待减重而推迟再植入术。

营养不良

尽管营养不良是 PJI 的公认因素，但其经常被忽视和处理不当。尽管有时营养不良在年老体弱的患者中十分常见，但许多患者并未出现明显的体征。实际上，肥胖患者经常表现出自相矛盾的营养不良，在一项 TJA 患者研究中，肥胖患者占营养不良患者的 42.9%。几种血

表 76-1　再植入术前可纠正的患者危险因素

炎性关节病
　　DMARDs: 围术期继续应用
　　生物制剂: 术前给药一个周期, 术后 2 周继续给药
糖尿病
　　HbAlc < 7.7%
　　血糖 < 11.2mmol/L
　　BMI < 30kg/m²
营养不良
　　血清白蛋白 > 35g/L
　　血清前白蛋白 > 180mg/L
　　总蛋白 60g/L
　　总淋巴细胞计数 > 1500 细胞 /mm³
　　转铁蛋白 > 2g/L
吸烟
　　术前戒烟 4~8 周
其他
心脏功能调整, 纠正贫血至血红蛋白 > 100g/L, 筛选并清除金黄色葡萄球菌定植

BMI, 身体质量指数; DMARDs, 抗风湿药; HbA1c, 糖化血红蛋白

清标志物已被公认为代表营养不良的有效指标。这些指标包括人血白蛋白 < 35g/L, 前白蛋白 < 180mg/L, 总蛋白 < 60g/L, 和转铁蛋白 < 2g/L。Yi 等发现血清标志物低于上述阈值是人工关节翻修术后假体周围感染的独立危险因素。因此, 发现患者术前存在营养不良时, 应当在术前与营养师协作以改善患者的营养状况。

吸烟

有许多研究将烟草制品的使用与初次人工关节置换术后 PJI 风险增加联系起来。同样, 吸烟已被证明是假体周围感染二期翻修术后感染复发的危险因素。一项研究表明, 吸烟患者的感染风险为 71%, 与不吸烟患者的比值比为 21.5。吸烟已显示出不但会增加初次 TJA 术后 90 天内因感染再次手术的风险, 而且这种影响存在剂量依赖作用。值得注意的是, 正在吸烟者和曾经吸烟者均显示出术后并发症增加的风险, 包括 PJI。为了恢复免疫功能, 减少术后并发症的可能性, 至少在再植入术前 4~6 周戒烟是必要的。

其他影响因素

独立的研究发现术后疗效与多种其他患者危险因素存在关联, 可以大致归类为患者健康因素 [心脏病, 贫血, 慢性葡萄球菌携带者, 培养阴性的 PJI 和耐甲氧西林金黄色葡萄球菌 (MRSA)、PJI 和手术因素 (术后血肿, 伤口裂开和既往的手术次数)]。通过咨询并与相关专家 (包括心内科专家, 血液学专家, 内分泌专家和传染病专家) 合作来优化术前患者状态, 可能对患者有益。对 MRSA 和甲氧西林敏感的金黄色葡萄球菌 (MSSA) 进行额外的筛选和去定植, 可降低后续发生金黄色葡萄球菌 PJI 的可能性。可纠正的手术风险因素, 例如减少失血, 血液回输和减少输血, 也可以降低再次感染的风险。

确认感染根除: 术前检查

一旦决定进行再植入术, 就必须开始进行检查以明确感染治疗是否成功, 因为有效的再植入取决于能否防止 PJI 的复发 (表 76-2)。检查应当在停用抗生素一段时间后进行; 但是, 抗生素停用时间有争议, 但通常至少需要 2 周。这些检查的第一步是详尽的病史问诊和体格检查。患者病史中的危险信号反映了初次 TKA 后 PJI 的表现, 包括发热, 发冷, 盗汗, 疼痛, 皮温增高, 伤口红斑, 伤口渗出或裂开。体格检查与初次人工关节置换术后 PJI 相似, 但活动度检查可能会因无活动性的抗生素间隔器而无法进行。皮肤和手术部位应仔细检查是否存在渗出、裂开、窦道、波动感或蜂窝织炎。

血清学检查

完成详细的病史和体格检查后, 就应进行血清学检查。与初次人工关节置换术后 PJI 的检查相反, 红细胞沉降率 (ESR) 和 C- 反应蛋白 (CRP) 尚不能预测二期人工关节翻修再植入术之前的感染是否复发。Fu 等证明了 ESR 和 CRP 在诊断感染方面具有很高的特异

表 76-2　再植入术前确认感染治疗成功

病史
体格检查
血清学检查
　　红细胞沉降率 (ESR): 效用有限
　　C-反应蛋白 (CRP): 效用有限
　　全血细胞计数 (CBC) 与鉴别
　　白介素-6 (IL-6): > 13pg/mL 再次感染, < 8 pg/mL 未再次感染
　　D-二聚体: > 850ng/mL 提示 PJI
　　纤维蛋白原: > 4.01g/L 提示 PJI
关节液检查——提示未再次感染
　　关节液白细胞 < 3000
　　多形核细胞百分比 < 80%
　　α-防御素 阴性 (敏感性 100%, 特异性 95%)
　　白细胞酯酶 阴性 (敏感性 81%, 特异性 97%)

性，但这些相同的实验室结果也显示敏感性较低，并且在排除感染方面价值有限，而排除感染是再植入术前所必需的。这些实验室结果经常在再植入术前持续升高，即使感染已得到控制。Stambaugh 等评估了切除术和再植入术之间 ESR 和 CRP 的百分比变化是否比绝对阈值更有用，但不幸的是，ESR/CRP 的百分比下降并不能预测再植术后 PJI 的复发。然而，合并术前血清 ESR（＞99mm/h）、关节液白细胞（＞60 000 细胞 /μL）和关节液多形核细胞（＞92%）升高是二期人工关节翻修术失败的预测因素，如果存在这些实验室结果，则不建议行再植入术。

白介素 -6（IL-6）是一种全身性炎症标记，似乎是可预测二期人工关节翻修术第一阶段后持续感染的有效生物标记。IL-6 ＞ 13pg/mL 对持续性 PJI 的阳性预测值为 90.9%，而 IL-6 ＜ 8pg/mL 对持续性 PJI 的阴性预测值为 92.1%。

D- 二聚体是一种具有纤溶活性的血清生物标志物，已被用作静脉血栓栓塞症的筛查试验，最近显示出可用于诊断 PJI，特别是对于等待再植入术的患者。有两项研究表明，在感染的情况下，纤溶活性增加。Shahi 等的一项研究表明，使用 850ng/mL 作为阈值时，血清 D- 二聚体可对初次人工全膝关节置换术以及等待再植入术患者的 PJI 具有预测价值。纤维蛋白原也显示出是另外一种可靠的 PJI 相关指标。Li 等研究表明，血浆纤维蛋白原在诊断初次 PJI 的敏感性和特异性方面均优于传统生物标志物 ESR 和 CRP，且优于 D- 二聚体。虽然传统上认为在整个治疗过程中观察 ESR 和 CRP 值的趋势很重要，但是对于等待再植入术的患者，IL-6、D- 二聚体和纤维蛋白原可能是更可靠的生物标志物。

关节液检查

关节液检查是另一种用于评估再植入术前是否存在持续感染的诊断方式。与初次 PJI 相反，再植入术的关节液测试结果更细致，更难以分析预测。放置抗生素间隔器的位置存在抽样误差的风险，因为可能存在与抽吸的囊腔不相同的感染囊腔。关节液白细胞（WBC）计数和差异可能有助于预测持续感染，尽管文献中对于复发性感染中关节液 WBC ＞ 3000 个 /μL 和多形核细胞（PMN）百分比 ＞ 80% 的意义报道并不一致。但是，其他研究表明，在再植入术前反复进行关节液检查对于确定再感染并不可靠。

α- 防御素是激活的中性粒细胞释放的一种抗菌肽，可通过免疫分析获得并作为 PJI 的证据。Bingham 等证明了 α- 防御素在初次 TKA 和再植入术患者中诊断 PJI 的实用性。α- 防御素对 PJI 的敏感性为 100%，特异性为 95%，但是应当注意，该研究将初次置换术后感染和再植入术前患者在一起分组。

二期人工关节翻修术的时间选择

如果术前检查没有任何迹象表明持续感染或再感染，外科医生必须考虑再植入术的时间。大多数二期人工关节翻修术很大程度上是基于 1983 年 Insall 最初的报告，在该研究中，术者取出了植入物，给予 6 周的抗生素治疗，随后停用数周的抗生素，以便于临床、血清学和关节液检查以排除感染复发。最近有研究显示，二期人工关节翻修术的间隔时间超过 16 周，会导致再植入后失败的风险增加。

术中注意事项
感染的术中检查

术中第一个也是最重要的决定是是否要进行再植入术。术中可以进行其他的检查，包括术中培养和术中组织学检查，以确认感染已被根除或再次感染（表 76-3）。感染病例中，通常由外科医生进行术中培养，由于存在抗生素间隔器和潜在的孤立感染腔，在再植入时进行的术中培养可能并不可靠。此外，细菌培养通常至少需要 24~48h 的生长时间。对取出的间隔器进行超声处理已被尝试应用，以预测植入后的失败和再感染；但是，目前尚不清楚此做法的实用性。尽管目前尚无关于在术中培养完成之前使用抗生素的指南，但已有研究

表 76-3 再植入术中的注意事项

时间选择：抗生素间隔器放置 ＜ 16 周
术中检查
　术中培养：不可靠
　术中冷冻切片检查
　5 个中性粒细胞 / 高倍镜视野（PMN/HPF）×5 个样品，400× 高倍显微镜视野
　10 个中性粒细胞 / 高倍镜视野（PMN/HPF）×5 个样品，400× 高倍显微镜视野
清创术
　亚甲基蓝：提高清创效率
　聚维酮碘灌洗
显露
　胫骨结节截骨（TTO）＞股四头肌斜切

显示二期翻修后口服抗生素 3 个月，可降低因再次感染而失败的风险。如果患者再植入后的培养物仍然阳性，则提示预后不良，可能是术后需要额外的抗生素治疗。

组织学是另一种对持续感染的术中检测方法。可以将组织样品送至组织学实验室，冷冻，切片，并以 400 倍放大倍率计量每个高倍视野中的中性粒细胞数量。美国骨科医师学会（AAOS）的临床实践指南强烈支持两个单独阈值，用以诊断初次感染：① 5 个 400× 高倍显微镜视野中 ≥ 5 个中性粒细胞（最大组织浓度）；②在 5 个 400 倍高倍显微镜视野中有 10 个中性粒细胞。不幸的是，目前有关冷冻切片组织学的文献在再植入术前的各个阶段之间是不一致的。利用每个高倍视野中 10 个中性粒细胞的标准，Della Valle 等在二期人工关节翻修术中仅诊断了 4 例持续性 PJI 病例中的一个。此外，George 等发现，虽然冷冻切片对 PJI 具有高度的特异性，并且是在再植入中确认感染的理想办法，但敏感性差会限制其排除感染或预测失败的能力。另一方面，Fu 等发现冷冻切片是可靠的，准确度为 74%，灵敏度为 90%，对再植入术特异性为 83%。

再植入术中手术显露

在进行 PJI 的再植入术时，关节经常有软组织挛缩，并且在放置抗生素间隔器后会形成过多的瘢痕组织，从而难以进入关节腔。手术显露对于骨骼和软组织的彻底清创以及重建非常重要。进行再植入时应采用便于延长的入路。为了在提供足够显露的同时保护伸膝装置，可以进行股四头斜切或胫骨结节截骨术。胫骨结节截骨术获得了文献的支持，可取得比股四头肌斜切更好的功能评分，但却增加了伸膝迟滞的风险。改善显露的其他考虑因素包括残留的后交叉韧带（PCL）松解，后关节囊和髌上瘢痕的清除。

清创术

亚甲基蓝：提高清创效率

聚维酮碘灌洗

显露

　胫骨结节截骨（TTO）>股四头肌斜切

HPF，高倍镜视野；PMN，多形核细胞；TTO，胫骨结节截骨

清创术

以预防再感染为主要目标，对所有潜在感染源进行充分的二次清创至关重要。由于其对固有的抗生素耐药，细菌生物膜具有很高的再次感染的风险。由于抗生素间隔器长时间放置导致明显的瘢痕形成和潜在的组织变色，因此，即使对于经验丰富的外科医生来说，识别这些组织也是一项巨大的挑战。稀释的亚甲基蓝已经被证明能够结合并染色失活的细胞以及细菌生物膜。这是通过将 20mL 的 1% 亚甲基蓝与 180mL 生理盐水混合，以制成 200mL 的 0.1% 亚甲基蓝。此项操作是在切开关节囊后立即将该溶液注入关节腔内并染色 60s，之后用脉冲充分冲洗膝关节腔。生物膜和失活的组织将保持蓝色，以便识别和切除。到目前为止，亚甲基蓝染色的组织与未染色的组织相比，具有 9 倍的生物负荷。

关于再植入术中的灌洗，已有研究显示在伤口闭合之前用稀释聚维酮碘灌洗可降低初次关节置换术后深部手术部位感染的风险。无论显露时间如何，聚维酮碘显示出了比氯己定或万古霉素粉末更有效和更广泛的杀菌活性。评估替代灌洗溶液（如乙酸）以解决生物膜问题的体外研究，尚未确定临床上有用的方法。最近开发了几种新技术来改善组织清创，如使用超声刀（Misonix，Farmingdale NY）或水刀（Versajet，Smith an d Nephew，London，England）技术。虽然目前还没有关节置换术相关文献评估这些装置在体内清创生物膜的疗效，但它们可能在未来的假体周围感染清创中发挥作用。

术后注意事项

术后决策包括术后静脉注射抗生素的持续时间，是否应开具慢性压制性口服抗生素，以及牙科和胃肠道手术预防抗生素的方式和持续时间（表 76-4）。目前的建议鼓励在围术期 24h 静脉注射抗生素，但不能延长静脉注射抗生素时间。一些作者建议在临床上追踪患者并观测 ESR 和 CRP 的趋势以监测感染，并且在没有客观的慢性感染或感染复发的情况下不延长抗生素使用。另一方面，一项前瞻性随机对照研究表明，3 个月有针对性的口服抗生素疗程降低了假体周围感染二期人工关节翻修术后再感染的风险。

美国骨科医师学会（AAOS）和美国牙科协会不建议人工关节置换术后患者在牙科手术前进行抗生素预防。然而，适当的使用标准建议在这些操作之前，特殊

表 76-4　再植入术后的注意事项
术后抗生素持续时间
围术期 24h 抗生素治疗
可考虑口服抗生素 3 个月
监测的时间间隔和方法
参考 ESR 和 CRP
监测时间间隔取决于患者
口腔科和胃肠道操作预防
取决于患者的合并疾病和风险因素

情况下可以使用抗生素，例如正在进行涉及口腔黏膜穿孔或在根尖周或牙龈组织中进行组织操作的口腔科手术的患者，同时具有严重免疫功能障碍，或已知有活动性糖尿病（血液葡萄糖＞ 11.2mmol/L，糖化血红蛋白＞ 8），或既往有 PJI 病史。回顾失败患者风险因素对于确定监测再感染的间隔时间和抗生素预防性治疗的必要性是非常有用的。

小结

　　二期人工关节置换术背景下的再植入术是治疗慢性 PJI 的金标准。治疗的核心在于关节外科医生必须制定出系统的方法，贯穿术前患者风险评估和优化；通过血清学、关节液和组织学检查确定感染已被根除；最后处理由这一复杂问题引起的术中和术后挑战。目前与再植入术指征和时机直接相关的文献很少；然而，它是一个快速增长的研究课题。新技术和改进的学术研究将持续改进我们对 PJI 的理解和再植入术后的疗效。

（张晓岗翻译；马建兵校对）

第 77 章

软组织覆盖于全膝关节置换术后感染治疗的重要意义

Kevin A. Raskin, MD

软组织的完整性对于治疗全膝关节置换术后感染至关重要。不幸的是，膝关节置换术后感染往往伴随着关节前方软组织损伤。像肘关节和踝关节一样，膝关节上缺乏足够的、血管化良好的软组织。一般来说，外科医生必须依靠脆弱的软组织来保护翻修或再植入的关节，以防病原体从皮肤或外部环境中再次感染关节假体。对术前应充分考虑患者的软组织损伤情况，充分评估软组织条件，可以利用周围其他软组织以达到充分覆盖的目的，对于全膝关节置换术的感染的治疗至关重要。

患者因素

全身因素在软组织愈合中起着重要作用。吸烟、肥胖和营养不良是导致预后不良的常见原因。此外糖尿病、外周血管疾病、肾功能衰竭、出凝血功能障碍和类风湿性疾病等，都可能影响关节前方软组织的有效覆盖，从而影响全膝关节置换术后感染的治疗效果。

另外在术后使用负压引流，并排出术后残留的血和液体，使得膝关节前方软组织压力减低，以达到无张力的缝合。术后局部血肿对缝线产生张力，使手术切口周围皮肤失去血供，影响切口愈合。切口处氧分压的降低，可能导致切口周缘坏死，需要再次手术清创。

制定覆盖策略

外科医生必须了解以上所述的患者因素，才能够在治疗膝关节置换术后感染或关节翻修手术中，得到坚韧耐用的软组织覆盖。有很多因素都会影响到软组织的覆盖问题，针对不同的患者选择个体化的缝合方式，已达到良好的效果。

一般来说，这种最简单的方法往往是最好的。如果一个患者的软组织第一次就能靠近并愈合，就是最好

的结果。当伤口不能达到甲级愈合时，考虑到手术并发症和远期疗效之间的平衡，应准备一套系统有效的应对方法，在全膝关节置换术后感染的治疗中，考虑到不同患者的状态和伤口、周围软组织和缺损的特点，长久的良好软组织覆盖的方法，就是在最简单和最复杂之间找到的平衡点。

切口的一期闭合和二期闭合

当关闭切口时，缝线没有太大的张力，外科医生首选一期缝合关闭伤口，至于是使用皮肤缝合器还是不降解的单丝缝线，目前尚待确定，这两种方法都是一期缝合的选择。如果切口不能做到无张力缝合，或者缝合后观察到伤口缺血（沿缝线的边缘呈白色），则有必要选择第二种方式。在其他手术中，二期闭合（允许肉芽组织填充缺陷）是一个备选方案。然而，在关节置换手术中，尤其是涉及膝关节的情况下，需要长期换药，深层组织的长期暴露会增加深部感染的风险。因此，在膝关节置换手术中，二期闭合是不可取的。

伤口负压治疗（NPWT）可作为一种临时措施，以帮助肉芽组织形成，为植皮做准备。长期使用 NPWT 会增加假体周围感染的风险，在决定长期 NPWT 之前，首先应该确定植皮或者是最终关闭切口的方案。NPWT 应用时间应尽量缩短。

在利用自身软组织关闭切口的方法中，中厚皮片移植是一个合理的选择。一个健康的肉芽组织床是进行皮肤移植的"基础"。NPWT 有助于创造一个健康的肉芽组织床，为植皮做充分的准备。总的来说，中厚皮片移植（STSG）可以覆盖小面积的健康肉芽组织，皮片可以收缩和限制移位。植皮最适合于膝关节置换术切口的近端部分，而切口远端、覆盖胫骨近端则较少使用。

皮瓣

局部皮瓣

全膝关节置换术后感染的皮瓣选择取决于缺损的几何形状、周围软组织的健康状况、局部血供和供皮区的情况。与本章所述的软组织覆盖范围一样，皮瓣覆盖范围内有各种局部、区域和远处皮瓣选项。具体哪种皮瓣是最合适的，取决于缺损的大小和方向，以及获取健康软组织并用来闭合缺损的难易程度。

筋膜皮瓣或穿支皮瓣利用局部血管瘤，血管供应从穿支动脉通过下筋膜过渡到皮肤。这些皮瓣、皮肤、脂肪和筋膜并置于伤口缺损，并以螺旋排列的方式覆盖。第二种缺损是在提升筋膜皮瓣后随即出现的，通常自行闭合。在不需要大块组织覆盖的区域，筋膜式螺旋桨皮瓣是软组织覆盖的合理选择。假体外露是这种皮瓣的相对禁忌证。如果金属暴露，最好在假体上方有肌肉或至少循环良好的软组织。

膝关节周围的局部肌皮瓣是覆盖的首选。在寻找健康的软组织覆盖时，血管丰富的肌肉组织就足够了。腓肠肌内侧头是一种简单、可靠、强健的局部皮瓣，通常是外科医生重建的首选。腓肠内侧动脉是其主要的供血动脉，起源于腘动脉。位于后方的肌肉可以通过膝关节前方切口的延长或通过第二个平行切口并在皮下进行隧道化穿入膝关节前方。腓肠肌内侧有一个强大的腱状附着在跟腱上。需注意后期用力时，不应改变小腿三头肌附着在跟骨上的生物力学特性。当腓肠肌内侧旋转皮瓣移位后，不能以无张力的方式闭合，在这种情况下，需要一个中厚皮片移植来进行覆盖。

腓肠肌外侧旋转肌皮瓣也可作为全膝关节置换术后感染治疗中前方软组织覆盖的选择。外侧腓肠肌是一细长的肌肉，如果缺损位置是膝关节外侧或前外侧，则应选择外侧腓肠肌。向前旋转外侧腓肠肌时，需要保护腓总神经。腓总神经位于股骨外髁和腓骨头之间也就是腓肠肌皮瓣转位的区域。如果不能游离，腓总神经可能会被新旋转的外侧腓肠肌压迫而导致神经麻痹。将肌肉安置到腓总神经的深处可避免肌皮瓣对神经的压迫。

腓肠肌内侧和外侧皮瓣均有区域的局限性，膝关节远端 1/3 处的伤口很容易用腓肠肌旋转皮瓣来处理；然而，中心或近端的伤口往往无法用腓肠肌旋转皮瓣来治疗。可选择股外侧肌为近端伤口缺损的局部旋转皮瓣，如果远端旋转以覆盖近端和前部的伤口缺损，则远端动脉穿支吻合术，可以维持股外侧肌的充足血供。

结语

在全膝关节置换术后感染的治疗中，有效软组织处理是成功的关键。如果没有良好的软组织覆盖，假体植入就很难成功。目前较为有效的方式：对于较小的伤口缺损，建议使用局部伤口换药或 NPWT；但随着软组织缺损愈发严重，显微修复外科的同事们必须参与进来，考虑行局部皮瓣或转移皮瓣，以获得足够、可靠的创面覆盖。

（张晓岗翻译；马建兵校对）

第 78 章

无奈之举：膝关节融合术，关节切除术，截肢

James B. Stiehl, MD, MBA

引言

复杂的膝关节问题，如严重创伤，慢性感染，或失败的全膝关节置换术需要尽力挽救。本章讨论目前的趋势，包括截肢、关节切除和膝关节融合术的经验。我在前一章讨论了新的手术技术的引入，以改善膝关节融合术的结果，虽然数量不多，但多数研究显示 85% 以上病例能成功融合。它似乎已经可以取代截肢术了，因为截肢报道越来越少了。然而，虽然越来越多的数据表明我们正在进行更多的二次翻修，更少的灾难性的治疗，但像关节融合术，截肢和切除关节的成形术，都有重要的作用。最主要的进展是了解患者的整体健康状况，将纳入更多的这些理念，来指导我们治疗的选择。我们现在可以为高风险和非常危险的患者提供最好的选择也许是"A"方案，如果手术技术上没有太多的困难、变化，我会尽可能多地加入其他"优选方案"。

适应证

早期关节融合术

随着全膝关节置换术的逐渐成功，通过关节融合术治疗膝关节骨关节炎已成为一种极少见的手术方式；然而，在几种情况下，这种方式仍是一种有用的或至少是合理的选项。首先，假如一个年轻的患者，严重的四肢创伤，膝关节开放性损伤，合并慢性脓毒症和伸膝装置丧失。在这种情况下，考虑的是防止一个有潜在功能的年轻男性，最终发展为"抑郁、离婚和贫困"的悲惨结局。许多学者已经证明膝关节融合术是长期有效的，即便需要植入物干预亦是如此。Wolf 等对肿瘤保肢后关节融合术的患者进行随访，86% 的患者能独立行走，平均随访 17 年，大多数患者仍有满意的功能。Bensen 等比较了膝关节置换术失败后进行融合的患者和初次全膝关节置换术后的患者，SF-36 评分几乎相同。膝关节置换术后患者的身体活动性更好，但关节融合术后疼痛评分

更好。

其他适应证包括身体一般情况较差的，如神经性 Charcot 关节炎，由于严重的脊髓受累或脊髓病，下肢可能无知觉，患者通常对膝关节功能的控制非常差。使用自体移植物或带血管的腓骨移植进行膝关节融合，来治疗原发性恶性骨肿瘤，可能是最好的选择。慢性脊髓灰质炎综合征是另一种神经系统疾病，其伸直极不稳定。除上述的疾病外，关节融合术已经被全膝关节置换术所取代。关节融合术的功能结果明显较差，大多数老年患者需要手杖或拐杖等行走辅助设备，一些患者的生活质量明显降低。

后期关节融合术

目前关节融合术最常见的情况是全膝关节置换术后的慢性败血症，患者不适合再植入新的假体。这是典型的 B 型或 C 型宿主，感染复发的风险很高，尤其是当合并有髌腱撕裂等伸膝装置问题时。B 型宿主具有明显的局部和全身因素，损害了正常的免疫过程。局部因素包括慢性淋巴水肿、主要血管疾病、静脉回流瘀滞、广泛的瘢痕或放射性扩张。系统性问题包括营养不良、恶性肿瘤、年龄较大、肝肾功能衰竭、糖尿病和酗酒。C 型宿主非常脆弱，进行积极的治疗可能会危及患者的生命。我们特别关注那些有慢性营养不良证据的患者；由诸如造口、尿液或憩室等来源的慢性感染；有多重感染的；慢性感染，对清理术和抗生素治疗反应不佳，并伴持续的炎症症状；或由耐甲氧西林金黄色葡萄球菌（MRSA）或耐万古霉素肠球菌（VREC）导致的致命感染。炎症 / 营养相关标志物，如血清前白蛋白、人血白蛋白、红细胞沉降率、C-反应蛋白和淋巴细胞计数低，可清楚地评估风险。最近的一项研究表明，对于慢性脓毒症，尝试二期翻修后，至少仍有 50% 的机会复发。每位患者都需要仔细的评估，尤其是多次失败的翻修，需要与专业的感染专家讨论，以权衡长期抗生素治

疗或抑制性抗生素治疗与关节切除成形术、全膝关节翻修术、融合术、截肢术的利弊。对于慢性感染来说，外科清创是根除生物膜的最佳方式，包括截肢。

另一个应该考虑行融合术的全膝关节置换的并发症，是伸膝装置损伤。当合并假体周围感染时，膝关节融合术有明显的优势。Friederich 等对 37 例此类病例的结果进行了评估，结果发现 87% 的病例感染得到了治愈。在 6 年生存率上显示 74% 的植入物保持完好，考虑到疼痛因素和功能结果，总体临床结果是可以接受的。

截肢术

在一些严重的情况下，截肢是最好的选择。顽固性感染、高风险翻修方案和严重并发症的患者可考虑截肢。严重的皮肤缺损、动脉钙化妨碍软组织移植，骨缺损限制骨愈合等多个因素共同作用，才考虑进行截肢。患有病态肥胖、慢性糖尿病和其他医学问题；多次膝关节翻修失败和深静脉血栓形成的患者应考虑截肢。Son 等证明，与关节融合术相比，接受截肢手术的患者的 Charlson 评分明显较高（5+ 的危险系数为 2.56，可信区间：2.12~3.14）。此外，与关节融合术相比，接受截肢手术的患者死于截肢的风险更高，这再次证实了这些患者病情更重、更脆弱的事实。

有一种大多数外科医生都害怕碰到的，就是腘血管损伤后，需要截肢的情况。首先，外科医生应该考虑到这些血管的潜在损伤，因为它们就位于后交叉韧带的正后方。解剖研究表明，该血管距离胫骨近端后缘 10~11mm。将 Hohmann 或 Chandler 撬板放在平台后缘可以消除血管损伤的可能，但是除了胫骨后方以远，没有需要用到锯子、钻头或外科切开的地方。如果突然"血流成河"，就需要迅速采取行动，包括上止血带，包扎伤口，并呼叫血管外科会诊。外科医生通常会做术中动脉造影，并解决血管问题。如果脉搏恢复，骨筋膜室综合征的可能性很小，外科医生就可以完成手术。否则，应关闭伤口并观察腿部，及时恢复血供是非常有效的，但超过 2h 可能会导致严重结果。仔细操作、耐心、做好预防保护是解决这个问题的办法。

技术

外固定

一份 20 年前的文献显示了使用单臂前方外固定架进行关节融合术的方法，能够达到 100% 的融合率。这与早期尝试 Charnley 压缩技术的方法有 40%~80% 的失败形成对比。不稳定性是关键因素，可能解释了较大的失败率。是否在松软骨质的老年患者中使用外固定目前存疑。最好的结构是使用双臂固定，在股骨和胫骨的近端和远端应用 2 枚或 3 枚螺纹钉。合理的对位和适度的加压是融合的关键。针道需要精心护理，晚期骨髓炎是长期使用外固定针的风险。患者最好能延长保持 3~5 个月的非负重状态（图 78-1）。

双钢板固定（Nichols）

这项技术使用两个宽大的 AO-DCP 板，有 10~18 孔（平均 12 孔）。切骨使正常的股胫外翻恢复至 7°。一块钢板放在前内侧，另一块放在前外侧。通常需要对钢板进行仔细的塑形。可对髌骨进行截骨，作为植骨置于股骨胫骨前表面。如果是合并脓毒血症，需考虑二期治疗，在服用抗生素 6 周后进行融合。术后处理包括长腿石膏，直到确定融合牢固（平均 5.6 个月；范围 3~10 个月）。最大的缺点是显露范围大（图 78-2）。

Stiehl 髓内钉固定

目前有几种不同的主钉结构，每种结构都有其独特的优点。我最初的经验是用一个简单的 Kuntscher 钉，通过一个单独的切口顺行插入，使用内侧 AO-DCP 10 孔加压钢板。如果需要一个长的插入式同种异体骨的移植，这项技术特别有价值，因为移植骨的坚固固定对愈

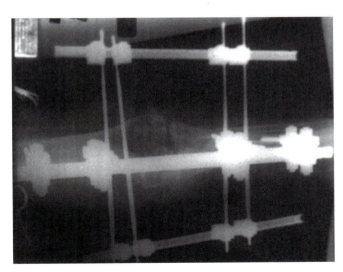

图 78-1　使用双平面外固定架进行融合，来治疗全膝关节置换术后慢性败血症合并伸膝装置缺失

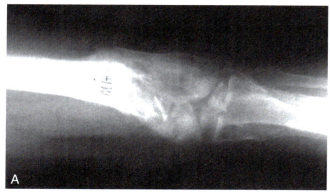

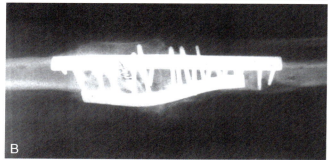

图78-2　A. 一名22岁男性工人，股骨远端和胫骨近端3C型开放性骨折，伴有伸膝功能丧失和慢性感染。B. 外固定失败后双钢板固定成功

合至关重要。患者仰卧在透视成像手术台上，臀部下方垫高45°。骨盆和下肢下垂，以便近端髋部显露可以进入，股骨顺行扩孔是在透视下完成的。重要的是要使用术中透视，这样就可以沿着钉子插入整个腿部，尤其是远端，因为需要从脆弱的胫骨远端穿过主钉。无菌止血带用于减少失血。融合部位由膝前纵向切口进入。移除膝关节植入物或评估先前清创感染的膝关节并准备融合部位。此时，在大转子上切开臀中肌，露出梨状窝。股骨近端髓腔开口，导丝向下传递至膝关节。顺行扩孔是在导丝上完成的。一般来说，可以扩到12mm或13mm，这是胫骨扩孔的标准尺寸，并提供了一个合适的主钉大小来增强强度。扩孔钻头穿过胫骨，通过透视控制来确保到达踝关节的中心。根据所用钉子的不同，胫骨侧和股骨侧分别可扩大超过0.5mm和1mm。主钉的尺寸取决于胫骨的大小。主钉的长度是根据从大转子尖端到踝关节以上2cm处的导丝长度测量的。然后将弯曲的融合钉小心地插入导丝上，直到膝关节，然后在助手的帮助下将融合部位反向固定到胫骨上。股骨干的前弓将决定钉子的位置，并避免将钉子从股骨远端的前皮质直接伸出。必须仔细评估胫骨远端的插入情况，以防止穿孔，并确保远端定位在踝关节上约2cm处。主钉近端应在

大粗隆尖端1cm以内（图78-3）。

　　此时，可以考虑使用额外固定。可以使用包括10孔内侧AO普通钢板、交叉松质骨螺钉，或近端和远端锁定螺钉。可在融合部位植骨或添加额外的促进融合的物质。伤口的闭合可能会有问题，因为腿部缩短和慢性瘢痕组织，因此应考虑尽量避免增加钢板。术后，不需要外夹板或石膏，但患者必须避免负重6~10周，这取决于愈合的程度（图78-4）。我要补充的是，有许多合适的髓内钉制造商，包括国际组织可能会喜欢SIGN钉。重要的是外科医生必须考虑髓内钉设计的具体细节，而SIGN钉实际上应该通过大转子插入。再次强调，我认为这个早期方法目前仍有空间继续改进，结合髓内钉和内向的压缩方法，不增加额外的显露和切除是最理想的。

Neff 髓内钉

　　这种钛制组合钉是为股骨侧逆行插入和胫骨侧顺行插入而研制的。植入物大小为11mm、13mm和15mm，股骨侧为弓形节段，胫骨侧为直杆。杆是用锥形锁紧机构锁紧的，并辅以小的啮合螺钉，以增加额外的压力，防止螺钉脱离时分离。这个螺钉是开槽的，设计成与胫骨和股骨的峡部接合，然后延伸到这个区域之外4~6cm。术中可切断主钉，以提供适当的长度。最后，需要在所用尺寸上多铰制1.5mm以准备髓腔。股侧轻微旋转，可形成股骨外翻。这种钉子的特殊优点是可以穿过膝关节，允许在股骨和胫骨上使用不同尺寸的螺钉，

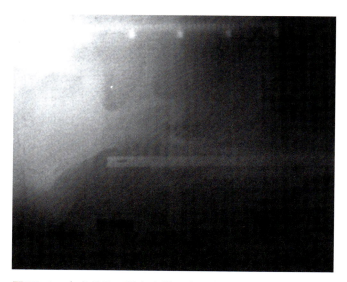

图78-3　有症状的、露出大转子尖上方2cm的髓内钉需要取出

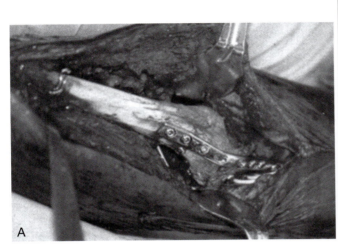
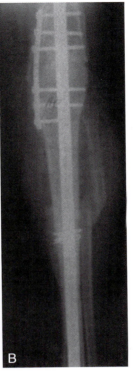

图 78-4　A. 髓内钉和 AO 加压钢板固定膝关节融合术，植入 20cm 异体胫骨近端，治疗机动车创伤后严重骨髓炎。注意远端融合部位有一个阶梯式截骨环扎固定。B. 随访 6 个月，植骨关节融合良好

如果需要同时进行髋关节置换，则可避开髋关节，而且多年来，有着非常成功的整体经验。据报道，节段性同种异体骨移植多联合钢板的使用。螺钉可能需要使用高速刷钻切断方可移除。

Wichita 髓内钉

　　组配式膝关节融合术钉被称为 Wichita 钉，有相对较短的股骨和胫骨节段，每端用互锁螺钉固定。铰孔是用固定尺寸的铰刀完成的。胫骨位置的调整允许锁定节段的最终接合，锁定节段可以拧在一起形成纵向压缩。要通过使用特定的仪器来精确地放置螺钉，这样与切割的骨表面相连接，钉子就会接合，并且锁紧螺丝扣螺钉被拧紧以压缩融合面。这种系统的特殊优点是可以很好地压缩融合部位，并且失血量最小，如果需要髓内扩髓，这可能是一个问题。另一个优点是能够拆下锁紧螺丝扣螺丝，取下融合部位，取下螺钉。我已经使用这套系统很多年了，但是我承认引导装配的细节有点复杂。基于这个原因，图 78-5 展示了该系统，看图片就能很快理解。

　　膝关节融合术的一个令人困惑的问题是，当你关闭一个没有植入物的关节间隙时，如何处理多余的皮肤和软组织。我也没有很好的答案，通常碰见类似问题时，伤口周围也不会有较大的张力，融合术后伤口周围压力减小，软组织都会得到良好的恢复，要注意仔细观察伤口愈合和引流情况。

　　经过多年的实践，不论植入物如何选择，我相信关键的目标是融合表面的牢固固定。一个实用的技巧是使用胫骨近端导向截骨，截骨后胫骨近端关节面可以垂直于机械轴。Wichita 钉的一个特点是在融合部位有明显的压缩。由于各种原因，腓肠神经麻痹比较常见，操作时尽量绕开该神经区域，但在手术过程中对腿部的操作可能会使神经处于拉伸状态。我的建议是要注意并小心这个问题。

　　最后，骨床的准备和修整是手术成功的关键。由于这些病例大多是由慢性感染引起的，因此需清创至创面出血、显露活性组织，必须要彻底。我们知道，生物膜的产生是细菌的一个关键特征，可以导致晚期和慢性感染。生物膜的形成较复杂，很多细菌都可在人体内产生生物膜，并且由于生物膜的形成使得细菌在体内异常顽固地持续存在。生物膜虽然也有渗透性，但可以保护膝关节深部伤口的细菌，而导致晚期感染复发。此外，有一些细菌，如假单胞菌和 MRSA 似乎比其他细菌更擅

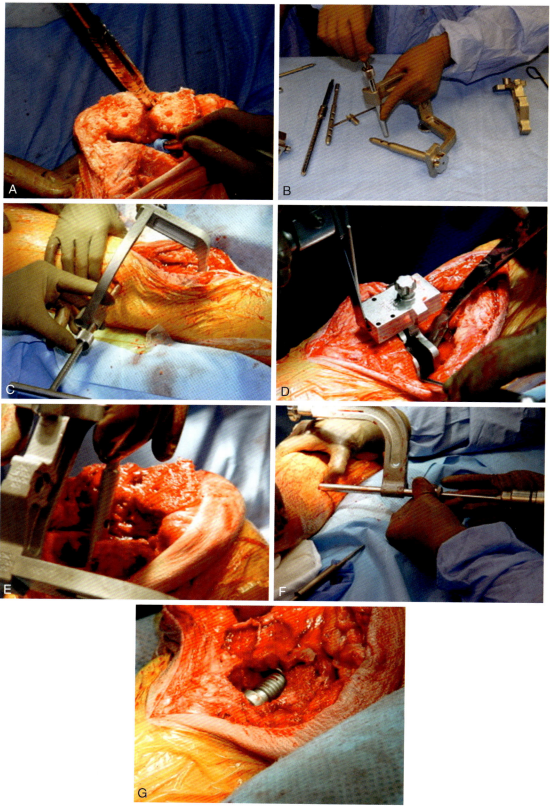

图 78–5　Wichita 髓内钉技术。A. 准备髓内扩髓。B. 将股骨髓内钉装配到支架上，以便插入绞锁螺钉。C. 股骨髓内钉和近端绞锁螺钉的植入。D. 胫骨开槽采用开槽模块切割。E. 胫骨髓内钉插入，靶框装配在近端髓内钉上。F. 使用开槽模块，螺钉插入胫骨。　G. 装配演示，注意用扳手推进螺丝扣加压螺钉，将胫骨钉装配到股骨钉上。将加压螺钉拧入股骨髓内钉，利用螺丝的扣合效应完成间隙闭合。台下简单的模拟训练能让术者更直观地使用该装置。由于螺钉留有开放的槽用来组装，需要提前将缝线放在组装好的装置周围

长这一点。对于任何外科医生来说，毁损性清创，甚至到了股动脉截肢的水平，必须慎之又慎。抗生素和杀菌剂只有在去除尚未形成生物膜状态的浮游细菌时才有帮助。有证据证明术中高压冲洗能明显去除生物膜。

截肢术

经股骨的截肢术应按照《坎贝尔手术学》（图 78-6）所述进行。一般来说，大多是在肢体循环受损、缺血的患者中进行。需要强调的一点是，截肢水平必须至少高于关节线 10cm，以适应常用的膝关节假肢，不要过多地损伤肌肉或将肌肉与上覆筋膜分离。切口是一个鱼嘴形状，从截骨的水平开始，并在这个水平上缓慢地向远端延伸约大腿直径的一半。股四头肌的切断从远端切口开始，缓慢弯曲至切口中点。腘绳肌和内收肌等后方肌肉切口在靠近截骨的地方被切除，这样它们就可以缩回到截骨近端的水平。血管束和坐骨神经要双重结扎，远端切除。坐骨神经应在接近截骨平面的地方切开。使用摆锯截骨，前部远端切割面呈斜面，以减少上覆肌肉的压力。后部肌肉可以通过股骨打孔来进行固定。前方肌肉通过骨面向后方折叠，包住骨的断端，保持一定张力下附着在后方肌群上。关闭切口前放置负压引流。

所有报道的膝关节融合术，融合率为 60%~100%。在较为复杂的病例中，使用外固定架进行融合的方式明显具有较低的融合率（表 78-1）。对于 MRSA 等高风险难治性细菌，这种方法显然更安全。双平面与三针固定方式表现了最好的结果。这种方法的其他问题包括针道感染和穿过旧钉洞导致的应力性骨折。最近一系列采用了 Ilizarov 方法进行融合的报道，其融合率为 93%，平均腿长差异为 4cm。作者引入 Ilizarov 法提高了骨质量和改善微循环的能力，从而减少感染。髓内钉和双钢板固定显示治愈率为 85%~100%，其中严重骨丢失的患者需要进行同种异体骨移植或带血管的腓骨移植。尽管这类手术有了多年的使用经验，但仍不推荐在老年患者和高风险人群中使用这些对膝关节毁损性较大的操作。

从文献回顾来看，融合后并发症包括延迟愈合、感染复发、伤口愈合问题、应力性骨折、反射性营养不良和腓肠神经麻痹，发生率为 38%~50%。最后一个问题

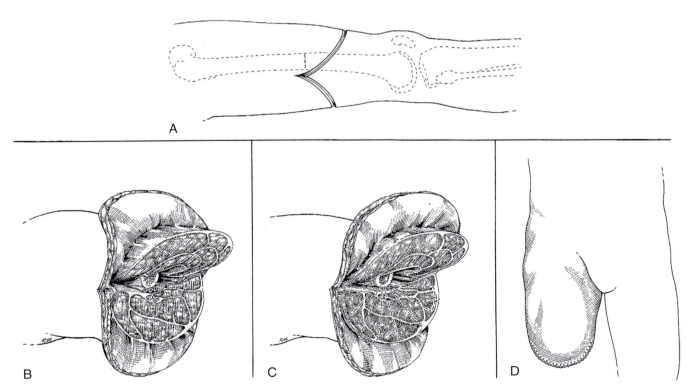

图 78-6 A. 截肢在大腿的中下 1/3 处，但必须至少高于膝关节 10cm。B. 切口为鱼嘴状，皮瓣准备约大腿直径的一半。股四头肌从切口远端向周围逐渐变细。C. 远端腘绳肌和内收肌在截骨远端切断，可缩回至截骨近端水平。它们通过钻孔在股骨远端固定。股四头肌在截骨处向后方折叠，肌肉在轻微张力下附着在后部肌肉上。D. 截肢术完成（摘自 Campbell WC, Crenshaw AH, Daugherty K. Campbell's Operative Orthopaedics. 8th ed. St. Louis: Mosby Year Book; 1992. Copyright © 1992 Elsevier. 转载授权）

表 78-1 膝关节融合术后结果				
作者	数量	融合率（%）	年份	技术
Arroyo	21	90	1997 年	Neff
Cheng	2	100	1995 年	短髓内钉
Donley	20	85	1991 年	髓内钉
Hak	19	58	1995 年	单平面外固定
Hak	17	61	1995 年	双平面外固定
Hessmann	19	100	1996 年	外固定
Nichols	11	100	1996 年	双钢板
Rasmussen	13	92	1995 年	髓内杆 + 腓骨
Stiehl	8	100	1993 年	髓内杆 + 钢板
Robinson	23	87	2018 年	混合方法
McQuail	23	60	2018 年	Wichita 组配式融合钉
Friederich	37	86	2017 年	组配钉
Gottfried	165	65	2016 年	髓内钉 + 外固定
Bruno	16	93	2017 年	Ilizarov 外固定

已经被多个作者注意到，除了术中膝关节牵拉导致以外，没有发现其他的原因。大多数并发症都可以通过非手术方式解决。感染复发的治疗包括再次彻底清创和去除固定钉。这种情况也可以考虑关节切除成形术。如果关节间隙不超过 20mm，可以用夹板或外固定稳定膝关节进行旷置，几个月后形成软组织瘢痕和适度的稳定性，然后进行关节置换术。此选项可用于对步行期望小的老年患者，不可能像髋关节置换手术后一样，能够步态正常地行走。

作者最近讨论了失败的全膝关节置换术后晚期融合的可能性。总的来说，患者已经对这种方法感到满意，但大多数人表示如果条件允许他们会考虑再次进行手术。

Kemkays 等回顾了 123 例患者，这些患者在行膝关节融合术后再次行全膝关节置换术，随后的膝关节屈曲平均增加到 80°，但 65% 的病例出现了明显的并发症。最常见的并发症有皮肤坏死（25%）、关节炎（13%）、再感染（11%）和再次翻修（11%）、死亡（5%）。

膝关节融合术最大的缺点是关节强直。如果膝关节在伸展时融合，尚可步行，而且通常是平稳的。但是坐着极为不便，而且在拥挤的座位（如电影、体育赛事、教堂等）的社交场合出席非常困难。Stiehl 等指出，步行摆动时鞋子离地间隙的最佳距离为 1.5~2.5cm，患者会选择将鞋抬起调整到这个水平。大多数老年患者需要拐杖或助行器才能在社区内活动。

David Green 是一名住院医师，他细致地评估了大量膝关节融合成功后的患者。开车没有任何问题，特别是自动挡。除非可以预订过道的座位，否则大多数患者都会避开剧场座位。家务劳动时会碰到一些特殊的问题，大多数患者可能会通过腘绳肌拉伸和腰椎的过度活动来俯身。患者能够参与几乎所有类型的运动或娱乐活动，包括网球、高尔夫、保龄球、棒球、手球，甚至骑马。然而，据我所知还没有患者尝试过滑雪。

讨论

髓内钉技术的应用为全膝关节置换术后感染和骨丢失等疑难问题提供了满意的解决方案。White 等证明了髓内钉与外固定架联用融合的概率显著高于单纯外固定（优势比：5.1；95% 可信区间：2.7~9.7）。Gathen 等评估了膝关节融合术治疗全膝关节置换后假体周围感染的效果，注意到关节融合术后的翻修率要低得多（P < 0.02），尽管在功能上没有明显的优势结果。Robinson 等表明，在二期翻修失败的病例中，87% 的患者使用膝关节融合术，问题成功地得到解决，虽然 23 例中还有 3

例最终需要截肢。

对于全膝关节置换术后的慢性感染，二期翻修似乎是合适的选择，间隔 6~8 周，并辅以适当的抗生素治疗。但似乎并不影响不同手术方式的融合率。简单的解剖型股骨髓内钉允许直接顺行插入，但如果扩孔不充分，有可能发生移位、骨穿孔和股骨近端骨折。融合部位可能需要辅助固定，如交叉松质骨螺钉或中立位钢板。增加绞锁螺钉可以增加融合部位的旋转稳定性。使用模块化膝关节融合钉如 Wichita 钉，效果会显著提高。这个钉子是在融合部位插入的，有一个很好的插入联锁螺钉的外部支具，并且有一个可在融合部位组装的绞锁螺丝扣。融合部位的压缩最好用螺丝扣，设计为可拆卸式便于取出。虽然这种髓内钉的融合率与其他髓内钉相当，但 McQuail 等最近报告的融合率为 60%，对于复杂的病例需谨慎地选择。

最近有作者比较了全膝关节翻修失败后膝关节融合术和截肢的结果。Hungerer 等指出，关节融合术后感染复发率为 22%，而 36% 的截肢术后有慢性感染。一个有趣的发现是，使用微处理器控制的膝关节假体的截肢患者，功能结果明显更好。

几位作者认为去除假体治疗慢性人工关节感染的一个有趣的趋势。利用美国医疗保险数据库，Canciene 等发现，在 18 533 名假体周围感染患者的治疗中，61% 的患者接受了再植入假体，4.5% 的患者接受了膝关节

融合术，3.1% 的患者接受了截肢手术，14% 的患者接受了清创并旷置关节，12.5% 的患者保留了前一次的间隔器。重要的是，有近 38% 的患者没有进行二次翻修而选择了关节切除成形术。Gottfried 等利用丹麦国家患者登记系统研究了膝关节融合术的趋势，指出 15 年的累计关节融合术的比率为 0.26%。然而，这一比率从 2002 年的 0.32% 下降到 2013 年的 0.09%。所有行膝关节融合术的患者中，感染占 93%，伸膝肌腱断裂占 28%，软组织缺损占 15%。65% 的患者达到骨性融合，通过髓内固定的手术中是最高的。21% 的病例进行了二次的关节融合术，14% 的患者最终接受了经大腿中段的截肢术。Matar 等回顾了分类为 McPherson C 型宿主的患者的结果，结果发现 40%~50% 的患者无论技术如何，治疗均失败。Warren 等指出，在人工关节感染后，软组织缺损是一个非常具有挑战性的问题，69% 的旋转皮瓣手术患者会反复感染。其中 19% 需要膝关节融合术，23% 需要截肢。

我的结论是，膝关节融合术和截肢术将继续被使用，但总体数量在减少。这会提高并发症的发生率，患者往往有较高的 Charlson 并发症发生率，治疗失败的风险更高。这是一个重要的事实，政治和法律界人士必须认真考虑这一点，通过他们独立审查的手术，结果往往不佳。

（张晓岗翻译；马建兵校对）

参考文献